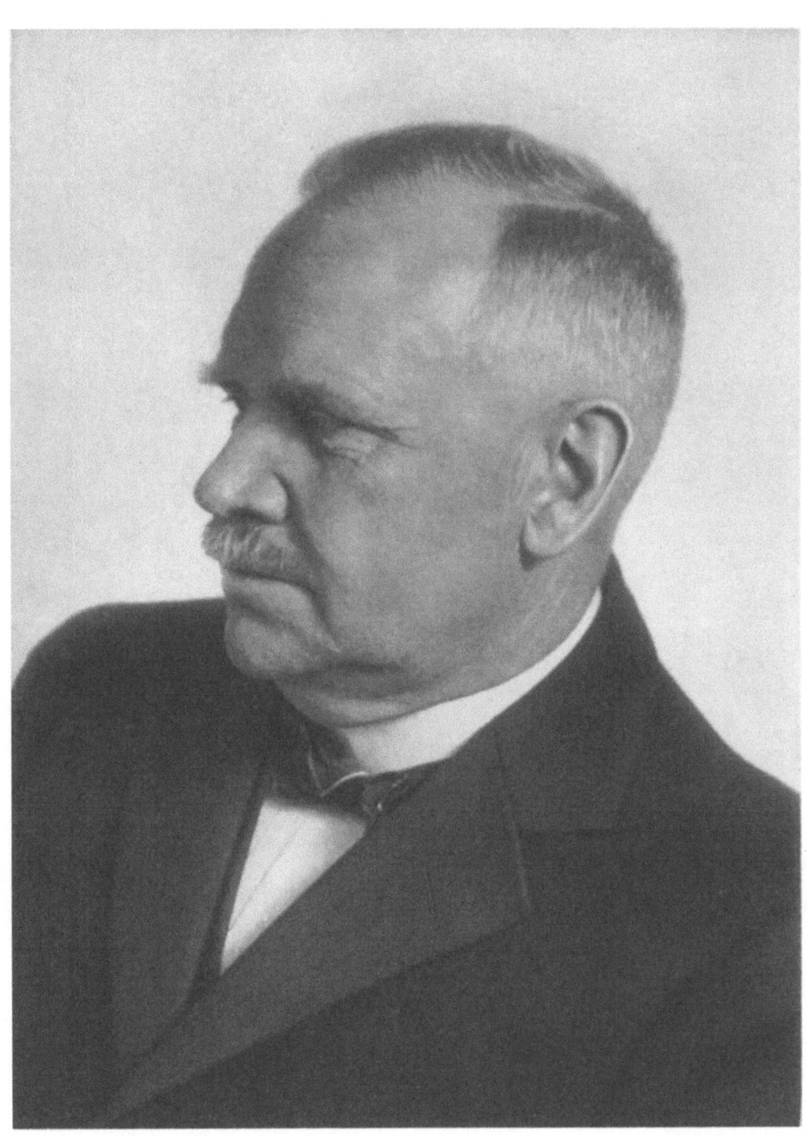

Phot. F. Ruf, Zürich

Handbuch der Gynäkologie

Dritte, völlig neubearbeitete und erweiterte Auflage des Handbuches der Gynäkologie von J. Veit

Bearbeitet von

W. Berblinger-Jena, C. Bucura†-Wien, C. Clauberg-Königsberg i. Pr., P. Diepgen-Berlin, F. Engelmann-Dortmund, P. Esch-Münster, O. v. Franqué-Kalcum, R. Freund-Berlin, Th. Heynemann-Hamburg, H. Hinselmann-Altona, R. Th. von Jaschke-Gießen, E. Kehrer-Marburg a. L., F. Kermauner†-Wien, E. J. Kraus-Prag, A. Laqueur-Ankara, G. Linzenmeier-Karlsruhe, H. Martius-Göttingen, A. Mayer-Tübingen, J. Meisenheimer†-Leipzig, K. Menge-München, R. Meyer-Berlin, F. von Mikulicz-Radecki-Königsberg i. Pr., J. W. Miller-Wuppertal-Barmen, L. Nürnberger-Halle, Kj. von Oettingen-Wiesbaden, O. Pankow†-Freiburg i. Br., H. von Peham†-Wien, W. Rump-Erlangen, L. Schönholz-Köln, R. Schröder-Leipzig, H. Sellheim†-Leipzig, A. Spuler-Erlangen, W. Stoeckel-Berlin, J. Tandler†-Wien, M. Walthard†-Zürich, H. Wintz-Erlangen, F. Wittenbeck-Erlangen

Herausgegeben von

Dr. W. Stoeckel

Geh. Medizinalrat, o. ö. Professor an der Universität Berlin
Direktor der Universitätsfrauenklinik

Elfter Band

Nervensystem und funktionelle Genitalstörungen

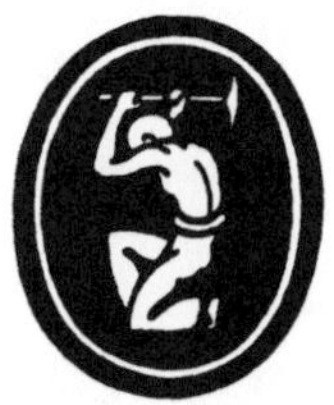

München · Verlag von J. F. Bergmann · 1937

Die Beziehungen des Nervensystems zu den normalen Betriebsabläufen und zu den funktionellen Störungen im weiblichen Genitale

Von

Dr. Max Walthard †

ehem. o. Professor an der Universität Zürich
Direktor der Universitäts-Frauenklinik

Mit 104 zum Teil farbigen Abbildungen
6 farbigen Tafeln und einem Porträt

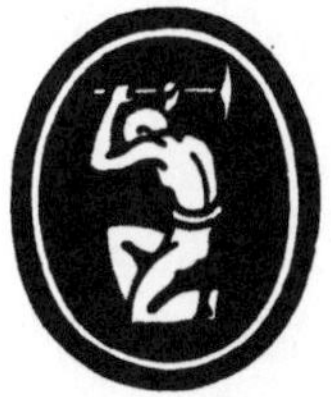

München · Verlag von J. F. Bergmann · 1937

ISBN-13:978-3-642-89134-2 e-ISBN-13:978-3-642-90990-0
DOI: 10.1007/978-3-642-90990-0

Vorwort.

Als am 29. September 1933 mein Vater starb, lag die Niederschrift dieses Handbuchbeitrages, an dem er während der letzten 12 Jahre seines Lebens täglich gearbeitet hatte, bis auf vier Abschnitte druckfertig vor. Diese vier Abschnitte: „Die Einflußnahme des peripheren Nervensystems auf die Betriebsregulierung der glatten Muskulatur im weiblichen Genitale“; „Die Ursachen der funktionellen Störungen der höheren Nerventätigkeit (Großhirnrindentätigkeit) und ihre Bedeutung für die Pathogenese von Betriebsstörungen im weiblichen Genitale“; „Die Pathogenese der neural bedingten Betriebsstörungen im weiblichen Genitale“; „Die Diagnostik der neural bedingten Betriebsstörungen im weiblichen Genitale“ waren im Entwurf vorhanden und harrten einer eingehenden Umarbeitung, die leider nicht mehr durchgeführt werden konnte. Ich habe mich lediglich darauf beschränkt, diese Teile stilistisch zu überarbeiten, ohne inhaltliche Änderungen, zu denen ich die Kompetenz nicht besessen, vorzunehmen. Trotz dieses Mangels habe ich mich, im Einverständnis mit Herrn Geheimrat Stoeckel, zu der Herausgabe der Arbeit entschlossen. Dafür, daß Herr Geheimrat Stoeckel mir die Herausgabe der letzten großen Arbeit meines Vaters anvertraut hat, möchte ich ihm an dieser Stelle meinen herzlichsten Dank aussprechen.

Mein Vater hat in dem vorläufigen Inhaltsverzeichnis, das er mir kurz vor seinem Tode zeigte, vor der „Einleitung“ einen Abschnitt vorgesehen, den er mit „Dank“ überschrieben hat. Sein Dank gilt vor allem seinen Kollegen der Medizinischen Fakultät Zürich, vorab dem Vertreter der Physiologie, Professor W. R. Hess, dessen geistvolle synthetische Betrachtungen über die Funktion des vegetativen Nervensystems eine Grundlage dieser Arbeit bilden. Sein Dank gilt ferner dem hochverdienten, früheren Vertreter der Psychiatrie, Professor E. Bleuler, dem Vertreter der Neurologie, Professor M. Minkowski und besonders Privatdozenten R. Brun, der sich der mühseligen Arbeit der kritischen Durchsicht dieses Beitrages unterzogen hat. Seiner Mitarbeit verdankt mein Vater viele wertvolle Hinweise.

Dankbar sei auch der zahlreichen Anregungen gedacht, die der frühere Inhaber des Lehrstuhls für normale Anatomie, Professor Dr. W. Felix †, meinem Vater gegeben hat.

Ferner sei im Namen meines Vaters den Herren G. Cotte-Lyon, A. Fleisch-Lausanne, O. Foerster-Breslau, A. Hirt-Greifswald, M. H. Keiffer-Brüssel und Ph. Stöhr jr.-Bonn der herzlichste Dank ausgesprochen für die vielen persönlichen Mitteilungen, mit denen sie die Arbeit meines Vaters wesentlich gefördert haben.

Dank sei auch der Verlagsbuchhandlung ausgesprochen für die reiche Ausstattung und ihren Künstlern für die ausgezeichneten farbigen Abbildungen, die die Arbeit schmücken und das Verständnis für den Text in weitgehendem Maße erleichtern.

Am 7. April 1937 hätte mein Vater seinen 70. Geburtstag begehen können. Ich bin überzeugt in seinem Sinne zu handeln, wenn ich zu diesem Tage diese Arbeit meiner Mutter,

Frau Emma Walthard-Stämpfli

widme. Denn nur dank ihrer nie erlahmenden, aufopfernden und fürsorgenden Liebe hat mein Vater, trotz seines Leidens, die Abfassung dieses Handbuchbeitrages zu Ende führen können.

Genf, Ende 1936.

Karl M. Walthard.

Inhaltsverzeichnis.

Einleitung.

Die Lebensäußerungen des Menschen und der Tiere unterstehen, wie W. R. Hess gezeigt hat, bestimmten Organgesetzen, die ausdrücklich nach dem Funktionsziel des Gesamtorganismus, nämlich der Erhaltung des Individuums durch die Verbesserung der Lebens- bzw. der Erhaltungsbedingungen gerichtet sind.

Nach der bestehenden Ordnung sind die einzelnen Körperorgane in zwei große Funktionssysteme eingeordnet, durch deren Leistungen, trotz des zwischen ihnen bestehenden, scharfen Antagonismus in der gleichzeitigen Ausübung ihrer Tätigkeiten, doch in der Aufeinanderfolge ihrer Einwirkungen das gleiche Ziel: die Erhaltung des Individuums in seiner Gesamtheit erstrebt wird.

Die Funktionen des einen Systems sind, mit Bezug auf das Gesamtindividuum, in den Dienst innerer Faktoren gestellt. Sie bestehen in der Gestaltung geeigneter Bedingungen in der Außen- und Binnenflüssigkeit der Zellen als den Bauelementen des Organismus für deren Aufbau, Erhaltung und Restitution, sowie für den Ersatz zugrunde gegangenen Zellmaterials in allen Organen. Sie bestehen ferner darüber hinaus in der Speicherung von Energiespendern für den Betrieb in den zelligen Elementen des im nachfolgenden zu besprechenden animalen Apparates.

Zu diesem System gehören die Organe der Atmung und des Blutkreislaufes, die den zelligen Elementen den lebensnotwendigen Sauerstoff vermitteln, dann jene der Verdauung, d. h. der Magendarmkanal mit seinen zugehörigen Drüsen äußerer und innerer Sekretion, und schließlich die Organe der Ausscheidung der unbrauchbar gewordenen Stoffe, die Nieren und Lungen. Sie bilden in ihrer Gesamtheit den vegetativen Apparat. Seine Leistungen bezeichnet W. R. Hess mit dem Ausdruck: vegetatives Verhalten.

Das andere System ist in seinen Funktionsäußerungen auf ein, mit Bezug auf den Gesamtorganismus, nach außen hin gerichtetes Ziel gerichtet. Es vermittelt die Beziehungen des Gesamtindividuums zu seiner Umwelt. Dazu dienen einerseits die Sinnesorgane zur Überwachung der Vorgänge in der Umwelt, andererseits die Skeletmuskulatur als Organ zur Gestaltung dieser Beziehungen. Das cerebrospinale Nervensystem schließlich dient zur geordneten Regulation dieser Organfunktionen. In seiner Gesamtheit wird dieses Funktionssystem — in Gegenüberstellung zum vegetativen Apparat — als animaler Apparat bezeichnet. Seine Leistungen bezeichnet W. R. Hess mit dem Ausdruck: animales Verhalten. In diesem Zusammenhang wird das cerebrospinale Nervensystem auch mit dem Ausdruck: animales Nervensystem belegt.

Wir verdanken nun insbesondere W. R. Hess die Kenntnis von den gesetzmäßigen, wechselweisen Beeinflussungen der beiden Funktionssysteme. Die Leistungen des vegetativen und des animalen Apparates unterstehen der regulatorischen Funktion des vegetativen Nervensystems mit seinen beiden, anatomisch voneinander differenzierten parasympathischen und sympathischen Anteilen.

Dabei dient der parasympathische Anteil des vegetativen Nervensystems (Parasympathicus) als Vermittler jener Funktionskomponente des vegetativen Nervensystems, die W. R. Hess als das „trophotrope Leistungssystem" bezeichnet hat. Dieses trophotrope Leistungssystem gestaltet den Betrieb in den beiden Organsystemen in ökonomischer Weise und bedeutet dadurch gleichzeitig eine Schutzfunktion gegen Überlastung. Es umfaßt aber auch alle restitutiven Funktionen, die die Erhaltung und den Wiederaufbau der zelligen Elemente des Organismus, sowie die Speicherung von Energiespendern für den Betrieb in den zelligen Elementen des animalen Apparates gewährleisten.

Dagegen steht das Funktionsziel des sympathischen Anteils des vegetativen Nervensystems (Sympathicus), in engster Beziehung zum animalen Apparat. Er ist der Vermittler jener Funktionskomponente des vegetativen Nervensystems, die W. R. Hess als das „ergotrope Leistungssystem" bezeichnet hat. Das ergotrope Leistungssystem gewährleistet, wie im nachfolgenden an Beispielen in Erinnerung gebracht werden soll, die Erhaltung einer optimalen Leistungsbereitschaft der Sinnesorgane, der Skeletmuskulatur und des animalen Nervensystems, und zwar, wie ganz besonders hervorgehoben sei, auch während der ganzen Dauer und bei angestrengter Tätigkeit der genannten animalen Organe, wie beispielsweise im Kampf, auf der Flucht und bei Bedrohung der Existenz des Individuums durch Umweltseinflüsse, wie Hitze und Kälte oder durch endogene Störungen wie bei Krankheiten. Dementsprechend sind die Leistungen des sympathischen Anteils des vegetativen Nervensystems im Vergleich zu denjenigen des parasympathischen Anteils stets Raschleistungen; ja, seine Leistungen beginnen schon mit der Formulierung der Überwachung der Umwelt durch die Sinnesorgane und mit der Formulierung der Skeletmuskelleistung.

Den beiden Anteilen des vegetativen Nervensystems, dem ergotropen sympathischen und dem trophotropen parasympathischen Anteil sind Drüsen mit innerer Sekretion (Hormonorgane) angeschlossen. Ihre Sekretion wird durch die entsprechenden Anteile des vegetativen Nervensystems gefördert. Es wird beispielsweise während der Tätigkeit des ergotropen sympathischen Anteils, des Sympathicus, gleichzeitig die endokrine Sekretion des Nebennierenmarkes gefördert und sein Inkret — das Adrenalin — in das strömende Blut abgegeben. Ferner wird während der Tätigkeit des trophotropen parasympathischen Anteils, des Parasympathicus, gleichzeitig die endokrine Sekretion des Inselapparates der Bauchspeicheldrüse (Pankreas) gefördert und sein Inkret — das Insulin — in das strömende Blut abgegeben.

Das Hormon der Nebenniere, das Adrenalin, greift fast an allen Erfolgszellen des Sympathicus, und zwar mit demselben Effekt wie die Impulse des Sympathicus selbst an. Deshalb wurde seine Wirkungsweise mit dem Ausdruck sympathicomimetisch belegt. Gleichzeitig erhöht das Adrenalin die Erregbarkeit des Sympathicus. Der neurale Faktor des Sympathicus und der hormonale Faktor des Nebennierenmarkes bilden dementsprechend ein in sich geschlossenes System mit gleichzeitig einsetzendem, gleichgerichtetem Erfolgsziel, gleichartigen Effekten an den Erfolgszellen und gegenseitiger Förderung. Beide Faktoren werden deshalb bei Besprechungen ihrer Einflußnahme auf die Funktionen der Organe stets zusammen genannt und mit dem Ausdruck sympathico-adrenales System belegt.

Demgegenüber sind die Beziehungen zwischen Parasympathicus und Inselapparat des Pankreas nicht so innige und ausgedehnte. Wohl fördern gewisse Impulse des kranialen Abschnittes des Parasympathicus die Sekretion des Insulins; wohl erhöht das Inkret des Inselapparates vom strömenden Blut aus die Erregbarkeit des Parasympathicus. Es bilden derart die beiden neuralen und hormonalen Faktoren ein geschlossenes System mit gleichzeitig einsetzendem, gleichgerichtetem Erfolgsziel und gleichartigem Effekt an den gleichen Erfolgszellen für den Kohlehydratstoffwechsel. Neuraler und hormonaler Faktor fördern die Glykogenspeicherung (Glykopexie) in der Leber und in der Skeletmuskulatur. Dagegen zeigt das Insulin keinerlei Einflußnahme auf die übrigen Erfolgszellen, auf die die Impulse des kranialen und sacralen Abschnittes des Parasympathicus Einfluß nehmen, wie beispielsweise auf das Herz, den Darm, die Urinblase, den Erektionsapparat usw. Es entspricht dieses refraktäre Verhalten des Insulins gegenüber den genannten Erfolgsorganen des Parasympathicus durchaus der getrennten Einflußnahme des Parasympathicus auf seine Erfolgsorgane. Im Gegensatz zur regelmäßig diffusen gleichzeitigen Einflußnahme des Sympathicus auf alle seine Erfolgsorgane, treten die verschiedenen parasympathisch bedingten Funktionen völlig unabhängig voneinander auf. Es tritt beispielsweise bei Lichtfülle mit der Verkleinerung der Pupille, bedingt durch den parasympathisch innervierten Constrictor iridis, niemals gleichzeitig Verlangsamung der Herzaktion, Beschleunigung der Darmtätigkeit, Harndrang oder eine Erektion auf.

Im nachfolgenden soll nun an einem Beispiel gezeigt werden, auf welche Weise die beiden Systeme, das ergotrope sympathico-adrenale System einerseits und das trophotrope parasympathische System andererseits sich gegenseitig bedingen. Ausdrücklich sei nochmals hervorgehoben, daß bei allen Funktionsäußerungen des sympathico-adrenalen Systems stets eine diffuse Auswirkung an allen vom sympathischen Nervensystem versorgten Erfolgszellen beobachtet werden kann, während im Gegensatz dazu bei allen Funktionsäußerungen des parasympathischen Systems stets nur ein Teil seines kranialen oder ein Teil seines caudalen Abschnittes in Tätigkeit tritt. Es soll alsdann weiter gezeigt werden, in welcher Weise die beiden Systeme sukzessiv auf ein und dasselbe Erfolgsorgan Einfluß nehmen und wie die Resultante ihrer Wirkungen synergisch regulierend auf den autonomen Betrieb[1] der vegetativen Organe Einfluß nimmt, und zwar stets regulierend mit dem einen Funktionsziel:

Erhaltung des Individuums bei optimaler Leistungsbereitschaft.

Diesem einen Funktionsziel ist, wie wir später zeigen werden, sogar die Erhaltung der Art untergeordnet (vgl. S. 137).

Beispiel: Länger andauernde Kälteeinwirkung oder angestrengte Skeletmuskeltätigkeit setzen den Blutzuckerspiegel unter die Norm. Diese Hypoglykämie wird zum adäquaten Reiz für die Erregung des sympathico-adrenalen Systems. Eine seiner Funktionsäußerungen besteht in einer Ausschüttung eines Teils des Glykogenvorrates der Leber in das strömende Blut. Dadurch wird eine für die Erhaltung des

[1] Der autonome Betrieb, die Autonomie der vegetativen Organe ist entscheidend durch das intra- und juxtamurale Nervensystem oder nach W. R. Hess durch einen „organeigenen Steuerungsapparat“ reguliert, woran auch gewisse autonome Potenzen der Arbeitselemente beteiligt sind (vgl. S. 48).

Individuums bedrohliche Hypoglykämie verhütet und gleichzeitig das Individuum in optimaler Leistungsbereitschaft erhalten. Sobald aber der Blutzuckerspiegel durch die sympathico-adrenale Glykogenausschüttung, die stets im Überschuß erfolgt, über die Norm steigt, so wird die nunmehrige Hyperglykämie zum adäquaten Reiz für das parasympathico-insuläre System. Es entsteht neben dieser direkten, parasympathischen Auswirkung auch eine parasympathicusbedingte Insulinproduktion, welche beide die Hyperglykämie, durch gleichzeitige Speicherung des Blutzuckerüberschusses in die Leber und in den, durch angestrengte Skeletmuskelarbeit an Glykogen verarmten Muskel, dämpfen. In gleicher Weise wie die Hypoglykämie durch das sympathico-adrenale System über die Norm erhoben wird, so wird aber auch durch das parasympathicoinsuläre System die Hyperglykämie unter die Norm zurückgedrängt. Durch dieses Wechselspiel von Überschuß und Unterangebot bedingen sich die beiden Nervensysteme gegenseitig. Ihre Funktionsäußerungen wirken dabei synergisch im Sinne der Erhaltung des Blutzuckerspiegels auf normaler Höhe (Isoglykämie); sie sind dadurch Regulationsmechanismen zur Erhaltung einer optimalen Leistungsbereitschaft des Individuums.

Ein weiteres Beispiel für die gegenseitige Bedingtheit des sympathico-adrenalen Systems und eines Teils des parasympathischen Systems ohne Hormonanschluß stellt das Gegenspiel zwischen den nutritiven Gefäßreflexen und den Schutzreflexen zur Verhütung einer statischen und dynamischen Überlastung von Herz- und Gefäßwänden dar. Dieses Beispiel werden wir unten im Abschnitt über die Beziehungen des neuralen Faktors zur Betriebsregulierung in den Blutgefäßen des weiblichen Genitale ausführlich besprechen (vgl. S. 143).

In unseren nachfolgenden Besprechungen der Beziehungen des Nervensystems zu den Funktionen und funktionellen Störungen (neural bedingte funktionelle Pathologie) im weiblichen Genitale werden wir den hormonalen Faktor nur so weit berücksichtigen, als derselbe an die Tätigkeit eines Abschnittes des Nervensystems gekoppelt und damit automatisch in die Betriebsregulierung dieses Abschnittes mit eingeschlossen ist, wie beispielsweise beim ergotropen sympathico-adrenalen System. Die Beziehungen der endokrinen Drüsen zu den Funktionen des weiblichen Genitale werden dagegen von anderer Seite im Band IX besprochen.

An der Betriebsregulierung der Organe und Organteile des animalen und des vegetativen Apparates beteiligt sich neben dem oben genannten neuralen und hormonalen Faktor auch ein ionaler Faktor.

Der ionale Faktor ist selbst mit dem neuralen Faktor und dem hormonalen Faktor so eng verbunden, daß wir ihn heute als das Instrument betrachten, mit dem der neurale und der hormonale Faktor in die Funktion der Erfolgszelle eingreifen.

Da alle neural bedingten Funktionsäußerungen der Erfolgszellen und Erfolgsorgane aus dem Zusammenwirken des neuralen und des ionalen Faktors hervorgehen, so ist leicht ersichtlich, daß eine Besprechung der Beziehungen des Nervensystems zu den Funktionen und funktionellen Störungen im weiblichen Genitale ohne gleichzeitige Berücksichtigung des ionalen Faktors als unvollständig bezeichnet werden müßte. Der ionale Faktor ist der der Erfolgszelle nächstverbundene Faktor ihrer Betriebsregulierung. Wir schließen deshalb die Besprechung des ionalen Faktors und der ionalen Regulierung unmittelbar der Besprechung des Aufbaues des weiblichen Genitales an (vgl. S. 10).

Der Aufbau des weiblichen Genitale.

(Vgl. Band I/1, S. 1.)

Das weibliche Genitale setzt sich aus drei miteinander in Verbindung stehenden Abschnitten zusammen, der Pars generandi (Ovarium), der Pars gestationis (Tuba, Uterus und die zwei oberen Drittel der Vagina) und der Pars copulationis (unteres Drittel der Vagina).

Die beiden kranialen Abschnitte, die Pars generandi und die Pars gestationis, sind reine viscerale Apparate und stellen letzten Endes Drüsen mit ihren Ausführungsgängen dar. Der caudale Abschnitt dagegen, die Pars copulationis, birgt neben visceralen Apparaten Sinnesorgane und Skeletmuskeln.

Die Sinnesorgane der Pars copulationis stehen in Verbindung mit dem animalen und dem vegetativen Nervensystem (vgl. Einleitung). Die Sinnesapparate des animalen Systems sind Apparate der Oberflächen- und der Tiefensensibilität. Die Sinnesapparate des sympathischen und des muralen Systems sind wahrscheinlich Organe nur der Tiefensensibilität.

Die Skeletmuskelapparate der Pars copulationis sind:

1. Die zu einem einheitlichen Reflexgebiet zusammengeschlossenen M. levator ani et vaginae (Mm. pubo-ileo-coccygei und pubo-rectales) und M. coccygeus (M. ischio-coccygeus).

2. Die Muskeln im Trigonum urogenitale (Sphincter urethrae membranacae und M. perinei profundus).

3. Die Muskeln der Klitoris (M. ischio-cavernosus und M. bulbo-cavernosus bzw. M. sphincter vaginae, s. Tabelle 1, S. 8).

Die visceralen Apparate der Pars copulationis sind:

1. das untere Drittel der Vagina,
2. die Klitoris,
3. die Bulbi vestibuli,
4. die Glandulae vestibulares majores (Bartholini),
5. die Labia minora und majora und die von ihnen umschlossenen Hohlräume, Sinus urogenitalis (Vestibulum vaginae) und Vulva,
6. die, an die äußere Geschlechtsöffnung angrenzenden Hautabschnitte des Mons pubis, des Dammes, der Analöffnung und der Innenseite des Oberschenkels.

Alle drei Abschnitte (Partes generandi, gestationis et copulationis) des weiblichen Genitale dienen in Erfüllung ihrer verschiedenen Aufgaben während der aktiven Geschlechtsperiode des gesunden Weibes zur Erhaltung der Art.

Die Pars generandi hat 1. das Ei bis zur Befruchtung zu entwickeln, 2. das fertig entwickelte Ei auszustoßen und 3. ein Hormon abzusondern zum Schutze des Eies bis zu seiner Ausstoßung, wenn es unbefruchtet bleibt und im Verein mit einem Hormon der Placenta bis zur Geburt, wenn es befruchtet ist.

Die Pars gestationis steht in hormonaler Abhängigkeit von den Vorgängen in der Pars generandi und dient entsprechend der fortschreitenden Eireifung

Tabelle 1. Die Skeletmuskulatur, deren periphere und Segmentinnervation, sowie ihre Wirkung zum Abschluß des Introitus vaginae und zur Abwehrstellung der Pars copulationis. Nach W. Spalteholz, Handatlas der Anatomie des Menschen.

A. Der Skeletmuskel-Abschlußapparat für den Introitus vaginae.

Die Skeletmuskulatur des Abschlußapparates für den Introitus vaginae	Die periphere animale und vegetative Innervation	Die Segment-innervation	Die Abschluß- und Abwehrwirkung am Introitus vaginae und an der Pars copulationis
1. M. sphincter vesicae . .	N. dorsalis clitoridis	S 3	Gemeinsamer Abschluß der Blase, der Scheide, des Enddarmes, und damit Abschluß des Zuganges von der Umwelt auch zum Receptaculum seminis
2. M. transversus perinei sup.	Nn. perinei	S 3	
3. M. transversus perinei prof.	N. dorsalis clitoridis	S 3	
4. M. bulbocavernosus (Sphincter vaginae) . .	Nn. perinei	S 3	
5. M. ischio-cavernosus . .	Nn. perinei	S 3	
6. M. coccygeus	Rami musculares des Plexus pudendus	(S 2); S 3; S 4	
7. Levator ani et vaginae (M. pubo-coccygeus, M. ilio-coccygeus, M. ischiococcygeus ant., M. ischio-coccygeus post.)	Rami musculares des Plexus pudendus	(S 2); S 3; S 4 (S 2); S 3; S 4 S 4; S 5 S 4; S 5 S 3; S 4	
8. Sphincter ani ext. . . .	Nn. haemorrhoidales inferiores		

B. Der Skeletmuskel-Abwehr-Hilfs- oder Gelegenheitsapparat für die Pars copulatonis (Custodes virginitatis).

Die Skeletmuskulatur des Abwehr-Hilfsapparates	Die periphere Innervation	Die Segment-innervation	Die Abwehrwirkung: Bedeckung der äußeren Genitalien gegen die Umwelt
1. M. adductor magnus . .	N. obturatorius (Ram. anterior)	L 2; L 3	Adduktion der Oberschenkel unter gegenseitiger Annäherung der Labia majora und Bedeckung der äußeren Genitalien
2. M. pectineus.	N. obturatorius (Ram. posterior) oder N. femoralis	L 2; L 3	
3. M. gracilis	N. obturatorius (Ram. anterior)	L 2; L 3; L 4	
4. M. adductor longus . .	N. obturatorius (Ram. posterior) plus N. tibialis	L 2; L 3; L 4; L 5; L 1	
5. M. adductor brevis. . .	N. obturatorius (Ram. anterior)	L 2; L 3; L 4	
6. M. gracilis	N. obturatorius (Ram. anterior)	L 2; L 3; L 4	Einwärtsrollen der Oberschenkel und der Nates und Bedeckung der äußeren Genitalien
7. M. tensor fasciae latae .	N. glutaeus sup. (auch N. femoralis)	L 4; L 5; S 1 (S 2)	
8. M. glutaeus medius . .	N. glutaeus sup.	L 4; L 5; S 1 (S 2)	
9. M. glutaeus maximus .	N. glutaeus inf.	(L 4) L 5; S 1 S 2	Streckung im Hüftgelenk
10. M. longissimus dorsi . .	N. intercostales	Th 5 bis L 1	Rückwärtsbeugen der Wirbelsäule und Senken des Beckens nach rückwärts und Verstärkung der Beckenneigung

Tabelle 2. Die Skeletmuskulatur, deren periphere und Segmentinnervation, sowie ihre Wirkung zur Öffnung des Introitus vaginae und zur Bereitstellung der Pars copulationis. Nach W. Spalteholz, Handatlas der Anatomie des Menschen.

A. Der Skeletmuskel-Öffnungsapparat für den Introitus vaginae.

Die Skeletmuskulatur des Öffnungsapparates für den Introitus vaginae	Die periphere animale und vegetative Innervation	Die Segmentinnervation	Die Öffnungs- und Bereitstellungswirkung am Introitus vaginae und an der Pars copulationis
1. M. rectus abdominis	Nn. intercostales VI—XII	Th 6 — Th 12	Erschlaffung der gesamten Skeletmuskulatur des Abschlußapparates für den Introitus vaginae auf dem Weg der reziproken Innervation (Sherrington). Verschiebung der inneren weiblichen Genitalien caudalwärts bis an die Elastizitätsgrenze der Levatorenplatte bzw. an die Elastizitätsgrenze der Ligamente des Tubo-uterovaginaltractus, und damit freie Bahn von der Umwelt zum Receptaculum seminis
2. M. obliquus ext. abdominis	Nn. intercostales V—XII N. iliohypogastricus N. ilioinguinalis	Th 5 — Th 12 L 1	
3. M. obliquus int. abdominis	Nn. intercostales X—XII N. iliohypogastricus N. ilioinguinalis N. spermaticus ext.	Th 10 — L 2	
4. M. transversus abdominis	Nn. intercostales V—XII N. iliohypogastricus N. ilioinguinalis N. spermaticus ext.	Th 5 — L 2	
5. M. quadratus lumborum	Rami musculares des Plexus lumbalis	(Th 12) L 1 (L 2)	
6. M. diaphragma	Nn. phrenici	C 3 C 4 C 5	

B. Der Skeletmuskel-Bereitstellungs-Hilfs- oder Gelegenheitsapparat für die Pars copulationis.

Die Skeletmuskulatur des Bereitstellungs-Hilfsapparates	Die periphere Innervation	Die Segmentinnervation	Die Bereitstellungswirkung: Entblößung der äußeren Genitalien gegen die Umwelt
1. M. tensor fasciae latae	N. glutaeus sup. (N. femoralis)	L 4 L 5 S 1 (S 2)	Beugung und leichtes Auswärtsrollen des Oberschenkels. Vorwärtsbiegen der Wirbelsäule und Heben des Beckens vorwärts; Verminderung der Beckenneigung
2. M. psoas major	Rami musculares des Plexus lumbalis und femoralis	L 2; L 3; L 4	
3. M. iliacus	Desgl.	L 2; L 3	
4. M. obturator internus	Rami musculares des Plexus sacralis	L 5; S 1; S 2 (S 3)	Auswärtsrollen des Oberschenkels
5. M. obturator externus	N. obturatorius	L 3; L 4	
6. M. quadratus femoris	Rami musculares des Plexus sacralis	L 4; L 5; S 1	
7. Mm. gemelli superior et inferior	Rami musculares des Plexus sacralis superior inferior	 L 4; L 5; S 1 L 5; S 1; S 2; (S 3)	
8. M. glutaeus medius	N. glutaeus sup.	L 4; L 5; S 1 (S 2)	Abduktion des Oberschenkels
9. M. glutaeus maximus	N. glutaeus inf.	(L 4); L 5; S 1 (S 2)	
10. M. piriformis	Rami musculares des Plexus sacralis	S 1; S 2	

1. als Eileiter dem Transport des befruchteten Eies zum Uterus,

2. als Gebärmutter einmal zur Aufnahme des befruchteten Eies, zweitens zur Ernährung des sich weiter entwickelnden Eies und

3. zu seiner Ausstoßung nach vollendeter Entwicklung.

Die Pars copulationis dient der Begattung und ihrer Regulierung durch Bereitstellung ihrer Apparate zur Begattung oder zur Abwehr derselben.

Die Sinnesapparate für die Oberflächensensibilität der Pars copulationis erteilen Aufschluß über die in der unmittelbaren Umwelt der Pars copulationis bestehenden Verhältnisse. Die Sinnesapparate der Tiefensensibilität geben Aufschluß über die mechanischen Verhältnisse des Skelets, der Gelenke, des Muskelapparates und über die physikalisch-chemischen Veränderungen im lückenfüllenden Bindegewebe.

Der Skeletmuskelapparat kann das Lumen des Genitalkanals regulieren, und zwar bald im Sinne der Bereitstellung, bald im Sinne der Abwehr gegen die Begattung und den Einfluß der Umweltsbedingungen.

Erinnern wir uns, daß das weibliche Individuum auch in der Bereitstellung zur Kopulation, wie in der Abwehr gegen die Kopulation als Einheit mit der Umwelt in Beziehung tritt, so wird es uns verständlich, daß die speziellen regulatorischen Vorgänge der Bereitstellung zur und der Abwehr gegen die Kopulation von seiten der zum Kopulationsapparat gehörenden Skeletmuskeln durch gleichsinnige Regulationsvorgänge benachbarter Skeletmuskelgruppen unterstützt werden. Zunächst wird zur Unterstützung ein Hilfs- bzw. Gelegenheitsapparat benutzt, welcher aus den in der Umgebung der Pars copulationis liegenden Skeletmuskeln zusammengestellt und zu einem einheitlich wirkenden Reflexgebiet zusammengeschlossen ist. Schließlich greifen alle übrigen Skeletmuskelapparate für die Bereitschaftsstellung zur körperlichen Annäherung, bzw. Abwehr und Flucht gestaltend in die Verhältnisse der Pars copulationis zu ihren Umweltsbedingungen ein (s. Tabellen 1 und 2, S. 6 und 7).

Die Sinnesapparate für die Tiefensensibilität, im Verein mit dem Skeletmuskelapparat der Pars copulationis regeln nicht nur die Vorgänge in der Skeletmuskulatur bei der Kopulation, sie regeln sie auch in der Bereitstellung der Pars copulationis zur Ausscheidung der Frucht in die Umwelt. Auch dieser Vorgang wird, wenn er verstärkungsbedürftig ist, durch fremde Muskeln (Skeletmuskelgelegenheitsapparat) gleichsinnig unterstützt. Dieser Hilfsapparat ist aus den Bauchwandmuskeln und dem Zwerchfell zusammengestellt, welcher als Muskelgruppe — reflektorisch angeregt — die Bauchpresse (Prelum abdominale) ausübt (s. Tabelle 2, S. 7).

Das Nervensystem, welches die Oberflächen- und Tiefensinnesapparate mit dem Skeletmuskelapparat und den Hilfsapparaten der Pars copulationis reflektorisch verbindet, ist das animale (sog. cerebrospinale somatische) Nervensystem[1]. Es bestimmt und leitet die Verhältnisse des ganzen Körperteiles, wie der ganzen individuellen Einheit zu ihren Umweltsbedingungen.

Demgegenüber überwacht das vegetative (sympathische, parasympathische und murale) Nervensystem des weiblichen Genitale als Komponente des vegetativen Systems des ganzen Körpers mit seinen Aufnahmeapparaten die Lebenstätigkeit der Gewebe.

[1] Wir werden uns im nachfolgenden nur des Ausdruckes animales N.S. bedienen (vgl. S. 1).

Mit seinen zuleitenden und ableitenden Nervenbahnen regelt das vegetative Nervensystem, unbekümmert um die Verhältnisse des Individuums zur Umwelt, die Atmung, den Blutkreislauf, die Verdauung und die Ausscheidung, die Reizbarkeit der Sinnesapparate, sowie den Tonus und die Kontraktilität der Skeletmuskelapparate (vgl. Einleitung).

Die grobe funktionelle Zweiteilung des Gesamtnervensystems in animales System, das die Beziehungen des Individuums zu seiner Umwelt regelt, und in vegetatives Nervensystem, das die Beziehungen der Zellen eines Organes zueinander, sowie die Beziehungen eines Organes zur Innenwelt des Individuums regelt, bedingt mit Bezug auf die verschiedenen Aufgaben der drei Teile des weiblichen Genitale:

1. daß die Partes generandi und gestationis, die nur Beziehungen zur Innenwelt des Individuums haben, ausschließlich vom vegetativen Nervensystem versorgt werden, und

2. daß die Pars copulationis, und zwar ihre Sinnesapparate, ihre Skeletmuskelapparate und ihre visceralen Apparate, die sowohl zur Innen- als zur Außenwelt Beziehungen unterhalten, gemeinsam vom vegetativen und vom animalen Nervensystem innerviert wird.

Der ionale Faktor und die ionale Regulierung der Funktionen im weiblichen Genitale.

(Das Instrument zur neuro-hormonalen Betriebsregulierung.)

I. Begriffsbestimmungen.

Die ionale Regulierung besteht in der Aufrechterhaltung eines mittleren Aktivitätszustandes der Organzellen durch geeignete Mischungsverhältnisse der Ionen im Protoplasma dieser Zellen.

Angriffspunkt der ionalen Regulierung ist das Zellprotoplasma.

Eine Gruppe von Autoren hält an der Vorstellung über den Bau der Zelle fest, wonach das Zellprotoplasma durch eine halbdurchlässige Protoplasmahaut — die Zellmembran — gegenüber dem umgebenden Medium, der Außenflüssigkeit der Zelle, begrenzt sein soll. Diese Autoren verlegen den Ort, an dem die ionale Regulierung ihren Einfluß auf die Ionen im Zellprotoplasma und damit auf die Funktion der Zelle nimmt, an diese Zellmembran (A. Fleisch).

S. Loewe (1913) und nach ihm v. Möllendorf gelangten zu folgenden Vorstellungen vom Bau der Zelle und dem Angriffspunkt des ionalen Faktors:

Jede Zelle stellt ein kolloides System dar, das durch eine außerordentlich große Entfaltung von Grenzflächen charakterisiert ist. Die Bedingungen für die Entstehung von Grenzflächen sind nämlich nicht nur dort gegeben, wo die Zelle als Ganzes und das sie umgebende Medium sich berühren. Der überwiegende Teil der Grenzflächen liegt ubiquitär im Zellinnern. Die Entstehung dieser Grenzflächen ist nach S. Loewe darauf zurückzuführen, daß die Protoplasmagele im Zellinneren derart mit Wasser durchtränkt sind, daß von einer Ubiquität von Wasserstraßen im Zellinneren gesprochen werden kann. Dadurch zerfällt das Zellprotoplasma in kolloide Teilchen und jedes Teilchen bildet mit dem wässerigen Dispersionsmittel, von dem es umgeben ist, Grenzflächen (vgl. Abb. 1). v. Möllendorf teilt diese Vorstellung. Nach ihm ist das Zellinnere von einem Straßennetz durchzogen, das an allen Teilen der Zelloberfläche frei ausmündet. Dadurch steht das wässerige Dispersionsmittel der Binnenflüssigkeit im Zellinneren mit der Außenflüssigkeit, welche die Zelle umgibt, in vielfacher Verbindung. Mag dabei der Aggregatzustand an der Oberfläche der Zelle ein anderer sein als im Zellinneren; es besteht die Zelloberfläche nicht aus einer gleichmäßig halbdurchlässigen Protoplasmahaut, sondern aus einer Zellgrenzschicht, die an vielen Stellen vollkommen durchlässig ist. „Nur so erklärt es sich, daß letzten Endes alle Substanzen befähigt sind, in das Zellinnere einzudringen und mit allen Strukturelementen der Zelle in innige Berührung zu treten" (v. Möllendorf).

Was die Natur der kolloiden Teilchen betrifft, so können wir mit größter Wahrscheinlichkeit annehmen, daß sie aus Eiweiß und vor allem aus Lipoiden bestehen. Die wichtigsten unter ihnen sind das Lecithin und das Cholesterin. Ihnen kann eine große Verwandtschaft mit einem Öl zugeschrieben werden und ihnen kommt eine große Bedeutung für die Beschaffenheit der Grenzflächen zu. Ihr Dispersionsmittel dürfte eine relativ kolloidarme und daher wässerige Lösung sein. Man darf deshalb die Protoplasmastruktur des Zellinneren mit einer feinsten Aufschwemmung kleinster wasserreicher Seifenkügelchen vergleichen (S. Loewe).

Die Verschiedenheit im Wassergehalt der kolloiden Teilchen und des wässerigen Dispersionsmittels lassen sich durch Unterschiede in der Doppelbrechung der beiden Medien erkennen. Dadurch kann die Strukturbeschaffenheit des Zellprotoplasma erkannt werden. Auf diesen Unterschieden in der Doppelbrechung beruhen die längst bekannten Kenntnisse, daß die Muskelfibrillen der quergestreiften Muskulatur aus isotropen und anisotropen Schichten in abwechselnder Reihenfolge aufgebaut sind.

In der Emulsion des Zellinneren ist das Grenzflächensystem zwischen den kolloidreichen (ölähnlichen) Teilchen und den kolloidarmen wasserreichen Teilchen des Zellprotoplasma ein ungeheuer großes. Es ist auch leicht verständlich, daß sich mit der Änderung der Größe der kolloiden Teilchen ihre Grenzflächenbeschaffenheit in weitem Umfang ändert. Ein solcher Vorgang vollzieht sich beispielsweise an den quergestreiften Muskelfibrillen im Augenblick der Muskelzuckung: die isotropen und anisotropen Schichten vermischen sich. Damit geht eine ähnliche Änderung der Strukturbeschaffenheit und Änderung der Grenzflächenbeschaffenheit zwischen den kolloiden Teilchen und dem wässerigen Dispersionsmittel im Zellprotoplasma einher, wie sie durch Abb. 1 illustriert wird. Nach der Muskelzuckung und während der sich anschließenden Erholungsphase kehrt die ursprüngliche Beschaffenheit von Protoplasmastruktur und Grenzflächensystem im Zellinneren wieder zurück.

Nach Freundlich nimmt die Doppelbrechung zweier Medien von verschiedenem Wassergehalt mit der Abnahme des Wassers und mit der Zunahme der kolloiden Substanz im Dispersionsmittel ab. Es darf deshalb angenommen werden, daß das Verschwinden der isotropen wasserreichen Substanz bei der Zuckung des quergestreiften Muskels auf einer Verschiebung des Wassers aus dem Dispersionsmittel beruht. Diese Auffassung wird auch durch die Untersuchungsergebnisse Bethes an der Muskulatur von Aplysia gestützt. Während der Kontraktion eines Muskelstreifens von Aplysia fließt Flüssigkeit aus. Reizung der Nerven von Aplysia führt zu lang anhaltender tonischer Kontraktion ihrer Muskeln und dabei wird Serumflüssigkeit ausgetrieben. Auch bei normaler Kontraktion der Muskeln von Aplysia wird Wasser aus den Muskeln unter die Haut verschoben und von da in der Erholungsphase wieder in die Muskeln aufgenommen (Jordan). Daraus geht hervor, daß die Änderungen in der Größe der kolloiden Teilchen im Zellprotoplasma und damit die Änderungen ihrer Grenzflächenbeschaffenheit durch Änderungen in der Wasserbindung bzw. durch Wasserabgabe und Wasseraufnahme im Zellprotoplasma ausgezeichnet sind.

Nun erlauben die grundlegenden Arbeiten F. Hofmeisters über die lyotropen Reihen und deren Bedeutung für die Wasserbindung der Kolloide die Annahme, daß in den Salzen, den Elektrolyten bzw. in den Ionen des Zellprotoplasmas jene Körper zu erblicken sind, die dank ihrer physikalischen und physikalisch-chemischen Eigenschaften besonders geeignet sind, den physikalisch-chemischen Zustand des Zellprotoplasmas zu bestimmen und durch Änderungen in ihren Mischungsverhältnissen Zustandsänderungen des Zellprotoplasmas durch Wasserabgabe und Wasseraufnahme im Dispersionsmittel und in den kolloiden Teilchen des Zellinneren zu bewirken. Zur Illustration des Gesagten diene Abb. 1 von Speck.

Es konnte Speck, welcher das wässerige kolloidarme Substrat in den Bläschen von Paramaecium caudatum sieht, folgende ional bedingte Veränderungen der Struktur seines

Zellprotoplasmas experimentell hervorrufen. Ließ Speck kleine Mengen physiologischer Salze, deren Ionen — oder wenigstens Anionen — in der sog. lyotropen Reihe möglichst weit am Ende stehen (so z. B. SO_4) in die erwähnten Zellen (Paramaecium caudatum, Verf.) gelangen, so wurde die Emulsion ihres kolloiden Systems instabil. Die Bläschen konnten sich nicht mehr in der normalen, sehr geringen Größe halten. Sie vereinigten sich zu größeren Bläschen, und es trat so eine fortschreitende Dispersitätsverminderung der feinen Plasmaemulsion im Zellinneren ein (s. Abb. 1a und b).

Die Elektrolyte bzw. deren Ionen sind Ionen körpereigener anorganischer Salze. Dabei ist es wichtig zu wissen, daß sich nicht die unzersetzten Moleküle dieser Salze an dem ionalen Regulierungsmechanismus beteiligen. Die Salze befinden sich im kolloidarmen wässerigen Dispersionsmittel der Zellen im Zustand solcher Verdünnungen, daß sie fast vollkommen dissoziiert sind und deshalb ihre Regulierungswirkungen reinen Ionenwirkungen gleichkommen.

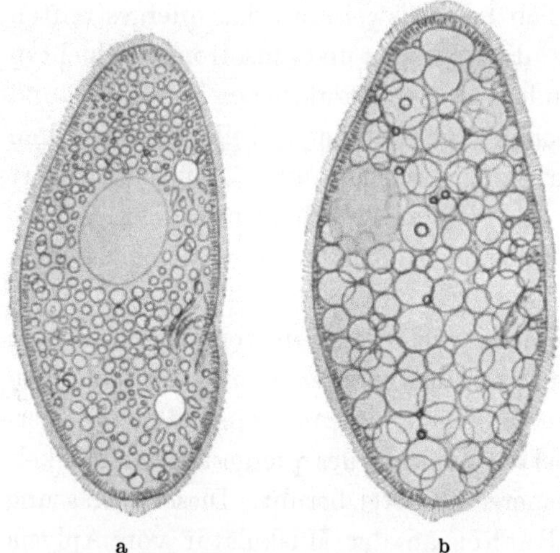

Abb. 1 a und b. Zwei verschiedene Stadien der fortschreitenden Dispersitätsverminderung bzw. Strukturvergröberung, die durch Zusammenfließen der kleinen Plasmabläschen entsteht. Paramaecium caudatum. (Nach J. Speck.)

Die Frage der Bindung der Ionen an Dispersionsmittel und kolloide Teilchen des Zellprotoplasmas soll im nachfolgenden besprochen werden.

Eine nicht unbeträchtliche Leitfähigkeit der Zellen, die Höber an roten Blutkörperchen feststellte und die Möglichkeit, den größten Teil der Ionen aus der Binnenflüssigkeit der Organzellen auszulaugen (Neuschloss und Trelles), erlauben die Annahme, daß die Ionen in der Binnenflüssigkeit der Zellen überwiegend durch Adsorptionsbindung an die kolloiden Teilchen und an die Dispersionsmittel der Zellen gebunden sind. Diese Bindungsform ist für einen raschen Wechsel der Bindung weit mehr befähigt als die chemische Bindung. Nur ein kleiner Teil der intracellulären Ionen ist in den Eiweißmolekülen der kolloiden Teilchen und dem kolloidarmen Dispersionsmittel durch chemische Bindung fest verankert. Das Ionengemisch in der Binnenflüssigkeit der Zellen besteht in der Hauptsache aus dem Anion Phosphorsäure und dem Kation Kalium; das Kation Calcium ist in geringen Mengen vertreten. Das Kation Natrium und das Anion Chlor sind in der Binnenflüssigkeit der Zellen in so geringen Mengen enthalten, daß sie gar nicht ins Gewicht fallen.

Über die Bedeutung der intracellulären Ionengemische und insbesondere über die Bedeutung der Änderungen ihrer Mischungsverhältnisse für die ionale Regulierung der Funktion der Organzellen ist heute, gestützt auf die Ergebnisse zahlreicher experimenteller Untersuchungen an Zellverbänden auf phylogenetisch und ontogenetisch verschiedensten Stufen ihrer Entwicklung nachfolgende Vorstellung vom Mechanismus dieser Regulierung berechtigt.

Vorausgeschickt sei nur die historische Bemerkung, daß sich alle diese Untersuchungen an die grundlegenden Versuche von Jacques Loeb über die Wirkung der Ionen auf die embryonale Entwicklung von Funduluseiern anschließen.

Den heutigen Vorstellungskomplex über den Mechanismus der ionalen Regulierung der Zellfunktion, verdanken wir namentlich den Forschern F. Kraus und S. G. Zondek. Es ist das Ergebnis ihrer umfangreichen eigenen experimentellen Untersuchungen und der ihrer Mitarbeiter.

Wir haben schon oben auf einen Einzelanteil dieses Vorstellungskomplexes hingewiesen, der dahin deutet, daß Änderungen in den Mischungsverhältnissen der Ionen in der Binnenflüssigkeit (kolloidale Teilchen plus Dispersionsmittel) der Organzellen die Befähigung besitzen, physikalisch-chemische Zustandsänderungen der Zelle — id est Änderungen ihrer Protoplasmastruktur und der Formgestalt der Zellen zu bewirken (vgl. S. 12 und Abb. 1). Mit dieser Umgestaltung der Protoplasmastruktur und der Umgestaltung der Zellform nehmen die verschiedenen Mischungsverhältnisse im intracellulären Ionengemisch ihren Einfluß auf die Funktionsvorgänge in den Zellen. Darin besteht, gestützt auf die Untersuchungen von Kraus und Zondek, der Hauptanteil des heutigen Vorstellungskomplexes über den Mechanismus der ionalen Regulierung der Zellfunktion durch das Ionengemisch im Zellinneren.

Zur Illustration dieser Zusammenhänge sei wiederum auf den Übergang des quergestreiften Muskels aus dem Zustand der Erschlaffung in den Zustand der Verkürzung hingewiesen. Wir haben schon oben hervorgehoben, daß gleichzeitig mit der Verkürzung des Muskels eine Umgestaltung der Protoplasmastruktur der Muskelzellen, eine Vermischung der isotropen mit der anisotropen Fibrillenschicht nachgewiesen werden kann. Wir haben erwähnt, daß bei der Kontraktion der Muskulatur von Aplysia Wasserabgabe beobachtet wird. Im Verlauf aller dieser Vorgänge wird mechanische Arbeit geleistet. Ganz derselbe Mechanismus der ionalen Regulierung gilt auch für die anderen Funktionen der anderen Zellen mit ihren anderen Arbeitsleistungen.

Ein weiterer Einzelanteil des heutigen Vorstellungskomplexes vom Mechanismus der ionalen Regulierung besteht darin, daß im Augenblick, in dem durch Umgestaltung von Protoplasmastruktur und Zellform die Funktion der Zelle ausgelöst wird, gleichzeitig eine weitere Einflußnahme der Mischungsverhältnisse der intracellulären Ionen auf die intracellulären fermentativen und oxydativen Vorgänge einsetzt. Dabei stehen im Vordergrund der fermentative Vorgang der Spaltung des intracellulär gespeicherten Glykogens in Milchsäure während des Verlaufes der Zellfunktion, und der oxydative Vorgang der Verbrennung eines Teiles der Milchsäure in CO_2 und H_2O, sowie der Vorgang der Rückverwandlung des anderen Teiles der Milchsäure in Glykogen in der Erholungsphase der Zelle.

Es findet beispielsweise in der Erholungsphase des Skeletmuskels, die auf seine Verkürzung folgt, mit Hilfe des Luftsauerstoffes der oxydative Vorgang der Verbrennung eines Teiles ($^1/_5$) der intracellulär gespeicherten Milchsäure in CO_2 und H_2O statt und gleichzeitig die Rückverwandlung des anderen Teils ($^4/_5$) in Glykogen (Meyerhof). Durch diesen Vorgang des intracellulären chemischen Stoffwechsels wird intracellulär erneut Energie (Glykogen) frei. Dieser Vorgang schafft damit die Voraussetzung für die nächstfolgende Verkürzung. In und an ihren Verlauf schließt sich die anoxydative, fermentative Spaltung von Glykogen in Milchsäure an. Auch bei der Funktion der Leberzelle und wahrscheinlich bei der Funktion aller Organzellen wird aus dem Glykogenvorrat der Zelle fermentativ Milchsäure produziert und diese zu H_2O und CO_2 oxydiert, wie während der Funktion der Zellen der quergestreiften Muskulatur.

Im Gegensatz zu diesen fermentativen und oxydativen Vorgängen des chemischen Stoffwechsels belegt deshalb S. G. Zondek die Einflußnahme der Ionengemische auf die Protoplasmastruktur, Formgestalt und Funktion der Zellen, sowie auf ihren intracellulären chemischen Stoffwechsel mit dem Ausdruck „Elektrolytstoffwechsel".

Für weitere Einzelheiten über den Elektrolytstoffwechsel sei auf die Monographie von S. G. Zondek[1] verwiesen.

Gestützt auf obige Darlegungen erblicken wir in den intracellulären Ionengemischen ein Instrument und in den Änderungen der Mischungsverhältnisse in den Ionengemischen den Mechanismus, welche beide dem unversehrten geschlechtsfähigen Organismus höherer Tiere und des Menschen zur Verfügung stehen, um die Funktion der Zellen, aus denen seine Organe aufgebaut sind, zu regulieren.

Im nachfolgenden soll nun gezeigt werden, in welcher Weise die drei Faktoren, der ionale, der hormonale und der innervatorische (neurale) Faktor, die sich an dieser ionalen Betriebsregulierung der zum animalen, wie zum vegetativen Apparat gehörenden Organe beteiligen, auf die Mischungsverhältnisse in den intracellulären Ionengemischen Einfluß nehmen.

Den ionalen Faktor stellen wir an die Spitze, da er den der Erfolgszelle zunächst verbundenen Regulierungsmechanismus darstellt. Die Besprechungen des neuralen Faktors und die Wechselbeziehungen der ionalen zur neuralen Regulierung folgen auf S. 119. Die Darstellung des hormonalen Faktors und der hormonalen Regulierung im weiblichen Genitale findet sich in Band IX dieses Handbuches.

II. Der ionale Faktor in der Regulierung der Zellfunktionen.

Der ionale Faktor ist das Ionengemisch, das an die kolloidalen Bestandteile in den die Organzellen umgebenden Außenflüssigkeiten, im Blut und in den Körperflüssigkeiten adsorbiert ist. Sein Funktionsziel besteht in der fortgesetzten Herstellung des für die Aufrechterhaltung eines optimalen Aktivitätszustandes der Organzellen optimalen Mischungsverhältnisses der Ionen im Protoplasma der Organzellen selbst. Zum Antransport der Ionen in die Außenflüssigkeit und zu ihrem Abtransport von der Außenflüssigkeit nach den Ausscheidungsorganen dient als Transportmittel die Lymph- und Blutflüssigkeit.

Nun ist aber das Ionengemisch in der Außenflüssigkeit qualitativ wie quantitativ ganz anders zusammengesetzt als in der Binnenflüssigkeit, d. h. im Protoplasma der Zellen. Auch bestehen außen ganz andere Mischungsverhältnisse als im Zellinneren. Die Außenflüssigkeit enthält im Gegensatz zur Binnenflüssigkeit im Zellinneren viel Natrium, daneben in geringen Mengen Kalium und Calcium, auch Phosphat und Magnesium. Diesen Unterschied in den Ionengemischen der Außenflüssigkeit und der Binnenflüssigkeit der Zellen erklären die Autoren, die sich das Zellprotoplasma durch eine halbdurchlässige Protoplasmahaut gegen die Außenflüssigkeit begrenzt vorstellen, durch die Eigenschaft der selektiven Permeabilität dieser Protoplasmahaut (vgl. S. 10).

Für diejenigen Autoren, die sich das Zellinnere von einem Straßennetz durchzogen vorstellen (vgl. S. 10—11), das an allen Teilen der Zelloberfläche frei ausmündet und durch

[1] Zondek, S. G.: Die Elektrolyte. Berlin: Julius Springer 1927.

welches das Dispersionsmittel im Zellinneren mit dem Dispersionsmittel in der Außenflüssigkeit in Verbindung steht, gibt es eine andere Erklärung für den Unterschied in den Ionengemischen der Außenflüssigkeit und der Binnenflüssigkeit der Zellen und für die Tatsache, daß trotz freier Verbindungen nicht alle Substanzen der Außenflüssigkeit in das Zellinnere eindringen. Ihre Erklärung ist folgende:

Trotz der freien Verbindungen zwischen Zellinnerem und Außenflüssigkeit wäre ein ungehemmter Austausch aller Substanzen der beiden kolloidalen Systeme nur unter der Bedingung möglich, daß die beiden Systeme, die Außenflüssigkeit und die Binnenflüssigkeit von gleicher kolloidaler Beschaffenheit wären. Nur unter dieser Voraussetzung würden in beiden kolloidalen Systemen qualitativ und quantitativ gleiche Ionengemische von gleichen Mischungsverhältnissen der Ionen chemisch und adsorptiv gebunden. Diese Voraussetzung trifft nun keineswegs zu. Die Struktur des Kolloidsystems der Außenflüssigkeit ist durchaus verschieden von derjenigen der Binnenflüssigkeit. Da nun die Adsorption der Ionen von der Struktur des Kolloidsystems und damit von der Grenzflächenbeschaffenheit seiner Kolloide abhängig ist, so ist es auch leicht verständlich, daß die Kolloide der Außenflüssigkeit die Ionen qualitativ und quantitativ in anderer Weise und auch in anderen Mischungsverhältnissen adsorbieren als die kolloiden Teilchen und das kolloidarme Dispersionsmittel der Binnenflüssigkeit im Zellinneren.

Trotz der großen Unterschiede in Quantität und Qualität und in der Verteilung der Ionen in den Ionengemischen der Außenflüssigkeit und der Binnenflüssigkeit kann experimentell doch das Bestehen eines Austausches von Ionen zwischen den beiden kolloiden Systemen festgestellt werden, über dessen physiko-chemische Einzelvorgänge allerdings zur Zeit noch nichts bekannt geworden ist. Der Austausch wird dadurch ersichtlich, daß Änderungen in den Mischungsverhältnissen, die in dem einen kolloiden System (Außenflüssigkeit) ablaufen, auch Änderungen im Mischungsverhältnis des anderen Systems (Binnenflüssigkeit) nach sich ziehen. In dieser gegenseitigen Einflußnahme der Mischungsverhältnisse der beiden kolloiden Systeme erblicken wir den Wirkungsmechanismus des ionalen Faktors.

Als Beispiele für den Austausch mögen folgende Mitteilungen von Boehm und S. G. Zondek dienen:

1. (Boehm.) Wird ein isoliertes Herz mit einer kaliumfreien Nährlösung ernährt, so gibt das Herz aus seinem Ionengemisch in der Binnenflüssigkeit seiner Zellen Kalium in die Außenflüssigkeit ab.

2. (S. G. Zondek.) Erhöht man die Wasserstoffionenkonzentration einer Blutflüssigkeit, so nimmt ihr Gehalt an Alkalien zu und gleichzeitig der Gehalt der Blutkörperchen an Alkalien ab. Erhöht man dagegen die O-H-Ionenkonzentration, so werden umgekehrt Alkalien (z. B. Na) von der Blutflüssigkeit an die Blutkörperchen abgegeben, und der Gehalt der Blutflüssigkeit an Alkalien nimmt ab.

Den Ort, von dem aus sich die Änderungen der Mischungsverhältnisse der Ionen im ionalen Faktor auf die Mischungsverhältnisse der Ionen im Zellinneren geltend machen und damit auf Struktur und Form des Zellprotoplasmas Einfluß nehmen, verlegen die Autoren, die sich das Zellprotoplasma gegen das umgebende Medium durch eine halbdurchlässige Zellmembran begrenzt vorstellen, an die Zellmembran. Die andere Gruppe von Autoren, die sich das Zellinnere durch ein Straßennetz durchzogen und mit dem umgebenden Medium in freier Verbindung vorstellen, verlegen den Angriffspunkt an die Grenzflächen der kolloiden Teilchen im Zellinneren.

Nach S. G. Zondeck wird durch die primär erfolgte Änderung des Mischungsverhältnisses der an die Grenzflächen der kolloiden Teilchen adsorbierten Ionen zunächst eine Änderung der Struktur der nächstliegenden Grenzfläche (I) der kolloiden Teilchen ausgelöst. Da zwischen dieser und der nächstfolgenden (II) hinsichtlich des Mischungsverhältnisses kein Gleichgewicht besteht, so kann die Änderung des Umgebungsverhältnisses in der Grenzfläche I nicht ohne Einfluß auf die der Grenzfläche II bleiben. Die Folge ist eine Strukturänderung der letzteren, die sich unter Einhalten desselben Mechanismus wieder auf die Nächstfolgende usw. überträgt.

Nun haben wir (S. 10) gezeigt, daß wir uns die kolloiden Teilchen in der Hauptsache aus Eiweißkörpern und aus Lipoiden, wie beispielsweise das Phosphatid Lecithin und das Cholesterin, aufgebaut vorstellen dürfen.

Gestützt auf die Ergebnisse experimenteller Untersuchungen von Hansteen und Cranner, im Jahre 1910, an welche sich später solche von Neuschloss, Dresel und Sternheimer anschlossen, dürfen wir heute weiter vermuten, daß die Lipoide und unter ihnen das Lecithin und das Cholesterin das Substrat darstellen, an dem die Änderungen der ionalen Mischungsverhältnisse im Zellinneren angreifen. Sie führen an den Lipoidgemischen, welche die kolloiden Teilchen im Zellinneren bilden, zu Änderungen ihres kolloidchemischen Zustandes, wie beispielsweise zu Änderungen ihrer Viscosität, ihrer Oberflächenspannung und ihrer Zerteilbarkeit, id est Dispersität = Pseudolöslichkeit in Wasser (Hansteen und Cranner). Diese kolloidalen Zustandsänderungen der Zellen stellen den Ausdruck der Funktionsänderungen der Organzellen dar. Sie wirken dadurch regulierend auf die Funktion der Organzellen ein.

Die gegenseitige Einflußnahme der ionalen Mischungsverhältnisse in der Außenflüssigkeit der Organzellen auf die ionalen Mischungsverhältnisse in der Binnenflüssigkeit der Zellen, im Verein mit den oben beschriebenen Vorgängen an den kolloiden Teilchen im Zellinneren stellen unsere heutigen Vermutungen über die Einzelanteile und ihre Reihenfolge im Wirkungsmechanismus des ionalen Faktors dar.

III. Die Erforschung der Wirkungen von Änderungen in den Mischungsverhältnissen der Ionen der Außenflüssigkeit der Organzellen (ionale Regulierung).

Als Beobachtungsobjekt zur Erforschung der Wirkungen von Änderungen der Mischungsverhältnisse dienten bis heute das Verhalten der Muskulatur in der Form von überlebenden Gewebestreifen und von überlebenden ausgeschnittenen visceralen Organen, wie beispielsweise das Froschherz, sowie Magen, Darm, Blase und Uterus. Als adäquater Reiz wurde die Belastung des Gewebestreifens oder des ganzen Organes durch ein Gewicht, oder die Belastung der die Hohlorgane begrenzenden Muskelwände durch Auffüllung der Organhöhlen mit Flüssigkeit oder Luft, benutzt.

Als Methoden zur Auswertung der Wirkungen des ionalen Faktors bedienten sich die Autoren des Läwen-Trendelenburgschen Froschpräparates, des Straubschen Froschherz- und des Blutdruckversuches am Kaninchen. Beim Magen, Darm, Blase und Uterus bedienten sie sich der Magnus-Kehrerschen Methode am isolierten Organ oder an Gewebestreifen, die aus den Organen ausgeschnitten und in iso-osmotische (eutonische) körperwarme Umgebungsflüssigkeit eingehängt wurden.

Für das Verhalten der Muskulatur der obengenannten Organe und Gewebestreifen können mit diesen Methoden zwei Funktionsäußerungen als Kriterien für die Beurteilung der Einflußnahme des ionalen Faktors auf die Funktion der Muskelzellen benutzt werden.

1. Der Tonus (die Halteleistung); denn die Funktion der vegetativen Organe kommt in erster Linie in Tonusschwankungen zum Ausdruck.

2. Die Kontraktion (die Verkürzungsleistung).

Zur Erforschung der Wirkung von Änderungen der Mischungsverhältnisse im ionalen Faktor auf den Tonus und die Verkürzungsleistungen der Muskelzellen sind Untersuchungen in situ noch nicht vorgenommen worden (Spiro) und über die molekuläre Gesamtkonzentration der Ionen in der Außenflüssigkeit der zelligen Elemente des Uterus als Bedingung für das physiologische Verhalten dieses Muskels ist kaum etwas bekannt (S. Loewe).

Unter Tonus (myotonische Muskelfunktion, Halteleistung, Kontraktionszustand) verstehen wir jene Tätigkeit der muskeligen Elemente, die diese Elemente mit ihrer Belastung in das Gleichgewicht setzt (W. R. Hess und Seiler) oder den Widerstand, den der Muskel einer ausgedehnten Kraft entgegensetzt, oder die Länge, auf die der Muskel sich beim Einwirken einer bestimmten Kraft einstellt. Wir verstehen unter Tonus auch die Fähigkeit der Muskulatur zur Lageanpassung (Bayliss).

Diese Lageanpassung der Hohlorgane an jede Füllungslage mit einem Tonus (Halteleistung) ihrer Wandmuskulatur, die gerade genügt, um dem in Frage kommenden Füllungsdruck Widerstand zu leisten, belegt Runge mit dem Ausdruck „gleitende Sperrfähigkeit“ (vgl. die Handbücher der Physiologie).

Es gibt zweierlei Kriterien zur Beurteilung des Tonus, ein direktes und ein indirektes. Das direkte Kriterium ist die Länge des Muskelstreifens. Mit dem Sinken des Tonus geht eine Verlängerung des im Experimentiergerät belasteten Muskelstreifens einher[1]. Das indirekte Kriterium ist die Lust bzw. Unlust des Muskelstreifens, den Belastungsreiz der Belastung im Experimentiergerät mit Verkürzungsleistungen zu beantworten.

Zahl der Verkürzungsleistungen (Kontraktionen) in der Zeiteinheit und ihre Hubhöhe sind die Kriterien der Verkürzungsleistungen.

Diese Untersuchungen geben aber keine absoluten Resultate für die Beurteilung der Regulierung des Tonus und der Verkürzungsleistungen der Muskulatur visceraler Organe in situ, und dies nicht einmal für jene Tierart, der die überlebenden Gewebestreifen bzw. Organe entnommen sind.

Untersuchungen an überlebenden Gewebestreifen und Organen erfassen lediglich ionale Wirkungen der Mischungsverhältnisse der an der Nährlösung (Außenflüssigkeit) beteiligten Ionen auf die unter den speziellen Zustandsbedingungen des Experimentes stehenden Muskelzellen.

[1] Aus diesen Gründen eignen sich für solche Versuche die subserös liegenden langen Stücke von Muskelspiralen besser, als die in mittleren Wandabschnitten des Uterus liegende konzentrisch geordnete Spiralfaserschicht (Goerttler).

Bevor ich zur Besprechung des heutigen Standes unserer Kenntnisse über die ionale Regulierung übergehe, sei hervorgehoben, daß die Ergebnisse solcher Untersuchungen durch zahlreiche unbeabsichtigte Fehlerquellen wesentlich beeinträchtigt werden können.

Eine Voraussetzung für alle Studien über die Einflußnahme der ionalen Regulierung, d. h. des Mischungsverhältnisses der an einer Nährlösung (Umgebungsflüssigkeit, Außenflüssigkeit) beteiligten Ionen auf die Funktion von Organzellen ist ein in Hinsicht auf die molekulare Gesamtkonzentration optimales Verhalten der Nährlösung. Dieses optimale Verhalten wird in der Literatur auch mit den Ausdrücken „isotonische" Konzentration oder „isoosmotische" Konzentration belegt. Als eine in physiologischer Hinsicht osmotisch optimale Konzentration gilt eine Salzlösung vom osmotischen Druck einer etwa 0,95%igen NaCl-Lösung (S. Loewe). Im Gegensatz zu den Störungen des osmotisch optimalen Verhaltens einer Nährlösung (Dystonie der Nährlösung) nach der Seite der Hypertonie oder nach der Seite der Hypotonie belegt S. Loewe diejenige Konzentration der Nährlösung, welche optimales Verhalten des Prüfungsorgans in physiologischer Hinsicht bewerkstelligt, mit dem Ausdruck „eutonische Konzentration".

Eine unbeabsichtigte Störung der eutonischen Konzentration kann im Verlauf des Versuches dadurch auftreten, daß beim Durchperlen von Sauerstoff durch die Umspülungsflüssigkeit eine (rasche) Verdunstung des Lösungswassers und dadurch eine Erhöhung des osmotischen Druckes (Hypertonie) eintritt. Hypertonie der Umspülungsflüssigkeit setzt aber die Reizbarkeit der glattmuskeligen Zellen herab und beeinträchtigt dadurch die weiteren Ergebnisse des Versuches. Ebenfalls störend wirkt die Hypotonie, welche umgekehrt die Reizbarkeit schon bei einer Hypotonie von nur 20% erhöht (Evans und Simonart).

Es ist deshalb leicht verständlich, daß die Möglichkeit solcher unbeabsichtigter Hypertonien und Hypotonien in einer Versuchsanordnung den Wert der Ergebnisse der Untersuchungen in Frage stellt.

Während des Versuches kann sich weiter bei lange dauernder Durchperlung der Umspülungsflüssigkeit mit Luft oder Sauerstoff unbeabsichtigt die Wasserstoffionenkonzentration in der Umspülungsflüssigkeit ändern.

Nun sind aber der Tonus und die Fähigkeit zu rhythmischen Kontraktionen von einem optimalen Maß der Acidität, id est Säuerung, id est H'-Ionenkonzentration und einem optimalen Maß der Alkalinität, OH'-Ionenkonzentration in der Umspülungsflüssigkeit der glattmuskeligen Elemente abhängig[1].

Überschreiten der optimalen H'-Ionenkonzentration, id est vermehrte Säuerung der Nährlösung führt beispielsweise beim glatten Muskelstreifen zu Tonusverlust. Kriterien: Verlängerung der glattmuskeligen Elemente und Aufhören der rhythmischen Kontraktionen (Flury). Umgekehrt führt Säuerung beispielsweise am Uterus in situ zu Tonussteigerung (Babour und Rapoport).

---

[1] Der Einfachheit halber wird heute überall sowohl die Acidität wie die Alkalinität als H'-Ionenkonzentration ausgedrückt. Der Neutralpunkt liegt bei derjenigen H'- bzw. OH'-Ionenkonzentration, die in reinem Wasser gefunden wird; diese beträgt bei 22° C 10^{-7} — genauer $10^{-7,07}$ — Gramm-Ionen H pro Liter. Eine Lösung, deren H'-Ionenkonzentration größer ist, heißt sauer; eine Lösung, deren H'-Ionenkonzentration kleiner ist, heißt alkalisch.

Unterschreiten der optimalen H'-Ionenkonzentrationen, id est vermehrte Alkalinisierung in der Nährlösung des glatten Muskelstreifens führt zu Tonuserhöhung. Kriterien: Verkürzung der glattmuskeligen Elemente und Beschleunigung der rhythmischen Kontraktionen; gleichzeitig sind wegen der Verkürzung der muskeligen Elemente die einzelnen Verkürzungsleistungen von geringerer Hubhöhe. Umgekehrt führt vermehrte Alkalinisierung beispielsweise am Uterus in situ zu Tonussenkung (Babour und Rapoport).

Ausdrücklich sei hervorgehoben, daß dies alles nur innerhalb der vital möglichen H'-Ionenkonzentration Geltung hat.

Zur Verhütung dieser Fehlerquelle empfiehlt es sich (vgl. z. B. S. Loewe) die Ringerlösung durch einen Zusatz von 0,005% $MgCl_2$ zu ergänzen und gleichzeitig die Na-Komponente aus 0,8% NaCl + 0,005% NaH_2PH_4 (Tyrodelösung) zu bestreiten. Dadurch bleibt die Wasserstoffionenkonzentration während eines lange dauernden Versuches auf etwa 7,4 gepuffert erhalten.

Eine weitere unbeabsichtigte Fehlerquelle entsteht durch Überschreiten der Elastizitätsgrenze der Muskelstreifen bei Belastung am Schreibhebel oder bei der Beanspruchung der Wand eines Hohlmuskels durch den Innendruck der Auffüllung (Loewe und Jllison). Als günstigsten Belastungsgrad (Dehnungsoptimum) für die Auslösung rhythmischer Kontraktionen fanden die beiden Autoren z. B. für die Uterusmuskulatur des Meerschweines eine Belastung von 10—20 cm Wassersäule. Die Elastizitätsgrenze liegt nur wenig darüber. Bei Überschreiten derselben sinkt die Kontraktionsfähigkeit des Muskels ab. Beide Autoren konnten durch Belastungsänderungen über die Elastizitätsgrenze hinaus sogar die Adrenalinreaktion des gleichen Uterusstreifens ändern und unter Umständen umkehren. Auch Underhill und Evans stellten ein solches Dehnungsoptimum fest.

Daran anschließend sei eine Fehlerquelle erwähnt, die durch die außerordentliche Empfindlichkeit der glatten Muskulatur auf mechanische Reize aller Art bedingt ist. Dabei ist die Reaktion des glatten Muskels auf den mechanischen Reiz in ähnlicher Weise, wie die oben erwähnte Adrenalinreaktion, von den contractilen Zustandsbedingungen abhängig, unter denen der Muskel sich in dem Augenblick findet, in dem der Reiz ihn trifft.

Auf den mechanischen Reiz antwortet der im Erschlaffungszustand befindliche Muskel meist mit Verkürzung; umgekehrt antwortet beispielsweise der in Verkürzung fixierte (in tonischem Kontraktionszustand befindliche) glatte Muskel mit Erschlaffung. Auch der rhythmische Verkürzungsleistungen ausführende Muskel beantwortet den mechanischen Reiz mit Erschlaffung. Deshalb kann jede mechanische Manipulation am Experimentiergerät den tonisch kontrahierten oder rhythmisch arbeitenden Muskel zur Erschlaffung bringen und es kann dieselbe Manipulation am untätigen, nicht arbeitenden Muskelapparat eine Verkürzung mit Fixation im verkürzten Zustand (Tonuserhöhung) oder rhythmische Verkürzungsleistungen (rhythmische Kontraktionen) auslösen.

Sind in einer Versuchsanordnung zur Untersuchung der ionalen Wirkungen von verschiedenen Mischungsverhältnissen der an einer Nährlösung beteiligten Ionen auf Tonus und rhythmische Kontraktionen überlebender Gewebestreifen die oben erwähnten Fehlerquellen hinreichend ausgeschlossen, so ist neben dem osmotisch optimalen (eutonischen) Faktor der Nährlösung noch das in physiologischer Hinsicht optimale

Mischungsverhältnis der einzelnen an einer eutonischen Nährlösung beteiligten Ionen zu berücksichtigen. Zur Unterscheidung gegenüber dem eutonischen Verhalten einer Lösung belegt S. Loewe diesen zweiten Faktor mit dem Ausdruck „eukrasisches Mischungsverhältnis“. Dieses eukrasische Mischungsverhältnis kann wie folgt zum Ausdruck gebracht werden:

Das Kriterium des optimalen Mischungsverhältnisses für ein bestimmtes Muskelpräparat ist dessen mittlere Länge und gleichzeitige Lust, auf eine bestimmte Belastung mit Verkürzungsleistungen von mittlerer Hubhöhe in rhythmischer Reihenfolge zu antworten.

Setzt man beispielsweise die Totalität der an einer eutonischen Nährlösung beteiligten Chloride der Kationen K +, Na +, Ca ++, d. h. die Gesamtkonzentration dieser drei Salze als 100, so können die zum Studium der Ioneneinflußnahme auf den überlebenden Muskelstreifen beliebigen Veränderungen des Mischungsverhältnisses der drei Salze für jedes einzelne Salz in Prozentzahlen der als 100 gesetzten Gesamtkonzentration angegeben werden. Es fand Kochmann für den Uterusmuskel des Meerschweinchens innerhalb eines breiten Mischungsfeldes als physiologisch optimales (eukrasisches) Mischungsverhältnis einen Feldausschnitt, in welchem die Beteiligung des Kaliumchlorides an der iso-osmotischen (= eutonischen) Gesamtkonzentration der Salzlösung zwischen 3 bis $> 4\%$, die des Natriumchlorids zwischen $> 94\%$ und $< 96\%$, die des Calciumchlorids zwischen $> 1\%$ und $< 2\%$ schwankte — die eutonische (id est iso-osmotische s. oben) Gesamtkonzentration der drei Salze als 100 gesetzt.

Schließlich ist bei Benutzung der Läwen-Trendelenburgschen Methode auf die Fehlerquelle aufmerksam zu machen, die darin besteht, daß bei der künstlichen Durchströmung der Hinterextremitäten des Frosches Störungen der ionalen Regulierung, d. h. Änderungen in den ionalen Mischungsverhältnissen der Skeletmuskulatur zu Muskelkrämpfen führen, die ihrerseits die Gefäße komprimieren oder Gefäßkrämpfe auslösen und dadurch den Wert der Ergebnisse solcher Untersuchungen für die Beurteilung der Regulierung der Gefäßmuskulatur in Frage stellen. Gleiche indirekte Störungen der Gefäßfunktion im Froschgefäßpräparat können auch durch Ödembildung infolge Ionendyskrasie zustande kommen.

Im nachfolgenden soll nun die Wirkung der ionalen Regulierung von überlebenden Organzellverbänden in der Form von Gewebestreifen und von ganzen überlebenden Organen dargestellt werden.

Vorerst sei aber nochmals folgendes hervorgehoben: Alle Forschungsergebnisse über die Wirkungen von Änderungen in den Mischungsverhältnissen der Ionen in der Außenflüssigkeit der Organzellen (ionaler Faktor) auf die Mischungsverhältnisse der Ionen im Zellinneren bzw. an der Zellmembran und damit auf die Funktion der Organzellen sind an überlebenden Gewebestreifen und überlebenden Organen gewonnen. Auch unter ausreichendem Ausschluß der oben erwähnten Fehlerquellen in der Versuchsanordnung und Technik sind die mit „physiologisch“ bezeichneten Funktionsäußerungen der Organzellen, wie beispielsweise das Verhalten des Tonus und die regelmäßigen rhythmischen Kontraktionen glattmuskeliger Gewebestreifen willkürlich gewählte Kriterien für die Beurteilung der Mischungsverhältnisse und ihrer Wirkung auf die Funktion der Zellen. Es sind Kriterien einer mittleren Linie, um mit ihnen die Wirkungen von Änderungen in den Mischungsverhältnissen des ionalen Faktors vergleichen zu können.

Alle diese Wirkungen, diejenigen der mittleren Linie, sowie die Ausschläge nach oben und nach unten dürfen deshalb keineswegs als absolute Resultate für die Beurteilung der ionalen Regulierung des physiologischen Verhaltens der Organzellen im unversehrten Organismus betrachtet werden. Aus ihnen

gehen lediglich Gesetzmäßigkeiten im Mechanismus der ionalen Regulierungen hervor. Die Ausschläge nach oben und nach unten von der mittleren Linie gewähren nur Einsicht in die physiko-chemischen Wirkungsmechanismen des ionalen Faktors.

In ausgedehnten Versuchsreihen haben die Forscher Friedrich Kraus und S. G. Zondek mit ihren Mitarbeitern gezeigt, daß unter den Ionen der Außenflüssigkeit in der Hauptsache den Kationen Natrium, Kalium und Calcium eine große Bedeutung für die Regulierung der Zell- und Organfunktion zukommt. Wie schon aus den Besprechungen der Fehlerquellen in den Versuchsanordnungen hervorgeht, stehen diesen Kationen die H-Ionen und die OH-Ionen an regulatorischer Wirkung nicht nach. Dabei ist die Wirksamkeit der OH-Ionen gleich den Ca-Ionen. Dies gilt aber nur für die Nährlösungen der Versuchsanordnung. Ihre Wirkung gelangt in den Körperflüssigkeiten und Geweben nicht in demselben Maße zum Ausdruck, weil dank ihrer Puffereigenschaften Änderungen in den Mischungsverhältnissen der Wasserstoffionenkonzentration besser ausgeglichen werden, als Änderungen in den Mischungsverhältnissen von Kalium und Calcium. Die spezifische Wirkung des Natriumions im Elektrolytstoffwechsel ist derjenigen des Kaliums ähnlich. Das Kation Magnesium kann zwar ohne entscheidende Störungen aus der Nährlösung eines überlebenden beliebigen Muskelpräparates weggelassen werden. Dagegen kommt ihm entschieden Bedeutung zu, wie beispielsweise am Uterusmuskel (Spiro und Kochmann).

Die Anionen der Körperflüssigkeiten üben keinen Einfluß auf den Funktionsablauf der Organzellen aus.

Nun ist wichtig zu wissen, daß die Wirkung der Kationen Kalium und Calcium nicht von ihren absoluten Mengen in der Außenflüssigkeit der Organzellen abhängig ist, sondern nur von ihrem relativen Mischungsverhältnis zueinander. Die oben erwähnten als physiologisch bezeichneten Funktionen der mittleren Linie werden ausgelöst, wenn das Mischungsverhältnis ungefähr der Art ist, daß, in der Ionenwertigkeit ausgedrückt, zwischen den Mengen an einwertigen Ionen Kalium und Natrium und den Mengen an zweiwertigem Calcium ein ionales Gleichgewicht besteht.

Dieses Gleichgewicht kann in einer Gleichung zum Ausdruck gebracht werden, wie z. B. $\frac{\text{Kalium}}{\text{Calcium}} = 1$ oder $\frac{\text{Kalium} + \text{Natrium}}{\text{Calcium}} = 1$, wobei „1“ das normale „eukrasische“ Mischungsverhältnis darstellt. Jede Änderung der Mischungsverhältnisse der Na-, K-, Ca-Ionen zugunsten des Zählers durch Vermehrung von Kalium oder Natrium hat ein Ansteigen des Quotienten über 1 zur Folge. Jede Änderung zugunsten des Nenners durch Vermehrung des Calciums hat ein Sinken des Quotienten unter 1 zur Folge. Eine Verminderung des Calciums hat ein Ansteigen des Quotienten und eine Verminderung des Kaliums oder Natriums ein Sinken des Quotienten zur Folge. Dabei ist wichtig festzuhalten, daß eine solche Änderung des Mischungsverhältnisses zweier Ionen praktisch doch auch wohl eine Änderung, entweder des Anteils des dritten Iones am Gemisch oder aber der Eutonie des ganzen Gemisches zur Folge hat.

Die große Bedeutung dieser Änderungen in den Mischungsverhältnissen der Na-, K- und Ca-Ionen, der Umgebungs- bzw. Durchspülungsflüssigkeiten von überlebenden Organen und Organstreifen für die Regulierung der einzelnen Organfunktionen ist aus der nachfolgenden Zusammenstellung von experimentell gewonnenem Tatsachenmaterial leicht ersichtlich. Daraus geht auch die Gesetzmäßigkeit der regulatorischen Einflußnahme des ionalen Faktors auf den Aktivitätszustand der Organzellen hervor.

Bei der Skeletmuskulatur wirkt ein Anstieg des Quotienten über 1 tonussteigernd, gleichgültig ob der Anstieg durch Kaliumvermehrung oder Calciumverminderung hervorgerufen wird. Demgegenüber setzt ein Sinken des Quotienten unter 1 den Muskeltonus herab.

Auf die Herzaktion wirkt ein Anstieg des Na-, K-, Ca-Quotienten in der Durchspülungsflüssigkeit über 1 stets hemmend bis zum Stillstand der Herztätigkeit, während ein Sinken des Quotienten unter 1 durch Calciumvermehrung fördernd wirkt.

An den glatten Muskeln der Organteile entodermalen Ursprungs, wie beispielsweise an der Muskulatur des Magens, des Darmes und der Blase, mit Ausschluß ihrer Sphincterenmuskulatur, wirkt ein Anstieg des Quotienten über 1 tonussteigernd, ein Sinken unter 1 dagegen tonushemmend.

Auch die Funktion der drüsigen Organe — die Sekretion ihrer Zellen — wird durch den ionalen Faktor reguliert. Jede Drüsenzelle besitzt nach F. Kraus und S. G. Zondek eine Durchtränkungsspannung, die von der Wasserbindung (id est Wasserannahme und Wasserabgabe der Binnenflüssigkeit dieser Zellen, vgl. S. 11) abhängig ist. Dieser Wechsel im Wasserhaushalt der Zelle reguliert die Funktion — die Sekretion der drüsigen Zellen. Die Wasserbindung an das Zellprotoplasma aber wird richtunggebend durch das Mischungsverhältnis der Ionen in der Durchspülungsflüssigkeit reguliert.

Für die Besserung der ionalen Regulierung der einzelnen drüsigen Organe ist das heute vorliegende Tatsachenmaterial noch sehr gering.

Es wurde festgestellt, daß die Durchlässigkeit der Nieren für Glykose bei einem bestimmten Mischungsverhältnis der Na-, K- und Ca-Ionen der Durchspülungsflüssigkeit selbst für starke Glykosekonzentrationen vollkommen undurchlässig sein kann, und weiter, daß selbst geringe Änderungen dieses Mischungsverhältnisses sofort zur Durchlässigkeit der Nieren führen.

Bei der Leber bewirkt eine Änderung der Mischungsverhältnisse der Durchspülungsflüssigkeit bis zum Anstieg des Quotienten über 1 eine Speicherung des Blutzuckers in den Leberzellen und gleichzeitig Hypoglykämie; demgegenüber bewirkt ein Sinken des Quotienten unter 1 eine Ausschwemmung von Glykogen aus der Leber und Hyperglykämie.

Die sekretorische Magenfunktion wird beim nüchternen Tier durch eine künstliche Steigerung des Quotienten über 1 mit intravenösen Injektionen von kleinen KCl-Mengen gesteigert; umgekehrt bewirken kleine intravenöse Calciuminjektionen eine Hemmung der Magensekretion.

Bei der experimentellen Erforschung der ionalen Regulierung der Gefäßmuskulatur ist die Möglichkeit störender Fehlerquellen groß (vgl. S. 18). Trotzdem stimmen Untersuchungsergebnisse von Durchspülungen ganzer Gefäßbezirke mit solchen von Gefäßstreifenapparaten dahin überein, daß Änderungen der Mischungsverhältnisse der Na-, K- und Ca-Ionen in der Durchspülungs- bzw. Umspülungsflüssigkeit der Versuchspräparate stets fördernd wirken, gleichgültig ob die Änderung der Mischungsverhältnisse den Quotienten über 1 steigen oder unter 1 sinken lassen.

IV. Die ionale Regulierung der Funktionen der einzelnen Organteile im weiblichen Genitale.

Für die ionale Regulierung der Skeletmuskulatur in der Pars copulationis gilt das, was oben über die ionale Regulierung der Skeletmuskulatur gesagt wurde.

Die regulatorische Einflußnahme des ionalen Faktors auf die glatte Muskulatur des weiblichen Genitale wurde an überlebenden Gewebestreifen von Uteri unserer Laboratoriumstiere Katze, Kaninchen, Meerschweinchen erforscht.

Im nachfolgenden beschränken wir uns auf eine Besprechung der Erforschungsergebnisse an der glatten Muskulatur des weiblichen Genitale außerhalb der Schwangerschaft.

In dieser Darstellung stellen wir die Forschungsergebnisse der ausgedehnten experimentellen Untersuchung Kochmanns an die Spitze, da bei seiner Versuchsanordnung neben ausreichendem Ausschluß der oben erwähnten groben Fehlerquellen (S. Loewe), die Änderungen der Mischungsverhältnisse unter exakter Dosierung (vgl. S. 20) vorgenommen wurden. Als Untersuchungsobjekt diente der Meerschweinchenuterus. Im Mischungsverhältnis der Na-, K- und Ca-Ionen der isoosmotischen (eutonischen) Umgebungsflüssigkeit, in der die Muskelstreifen einen guten Tonus und schöne rhythmische Kontraktionen zeigen, schwankte die Beteiligung des Kaliumchlorides an der Gesamtkonzentration der Na-, K- und Ca-Salzlösung zwischen 3 und 4%, die Beteiligung des Natriumchlorides zwischen 94 und 96% und die des Calciumchlorides zwischen 1 und 2% (vgl. S. 20, mittleres Wohlverhalten des umspülten Organes = Eukrasie-Loewe).

Aus den Forschungsergebnissen Kochmanns ergibt sich nun folgendes für die Regulierung des Tonus und der rhythmischen Bewegungen der glatten Muskulatur des Meerschweinchenuterus:

Völliger Entzug des Calciums, wodurch im Verhältnis $\frac{\text{Na} + \text{K}}{\text{Ca}}$ der Nenner „Null" wird, beseitigt den Tonus der Uterusmuskulatur vollkommen, und dies bei allen Variationen des Mischungsverhältnisses der beiden übrigen Ionen Na und K, außer, wenn K = 0% und Na = 100% (Kochmann). Abruzzese beobachtete bei Benutzung einer calciumfreien Ringerlösung als Umspülungsflüssigkeit ebenfalls Absinken des Tonus und stellte weiter fest, daß das zweiwertige Calcium nicht durch andere Kationen von derselben Ionenwertigkeit, wie beispielsweise Strontium oder Magnesium, ersetzt werden kann.

Die nachfolgende Kurve illustriert in schönster Weise den Tonusverlust nach völligem Entzug von Calcium (1), sowie die Wiederkehr des Tonus nach Calciumzusatz (2); sie illustriert weiter die Tonussteigerung nach völligem Kaliumentzug (3 und 4) und den erneuten Tonusverlust nach völligem Calciumentzug (5; Abb. 2).

Völliger Entzug des Kaliums, wodurch im Verhältnis $\frac{\text{Na} + \text{K}}{\text{Ca}}$ der Einzelanteil „K" im Zähler verschwindet, steigert oder vermindert den Tonus, je nach dem Mischungsverhältnis der übrigen Ionen Na und Ca in der Umspülungsflüssigkeit.

Beispiel: Bei Entzug von Kalium wird der Tonus gesteigert, solange noch das Calcium und das Natrium in folgenden Mischungsverhältnissen sich an der Umspülungsflüssigkeit beteiligen: Natrium 100 — 50%; Calcium 0 — 50% oder anders ausgedrückt $\frac{\text{Na}}{\text{Ca}} = \frac{100}{0}$ bis $\frac{50}{50}$. Es sinkt dagegen der Tonus bei Entzug des Calciums, sobald sich das Calcium und das Natrium in folgenden Mischungsverhältnissen an der Umgebungsflüssigkeit beteiligen: Natrium 20 — 0%; Calcium 80 — 100%; anders ausgedrückt: $\frac{\text{Na}}{\text{Ca}} = \frac{0}{100}$ bis $\frac{20}{80}$.

Abruzzese beobachtete ebenfalls Tonussteigerung bei Benutzung einer kaliumfreien Ringerlösung als Umspülungsflüssigkeit (vgl. Abb. 2, 4).

Weiter beobachtete Abruzzese, daß bei einem Überschuß von Calcium in einer Ringerlösung als Umgebungsflüssigkeit, wodurch im Verhältnis $\frac{Na + K}{Ca}$ der Quotient unter 1 sinkt, bei allen Tierarten Tonus, Zahl, Stärke und Dauer der Kontraktionen zunächst zunimmt; aber beim Überschreiten eines für den Einzelfall verschiedenen Grenzwertes sinkt der Tonus wieder und es werden die Kontraktionen stillgelegt. Kochmann konnte dagegen feststellen, daß der Überschuß des Calciumgehaltes sogar bis 1‰ gesteigert werden kann und trotzdem der Tonus erhöht bleibt, vorausgesetzt, daß der Gehalt der Umgebungsflüssigkeit den oben angeführten (eukrasischen) Mischungsverhältnissen entspricht. Diese Tatsache und ebenso die Ergebnisse bei kleineren Änderungen eines Iones in den Na-, K- und Ca-Mischungsverhältnissen der Umgebungsflüssigkeit lehren, daß die Einflußnahme von Änderungen der ionalen Mischungsverhältnisse im ionalen Faktor auf den Tonus der Muskelzellen ganz vom Verhältnis der beiden übriggebliebenen Ionen abhängt.

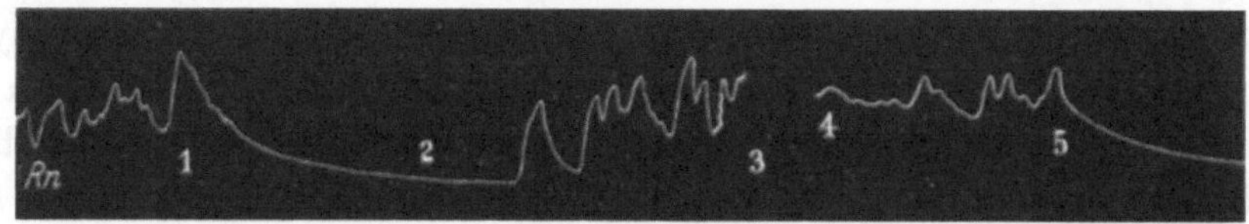

Abb. 2. Wirkung des Entzuges der Kalium- und der Calciumionen der Umspülungsflüssigkeit auf den Tonus glatter Muskelfasern. (Nach Abruzzese.) *Rn* Ringerlösung; 1 Ringerlösung mit völligem Calciumentzug: Tonusverlust; 2 nach Injektion von 0,0005 $CaCl_2$: Wiederkehr des Tonus; 3 Auswaschen des Präparates in Ringerlösung; 4 Entzug von Kalium: Tonussteigerung; 5 erneuter Calciumentzug: Tonusverlust.

Was nun die rhythmischen Kontraktionen, die Verkürzungsleistungen der Muskelzellen betrifft, so konnte Kochmann für die Uterusmuskulatur des Meerschweinchens zeigen, daß völliger Entzug des Kaliums aus einer im übrigen iso-osmotischen (eutonischen) Umgebungsflüssigkeit die Kontraktionen nicht stillegt. Abruzzese bestätigt diese Beobachtung für die kaliumfreie Ringerlösung.

Was dagegen die Einflußnahme des völligen Entzuges von Calcium aus der Umgebungsflüssigkeit auf die Kontraktionen des Uterus anbelangt, so besteht ein Unterschied in den Untersuchungsergebnissen von Kochmann und anderen Autoren, Sugimoto, Fred Ransom, Tate und Clark, sowie Abruzzese. Allerdings berücksichtigten diese Autoren die oben beschriebene Eukrasie der ionalen Mischungsverhältnisse nicht. Sie beobachteten parallel mit dem Sinken des Tonus auch völlige Stillegung (paralysi completta) der Kontraktionen bei Anwendung einer calciumfreien Umspülungsflüssigkeit. Kochmann stellte dagegen unter Berücksichtigung eukrasischer Mischungsverhältnisse bei seinen Versuchsanordnungen fest, daß diese Stillegung der Kontraktionen im Gegensatz zur Tonussenkung der calciumfreien Umspülungsflüssigkeit ganz abhängt vom Mischungsverhältnis der übrigbleibenden Ionen.

Trotz Calciumentzug in der Umgebungsflüssigkeit zeigten seine Präparate noch Kontraktionen, solange sich das Kalium und das Natrium in folgenden Mischungsverhältnissen an der Umgebungsflüssigkeit beteiligen: Kalium 0 bis $< 10\%$: Natrium 100 bis $> 90\%$.

Weiter geht aus diesen Untersuchungen hervor, wie stark unter den ionalen Faktoren aber beispielsweise auch das Natrium und keineswegs bloß das Kalium und das Calcium bzw. der $\frac{K}{Ca}$-Quotient beteiligt ist: Bei physiologischer Natriumkonzentration (Na = 95%) vermag auch völliger Kaliumentzug, d. h. maximale Calciumkonzentration, nicht zu einer Lähmung der Verkürzungsleistungen zu führen. Demgegenüber setzt bei gleichbleibenden $\frac{K}{Ca}$-Quotienten ein „Zuviel" Natrium die Verkürzungsleistungen herab und ein „Zuwenig" Natrium steigert sie.

Aus dem heute vorliegenden, an der überlebenden Uterusmuskulatur gewonnenen Tatsachenmaterial darf, wie für die Skeletmuskulatur und die übrigen vegetativen Organe, so auch für die Aufrechterhaltung eines mittleren Aktivitätszustandes der Uterusmuskulatur bzw. der glatten Muskulatur des weiblichen Genitale eine gesetzmäßige Einflußnahme des ionalen Faktors auf die Muskelzellen angenommen werden. Der ionale Faktor hat seinen Sitz auch hier in der Umgebungsflüssigkeit der glattmuskeligen Elemente. Der ionale Faktor vermag hier wie dort neben einer hormonalen oder innervatorisch bedingten Verschiebung seiner Ionen an die Zellmembran bzw. nach dem Zellinneren der glattmuskeligen Elemente auch ganz von sich aus durch Änderungen der Mischungsverhältnisse in seinem Ionengemisch, wie sie sich durch Fluktuation aus der Blutflüssigkeit zur Umgebungsflüssigkeit der Organzellen ergibt, regulierend auf den Aktivitätszustand der Uterusmuskulatur zu wirken.

In der Umgebungsflüssigkeit der Uterusmuskelzellen sind die H- und die OH-Ionen, sowie die Kationen Natrium, Kalium, Calcium in gleicher Weise wie bei der Skeletmuskulatur und den übrigen vegetativen Organen die regulatorisch wichtigsten. Unter den drei genannten Kationen ist für die Aufrechterhaltung eines mittleren Aktivitätszustandes (Tonus und Kontraktionen) der glatten Muskulatur des weiblichen Genitale die Anwesenheit des Calciums von ausschlaggebender Bedeutung.

Eine Änderung des Mischungsverhältnisses $\frac{Na + K}{Ca}$, wodurch der Quotient durch Calciumvermehrung oder durch Kaliumentzug unter 1 sinkt, steigert den Tonus und die Kontraktionen, solange sich die Mischungsverhältnisse der übrigbleibenden Ionen in mittleren Grenzen bewegen.

Eine Änderung des Mischungsverhältnisses $\frac{Na + K}{Ca}$, wodurch der Quotient durch Calciumentzug über 1 steigt, läßt auch noch bei völligem Tonusverlust Einzelkontraktionen auftreten, solange sich die Mischungsverhältnisse der übrigbleibenden Ionen in mittleren Grenzen bewegen (Kochmann).

Das Calcium kann nicht durch andere Kationen von derselben Ionenwertigkeit, wie beispielsweise Magnesium und Strontium, ersetzt werden. Seine biologische Bedeutung liegt auch nicht in seiner Beteiligung an der Isoosmie (Eutonie) der Umspülungsflüssigkeit, noch in der Ionenwertigkeit seiner beiden Säurevalenzen. Die biologische Bedeutung des Calciums liegt in seiner biologisch-chemischen Natur.

Die Unentbehrlichkeit des Calciums in der ionalen Regulierung des physiologischen Geschehens beruht nach A. Reichel und K. Spiro auf folgenden zwei Gründen: „einerseits darauf, daß ihm unter allen mehrwertigen Ionen die stärkste Wasserbindungskraft zukommt, andererseits auf seinem Eintritt in lebensnotwendige organische Verbindungen.“ Nach der Ansicht der genannten Autoren entspricht das Calcium ganz dem Bedürfnis der am Aufbau des Lebewesens entscheidend beteiligten organischen Kolloide, und zwar in ihrem Bedürfnis nach einem die feinere Wasserverteilung jenseits der osmotischen Regulierbarkeit beherrschenden Stoff und einem Stoff, der gleichzeitig mit den einwertigen Ionen im beweglichen Gleichgewicht steht. Diesen Stoff stellt das Calciumion in seiner Adsorptionsbindung dar. Daneben vermuten die Autoren in der mannigfachen chemischen Bindungsfähigkeit der Calciumionen an die organischen Kolloide auch die Fähigkeit des Calciums, unentbehrliche lebensnötige Calciumverbindungen entstehen zu lassen. Als solche führen sie die kalkreiche Substanz der Zellkerne an und weiter die Tatsache, daß das Calciumion für die Verkittung der Zellen untereinander und insbesondere der Nervenendigungen miteinander und mit dem Muskel unentbehrlich zu sein scheint.

Man wird aber trotz allen diesen Feststellungen S. Loewe recht geben, wenn er hervorhebt, wieviel noch zu tun übrigbleibt, ehe die für die Gesamtheit der Ionen des ionalen Faktors im Salzmedium der Umgebungsflüssigkeit für die verschiedenen Tierarten und im besonderen für den menschlichen Uterus entsprechende Ermittelungen eine Beurteilung der Sachlage in situ erlauben werden.

V. Schlußbemerkungen.

Wir haben im vorhergehenden gezeigt, daß die erregbare Substanz im Protoplasma — in der Binnenflüssigkeit — der Organzellen ein kolloidales physikalisch-chemisches System darstellt, in dem ein großer Teil der Ionen fast vollkommen dissoziiert ist und nur durch Adsorption an die kolloiden Teilchen in der Binnenflüssigkeit gebunden ist. Wir haben weiter gezeigt, daß es Änderungen der Mischungsverhältnisse dieser Ionen sind, die Änderungen der Wasserbindung im Protoplasma hervorrufen und daß dadurch Änderungen der Protoplasmastruktur entstehen.

Diese Änderungen der Protoplasmastruktur gelangen durch Neugestaltung der Zellform, durch Änderungen des Aktivitätszustandes, d. h. Änderungen der Erregbarkeit und Änderungen in der motorischen und sekretorischen Tätigkeit, sowie Hemmung dieser Tätigkeiten der Organzellen zum Ausdruck.

Wenn wir mit Erregbarkeit jene Eigenschaft des kolloidalen physikalisch-chemischen Systems der Organzellen verstehen, die auf eine Reizung durch einen adäquaten Reiz in den Zustand der Erregung übergehen und wenn wir mit Erregung jene quantitativen und qualitativen Änderungen im kolloidalen physikalisch-chemischen System der Organzellen verstehen, welche die obengenannten Tätigkeiten der überlebenden Zellen auslösen (Funktion, Reaktion der Zelle), so bleibt uns nun noch übrig, jene Reize zu nennen, die von Reizobjekten der Umwelt oder im Lebensraum der Organzellen ausgehen, die wir mit dem Ausdruck „adäquate Reize“ belegen.

Mit Reiz wird jede elementar-energetische Bedingung bezeichnet, deren Auftreten, Dauer und Verschwinden auf die erregbare Substanz so einzuwirken vermag, daß diese bei entsprechendem Auftreten, entsprechender Dauer bzw. Verschwinden durch quantitative oder qualitative Veränderungen in ihrem physikalisch-chemischen System die obengenannte Tätigkeit bzw. Hemmungen von Tätigkeit der Organzellen auslöst.

Nur solche Bedingungen in der Umwelt oder im Lebensraum der Organzellen werden mit dem Ausdruck „adäquate Reize" belegt, die phylisch-energetisch fixierte Veränderungen im physikalisch-chemischen System und damit phylisch-energetisch fixierte Tätigkeiten der Organzellen auslösen.

Solche Reize bzw. Reizqualitäten sind die Dehnung, der Dehnungszuwachs, die Wärmestauung, die Säureanhäufung, sowie viele endo- und exogene organspezifische Reizstoffe verschiedenster Qualität (Bayliss, W. R. Hess, Fleisch, H. W. v. Wyss).

Einen dieser adäquaten Reize, „die Dehnung", haben wir oben im Dienst der Versuchsanordnungen zur Erforschung der ionalen Regulierung kennengelernt.

Wir haben S. 14 gezeigt, daß die Einzelanteile des ionalen Faktors aus dem Blut in die Außenflüssigkeit der Organzellen gelangen; gleichzeitig gelangen aber auf gleichen Wegen auch die Einzelanteile der hormonalen Fernregulierung — die inkretorischen Substanzen der Blutdrüsen — zu denselben Organzellen. Es beteiligen sich dementsprechend im unversehrten Organismus an allen regulatorischen Vorgängen der Organe gleichzeitig der ionale und der hormonale Faktor mit ihrer Einflußnahme auf die ionalen Mischungsverhältnisse im Zellinneren. Viele Leistungen der Organe sind Funktionsäußerungen von Organzellen, die nur durch den ionalen und den hormonalen Faktor reguliert sind. Bei den Spitzenleistungen und Raschleistungen beteiligt sich auch der innervatorische (neurale Faktor) an der Regulierung. Auf S. 125 wird gezeigt werden, daß der ionale Faktor und seine Einflußnahme auf die ionalen Mischungsverhältnisse in der Binnenflüssigkeit der Organzellen ausschlaggebend ist für die regulatorischen Wirkungen des innervatorischen Faktors und der an ihn gekoppelten Hormone, wie beispielsweise für die neuro-hormonalen Wirkungen des ergotropen sympathico-adrenalen Systems.

Literaturverzeichnis.

Abruzzese: Il calcio nella contrazione e nell'inerzia dell'utero. Riv. ital. Ginec. 8, H. 1, 1 (1928).

Barbour, H. G. and *F. H. Rapoport:* Uterine effects of intravenous injections of fluids. J. of Pharmacol. **18**, 407 (1922). — *Bayliss, M.:* Grundriß der allgemeinen Physiologie (Übersetzung). Berlin: Julius Springer 1926. — *Bethe, A.:* Allgemeine Anatomie und Physiologie des Nervensystems, S. 368. Leipzig: Georg Thieme 1903. — *Böhm:* Über das Verhalten des isolierten Froschherzens bei reiner Salzdiät. Arch. f. exper. Path. **75**, 230 (1914).

Dresel u. *Sternheimer:* Die Rolle der Lipoide im vegetativen System. Klin. Wschr. **1925 I**, 816.

Evans, C. L.: Studies on the Physiology of Plain Muscle. II. The Oxygen Usage of Plain muscle and its Relations to Tonus. J. of Physiol. **58**, 22 (1923).

Fleisch, A.: Neuere Anschauungen über das vegetative Nervensystem. Eraldine äratomme ajakirjast Eesti arst **1928** lisa. VII Eesti Arstidepäev. — Der Verkürzungsreflex des Darmes. Pflügers Arch. **220**, 512 (1928). — *Fleisch, A.* u. *H. v. Wyss:* Zur Kenntnis der visceralen Tiefensensibilität. Pflügers Arch. **200**, 290 (1923). — *Flury:* Pharmakologische Untersuchungen am ausgeschnittenen menschlichen Uterus. Z. Geburtsh. **87**, 291 (1924). — *Freundlich, H.:* Capillarchemie, 1909. S. 479, 485.

Görttler: Die Architektur der Muskelwand des menschlichen Uterus und ihre funktionelle Bedeutung. Morphologisches Handbuch, Bd. 65, H. 1 u. 2, S. 45. 1930.

Hansteen, B.: Über das Verhalten der Kulturpflanzen zu den Bodensalzen, I und II. Jb. Bot. **47**, 289 (1910). — *Hansteen, B.* u. *Cranner:* Über das Verhalten der Kulturpflanzen zu den Bodensalzen. III. Beiträge zur Biochemie und Physiologie der Zellwand lebender Zellen. Jb. Bot. **53**, 536 (1914). — Lipoide Stoffe als anscheinend konstante Bestandteile der Zellwände aller lebenden Zellen der Blütenpflanzen, S. 553. — *Hess, W. R.:* Über die Wechselbeziehungen zwischen psychischen und vegetativen Funktionen. Schweiz. Arch. Neur. **15**, 260 (1924); **16**, 36, 285 (1925). — Neurologische und psychiatrische Abhandlungen. Schweiz. Arch. Neur. **1925**, H. 3. Zürich: Art. Institut Orell Füssli. — Funktionsgesetze des vegetativen Nervensystems. Klin. Wschr. **1926**, 1353. — Zentrale Regulierung von Kreislauf und Atmung. Vortrag, gehalten während der Internationalen Medizinischen Woche in Luzern (Schweiz), 31. Aug. bis 5. Sept. 1936. Schweiz. med. Wschr. **1936**. — *Höber, R.:* Eine Methode, die elektrische Leitfähigkeit im Innern von Zellen zu messen. Pflügers Arch. **133**, 237 (1910). — Ein zweites Verfahren, die Leitfähigkeit im Innern von Zellen zu messen. Pflügers Arch. **148**, 189 (1912). — *Hofmeister, F.:* Zur Lehre von der Wirkung der Salze. 1. Vergleichung des Fällungsvermögens der Salze einbasiger Mineralsäuren mit anderen physikalischen Eigenschaften ihrer Lösungen. Arch. f. exper. Path. **25**, 13 (1880). — Die Beteiligung gelöster Stoffe an Quellungsvorgängen. Arch. f. exper. Path. **28**, 210 (1891).

Jordan, H.: Die Physiologie der Lokomotion bei Aplysia limacina. Z. Biol. **41**, 196 (1901).

Kochmann, M.: Zur Wertbestimmung der Hypophysenpräparate und anderer Wehenmittel. Hoppe-Seylers Z. **115**, 305 (1921). — *Kraus, F.:* Insuffizienz des Kreislaufapparates. Handbuch von Kraus-Brugsch. Berlin u. Wien: Urban & Schwarzenberg. — *Kraus, Zondek* u. *Wollheim:* Stellung der Elektrolyte im Organismus. Klin. Wschr. **1924 I**, 707.

*Läwen-Trendelenburg*sches Präparat (siehe P. Trendelenburg): Z. Biol. **57**, 90 (1911). — Arch. f. exper. Path. **79**, 154 (1916). — *Loeb, J.:* Über den Einfluß der Wertigkeit und möglichen Weise der elektrischen Ladung von Ionen auf ihre antitoxische Wirkung. Pflügers Arch. **88**, 68 (1902). — Die chemische Entwicklungserregung des tierischen Eies. Berlin 1909. — *Loewe, S.:* Über eine neue Gruppe von kolloiden Systemen der Organosole der Lipoide. Kolloid.-Z. **11**, 182 (1912). — Membran und Narcose. Weitere Beiträge zur kolloid-chemischen Theorie der Narcose. Biochem. Z. **57**, 161 (1913). — Pharmakologische und hormonale Beeinflussung des Uterus. Handbuch der normalen und pathologischen Physiologie, Bd. 14, I. Teil, S. 501. 1926. — *Loewe, S.* u. *Illison:* Siehe bei S. Loewe.

*Magnus-Kehrer*sche Methode (s. Kehrer): Physiologische und pharmakologische Untersuchungen an den überlebenden und lebenden inneren Genitalien. Arch. Gynäk. **81**, 160, 162 (1907). — *Meyerhof:* Über die Milchsäurebildung bei Muskelkontrakturen. Klin. Wschr. **1924 I**, 392. — *Möllendorf, W. v.:* Über das Eindringen von Neutralsalzen in das Zellinnere. Kolloid-Z. **23**, 158 (1916).

Neuschloss u. *Trelles:* Über die Menge und die Bildungsweise des Kaliums in quergestreiften Muskeln unter normalen und pathologischen Bedingungen. Pflügers Arch. **204**, 374 (1924).

Ransom, Fred: The reaction of the cat's uterus to strophantus and calcium. J. of Pharmacol. **15**, 181 (1920). — *Reichel, H.* u. *K. Spiro:* Ionenwirkungen und Antagonismen der Ionen. Handbuch der normalen und pathologischen Physiologie, Bd. 1, S. 520. 1927. — *Runge:* Die Physiologie des Uterus in ihren Beziehungen zur allgemeinen Physiologie der glatten Muskulatur. Z. Geburtsh. **94**, 829 (1929).

Schübel, K. u. *K. Teschendorf:* Zur Methodik der Uteruspharmakologie. Arch. f. exper. Path. **128**, 82 (1928). — *Seiler:* Die Frage des Muskeltonus in ihrer Entwicklung und in ihrem heutigen Stand. Schweiz. Arch. Neur. **16**, H. 2, 307 (1925); **17**, H. 1, 74 (1926). — *Simonart:* La contracture initiale de l'utérus de la cobaye in vitro. Arch. internat. Pharmacodynamie **32**, H. 1/2, 130 (1926). — *Speck, J.:* Über den heutigen Stand der Probleme der Zellstrukturen. Naturwiss. **1925**, H. 44, 893. — *Spiro:* Über Calcium-Kalium-Wirkung. Schweiz. med. Wschr. **1921 I**, 456. — *Sugimoto:* Pharmakologische Untersuchungen am überlebenden Meerschweinchenuterus. Arch. f. exper. Path. **74**, 27 (1913).

Tate et *Clark:* The action of Potassium and Calcium upon the isolated uterus. Arch. internat. Pharmacodynamie **26**, 103 (1921).

Underhill, S. W. F. and *C. L. Evans:* The effects of alterations of hydrogen-ion-concentration on the tone and contractions of plain muscle. I. Teil von: Studies of the Physiology of plain muscle. J. of Physiol. **58**, 1 (1923).

Wyss, H. v.: Siehe bei A. Fleisch u. H. v. Wyss.

Zondek, S. G.: Die Elektrolyte, ihre Bedeutung für Physiologie, Pathologie und Therapie. Berlin: Julius Springer 1927.

Der neurale Faktor in der Regulierung der Funktionen des weiblichen Genitale.

Begriffsbestimmung. Der neurale Faktor in der Regulierung der Funktionen des weiblichen Genitale ist die Summe aller Impulse, die als exterozeptive bzw. propriozeptive oder enterozeptive Reize an nervösen Aufnahmeapparaten des weiblichen Genitale, sowie an solchen extragenitaler Körperstellen ausgelöst und auf zuleitenden (afferenten) Nervenbahnen des animalen und des vegetativen Nervensystems zu den Nervenzellen der Umschlagsstellen im peripheren und im zentralen Nervensystem geleitet werden. Zum neuralen Faktor gehört weiter die Summe aller Impulse, die von den genannten Nervenzellen auf ableitenden (efferenten) Nervenbahnen zu ihren Endigungen im Cytoplasma der quergestreiften und glatten Muskelzellen, sowie in den drüsigen Elementen des weiblichen Genitale geleitet werden.

A. Die Nervensysteme des weiblichen Genitale — Anatomie.

I. Der Aufbau der Nervensysteme im allgemeinen.

a) Allgemeines.

Die beiden Nervensysteme unseres Körpers, das animale und das vegetative, sind aufgebaut aus Ganglienzellen, Gliazellen, Gefäßen und aus Bindegewebe.

Die einzelne Ganglienzelle und die Gesamtheit ihrer Fortsätze werden als Neuronen bezeichnet (Forel, Waldeyer, His, Ramon y Cajal). Je nach der Zahl der Fortsätze und unabhängig von ihrer Leitungsrichtung, unterscheidet man unipolare, bipolare und multipolare Neuronen.

Die Funktion der Fortsätze des einzelnen Neurons ist nicht immer bestimmbar; wo sie es ist, können wir zuleitende und ableitende Fortsätze unterscheiden. Die zuleitenden Fortsätze werden mit dem Ausdruck Dendriten, die ableitenden mit dem Ausdruck Neuriten belegt.

Die Dendriten sind kurz, meist ohne besondere Hülle und gewöhnlich reich verzweigt. Es ist aber nach Ph. Stöhr sehr wohl möglich, daß auch kurze Ausläufer einer sympathischen Ganglienzelle ableitender Natur sein können. Die Zahl der kurzen Ausläufer wechselt. Wir kennen Ganglienzellen, bei der nur kleine Dendriten vorhanden sind, adendritäre Ganglienzellen, und solche mit zahlreichen, reich verästelten Dendriten, dendritäre Ganglienzellen; zwischen beiden Grenzformen finden sich alle Übergänge.

Die Neuriten sind in der überwiegenden Mehrzahl sehr lang und werden durch besondere Hüllen (Markscheide, Schwannsche Scheide, Henlesche Scheide) gegen ihre Umgebung isoliert. Der Neurit und seine Hüllen entsprechen der Nervenfaser der älteren Anatomie; trotz seiner Sonderbezeichnung als Nervenfaser bleibt der Neurit immer nur Zellfortsatz einer Ganglienzelle, dessen Dasein an den zugehörigen Zelleib gebunden ist, und der ohne diesen selbständig nicht oder nur eine gewisse Zeit bestehen kann. Infolge der großen Längenausdehnung einzelner Neuriten gehören die Neuronen zu den längsten Zellen unseres Körpers. Um sich eine Vorstellung von der Länge eines Neurons zu verschaffen, berechne man die Entfernung vom ersten Halswirbel zu den Zehen. Dies ist das Maß der allerdings längsten Neuronen unseres Körpers, nämlich der aus den bipolaren Ganglienzellen des Spinalganglions im oberen Lendenmark und deren beiden — peripher und zentral gerichteten — Neuriten bestehenden, sensiblen Neuronen erster Ordnung (S. 32).

Der Neurit durchläuft größere Strecken des Körpers ungeteilt und gibt nur hie und da feinste Seitenzweige, die Kollateralen ab. Neurit und seine Kollateralen endigen mit einem mehr oder weniger verzweigten Endbäumchen (Telodendron).

Das einzelne Neuron — um das eben Gesagte zusammenzufassen — besteht also aus dem Ganglienzellenkörper, aus Dendriten und einem oder mehreren Neuriten. Die Trennung, wie sie bisher die systematische Anatomie vorgenommen hat, in zentrales und peripheres Nervensystem, ist histologisch und genetisch nicht richtig, weil sie mitten durch die nervöse Einheit, das Neuron, hindurchgeht.

b) Die Gruppierung der Neuronen.

(Kerne, Zentren, graue Substanzen, Pile.)

Die Ganglienzellen der Neurone liegen innerhalb und außerhalb des Gehirns und Rückenmarks und hier wieder einzeln oder in Gruppen. Die einzeln liegenden Ganglienzellen nennt man die zerstreuten Ganglienzellen, die in Gruppen liegenden Ganglienzellen, Kerne oder Ganglien. Die Grenze zu ziehen zwischen zahlreichen zerstreuten Ganglienzellen und einer nur locker zusammengefügten Ganglienzellengruppe ist nicht möglich, und es wird immer der Willkür des einzelnen Autors überlassen bleiben, ob er im Sonderfall von zerstreuten Ganglienzellen oder von einer Ganglienzellengruppe sprechen will.

Die Ganglienzellen sind verschieden gebaut und verschieden zueinander angeordnet, je nachdem sie innerhalb oder außerhalb des Gehirns und des Rückenmarks liegen. Bestimmte Ganglienzellgruppen innerhalb des Gehirns und Rückenmarks nennt man Nervenkerne (Nuclei), die außerhalb beider gelegenen die Ganglien.

Die Ganglienzellenkörper der Nervenkerne entsenden sämtliche Neuriten in gleicher Richtung und als geschlossene und auch im weiteren Verlauf geschlossen bleibende Bündel in höher oder tiefer gelegene Segmente des Zentralorganes oder in einen peripheren Nerven. Die Ganglienzellen der Kerne und die zerstreuten Ganglienzellen innerhalb des Gehirns und des Rückenmarks haben fast immer den Charakter von multipolaren und mononeuritären Zellen. Sämtliche gleich strukturierten Ganglienzellen innerhalb eines Kernes sind vermutlich meist gleicher Funktion. Eine Reihe einzelner Nervenkerne und eine größere Menge zerstreuter Neurone können funktionell zu einer höheren Einheit, einem sog. Zentrum, zusammengefaßt werden; eine solche Einheit ist aber morphologisch gewöhnlich nicht scharf abgrenzbar.

Die Ganglienzellengruppen, welche die peripheren Ganglien zusammensetzen, sind verschieden groß und durch eine bald gut, bald schlecht entwickelte, bindegewebige Kapsel gegen die Umgebung abgegrenzt. Größe des Ganglions und seine scharfe Umgrenzung unterliegen insofern einer Gesetzmäßigkeit, als beide in der Richtung Zentralorgan-Peripherie dauernd abnehmen. In der Peripherie werden die Ganglien so klein, daß ihre Aufsuchung und die Bestimmung der Zahl der sie aufbauenden Ganglienzellen nur noch mikroskopisch ausführbar ist; die bindegewebige Kapsel wird immer dünner und verschwindet schließlich ganz. Damit ist der Übergang von den aus mehreren Ganglienzellen bestehenden Ganglien in die an den Gefäßen und in den inneren Organen liegenden zerstreuten einzelnen Ganglienzellen hergestellt; eine scharfe Grenze zwischen beiden zu ziehen, ist nicht möglich.

Das Auftreten von Nervenkernen und Zentren entspricht der stärkeren und differenzierteren Beanspruchung des Nervensystems eines Tieres durch seine höhere Organisation. Der einfache ursprüngliche Zustand sind zerstreute Neurone, dann treten die Gruppierungen zu Ganglien und schließlich die Vereinigung von Neuronengruppen zu nervösen Zentralorganen ein.

Innerhalb eines Zentralorganes haben wir

1. Neuronen für die Zuleitung und Ableitung von Reizen von und zur Peripherie des Körpers, wir sprechen von Neuronen des Außendienstes,

2. Neuronen für die Weiterleitung des Reizes aus der Peripherie innerhalb der Zentralorgane, für seine Verteilung auf andere Neuronen und auf Neuronen für die Vorbereitung der Ableitung in die Peripherie durch die ableitenden Neuronen des Außendienstes, das sind die Neuronen des Innendienstes.

Die höhere Organisation eines Tieres prägt sich aus in der Vermehrung der Innendienstneuronen und — durch diese Vermehrung ermöglicht — in der Beschränkung einzelner Neuronengruppen auf bestimmte Funktionen und in der mannigfachen und wechselnden Verknüpfung der einzelnen Neuronen untereinander.

Innerhalb der Zentralorgane liegen die Ganglienzellenkörper der zerstreuten Neurone und der Neuronengruppen innerhalb einer Grundsubstanz in Gestalt eines dichten Filzes (Pil). Das Pil wird von den Ausläufern der Neurone (Dendriten, Endbäumchen der Neuriten und ihrer Kollateralen) und von den Ausläufern der Gliazellen gebildet. Man unterscheidet deshalb ein Neuropil und ein Gliapil — beide Pile sind wahrscheinlich voneinander gesondert, aber unauflösbar ineinander geflochten.

Innerhalb der peripheren Ganglien finden sich um die einzelnen Ganglienzellengruppen gleichfalls Verzweigungen von Neuriten, ihren Kollateralen und häufig auch von Dendriten; es fehlen aber die Fäden der Gliazellen. An ihrer Stelle finden sich die Kapsel- oder Mantelzellen, deren Zugehörigkeit zum Schwannschen Leitgewebe sehr wahrscheinlich ist. Die fibrilläre Hülle um die Körper der Ganglienzellen läßt sich mit Silber oft in einem anderen Farbton imprägnieren als die übrigen kollagenen Fibrillen. Die Summe der Verzweigungen aller der genannten Gebilde, die genetisch einem Neuropil entsprechen, ist aber erheblich geringer als im zentralen Nervensystem.

Die Neuriten des Zentralorganes sind innerhalb und außerhalb desselben (letzteres in peripheren Nerven) zum großen Teil mit Markscheiden umgeben. Die in Massen auftretenden Markscheiden verleihen den einzelnen Nervenbündeln die weiße Farbe; die nervöse Substanz mit ihren Ganglienzellen dagegen erscheint grau. Wo die markhaltigen Fasern sich zu einer geschlossenen Masse vereinigen, kommt es zur Scheidung von grauer und von weißer Substanz; sie könnte auch in größeren peripheren Ganglien durchgeführt werden.

c) Die Neuronenkette oder die Nervenbahn.

Wie die Ganglienzellenkörper der Neurone sich nebeneinander zu einem Kern oder Ganglion zusammenschließen, so können sie sich auch hintereinander zu einer

Neuronenkette ordnen. Die meisten Neuronenketten bestehen aus mehreren Neuronen, sie werden in ihrer Leitungsrichtung als Neurone 1., 2. usw. Ordnung gezählt.

Glieder einer Neuronenkette können Neurone des gleichen Nervensystems oder Neurone verschiedener Systeme sein. Über die Zugehörigkeit eines Neurons zu einem der Systeme sollte nur der Sitz seines Ganglienzellenkörpers entscheiden. Sitzt er im Rückenmark, wie das bei den Neuronen des Tractus intermediolateralis, dem spinalen Kern des Sympathicus, der Fall ist, so muß das Neuron morphologisch dem animalen System zugerechnet werden; das hindert nicht, den Tractus intermediolateralis funktionell als spinalen Kern des sympathischen Abschnittes des vegetativen Nervensystems aufzufassen. Ebenso sind die peripheren Neuriten der Spinalganglienzellen, die zahlreich im Grenzstrang und seinen visceralen Ästen verlaufen, morphologisch nicht dem vegetativen, sondern dem animalen System zuzuzählen.

Folgen wir diesem Zuteilungsgesetz, so gehören alle Neurone des parasympathischen Abschnittes des vegetativen Nervensystems morphologisch dem animalen System an und stellen nichts anderes dar als Verbindungen zwischen dem animalen und dem muralen Nervensystem.

Die Verbindung der Neurone in der Neuronenkette kann auf doppelte Weise erfolgen:

1. dadurch, daß der zentrale Neurit des 1. Neurons mit seinen Endbäumchen den Zelleib des 2. Neurons umspinnt, oder

2. dadurch, daß die Endbäumchen des zentralen Neuriten des 1. Neurons mit den Dendriten des 2. Neurons zusammentreffen und sich durchflechten.

d) Bemerkungen zur Neuronentheorie.

Die Neuronentheorie (Waldeyer) faßt das Neuron als Zelle, d. h. als histologische und genetische Einheit und als alleinigen Träger der nervösen Funktion auf. Gegen sie wird ein zur Stunde noch unentschiedener heftiger Kampf geführt.

Alle die mühsamen und zur Stunde noch an der Grenze des technisch Erreichbaren stehenden Untersuchungen haben wohl Zweifel an der Neuronentheorie erweckt, aber keine unanfechtbaren Ergebnisse gebracht, die ihren Fall herbeiführen müßten. Deswegen brauchen wir in der nachfolgenden Darstellung nach wie vor die Ausdrücke Neuron und Neuronenkette[1].

II. Die unterscheidenden Merkmale der Nervensysteme auf Grund anatomischer und physiologischer Untersuchungen.

a) Allgemeines.

Die Charakterisierung der zwei Nervensysteme, des animalen Nervensystems und des vegetativen Nervensystems, mit den drei Abschnitten des letzteren, dem sympathischen,

[1] Siehe Handbuch der mikroskopischen Anatomie des Menschen, herausgeg. von W. v. Möllendorf, Bd. IV. Nervensystem 1. Teil: D. Übersicht über den gegenwärtigen Stand der Neuronenlehre und die gegen sie erhobenen Einwände, von M. Bielschowsky, S. 119. Berlin: Julius Springer 1928, sowie auch Handbuch der Neurologie, herausgeg. von O. Bumke und O. Foerster, Bd. 1, Anatomie: Ramon y Cajal †: Die Neuronenlehre, S. 887. Berlin: Julius Springer 1935.

dem parasympathischen und dem muralen System, ist rein morphologisch nicht durchführbar.

Funktionell dagegen haben wir die Nervensysteme in zwei Gruppen zu trennen. Auf der einen Seite steht das animale Nervensystem, das der Willkür unterworfen ist und „Empfindungen" übermitteln kann, auf der anderen Seite steht das vegetative Nervensystem, welches die gesamte glatte Muskulatur, die quergestreifte Herzmuskulatur und die Drüsen motorisch versorgt und aus den genannten visceralen Organen durch Aufnahmeapparate, die dem vegetativen Nervensystem zugehören, adäquate Reize aufnimmt und sie auf zuleitenden vegetativen Bahnen auf vegetative Nervenkerne im Zentralorgan weiterleitet, die der Vorbereitung der Ableitung in die Peripherie dienen.

Daneben können Reize, die in den genannten visceralen Organen entstehen, auf Aufnahmeapparate übertragen werden, die dem animalen Nervensystem zugehören. Diese werden auf zuleitenden Bahnen des animalen Nervensystems, die den Nervenbündeln des sympathischen Nervensystems beigemischt sind, auf animale Nervenkerne des animalen Empfindungszentrums in Zentralorgane weitergeleitet und dadurch zum Bewußtsein gebracht.

b) Die Charaktere des animalen Systems.

Das animale Nervensystem besitzt morphologisch in seinen Gehirn- und Rückenmarkabschnitten ein scharf abgegrenztes Zentralorgan.

Die Ganglienzellen des Zentralorgans sind in zwei Gruppen getrennt, die Ganglienzellen des Gehirns und Rückenmarks und die Ganglienzellen der Spinalganglien. Außerhalb dieser Gruppen kommen keine zum animalen Nervensystem gehörende Ganglienzellen vor.

Ganglienzellen bilden im Verein mit Gliazellen und dem Neuropilem die grauen Massen, markhaltige Neuriten und Gliagewebe die weißen Massen des Zentralorgans. Die große Mehrzahl der Neuronen innerhalb des Zentralorgans sind nach dem mononeuriten dendritären Typus gebaut und von verschiedener Polarität.

Die Neuronen des animalen Nervensystems innerhalb des Zentralorgans gehören zum Innendienst (Assoziationszellen und Binnenzellen) und zum ableitenden Außendienst.

Die Neuronen des Innendienstes sind innerhalb des Zentralorgans in größerer Anzahl vorhanden als die des Außendienstes. Ihre in caudokranialer Richtung immer mehr zunehmende Zahl bedingt die Massenentfaltung des Gehirns.

Die große Mehrzahl aller Neuronen innerhalb der Spinalganglien ist bineurit und adendritär.

Die Neuronen innerhalb der Spinalganglien gehören zum zuleitenden Außendienst des Rückenmarkes und in einer kleinen Minderzahl zum Innendienst innerhalb des Spinalganglions und zum ableitenden Außendienst desselben.

Die Mehrzahl der peripheren Nerven, wenn nicht alle, sind gemischt. Diejenigen peripheren Nerven, die aus Nervenbündeln bestehen, die teils aus Neuriten animaler Ganglienzellen, teils aus animalen Neuriten, durchmischt mit wenigen parasympathischen bzw. sympathischen Neuriten, zusammengesetzt sind, bilden einen geschlossenen Strang.

Funktionell besteht der Hirn-Rückenmarkteil des animalen Nervensystems aus den ableitenden Neuronen des Außendienstes (motorische Neuronen) und der

Spinalganglienteil aus den zuleitenden Neuronen des Außendienstes (sensible Neuronen). Die Zuleitung erfolgt aus dem Gesamtkörper, Kopf, Stamm, Extremitäten und Eingeweiden.

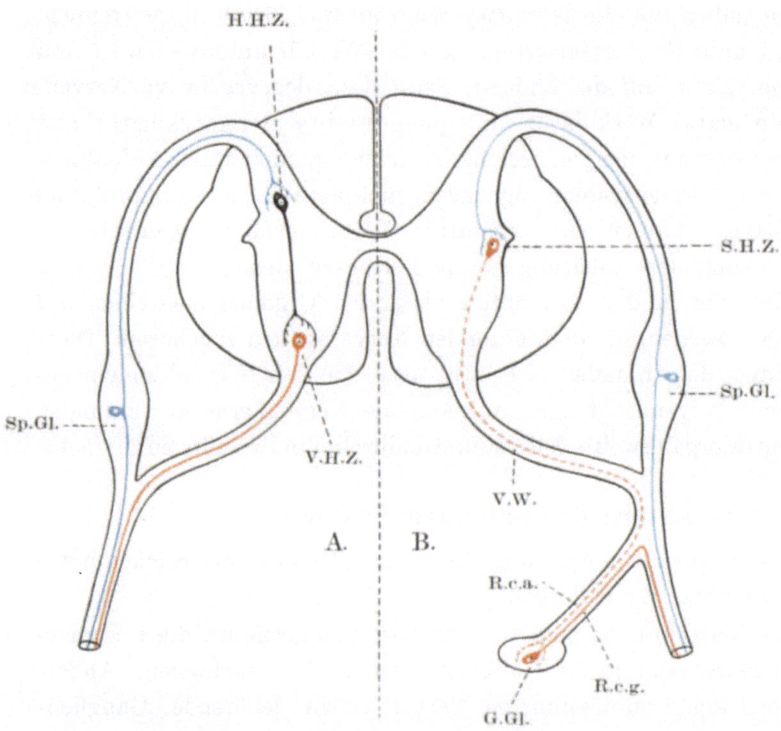

Abb. 3. Reflexbogen des animalen und des vegetativen Nervensystems (sympathischer Abschnitt). (Nach Gaskell.) Zum Vergleich mit Abb. 5 B.

Sp.Gl. Spinalganglion; H.H.Z. Hinterhornzelle; V.H.Z. Vorderhornzelle; S.H.Z. Seitenhornzelle; V.W. Vorderwurzel; G.Gl. Grenzstrangganglion; R.c.g. Ramus communicans griseus; R.c.a. Ramus communicans albus.

A. Animaler Reflexbogen. Der afferente, zuleitende sensible Neurit des peripheren animalen Nerven (blau) zieht zu seinem sensiblen Neuron (blau) im Spinalganglion (Sp.Gl.). Der afferente zuleitende Reflexschenkel (blau) zieht durch die hintere Wurzel zum Hinterhorn und tritt daselbst mit einem Neuron des Reflexscheitels (schwarz) in Verbindung; dessen Neurit (schwarz) zieht zu einem motorischen Neuron des animalen Nervensystems im Vorderhorn (rot), dessen Neurit (rot) durch die vordere Wurzel zum peripheren animalen Nerv zieht und afferenter ableitender Reflexschenkel genannt wird.

B. Reflexbogen des sympathischen Abschnittes des vegetativen Nervensystems. Der afferente zuleitende sensible Neurit des peripheren animalen Nerven (blau) zieht zu seinem sensiblen Neuron (blau) im Spinalganglion (Sp.Gl.). Der afferente zuleitende Reflexschenkel (blau) zieht durch die hintere Wurzel zum Hinterhorn und tritt daselbst mit einem Neuron des Reflexscheitels (rot) in Verbindung; dessen Neurit (rot punktierte Linie) zieht durch die vordere Wurzel und den Ramus communicans albus zu einem motorischen Neuron (G.Gl.) des sympathischen Abschnittes des vegetativen Nervensystems im Grenzstrang als präganglionäre Faser; dessen Neurit (rot ausgezogene Linie) zieht als postganglionäre Faser im Ramus communicans griseus zum peripheren animalen Nerv und zieht mit dessen Fasern zur Peripherie von Stamm und Extremitäten.

Alle zuleitenden Bahnen zum Zentralorgan müssen durch das Spinalganglion hindurchtreten.

Die gesamte quergestreifte Skeletmuskulatur und ihre zugehörigen Neuronenketten sind den Willkürzentren des Großhirns unterworfen; alles, was „empfunden" wird, muß die Körperfühlsphäre der Großhirnrinde (Repräsentationen) erreichen.

Die Kontrolle von abgegebenen und aufgenommenen Reizen, ihre Registrierung, ihre Zusammenfassung zu „Erinnerungsbildern", deren Benutzung und Ausnutzung bei Entsendung und Aufnahme neuer Reize, ist die Aufgabe der Zentren des Innendienstes.

Alle die in das Gehirn und das Rückenmark zugeleiteten Reize können ohne unser Bewußtsein und ohne unsere Willkür die Neuronen der Motilität in Funktion setzen. Diese Umsetzung zugeleiteter Reize in Bewegung irgendwelcher Form bezeichnet man als Reflexe und spricht von den zuleitenden Reflexschenkeln, dem Reflexschenkelscheitel und dem ableitenden Reflexschenkel (vgl. Abb. 3 A.). Je nach dem Ort des Reflexschenkelscheitels spricht man von spinalen, bulbären, cerebellaren, mesencephalen, subcorticalen Reflexen (Reflexscheitel in den Zentralganglien, wie beispielsweise im Thalamus opticus) und corticalen Reflexen (Reflexscheitel in der grauen Rinde des Großhirns).

c) Das vegetative Nervensystem.

(Das autonome oder unwillkürliche Nervensystem; vgl. Abb. 4.)

Wir wählen für unsere nachfolgenden Besprechungen den Ausdruck „vegetatives Nervensystem“, weil es in der Hauptsache den Energienhaushalt des Gesamtorganismus reguliert (vgl. S. 1—2).

Die Nervenfasern des vegetativen Nervensystems verlassen das Zentralnervensystem in drei voneinander getrennten Abschnitten. Die Fasern eines kranialen Abschnittes entspringen in Ganglienzellen des Mittelhirns und der Medulla oblongata und verlassen unmittelbar das Gehirn. Die Fasern eines thorakolumbalen Abschnittes entspringen in den Ganglienzellen einer Kernsäule im Rückenmark, die mit dem Namen **Nucleus intermedio-lateralis superior** belegt ist und sich vom 2. Dorsal- bis zum 3. Lumbalsegment erstreckt. Sie verlassen das Rückenmark zwischen dem Austritt des Plexus brachialis und demjenigen des Plexus lumbalis für die Versorgung der oberen und unteren Extremitäten. Die Fasern eines sacralen Abschnittes entspringen in einer Ganglienzellsäule, die vom 2. Sacralsegment bis in das Coccygealmark reicht und ihre stärkste Entwicklung im 3. und 4. Sacralsegment zeigt. Diese Kernsäule ist mit dem Namen **Nucleus intermedio-lateralis inferior** belegt. Sie verlassen das Rückenmark caudal von der Austrittsstelle des animalen Plexus lumbalis. Der thorako-lumbale Abschnitt wird mit dem

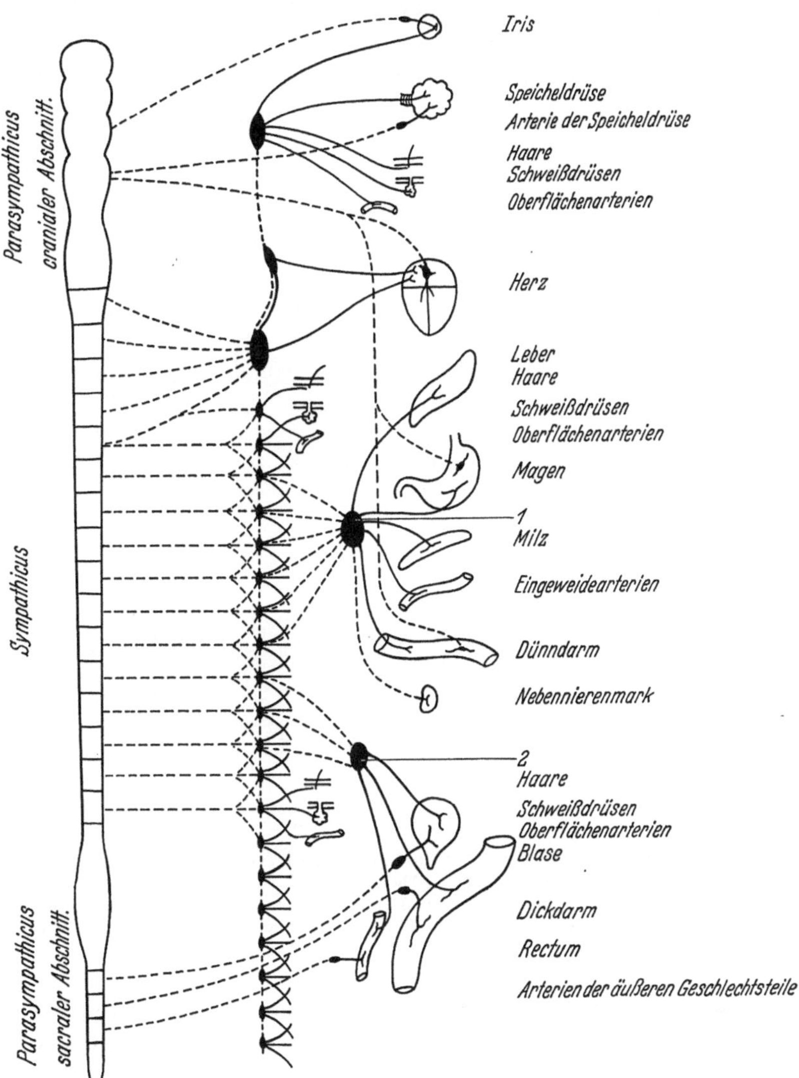

Abb. 4. Diagramm der Organisation des vegetativen Nervensystems. Gehirn und Rückenmark sind linkerseits dargestellt. Das periphere animale Nervensystem fehlt. Die präganglionären Fasern sind in punktierten Linien, die postganglionären Fasern in ausgezogenen Linien dargestellt. 1 Ganglienzellgruppen in der Nachbarschaft der großen Äste der Aorta (vgl. Tafel I, 6, 9, 17, 18, 19). 2 Ganglienzellgruppen im Ganglion mesentericum inferius (vgl. Tafel I, 25; Tafel III, 22). (Nach W. B. Cannon: The Wisdom of the Body, S. 237.)

Ausdruck „sympathischer“ und der kraniale und sacrale Abschnitt mit dem Ausdruck „parasympathischer“ Abschnitt des vegetativen Nervensystems belegt, und es nehmen die Abschnitte meistens einen entgegengesetzten Einfluß auf die Erfolgszellen der Eingeweide. Überall sind zwischen den Nervenfasern des vegetativen Nervensystems, die das Gehirn oder das Rückenmark verlassen und ihren Erfolgszellen in den Eingeweiden, deren Tätigkeit sie regulieren, Ganglienzellen (Neuronen), und zwar meist gruppenweise zu sog. Ganglienzellhaufen (Ganglien) vereinigt, eingeschaltet. Diese Neuronen sind die eigentlichen Regulatoren, die mit ihren Neuriten den Betrieb der einzelnen Erfolgszellen bzw. zelligen Elemente der Eingeweide regulieren. Die Nervenfasern, welche das Zentralnervensystem mit den in ihren peripheren Verlauf eingeschalteten Ganglienzellen verbinden, werden nach Langley mit dem Ausdruck „präganglionäre“ Fasern, und diejenigen, welche die peripheren Ganglienzellen mit den Erfolgszellen in den Eingeweiden verbinden, mit dem Ausdruck „postganglionäre“ Fasern belegt[1].

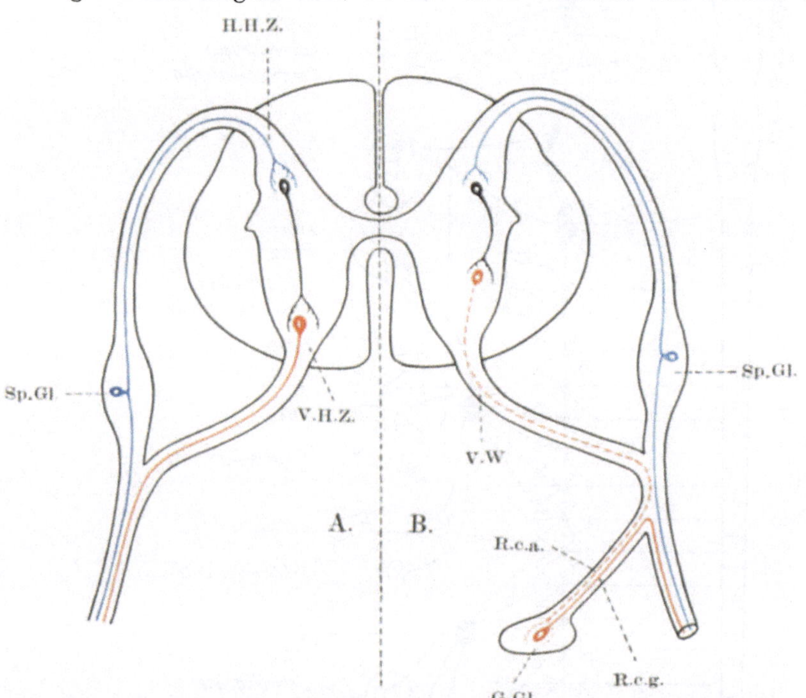

Abb. 5. Reflexbogen des animalen und des vegetativen Nervensystems (sympathischer und parasympathischer Abschnitt). (Nach Bok.) Zum Vergleich mit Abb. 3 B. Sp.Gl. Spinalganglion; H.H.Z. Hinterhornzellen; V.H.Z. Vorderhornzellen; V.W. Vorderwurzel; G.Gl. Grenzstrangganglion; R.c.a. Ramus communicans albus; R.c.g. Ramus communicans griseus.

Die beiden Abschnitte des vegetativen Nervensystems unterscheiden sich dadurch, daß die Ganglien des parasympathischen Abschnittes und ihre postganglionären Fasern in oder dicht bei jenen Organen liegen, deren Betrieb sie regulieren, während diese Verhältnisse, wie unten näher beschrieben wird, beim sympathischen Abschnitt des vegetativen Nervensystems ganz anders geordnet sind.

Den Ganglienzellen in den Nuclei intermedio-laterales sind zentrale Vertretungen der Teilglieder einer Gesamtregulation, wie beispielsweise des Kreislaufs, der Atmung, des Stoffwechsels usw., übergeordnet (W. R. Hess). Diese zentralen Vertretungen der Regulation vegetativer Funktionen sind in der Hauptsache im Hypothalamus des Zwischenhirns vereinigt. Die zentrifugalen Rückenmarksbahnen, welche diese Zentren mit den

---

[1] Gaskell belegt die präganglionären Fasern mit dem Ausdruck „connector fibres“ = Verbindungsfasern, und die postganglionären Fasern mit dem biologisch treffenden Ausdruck exitorfibres = Erregungsfasern.

Ganglienzellen der Nuclei intermedio-laterales verbinden, scheinen im Seitenstrang in enger Beziehung zur Willkürbahn zu verlaufen.

α) Merkmale des sympathischen Abschnittes des vegetativen Nervensystems.

Der sympathische Abschnitt des vegetativen Nervensystems besteht 1. aus den Ganglienzellen (Neuronen) der Nuclei intermedio-laterales des thorako-lumbalen Abschnittes der beiden Seitenhörner des Rückenmarks, 2. aus den Neuriten dieser Neuronen, die als präganglionäre efferente Fasern vom Rückenmark in den vorderen Wurzeln und in den Rami communicantes albi zu den Ganglien, die in ihren Verlauf eingeschaltet sind, gelangen. Hier treten die meisten präganglionären Fasern mit Ganglienzellen dieser Ganglien in Verbindung, deren Neuriten als postganglionäre efferente sympathische Fasern alsdann zu den Erfolgszellen ziehen.

Entgegen der Auffassung von Gaskell jedoch besteht die Auffassung von Bok darin, daß die Zellen dieser präganglionären Fasern ihre Reize nicht aus primär sensiblen Neuronen empfangen, sondern, ebenso wie die willkürlichen motorischen Vorderhornzellen, aus sekundären (Schalt-) Neuronen. Bok nimmt somit an, daß das präganglionäre Neuron ebenso wie das motorische Neuron ein tertiäres Neuron ist (vgl. Abb. 5B mit Abb. 3B).

Die ersten eingeschalteten Ganglien liegen, je einem Rückenmarksegment entsprechend, rechts und links auf der lateralen Seite der Wirbelkörper. Die Gesamtheit dieser Ganglien wird mit den Ausdrücken: Truncus sympathicus oder Grenzstrang belegt (s. Abb. 4).

Die Trunci sympathici liegen zu beiden Seiten der Wirbelsäule vom Atlas bis zum Steißbein. In jedem Truncus sind Ganglien, Ganglia sympathica vertebralia, durch Nervenstränge, Rami interganglionares, zu einer Längskette verbunden (vertebral oder lateral chain)[1].

Die Rami interganglionares sind präganglionäre Fasern, die, nachdem sie gruppenweise zwischen den Wirbelkörpern aus dem Rückenmark ausgetreten sind, zuerst zum nächstliegenden Grenzstrangganglion ziehen (vgl. Abb. 4). Hier treten sie durch Kollaterale mit den Ganglienzellen (Neuronen) in Verbindung, von denen postganglionäre Fasern entspringen (vgl. Abb. 4). Erst nachher steigen sie als Rami interganglionares auf- und abwärts zu anderen Grenzstrangganglien, mit deren Neuronen sie durch Kollaterale ebenfalls in Verbindung treten. Dadurch wird die Zahl der Leitbahnen für die Verteilung von Impulsen aus den Nuclei intermedio-laterales bedeutend vermehrt. Ransom und Billingsley zählten die präganglionären Fasern im Ramus interganglionaris cervicalis, sowie die Zahl der Neuronen im kranialwärts nächstliegenden Ganglion sympathicum vertebrale superius. Sie fanden eine Verhältniszahl, bei der auf eine präganglionäre Faser eines Ramus interganglionaris zweiunddreißig Neuronen des Ganglion cervicale superius entfallen. Es ist deshalb leicht ersichtlich, daß durch eine so umfangreiche Verbindung einer einzelnen präganglionären Faser eines Ramus interganglionaris mit Neuronen der postganglionären Fasern des nächstliegenden Grenzstrangganglions, die Einflußnahme der Impulse der einzelnen präganglionären Faser eine außerordentlich ausgedehnte wird und

[1] Die Zahl der Ganglia vertebralia ist bei dem Embryo gleich der Zahl der Spinalnerven. Bei der Überführung in den erwachsenen Zustand können einzelne Ganglien, namentlich in der Hals- und Lumbalgegend untereinander verschmelzen, andere so klein bleiben, d. h. so wenig Ganglienzellen enthalten, daß sie für das unbewaffnete Auge unsichtbar sind.

daß sich die postganglionären Fasern, die zu diesen präganglionären Fasern gehören, häufig überdachen.

Der größte Teil der sympathischen Fasern in den Rami communicantes der VI. bis IX. und X.—XII. Brustsegmente zieht an den entsprechenden Grenzstrangganglien

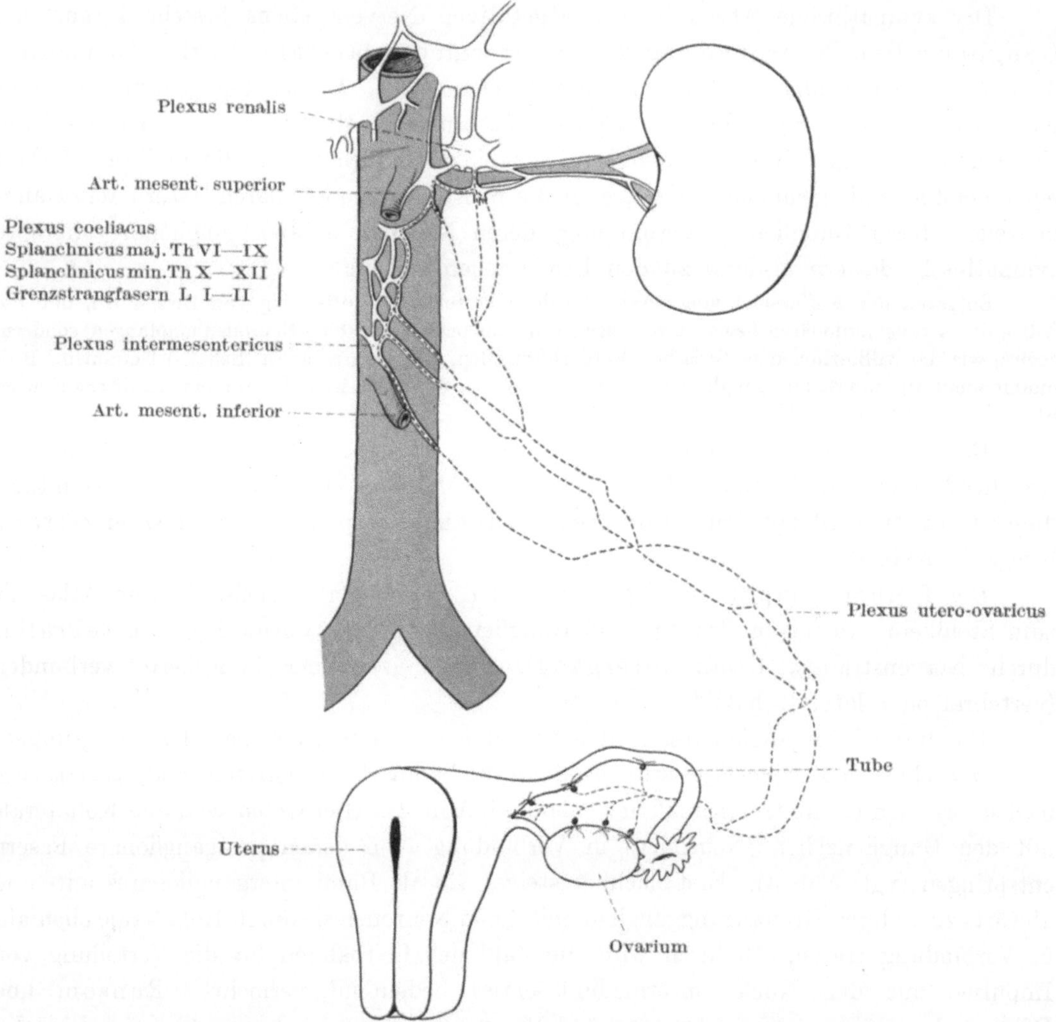

Abb. 6. Plexus utero-ovaricus aus Th X—XII und L I, sowie aus dem Plexus renalis. Präganglionäre und postganglionäre Fasern des sympathischen Abschnittes des vegetativen Nervensystems, welche die Tube, den seitlichen Teil des Fundus uteri und das Ovarium über den Plexus utero-ovaricus versorgen. Die präganglionären Fasern aus dem Plexus renalis und aus dem Plexus intermesentericus sind in punktierten Linien dargestellt. Sie ziehen zu Ganglienzellen in der Tube, im oberen Abschnitt der seitlichen Uteruskanten und im Ovarium. Ihre postganglionären Fasern sind als kurze, ausgezogene Linien dargestellt, die von den Ganglienzellen zu den Erfolgszellen in der Wand der Tube, des Uterus und des Corpus ovarii ziehen.

angelagert nur vorbei (vgl. Abb. 4). Diese Fasern treten mit den Ganglienzellen ihrer entsprechenden Grenzstrangganglien in keine Verbindung. Sie ziehen ununterbrochen zu den großen Ganglien, die in der Nachbarschaft der großen Äste der Aorta liegen, den sog. prävertebralen Ganglien (vgl. Abb. 4, punktierte Linien, die zu Feld 1 ziehen und Tafel I, 6, 9, 17, 18, 19), um mit den Ganglienzellen dieser Ganglien in Verbindung zu treten.

Diese Fasern sind dementsprechend verlängerte sympathische Fasern der Rami communicantes bzw. verlängerte präganglionäre Fasern, die ununterbrochen von den Neuronen der Nuclei intermedio-laterales, durch die vorderen Wurzeln und die Rami communicantes, an den Grenzstrangganglien vorbei, bis zu den prävertebralen Ganglien ziehen und erst mit deren Ganglienzellen in Verbindung treten bzw. durch sie unterbrochen werden. Auf der Strecke Rami communicantes—prävertebrale Ganglien werden diese sympathischen Fasern mit den Ausdrücken: Nn. splanchnici superior bzw. major und inferior bzw. minor belegt (vgl. Tafel I, 2, 13, 14 und Tafel III, 3, 6, 14 und 15). Erst die Neuriten, die aus den Neuronen der prävertebralen Ganglien entspringen, sind die postganglionären Fasern der Nn. splanchnici superior und inferior.

Aus dem Plexus renalis und dem Plexus intermesentericus (Tafel I, 20, 21, 22 und Tafel II, 1, 5, 7) lösen sich Nervenfasern ab, die zum Ovarium, zur Tube und zum seitlichen Teil des Fundus uteri ziehen. Ihnen gesellen sich aus dem Plexus intermesentericus weitere Fasern bei. Die vereinigten, bald locker, bald dicht nebeneinander liegenden Faserbündel werden mit dem Ausdruck: Plexus utero-ovaricus, sive N. spermaticus int., sive N. ovaricus, belegt (Tafel II, 3, 12, Abb. 6).

Nach der älteren Literatur [Walter (1783), Frankenhaeuser (1866—1867)] sollen sowohl die Fasern aus dem Plexus renalis als diejenigen aus dem Plexus intermesentericus von mehreren Ganglien unterbrochen sein. Es wäre deshalb denkbar, daß schon der Plexus utero-ovaricus, wenigstens in seinen caudalen Abschnitten, aus postganglionären Fasern zusammengesetzt ist. Allein Segond (1926) konnte zeigen, daß bei genauerer Untersuchung diese vermeintlichen Ganglia ovarica bzw. Ganglia spermatica int. lediglich Kreuzungsstellen zahlreicher dicht aneinanderliegender Fasern aus dem Plexus intermesentericus und direkter Fasern aus dem lumbalen Abschnitt der Intermedio-lateral-Säulen darstellen. Deshalb darf angenommen werden, daß die Fasern im Plexus utero-ovaricus vorwiegend präganglionäre sind, die zu den sicher nachgewiesenen Ganglienzellen in der Mesotuba, an den Kanten des Fundus uteri und im Hilus ovarii ziehen. Erst von diesen Ganglienzellen aus ziehen postganglionäre Fasern in die Wand von Tube, Uterus und in das Ovarialparenchym (vgl. Abb. 6). Dieses Verhalten ist analog demjenigen der Nervenversorgung des Tubo-utero-vaginaltractus mit den Fasern sympathischen Ursprungs aus dem lumbalen Abschnitt der Intermedio-lateral-Säulen, welche über die Plexus hypogastrici zur glatten Muskulatur der genannten Abschnitte des weiblichen Genitale ziehen.

In gleicher Weise wie für die Nn. splanchnici superior und inferior aus den thorakalen Segmenten beschrieben wurde, zieht ein Teil der sympathischen präganglionären Fasern aus dem I., II. und III. Lumbalsegment in den vorderen Wurzeln und den Rami communicantes zu den Ganglien des lumbalen Grenzstrangabschnittes, ohne mit den Neuronen dieser Ganglien in Verbindung zu treten[1] (vgl. Abb. 4).

Wie die Nn. splanchnici sup. und inf., ziehen auch diese präganglionären Fasern an den Grenzstrangganglien vorbei zur Ursprungsstelle der A. mesenterica inf. Hier liegt ein unentwirrbares Nervengeflecht, in dessen Maschen Ganglienzellen (Neuronen)

[1] In Analogie zu den Nn. splanchnici sup. und inf. belegt Gaskell diese Strecke ihres Verlaufes mit dem Ausdruck: lumbar splanchnic nerve.

vereinzelt oder in Gruppen eingeschaltet sind: der Plexus mesentericus inferior[1], bzw. Ganglion mesentericum inferius (vgl. Abb. 4, punktierte Linien, die zu Feld 2 ziehen; vgl. Tafel I, 25; Tafel III, 22).

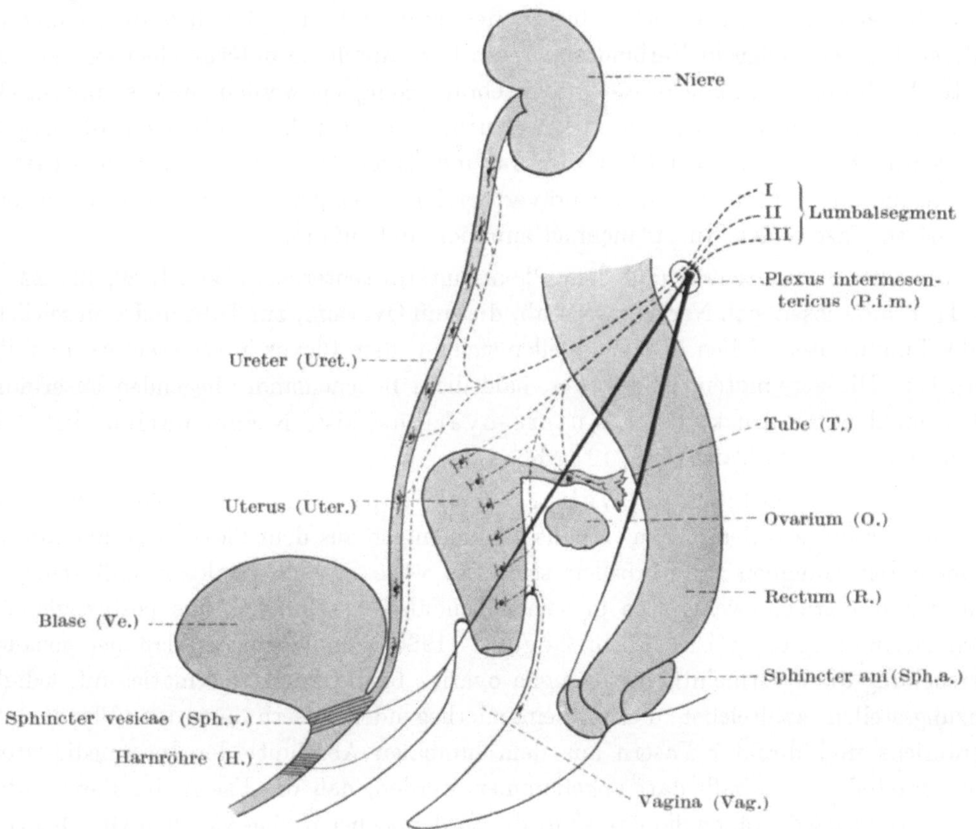

Abb. 7. Präganglionäre und postganglionäre Fasern des **sympathischen** Abschnittes des vegetativen Nervensystems, die den Tubo-utero-vaginaltractus, die Pars pelvina des Ureters, den glattmuskeligen Sphincter vesicae, die Muskulatur der Harnröhre und den glattmuskeligen Sphincter ani über den Plexus hypogastricus sup. et inf. versorgen. Die **präganglionären** Fasern aus dem I.—III. Lumbalsegment sind in punktierten Linien dargestellt. Sie ziehen vom Rückenmark an den Grenzstrangganglien und ebenso an den Ganglienzellen im Plexus intermesentericus (P.i.m.) vorbei. Ein Teil zieht zu den Ganglienzellen (schwarze Punkte), die längs der Wand des Ureters (Uret.) liegen. Ein anderer Teil zieht zu den Ganglienzellen (schwarze Punkte), die längs der Wand des Tubo(T.)-utero (Uter.)-vaginal (Vag.)-tractus liegen. Ihre postganglionären Fasern sind als kurz ausgezogene Linien dargestellt. Sie ziehen von ihren Ganglienzellen zu den Erfolgszellen in der Wand von Tube, Uterus und Vagina (vgl. S. 41). **Postganglionäre**, lange sympathische Fasern aus dem I.—III. Lumbalsegment ziehen von Ganglienzellen vom Plexus mesentericus inferior zum glattmuskeligen Sphincter vesicae (Sph.v.), zur glatten Muskulatur der Harnröhre (H.) und des Sphincter ani (Sph.a.). (Nach W. H. Gaskell und A. G. Guillaume.)

Ein Teil der aus den Lumbalsegmenten stammenden präganglionären Fasern tritt hier mit Neuronen in Verbindung, deren postganglionäre Fasern (vgl. Abb. 4, ausgezogene Linien), zu einem starken Nerv vereinigt, zunächst mit der A. mesenterica inf. und ihren Ästen zum Colon descendens, Sigmoid und Rectum ziehen, diese und ihre Blutgefäße mit sympathischen Nerven versorgend. Im oberen Abschnitt des später zu besprechenden Plexus hypogastricus inferior geht ein Teil dieser Nerven mit einem großen plexiformen

[1] Delmas und Jayle belegen dieses Nervengeflecht mit dem Ausdruck: Plaque mésentérique inférieur; Gaskell mit dem Ausdruck: inferior mesenteric ganglion; Segond mit dem Ausdruck: Plexus mésentérique inférieur.

Anteil (Plexus haemorrhoidalis sup.) in diesen über, während der Rest zum Rectum zieht (vgl. Tafel IV, 21 und Tafel V, 1 und 2). Ein weiterer Teil dieser präganglionären Fasern tritt mit Neuronen des Plexus mesentericus inferior in Verbindung. Ihre postganglionären Fasern ziehen zur Gefäßmuskulatur der Eingeweide im kleinen Becken, zur Blase (Abb. 7) und zur glatten Muskulatur des Sphincter vesicae sowie der Urethra (Abb. 7, Sph. v. und H., ausgezogene Linien).

Ein dritter Teil zieht auch an den Ganglien des Plexus mesentericus vorbei, ohne mit ihnen in Verbindung zu treten und gelangt über die Teilungsstelle der Aorta hinaus, im Trigonum zwischen den beiden Aa. iliacae communes, zum Promontorium (vgl. Abb. 7, punktierte Linien). Diesen immer noch präganglionären Fasern sind beigemischt postganglionäre Fasern zu den Gefäßen im kleinen Becken und afferente sensible Fasern der nutritiven Gewebesensibilität des kleinen Beckens sowie der Tiefenalgosensibilität. Alle diese Fasern werden, solange sie im Trigonum interiliacum bald als parallel zueinander verlaufende Nerven, bald als Nervengeflechte liegen, mit dem Ausdruck Plexus hypogastricus superior (N. présacré Latarjet, vgl. Tafel III, 13; IV, 16) bezeichnet. Unterhalb des Promontorium teilt sich dieser Plexus in zwei Hälften, die Verstärkungen durch sympathische postganglionäre Fasern aus dem IV. Lumbalganglion und, tiefer im Becken, auch aus den sacralen Grenzstrangganglien, sowie vom Plexus haemorrhoidalis superior, (vgl. Tafel IV, 21; V, 1 und 2) erhalten.

Die beiden Hälften des Plexus hypogastricus superior, nun Plexus hypogastrici inferiores[1] genannt (vgl. Tafel IV, 19 und 20 und Tafel V, 3), ziehen in der rechten und linken Beckenhälfte, an der medialen Seite der Vasa hypogastrica, in die Tiefe des kleinen Beckens und bilden oberhalb der Levatorenplatte ein reich verzweigtes Nervengeflecht im sacro-genito-recto-pubischen Gebiet.

In den Maschen dieses Nervengeflechtes sind zahlreiche Ganglienzellen in Gruppen eingelagert, von denen aber keine die Größe eines Stecknadelkopfes übertrifft (Dahl).

Am Plexus kann nach Delmas und Jayle eine kraniale Hälfte (Pars pelvica), die der Innervation der inneren Genitalien dient, und eine caudale Hälfte (Pars perineo-pelvica) für die Innervation von Blase, Pars pelvina recti und Erektionsapparat unterschieden werden. Jener Anteil im Plexus hypogastricus inf., der aus den präganglionären Fasern der I.—III. Lumbalsegmente besteht, die an den Grenzstrangganglien und den Ganglien im Plexus mesentericus inf. nur vorbeiziehen, geht zum einen Teil zu Neuronen, die längs der Wand der Pars pelvina der Ureteren liegen (vgl. Abb. 7, Uret.). Ein anderer Teil zieht zu Neuronen, die in der Nähe der Tuben, des Uterus und der oberen Hälfte der Scheide liegen (vgl. Abb. 7, T. Uter. Vag.). Erst die Neuriten dieser Neuronen sind die postganglionären Fasern der efferenten sympathischen Nerven aus dem I.—III. Lumbalsegment. Sie dringen als Tubennerven, Nn. uterini und Nn. vaginales zu den Erfolgszellen des Tubo-utero-vaginaltractus (s. Abb. 7). Die präganglionären Fasern des sacralen Abschnittes des Parasympathicus (die Nn. erigentes) ziehen ausschließlich zur unteren Hälfte bzw. zur Pars perineo-pelvica des Plexus hypogastricus (s. nachfolgendes Kapitel β, S. 45).

Das periphere postganglionäre System des Sympathicus besteht aus zwei vollständig voneinander getrennten Astgruppen, die Gruppe der spinalen Äste und die Gruppe der visceralen Äste.

[1] Delmas und Jayle belegen den Plexus hypogastricus inferior mit dem Ausdruck Splanchnique pelvien.

Die Gruppe der postganglionären, peripheren, spinalen sympathischen Äste ist aus den Rami communicantes grisei zusammengesetzt, die aus jedem Grenzstrangganglion entspringen und meist zu den Spinalnerven gleicher Ordnungszahlen ziehen. Ihr größerer Teil läuft mit dem Spinalnerv und seiner Astfolge peripherwärts zu den Gefäßen von Stamm und Extremitäten, die sie segmentär versorgen, zur quergestreiften Muskulatur, zur glatten Muskulatur und den Schweißdrüsen der Haut (vgl. Abb. 3 B. mit 5 B.); ihr kleinerer Teil tritt durch die hintere Wurzel in das Spinalganglion ein; bis zum Rückenmark ist noch kein sympathischer Neurit verfolgt worden. Durch ihren Eintritt in den Spinalnerven werden die sympathischen Spinaläste gezwungen, die Verlaufsform der cerebrospinalen, peripheren Äste anzunehmen und können deswegen die für die sympathischen peripheren Äste charakteristische Form der Plexusbildung nicht eingehen. Wenn die Spinalnerven nach Aufnahme der Rami communicantes grisei sympathische Neuriten als regelmäßigen Bestandteil führen, so tragen sie ihren Namen mit Unrecht, denn sie bestehen aus cerebrospinalen und sympathischen Neuriten.

Die Gruppe der postganglionären visceralen sympathischen Äste, von denen wir oben schon Einzelheiten besprochen haben, entspringen als größere Nervenstämmchen aus den einzelnen Ganglia sympathica vertebralia und praevertebralia. Auf dem Wege zu den von ihnen versorgten Eingeweiden begleiten sie teilweise die Arterien und bilden um sie die charakteristischen periarteriellen Geflechte (Plexus periarteriales) oder sie gelangen im visceralen Peritoneum unter starker Geflechtsbildung an das Endorgan, wobei nach Kondratjew weitgehende wechselseitige Beziehungen in der Innervation einzelner Organe bestehen.

Mikroskopisch sind die Ganglienzellen, sowohl der vertebralen als der prävertebralen Ganglien, durch die Mannigfaltigkeit ihrer Form ausgezeichnet. Die meisten sympathischen Ganglienzellen des Grenzstranges sind multipolar; sie stehen aber insofern zu den meist multipolaren Ganglienzellen des Rückenmarkes in einem scharfen Gegensatz, als 1. bei ihnen eine Unterscheidung zwischen Neuriten und Dendriten nicht möglich sein soll und 2., daß an keinem ihrer Zellausläufer ein natürliches Ende nachgewiesen werden kann. Ph. Stöhr jr., dessen großer Arbeit ich diese beiden Behauptungen entnehme, ist deshalb geneigt, das ganze sympathische Nervensystem als ein einziges Syncytium zu betrachten.

Folgen wir zunächst der Behauptung Stöhrs und sprechen wir von kurzen und längeren Zellfortsätzen der sympathischen Ganglienzellen. Die kurzen Fortsätze verzweigen und durchflechten sich in der nächsten Umgebung des Zelleibes ihrer eigenen zugehörigen Ganglienzellen und bilden — bei besonders guter Entwicklung — dichte Korbgeflechte um denselben; die längeren Fortsätze treten teils in die Korbgeflechte um den Zelleib benachbarter fremder Ganglienzellen ein, teils lassen sie sich nicht weiter verfolgen. Greifen wir aber in Ergänzung der Darstellung Stöhrs auf Bilder Dogiels (1908) von Spinalganglienzellen des Pferdes und des Menschen zurück, so läßt sich nicht nur eine weitere Verfolgung der langen Fortsätze der sympathischen Zellen erhoffen, sondern auch die Möglichkeit, bei ihnen Neuriten und Dendriten auseinanderzuhalten. In seinem Typus VI schildert der russische Forscher eine besondere Form von Zellen, die im Spinalganglion sehr häufig vorkommt. Sie ist dadurch charakterisiert, daß von der Spinalganglienzelle 1 bis 6 Nervenfortsätze entspringen, welche innerhalb der Gewebshülle ihres Ganglienzellkörpers, die sich weit über die langen Fortsätze erstreckt, eine gewisse Strecke durchlaufen und dann jeder in eine große Anzahl von Ästen zerfallen, die sich wieder teilen und untereinander verflechten können, so daß eine große Zahl von langen Fortsätzen entsteht. Alle diese Fortsätze — und das ist für unsere Betrachtung wichtig, — verschmelzen untereinander und bilden schließlich einen Hauptfortsatz, der sich wie der Neurit einer gewöhnlichen Spinalganglienzelle verhält, d. h. sich in einen peripheren und einen zentralen Neuriten teilt. Hier haben wir also das weitere Schicksal von zahlreichen langen Fortsätzen vor uns. Sie bilden schließlich doch nur einen Neurit. Ferner gleichen diese Spinalganglienzellen — auch in Einzelheiten — vollständig den sympathischen Ganglienzellen. Nehmen wir die Dogielschen Zellen des I. Typus hinzu, wie sie in neuerer Zeit wiederum von Lawrentjew, van Esveld und Stöhr jr. geschildert sind, so haben wir in ihnen den positiven Nachweis, daß auch sympathische Zellen voneinander zu unterscheidende Dendriten und Neuriten bilden können. Es ist also in der Frage: besitzt die sympathische Zelle gleich den Zellen des Cerebrospinalsystems Neuriten und Dendriten? noch nicht das letzte Wort gesprochen.

Was das Syncytium der sympathischen Ganglienzellen anbetrifft, so ist ein solches in Analogie mit dem Syncytium der Ganglienzellen wirbelloser Tiere gut denkbar. Dabei ist der syncytiale Zusammenhang der sympathischen Ganglienzellen

a) in die Peripherie und in das nervöse, netzartige Terminalreticulum verlagert,

b) das den Körpern der Ganglienzellen aufliegende nervöse Terminalreticulum geht wahrscheinlich kontinuierlich in die intracellulären Fibrillen über (Stöhr, Tiegs).

Die peripheren sympathischen Nervenäste bestehen aus markhaltigen und marklosen Nervenfasern. Das Mengenverhältnis zwischen beiden ist ungefähr 1 : 1. Das Verhältnis ist aber in den einzelnen Rami interganglionares und Rami viscerales sehr verschieden. Wo eine solche Verschiebung eintritt, erfolgt sie zugunsten der markhaltigen Neuriten. Ein Großteil der markhaltigen Nervenfasern wird aber sicher von nichtsympathischen Zellen geliefert. Gerade in dieser Frage spielt die Entscheidung, zu welchem Nervensystem ein Neurit gehört, eine ausschlaggebende Rolle. Wir halten aber an unserer oben gegebenen Bestimmung fest, daß über Zugehörigkeit eines Neurons zu einem bestimmten Nervensystem der Sitz des Ganglienzellenkörpers entscheidet.

Die markhaltigen Neuriten der peripheren sympathischen Nerven sind 1. Neuriten des Tractus intermedio-lateralis des Rückenmarkes, 2. periphere Neuriten von gewöhnlichen bipolaren Spinalganglienzellen und 3. Neuriten von mononeuriten Spinalganglienzellen besonderer Form.

Die Neuriten des Tractus intermedio-lateralis sind ableitende Neuriten; die peripheren Neuriten der Spinalganglienzellen sind zuleitende Neuriten; die Mononeuriten der Spinalganglienzellen besonderer Form sind ableitend.

Da die peripheren Neuriten der Spinalganglienzellen sowohl in der makroskopischen Bahn der peripheren cerebrospinalen Nerven, als der peripheren Nerven des Sympathicus zum Spinalganglion verlaufen, trennt man die peripheren Neuriten eines Spinalganglions und auch die zugehörigen Spinalganglienzellen selbst in viscero-sensible (Hirt), die von dem Eingeweideteil des Körpers in der makroskopischen Bahn des peripheren sympathischen Systems zum Spinalganglion gelangen und in somato-sensible Neuriten (Hirt), die von dem Nichteingeweideteil des Körpers in der makroskopischen Bahn der cerebrospinalen peripheren Nerven das Spinalganglion erreichen.

Die efferenten Neuriten der mononeuriten Spinalganglienzellen besonderer Form werden in der nächsten Zukunft eine wichtige Rolle spielen, da ihnen vasomotorische Funktionen (Hirt) zugesprochen werden.

Neben den fremden markhaltigen Neuriten des Tractus intermedio-lateralis, den viscero-sensiblen Neuriten und den ableitenden Neuriten der vasomotorischen Spinalganglienzellen enthält das periphere sympathische Nervensystem noch eine 4. Gruppe von markhaltigen Neuriten, die wir dem sympathischen System als Eigenbestandteil zurechnen müssen. Das Vorhandensein solcher markhaltiger Neuriten aus sympathischen Ganglienzellen ist von Stöhr jr. nachgewiesen worden. Wie groß diese 4. Gruppe der markhaltigen Neuriten ist, kann nicht angegeben werden, auf jeden Fall beträgt ihr Anteil nur einen kleinen Bruchteil der drei cerebrospinalen Gruppen.

Ken Kuré und seine Schule haben nachgewiesen, daß in der hinteren Wurzel dünne markhaltige Fasern enthalten sind, deren Ursprungszellen im Rückenmark liegen (Clarkesche Säule) und die in das Spinalganglion eintreten. Hier schalten sie auf die unipolaren Spinalganglienzellen um, die ableitend wiederum dünne markhaltige Fasern dem sympathischen System zuführen. Auch er spricht diesen unipolaren Spinalganglienzellen vasomotorischen Einfluß zu, wie Hirt, nur spricht Ken Kuré von „Vasodilatatoren". Da diese dünnen markhaltigen Fasern bei allen Spinalnerven beobachtet sind, spricht Ken Kuré vom „Spinalparasympathicus". Ähnliche Ansichten vertreten Kiss und Michailik, die alle dünnen markhaltigen Fasern im sympathischen System als parasympathisch bezeichnen.

Die Herkunft der marklosen Nervenfasern ist noch nicht überall sichergestellt; wir rechnen sie in Übereinstimmung mit den meisten Autoren bis auf weiteres zu den eigenen Neuriten des sympathischen Systems.

Bei der Zuleitung von Reizen aus der Peripherie durch die makroskopischen Zuleitungswege des sympathischen Nervensystems müssen wir also unterscheiden zwischen rein sympathischer, rein cerebrospinaler und gemischter cerebrospino-sympathischer Leitung.

Die reine sympathische Zuleitung beschränkt sich streng auf das sympathische Nervensystem. Sie ist reine Reflexleitung; zuleitender Schenkel, Reflexbogenscheitel und ableitender Schenkel werden vom sympathischen Nervensystem oder dessen Teilen gestellt.

Die reine cerebrospinale Zuleitung wird durch die viscero-sensiblen Spinalganglienzellen besorgt. Ihr peripherer Neurit läuft in der makroskopischen Bahn des peripheren und zentralen sympathischen Systems und gelangt aus dem vertebralen sympathischen Ganglion durch den Ramus communicans griseus in das Spinalganglion; der zentrale Neurit läuft dann in besonderen Bahnen zum cerebrospinalen Zentralorgan, die wir im Abschnitt: Zuleitende (afferente) animale Bahnen (S. 68) kennenlernen werden.

Die gemischte cerebrospino-sympathische Zuleitung wird von einem sympathischen 1. Neuron besorgt, dessen Ganglienzellenkörper in einem der vertebralen, vielleicht auch in einem der prävertebralen sympathischen Ganglien liegt. Der Neurit gelangt durch den Ramus communicans griseus in das Spinalganglion und kann hier entweder direkt mit dem Zellkörper einer gewöhnlichen bipolaren Spinalganglienzelle als 2. Neuron durch sein Endbäumchen in Verbindung treten; in diesem Falle besorgt der zentrale Neurit dieser Spinalganglienzellen das weitere; oder der sympathische Neurit tritt an eine Spinalganglienzelle des Innendienstes des Spinalganglions als 2. Neuron heran, die ihrerseits den Reiz auf eine gewöhnliche Spinalganglienzelle als 3. Neuron überträgt.

Über das Spinalganglion hinaus zentralwärts ist kein sympathischer Neurit nachgewiesen. Alles also, was aus den Eingeweiden heraus „empfunden" wird (Schmerz, Berührung, Temperaturwechsel), muß durch das Spinalganglion geschaltet oder ungeschaltet hindurch. Die Empfindungsleitung aus den Eingeweiden heraus ist also entweder rein cerebrospinal oder cerebrospino-sympathisch gemischt, niemals aber rein sympathisch.

β) Der parasympathische Abschnitt des vegetativen Nervensystems.

(Vgl. Abb. 4.)

Morphologisch besteht der parasympathische Abschnitt des vegetativen Nervensystems nach den klassischen Auffassungen aus zwei Teilen, einem kranialen und einem sacralen Teil. Der kraniale Teil besteht aus Neuronengruppen, den parasympathischen Kernen im Mittelhirn: parasympathischer Kern des Oculomotorius, und in der Medulla oblongata: den parasympathischen Kernen des Facialis, Glossopharyngeus und Vagus. Der sacrale Teil besteht aus Neuronengruppen im 2.—4. Sacralsegment des Rückenmarks: Nucleus parasympathicus sacralis oder Nucleus intermediolateralis inferior, wo sie auf dem Querschnitt des Sacralmarkes vom 2.—5. Segment im Seitenhorn gelegen sind (Jacobsohn). Entgegen dieser Auffassung bezeichnen Delmas und Laux Neuronengruppen vom 2.—5. Sacralsegment, die auf dem Querschnitt medio-ventral im Vorderhorn gelegen sind, mit dem Ausdruck: „colonne médio-ventrale" und erblicken in ihnen die Ganglienzellen des „parasympathique périnéal". Das ist eine auffallende Verteilung der parasympathischen Kerne, wenn zwischen Medulla oblongata und Sacralmark im übrigen Rückenmark (Hals-, Brust- und Lendenmark) sich keine parasympathischen Kerne finden sollten. Indessen zeigen denn auch die neueren Untersuchungen von Hirt, Kiss und Michailik und Ken Kuré, daß im ganzen Verlauf des Rückenmarks parasympathische Fasern entspringen, die Ken Kuré dazu geführt haben, den Begriff des „Spinalparasympathicus" zu prägen.

Sowohl der kraniale wie der sacrale Abschnitt des Parasympathicus unterscheidet sich im allgemeinen grundsätzlich vom Sympathicus dadurch, daß die präganglionären, parasympathischen Fasern ununterbrochen und ungeschaltet an den vertebralen Grenzstrangganglien und an den großen prävertebralen visceralen Gangliensammelstellen in der Nachbarschaft der A. mesenterica sup. und inf. vorbei (vgl. Abb. 4, punktierte Linien) und über diese hinaus weiter ziehen, bis sie mit ihren Kollateralen einzelne Ganglienzellen oder solche kleiner Ganglienzellgruppen erreichen, die in Maschen von Nervennetzen in (intramural) oder dicht an der Wand (juxtamural) ihrer Erfolgsorgane liegen. Erst von diesen Ganglienzellen (Neuronen) ziehen kurze postganglionäre Fasern in der Wand der Erfolgsorgane zu ihren Erfolgszellen (vgl. Abb. 4, ausgezogene Linien der parasympathischen Abschnitte). Diese Anordnung gilt für alle Neuriten des parasympathischen Abschnittes des vegetativen Nervensystems, und ist dieselbe, wie sie ausnahmsweise für die sympathische Innervation der Ureteren und des Tubo-utero-Vaginaltractus auch gilt (vgl. Abb. 7)[1].

Die präganglionären, parasympathischen Neuriten verlaufen mit den animalen Neuriten der motorischen und sensiblen Kerne der Hirnnerven und mit den entsprechenden spinalen Sacralnerven so, daß beispielsweise der 2.—4. Sacralnerv nicht nur animale, sondern auch parasympathische Neuriten führt.

Die peripheren parasympathischen Nervenäste lassen sich wie die peripheren sympathischen Äste in zwei Gruppen sondern, eine — die viscerale —, die ihre Neuriten zu den Eingeweiden durch Vermittlung der makroskopischen Leitungsbahnen des Sympathicus und eine — die animale —, die ihre Neuriten unter Benutzung der animalen Nerven der Peripherie zuführt.

Die viscerale Gruppe motorischer Nervenfasern für die glatte Muskulatur des Detrusor vesicae, des Dickdarms und Rectums zieht von den Neuronen im Nucleus parasympathicus sacralis durch die vorderen Wurzeln und die Rami communicantes albi an den Grenzstrangganglien vorbei in das makroskopische sympathische System und durch dasselbe hindurch zu den intramuralen bzw. iuxtamuralen Ganglienzellen ihrer Erfolgsorgane.

Eine weitere Gruppe bilden die vasodilatatorischen parasympathischen Nervenfasern für die Arterien der äußeren Genitalien — und insbesondere die Nervi erigentes (Eckhard), deren Impulse eine Erschlaffung und damit eine Vasodilatation derjenigen Arterien bewirken, die die Corpora cavernosa und spongiosa in den äußeren Genitalien versorgen.

Der Weg, den diese Nervenfasern vom sacralen parasympathischen Kern bis zum Eintritt in die Nn. spinales sacrales einschlagen, ist noch nicht in allseitiger Übereinstimmung klargelegt; L. R. Müller und Ken Kuré (vgl. Abb. 55) lassen die Neuriten auf dem Weg durch die hinteren Wurzeln in die Sacralnerven gelangen. Felix (vgl. Abb. 56) glaubte dagegen feststellen zu können, daß auch die vasodilatatorischen Neuronen des Nucleus parasympathicus sacralis genau so, wie die Cellulae radiculares der grauen Vorderhörner bzw. die Cellulae radiculares im thorako-lumbalen Abschnitt der Seitenhörner bzw. die Cellulae radiculares des sacralen Abschnittes der Seitenhörner für die constrictorische Innervation des Detrusor vesicae, des Dickdarms und des Rectums ihre Neuriten als Fila radicularia durch die vorderen Wurzeln abgeben (vgl. S. 150—151).

In der Versorgung der visceralen Organe im kleinen Becken der Frau durch den sacralen Abschnitt des Parasympathicus läßt sich ein wesentlicher Unterschied zwischen Blase, Rectum, Pars pelvina des Sigmoids und äußeren Genitalien einerseits, dem Ureter sowie dem Tubo-utero-vaginaltractus andererseits feststellen. Zu allen ersterwähnten Organen ziehen, wie oben geschildert, präganglionäre Fasern aus dem Nucleus parasympathicus sacralis, um mit intra- bzw. iuxtamuralen Ganglienzellen in Verbindung zu

[1] Wohl zeigen die Untersuchungen von Lawrentjew über die Herz- und Oesophagusnerven, Kondratjew über die Magennerven und die von Hirt und Deissler über die Blasennerven, daß auch in den peripherischen Bahnen der parasympathischen Nerven (Vagus bzw. Pelvicus) zahlreiche Ganglienzellen eingeschaltet sind. Inwiefern aber die im peripherischen Verlauf eingestreuten Ganglienzellen das System beeinflussen, scheint noch nicht geklärt. Nach den Befunden von Lawrentjew liegen vielleicht auch hier Umschaltestellen vor, ähnlich den Synapsen (Langley) des sympathischen Systems. Langley bezeichnet jenen Angriffspunkt zwischen Nerv und Organzelle bzw. Ganglienzelle mit dem Ausdruck „Synapse“, wenn keine direkte Verbindung zwischen Nerv und Zelle nachgewiesen und die Wirkung als ein physikalischer Vorgang in der Neuralregion angenommen wird.

treten, deren postganglionäre Fasern zusammen mit den Endstücken der postganglionären sympathischen Fasern Nervennetze bilden, die plexusartig über die Oberfläche von Blase, Rectum usw. ausgebreitet sind. Demgegenüber konnten Langley und Anderson trotz ihrer Untersuchungen immer nur feststellen, daß die Muskulatur des Uterus, des Ureters und auch des Vas deferens beim Mann ausschließlich mit sympathischen Nerven versorgt wird. Niemals konnten sie Anhaltspunkte gewinnen, daß diese Muskeln in irgendeiner Weise mit Nerven aus dem Nucleus parasympathicus sacralis in Verbindung stehen.

Nach Durchschneidung aller präganglionären Fasern aus dem Nucleus parasympathicus sacralis und Degeneration derselben, wurden die ganzen Beckeneingeweide mit Osmiumsäure gefärbt, wodurch die degenerierten Fasern erkennbar werden. Nun verfolgten Langley und Anderson den Verlauf der schwarzgefärbten Fasern in weitem Umfang innerhalb und durch den Plexus hindurch,

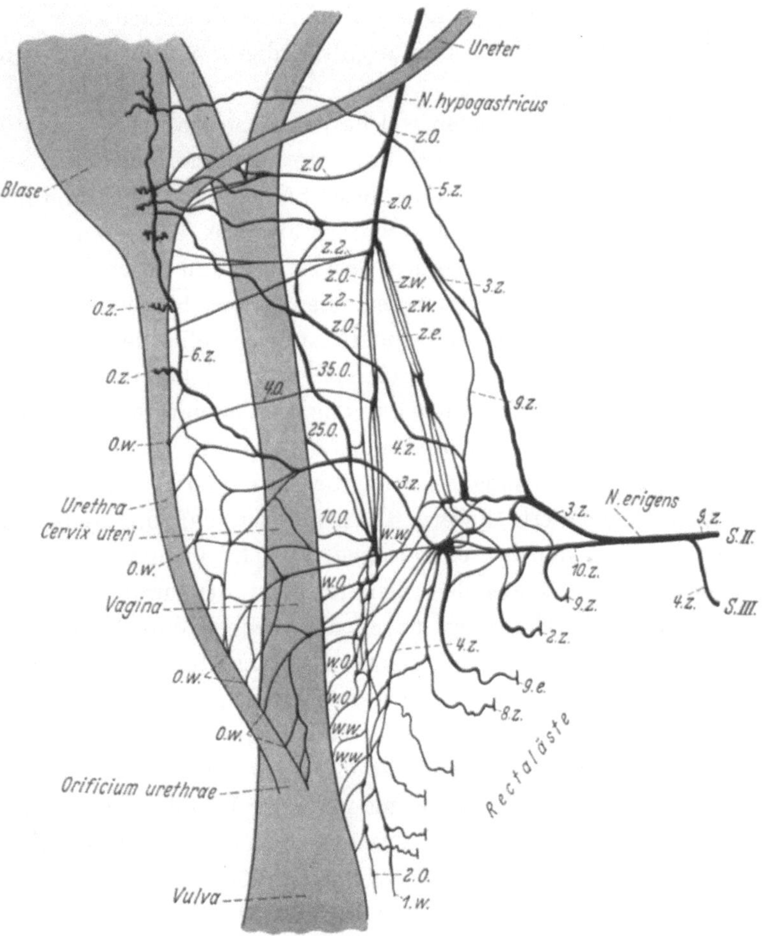

Abb. 8. Endigungen der degenerierenden Nervenfasern nach Durchschneidung des N. erigens sin. (Katze). (Vgl. Tafel IV, 8 und Tafel V, 8.) Histologische Untersuchung der degenerierenden Nervenfasern, elf Tage nach Durchschneidung der Sacralnerven S III, S IV und S V, sowie des Coccygealnerven peripher der Spinalganglien. Färbung mit Osmiumsäure. Das Ergebnis der Untersuchung ist zahlenmäßig ausgedrückt. Die Zahlen, die neben den einzelnen Faserzügen stehen, geben die Zahl der erhaltenen und diejenige der degenerierten Fasern in dem betreffenden Nervenast an. Dabei stehen die Zahlen der erhaltenen Fasern vor denjenigen der degenerierten. Beispiel: 35,0, an einer bestimmten Stelle des betr. Nervenastes sind 35 normale und 0 (Null) degenerierte Fasern vorhanden. An denjenigen Stellen, an denen genaue zahlenmäßige Angaben nicht gemacht werden konnten, sind annähernde Schätzungen angegeben. Dabei bedeutet z. zahlreiche, d. h. mehr als 25 Fasern; e. einige, d. h. zwischen 10 und 20 Fasern; w. wenige, d. h. 9 oder weniger bis keine Fasern. Beispiel: 9.z. heißt, daß 9 normale Fasern und mehr als 25 degenerierte Fasern in einem bestimmten Nervenast gezählt wurden. 0.w. heißt, daß 0 (Null) normale Fasern und zwischen 9 bis 0 degenerierte Fasern in einer bestimmten Nervenfaser gezählt wurden. [Nach Langley, J. N. u. H. K. Anderson, Histological and physiological observations upon the effect of secretion of the sacral nerve. J. Physiol. **19**, 372 (1896)].

Befund: Die histologische Untersuchung ergibt, daß die zu Uterus und Vagina führenden Nervenäste regelmäßig zahlreiche normale Fasern, dagegen keine degenerierten Fasern enthalten, während umgekehrt die zu Blase und Ureter führenden Nervenäste keine normalen Fasern enthalten, dagegen ebenfalls regelmäßig 10—20, ja häufig sogar mehr als 25 degenerierte Fasern aufweisen.

bestimmten ihre Endigungen und zählten die gefärbten Fasern, die zu den verschiedenen Beckenorganen zogen. Das Resultat dieser mühevollen, genauen Untersuchungen wird durch Abb. 8 illustriert.

Für diejenigen Leser, welche vermuten, daß parasympathische präganglionäre Fasern aus dem sacralen Abschnitt der Intermedio-lateral-Säulen zuerst im Rückenmark selbst bis in den lumbalen Abschnitt dieser Säulen aufsteigen, und hier auf „falschen Bahnen", d. h. mit den sympathischen Fasern aus dem Rückenmark austreten und mit ihnen über die vordere Wurzel, durch den Grenzstrang und durch das Ganglion mesentericum inferius zum weiblichen Genitale ziehen, diene folgendes zur Kenntnis:

Elliot hat das Rückenmark auf der Höhe des ersten Sacral- bzw. letzten Lumbalsegmentes durchschnitten und hat, nach Ablauf der nötigen Zeit zur Degeneration für eventuell aus dem Sacralmark in das Lumbalmark aufsteigender Fasern parasympathischen Ursprungs, die Nerven durchmustert, die aus den Seitenhörnern des Lumbalmarks austreten und zum Ganglion mesentericum inferius ziehen. Niemals fand er unter diesen Fasern degenerierte Fasern. Dies beweist, daß die Neuriten, die aus den Neuronen der sacralen Seitenhörner entspringen, ausschließlich im N. pelvicus zu den Beckenorganen ziehen, und daß aus den Seitenhörnern der lumbalen Segmente ausschließlich Fasern sympathischen Ursprungs durch die vordere Wurzel austreten.

Mikroskopisch sollen die Ganglienzellenkörper der einzelnen parasympathischen Neuronen mononeurite dendritäre Ganglienzellen sein. Die Neuronen sind ausgezeichnet durch die Kleinheit sämtlicher Zellkörper. Wo größere parasympathische Kerne neben motorischen oder sensiblen Nerven liegen, wie das z. B. bei dem parasympathischen Kern des Vagus der Fall ist, kann man aus der Kleinheit der Ganglienzellen fast mit Sicherheit die Diagnose auf parasympathischen Kern stellen. Dagegen hat der Nucl. parasympathicus sacralis auffallend große Ganglienzellenkörper.

Die Ganglienzellen der parasympathischen Kerne sind ferner durch die Kleinheit der Nisslschen Schollen und deren lockere Lagerung ausgezeichnet, gegenüber den großen dicht gelagerten Schollen der motorischen Kerne.

Der ganze parasympathische Kern ist ferner — das gilt zunächst nur für die parasympathischen Kerne des Vagus und der Sacralsegmente, welche letztere allerdings einzig für die parasympathische Versorgung des weiblichen Genitale in Frage kommen — von einem dichten, markhaltigen Neuropilem durchsetzt, so dicht, daß die parasympathischen Kerne bei Markscheidenfärbung als dunkelgraue Massen erscheinen, die sich leicht von den helleren Massen benachbarter motorischer Kerne unterscheiden lassen.

Die Neuriten aller parasympathischen Kerne sind ummarkt; die Scheiden sind aber so schmal, daß die in Bündeln zusammengeschlossenen parasympathischen Neuriten sich von den dick ummarkten cerebrospinalen Neuriten unterscheiden lassen. Man kann das Vorhandensein zahlreicher Neuriten mit auffallend schmalen Markscheiden, die, in Bündeln ohne anders ummarkte Neuriten angeordnet, als differentialdiagnostisches Merkmal für parasympathische Kabel verwerten.

γ) Der murale Abschnitt des vegetativen Nervensystems (Wandnervensystem, L. R. Müller).

Im Ausdruck: murales System (iuxta- et intramurales System), Wandnervensystem, soll nach L. R. Müller die topographische Anordnung der in und an den Wandungen der Hohlorgane befindlichen Nervengeflechte und Ganglienzellgruppen hervorgehoben werden.

Morphologisch ist das murale System wie folgt charakterisiert:

1. daß es plexusartig Nervennetze bildet, in deren Knotenpunkten Ganglienzellgruppen oder einzelne Ganglienzellen eingelagert sind, und

2. daß es meist Wurzeln, sowohl aus dem sympathischen als aus dem parasympathischen Abschnitt des vegetativen Nervensystems bezieht und damit die Endfasern der beiden Systeme darstellt.

Diese Nervennetze liegen bald auf der Oberfläche der visceralen Hohlorgane wie beispielsweise am kranialen Ende (Oesophagus) und am caudalen Ende des Verdauungstractus (Dickdarm, Rectum).

Ob die parasympathischen und sympathischen Abschnitte des vegetativen Nervensystems nur indirekt durch Vermittlung des muralen Systems auf die visceralen Organe einwirken, was sicher nachgewiesen ist, oder ob sie neben dieser indirekten Vermittlung eine direkte, unabhängig vom muralen System arbeitende Verbindung haben, ist nach unseren jetzigen Kenntnissen kaum zu sagen. Dies gilt für alle postganglionären Fasern, die ihre Neuronen weitab von ihren Erfolgsorganen besitzen, wie beispielsweise für die postganglionären Fasern für die glattmuskeligen Elemente des Sphincter vesicae und der Harnröhre (vgl. Abb. 7, ausgezogene Linien von P. i. m. zu Sph. v. u. H.).

Dagegen hat Langley nachgewiesen, daß die präganglionären Fasern — welche also Neuriten der Ganglienzellen in den Nuclei intermedio-laterales sind (vgl. Abb. 4 und 7, punktierte Linien) — mit Erfolgsorganen, die durch postganglionäre Fasern innerviert sind, niemals in direkte Verbindung treten und deshalb auch niemals auf direktem Wege auf sie Einfluß nehmen.

Da das murale System ein über große Strecken verlaufendes zusammenhängendes Netz darstellt, das sowohl sympathische wie parasympathische Fasern enthalten kann, ist eine Trennung in sympathisches und parasympathisches murales Geflecht morphologisch kaum möglich.

Häufig finden sich die Zellen von Dogiels I. und II. Typus. Die zuführenden Nervenfasern sind sympathischer und parasympathischer Art, wobei meist beide Faserarten im muralen System in unerkennbarem Gewirr enthalten sind. Kondratjew glaubt auf Grund elektiver Färbung an intramuralen Ganglien ebenfalls zwei, wenn nicht drei verschiedene Zelltypen unterscheiden zu können, von denen eine Gruppe dem sympathischen, die andere dem parasympathischen System zugeschrieben werden könnte.

Lawrentjew glaubt weiter für den Oesophagus nachgewiesen zu haben, daß die Zellen der ersten Art (Dogiel) des Auerbachschen Plexus der Speiseröhre mit dem Vagus in Verbindung stehen. Damit wäre eine Zugehörigkeit dieser muralen Zellen zum parasympathischen System erwiesen, wenn seine Befunde bestätigt würden.

δ) Die motorischen Endigungen der vegetativen Nerven in den quergestreiften und glatten Muskeln.

I) Die motorischen Endigungen der vegetativen Nerven in den quergestreiften Muskeln.

Boeke wies als erster nach Durchschneidungsversuchen von Augenmuskelnerven bei der Katze neben den degenerierten markhaltigen, motorischen Fasern und ihren degenerierten Endplatten und neben den degenerierten sensiblen Endorganen weitere marklose Fäserchen nach, die von den Degenerationserscheinungen verschont geblieben waren. Viele von diesen marklosen Fäserchen traten in enge Beziehungen mit Blutcapillaren.

Deshalb nahm Boeke an, daß die quergestreifte Muskulatur doppelt innerviert sein müsse; von animalen Nerven einerseits und von vegetativen Nerven, und zwar von solchen aus dem sympathischen Abschnitt, andererseits. Die Beobachtungen Boekes wurden von vielen Nachuntersuchern an vielen anderen quergestreiften Muskeln bestätigt. Es darf deshalb die Möglichkeit zugegeben werden, daß diese marklosen Nervenfäserchen über die gesamte quergestreifte Muskulatur und damit auch über die quergestreifte Muskulatur des weiblichen Genitale (vgl. Tabelle 1 und 2, S. 6 und 7) verbreitet seien.

Gegen die Deutung der marklosen Fäserchen als dem sympathischen Abschnitt des vegetativen Nervensystems zugehörig, erhoben die amerikanischen Forscher Hinsey, Ransom und Wilkinson Einwände. Diese Autoren konnten nach Exstirpation des Ganglion cervicale superius selbst nach zweiwöchiger Degenerationszeit, im M. obliquus superior und rectus externus, superior und internus noch gut erhaltene marklose Fäserchen mit kleinen Endplatten nachweisen. Sie machen deshalb auf die Möglichkeit aufmerksam, daß es sich bei diesen marklosen Nervenfäserchen um regenerierende Fäserchen des animalen Systems handeln könnte.

Nun vertritt Ph. Stöhr jr. entgegen der in Abb. 4 dargestellten Vorstellung vom Aufbau des sympathischen Abschnittes des vegetativen Nervensystems nach Langley, dem sich auch W. B. Cannon anschließt, die Vorstellung von einem syncytialen Aufbau (vgl. S. 42). Er hebt deshalb hervor, daß bei der ungeheuren Ausdehnung eines solchen syncytialen Gebildes, bei seinen Verbindungen mit den Gefäßnerven und dem Reichtum an Schwannschen Zellen, ein solcher syncytialer Komplex ein beträchtliches Eigenleben zu führen vermag. Es können deshalb syncytiale Nervenfäserchen in den quergestreiften Muskeln selbst nach monatelanger Degeneration noch erhalten bleiben.

Gestützt auf diese Erwägungen und auf experimentelle Ergebnisse von Kuntz, deren Wiedergabe hier zu weit führen würde, stellt sich deshalb Ph. Stöhr jr. im Kampf um die sympathische Innervation der quergestreiften Muskulatur auf die Seite von Boeke.

II) Die motorischen Endigungen der vegetativen Nerven in der glatten Muskulatur.

Vor dem Eintritt der langen motorischen Fortsätze der vegetativen Nervenzellen in die Erfolgszellen bilden die intramural verlaufenden Abschnitte dieser Fortsätze nach Ph. Stöhr jr. Netze mit Maschen von verschiedener Größe. Je größer die Maschen, desto größer ist auch das Kaliber der die Maschen begrenzenden Nervenbündel. Stöhr konnte beispielsweise für den Darm der Katze Maschen und begrenzende Nervenbündel von drei Größenordnungen feststellen. Erst von den äußerst feinen Ästchen des Netzwerkes dritter Ordnung ziehen die terminalen Fäserchen der nervösen Substanz zu den glatten Muskelfasern. Daneben beobachtete Stöhr, daß auch einzelne Ausläufer einer Ganglienzelle sich direkt in die Züge glattmuskeliger Elemente verlieren können. Es braucht wohl kaum besonders hervorgehoben zu werden, daß wir nur solche terminale Fäserchen, die wir aus dem Wirrsal starker, feiner und feinster Achsenzylinder in glatte Muskelfasern oder drüsige Elemente eintreten sehen, als motorische Endigungen anerkennen dürfen. Dies in gleicher Weise, wie wir nur diejenigen Fäserchen als sensible anerkennen, die wir in Aufnahmeapparate eintreten sehen (vgl. S. 63). Alle Nervenfäserchen (Neurofibrillen) dagegen, die interepithelial oder zwischen Stromazellen liegen, sind in ihrer funktionellen Bedeutung nicht erkennbar.

Die einzelnen Nervenfasern verlaufen nach J. Boeke und Ph. Stöhr jr. auf vielfach verschlungenen und verwickelten Umwegen zwischen den einzelnen Muskelelementen. Ihre Neurofibrillen liegen hier in einem syncytialen Protoplasma mit eingestreuten Schwannschen Kernen und bilden ein ausgedehntes, manchmal sehr loses Netzwerk; andererseits liegen sie aber auf langen Strecken getrennt nebeneinander (Boeke) im Protoplasma. Sie bilden auf diese Weise einen sog. Endplexus (Plexus terminalis) oder ein Endnetz (Rete terminalis). Diese Formation ist aber sowohl nach Boeke als nach Stöhr jr. und seinem Mitarbeiter Reiser noch nicht das letzte Ende des vegetativen Nervengewebes, sondern sie stellt wahrscheinlich ein Übergangsgewebe dar zu der eigentlichen nervösen Endigung, wo die Strukturen des Muskelexoplasmas und die feinsten peripheren Gebilde des Nervensystems kontinuierlich ineinander übergehen.

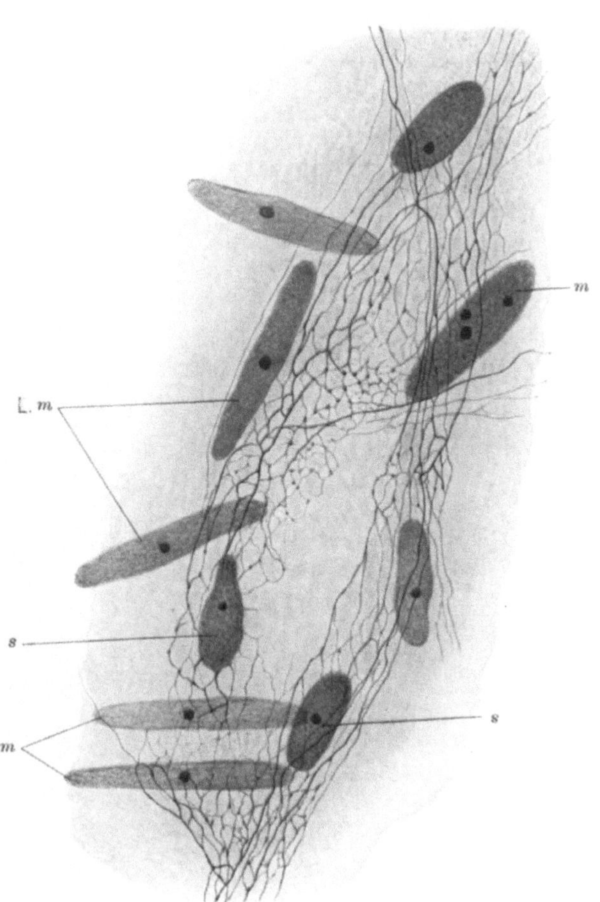

Abb. 9. Nervöses Terminalreticulum aus der Muscularis mucosae. Magen, Mensch. *m* Kerne von Muskelfasern; *s* Schwannsche Kerne. Bielschowsky-Pyridin-Methode. 1500mal vergrößert, auf $^5/_6$ verkleinert. (Nach Ph. Stöhr jr.)

Denn es haben Boeke am Musculus ciliaris des Menschen, sowie am quergestreiften Muskel und auch an anderen motorischen Geweben, Hill und Ph. Stöhr jr. mit A. Reiser an menschlichen Darm- und Magenmuskeln nachgewiesen, daß die motorischen Nervenfasern tatsächlich in die Muskelfasern eindringen und innerhalb des Cytoplasmas ein feines Reticulare, meist in der Nähe des Kerns der Muskelfibrille, unter Bildung von richtigen Endigungen — Synapsen — bilden. Boeke bezeichnet diese eigentliche Endformation, die eine „wirklich kontinue Verbindung der nervösen neurofibrillären Struktur mit dem lebenden Protoplasma des Erfolgselementes" darstellt, als das periterminale Netzwerk, Stöhr jr. und Reiser als das Terminalreticulum (vgl. Abb. 9).

Nach Lawrentjew und Ph. Stöhr bilden aber auch die kurzen Fortsätze einer Nervenzelle eigenartige, blättchenförmige fibrilläre Anschwellungen von rundlicher, birnförmiger oder längsovaler Form. Diese Anschwellungen lassen bei starker Vergrößerung ein ungeheuer feines maschenartiges fibrilläres Gefüge erkennen, das sich allmählich in

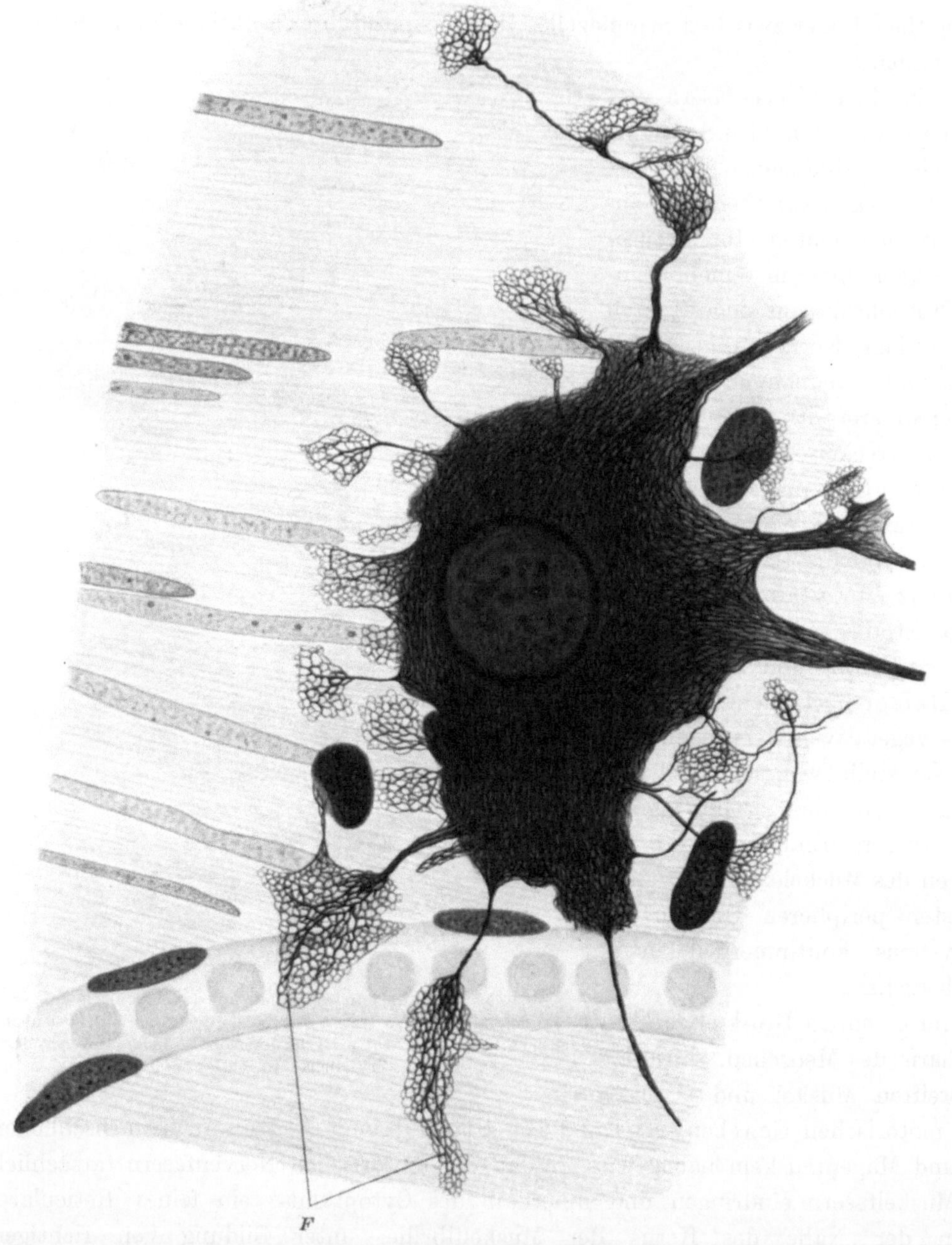

Abb. 10. Ganglienzelle Typus 1. Auerbachscher Plexus. Kaninchen. Dünndarm. Bielschowsky-Methode. 2000mal vergrößert, auf 4/5 verkleinert. *F* fibrilläre Verbreiterungen der kurzen Fortsätze. (Nach Ph. Stöhr jr.)

ein wabiges protoplasmaähnliches Maschenwerk von äußerster Zartheit verliert. Diese fibrillären Gefüge besitzen größte Ähnlichkeit mit der Struktur einer motorischen Endplatte und des periterminalen Netzwerkes von Boeke, die sich allmählich im Cytoplasma der Erfolgszelle auflösen. Stöhr nimmt deshalb allgemein an, daß sich auch die Endigungen der kurzen Fortsätze einer Ganglienzelle intraprotoplasmatisch in den glatten Muskelfasern verlieren. Stöhr schreibt dieser Art der Endigung peripherer Nervenfasern im Zellgewebe des Erfolgsorganes allgemeine Bedeutung zu (vgl. Abb. 10).

ε) Bemerkungen über die parasympathische Innervation des Tubo-utero-vaginaltractus auf Grund pharmakologischer Untersuchungen. (Vgl. Abb. 11, 12, 13.)

Die Anatomen geben schon seit J. Henle (1871) zu, daß die Anatomie über „alles, was Messer und Mikroskop in Verfolgung der Nerven leisten kann" hinaus, die Physiologie als Hilfswissenschaft benötigt, mit ihren Methoden der Durchschneidung der Nerven und der Beobachtung der Ausfallserscheinungen, den physiologischen Reizversuchen an den Stümpfen durchschnittener Nerven und den Durchschneidungen von Nerven mit ihrer darauffolgenden Degeneration und Verfolgung der degenerierten Nerven nach spezifischer Färbung bis zu ihren Endigungen. Alles, was wir im vorhergehenden gesagt haben, beruht auf Ergebnissen solcher Untersuchungsmethoden.

Dagegen haben wir alle aus pharmakologischen Reaktionsweisen gezogenen, nervenphysiologischen Schlüsse nicht berücksichtigt, da noch kein Beweis vorliegt, daß bestimmte Gifte, wie beispielsweise Pilocarpin und Atropin oder Inkrete wie Adrenalin die vegetativen Nerven erregen oder lähmen.

Cannon konnte im Gegenteil mit seinen Mitarbeitern zeigen, daß eine durch Hypoglykämie oder Abkühlung der Versuchstiere künstlich hervorgerufene Adrenalinämie auf das entnervte Herz, die entnervte Iris, die entnervten Speicheldrüsen und Nieren denselben Einfluß nimmt wie bei intakter sympathischer Nervenversorgung dieser Organe.

Ähnliche Beobachtungen konnten auch an den Wirkungen der sog. parasympathicotropen Gifte gemacht werden. Pilocarpin verengt nach Anderson die Pupille noch 72 Tage, nachdem das Ganglion ciliare mit dem größten Teil der Ciliarmuskeln herausgeschnitten worden war. Nach Burn trat nach Degeneration aller histologisch darstellbaren, sympathischen Nerven und Nervenendigungen nach der Herausnahme des zugehörigen sympathischen Ganglions auf eine Pilocarpinverabreichung Schweißdrüsensekretion auf.

Außerdem kommt die Muscarin-Atropin-Wirkung auch nach völliger Ausschaltung der Nerven zustande, und der Antagonismus Muscarin-Atropin ist bei bestimmten tierischen Organismen nachweisbar, die gar kein Nervensystem haben (Zondek). Daß Atropin am Cytoplasma der Erfolgszellen selbst Veränderungen hervorruft, die zu Lähmung der glattmuskeligen Elemente führen, geht aus Versuchen von Guth an Iriden und am Darm und C. Schindler am Uterus hervor. Diese Autoren beobachteten, daß Atropin die direkte mechanische Erregbarkeit der glattmuskeligen Elemente lähmt.

Daß diese sog. parasympathicotropen Gifte überhaupt nicht ausschließlich gleiche Wirkungen hervorbringen wie die Reizung parasympathischer Nervenfasern, sondern auch Organe zur Erregung bringen, die sympathisch innerviert werden, geht auch aus folgendem hervor:

Nach Dale und Laidlaw bewirkt Reizung des sympathischen Plexus hypogastricus (vgl. S. 135) heftige Uteruskontraktionen. Dasselbe bewirkt aber auch Pilocarpin. Nun wird die durch Pilocarpin erzeugte Kontraktion des Uterus durch Atropin vermindert, während die Hypogastricusreizung trotz der Atropinwirkung wirksam bleibt (Cushny).

Mit Recht hebt deshalb Schilf hervor, daß die Reaktionsweisen der vegetativ innervierten Organe gegenüber Giften, Inkreten — und dasselbe gilt auch für gewisse Ionen —,

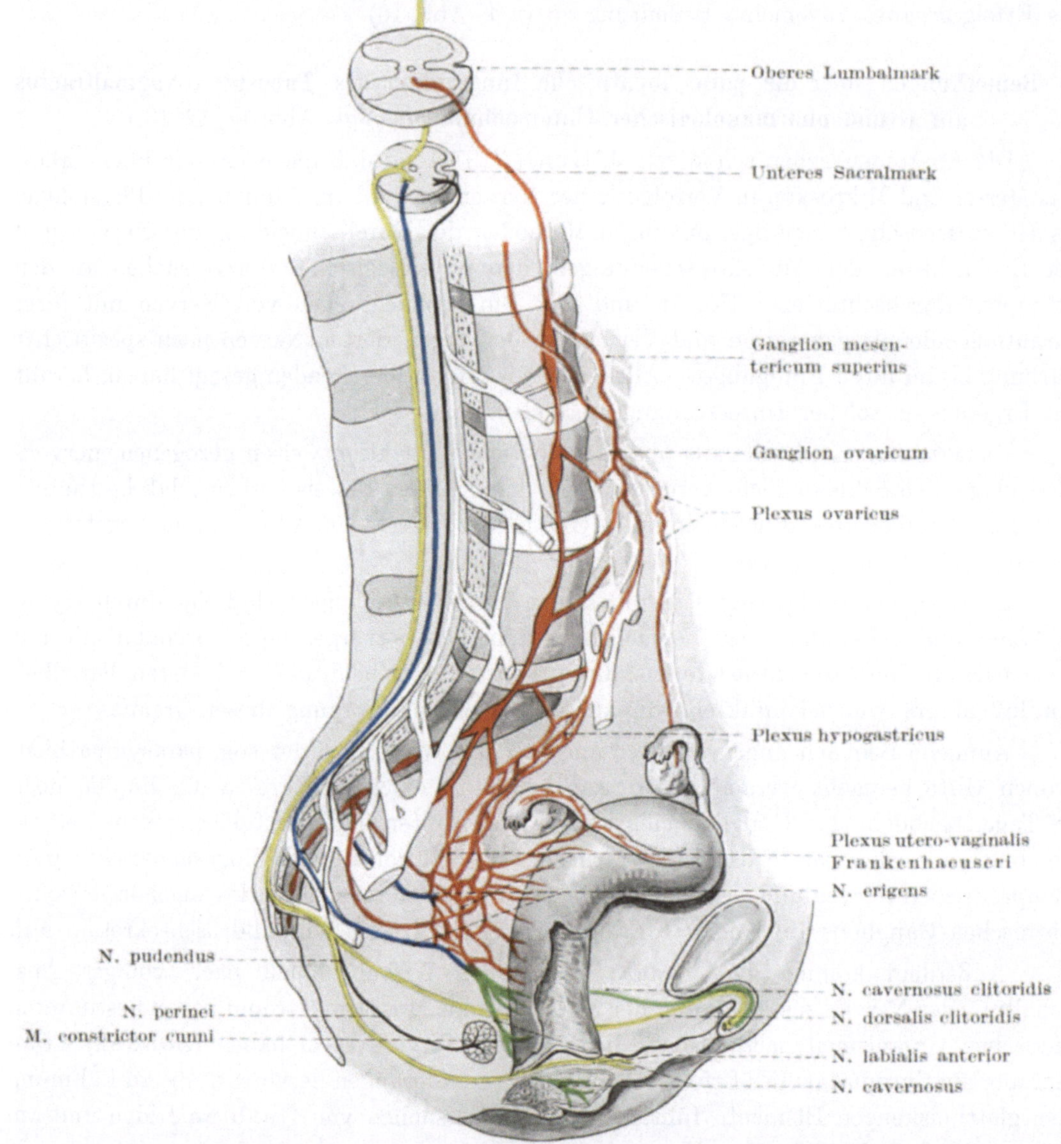

Abb. 11. Nervenversorgung der weiblichen Geschlechtsorgane nach Walthard, entsprechend der Darstellung auf S. 35ff. Vegetatives Nervensystem. Blau: efferente parasympathische Fasern aus dem Sacralmark; rot: efferente sympathische Fasern aus dem Plexus hypogastricus superior und dem Grenzstrang; grün: gemischter Nerv, bestehend aus parasympathischen und sympathischen Fasern. Animales Nervensystem. Schwarz: efferente motorische Fasern; gelb: afferente sensible Fasern. (Die afferenten Fasern, die den visceralen Bahnen des Sympathicus beigemischt liegen, sind der besseren Übersicht halber weggelassen.)

nur Reaktionsweisen der Organe selbst bzw. ihrer muskeligen und drüsigen Elemente, aber keineswegs Reaktionsweisen der Neuronen und Neuriten vegetativer Nerven darstellen, welche als neurale Faktoren die Tätigkeit dieser Zellen regulieren[1], d. h. fördern oder hemmen.

[1] Kroetz vertritt die Auffassung, daß es sich um Reaktionsweisen der „receptive substance“ (Langley), die er mit dem Ausdruck „vegetativer Endapparat“ belegt, handelt.

Aus diesen Gründen sehen wir weder in der motorisch fördernden Wirkung von Acetylcholin auf die muskeligen Elemente des Uterus, noch in der motorisch hemmenden Wirkung

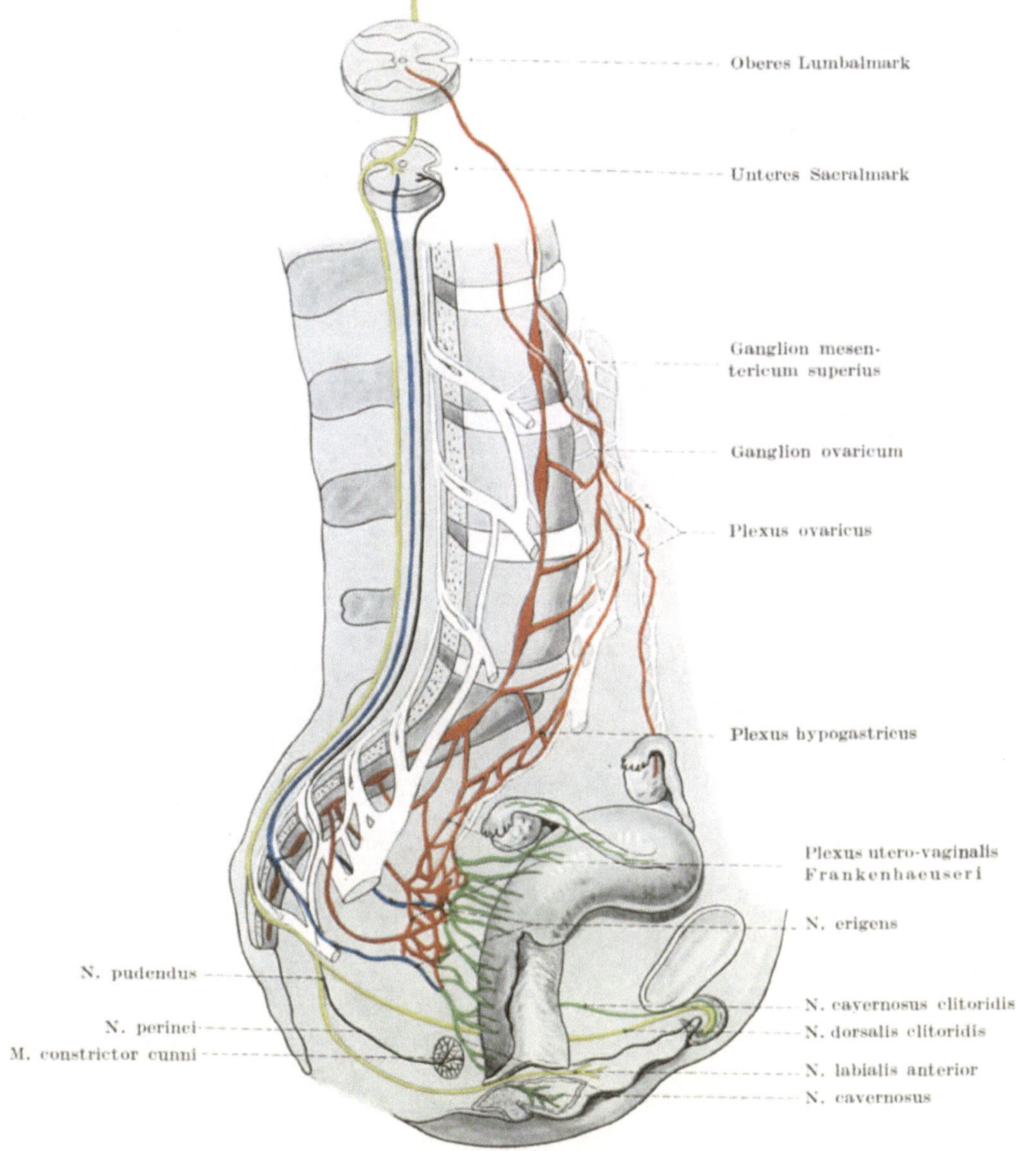

Abb. 12. Nervenversorgung der weiblichen Geschlechtsorgane nach Tandler, entsprechend seiner Darstellung in diesem Handbuch, Bd. I/1, S. 283. Vegetatives Nervensystem. Blau: efferente parasympathische Fasern aus dem Sacralmark; rot: efferente sympathische Fasern aus dem Plexus hypogastricus superior und dem Grenzstrang; grün: gemischter Nerv, bestehend aus parasympathischen und sympathischen Fasern. Animales Nervensystem. Schwarz: efferente motorische Fasern; gelb: afferente sensible Fasern. (Die afferenten Fasern, die den visceralen Bahnen des Sympathicus beigemischt liegen, sind der besseren Übersicht halber weggelassen.)

des Atropins auf dieselben muskeligen Elemente oder in seiner sekretorisch hemmenden Wirkung auf die Elemente der Schleimdrüsen in der Mucosa cervicis uteri einen Beweis dafür, daß der Tubo-utero-vaginaltractus von Nervenfasern aus irgendeinem

Teil des parasympathischen Abschnittes des vegetativen Nervensystems versorgt wird.

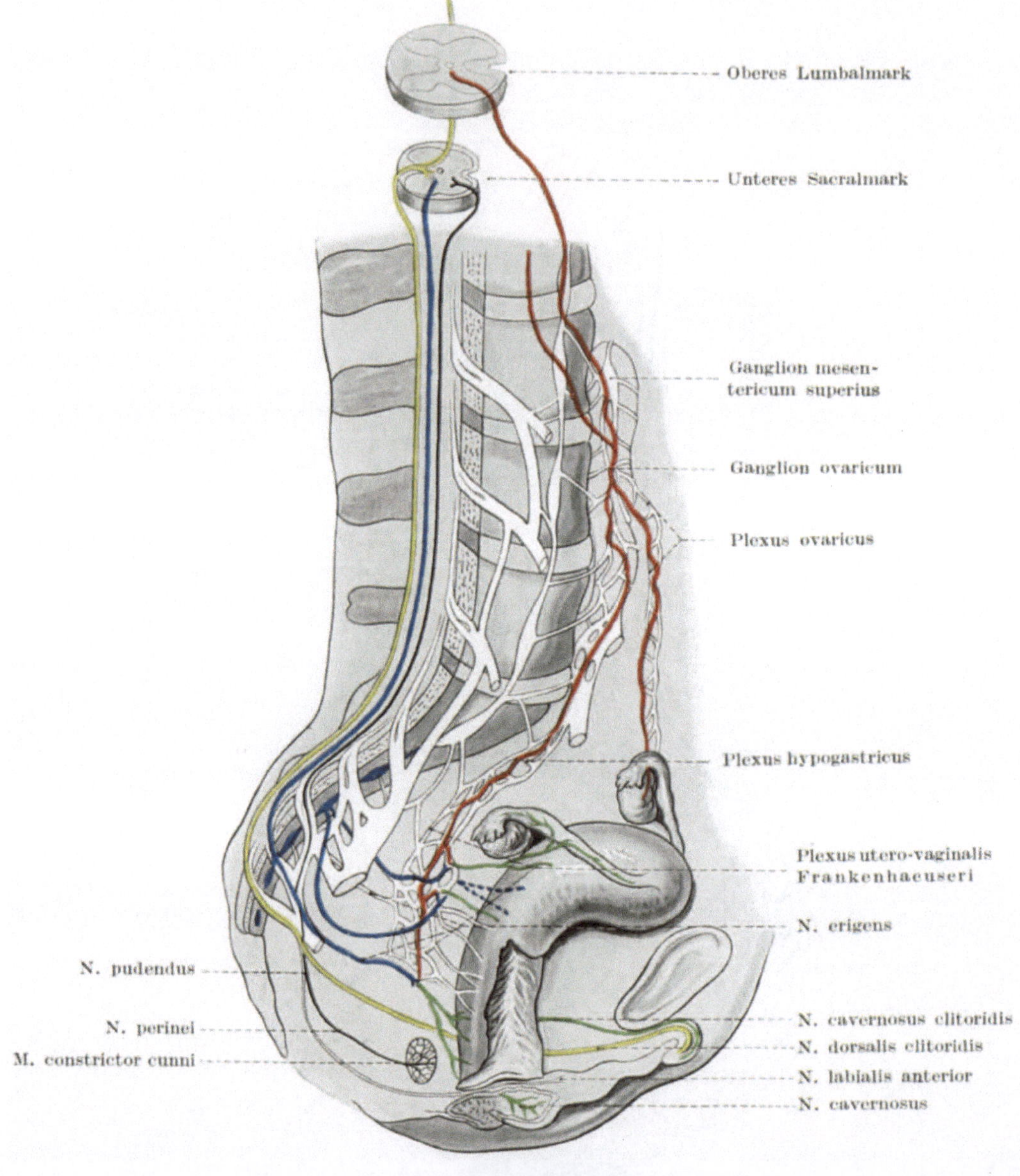

Abb. 13. Nervenversorgung der weiblichen Geschlechtsorgane nach Dahl, in L. R. Müller, Die Lebensnerven, 3. Aufl., S. 692. Vegetatives Nervensystem. Blau: efferente parasympathische Fasern aus dem Sacralmark; rot: efferente sympathische Fasern aus dem Plexus hypogastricus superior und dem Grenzstrang; grün: gemischter Nerv, bestehend aus parasympathischen und sympathischen Fasern. Animales Nervensystem. Schwarz: efferente motorische Fasern; gelb: afferente sensible Fasern. (Die afferenten Fasern, die den visceralen Bahnen des Sympathicus beigemischt liegen, sind der besseren Übersicht halber weggelassen.) (Den Abbildungen 11, 12 und 13 liegt die schematische Darstellung der Nervenversorgung der weiblichen Geschlechtsorgane von Dahl, in L. R. Müller, Die Lebensnerven, 3. Aufl., S. 692, zugrunde.)

Unsere Vorstellung von der Innervation des Tubo-utero-vaginaltractus unterscheidet sich daher wesentlich von derjenigen Dahls[1] und von der Darstellung Tandlers[2].

[1] Müller, L. R.: Lebensnerven und Lebenstriebe, S. 692. Berlin: Julius Springer 1931.

[2] Tandler: Handbuch der Gynäkologie, Bd. I/1, S. 283.

Damit für den Leser der Unterschied der drei Anschauungen möglichst leicht erkennbar ist, habe ich auf dem Schema von Dahl die drei verschiedenen Auffassungen von der Innervation des Tubo-utero-vaginaltractus nebeneinandergestellt; entsprechende farbige Eintragungen und dazugehörige Legenden sollen die Unterschiede, die zwischen meiner eigenen Auffassung (Abb. 11) und denjenigen von Tandler (Abb. 12) und Dahl (Abb. 13) bestehen, klarlegen.

III. Spezielle Anatomie des animalen Nervensystems des weiblichen Genitale.

1. Die peripheren Nervenbahnen von und zum weiblichen Genitale.

Die peripheren Nerven, welche die animalen (cerebrospinalen), sowie die vegetativen, sympathischen und parasympathischen Kabel zum weiblichen Genitale enthalten, verlaufen in der Astfolge des N. spinalis thoracalis XII., der Nn. spinales lumbales, spinales sacrales und des N. coccygeus.

a) Die Äste des Plexus spinalis lumbalis.

α) **Nervus ilio-hypogastricus** (Abb. 14).

Der N. ilio-hypogastricus ist ein gemischter Nerv mit sensiblen und motorischen Fasern. Er entspringt aus (Th 12) und L I. Er überkreuzt den parallel der 12. Rippe verlaufenden Musculus quadratus lumb., durchbohrt über der dorsalen Hälfte des Darmbeinkammes den M. transversus abdom. und teilt sich zwischen diesem und dem M. obliq. abdom. int. in seine zwei Äste, den Ramus cutaneus lateralis und den Ramus cutaneus anterior.

Der rein sensible Ramus cutaneus lateralis durchbricht dicht oberhalb des Darmbeinkammes, ungefähr entsprechend seiner Mitte, die Mm. obliq. int. und ext., überkreuzt nach abwärts verlaufend den Darmbeinkamm und versorgt die Haut über dem M. glutaeus med., eventuell über dem M. tensor fasciae latae.

Der gemischte Ramus cutaneus anterior setzt die Richtung des Stammes fort, durchbricht in schräger Richtung erst den M. obliq. abdom. int., dann die Aponeurose des M. obliq. abd. ext. und wird etwas oberhalb und medial von der äußeren Leistenkanalöffnung subcutan; er versorgt motorisch Teilstrecken der Bauchmuskulatur und sensibel die kraniale Hälfte der Haut des Mons veneris (Abb. 15, a) und die an diese angrenzenden Hautabschnitte der Regio pubica.

In ihren sensiblen Endgebieten können sich N. ilio-hypogastricus und N. subcostalis, N. ilio-hypogastricus und N. ilio-inguinalis teilweise vertreten.

β) **Nervus ilio-inguinalis** (Abb. 14).

Der N. ilio-inguinalis ist ein gemischter, motorisch-sensibler und animal-vegetativer Nerv. Er entspringt aus L I, läuft parallel zum N. ilio-hypogastricus und in einer Entfernung bis zu 2 cm caudalwärts von ihm, über den M. quadratus lumb. hinweg, durchbohrt die Fasc. lumbo-dorsalis, da, wo von ihr der M. transversus abdom. entspringt, läuft zwischen M. transversus und M. obliquus int. unmittelbar über den Darmbeinkamm nach vorn und teilt sich in der Gegend oberhalb der Spin. iliac. ant. sup. in die beiden Äste, den Ramus perforans lateralis und den Ramus perforans anterior.

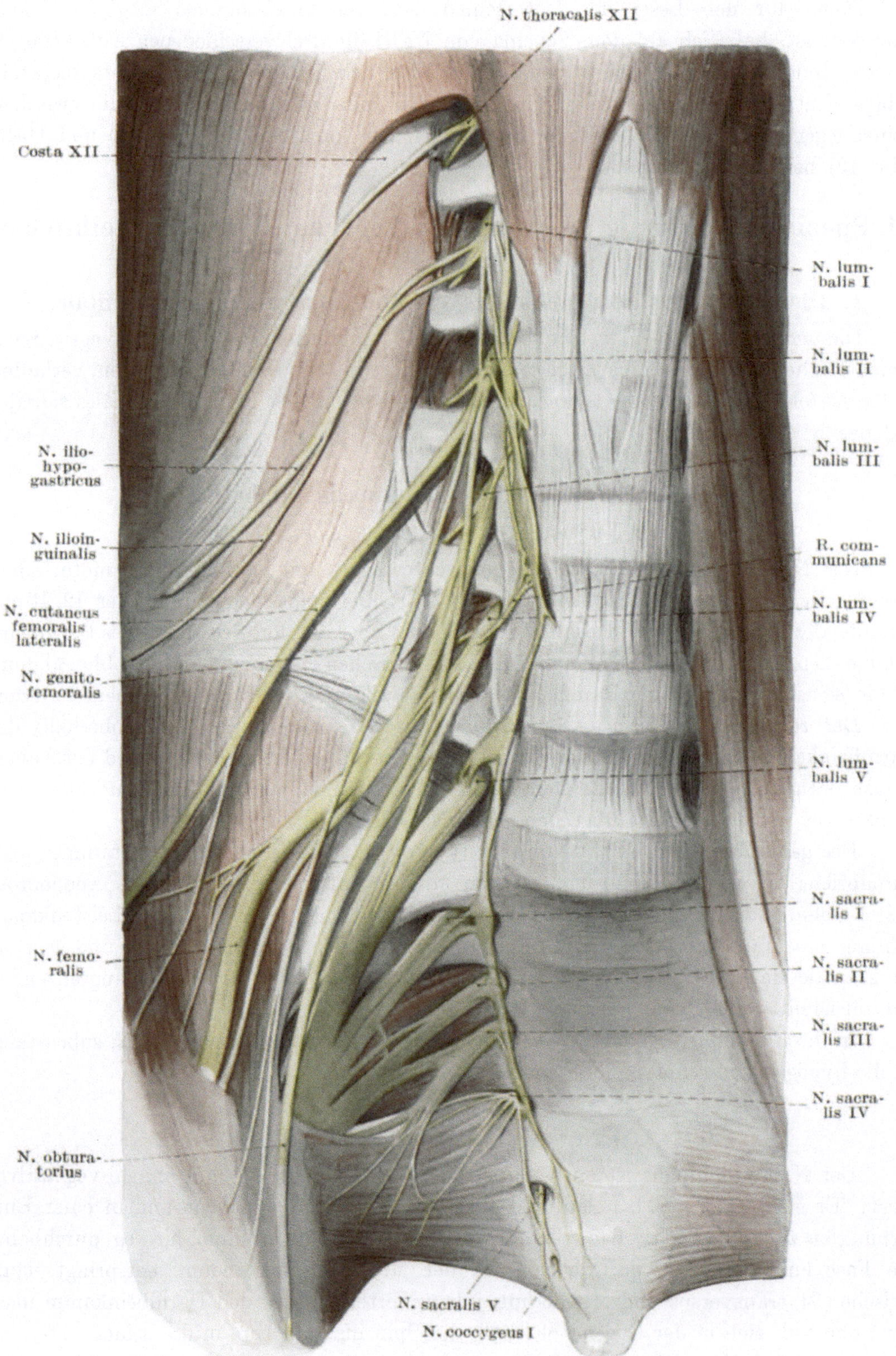

Abb. 14. Plexus lumbosacralis. (Nach Tandler, Anatomie Bd. IV.)

Der Ramus perforans lateralis durchbohrt oberhalb der Spina iliac. ant. sup. die beiden Mm. obliqui abd. int. und ext. und versorgt die Haut oberhalb des M. tensor fasciae latae und des Sartoriusursprunges.

Der Ramus perforans anterior läuft zwischen den beiden schiefen Bauchmuskeln nach vorn, tritt entweder durch die äußere Leistenkanalöffnung aus der Bauchmuskelwand aus, oder durchbricht das Crus superius der Externus-Aponeurose und teilt sich schließlich in eine Reihe von Ästchen: die Rami labiales anteriores nervi ilio-inguinalis, welche die Haut der caudalen Hälfte des Mons veneris, zweifelhaft die Haut der Außenseite des oberen Drittels (Abb. 15, *a*) der Labia majora und unbeständig die Haut des obersten Teils der inneren Oberschenkelfläche versorgen.

In ihren sensiblen Endgebieten können sich N. ilio-inguinalis und N. ilio-hypogastricus teilweise vertreten, ebenso ilio-inguinalis und lumbo-inguinalis (s. sub δ) und ilio-inguinalis und spermaticus (s. sub ε).

γ) **Nervus genito-femoralis** (Abb. 14).

Der N. genito-femoralis ist ein gemischter Nerv. Er entspringt aus L I und L II. Er durchbohrt bald nach seinem Ursprung aus dem Plexus lumbalis, ungefähr in der Höhe des 3. Lendenwirbels, die vordere Portion des M. psoas major und läuft nahe dem medialen Rande seiner ventralen Fläche, parallel seiner Faserrichtung und in seiner Fascie eingeschlossen, auf die Lacuna vasorum zu. Während dieses Verlaufes unterkreuzt er die Vasa ovarica, sowie den Ureter und teilt sich schließlich in seine beiden Endäste, den N. lumbo-inguinalis und den N. spermaticus externus.

Die Teilung des N. genito-femoralis in seine beiden Endäste kann bereits innerhalb des M. psoas major erfolgen.

δ) **Nervus lumbo-inguinalis** (Abb. 14).

Der N. lumbo-inguinalis ist wahrscheinlich rein sensibel und führt Neuriten aus L I. Im Verlauf gegen die Lacuna vasorum liegt er lateral von den Vasa iliaca externa. Bei seinem Eintritt in die Lacuna tritt er vor die A. femoralis, läuft mit ihr in die Fossa ovalis der Fascia lata des Oberschenkels und zerfällt hier in seine Endäste, die teils durch die Fossa ovalis, teils durch ihren lateralen, sichelförmig ausgeschnittenen (Proc. falciformis) Rand hindurchtreten. Die Endäste versorgen die Haut der Vorderseite des Oberschenkels über dem Gebiet der Fossa ilio-pectinea (Abb. 15, a).

Ein Teil seiner Endäste, wenn nicht alle (Ruge), können durch die Äste der Nn. cutanei anteriores des N. femoralis vertreten werden, die normalerweise häufig mit ihnen anastomosieren; ebenso konnten Verbindungen der Hautäste des N. lumbo-inguinalis mit den Hautästen des N. ilio-inguinalis nachgewiesen werden.

ε) **Nervus spermaticus externus** (Abb. 14).

Der N. spermaticus externus ist beim Mann sicher gemischt; beim Weib wahrscheinlich nur sensibel. (Muskeläste zur Bauchmuskulatur sind hier zweifelhaft.) Der Nerv führt Neuriten aus L I und L II, beim Weib vielleicht nur aus L II. Er überkreuzt unter spitzem Winkel die Vasa iliaca externa, wobei er einen Ast (sympathische und parasympathische Neuriten?) an die A. iliaca ext. abgibt. Dann tritt er durch die Gitterfasern des M. transvers. abdom. (das sind abirrende Sehnenbündel genau nach innen von der äußeren Leistenkanalöffnung, den Boden der inneren Leistengrube bildend) in die äußere Leistenkanalöffnung ein, wobei er dorsal vom Lig. teres uteri liegt. Die Ausbreitung der Endäste erfolgt in der Haut über dem äußeren Leistenring, in der Haut des freien Randes und der Innenseite der ventralen Hälfte der großen Schamlippen (Rami labiales

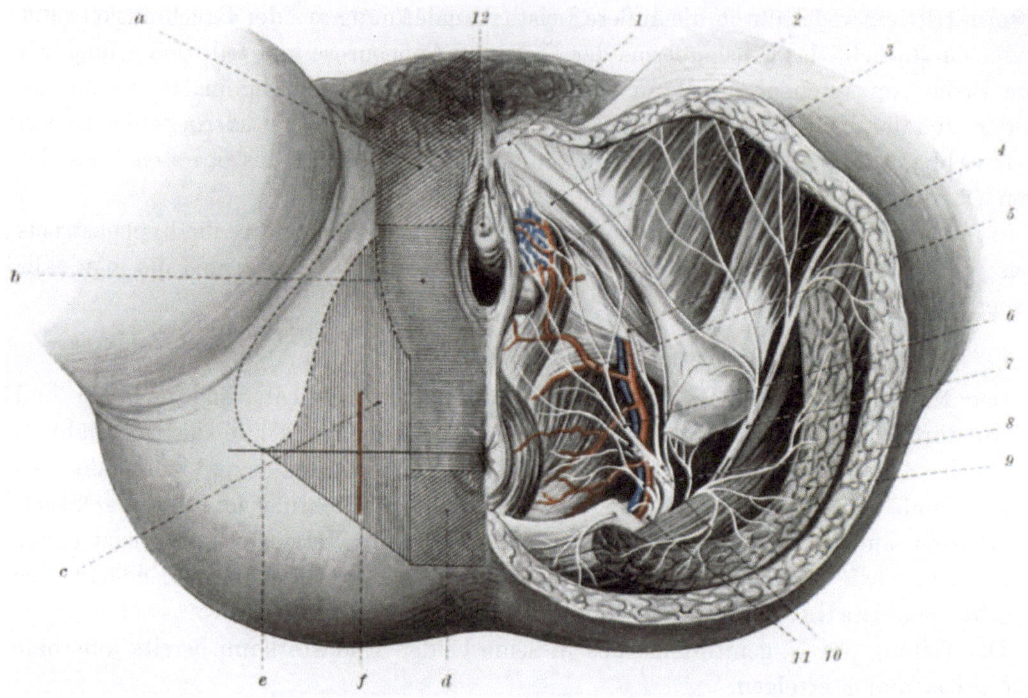

Abb. 15. Innervation der Regio perinealis des Weibes. (Linke Hälfte nach Léveillé und Hirschfeld; rechte Hälfte modifiziert nach E. Tavel.)

Rechte Hälfte:

a Innervationsgebiet für die Oberflächensensibilität des N. ilio-hypogastricus aus L I, N. ilio-inguinalis aus L I, N. genito-femoralis aus L I/II, N. spermaticus externus aus L I/II.
b Innervationsgebiet für die Oberflächensensibilität des N. perinei aus S 2, S 3, S 4.
c Innervationsgebiet für die Oberflächensensibilität des N. cutaneus femoris posterior aus S 1, S 2, S 3.
d Innervationsgebiet für die Oberflächensensibilität des N. haemorrhoidalis inferior aus S 3, S 4.
e Linea interischiadica.
f Sagittalschnitt durch Haut, Fettgewebe und Fascia obturatoria zur Freilegung des N. pudendus internus.

Linke Hälfte:

1 N. dorsalis clitoridis.
2 M. ischio-cavernosus.
3 A. bulbi vestibuli.
4 N. dorsalis clitoridis.
5 A. transversa perinei.
6 N. perinei.
7 N. cutaneus femoris posterior.
8 N. pudendus am Kreuzungspunkt mit der A. und V. pudenda inferior.
9 M. glutaeus maximus.
10 Rami anales des N. pudendus internus.
11 N. haemorrhoidalis inferior.
12 Glans clitoridis.

anteriores und spermatici externi) und endigt in der Haut des obersten Teiles der medialen Oberschenkelfläche (Abb. 15, *a*).

Seine Hautäste können mit den Hautästen des N. ilio-inguinalis und des N. lumbo-inguinalis ein weitmaschiges Netz bilden; dadurch ist die Möglichkeit der gegenseitigen Vertretung gegeben.

b) Die Äste des Plexus sacralis.

α) Nervus cutaneus femoris posterior (Abb. 15, *7*).

Der N. cutaneus femoris posterior ist rein sensibel und bezieht seine Neuriten aus S 1, S 2 und S 3. Er verläßt das kleine Becken durch das Foramen infrapiriforme

(s. unten) und zieht, auf dem N. ischiadicus gelegen, an der Grenze zwischen mittlerem und innerem Drittel der Verbindungslinie: Außenrand des Trochanter major und unterem Rand des Tuber ischiadicum (Abb. 15, *7*) an der hinteren Fläche des Oberschenkels caudalwärts. Er gibt, noch bedeckt vom M. glut. maxim., die Rami perineales nervi cutanei femoris posterioris ab, welche im Bogen um den unteren Rand des Sitzhöckers über den Beugemuskeln des Oberschenkels medianwärts ziehen und die Haut des Dammes, die angrenzenden Hautabschnitte der hinteren inneren Fläche des Oberschenkels und die analen Abschnitte der Labia majora versorgen (Abb. 15, c).

Die Anastomosen ihrer Endäste mit den Endästen des N. perinei (aus dem N. pudendus) ermöglichen eine gegenseitige Vertretung.

c) Die Äste des Plexus pudendus.

Der Plexus pudendus wird aus Neuriten vom S 2, S 3 und S 4 gebildet. Die Hauptmasse der Neuriten kommt aus S 3. Der Plexus pudendus liegt auf der Innenfläche des M. piriformis und gibt als Äste ab die Rami musculares, die Rami viscerales und den N. pudendus.

α) Rami musculares des Plexus pudendus.

Die ein oder zwei Rami musculares stammen aus (S 2), S 3, S 4 und (S 5). Sie versorgen das Diaphragma pelvicum, aufgebaut aus dem M. levator ani et vaginae (M. pubococcygeus) (S 3), M. ilio-coccygeus (S 4) und den M. coccygeus (M. ischio-coccygeus) (S 4).

β) Rami viscerales des Plexus pudendus.

Die Rami viscerales werden von (S 2), S 3, S 4 und (S 5) abgegeben. Sie sind histologisch und funktionell in ihrer großen Mehrheit vegetative und zwar parasympathische Nerven. Sie verbinden sich einzeln mit dem Plexus muralis utero-vaginalis. In der physiologischen Nomenklatur werden sie als Nn. erigentes oder pelvini aufgeführt.

γ) Der N. pudendus (Abb. 15, *8*).

Der N. pudendus ist ein gemischter Nerv, zusammengesetzt aus zuleitenden und ableitenden animalen Neuriten, aus ableitenden vegetativen parasympathischen, sowie sympathischen Neuriten, deren Leitungsrichtungen nicht einwandfrei feststehen, die wohl aber alle ableitend sein werden. Die animalen Neuriten kommen von (S 1), S 2, S 3 und S 4; die parasympathischen Neuriten stammen aus dem Nucleus parasympathicus sacralis und die sympathischen aus den Ganglia sympathica vertebralia sacralia 2—5. Der N. pudendus tritt am unteren Rand des M. piriformis aus dem Plexus pudendus.

Der Nerv verläßt zusammen mit der lateral von ihm gelegenen V. und A. pudenda int. (Abb. 15, *8*) die Höhle des kleinen Beckens durch das Foramen infrapiriforme (derjenige Teil des Foramen ischiadicum majus, der unterhalb des M. piriformis liegt). Er läuft im Bogen um die Außenfläche der Basis der Spina ischiadica herum und tritt dann durch das Foramen ischiadicum minus in das Cavum recto-ischiadicum ein, wo er an der Innenseite des M. obturator int. zu liegen kommt und in eine Duplikatur der Fasc. obturatoria (Alcockscher Kanal) eingeschlossen ist. Noch im For. ischiadic. min. gibt er den oder die Nn. haemorrhoidales inferiores ab und teilt sich bei seinem Eintritt in die Fossa ischio-rectalis in seine beiden Endäste, den oberflächlichen N. perinei und den tiefen N. dorsalis clitoridis.

I) Nervi haemorrhoidales inferiores (Abb. 15, *11*).

Die Nn. haemorrhoidales inferiores sind gemischt; sie führen Neuriten aus S 3 und S 4, durchkreuzen, ungefähr von der Mitte des Lig. tuberoso-sacrum ausgehend, die Fossa ischio-rectalis und versorgen motorisch den M. sphincter ani externus, sensibel die Haut der Analöffnung, des Dammes und des angrenzenden Gesäßes (Abb. 15, d).

II) Nervus perinei (Abb. 15, *6*).

Der N. perinei ist gemischt und bezieht Neuriten aus S 2, S 3 und S 4; er ist der oberflächlichere der beiden Endäste und teilt sich noch an der Innenseite des Tuber ischiadicum in seine oberflächlichen sensiblen und tiefen motorischen Endäste. Die lateralen Äste, Rami perinei laterales (rein sensibel) gehen zum Damm (Rami haemorrhoidales nervi perinei) und eventuell zur Haut des Oberschenkels, angrenzend an die großen Schamlippen; die mediale Gruppe, Rami labiales posteriores nervi perinei (rein sensibel), gehen zur Haut der großen Schamlippe, zur Haut und Schleimhaut der kleinen Schamlippe und zur Umgebung des Orificium urethrae ext. (Abb. 15, b). Die tiefen motorischen Äste versorgen den M. transv. perinei superfic. (S 3), den M. ischio-cavernosus [(S 2) und S 3] und den M. bulbo-cavernosus [constrictor cunni (S 3)], eventuell den vorderen Teil des M. sphincter ani externus. Anastomosen der Hautäste des N. perinei dorsalwärts mit den Hautästen der Nn. haemorrhoidales inferiores, ventralwärts mit den Rami perineales nervi cutanei femoris posterioris und mit den Hautästen des N. dorsalis clitoridis ermöglichen eine gegenseitige Vertretung.

III) Nervus dorsalis clitoridis (Abb. 15, *1* und *4*).

Der N. dorsalis clitoridis führt nur markhaltige Neuriten aus S 2 und S 3. Er ist ein gemischter Nerv, gemischt aus ableitenden und zuleitenden animalen und vegetativen sympathischen und parasympathischen Neuriten. Er tritt mit der meist lateral von ihm gelegenen A. dorsalis clitoridis in das Trigon. urogenitale ein und läuft entlang den Rami inferiores ossium ischii und pubis (Abb. 15, *4*) nach vorn gegen den Schlitz zwischen dem Lig. transversum pubis (entstanden aus der Vereinigung der Fasciae trigon. urogenitalis sup. und inf. am vorderen Rande des Trigonum) und dem Lig. arcuatum pubis und gelangt so auf den Rücken (orale Fläche) der Klitoris. Sein sensibles Gebiet sind: die Klitoris (oberflächlich und tief), das Praeputium, die Frenula clitoridis und eventuell die Innenfläche der kleinen Labien und das Orificium urethrae externum (Abb. 15, *12*). Sein motorisches Gebiet wird durch feine Zweige zu dem M. transversus perinei profundus (S 3) und M. sphincter urethrae membranaceae (S 3) dargestellt.

Der N. dorsalis clitoridis anastomosiert mit dem Plexus cavernosus und seinen Ästen. Anastomosen zwischen den Hautästen des N. dorsalis clitoridis und des N. perinei ermöglichen eine gegenseitige Vertretung. Die Varianten der Versorgungsgebiete der verschiedenen Äste des N. pudendus siehe oben.

d) Die Äste des Plexus coccygeus.

Der Plexus coccygeus entsteht aus den vorderen Ästen von (*S 3, S 4*), *S 5* und des N. coccygeus und liegt dem M. coccygeus (ischio-coccygeus) auf. Außer für unsere Darstellung nicht in Betracht kommende Muskelzweige gibt der Plexus *3—5* feinste Zweige, die Nn. anococcygei, ab, welche den M. coccygeus durchbohren oder zwischen ihm und dem M. levator ani durchtreten und die Haut über dem Steißbein und benachbarte Hautabschnitte versorgen. Man darf wohl mit Sicherheit annehmen, daß nicht alle Nn. anococcygei dem Plexus entstammen, sondern daß sich unter ihnen Nerven finden, welche den Hautästen der Rami dorsales der höher gelegenen Spinalnerven entsprechen.

2. Die nervösen Aufnahmeapparate des weiblichen Genitale.

(Vgl. Bd. V, I. Hälfte dieses Handbuches, S. 35f.)

a) Allgemeines.

Die nervösen Aufnahmeapparate im vegetativen Nervensystem werden entweder von den peripheren Neuriten der 1. Neuronen der sensiblen, zuführenden Neuronenkette selbst oder von besonderen Sinnesapparaten geliefert. Nur die Neuriten, die mit einem Aufnahmeapparat in Verbindung stehen, dürfen als sicher sensible Fasern bezeichnet werden, während alle intraepithelial endigenden Neuriten motorischer oder sensorischer Natur sein können.

Nach der Auffassung von Apathy, Boeke und Heringa sollen die als sensibel erkennbaren Nervenfasern in ihrer äußersten Peripherie ein mehr oder weniger geschlossenes Netzwerk bilden (vgl. Abb. 16). Dabei durchflechten sich die terminalen Strecken der nervösen Substanz und anastomosieren untereinander[1].

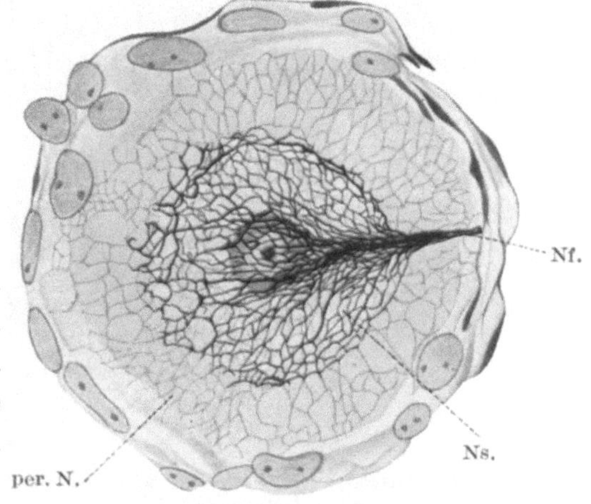

Abb. 16. Darstellung des periterminalen Netzwerkes nach Boeke an einem Flachschnitt durch die Tastscheibe des Grandryschen Körperchens. Ente. Bielschowsky-Methode. Vergr. 2100fach. Nf. Nervenfaser; Ns. Flachschnitt der nervösen Scheibe; per. N. periterminales Netzwerk.

In dieses Endnetz sind die Nervenendkörperchen eingelagert. Diese sollen aber lediglich Konzentrationspunkte darstellen, in denen die lebende Substanz der Nervenfasern in Gestalt von Ösen und Netzchen Beziehungen zum Protoplasma der Aufnahmeapparate gewinnt. In gleicher Weise, wie wir es auf S. 51 für die Endigungen der vegetativen motorischen Nerven für die glatte und die quergestreifte Muskulatur beschrieben haben, schließt sich auch an die Endösen und Endgitter der sensiblen Substanz überall das äußerst feinwebige Boekesche „periterminale Netzwerk“ an (vgl. Abb. 16).

Berücksichtigt man nun, daß alle zelligen Elemente des Körpers, in denen sich nervöse Substanz aufsplittert, miteinander ein zusammenhängendes Syncytium

[1] Wir gebrauchen den Ausdruck „Neurofibrillen“ absichtlich nicht, weil nach Ph. Stöhr jun. in der lebenden Substanz der Nervenfasern der Wirbeltiere das fibrilläre Gefüge in jener Gestalt nicht vorkommt, wie es in fixierten und imprägnierten Präparaten sichtbar ist. Ph. Stöhr bewertet deshalb die in der Literatur mit dem Ausdruck „Neurofibrillen“ belegten Gebilde als Kunstprodukte.

bilden[1], so ist die Vorstellung verständlich, daß die Endigungen der sensiblen Nervenfasern unter sich ein geschlossenes Endnetz bilden, und daß mehr oder weniger alle sensiblen Endapparate bzw. das gesamte sensible Endnetz Rezeptionsfähigkeit besitzt.

O. Foerster legt diese Anordnung dem Mechanismus der Schmerzrezeption zugrunde und besonders auch der antidromen Leitung von Erregungswellen, die bei elektrischer Reizung des distalen Endes des durchschnittenen N. cutaneus surae lateralis über das oben besprochene Endnetz zum N. cutaneus surae medialis und auf diesem, dem Zentralnervensystem zugeführt werden und so zum Schmerzgefühl führen. Dabei schließt aber O. Foerster die Möglichkeit nicht aus, daß die im nachfolgenden nun zu beschreibenden morphologisch vom Endnetz differenten Nervenendkörperchen dem Gesetze der spezifischen Sinnesenergie unterstehen und tatsächlich Aufnahmeapparate darstellen. Außerdem nehmen die meisten Nervenendkörperchen in ihrem Innern neben einer markhaltigen auch eine marklose Faser auf, für welche Agduhr den Beweis erbracht hat, daß sie sympathischen Ursprungs ist. Auch sie löst sich in ein terminales Netzwerk auf, das aber viel feiner und zarter gebaut ist als das terminale Netzwerk der markhaltigen Fasern.

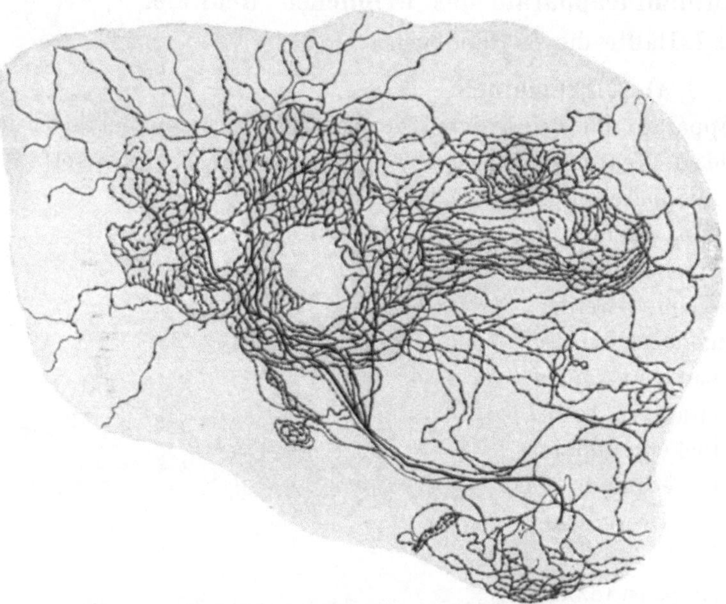

Abb. 17. Ausgedehntes Nervengeflecht aus der Klitoris der Frau. Golgi-Methode. (Nach Sfameni.)

b) Die Aufnahmeapparate der peripheren Neuriten.

α) Endnetze.

Die Receptoren der periphersten Teile der Neuriten des 1. zuführenden Neurons bestehen in kleinen knopfförmigen Anschwellungen (Noduli terminales, Endknöpfchen). Die Noduli terminales sitzen entweder an den frei auslaufenden Endästen eines Hautnerven oder an feinen Nerven, die sich aus intraepithelialen und intrakorialen Nervennetzen loslösen (s. Abb. 17). Die in der Lederhaut gelegenen, intrakorialen Netze können sich in bis zu vier übereinander geschichtete Lagen trennen (Leontowitsch).

β) Differenzierte Endapparate.

Die morphologisch von den Endnetzen differenten Endapparate im weiblichen Genitale scheiden wir in die Apparate der Oberfläche (Haut) und die der Tiefe (Muskel, Sehnen, Knochen, Organe).

[1] Trotz aller Differenzierung und scheinbaren Selbständigkeit nach Fixierung und Behandlung mit färberischen Methoden.

I.) Die Receptoren der Haut.

Die Sinnesapparate der Haut sind die Krause-Dogielschen Genitalnervenkörperchen (Corpuscula nervorum genitalium), die Meissnerschen (1852) Tastkörperchen (Corpuscula tactus), die Krauseschen Endkolben (Corpuscula bulboidea) und die Vater- (1641) Pacinischen (1842) Körperchen (Corpuscula lamellosa). Man trennt sie in zwei Gruppen; 1. Gruppe: die Corpuscula lamellosa, 2. Gruppe: die drei übrigen.

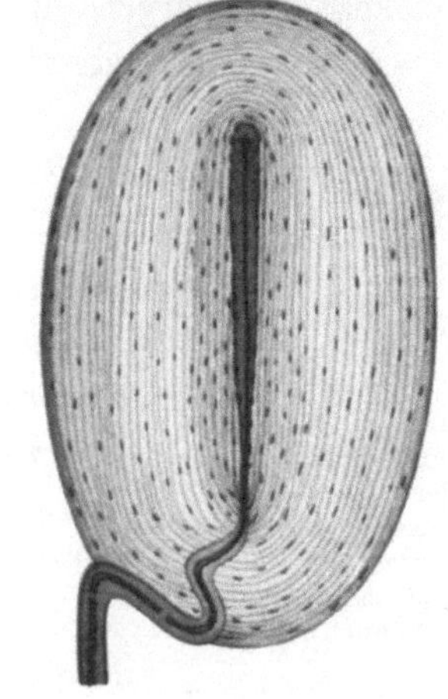

Abb. 18. Vater-Pacinisches Körperchen. Mensch. Hämatoxylin-Eosin. Vergr. 45fach. (Nach Sobotta.)

Die Corpuscula lamellosa sind längsovale Gebilde von 200—800μ (Breite-Länge) bis zu 2—3 mm Größe. Sie bestehen aus dem zylindrischen schmalen Innenkolben, in den eine unverzweigte markhaltige, später marklos werdende Nervenfaser eintritt und Lamellen, die in nach außen zunehmender Entfernung um den Innenkolben angeordnet sind. Die Corpuscula lamellosa stellen insofern einen besonderen Typus dar, als ihr Nerv unverzweigt bleibt oder höchstens an seinem peripheren Ende spärliche kurze Endäste bildet (Abb. 18).

Die Lamellenkörperchen finden sich in der Haut des Praeputium in der Corona und dem Collum glandis clitoridis (Mabuchi, Moraller-Hoehl) und in abnehmender Zahl tief im Corium der Haut der Labia majora und minora (Temesvary, Bergh, Mabuchi, Moraller-Hoehl, Kötz) und des Mons pubis, im Stratum subcutaneum des Dammes, im perinealen Fettlager, in der Astfolge des N. pudendus und in den Corpora cavernosa und

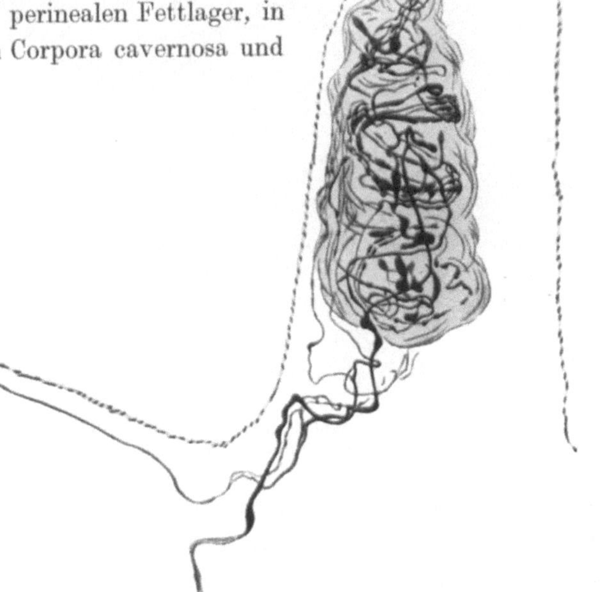

Abb. 19. Meissnersches Tastkörperchen. Mensch. Methylenblau. (Nach Dogiel.)

ihrer Umgebung (Geller, Ohmori), ferner in der Tube (Ries, Conylos), im Plexus uterovaginalis und in den Ligamenta sacro-uterina (Keiffer), in der Mesosalpinx und zwischen Uterus und Harnblase (Oudendal) und in der Mucosa der Vagina [Kranal (1866),

Kölliker (1902)]. Sie liegen im allgemeinen oberflächlich im Corium und tief im subcutanen Fettgewebe, eventuell in der Umgebung der tiefen Nerven und Gefäße. Rauber (1867) zählte am Stamm des N. dorsalis clitoridis 12, in einer Hälfte der Klitoris an den Teilungswinkeln der Nerven und an der inneren Schleimhautfläche des Praeputium 28, im Fettgewebe der Labia majora und im Mons pubis 78 Lamellenkörperchen.

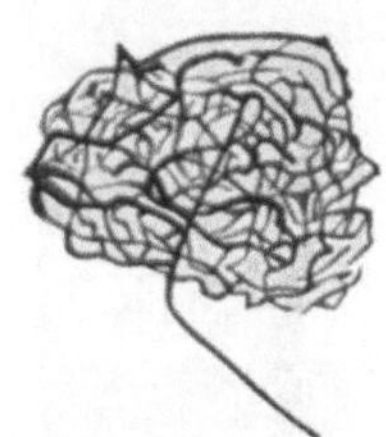

Abb. 20. Kolbenförmige Endigung aus der Haut der Klitoris. Mensch. Methylenblau. Vergr. 300fach. (Nach Worthmann.)

Die Corpuscula bulboidea, die Corpuscula tactus und die Corpuscula nervorum genitalium sind dadurch ausgezeichnet, daß der in sie eintretende Nerv in längere Endäste zerteilt ist, die ihrerseits sich wieder spalten können. Wahrscheinlich treten alle letzten Zweige untereinander in Verbindung und bilden innerhalb des Sinnesapparates ein wahrscheinlich ganz geschlossenes Nervennetz (Dogiel). Sie zeigen untereinander nur quantitative, keine qualitativen Unterschiede und bestehen aus einem von einer bindegewebigen Hülle umgebenen dicken Innenkolben von ovoider oder Kugelform, in den 1—5 markhaltige Nervenfasern eintreten und das Nervennetz bilden (Abb. 19).

Der Unterschied zwischen den drei Körperchen besteht in der Form, in der Größe, in der Dichtigkeit des Nervennetzes und in der Lage innerhalb der Haut. Die größten Körper mit dem größten und dichtesten Nervennetz bilden die Corpuscula nervorum genitalium, die kleinsten mit spärlichem Nervennetz die Corpuscula bulboidea.

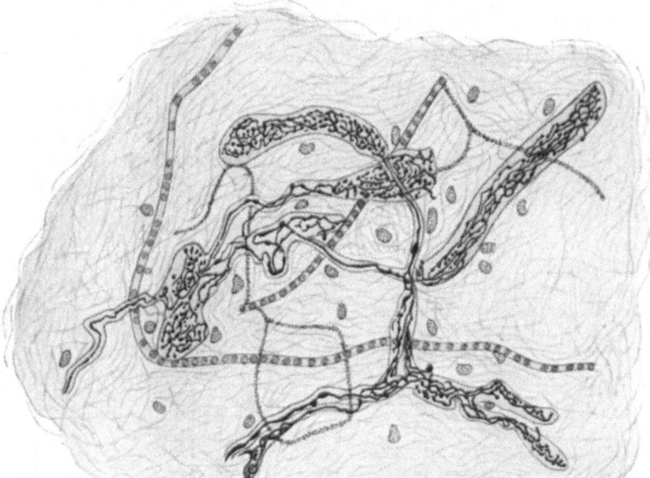

Abb. 21. Nervöse Endkörperchen in den Labia minora der Frau. Golgi-Methode. (Nach Sfameni.)

Die Corpuscula nervorum genitalium haben eine Länge, die zwischen 60 und 400 μ, und eine Breite, die zwischen 40 und 100 μ schwankt; sie liegen gehäuft in der Glans clitoridis — auf 1 qmm Haut kommen 1—4 Corpuscula —, spärlicher im Praeputium, im Frenulum und in den kleinen Labien; in den großen Labien konnte Dahl keine Genitalnervenkörperchen nachweisen. Die Corpuscula nervorum genitalium liegen in den tiefen Schichten des Corium des betreffenden Hautabschnittes (Stratum reticulare); die oberflächlichen Schichten des Corium (Stratum papillare) sind gewöhnlich frei von ihnen (Abb. 20).

Die Corpuscula tactus finden sich an der Glans clitoridis, an der Innenfläche des Praeputium und, in sehr beschränkter Zahl, an den kleinen Schamlippen. Sie liegen in den oberflächlichen Schichten des Corium oder in den Papillen selbst (Stratum papillare). Sie haben ovoide oder Zapfenform und erreichen eine Länge von 40—180 μ (Stöhr jr.). Knäuelförmige Nervenendkörperchen beobachtete, wenn auch selten, Keiffer in der Wand des Isthmus uteri. Harting beobachtete auch in der Tube knäuelförmige, von einer Kapsel umgebene Nervenendigungen, die nach dem Typus eines Meissnerschen Körperchens gebaut sind.

Die Corpuscula bulboidea (Krausesche Endkolben) kommen am äußeren Blatt und der Haut der Innenseite des Praeputium, im Frenulum praeputii, an der Außenseite der kleinen Labien, in der Klitoris, in der Haut um die Analöffnung und in der Vaginalschleimhaut vor [Krause (1866)]. Sie sind namentlich in der Glans clitoridis sehr zahlreich, wo auf 1 qmm Haut 4—20 Corpuscula kommen. Sie sind die kleinsten Körperchen der Gruppe und liegen im Corium in den Papillen oder deren Basis (Papillae genitales; Abb. 21).

Durch Betrachtung von Schnittserien aus der Uteruswand in der Gegend des Orificium internum uteri, wo die Achsen der beiderseitigen Muskelspiralensysteme einen Kreuzungswinkel bilden, der nur wenig unter 180° liegt, und deshalb einen echten Sphincter uteri internus vortäuschen (Goerttler), gelang es Keiffer, Nervenendkörperchen nachzuweisen und deren Gestalt zu rekonstruieren, wie sie die halbschematische Zeichnung der Abb. 22 wiedergibt. Diese Nervenendkörperchen beschreibt Keiffer wie folgt:

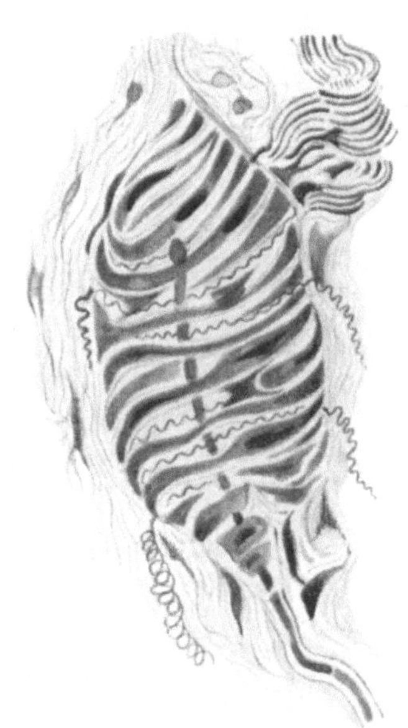

Abb. 22. Nervenendkörperchen in der Isthmuswand des Uterus nach Keiffer. Halbschematische Zeichnung, nach Serienschnitten rekonstruiert.

Ein schmales, aus glatten Muskelzellen zusammengesetztes Band (Muskelspiralsystem) windet sich spiralig um ein aus Bindegewebe bestehendes Gebilde, das amphoraähnliche Form besitzt. In der Mittellinie dieses Gebildes verläuft eine dicke marklose Nervenfaser, die an ihrem innerhalb des bindegewebigen Gebildes liegenden Ende eine rundliche Anschwellung zeigt. An einem Ende des amphoraähnlichen Gebildes geht die marklose Nervenfaser in eine dicke markhaltige Nervenfaser über. Ihren wellenförmigen Verlauf zwischen den Zügen glattmuskeliger Elemente konnte Keiffer an seinen Schnittserien bis tief in die Uteruswand hinein verfolgen. Zwischen den Spiralwindungen des die Amphora umgebenden Muskelbandes sind feinste Nervenfäserchen sichtbar, die in Wellenlinien parallel den Muskelspiralen verlaufen. An einzelnen Stellen verlassen diese Nervenfäserchen die Grenzen des amphoraähnlichen Gebildes, um sich im benachbarten Gewebe zu verlieren.

Nach Keiffer sollen diese Nervenendkörperchen mit dem animalen wie mit dem vegetativen Anteil des Nervensystems im Uterus in Verbindung stehen. Sie sind die Aufnahmeapparate von adäquaten Reizqualitäten, die von der Gegend des Orificium internum anatomicum aus Schmerzgefühle auslösen; sie sind nach Keiffer aber gleichzeitig auch die Aufnahmeapparate für Reizqualitäten mechanischer, chemischer, thermischer Art, die von der nämlichen Gegend aus rhythmische Uteruskontraktionen auslösen.

II.) Die Receptoren der tiefen Gewebe.

Die Sinnesapparate der Tiefe sind die Golgischen (1880) Sehnenspindeln [Kölliker (1889)], die Muskelspindeln [Kölliker (1863)], die Ruffinischen

Körperchen (1894), die Golgi- (1880) Mazzonischen (1891) Körperchen und die tiefgelagerten Vater-Pacinischen Körperchen.

Die Sinnesapparate der Tiefe mit Ausnahme der Vater-Pacinischen Körperchen haben das Gemeinsame, daß sie große Nervennetze darstellen, die von einer mehr oder weniger deutlichen bindegewebigen Kapsel eingeschlossen werden.

Die Sehnen- und Muskelspindeln stellen lange spindelförmige Endnetze dar, die — als Sehnenspindeln — zwischen den einzelnen Sehnenfibrillenbündeln in der Nähe ihres Überganges zum Muskel liegen, oder die — als Muskelspindeln — um ein Bündel feiner Muskelfasern, die sämtliche Achsenkerne in Reihen angeordnet zeigen (das Charakteristicum sich entwickelnder Muskelfasern) geflochten und von einer starken bindegewebigen Hülle umschlossen sind. In beiden Spindeln lösen sich 1 bis mehrere markhaltige Neuriten in ein dichtes Endnetz auf. Spindelförmige Genitalnervenkörperchen finden sich auch dicht an Capillaren angelagert und werden ihrerseits von feinen Capillaren umschlungen (Abb. 23). In den dichten Nervennetzen der erektilen, kavernösen kleinen Labien dienen sie als Reizverstärker.

Die Ruffinischen Körperchen gleichen in ihrem histologischen Aufbau den Sehnenspindeln; sie stellen 0,25—1,35 mm lange Nervenendnetze, von einer bindegewebigen Kapsel eingeschlossen, dar. Sie kommen in den tiefsten Schichten der Haut, im subcutanen Bindegewebe und im intermuskulären Bindegewebe vor (Abb. 24).

Die Golgi-Mazzonischen Körperchen finden sich im Perimysium externum und im Peritendineum.

Die tiefer gelegenen Vater-Pacinischen Körperchen kommen im Astgebiet des N. pudendus (Kölliker), in den Corpora cavernosa und namentlich in der Nähe von Gelenkmembranen und dem Periost (Corpuscula nervorum articularia Rauber) und in den Muskelsepten vor.

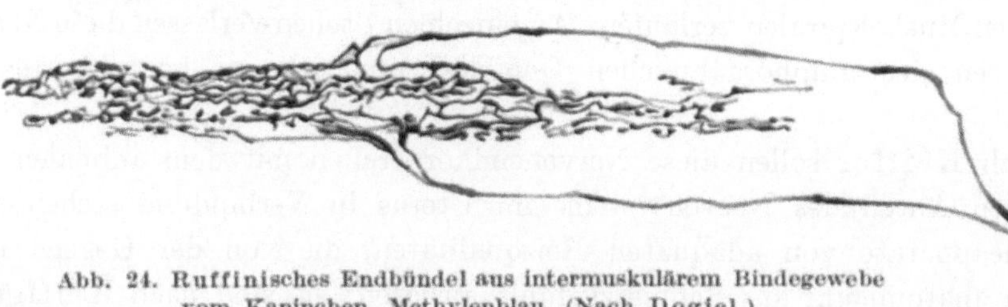

Abb. 24. Ruffinisches Endbündel aus intermuskulärem Bindegewebe vom Kaninchen. Methylenblau. (Nach Dogiel.)

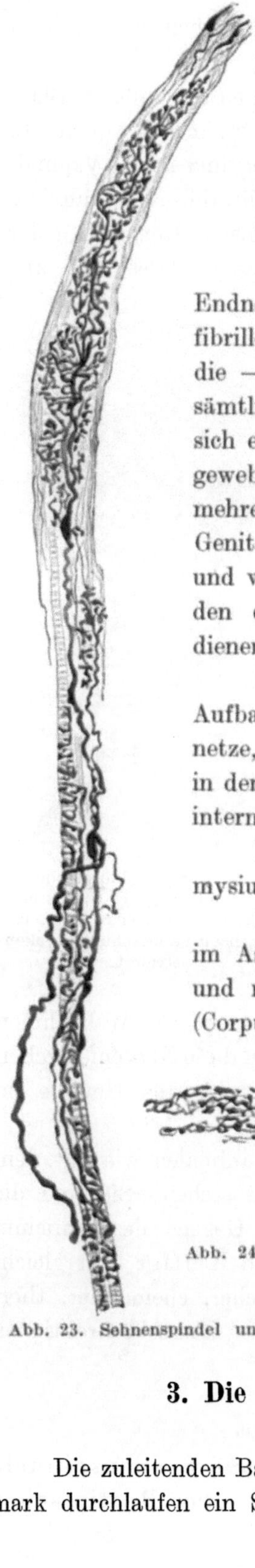

Abb. 23. Sehnenspindel und Muskelspindel aus einem Augenmuskel. Rind. Methylenblau. (Nach Dogiel.)

3. Die zuleitenden (afferenten) animalen Bahnen.

a) Allgemeines.

Die zuleitenden Bahnen oder Neuronenketten des weiblichen Genitale zum Rückenmark durchlaufen ein Spinalganglion. Die zuleitenden Bahnen des weiblichen Genitale zum Gehirn ziehen indirekt durch Spinalganglion und Rückenmark. Alle zuleitenden Bahnen des weiblichen Genitale besitzen demnach als Ganglionzelle des 1. Neurons die bineurite adendritäre Spinalganglienzelle.

Die peripheren Neuriten der Spinalganglienzellen laufen in ihrer großen Mehrzahl durch die auf S. 57 ff. besprochenen peripheren Äste der Plexus lumbalis, sacralis und coccygeus; eine Minderzahl aber nimmt den Weg durch das sympathische System (s. S. 37 ff.). Alle peripheren Neuriten, ob sie nun durch die cerebrospinalen Nerven oder ob sie durch das sympathische System verlaufen, erreichen aber schließlich den Ganglienzellenkörper der Spinalganglienzellen.

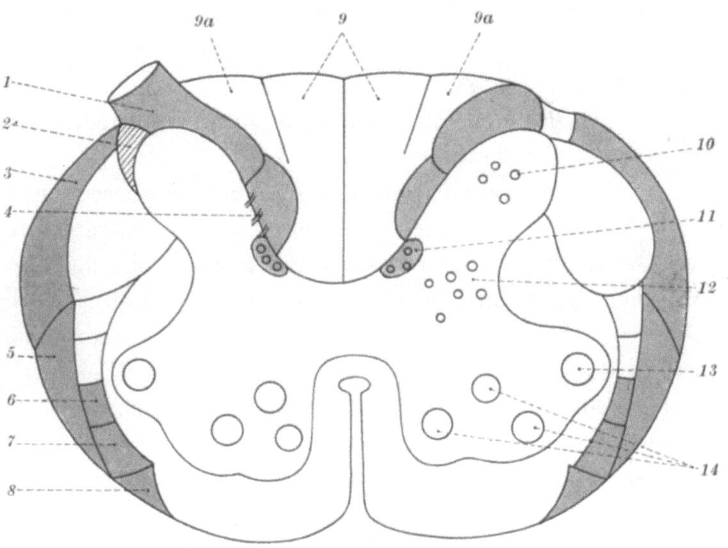

Abb. 25. Die zuleitenden (afferenten) Bahnen im Rückenmark.

1 Wurzeleintrittszone.
2 Lissauersche Randzone.
3 Tractus spino-cerebellaris dorsalis (Flechsig).
4 Wurzeleinstrahlungszone.
5 Tractus spino-cerebellaris ventralis (Gowers).
6 Tractus spino-tectalis.
7 Tractus spino-thalamicus.
8 Tractus spino-olivaris.
9 Funiculus gracilis (Goll).
9a Funiculus cuneatus (Burdach).
10 Zerstreute Hinterhornzellen.
11 Nucleus dorsalis (Stilling-Clarke).
12 Zerstreute Mittelzellen.
13 Nucleus lateralis im Seitenhorn.
14 Nucleus ventralis im Vorderhorn.

Nach dem Bell-Magendieschen Gesetz treten sämtliche zentralen Neuriten eines Spinalganglions als dorsale Wurzel im Sulcus lateralis dorsalis in horizontalem Verlauf in die weiße Substanz der Hinterstränge des Rückenmarkes ein und bilden im lateralen Gebiet derselben ein gut abgrenzbares Feld, die Wurzeleintrittszone (Abb. 25, *1*). Gestützt auf Beobachtungen, wonach beim Menschen nach Hinterwurzeldurchschneidung die Sensibilität sehr oft nicht völlig erloschen ist, oder nach anfänglichem Verluste später wiederkehrt, nimmt O. Foerster an, daß für die Leitung von sensiblen Erregungen und Schmerzreizen außer den hinteren Wurzeln auch eine akzessorische Hilfsbahn zur Verfügung steht, die im Falle der Unterbrechung der durch die hinteren Wurzeln gebildeten Hauptbahn in einem individuell wechselnden Grade und offenbar auch in verschiedenem Ausmaß in Funktion tritt. (Die Entwicklungsgeschichte der Frage, ob afferente zuleitende Bahnen außer durch die hintere, auch durch die vordere Wurzel ins Rückenmark eintreten, findet sich bei O. Foerster[1].)

Die in der Wurzeleintrittszone angelangten Neuriten teilen sich in großer Mehrzahl dichotomisierend, in einen längeren aufsteigenden und einen kurzen absteigenden Ast; beide Äste biegen an der Teilungsstelle rechtwinklig um und steigen in der weißen Substanz der Hinterstränge auf und ab; beide Äste bleiben bis zu ihrem Ende in der weißen Substanz der Hinterstränge.

[1] Foerster, O.: Die Leitungsbahnen des Schmerzgefühls und die chirurgische Behandlung der Schmerzzustände, S. 61f. Berlin und Wien: Urban & Schwarzenberg 1927.

Für die nachfolgende Beschreibung werden nur die aufsteigenden Äste der zentralen Neuriten in Betracht gezogen.

Nach Bok enthalten diese zuleitenden, dem 1. Neuron angehörenden, cerebrospinalen Bahnen mindestens drei verschiedene Fasersysteme:

1. Fasern, die sich in der Höhe des Rückenmarksegmentes ihrer Eintrittszone in die angrenzende Lissauersche Randzone (Abb. 25, *2*) des gleichen und der benachbarten oberen und unteren Rückenmarksegmente verzweigen und Endbäumchen um die Zellen der angrenzenden Substantia gelatinosa Rolandi bilden.

2. Fasern der „vitalen" Gefühle, Lust- und Unlustgefühle, Schmerzgefühle, sog. affektives System.

3. Fasern der Empfindungen und Wahrnehmungen, sog. perzeptorisch-epikritisches System.

Die Spinalganglienzellen mit ihrem peripheren und ihrem zentralen Neuriten sind als 1. Neuron in verschiedene Neuronenketten eingeschaltet. Diejenigen Neuronenketten, welche mit ihrem letzten Neuron die graue Rinde des Großhirns oder die des Kleinhirns erreichen, bezeichnet man am besten als cerebrale oder cerebellare Bahnen des weiblichen Genitale. Die übrigen zuleitenden Neuronenketten des weiblichen Genitale, welche die grauen Rinden von Großhirn und Kleinhirn nicht erreichen, faßt man am einfachsten unter der Gruppe der zuleitenden Schenkel von Reflexbahnen zusammen. Die spezielle Einordnung der einzelnen Reflexbahn kann nach der Lage des Scheitels des Reflexbogens erfolgen. Liegt der Scheitel im Rückenmark, spricht man von spinalen Reflexbogen; liegt er in der Medulla oblongata, von bulbären Reflexbogen; liegt er im Mittelhirn (Vierhügelgegend und Großhirnstiele) von tektalen Reflexbogen; liegt er in den Zentralganglien (Kerne des Thalamus opticus, Kerne des Streifenhügels) von subcorticalen Reflexbogen. Auch die cerebralen und die cerebellaren Bahnen können zuleitende Reflexschenkel bilden. In diesem Falle spräche man von corticalen Reflexen.

b) Die zuleitenden Bahnen vom weiblichen Genitale zum Großhirn (die afferenten cerebralen Bahnen).

α) Die afferente cerebrale Vorderseitenstrangbahn.

Die Bahn für Schmerz, Temperatur, sowie ein Teil der Fasern für Druck und Berührung (spino-thalamische und thalamo-corticale Bahn).

Die Schmerz-, Temperatur- usw. Bahn besteht aus drei Neuronen.

1. Neuron: Bineurites Neuron der thorakalen, lumbalen oder sacralen Spinalganglien. Peripherer Neurit: Aus der Peripherie durch einen der peripheren Nerven des weiblichen Genitale (s. S. 57ff.) zum Ganglienzellkörper im Spinalganglion. Zentraler Neurit: durch hintere Wurzel in den Hinterstrang des Rückenmarks; Kollateralen in die graue Substanz zu Ganglienzellen, die zerstreut zwischen Vorderhorn und Hinterhorn (zerstreute Mittelzellen, Abb. 25, *12*) und in der Basis des Hinterhornes selbst liegen (zerstreute Hinterhornzellen, Abb. 25, *10*).

2. Neuron: Mononeurite zerstreute Mittel- oder zerstreute Hinterhornzellen. Ganglienzellenkörper in der grauen Substanz zwischen Vorderhorn und Hinterhorn und in der Basis des Hinterhornes selbst. Aus diesen Ganglienzellen entspringt eine Bahn, welche die Mittellinie des Rückenmarkquerschnittes passiert und in den kontralateralen

Seitenstrang eintritt. Hier sammeln sich alle Neuriten zu einem unscharf gegen die Umgebung abgegrenzten Bündel, dem Vorderseitenstrang. Zu demselben sind zu zählen das Feld des Tractus spino-thalamicus (Abb. 25, *7*), sowie, gestützt auf eine freundliche persönliche Mitteilung von M. Minkowski, Zürich, auch das Feld des Tractus spino-cerebellaris ventralis (Gowers, Abb. 25, *5*). Das Bündel liegt im Rückenmarksquerschnitt unmittelbar dorsal vom Tractus spino-olivaris (Hellweg, Abb. 25, *8*). Im Areal des Vorderseitenstranges zieht die Bahn kranialwärts. Die Kreuzung erfolgt nicht in horizontaler Ebene, sondern in schräg aufsteigender Richtung, und zwar nach O. Foerster der Art, daß die aus einem Hinterhorn stammenden Fasern im Bereich des nächsthöheren Segmentes kreuzen. Am oberen Pol dieses letzteren ist die Kreuzung entsprechend den Erfahrungen Foersters am Menschen bereits vollkommen vollzogen.

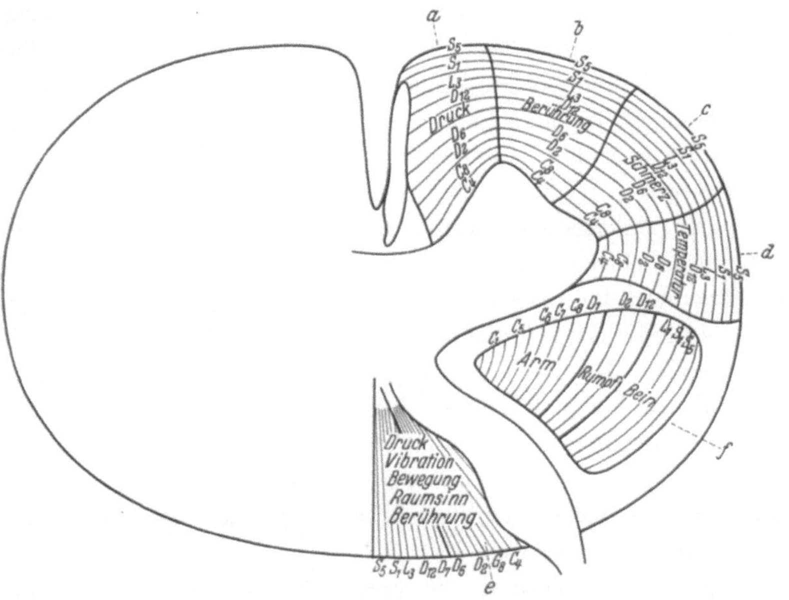

Abb. 26. Schematische Darstellung der funktionellen und somatotopischen Gliederung des Vorderseitenstranges und des Hinterstranges. (Nach O. FOERSTER.) Die Lage der Areale für die Temperaturleitung im dorsalen Teil und für die Schmerzleitung im ventralen Teil des Vorderseitenstranges ist noch nicht endgültig gesichert.

Nun nehmen die Neurologen im Hinterhorn voneinander getrennte Elemente für die Schmerzleitung und die Leitung der Temperaturempfindungen an und dementsprechend nehmen auch im Areal des Vorderseitenstranges die Bahnen des Schmerzgefühls und ebenso die Bahnen für die Temperaturempfindungen, ja sogar diejenige für Kälte- und Wärmeempfindung eine gesonderte Lage ein (vgl. Abb. 25, *7*, *5* und Abb. 26, *c* und *d*).

Die Bahnen des perzeptorisch-epikritischen Systems für die Berührungs- und Druckempfindung gelangen in zwei getrennten Teilen zum Großhirn.

Der eine Teil durchzieht mit den Bahnen für Schmerzgefühl und Temperaturempfindungen in gleicher Weise die Mittellinie des Rückenmarkquerschnittes und dringt wie diese in das Areal des Vorderseitenstranges und nimmt darin ebenfalls eine gesonderte Lage ein (vgl. Abb. 26, *a* und *b*).

Ein zweiter wesentlicher Teil dieses Systems zieht über die ungekreuzten Hinterstränge (Abb. 26, *e*). Dementsprechend können bei isolierter operativer Vorderseitenstrangdurchschneidung beim Menschen gar keine, jedenfalls keine bleibenden Störungen der Berührungs- und Druckempfindung, sondern nur isolierte Analgesie und Thermanästhesie beobachtet werden (vgl. S. 416 ff, Chordotomie mit den Abb. 96—99).

In gleicher Weise wie im Hinterstrang die Fasern des perzeptorisch-epikritischen Systems, die aus einem bestimmten Hinterhornsegment entspringen, in einem bestimmten radiär gerichteten Segment des Hinterstranges kranialwärts ziehen, so bewahren die Fasern des affektiven Systems und auch diejenigen des perzeptorisch-epikritischen Systems, welche die Mittellinie des Rückenmarkquerschnittes kreuzen, auch nach ihrer Kreuzung und ihrem Eintritt in den Vorderseitenstrang eine gesonderte Lage. Jedem Hinterhornsegment entspricht im Vorderseitenstrang nach O. Foerster eine besondere, etwa halbkreisförmig das Vorderhorn umziehende Lamelle longitudinal gerichteter Fasern, derart, daß die den untersten Rückenmarksegmenten entsprechenden am weitesten exzentrisch, die den obersten Segmenten zugehörigen Fasern am weitesten nach innen liegen (vgl. Abb. 26, *a*, *b*, *c*, *d*). Diese Vorstellung entspricht durchaus den von Francis Grant sub chordotomia gemachten Feststellungen der mit zunehmender Vertiefung der Vorderseitenstrangdurchschneidung von den Füßen über die Leistengegend zum Diaphragma aufsteigenden Analgesie- und Thermanästhesiezonen (vgl. S. 420 und Abb. 99).

Im Vorderseitenstrang angelangt, biegen alle Neuriten rechtwinklig um und steigen bis in das Gebiet des unteren Winkels der Rautengrube in die Höhe, wo sich die Neuriten des Tractus spino-thalamicus der großen zuleitenden Bahn der medialen Schleife (Lemniscus medialis) so anschließt, daß die beidseitigen Neuriten nicht mehr voneinander zu trennen sind. Mit dem Lemniscus medialis gelangen die Neuriten zu dem Nucleus lateralis thalami und bilden an dessen Ganglienzellen ihr Endbäumchen.

3. Neuron: Mononeurite Ganglienzelle im Nucleus lateralis thalami. Neurit: durch den occipitalen Schenkel der Capsula interna oder zwischen den einzelnen grauen Abschnitten des Nucleus lentiformis in die Stabkranzstrahlung und mit dieser zur Körperfühlsphäre des Großhirns.

Sämtliche Neuriten, die vom Sehhügel zur Großhirnrinde aufsteigen, bilden die thalamo-corticale Bahn.

β) Die afferente cerebrale Hinterstrangbahn.

(Tractus spino-thalamicus und Tractus thalamo-corticalis.)

Die Bahn zur Vermittlung von Empfindungen für Druck, Vibration, Bewegung, Raumsinn und Berührung.

Sie besteht aus einer Haupt- und einer Nebenbahn, die Hauptbahn ist aus 3 Neuronen, die Nebenbahn aus 4 Neuronen aufgebaut.

I.) Die Hauptbahn der afferenten cerebralen Hinterstrangbahnen.

1. Neuron: Die bineurite Spinalganglienzelle in den sacralen, lumbalen und unteren Thorakalsegmenten; peripherer Neurit: im Kabel eines der oben (S. 57 ff.) aufgezählten peripheren Nerven des weiblichen Genitale; der zentrale Neurit erreicht durch die dorsale Wurzel des Spinalnerven die weiße Substanz der Hinterstränge des Rückenmarks, bleibt in ihr und steigt bis zur Medulla oblongata empor. Hier endigt er an einer Ganglienzelle des Nucleus gracilis oder cuneatus (Kerne in den Hintersträngen des verlängerten Markes oder der makroskopisch sichtbaren Clava und dem Tuberculum cuneatum). Das Neuron passiert also ungeschaltet das ganze Rückenmark.

Ihre, durch die Wurzeln des coccygealen und der unteren Sacralnerven in das Rückenmark eintretenden, zentralen Neuriten und ihre auf- und absteigenden Äste werden durch die neueintretenden zentralen Neuriten der oberen Sacralnerven aus dem Felde der Wurzeleintrittszone herausgedrängt und gegen die Medianebene des Rückenmarkquerschnittes verschoben; die lumbalen zentralen Neuriten verschieben wieder die oberen sacralen in gleicher radiärer Richtung, die thorakalen die lumbalen, die cervicalen die thorakalen; so ist schließlich der Großteil des Feldes der Hinterstränge im 1. Cervicalsegment des Rückenmarkes von den Gruppen der aufsteigenden zentralen Neuriten der 30 unteren Spinalnerven erfüllt, wobei jede Gruppe ihr bestimmtes radiäres Feld einnimmt.

Die den obersten Rückenmarksegmenten entstammenden Bahnen lehnen sich an das Hinterhorn an, die Gruppe des 2. Cervicalnerven liegt in der Wurzeleintrittszone, die Gruppe des N. coccygeus dagegen ganz am Septum posterius (dorsale) des Rückenmarkes (vgl. Abb. 26, *e*).

Bei ihrem Aufstieg innerhalb der weißen Substanz der Hinterstränge gibt der einzelne aufsteigende Ast des zentralen Neuriten der Spinalganglionzelle in Abständen markhaltige Kollateralen ab, die in mehr oder weniger horizontalem Verlauf in die graue Substanz des Rückenmarkes eintreten und mit ihren Endbäumchen Ganglienzellen umspinnen. Wenn auch die Kollateralen einer spinalen Wurzel in aufgelockertem Zustand in die graue Substanz eintreten, so bilden sie doch ein auf dem Querschnitt des Rückenmarkes noch abgrenzbares Feld, die Wurzeleinstrahlungszone (Abb. 25, *4*). Über die Zahl der Kollateralen, die der aufsteigende Ast des einzelnen zentralen Neuriten auf seinem Weg durch den Hinterstrang abgibt, ist nichts bekannt; auch der Verlauf und die Endigungsform ist nur für einen Teil der Kollateralen festgestellt.

Zu den Nuclei graciles (Golli) gelangen infolge der oben besprochenen Verschiebung innerhalb des Hinterstranges die aufsteigenden Neuritenäste des Coccygealganglion, der Sacral-, der Lumbal- und der unteren Thorakalsegmente, während der Nucl. cuneatus (Burdachi) die aufsteigenden Neuritenäste aus den oberen Thorakal- und den Cervicalganglien aufnimmt (vgl. Abb. 25, *9* und *9a* mit Abb. 26, *e*).

2. Neuron: Eine mononeurite Ganglienzelle des Nucleus gracilis oder cuneatus. Neurit: kreuzt als Fibra arcuata interna zum kontralateralen Lemniscus medialis, einem Feld im Gebiet des ehemaligen weißen Vorderstranges der Medulla oblongata, zwischen den grauen Querbalken der H-Figur und dem Tractus cortico-spinalis der Willkürbahn. Die Summe der von rechts und links kreuzenden Fibrae arcuatae internae bildet die Decussatio lemniscorum; sie erstreckt sich über eine Strecke, welche dem unteren Teil der Rautengrube entspricht. Im Lemniscus medialis, der, wie wir oben festgestellt haben, auch die spinothalamische cerebrale Bahn aufnimmt, ziehen die Neuriten zum Nucleus lateralis thalami und bilden an Ganglienzellen desselben ihr Endbäumchen.

Die Neuriten der 2. Neuronen setzen den Tractus bulbo-thalamicus zusammen.

3. Neuron: Mononeurite Ganglienzelle des Nucleus lateralis thalami. Neurit durch das Crus occipitale der Capsula interna in der Bahn des Stabkranzes zu der Körperfühlsphäre der Großhirnrinde.

II.) Die Nebenbahnen der afferenten cerebralen Hinterstrangbahnen.

Ein Teil der zentralen Neuriten der Spinalganglienzellen tritt nicht in den Hinterstrang ein, sondern endet an Zellen der Substantia gelatinosa dorsalis des Hinterhorns.

Das 2. Neuron dieser Nebenbahn wäre dann eine Ganglienzelle in der Substantia gelatinosa dorsalis; ihr Neurit tritt in den Funiculus gracilis (Abb. 25, *9*) ein und erreicht in ihm eine Ganglienzelle des Nucleus gracilis. Das 3. Neuron bildet die Ganglienzelle im Nucleus gracilis, ihr Neurit verläuft wie der Neurit des 2. Neuron der Hauptbahn und gelangt zum Nucleus lateralis thalami. Das 4. Neuron entspricht dem 3. Neuron der Hauptbahn und verhält sich wie dieses.

Von der Schmerzbahn und von der cerebralen Hinterstrangbahn können sich Kollateralen zu den Kernen in der Substantia reticularis des verlängerten Markes, zu den Brückenkernen, zur Substantia nigra, zur Lamina quadragemina und zu den Corpora mammillaria abzweigen.

γ) Hypothetische afferente cerebrale Bahn durch die graue Substanz des Rückenmarkes zum Großhirn.

Schon Schiff hatte eine extrafunikuläre Schmerzleitung durch die graue Substanz der Hinterhörner angenommen. In den Jahren 1913—1920 machten alsdann O. Foerster u. a. darauf aufmerksam, daß selbst nach doppelseitiger Durchtrennung der Vorderseitenstrangbahnen durch doppelseitige Medullarprozesse oder nach operativer Durchtrennung der Bahnen Aussparungen der untersten Segmentalzonen *S 3*—*S 5* (s. Abb. 27a und b) beobachtet werden konnten.

Mit Recht hebt O. Foerster hervor, daß nach den Ausführungen auf S. 72, nach denen diese Segmentallamellen im Rückenmarkquerschnitt am weitesten exzentrisch liegen, gerade diese Lamellen bei Chordotomien sicher durchtrennt worden sind (vgl. S. 418 Technik von F. Grant und Abb. 26).

Da nun nach experimentellen Untersuchungen von Karplus und Kreidl an Katzen auch trotz doppelseitiger Durchschneidung je einer Rückenmarkshälfte in zwei verschiedenen Höhen — von 4—5 Segmententfernung — die Schmerzleitung nicht aufgehoben ist, so steht bei diesen Experimenten für die Leitung von Schmerzreizen nur die graue Substanz selbst zur Verfügung. Diese extrafunikuläre Leitungsbahn für Schmerzimpulse in der grauen Substanz der Hinterhörner nimmt O. Foerster auch beim Menschen in Anspruch für die Schmerzimpulse, die nach doppelseitiger Chordotomie aus den caudalsten Segmentalzonen *S 3*—*S 5* weitergeleitet und als Schmerzgefühle angegeben werden. Dabei stellt er sich vor, daß die Hinterhornsäulen beider Seiten ein aus zahlreichen kurzen Kettenneuronen zusammengesetztes Kontinuum bilden, das seinerseits ohne Beteiligung der langen aufsteigenden Bahnen, Schmerzimpulse cerebralwärts leitet, wobei die Erregungen, die von einer Seite eindringen, rasch von der anderen Seite der Hinterhornsäule mit übernommen werden können.

Wichtig zu wissen für die Indikationsstellung zur Chordotomie wegen unerträglicher Schmerzen infolge inoperabler maligner Tumoren des kleinen Beckens ist, daß gleichzeitig mit den Aussparungen der Segmentalzonen *S 3*—*S 5* auch die zuleitenden Bahnen der Blase und des Rectums erhalten bleiben.

c) Die zuleitenden Bahnen vom weiblichen Genitale zum Kleinhirn (die afferenten cerebellaren Bahnen).

Das Zentrum für die Statik unseres Körpers, das Kleinhirn, muß über den Zustand der Gelenke und der Muskeln auf dem Laufenden gehalten werden. Diese Orientierung erfolgt durch die Leitung der Tiefensensibilität zum Kleinhirn. Diese Zuleitung hat drei Wege zur Verfügung, über die Tractus spino-cerebellares dorsales Flechsigii

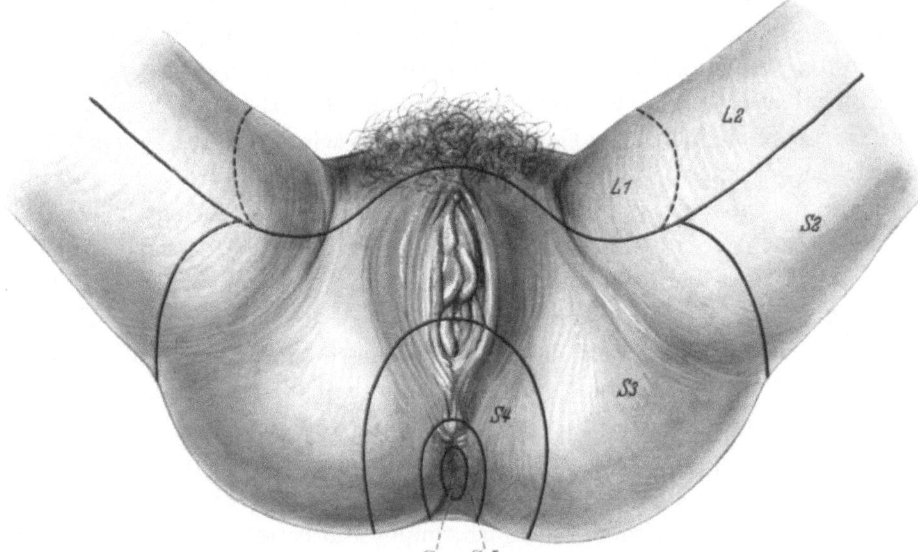

Abb. 27 a. In Rückenlage mit gespreizten Beinen.

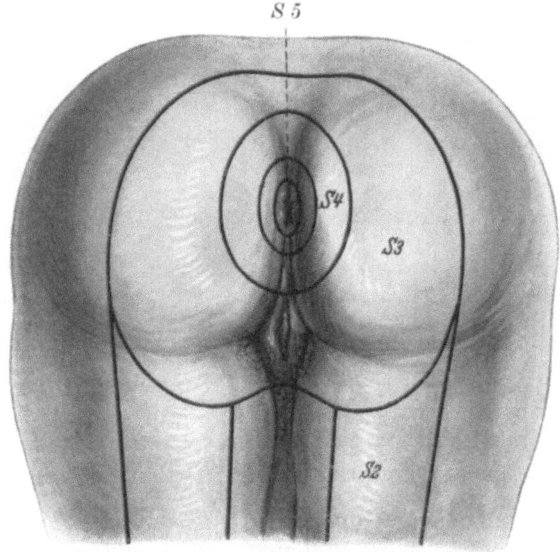

Abb. 27 b. Bei gebeugter Körperhaltung.

Abb. 27 a und b. Segmentäre Wurzelzonen — Dermatome — am caudalen weiblichen Körperende.

(Abb. 25, *3*), über die Tractus spino-cerebellares ventrales Gowersii (Abb. 25, *5*) und über die Hinterstrangbahn (Abb. 25, *9*). Deshalb unterscheiden wir die cerebellare Flechsigsche, die cerebellare Gowerssche und die cerebellare Hinterstrangbahn.

α) **Die afferente cerebellare Flechsigsche Bahn** (Abb. 25, *3*).

Die cerebellare Flechsigsche Bahn besteht aus zwei bis drei Neuronen.

1. Neuron: Ganglienzelle der sacralen, lumbalen und unteren thorakalen Spinalganglien. Lage des Ganglienzellenkörpers und Verlauf des peripheren Neuriten wie bei den

eben besprochenen cerebralen Bahnen. Der zentrale Neurit betritt durch die hintere Wurzel des Spinalnerven die weiße Substanz der Hinterstränge des Rückenmarkes. Seine Kollateralen verlaufen zu den Ganglienzellen des Nucleus dorsalis spinalis (Stillingscher Kern oder Clarkesche Säule, Abb. 25, *11*) und endigen an ihnen. Der Nucleus dorsalis spinalis liegt in der grauen Substanz des Hinterhornes in der Ecke, wo die mediale Grenzkontur des Hinterhornes mit dem grauen Querschenkel der H-Figur zusammentrifft.

2. Neuron: Eine mononeurite Ganglienzelle des Nucleus dorsalis spinalis; der meist mit einem dicken Markmantel versehene Neurit durchsetzt in zunächst horizontaler Richtung die graue Substanz und den weißen Seitenstrang und gelangt in das Feld des kontralateralen Tractus spino-cerebellaris dorsalis (Abb. 25, *3*), dessen Feld im Rückenmarkquerschnitt an der Oberfläche der dorsalen Hälfte des Seitenstranges (Hinterseitenstrang) liegt. Das Feld grenzt dorsalwärts an die Lissauersche Randzone (Zona terminalis, Abb. 25, *2*), ventralwärts an das Feld des Tractus spino-cerebellaris ventralis (Abb. 25, *5*), medianwärts an das Feld des Tractus cortico-spinalis lateralis (Pyramidenseitenstrangbahn, Abb. 28, *1*) und eventuell des Tractus rubro-spinalis (Monakowschen Bündels, Abb. 28, *2*). Im Feld des Tractus spino-cerebellaris dorsalis (Abb. 25, *3*) angelangt, biegen sämtliche Neuriten der Bahn rechtwinklig um und steigen bis zu dem Corpus restiforme, dem Bindearm zwischen verlängertem Mark und Kleinhirn, empor und betreten durch diesen die weiße Markmasse des Kleinhirns. Ein Teil der Neuriten kann ungeschaltet bis zur grauen Rinde des vorderen Teiles des Vermis superior ziehen und dort endigen. Ein anderer Teil kann zu einem der Kerne in der weißen Substanz des Kleinhirns verlaufen und dort endigen. Diese Neuritengruppe hat dann ein 3. Neuron, dessen mononeuriter Ganglienzellenkörper in der grauen Masse eines dieser Kerne liegt, dessen Neurit zur grauen Rinde im vorderen Teile des oberen Kleinhirnwurmes zieht.

β) Die afferente cerebellare Gowerssche Bahn (Abb. 25, *5*).

Die zuleitende cerebellare Gowerssche Bahn besteht aus zwei bis drei Neuronen.

1. Neuron: Eine Ganglienzelle eines sacralen, lumbalen oder thorakalen Spinalganglions. Lage des Ganglienzellenkörpers und Verlauf des peripheren Neuriten wie bei allen bislang besprochenen zuleitenden cerebralen und cerebellaren Bahnen. Der zentrale Neurit gelangt durch die dorsale Wurzel des Spinalnerven in die weiße Substanz der Hinterstränge; die Kollateralen ziehen zu Ganglienzellen im dorso-lateralen Bezirk der grauen Vorderhörner und zu zerstreuten Mittelzellen (Abb. 25, *12*).

2. Neuron: Eine mononeurite Ganglienzelle der grauen Substanz des Rückenmarkes im Gebiet der zerstreuten Mittelzellen und dem dorso-lateralen Teile des Vorderhornes. Der Neurit läuft quer durch graue und weiße Substanz hindurch bis an das Feld des homolateralen Tractus spino-cerebellaris ventralis Gowersii (Abb. 25, *5*). Dieses Feld liegt an der Oberfläche der vorderen Hälfte des Seitenstranges (Vorderseitenstrang) zwischen dem Flechsigschen Feld (Abb. 25, *3*, s. oben) dorsal und dem Feld des Tractus spino-olivaris Hellwegi (Abb. 25, *8*) ventral, zwischen den Feldern des Tractus rubro-spinalis (Abb. 25, *2*), der spino-thalamischen (Abb. 25, *7*) und der spino-tektalen (Abb. 25, *6*) Bahn und entspricht der Oberfläche des Vorderseitenstranges.

Es ist möglich, daß Neuriten dieser zerstreuten Mittelzellen auch in das gegenseitige Feld von Gowers gelangen.

Im Felde des Tractus spino-cerebellaris ventralis (Abb. 25, *5*) angelangt, biegen die Neuriten rechtwinklig um, steigen in die Höhe, treten aber nicht wie die Neuriten der Flechsigschen Bahn, in das Corpus restiforme ein, sondern durchlaufen den Boden der Rautengrube bis fast zu deren vorderen Ende, werden in der Rinne zwischen Brachium pontis und Brachia conjunctiva oberflächlich, umkreisen als Fibrae arciformes die Außenfläche der Brachia conjunctiva, treten in das Velum medullare anterius, das sich zwischen den beiden Brachia conjunctiva ausspannt, ein und laufen in ihm rückläufig zum vorderen Abschnitt der grauen Rinde des oberen Kleinhirnwurmes, d. h. sie endigen an der gleichen Stelle, wo auch die cerebellare Flechsigsche Bahn (Abb. 25, *3*) ihr Ende findet.

Die Möglichkeit einer Schaltung in den Kernen der weißen Markmasse des Kleinhirns besteht auch für die cerebellare Gowerssche Bahn.

γ) Die afferente cerebellare Hinterstrangbahn (Abb. 25, *9* und *9a*).

Die cerebellare Hinterstrangbahn besteht aus zwei Neuronen.

Das 1. Neuron liefert wieder eine Ganglienzelle der sacralen, lumbalen oder thorakalen Spinalganglien. Sitz des Ganglionzellenkörpers und Weg des peripheren Neuriten sind die gleichen, wie für alle cerebralen und cerebellaren Bahnen. Die zentralen Neuriten treten durch die dorsale Wurzel des Spinalnerven in die weißen Hinterstränge des Rückenmarkes ein, ziehen in ihnen in die Höhe bis zu den Nuclei gracilis und cuneatus und bilden an deren Ganglienzellen ihre Endbäumchen.

Das 2. Neuron bildet die mononeurite Ganglienzelle der Nuclei cuneatus oder gracilis. Die Neuriten können zwei Wege einschlagen; die 1. Gruppe geht von den Hinterstrangkernen quer durch die graue Substanz zum gegenseitigen Lemniscus medialis (Fibrae arcuatae externae ventrales), dann durch diesen hindurch zwischen dem Tractus cortico-spinalis (Pyramidenbahn, Abb. 28, *4*) und der Fissura mediana ventralis zur ventralen Oberfläche des Rückenmarkes. Hier biegen die Neuriten wieder dorsalwärts um und laufen dicht unter der seitlichen Oberfläche bis zum Eintritt in das Corpus restiforme, wo sich die Neuritengruppe an die cerebellare Flechsigsche Bahn anschließt und mit ihr zur grauen Rinde in den vorderen Abschnitten des Oberwurms zieht. Auch diese Bahn kann noch ein 3. Neuron besitzen, wenn in den Kernen der weißen Markmasse des Kleinhirns eine Schaltung eintritt.

Die 2. Gruppe der Neuriten der 2. Neuronen der Hinterstrangbahn geht von den Ganglienzellen der Nuclei gracilis und cuneatus als Fibrae arcuatae externae dorsales auf dem direkten Weg entlang der dorsalen Peripherie des Rückenmarkes zum Corpus restiforme, schließt sich hier der cerebellaren Flechsigschen Bahn und den Fibrae arcuatae externae ventrales an und zieht mit ihnen zur grauen Rinde der vorderen Abschnitte des Oberwurms des Kleinhirns.

Auch diese Neuritengruppe kann in den grauen Kernen im Gebiet der weißen Markmasse des Kleinhirns geschaltet sein. Dann würden die Ganglienzellen dieser Kerne das 3. Neuron der Bahn darstellen.

δ) Die ungeschaltete afferente cerebellare Bahn.

Es besteht die Möglichkeit, daß ein Teil der zentralen Neuriten der Spinalganglienzellen bis zu den Nuclei gracilis und cuneatus emporsteigt, an ihnen aber vorbeizieht, ungeschaltet in das Corpus restiforme eintritt und in der grauen Rinde des vorderen Oberwurmabschnittes endigt. Die Bahn — wenn ihr Bestehen sicher nachgewiesen wäre — würde dann nur aus einem Neuron, der Spinalganglienzelle und ihren beiden Neuriten bestehen; deshalb das Beiwort „ungeschaltet" in der Benennung der Bahn.

4. Die ableitenden (efferenten) animalen Bahnen.

a) Die ableitenden Bahnen vom Großhirn zum weiblichen Genitale.

α) Die Hauptwillkürbahn (Pyramidenbahn, Tractus cortico-spinalis) (Abb. 28, *1* und *4*).

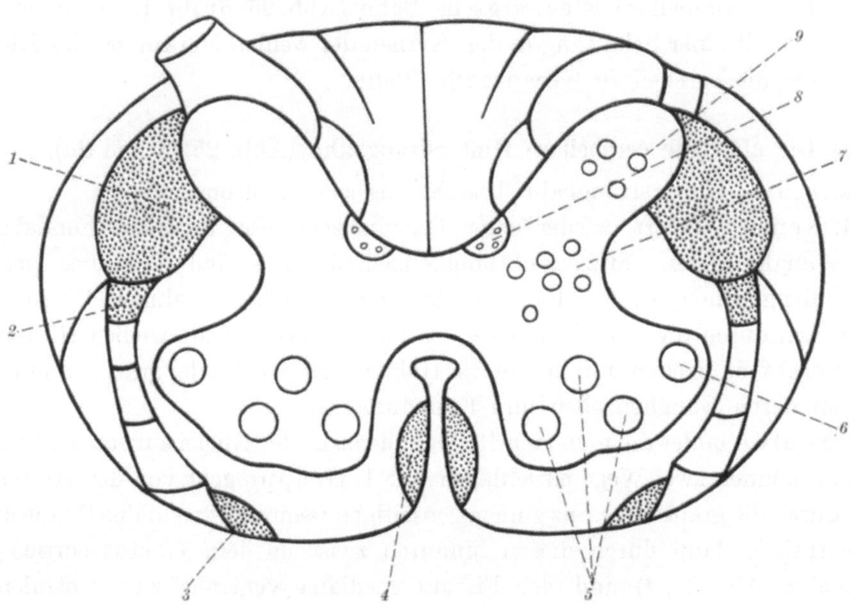

Abb. 28. Die ableitenden Bahnen im Rückenmark.

1 Tractus cortico-spinalis lateralis (Pyramidenseitenstrangbahn).
2 Tractus rubro-spinalis von Monakow.
3 Tractus cerebello-spinales.
4 Tractus cortico-spinalis anterior (Pyramidenvorderstrangbahn).
5 Nuclei ventrales.
6 Nucleus lateralis.
7 Zerstreute Mittelzellen.
8 Nucleus dorsalis (Stilling-Clarkesche Säule).
9 Zerstreute Hinterhornzellen.

Die Willkürbahn kann aus zwei oder drei Neuronen zusammengesetzt sein.

1. Neuron: eine dendritäre mononeurite Pyramidenzelle der vorderen Zentralwindung des Großhirns. Neurit zieht im Stabkranz (Corona radiata) zum hinteren (occipitalen) Schenkel der Capsula interna, durch die mittlere Zone des Fußes der Großhirnschenkel (Pes pedunculorum cerebri), durch den ventralen Abschnitt der Brücke in die Pyramide der Medulla oblongata, die in der Fortsetzung des weißen Vorderstranges des Rückenmarkes liegt. In der Pyramide teilt sich die Pyramidenbahn in zwei Teile, die Pyramidenseitenstrangbahn (Tractus cortico-spinalis lateralis, Abb. 28, *1*) und die Pyramidenvorderstrangbahn (Tractus cortico-spinalis anterior, Abb. 28, *4*). Die Verteilung der Neuriten auf die beiden Bahnen ist eine wechselnde; meist geht die Mehrzahl in die Pyramidenseitenstrangbahn.

Die Pyramidenseitenstrangbahn (Abb. 28, *1*) verläßt den weißen Vorderstrang, kreuzt in der Commissura alba auf die Gegenseite, durchbricht dabei die Basis des grauen Vorderhorns, gelangt in den Hinterseitenstrang (dorsale Hälfte des Seitenstranges) und liegt daselbst in einem gut umgrenzten Feld, lateral angrenzend an den Tractus spino-cerebellaris dorsalis (Flechsigsches Bündel, Abb. 25, *3*), medial, entweder an das Seitenstranggrundbündel — in den kranialen Abschnitten des Rückenmarkes — oder an das graue Hinterhorn — in den caudalen Abschnitten des Rückenmarkes —, dorsal an die Lissauersche Randzone (Zona terminalis, Abb. 25, *2*) und ventral an das Monakowsche Bündel (Tractus rubro-spinalis, Abb. 28, *2*). In diesem Felde ziehen die Neuritenbündel der Pyramidenseitenstrangbahn caudalwärts bis in das 3. oder 4. Sacralsegment. Noch weiter caudalwärts ist das Bündel nicht mehr nachweisbar, offenbar wegen der zu gering gewordenen Zahl seiner Neuriten. Die Kollateralen der Neuriten treten in die graue Substanz des Rückenmarkes ein und umspinnen mit ihren Endbäumchen wahrscheinlich direkt die Cellulae radiculares des grauen Vorderhorns (Ganglienzellen der vorderen Wurzeln der Spinalnerven) der gleichen Seite.

Sämtliche Neuriten der Pyramidenseitenstrangbahn sind also gekreuzt; die Neuriten des linken Tractus cortico-spinalis lateralis, welche die Cellulae radiculares der linken Spinalnerven reizen, stammen aus dem rechtsseitigen Tractus pyramidalis des Großhirns und des Hirnstammes.

Im Pyramidenseitenstrangareal besteht ebenfalls eine segmentäre Gliederung wie im Vorderseitenstrangareal (vgl. Abb. 28, *1* mit Abb. 26, f).

Die Pyramidenvorderstrangbahn (Abb. 28, *4*) bleibt ungekreuzt, zieht in dem weißen Seitenstrang der gleichen Seite abwärts bis in die Gegend oberhalb der Lendenanschwellung des Rückenmarkes und nimmt in ihm ein Feld ein, das sie mit noch zwei anderen Bahnen, dem Tractus tegmento-spinalis Edinger und dem Tractus tecto-spinalis Rothmann teilt. Das Feld ist schmal, liegt unmittelbar der Fissura mediana ventralis an und grenzt an der Oberfläche des Rückenmarkes lateralwärts an den Sulcus longitudinalis ventralis. Die Kollateralen ihrer Neuriten kreuzen über die Commissura alba auf die Gegenseite und endigen an den Cellulae radiculares des gegenseitigen grauen Vorderhorns. Ob alle Kollateralen der Pyramidenvorderstrangbahn kreuzen, ist nicht mit Bestimmtheit festzustellen.

Die Pyramidenvorderstrangbahn ist nur bis an die Lendenanschwellung verfolgbar; es ist aber möglich, daß einzelne Neuriten, deren Untergang wegen ihrer geringen Zahl keine mikroskopisch sichtbaren Ausfallserscheinungen verursacht, doch noch tiefer herabtreten.

Zwischen die beiden Neuronen der Willkürbahn sind als 3. Neuron die Monakowschen Schaltzellen eingeschoben. Sie haben die Aufgabe, die Reizimpulse des 1. Neurons auf Gruppen durch sie koordinierter Cellulae radiculares zu übertragen. Es ist sehr wahrscheinlich, aber noch nicht mit Sicherheit erwiesen, daß zwischen jeder Neuronenkette der cortico-spinalen Bahn eine solche Schaltzelle eingesetzt ist, aber so, daß der Reiz des 1. Neurons sowohl über die Schaltzelle als direkt zum 2. Neuron gelangt.

β) Die Nebenwillkürbahn (Tractus cortico- [thalamo-] rubro-spinalis von Monakow) (Abb. 28, *2*).

Die Hauptwillkürbahn ist eine phylogenetisch junge Bahn. Neben ihr besteht eine phylogenetisch ältere Leitung, die cortico- (thalamo-) rubro-spinale Bahn.

1. Neuron: Eine mononeurite, dendritäre Pyramidenzelle der motorischen Zone der grauen Großhirnrinde. Der Neurit geht zum gleichzeitigen Nucleus ruber des Mittelhirnes und endigt an seinem kleinzelligen Abschnitt (Nucleus parvicellularis).

2. Neuron (eventuell 3. Neuron, s. unten). Mononeurite dendritäre Ganglienzelle des Nucleus ruber parvicellularis. Die Neuriten bilden ein ungenau abgegrenztes Bündel, den Tractus rubro-spinalis (Monakowsches Bündel). Das Bündel kreuzt noch im Gebiete des Mittelhirns auf die Gegenseite, liegt zunächst dorsal vom Lemniscus medialis und rückt allmählich an die seitliche Oberfläche des Hirnstammes, die es entsprechend der Mitte der Rautengrube erreicht. Es liegt dann unmittelbar dorsal vom Kern der Olive (Nucleus olivaris inferior). Beim Eintritt in das Rückenmark schließt sich das Bündel (Abb. 28, *2*) dem ventralen Rande des Tractus cortico-spinalis lateralis (Pyramidenseitenstrangbahn) an (Abb. 28, *1*). Die Kollateralen gehen entweder direkt zu den Cellulae radiculares des grauen Vorderhorns oder zunächst an die Monakowschen Schaltzellen.

3. Neuron: eine mononeurite dendritäre Ganglienzelle des grauen Vorderhorns. Neurit durch die vordere Wurzel des Spinalnerven zum Skeletmuskel.

Anmerkung: Die Bahn kann im medialen Kern des Thalamus opticus geschaltet sein; dann bildet die mononeurite dendritäre Ganglienzelle des Nucleus medialis thalami das 2. Neuron, daher das eingeklammerte „thalamo“ im Titel dieses Abschnittes. Der Neurit kann zum gleichseitigen und zum gegenseitigen Nucleus ruber des Mittelhirns ziehen.

b) Die ableitenden Bahnen vom Kleinhirn zum weiblichen Genitale.

α) Die afferente cerebello-vestibulo-spinale Bahn.

Die cerebello-vestibulo-spinale Bahn besteht aus mindestens drei Neuronen.

1. Neuron: eine Ganglienzelle in der grauen Rinde des Oberwurms. Neurit durch die Seitenbahn des 4. Ventrikels zum Nucleus vestibularis lateralis (Deiters).

2. Neuron: Mononeurite dendritäre Ganglienzelle des Nucleus vestibularis lateralis. Der Neurit läuft erst an der Seitenfläche des Hirnstammes, dorsal von der Olive, dann schiebt er sich immer weiter medianwärts bis an die ventrale Oberfläche des weißen Vorderstranges des Rückenmarkes. Kollateralen zu den Cellulae radiculares der gleichen Seite.

3. Neuron: Mononeurite dendritäre Cellula radicularis des grauen Vorderhorns Neurit: durch vordere Wurzel, Spinalnerv und weiter zum Muskel.

β) Die efferente cerebello-olivo-spinale Bahn.

Die cerebello-olivo-spinale Bahn besteht aus mindestens drei Neuronen.

1. Neuron: Ganglienzelle in der grauen Rinde des Kleinhirns des Oberwurms. Neurit: im Tractus cerebello-olivaris durch den Bindearm zum gegenseitigen Nucleus olivaris inferior.

2. Neuron: Mononeurite dendritäre Ganglienzelle des Nucleus olivaris inferior. Neurit: im Tractus olivo-spinalis (im vordersten Teile des Seitenstranges des Rückenmarkes, dicht lateral von den austretenden vorderen Wurzelfasern) im Rückenmark abwärts verlaufend. Kollateralen zu den Cellulae radiculares des gleichseitigen grauen Vorderhorns.

3. Neuron: Mononeurite dendritäre Cellula radicularis des grauen Vorderhorns. Neurit: durch vordere Wurzel, Spinalnerv usw. zum Muskel.

5. Die motorischen Endigungen des animalen Nervensystems in der Skeletmuskulatur.

Nachdem die Endfasern der motorischen Nerven sich aus ihren innigen Verflechtungen abgelöst und die von ihnen zu versorgenden quergestreiften Muskelfasern erreicht haben, besteht auch für sie die Aufgabe der Oberflächenvergrößerung der nervösen Substanz, wie wir dies schon bei den rezeptiven Endigungen in der Form der Aufnahmeapparate gesehen haben (vgl. S. 63).

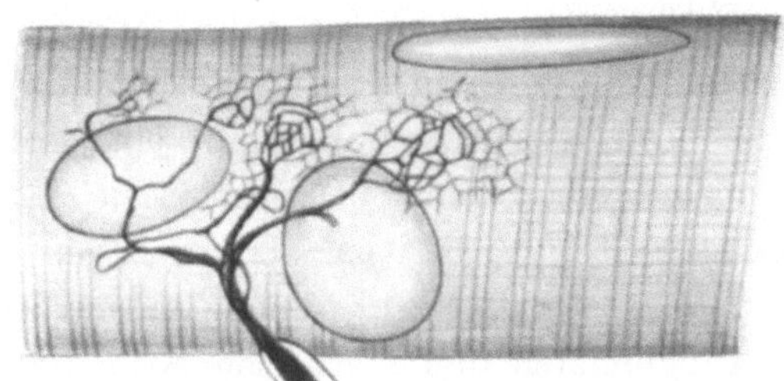

Abb. 29. Nervenendnetzchen mit deutlichem periterminalem Netzwerk. Vergr. 2600fach. (Nach J. Boeke.)

Nachdem die Endfaser unter das Sarkolemm getreten ist, entsteht eine Verästelung derselben und eine Auflockerung des Fibrillengerüstes, der Grundplexus von Boeke, bzw. das präterminale Netzwerk von Reiser. An dieses schließt sich eine zwischen Neurofibrillengefüge und contractiler Substanz eingeschaltete ziemlich grobmaschige Struktur an, welche Boeke zuerst beobachtete und — wie schon S. 50 für die glatte Muskulatur erwähnt — mit dem Ausdruck „periterminales Netzwerk" belegte. Dieses Netzwerk steht mit der contractilen Substanz in engster Beziehung und Boeke sieht in ihm den Apparat für die Erregungsübertragung vom Nerv auf die contractile Substanz der Muskelzelle. (Receptive substance Langley; Neurocellular-junction Dresel; neuroplastische Zwischensubstanz Asher.) Die contractile Substanz selbst, in die das periterminale Netzwerk eingebettet ist, stellt eine etwas verdickte Schicht von Sarkoplasma dar und wird mit dem Ausdruck Sohlenplatte (Sohlenscheibe) belegt (Abb. 29).

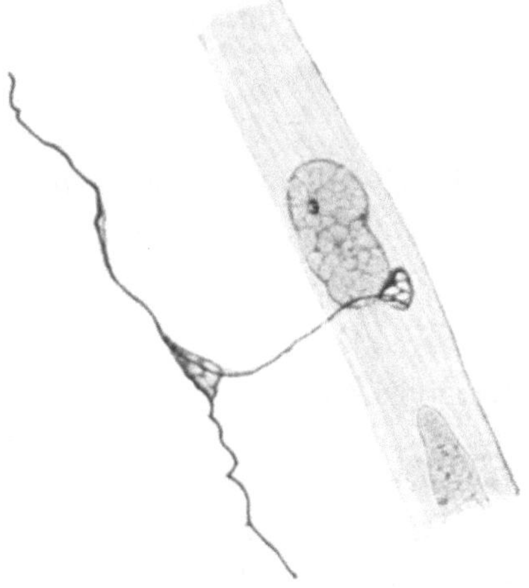

Abb. 30. Endigung einer marklosen Nervenfaser mit einer Retikulare an der quergestreiften Muskelfaser. Augenmuskel. Katze. Bielschowsky-Methode. Vergr. 1500fach. (Nach Ph. Stöhr jr.)

Die Skeletmuskulatur wird neben motorischen Nervenfasern des animalen Nervensystems (sog. Cerebrospinalnerven) noch mit einem System von Nervenfasern versorgt, das nach dem heutigen Stand unserer Kenntnisse dem vegetativen Nervensystem entstammt. Mit dem Eintritt dieser letzteren Nerven in die Skeletmuskulatur teilen sie sich nach Ph. Stöhr jr. in feinste Nervenfäserchen auf; an anderen Orten gehen sie miteinander Verbindungen ein und bilden ein zwischen den Skeletmuskelfasern liegendes weitmaschiges Netz. Von den Nervenfäserchen dieses Netzes spalten sich allerfeinste Ästchen ab und dringen, wie bei den glatten Muskeln durch die Zellmembran in das Sarkoplasma ein. Hier endigen sie mit kleineren Endösen oder Retikularen in der Nähe eines Kernes (vgl. Abb. 30). Mit den motorischen Fasern des animalen Nervensystems treten sie niemals in Verbindung, dagegen endigen sie gemeinsam mit den Neurofibrillen der animalen Nervenfasern in den Kühneschen Endplatten. Ph. Stöhr jr. macht mit Recht auf die Tatsache aufmerksam, daß nach Exstirpation des Grenzstranges und monatelanger Degeneration sich doch noch marklose Fäserchen und kleine Endigungen auf Muskelfasern beobachten ließen (Boeke), was noch keineswegs gegen eine Herkunft dieser marklosen Nervenfäserchen vom vegetativen Nervensystem spricht. Bei der ungeheuren Ausdehnung des vegetativen Nervensystems ist nach Ph. Stöhr jr. die Möglichkeit zuzugeben, daß bei Grenzstrangdurchschneidungen nicht alle zuführenden Nervenfasern des vegetativen Nervensystems durchschnitten werden. Boeke (1913) unterscheidet in den Skeletmuskelzellen Endplatten des animalen und solche des vegetativen Nervensystems.

Ken Kuré (Tokio) nimmt eine dreifache Innervation des Skeletmuskels an, eine animale (cerebrospinale) und eine solche des sympathischen und parasympathischen Abschnittes des vegetativen Nervensystems.

Der sympathische Abschnitt versorgt den Skeletmuskel mit feinen markhaltigen präganglionären und marklosen postganglionären Fasern.

Der parasympathische Abschnitt versorgt den Skeletmuskel mit feinen markhaltigen Fasern, die parasympathischen Zellen entspringen, welche zwischen dem Vorderhorn und der Substantia gelatinosa des Hinterhorns liegen. Sie verlaufen durch die hinteren Wurzeln nach dem Spinalganglion hin und endigen um seine Ganglienzellen. Feine postganglionäre markhaltige Fasern — unter 3 μ — ziehen von da nach dem Skeletmuskel und endigen im Muskel mit kleinen Endplättchen. Über ihre physiologische Bedeutung siehe S. 129.

IV. Spezielle Anatomie des vegetativen Nervensystems des weiblichen Genitale.

(Vgl. Tafel I—VI.)

1. Die Plexusformationen des vegetativen Nervensystems im weiblichen Genitale.

a) Die abdominalen Plexusformationen.

Das weibliche Genitale steht in Beziehung zu dem großen sympathischen Abschnitt des vegetativen Nervensystems, das entlang der Aorta abdominalis, von deren Eintritt durch das Zwerchfell in die Bauchhöhle bis zu deren Teilung in die beiden Aa. iliacae communes, sich ausbreitet und in verschiedene Abteilungen zerlegt wird. Die am weitesten kranial gelegene Abteilung ist der Plexus coeliacus, der sich an der ventralen Fläche der Aorta um die Ursprünge der Aa. coeliaca (Tafel I, 26) und mesenterica superior (Tafel I. 27 und Tafel III, 13) herumschlingt. Auf diese oberste Abteilung folgt der Plexus aortico-abdominalis als zweite Abteilung, der sich vom Abgang der A. mesenterica superior als paariger Plexus links und rechts von der Aorta bis zum Abgang der A. mesenterica inferior (Tafel I, 24; Tafel II, 15 und Tafel III, 21) erstreckt. Deshalb wird dieser Abschnitt auch von französischen Autoren wie M. Hovelacque und R. Segond mit dem Namen Plexus intermesentericus belegt und von Delmas und Laux als Nervi intermesenterici bezeichnet (Tafel II, 1, 5, 7, sowie Tafel IV, 15). An gleicher Stelle entspringt der Plexus ovaricus (s. unten S. 83). Unterhalb des Abganges der A. mesenterica inferior vereinigen sich die beiden Plexus intermesenterici zum unpaaren Plexus hypogastricus superior sive impar, sive Plexus uterinus magnus Bumm (Tafel II, 13; Tafel IV, 16). Er bildet die dritte Abteilung und erstreckt sich über die ventrale Fläche der Aorta und der unteren Lendenwirbel bis zum Promontorium. Hier teilt sich der Plexus hypogastricus superior in die beiden Plexus hypogastrici inferiores, die rechts (Tafel IV, 20) und links (Tafel IV, 19) vom Rectum in das kleine Becken eintreten; sie bilden die vierte Abteilung. Im kleinen Becken treten beide Plexus hypogastrici inferiores in das große Beckengeflecht über, das sich als Plexus pelvinus (Tafel V, 23) zu beiden Seiten des Uterus im Ligamentum latum und caudal von ihm ausbreitet. Der Plexus pelvinus kann wieder in untereinander in Verbindung stehende Unterabteilungen zerlegt werden, den Plexus haemorrhoidalis medialis rechts und links vom Rectum, den Plexus vesicalis und den Plexus cavernosus.

In den Plexus coeliacus treten die Rami dorsales der Nervi vagi ein und führen ihm parasympathische Kabel aus dem kranialen Teil des parasympathischen Abschnittes des vegetativen Nervensystems zu; in den Plexus pelvinus treten die Rami viscerales des Plexus pudendus, die Nn. erigentes (sive Nn. pelvini) aus dem sacralen Teil des parasympathischen Abschnittes des vegetativen Nervensystems (Tafel IV, 10 und Tafel V, 8) ein und führen ihm gleichfalls parasympathische Kabel zu. Damit ist festgestellt, daß Beginn und Ende des großen sympathischen Bauchgeflechtes längs der Aorta abdominalis, der Plexus coeliacus und utero-vaginalis, bzw. Plexus vesicalis sowohl sympathische wie parasympathische Nervenfasern enthalten. Die zwischen Anfang und Ende gelegenen drei übrigen Abteilungen des Gesamtgeflechtes, nämlich die Plexus intermesenterici, hypogastricus superior und hypogastrici inferiores nehmen keine direkten Kabel auf, die sicher als parasympathische anzusprechen sind; solange dieser Nachweis nicht erbracht ist, müssen diese drei Abteilungen als überwiegend sympathische Plexus gelten.

Die Plexus murales coeliacus und pelvinus übermitteln dem weiblichen Genitale Reize sowohl des Parasympathicus als des Sympathicus.

Klinische Erfahrungen erlauben die Feststellung, daß die Schmerzleitung aus dem Uterus nur durch den Plexus hypogastricus inferior geht. Bei schmerzhaften Erkrankungen des Uterus kann man jede Schmerzleitung aufheben, wenn man die sympathischen Plexus in der Höhe des Promontoriums — das ist gerade die Übergangsstelle des Plexus hypogastricus inferior in den Plexus hypogastricus superior — durchschneidet (Cotte).

b) Der Plexus ovaricus (Plexus spermaticus internus)[1].

Der Plexus ovaricus entspringt zum Teil aus den Nervengeflechten des großen Plexus coeliacus [der um die Ursprünge der Art. coeliaca (Tafel I, 26) und der Art. mesenterica superior (Tafel I, 27 und Tafel III, 13) gelegen ist] und zum Teil aus den Nervengeflechten des Plexus renalis (Tafel I, 7, 20, 21). Dazu gesellen sich Nervenfasern aus dem II. und III. lumbalen Grenzstrangganglion.

Die Teilstücke des Plexus coeliacus, die Ganglia semilunaria (Tafel I, 6, 17, 18), das Ganglion mesentericum superius (Tafel I, 19 und Tafel III, 18), die Ganglia aortico-renalia [Schwalbe (1881)] (Tafel I, 9, 18; Tafel III, 5 und 16), stehen untereinander durch zahlreiche und starke Rami interganglionares in Verbindung und werden so zu einer großen Einheit zusammengeschlossen. Die Grenzen der einzelnen Ganglien sind unklar, weil die einzelnen Rami interganglionares noch ansehnliche Mengen von Ganglienzellen einschließen können.

[1] Wir werden im Nachfolgenden die für das Nervensystem des weiblichen Genitale bezeichnenderen Ausdrücke: Plexus ovaricus, Nn. ovarici an Stelle der Bezeichnungen: Plexus spermaticus internus und Nn. spermatici interni gebrauchen.

In den Plexus coeliacus treten ein:

1. Die Nn. splanchnici major et minor, die ihre Wurzeln aus den Ganglia sympathica thoracalia 4, 5, 6—11 (12) beziehen können. Der Splanchnicus major (Tafel I, 3, 16; Tafel III, 3, 14) läßt sich präparatorisch bis zu den Ganglia coeliacum und mesentericum superius verfolgen; der Splanchnicus minor (Tafel III, 6, 15; auf Tafel I nicht dargestellt) tritt mit dem Ganglion reno-aorticum seiner Seite in Verbindung.

2. Viscerale Äste aus den oberen Ganglia sympathica lumbalia, denen Gaskell (1920) den Namen Nn. splanchnici abdominales gegeben hat.

3. Der Plexus sympathicus aorticus thoracalis, der mit der Aorta durch den Hiatus aorticus durchtritt und sofort auf den Plexus coeliacus stößt.

4. Der Plexus intermesentericus, der die unmittelbare Fortsetzung des Plexus coeliacus bildet, und endlich

5. Die Rami dorsales coeliaci der Nn. vagi, welche die eigentliche Pars abdominalis des Vagus bilden [$^2/_3$ des rechten Vagus thoracalis sollen in diese Rami coeliaci übergehen, Henle (1871)]; die Rami coeliaci führen Neuriten aus dem Nucleus parasympathicus nervi vagi aus dem kranialen Teil des parasympathischen Abschnittes des vegetativen Nervensystems.

Durch die Aufnahme der Splanchnici thoracales, welche die Rami communicantes albi der mittleren und unteren thorakalen Rückenmarksegmente des Tractus intermediolateralis zum größten Teil ungeschaltet durch den Grenzstrang des Sympathicus dem Plexus coeliacus zuführen, erhält das Ganglion coeliacum auch viscerosensible Neuriten aus Spinalganglienzellen (s. S. 43) und eine kleine Menge visceraler Neuriten (s. S. 44) der Ganglia sympathica thoracalia.

Ob die Nn. splanchnici abdominales gleichfalls viscero-sensible Neuriten in größerer Menge und nur wenige viscerale sympathische Neuriten führen, ist nach dem heutigen Stand der Untersuchung sehr wahrscheinlich, aber noch nicht mit Bestimmtheit festgestellt. Durch die Plexus aortici thoracales und intermesenterici werden dem Plexus coeliacus sicher sympathische Neuriten zugeführt.

Durch die Aufnahme der Rami coeliaci der Nn. vagi werden, wie oben sub 5 angeführt, dem Plexus coeliacus parasympathische Kabel angeschlossen. Der Plexus coeliacus, aus dem der Plexus ovaricus zu einem Teil entspringt, erhält also sympathische und parasympathische Nervenfasern. Ob aber der Plexus ovaricus aus dem Plexus coeliacus auch parasympathische Kabel erhält, ist noch nicht sichergestellt; die Rami coeliaci der Nn. vagi sind nur bis an die Ganglia coeliacum und mesentericum superius zu verfolgen. In gleicher Weise verhalten sich die parasympathischen Kabel der Nn. erigentes aus dem sacralen Teil des Parasympathicus zu den Ganglienknoten im Plexus utero-vaginalis (vgl. S. 85).

Der Teil des Plexus ovaricus, der aus dem Plexus renalis (Tafel I, 9, 20) entspringt, vereinigt seine Wurzeln bald zu einem einzigen Stamm, der sich vielfach wieder streckenweise in 2—3 Äste teilt, die sich später von neuem vereinigen. Dieser renale Anteil des Plexus ovaricus verläuft mit der Art. ovarica (Tafel I, 10 und 23) caudalwärts. In seinem Verlauf erhält er neue Nervenäste, die nach Frankenhäuser den Hauptteil des Plexus ovaricus darstellen. Ihre Wurzeln, 3—4 an der Zahl, entspringen aus dem Nervengeflecht des Plexus intermesentericus. Sie vereinigen sich vielfach zu einem gemeinsamen, umschriebenen Nervengeflecht; in ihre Vereinigungsstelle treten auch noch zahlreiche Nervenwurzeln aus dem II. und III. lumbalen Grenzstrangganglion ein. Dadurch entsteht eine ganglionähnliche Anschwellung, die 1783 zum erstenmal von Walter beschrieben wurde und von Frankenhäuser mit dem Namen Ganglion sympathicum ovaricum belegt wurde. Vorerst sei hervorgehoben, daß sich diese Vereinigungsstelle keineswegs bei allen Individuen nachweisen läßt (Segond). Außerdem hat Segond festgestellt, daß da, wo sie vorhanden ist, nach Maceration des bindegewebigen Anteiles einer solchen Vereinigungsstelle mit Glycerin, sich diese Stelle in die einzelnen Bahnen des Nervengeflechts auflöst, und es können die einzelnen Nervenbahnen, die in die Vereinigungsstelle eindringen, bei binokulärer Betrachtung gut voneinander unterschieden werden. Ganglienzellen fehlen. Unterhalb einer solchen Vereinigungsstelle teilen sich alsdann die Nervenbahnen wieder.

Der Plexus ovaricus überkreuzt rechterseits auf seinem Weg zunächst die V. cava inferior (Tafel I, 11) und kommt in seinem weiteren Verlauf beiderseits auf die vordere Fläche des M. psoas major zu liegen, auf der er den Ureter über-, den N. genito-femoralis oder seine Äste unterkreuzt. Eine Strecke weit läuft dann der Plexus ovaricus auf der lateralen Seite des Ureters, dann verläßt er ihn, um in der Mitte der Linea terminalis des kleinen Beckens, etwa 2 cm vor dem Uretereintritt in das kleine Becken (Teilungsstelle der A. iliaca communis in die Aa. iliaca externa und interna, Tafel II, 12) an das Ligamentum latum und den tubaren Pol des Eierstockes heranzutreten. In der Mesosalpinx läuft er entlang dem Margo mesovaricus ovarii und endigt am Hilus ovarii (Tafel VI, 4; Tafel V, 12). Über den Hilus hinaus steht er durch 5—6 feine Fäden mit dem oberen Abschnitt des Uterus in Verbindung. Niemals begleiten aber Nervenfasern aus dem Plexus ovaricus die Endäste der Aa. uterinae; ebensowenig können Anastomosen der Endäste des Plexus ovaricus mit Endästen des Plexus utero-vaginalis nachgewiesen werden (Segond, Tafel VI, 5, 7, 8). Da, wo der Plexus ovaricus mit den Vasa ovarica an den tubaren Pol des Eierstockes herantritt, wird er und die Gefäße von der Pars libera des Eileiters überkreuzt; gewöhnlich liegt gerade der Knick zwischen den Partes libera und fixa über dem Plexus und den Gefäßen.

Der Plexus ist aus meist marklosen und wenig ummarkten Neuriten zusammengesetzt. In seinen Netzknötchen enthält er multipolare Ganglienzellen.

c) Der Plexus utero-vaginalis Frankenhäuser.

Der Plexus utero-vaginalis, ein Abschnitt des Plexus pelvinus (Tafel V, 23), liegt entsprechend seinem Namen an den Seitenflächen der Cervix uteri und der oberen Hälfte der Vagina (Tafel V, 18); mitten durch ihn hindurch steigt die A. uterina in die Höhe (Tafel V, 21).

Der Plexus stellt ein grobes Netz mit starken Rami interganglionares dar, mit oft dicken, von Ganglienzellen gebildeten Netzknoten. Die Netzknoten sind zahlreicher an den Seitenflächen als an der vorderen und hinteren Fläche [Henle (1871)].

Die Rami interganglionares des Plexus enthalten mehr ummarkte als marklose Neuriten (Dahl). Die Ganglienzellen sind multipolar (Dahl), lassen aber keine Unterscheidung zwischen Dendriten und Neuriten erkennen (Stöhr jr.). Ich verweise für die Frage: „Haben die Ganglienzellen des sympathisch muralen Systems Dendriten und Neuriten oder nicht“ auf das auf S. 43 Gesagte.

Entsprechend dem Scheidengewölbe werden im Plexus utero-vaginalis mehrere kleine Ganglienzellen und ihre kurzen Rami interganglionares durch eine bindegewebige Kapsel zu einem größeren abgeplatteten Ganglienkomplex vereinigt, dem sog. Ganglion cervicale uteri [Lee (1841/46), Frankenhäuser (1867)].

Nach den ausgedehnten Untersuchungen von Penitschka am Menschen konnte dieses Gangliengeflecht in allen Altersstufen nachgewiesen werden. Immer wurde eine verschieden große Anzahl von kleineren und größeren Ganglien gefunden, die oftmals durch Nerven und andere Verbindungsbrücken miteinander in Zusammenhang stehen. Penitschka möchte diese Geflechte besser mit dem Ausdruck „Frankenhäusersches Ganglienlager" oder „Plexus gangliosus utero-vaginalis" belegen. Nach Penitschka sind Form, Anordnung und Größe des gesamten Ganglienlagers wie seiner einzelnen Teilganglien sehr wechselnd. Die Ganglien sind außerordentlich zell- und kernreich. Sie enthalten neben kleinen und großen einkernigen Ganglienzellen verhältnismäßig viele Ganglienzellen mit mehreren, bis zu sieben Kernen (vgl. Abb. 31).

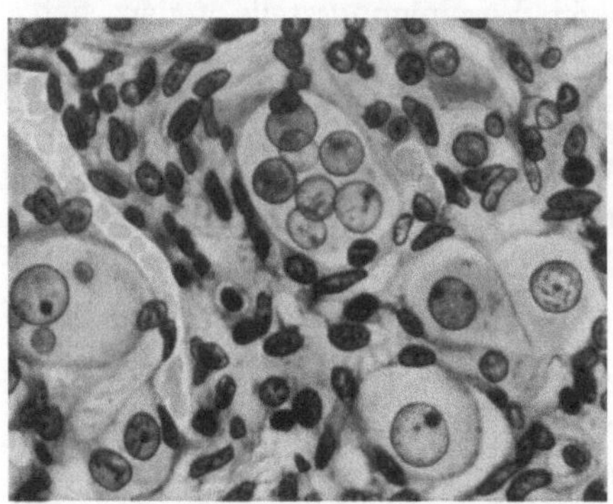

Abb. 31. Siebenkernige Ganglienzelle. Die Kerne sind kleiner als die der einkernigen Ganglienzelle. Kind, $7^1/_2$ Jahre. Vergr. 750fach. (Nach Penitschka.)

Das sog. Ganglion cervicale uteri, das schon bei Neugeborenen besteht, nimmt bis zur Pubertät an Größe zu und wird nach dem Klimakterium wieder etwas rückgebildet [Hashimoto (1904)]. Schon SnowBeck (1846) bestritt jedoch die Existenz eines eigentlichen Ganglion cervicale uteri und erklärte die Anschwellung im Plexus utero-vaginalis als Bindegewebsanhäufung, welche Ganglienzellengruppen umgibt. Dahl bestätigte diese Auffassung.

Im Frankenhäuserschen Ganglienkomplex und in den aus Nervenstämmen und Ganglienzellen zusammengesetzten Komplexen, die an der Insertionsstelle der Ligamenta lata auf der Höhe des Isthmus uteri und der Scheidengewölbe in die Wand des Uterovaginaltractus eindringen, liegen zwischen den nervösen Elementen kleinere und größere Ansammlungen von chromaffinen Zellen.

In den Gewebeschnitten dieser Zellkomplexe liegen die chromaffinen Zellen meist in ovalen Feldern im Raum zwischen den beiden Nervenästen einer Teilungsstelle von großen Nervenstämmen. Sie finden sich aber auch in Zügen angeordnet, die den Nervenstämmen und -ästen entlang ziehen. Auch innerhalb von Nervenästen zwischen den Nervenfasern und vermischt mit Ganglienzellen sind chromaffine Zellen zu sehen. Schließlich liegen kleinere Ansammlungen von chromaffinen Zellen dicht an der Adventitia von Arterien und Venen und umgeben diese Blutgefäße eine Strecke weit wie eine Hülse.

Die chromaffinen Zellen liegen stets in kompakter Lage neben Ganglienzellen. Ihr helles Protoplasma ist fein granuliert und zeigt feinste Pünktchen. Der runde dunkle Kern erweist sich als stark chromophil. Die größeren Felder sind durch Bindegewebszüge in kleinere Felder aufgeteilt. In diesen Bindegewebszügen liegen Quer- und Längsschnitte durch Blutgefäße. Beide Zellarten, die Ganglienzellen und die chromaffinen Zellen, entwickeln sich im Embryo von einer gemeinsamen Zellmasse, von der sich ein Teil zu sympathischen Ganglienzellen, der andere zu chromaffinen Zellen differenziert (W. H. Gaskell, J. F. Gaskell, Kohn).

An den Übergangsstellen von Ganglienzellen und chromaffinen Zellen finden sich oft reichlich sog. „Nebenzellen", die ganz den chromaffinen Zellen gleichen, aber meistens keine deutlich ausgesprochene Chromreaktion geben[1]. Dieser Ganglienkomplex wechselt nach Frankenhäuser seine Größe, je nachdem der zugehörige Uterus im nicht schwangeren oder schwangeren Zustand ist; im nicht schwangeren Zustand soll er 2 cm hoch und 1,3 cm breit, während der Schwangerschaft 5,4 cm hoch und 3,4—4 cm breit sein. Nach Blotevogel kommt es dabei vor allem zu zahlenmäßig erheblichen Veränderungen der chromaffinen Elemente in den Ganglien. Das hängt vielleicht mit der Zunahme der Gewebsflüssigkeit in der Schwangerschaft zusammen, welche die in unmittelbarer Nähe des größeren Ganglienkomplexes gelegenen kleineren Ganglien mit in den Komplex des sog. Ganglion cervicale einbezieht. Umgekehrt nimmt die Zahl der chromaffinen Zellen nach der Kastration zahlenmäßig wieder ab; es können aber durch Einspritzungen von Sexualhormon die geschwundenen chromaffinen Zellen wieder entstehen.

Schließlich finden sich in der Nähe der Frankenhäuserschen Ganglienlager auch Gebilde vom Typus der Vater-Pacinischen Endkörperchen (Keiffer).

Der Plexus utero-vaginalis steht kranio-dorsalwärts in ganzer Breite mit dem Plexus sympathicus hypogastricus inferior in Zusammenhang (Tafel V, 3 und 6), dorsal durch Nerven, die in der Plica recto-uterina verlaufen mit dem Plexus haemorrhoidalis superior (Tafel V, 1 und 2; Tafel IV, 21). Ventralwärts geht er ohne bestimmbare Grenze in den Plexus rectalis und in den Plexus vesicalis auf der hinteren und den Seitenflächen der Blase über, caudalwärts hängt er mit dem Plexus cavernosus zusammen (Tafel IV und V).

Der Plexus utero-vaginalis erhält seine sympathischen Kabel aus zwei Gebieten, einmal aus dem Plexus hypogastricus inferior und zweitens durch direkte viscerale Äste aus den Ganglia sympathica sacralia des Grenzstranges, wobei ein Ganglion mehrere Äste abgeben kann. Die klinischen Erfahrungen lehren, daß die viscero-sensible Leitung aus dem Uterus ebenfalls durch die Plexus hypogastricus inferior und superior geht.

Der Plexus utero-vaginalis erhält seine parasympathischen Kabel durch die visceralen Äste des Plexus pudendus (Nn. erigentes), und zwar von (S 2), S 3 und S 4 (Tafel V, 8). Die parasympathischen Rami viscerales des Plexus pudendus laufen einzeln (bei Tieren sind sie zu einem Nerven vereinigt) auf den Uterus, den oberen Teil der Vagina und den Plexus vesicalis zu. Sie sind wie die parasympathischen Fasern der Nn. vagi, die zu den Ganglia coeliaca ziehen, morphologisch auch nur bis an den Plexus utero-vaginalis, insbesondere an das sog. Ganglion cervicale uteri zu verfolgen; Langley und

[1] Mit dem Ausdruck „Nebenzellen" werden alle medullogenen bzw. neurogenen Nicht-Nervenzellen belegt. Sie sind wie diese Abkömmlinge des Medullarrohres (A. Kohn). Diese Zellen sind selbständige, polygonale, fortsatzlose Zellen, die zwischen nervösen Elementen eingestreut liegen. Am zahlreichsten sind sie bei Kindern in der Form von Zellnestern zu sehen. Mit zunehmendem Alter differenziert sich ein Teil dieser Zellen zu chromaffinen Zellen, ein anderer zu Nervenzellen und damit nimmt die Zahl der undifferenzierten Nebenzellen ab. Während der Fortpflanzungsvorgänge im weiblichen Genitale, wie beispielsweise in der Schwangerschaft, differenzieren sich viele Nebenzellen zu chromaffinen Zellen und damit nimmt die Zahl der chromaffinen Zellen zu. Die Chromierbarkeit der Nebenzellen nimmt dementsprechend im Bedarfsfall wie bei der stärkeren Beanspruchung in graviditate zu.

Anderson haben weiter durch ihre Experimente den Beweis geführt, daß sie tatsächlich nicht weiter als bis zum Plexus gehen (vgl. S. 47).

Die Rami viscerales des Plexus pudendi, die Nn. erigentes, unterscheiden sich nach Dahl sehr wesentlich von den Rami interganglionares des Plexus utero-vaginalis und den Ästen des Plexus hypogastricus inferior. Sie bestehen zur Mehrzahl aus fein ummarkten Neuriten, zwischen denen nur wenige dick ummarkte Neuriten eingelagert sind; marklose Neuriten sind nicht vorhanden; nach Schabadasch, Hirt und Deissler liegen im N. erigens zahlreiche Ganglien. Wir haben S. 48 betont, daß massenhaft in einem peripheren Nerven auftretende, fein ummarkte Neuriten als differentialdiagnostisches Merkmal für parasympathische Kabel angesprochen werden können.

Die Rami uterini, welche vom Plexus utero-vaginalis zum Uterus ziehen, sind aus ummarkten und marklosen Neuriten aufgebaut. Sie entspringen von der oberen Hälfte des sog. Ganglion cervicale uteri, verbreiten sich in horizontalem Verlauf über die vordere und hintere Fläche des Corpus und der Cervix uteri und dringen meist in Begleitung der Gefäße in die Uteruswand ein. Ein Ast zieht zum Ligamentum rotundum (Latarjet und Bonnet). Sie sind im Gebiet des Corpus und der Pars supravaginalis (Tafel V, 6) gleich reich verteilt, im Gebiet der Portio kommen nur noch vereinzelte marklose Neuriten vor (Dahl). Weder in den Nn. uterini, noch in ihren Ästen innerhalb der Uteruswand sind bis jetzt Ganglienzellen nachgewiesen worden; auch bestehen keine Verbindungen der Nn. uterini mit den Nn. ovarici (vgl. S. 85).

Die Nn. vaginales sind Äste des Plexus utero-vaginalis, die schräg herablaufen und sich in der vorderen und hinteren Wand der Vagina verteilen. Auch sie verlaufen meist mit den Blutgefäßen (Tafel IV, 14; Tafel V, 22) und dringen mit ihnen in die Vaginalwand ein.

Die Nn. vaginales bestehen vorwiegend aus marklosen Neuriten, untermischt mit vereinzelten fein und grob ummarkten Neuriten (Dahl). Außerdem gelangen in caudokranialer Richtung Äste des N. pudendus in den Plexus vaginalis.

Multipolare Ganglienzellen kommen in Begleitung der vaginalen Nerven noch bis in das perivaginale Bindegewebe vor und bilden dort kleine Knötchen von 5—10 Ganglienzellen (Dahl).

In dem Plexus utero-vaginalis kommen relativ zahlreiche chromaffine Zellen vor. Dohrn fand sie beim Neugeborenen im Verhältnis 1,4:100 Ganglienzellen, bei einem 8monatigen Kind im Verhältnis 1,7:100, während der Gravidität und im Wochenbett dagegen im Verhältnis 12,6:100.

d) Der Plexus cavernosus.

Der Plexus cavernosus ist eine unbedeutende Fortsetzung der Plexus vesicalis und utero-vaginalis, in letzter Linie also des Plexus hypogastricus; er erhält unbedeutende direkte Äste aus den Ganglia sympathica sacralia. Er läuft — wenigstens beim Mann — mit der Harnröhre durch das Trigonum urogenitale und seine Muskeln hindurch und verbindet sich im Trigonum mit Ästen des N. dorsalis clitoridis. Aus diesen Verbindungen entspringen Nerven, die den Nn. cavernosi major und minor des Mannes gleichgesetzt werden und zur Klitoris und den kleinen Schamlippen ziehen.

Der Charakter des Plexus cavernosus ist nicht mit Sicherheit zu bestimmen. Zwar sind die sympathischen Kabel nicht zu bezweifeln, aber die parasympathischen sind morphologisch nicht mit Bestimmtheit nachgewiesen; sie könnten aus den parasympathischen Rami viscerales des Plexus pudendus (Nn. erigentes) über die Plexus muralis-utero-vaginalis und vesicalis stammen.

Der Plexus cavernosus soll vor seiner Anastomose mit dem N. dorsalis clitoridis nur marklose Neuriten besitzen; erst durch die Verbindung mit dem animalen Nerv kommen markhaltige Nervenfasern in ihn hinein. Die Ganglienzellen des männlichen Plexus cavernosus zeigen hauptsächlich den Kronenzelltypus (L. R. Müller und Dahl). Die Ganglienzellen des weiblichen Plexus cavernosus sind nur in spärlicher Zahl vorhanden.

2. Die Nervenversorgung des Tubo-utero-vaginaltractus.

a) Nervenversorgung der Tube.

Die Pars fixa der Tube erhält Nervenstämmchen an ihrem uterinen Ende aus dem Plexus utero-vaginalis (Tafel VI, 7; Tafel V, 13); ihre Pars libera wird durch kleine Ästchen versorgt, die sich im Fimbrienteil der Mesotuba vom Plexus ovaricus abspalten (Tafel VI, 3; Tafel V, 11). Die Nervenstämmchen enthalten wie diejenigen, die in Uterus und Vagina und Ovarium eintreten, nur in der Hauptsache marklose Neuriten, denen dünne ummarkte Neuriten in geringer Zahl beigemischt sind.

Die Nervenästchen der Tube stehen durch Anastomosen untereinander in Verbindung und bilden nach Harting einen dichten Plexus, wobei sich die Nervenfasern wie im Uterus und Ovarium dichotomisch teilen. Ein Teil tritt in die Muscularis ein. Hier haben Goecke und Beaufais (1937) den kontinuierlichen Zusammenhang von dickeren Nervenbündeln, präterminalem Netzwerk und Terminalreticulum, aber ohne Bildung von knopf- oder kolbenförmigen Endigungen nachweisen können. Der Verlauf der Nervenfasern ist zum großen Teil parallel den Muskelelementen gerichtet. Der andere Teil der Nervenfasern durchquert die Muscularis, tritt zum Teil zu den Muskelzellen in Beziehung, zum Teil ziehen die Fasern direkt zur Mucosa. Hier ragen sie hoch in die Schleimhautfalten hinauf (Jacques, Harting). Die Anzahl der Schleimhautnerven nimmt zum Uterus hin ab, während die Zahl der Nerven in der Muskulatur der Tube uterinwärts zunimmt. An den Verzweigungsstellen der Schleimhautfalten des den Fimbrien zugekehrten Drittels des ampullären Teiles der Tube liegen einzelne sensible Endkörperchen. Es sind knäuelförmige, von einer Kapsel umgebene Nervenendigungen, die nach dem Typus eines Meissnerschen Körperchens gebaut sind wie im Uterus und Ovarium (vgl. Nervenversorgung des Uterus, S. 97, und des Eierstockes, S. 104). Auch glauben Ries und Corrylos Vater-Pacinische Körperchen in der Tube gesehen zu haben.

Ganglienzellen innerhalb der Tubenwand fehlen nach Harting; indessen besitzt das anatomische Institut Zürich ein Präparat, wo in der Mucosa, dicht unter dem Epithel, zwei Ganglienzellen nebeneinander liegen (Felix).

b) Die Nervenversorgung des Uterus.

α) Bemerkungen zur Technik der histologischen Untersuchung der Nervenversorgung des Uterus.

Wir haben oben gezeigt, daß in Übereinstimmung der Autoren der Uterus nervöse Verbindungen mit dem Zentralnervensystem über den Plexus hypogastricus superior et inferior (Tafel V, 6) und zu einem kleinen Teil für den Fundus uteri über den Plexus ovaricus sive Plexus spermaticus internus (Tafel VI, 5) erhält. Dagegen bestehen keinerlei Anhaltspunkte dafür, daß auch postganglionäre Fasern aus den Ganglien des sacralen Grenzstrangabschnittes zum Uterus ziehen. Widersprechend lauten dagegen die Mitteilungen über das Vorkommen von Ganglienzellen in der Uteruswand.

Da diese Verschiedenheit der Untersuchungsergebnisse der Autoren wohl zum Teil auf den wechselnden Ergebnissen der zur Darstellung der Ganglienzellen benutzten Verfahren beruht, so geben wir in der nachfolgenden Besprechung der Ganglienzellen die Beobachtungen des durch seine jahrelangen Forschungen auf diesem Gebiet bekannten Forschers M. Keiffer wieder.

M. Keiffer hat sich auch eingehend mit der Ausarbeitung einer Modifikation der Silberimprägnierungsmethode von Bielschowsky für die spezielle Darstellung des Nervensystems beschäftigt. Damit andere Forscher die positiven Resultate Keiffers nachprüfen können, beschreiben wir zunächst seine Modifikation der Bielschowsky-Methode, die er gemeinsam mit Reumont aus dem Laboratorium der Neurologischen Klinik in Brüssel ausarbeitete. Nach den Mitteilungen Keiffers gibt diese Modifikation durchaus eindeutige histologische Bilder von Ganglien innerhalb der Uteruswand, die frei von Artefakten sind und Verwechslungen mit anderen cytologischen Bestandteilen mit Sicherheit ausschließen lassen. Ausdrücklich sei auch vorausgeschickt, daß mit Keiffers Modifikation der Bielschowsky-Methode die nervösen Elemente in der Uteruswand des Menschen in allen seinen Lebensphasen vom Embryo bis zum Greisenalter in vollendeter Klarheit darstellbar sind. Gleiches gilt von den Uteri der Primaten, des Igels und der Nagetiere.

Dagegen verhalten sich vollkommen refraktär gegenüber Keiffers Modifikation der Bielschowsky-Methode die Nerven der Mucosa uteri des Menschen, das menschliche Ovarium und die Nerven des ganzen Meerschweinchenuterus. Keiffer führt diese Unterschiede auf physiologisch-chemische Ursachen in den genannten Geweben zurück, welche die Reduktion der Silbersalze hemmen[1].

Wenn in der Hand eines so geübten, jahrelang mit demselben Stoff beschäftigten Forschers die nervösen Elemente verschiedener Tierarten und im menschlichen Uterus, selbst sogar verschiedene Abschnitte dieses Organs, sich gegenüber ein und derselben Darstellungsmethode so verschieden verhalten, so ist es leicht verständlich, daß die bisher in der Literatur niedergelegten Forschungsresultate von verschiedenen Autoren kaum miteinander vergleichbar sind und deshalb heute noch keine allgemeingültigen Schlüsse erlauben. Erst die Resultate verschiedener Autoren, welche ein und dieselbe Darstellungsmethode der nervösen Elemente, wie beispielsweise die im nachfolgenden zu beschreibende, positive Resultate fördernde Modifikation der Bielschowsky-Methode von Keiffer genau innehalten, werden vergleichbare Resultate ergeben.

Technik der Methode Bielschowsky-Reumont.

Zu histologischen Studien der Nerven und Ganglien des Uterus und seiner Umgebung eignen sich nur Operations- bzw. Sektionspräparate, die blutarm oder sofort nach Eintritt des Todes ausgeschnitten werden. Zur Gewinnung einer Übersicht ist es zweckmäßig,

[1] Dagegen konnte Keiffer zahlreiche Ganglienzellen und die Nn. uterini im Uterus der Meerschweinchen mit der Methode von Castro nachweisen (briefliche Mitteilung).

die Uteri im Zusammenhang mit den Ligamenta lata, sacro-uterina und vesico-uterina und den obersten Abschnitten der Parakolpien zu resezieren. Die Scheide ist in einer Linie, die 4,0—5,0 cm unterhalb der Portio vaginalis liegt, zu durchtrennen.

Hierauf sind die gewonnenen Präparate parallel dem Verlauf vom Rectum und der Vagina in größere Blöcke von 3—5 qcm Oberfläche und 2,0—3,0 cm Dicke zu zerlegen und während 14 und mehr Tagen in einer 20%igen neutralen Formollösung zu fixieren. Vor der Verarbeitung der Blöcke ist eine schematische Skizze des ganzen aufgeschnittenen Präparates anzulegen. Die Skizze ist in Quadrate von 2,0 : 2,0 cm einzuteilen und es sind die einzelnen Quadrate mit fortlaufenden Nummern zu versehen. An Hand dieser Skizze sind nun auch die fixierten Blöcke mit den Nummern zu versehen, die entsprechend der Skizze auf sie entfallen. Nun können die einzelnen Blöcke mit dem Gefriermikrotom zerlegt werden, und um auch jetzt noch Verwechslungen zu verhüten, sind die Schnitte eines Gewebsblockes jeweilen für sich allein in eine Schale mit 20%iger Formollösung zu bringen. Dadurch werden die Schnitte gleichzeitig noch vollkommen durchfixiert. Nur auf diese Weise gelingt es, die genaue Topographie der Ganglien und der Nerven, die zum Uterus ziehen, festzustellen.

Für die Durchführung der Methode Bielschowsky-Reumont sind folgende Lösungen vorzubereiten:

Chemikalien für die Bielschowsky-Reumontsche Methode:

a) Käufliches 42%iges Formol in 20%iger wässeriger Lösung 1000,0
b) Argentum nitricum (Silbernitrat) in 20%iger wässeriger Lösung 100,0
c) 94% Alkohol mit Zusatz von 5 Tropfen Nicotin auf je 100 g 100,0
d) Bielschowskysche Lösung 100,0

Herstellung der Bielschowskyschen Lösung: Unter beständigem Schütteln wird zu einer 20%igen Lösung von Argentum nitricum tropfenweise Ammoniak hinzugefügt. Dadurch entsteht zunächst ein brauner Niederschlag, dem weiter tropfenweise Ammoniak bis zur völligen Klärung der Lösung zugesetzt wird (ammoniakalische Argentumnitricum-Lösung).

e) Goldchlorid in 1%iger wässeriger filtrierter Lösung 100,0
f) Unterschwefligsaures Natron in 3%iger wässeriger Lösung.
g) Alkohol von 70% und 94%
h) Lösung von del Rio Hortega:
Acid. carbolic. crystallis. 10,0
Creosot. purissim. 10,0
Toluol. 80,0

Spezielle Technik.

1. Anfertigung von Gefrierschnitten von 6—30 μ. Wenn möglich werden diese während einigen Stunden oder länger in einer 20%igen Formollösung noch nachfixiert. Hierauf mehrfaches Auswaschen in destilliertem Wasser.

2. Übertragen der Schnitte für 10 Minuten in 94%igem Alkohol mit Zusatz von Nicotin (siehe c) in einer Schale von etwa 35 ccm Inhalt; Auswaschen mit destilliertem Wasser während 30 Minuten und vorsichtiges Abgießen. Die Schnitte bleiben bis zur Beendigung des Verfahrens im gleichen Gefäß.

3. Imprägnierung mit 20%iger wässeriger Silbernitratlösung, in der die Schnitte während 24 Stunden in der Dunkelheit verbleiben; Abgießen der Lösung und rasches Auswaschen mit destilliertem Wasser.

4. Übergießen der Schnitte mit Bielschowskys ammoniakalischer Silbernitratlösung (siehe d), in der sie 1—6 Stunden verbleiben, dann rasches Auswaschen.

5. Reduktion in 20%iger Formollösung während 15 Minuten; Auswaschen während 20 Minuten und Abgießen des Wassers.

6. Farbenwechsel. Übergießen der Schnitte mit 1%iger Goldchloridlösung, bis sie eine graubläuliche Färbung annehmen (im allgemeinen 15 Minuten), hierauf Abgießen der Lösung und Auswaschen (siehe e).

7. Fixierung der Färbung. Übergießen der Schnitte mit einer 3% wässerigen Lösung von unterschwefligsaurem Natron. Einwirkung der Lösung während 10 Minuten, vorsichtiges Abgießen der Lösung und Auswaschen während 20 Minuten.

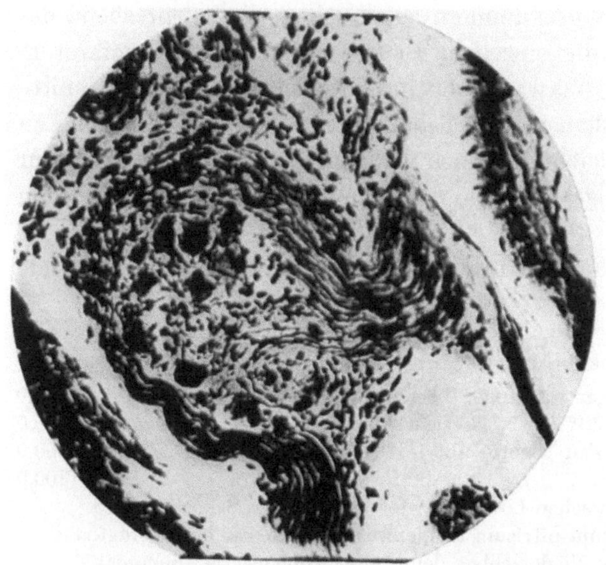

Abb. 32. Ganglienzellen in der Uteruswand. Uterusmuskulatur einer 30jährigen Frau. Innerhalb der Windung eines Nervenbündels liegen in einem Feld große Neuronen, Ganglienzellen, inmitten von Neurogliagewebe. Bielschowsky-Reumont-Methode. Leitz Obj. 5, Okular 4. (Nach Keiffer.)

8. Entwässerung in 70%igem Alkohol während 5 Minuten, in 95%igem Alkohol während 5 Minuten, in absolutem Alkohol während 10 Minuten. Der absolute Alkohol wird dann erneuert und die Schnitte darin noch 15 Minuten lang gelassen.

9. Aufhellung in der Lösung von del Rio Hortega (siehe h).

10. Auflegen und Ausbreiten jedes einzelnen Schnittes auf Objektträger. Einschließung in Canadabalsam unter Deckglas.

β) Die Ganglienzellen in der Uteruswand.

Die Ganglienzellen in der Uteruswand sind der umstrittenste Teil der Nervenversorgung des Uterus.

Während Clivio, Koestlin, Hoogkamer, Gawronsky, Acconi und M. Keiffer schon seit 1894 behaupten, bei ihren neurohistologischen Untersuchungen des weiblichen Genitale auch Ganglienzellen innerhalb der Uteruswand gesehen zu haben, schreibt Ph. Stöhr jr. in seinem bekannten Buch „Mikroskopische Anatomie des vegetativen Nervensystems“ und in seinem Beitrag „Das peripherische vegetative Nervensystem“ im Handbuch der mikroskopischen Anatomie von v. Möllendorf (1928) folgendes: „Ganglien sind in der Uteruswand sicher nicht vorhanden“ und weiter: „Bis jetzt beschriebene Ganglienzellen (d. h. in der Uteruswand, Verfasser) sind jedenfalls Artefakte.“

Auch Dahl behauptet auf Grund eigener Durchmusterung zahlreicher Schnitte, „daß die Uterusmuskulatur beim Mensch und die Schleimhaut der Gebärmutter frei von Ganglien sind“. Gleiches behauptet Sukemaso-Ogata für die Uteruswand des Kaninchens, Medowar für die Uteruswand 1 Monat alter Hunde und Holste für die Uteruswand des Meerschweinchens. Auch R. Waucomont hält nur die Untersuchungsergebnisse der letztgenannten Autoren für einwandfrei. Ozaki hat im Uterusparenchym weder außerhalb, noch während der Schwangerschaft Ganglienzellen nachweisen können.

Bei diesen diametral entgegenstehenden Befunden zweier Gruppen von Autoren muß dem Leser Gelegenheit gegeben werden, sich über Mikrophotographien von Zellen innerhalb der Uteruswand, welche beispielsweise Keiffer als Ganglienzellen deutet, selbst ein Urteil zu bilden. In diesem Sinne habe ich auch für diejenigen, welche die Methode nachprüfen wollen, mit der die histologischen Schnitte für die Aufnahme der nachfolgenden mikrophotographischen Bilder vorbereitet wurden, die Technik oben in extenso wiedergegeben.

Die Mikrophotographien (s. Abb. 32 und 33) zeigen nach der Deutung von M. Keiffer Gruppen großer polyedrischer Zellen, die mitten in der Uterusmuskulatur liegen. Wir haben diese Mikrophotographien Keiffers auch dem Direktor des Hirnanatomischen Institutes in Zürich, Prof. M. Minkowski, und dem in der Histologie des vegetativen Nervensystems so bewanderten Anatomen, Prof. A. Hirt in Greifswald, vorgelegt. Beide Forscher anerkennen diese Zellen als Ganglienzellen.

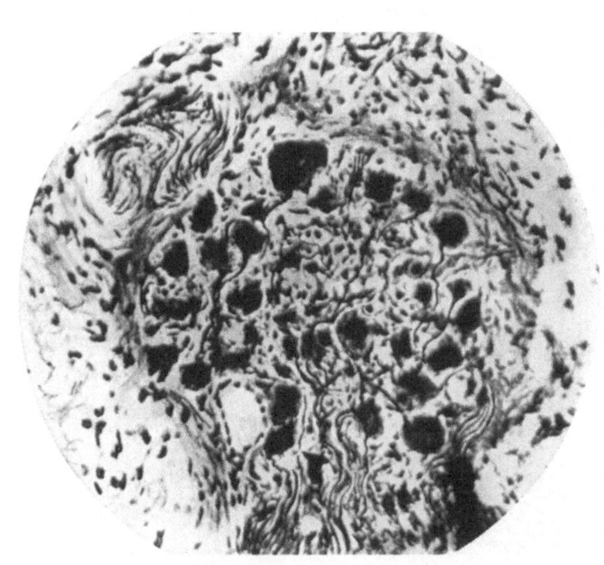

Abb. 33. Ganglienzellen in der Uteruswand. Uterusmuskulatur einer 31jährigen Frau. In einem großen Felde finden sich zahlreiche multipolare Ganglienzellen. Sie sind von Bindegewebe umgeben. Sowohl an der oberen als an der unteren Begrenzung des Feldes sind Nervenfasern sichtbar. Das Feld liegt innerhalb eines Uteruswandabschnittes, der sich nahe der Excavatio recto-uterina befindet. Bielschowsky-Reumont-Methode. Leitz Obj. 5, Okular 4. (Nach Keiffer.)

Solche Ganglienzellgruppen finden sich namentlich im Wandabschnitt des Uterus, der zwischen Orificium internum histologicum und Orificium internum anatomicum liegt, also in der Wand des sog. Isthmus uteri oder des sog. unteren Uterinsegments, und zwar von der Insertionsstelle der Ligamenta lata bis in die Mitte der Uteruswand. Auch finden sich Ganglienzellen bis in die Mitte der Wand des Scheidengewölbes. Die Felder, in denen die polyedrischen Zellen liegen, sind gegen die Uterusmuskulatur durch Züge von Bindegewebe begrenzt.

M. Keiffer beschreibt die cytologischen Bestandteile in diesen Feldern wie folgt:

Jede einzelne der polyedrischen großen multipolaren Ganglienzellen ist von Randzellen umgeben und beide Zellarten liegen in Neurogliagewebe. Die ganze Zellgruppe belegt M. Keiffer mit dem Ausdruck Ganglion.

Alle diese Ganglien sind von einer bindegewebigen Hülle umgeben, innerhalb der zahllose Achsencylinder die Ganglienzellgruppe gegen die bindegewebige Hülle begrenzen und in ihrer Gesamtheit einer Windung eines starken Nerven entsprechen. Gelegentlich finden sich auch außerhalb des Gebietes der Ganglienzellhaufen vereinzelte Ganglienzellen in die Nervenstämme eingestreut; sind es zwei, drei oder mehr Ganglienzellen, so liegen sie in einer Reihe hintereinander.

Außerdem liegen in den Feldern der Ganglien Querschnitte durch eine kleine Arterie, eine Vene und Quer- und Längsschnitte durch Capillargefäße.

Mächtige Felder mit Hunderten von Ganglienzellen finden sich, wenn auch nicht regelmäßig, so doch häufig an der Verbindungsstelle der Ligamenta lata mit der Uteruswand und der Wand des Scheidengewölbes. Stets ragen auch diese großen Felder in die aus Muskulatur und Bindegewebe bestehende eigentliche Uteruswand hinein. Andererseits gibt M. Keiffer zu, daß beim Mensch der Reichtum an Ganglienzellen innerhalb der Muskulatur der Uteruswand schwankt; schwankend ist auch ihre Lage. Da, wo in der Isthmuswand nur spärliche Ganglienzellen gefunden wurden, sind sie um so reichlicher in der Wand der Scheide zu finden.

γ) Die Topographie der Nervi uterini im Myometrium und ihre Endapparate.

Die Nervenstämme im Plexus hypogastricus inferior und im Lig. latum, die zum Uterus ziehen, zeigen in der Hauptsache denselben Verlauf wie die Arterien und Venen, die den Uterus mit Blut versorgen (vgl. dieses Handbuch, Bd. I, I. Hälfte, Abb. 43, 45, 46 und 47). Dies gilt für den Verlauf der beiden Hauptäste der Arteria uterina entlang der Insertionsstelle der Ligamenta lata am Uterus, wie für ihre Äste, die, 5—10 an der Zahl, rechtwinklig vom Hauptast abbiegend von rechts und links in das Myometrium eindringen. Gleiches gilt für die Verästelungen der Nn. uterini, die in wellenförmigem Verlauf an der Vorder- und Hinterseite des Uterus dessen Medianlinie erreichen.

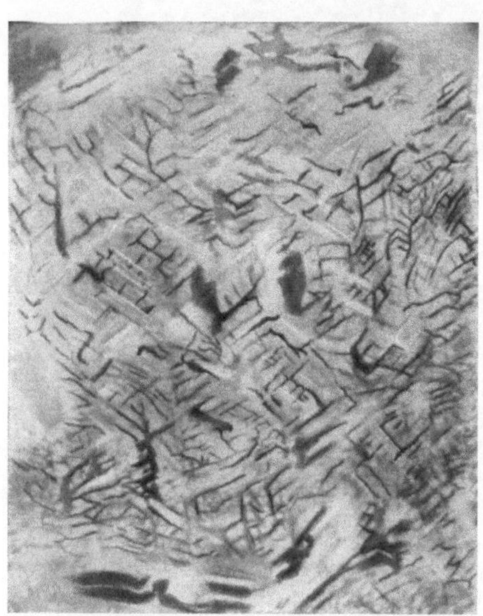

Abb. 34. Flachschnitt. 60 μ. Canadabalsam. Uterus im 8. Monat schwanger. Injektion des Gefäßsystems blutwarm am frisch exstirpierten Uterus. Corpusgegend direkt oberhalb des Kontraktionswulstes. Reflexbild bei schräg auffallender Beleuchtung von Görttler. Man erkennt, daß die Gefäße (schwarz) und die Fasern (weiß) sich unter den gleichen stumpfen Winkeln kreuzen und ein Gitter bilden. Vergr. 3,5fach. (Nach Görttler, Spiegelmethode.)

Wichtig für eine richtige Vorstellung vom Verlauf der Nn. uterini in der Uteruswand ist die Kenntnis der Architektur der Uteruswand, wie sie Görttler aufgeklärt hat. Die Struktur des Myometriums besteht darin, daß im ruhenden wie im schwangeren Uterus alle Muskelfasern die Uteruswand schräg von oben außen nach unten innen durchziehen. Dadurch entstehen regelmäßige rhomboide Maschen, die von Muskelbündeln begrenzt sind. In diesen Maschen des Muskelfasernetzes verlaufen nach Görttler die Blutgefäße. Ihre Anordnung entspricht deshalb der Gewebestruktur, wie ein „Guß der Matrize“. Dementsprechend bilden auch die Blutgefäße des Myometriums ein grobmaschiges Gitter (vgl. Abb. 34). Da nun nach dem oben Mitgeteilten die Nn. uterini auch innerhalb des Myometriums parallel mit den Blutgefäßen verlaufen, so ist leicht ersichtlich, daß auch die Nervi uterini in den rhomboiden Maschen des Muskelfasernetzes verlaufend Netze oder ein Gitter bilden [Dahl, Stöhr, Keiffer (vgl. Abb. 35)]. Dies in gleicher Weise wie die Nerven in der Wand anderer visceraler Hohlorgane.

Das weitere Verhalten der Nn. uterini innerhalb des Myometriums bis zur Eintrittsstelle der ableitenden Nervenfasern in das Cytoplasma glattmuskeliger Elemente und zur Austrittsstelle zuleitender Nervenfasern aus rezeptorischen Apparaten soll im nachfolgenden beschrieben werden.

Die größeren Nervenstämme, die aus den Ligamenta lata in die Uteruswand eintreten, sind noch von zahlreichen Ganglienzellen umgeben. Sobald aber die Nerven in das Myometrium vorgedrungen sind, verschwindet dieser Reichtum an Ganglienzellen, nur stellenweise ist noch bis zur Mitte der Uteruswand eine kleinere oder größere Ansammlung solcher Zellen sichtbar (vgl. Abb. 32 und 33). Die Nervenstämme in der Uteruswand bestehen aus zahlreichen marklosen Neuriten, denen auch ummarkte Neuriten beigemischt sind. Sie sind bündelweise geordnet. Die einzelnen Nervenbündel sind durch Züge von Bindegewebe voneinander getrennt. Jeder Neurit ist von Schwannschen Kernen begleitet.

Treten Nervenäste in ihrem Verlauf in Muskelbündel ein, so teilen sich die Nerven dichotomisch. Oft dringt aber auch ein Neuritenbündel, oft das ganze Nervenästchen in das Muskelbündel ein. Die Neuriten verlaufen innerhalb des Muskelbündels bald in Wellenlinien, bald schraubenförmig entlang den glattmuskeligen Elementen. Im menschlichen Uterus verlieren nun die Neuritenbündel, die nur noch aus 15—20 Neuriten bestehen, ihr Neurilemm, und es verlaufen die einzelnen Neuriten nicht mehr nahe beieinander zu einem Bündel geordnet. Wohl verlaufen die Neuriten noch annähernd zueinander parallel und ein jeder Neurit macht dabei in seinem Verlauf beliebige Biegungen und Windungen. Stets sind sie von Schwannschen Kernen begleitet. Schließlich teilen sich diese feinsten Nervenfäserchen erneut und treten zu den einzelnen Muskelspiralen in Beziehung.

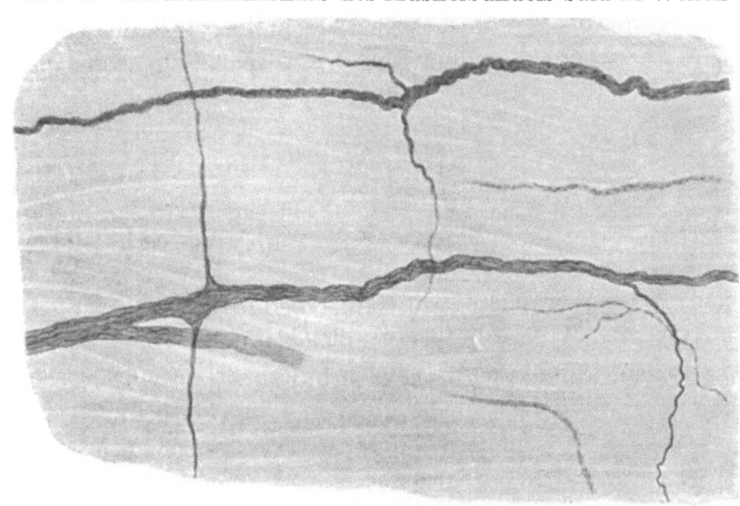

Abb. 35. Feinere Nervenverzweigung im Uterus. (Supravitale Methylenblaufärbung.) Mensch. (Nach Dahl.)

Bevor wir die Beziehungen der ableitenden motorischen Nervenfasern zu den glattmuskeligen Elementen besprechen, sei ausdrücklich hervorgehoben, daß vor dem Eintritt einer Nervenfaser in das Cytoplasma einer Muskel- bzw. Drüsenzelle morphologisch mit den besten optischen Instrumenten nicht festgestellt werden kann, ob ein Neurit von einem ableitenden motorischen bzw. sekretorischen Nerven stammt oder aber zuleitender sensibler Natur ist.

d) Beziehungen der Nervi uterini zum Cytoplasma glattmuskeliger Elemente des Uterus.

Über die Beziehungen der Neuriten zu den einzelnen glattmuskeligen Elementen des Uterus und ihrem Cytoplasma ist bis heute folgendes festgestellt worden:

In dem mit der Bielschowsky-Reumontschen Methode nur schwach gefärbten Cytoplasma der Muskelspiralen beobachtete Keiffer bei Betrachtung mit Ölimmersion (Vergrößerung 1200) innerhalb des Cytoplasma ein zartes Netzchen von Neurofibrillen. Die Kreuzungsstellen der Neurofibrillen, welche die Maschen des Netzes begrenzen, erscheinen optisch als dunkle Punkte. Keiffer glaubt, der Kern bleibe frei von Neurofibrillen; er glaubt auch gesehen zu haben, daß die Neurofibrillen wieder aus dem Zelleib der Muskelspirale austreten und daß dementsprechend das intracytoplasmatische Netz keinem terminalen Apparat der Neuriten, sondern einer intracytoplasmatischen Verteilung des Achsencylinders entspricht (vgl. Abb. 36) [1].

Diese intracytoplasmatischen Neurofibrillennetzchen stehen in sichtbarer Verbindung mit dem einen oder anderen Achsencylinder, der an der Oberfläche einer Muskelspirale sichtbar ist. Vergleicht man diese Beschreibung Keiffers und seine Abbildung mit seiner weiteren Bemerkung, daß außerdem entlang den Muskelzellen eine große Zahl von nervösen Elementen beobachtet werden kann, welche die Muskelzelle wie mit einem Überzug bedecken, so nähert sich das Gesamtbild, das Keiffer von den Beziehungen der Nn. uterini zum Cytoplasma der Muskelzellen beschreibt, stark den Bildern Stöhrs und Reisers vom nervösen Terminalreticulum aus der Muscularis musosae des Magens (vgl. S. 51, Abb. 9).

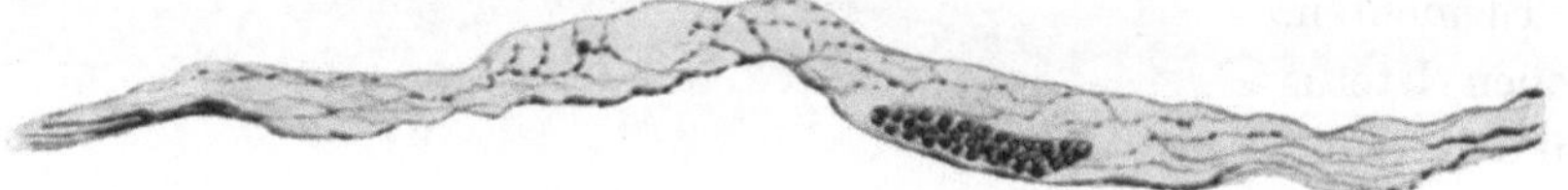

Abb. 36. Neurofibrillennetz in einer Muskelspirale des Uterus. Bielschowsky-Reumont-Methode. Vergr. 1200fach. (Nach Keiffer.)

In gleicher Weise, wie Stöhr betont, daß selbst an gut gefärbten Muskelzellen der Harnblase und der Blutgefäße niemals Neuriten in das Cytoplasma aller Muskelzellen eindringen, ja daß nicht einmal jede hundertste Muskelzelle mit einer nervösen Endigung ausgestattet ist, hebt auch Keiffer hervor, daß in seinen bestgefärbten Präparaten nur in gewissen Abschnitten die oben beschriebenen intracytoplasmatischen Nervennetze sichtbar sind. Ob es sich dabei um färberische Mängel der Silbermethode handelt, deren Launenhaftigkeit die Nichtfärbung von Nervenendigungen auf große Strecken erklären kann, bleibt unentschieden.

Zudem sei an dieser Stelle auf die Möglichkeit aufmerksam gemacht, daß Kontraktionen der glatten Muskulatur, die durch nervöse Impulse ausgelöst sind, adrenalinähnlichen Muskelstoff produzieren (Sympathin, W. B. Cannon), welcher ebenfalls die glattmuskeligen Elemente und vielleicht solche, die nicht mit einem intracytoplasmatischen Neurofibrillennetz versehen sind, auf hormonalem Weg zu Kontraktionen anregt.

ε) Beziehungen der Nervi uterini zu Nervenendkörperchen.

Bei der Betrachtung der mit der Bielschowsky-Reumontschen Methode behandelten Gewebeschnitte durch menschliche Uteri fand Keiffer in Querschnitten durch die Gegend des Orificium anatomicum und des Isthmus uteri eines 4jährigen Mädchens und in gleicher Weise in Teilstücken von Querschnitten derselben Gegend aus Uteri Erwachsener Nervenendkörperchen von nachfolgender Form und Zusammensetzung:

[1] Keiffer hebt hervor, daß es sich dabei keineswegs um Artefakte handeln könne, da sich die Neurofibrillen färberisch durchaus gleich verhalten wie die Nervenfäserchen, die von der Oberfläche der Muskelspirale her in ihr Cytoplasma eindringen. Auch ist Keiffer derselben Ansicht wie Ph. Stöhr jr. (vgl. S. 165, Anm. 1), der betont, daß bei so starken Vergrößerungen Mikrophotographien es dem Leser unmöglich machen, eine deutliche Vorstellung von den wirklichen Verhältnissen in den Präparaten zu gewinnen. Er zieht deshalb wie Stöhr hier der Mikrophotographie eine gute Zeichnung vor.

Die Endkörperchen haben eine amphoraähnliche Form. Ihre Größe beträgt 10—20 μ in der Länge und 8—10 μ in der Breite (vgl. Abb. 37). Gegen das umgebende Gewebe sind diese Endkörperchen durch Zellen begrenzt, die sich schraubenförmig um den Inhalt des Körperchens winden. Dadurch entstehen Bänder, deren Windungen sich aber gegenseitig nicht berühren. Sie erinnern an die Form der Meissnerschen Körperchen. Die einzelnen Windungen sind durch gleichmäßige Zwischenräume voneinander getrennt. Ein starker ummarkter Nerv von wellenförmigem Verlauf tritt am einen Ende des amphoraähnlichen Gebildes in das Innere des Endkörperchens ein. Mit seinem Eintritt wird er marklos und verläuft von da an in gerader Linie ungefähr in der Längsachse des Endkörperchens. An beliebiger Stelle im Innern des Endkörperchens endigt der Nerv knopfförmig oder wie ein Krummstab oder unter Aufteilung in einige kurze Endäste. In den Zwischenräumen zwischen den Windungen seiner Begrenzung verlaufen nackte Nervenfäserchen in Wellenlinien und treten an verschiedenen Stellen in die Umgebung des Endkörperchens aus. Hier verlaufen sie in schraubenförmigen Windungen weiter (vgl. die halbschematische Zeichnung, Abb. 22, S. 67 mit der Mikrophotographie, Abb. 37).

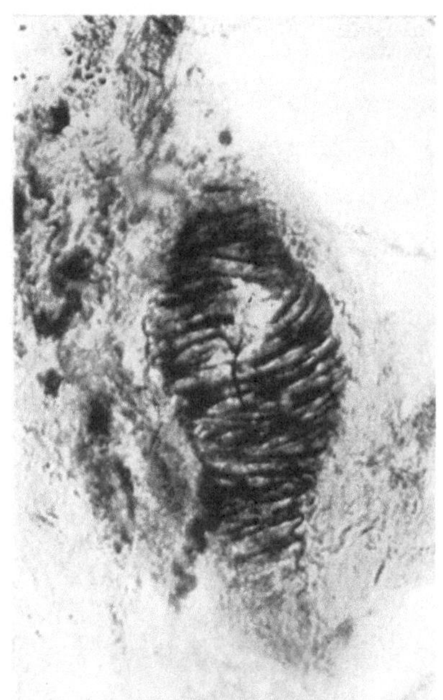

Abb. 37. Endkörperchen aus dem Bindegewebe des Isthmus uteri eines Mädchens von 4 Jahren. Das Endkörperchen erinnert an ein Meissnersches Körperchen. Bielschowsky-Reumont-Methode. (Nach Keiffer.)

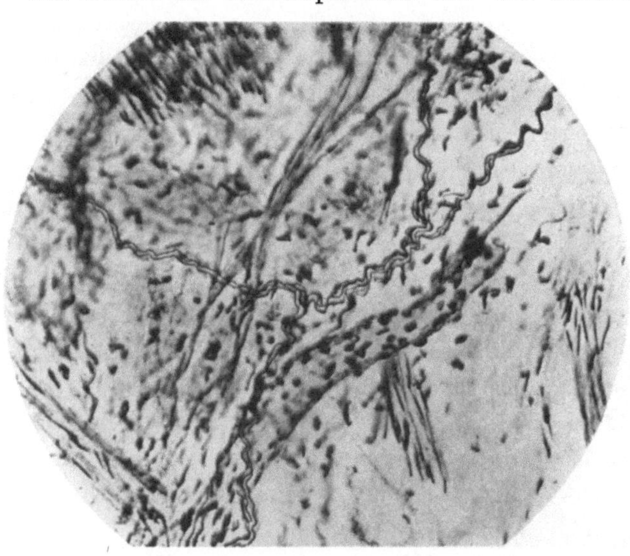

Abb. 38. Verlauf von Neuriten im Bindegewebe der Uteruswand, kurz vor ihrem Eintritt in die glatte Muskulatur. Bielschowsky-Reumont-Methode. Leitz, Obj. 5, Okular 5. (Nach Keiffer.)

Keiffer deutet diese Endkörperchen als Rezeptoren für Reizqualitäten, die Schmerzgefühle sowie viscero-viscerale und viscero-motorische Reflexe der Skeletmuskulatur auslösen. Bei der Untersuchung anderer Wandabschnitte des Uterus außerhalb der Isthmusgegend und ganz besonders bei der Untersuchung der Gegend des Ostium abdominale tubae fand Keiffer diese Endkörperchen nicht.

ζ) Beziehungen der Nervi uterini zum Bindegewebe der Uteruswand.

Im Bindegewebe zwischen den verschiedenen Bestandteilen der Uteruswand, zwischen den Muskelbündeln, den Blut- und Lymphgefäßen und den Nerven, finden sich nackte

Achsencylinder, die sich allmählich in immer dünnere Fäserchen zerteilen und schließlich ohne Bildung einer besonders geformten Endigung mit den Bindegewebszellen in Verbindung treten. Am reichlichsten finden sich diese Nervenfäserchen ebenfalls im Bindegewebe des Isthmus uteri bzw. des Orificium internum anatomicum (Abb. 38). Außerdem finden sich im Bindegewebe der Submucosa colli uteri Endkörperchen von verschiedener Form, darunter auch solche, wie sie Harting im ampullären Teil der Tube beobachtete. Im Bindegewebe zwischen den Muskelbündeln können ferner argentophile Zellen vom Typus der Neuroiden Cajals nachgewiesen werden (vgl. die Nervenversorgung der Blutgefäße des Uterus).

η) Die Nervenversorgung der Blutgefäße des Uterus.

Nach Ph. Stöhr jr. beteiligen sich an der Innervation der Blutgefäße je nach dem Körperteil, den ein Gefäß mit Blut versorgt, bald Hirnnerven, bald Cerebrospinalnerven und sympathischer Grenzstrang. Für die Zufuhr von arteriellem Blut zu den weiblichen Genitalien kommen die beiden Aa. iliacae, sowie die beiden Aa. ovaricae in Betracht. Ihre vasoconstrictorische Innervation stammt aus dem thorako-lumbalen Abschnitt der Intermedio-lateralsäulen im Rückenmark. Es ist der sympathische Abschnitt des vegetativen Nervensystems, dessen Nervenfasern über den Grenzstrang zum Geflecht um die Aorta zum Plexus intermesentericus (vgl. Tafel II, 1, 5, 7, sowie Tafel IV, 15) und von da über den Plexus hypogastricus superior (vgl. Tafel II, 13 und Tafel IV, 16) zu den Aa. iliacae und ihren Endästen ziehen. Aus dem Plexus mesentericus superior bzw. Plexus renalis stammen Nervenfasern, die über den Plexus ovaricus zur A. ovarica ziehen (vgl. Tafel VI, 2, 4, 5 und 9). Schließlich sind auch dem N. genito-femoralis Gefäßnerven beigemischt (vgl. S. 59).

Gestützt auf die experimentellen Untersuchungen von Ken Kuré mit Iziko sowie L. R. Müller darf weiter angenommen werden, daß aus den Intermedio-lateralsäulen, und dies wahrscheinlich aus ihrem thorako-lumbalen wie aus dem sacralen Abschnitt, vasodilatatorische, parasympathische Nerven entspringen. Sie verlassen das Rückenmark durch die hinteren Wurzeln (vgl. Abb. 25) zusammen mit den sensiblen Nerven und ziehen durch die Ganglia spinalia und die Rami communicantes zum Grenzstrang. Mit den Grenzstrangganglien treten sie aber nicht in Verbindung, wie die sympathischen vasoconstrictorischen Fasern. Sie mischen sich lediglich unter die postganglionären Fasern des Sympathicus und ziehen mit ihnen zu den Blutgefäßen der weiblichen Genitalien.

Die Bedeutung dieser vasodilatatorischen parasympathischen Nervenfasern für den Erektionsapparat, sowie das Verhältnis ihres Wirkungsgrades zum Wirkungsgrad der vasoconstrictorischen sympathischen Nervenfasern wird auf S. 149 besprochen.

Nun heben Ph. Stöhr jr., A. Hirt und M. Keiffer hervor, daß sich bei der Betrachtung der Nerven innerhalb der Wand eines peripherischen Gefäßes mit den Hilfsmitteln der Morphologie weder makroskopisch noch mikroskopisch die Abkunft und Art eines Nerven, ob motorischer ableitender oder sensibel zuleitender Natur, ob sympathisch-vasoconstrictorischer oder parasympathisch-dilatatorischer Natur feststellen läßt. Morphologisch läßt sich lediglich eine Verbindung des gesamten peripherischen Gefäßnervenapparates mit dem gesamten peripherischen Nervensystem nachweisen. Dabei bilden die Gefäßnerven mit den peripherischen Nerven, die zu den Erfolgsorganen ziehen, eine untrennbare Einheit. Die Nerven, auch wenn sie auf lange Strecken ein Gefäß begleiten, lassen sich nicht unterscheiden in Capillarnerven, Nerven, die später doch noch zu glatten Muskelfasern, Drüsen-, Bindegewebs- oder Epithelzellen ziehen. Gleiches gilt auch für die Anfangsfasern der zuleitenden Gefäßnervenbahnen, die Erregungswellen aus einem Organe zum Zentralnervensystem leiten und sich dadurch an der Regulierung des Stromvolumens beteiligen (vgl. S. 141). Deshalb bedarf auch bei experimentellen Eingriffen am Gefäßnervensystem selbst wie beispielsweise bei der experimentellen Sympathektomie die physiologische Deutung ihrer Folgeerscheinungen größter Vorsicht, denn selbst in einem eng begrenzten Gefäßabschnitt können wir nicht sagen, welche Nerven, ob sympathische, ob parasympathische, ob sensible Nerven wir durchschnitten haben und ob die Sympathektomie nicht schon einen Eingriff in ein gemeinsames Zusammenwirken von Nerven verschiedenster Herkunft darstellt (vgl. S. 153).

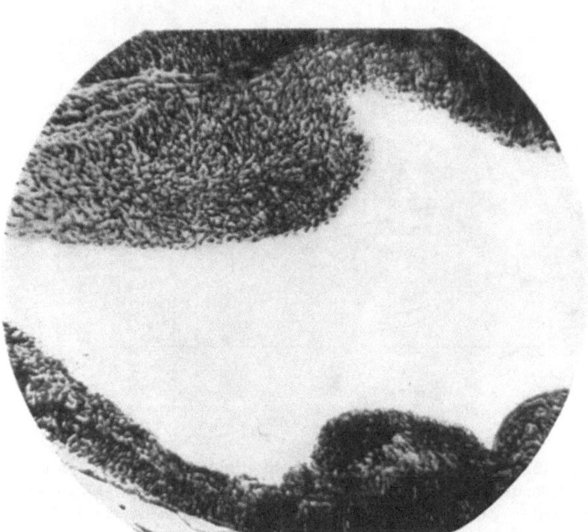

Abb. 39. Querschnitt durch Wandverdickungen einer Uterusvene. In diesen finden sich subendotheliale Zellen mit starker Affinität für Silbernitrat, weshalb sie M. Keiffer als nervöse Elemente deutet. Bielschowsky-Reumont-Methode. Leitz, Obj. 3, Okular 4. (Nach Keiffer.)

Bevor wir auf die Beziehungen der Nervenfasern zur Wand der Blutgefäße eingehen, sei auf eine Besonderheit in der Architektur der Uterusvenen hingewiesen, auf die M. Keiffer aufmerksam gemacht hat (1919). Stellenweise beteiligt sich die Wandmuskulatur selbst mit einigen Bündeln von Muskelspiralen am Aufbau der Venenwand. Dadurch entstehen im Verlauf der Venenwand muskelige Verdickungen (s. Abb. 39). Diese verdickten Venenabschnitte deutet M. Keiffer als contractile Apparate, ausgestattet mit einer sphincterähnlichen Anlage, einem klappenähnlichen Verschluß und einer Ausbuchtung des Venenlumens. Deshalb belegt M. Keiffer diese verdickten Abschnitte im Verlauf der Venen mit dem Ausdruck „Coeur veineux utérin" (Uterusvenenherz). Nach der Auffassung von Keiffer sollen diese Vorrichtungen, auf entsprechende Reizwirkungen hin, ihren Inhalt gegen den Blutstrom der benachbarten Venenabschnitte abschließen und sich dadurch an der Regulierung der Blutverluste sub mensibus und post partum sowie am Turgor des Uterus beteiligen. Der Vollständigkeit halber sei hier noch erwähnt, daß in der Architektur der Ringmuskulatur in den Arterienwänden dasselbe Spiralprinzip herrscht, wie wir es oben für die Architektur der Uteruswandmuskulatur beschrieben haben (Benninghoff).

Die Nervenversorgung der Arterienwände unterscheidet sich wenig von der der Venenwände. Letztere sind nach M. Keiffer von zahlreicheren Nervenfasern durchflochten als die Arterienwände. Wir beschränken uns deshalb, um Wiederholungen zu vermeiden, auf die Beschreibung der Nervenversorgung einer Venenwand von mittlerer Stärke, und zwar auf die Verlaufsstrecke, die außerhalb der oben genannten Verdickungen liegt. Stets sind die Nervenfasern in unregelmäßigen Abständen von längsovalen Schwannschen Kernen begleitet, deren Längsachse meist dem Verlauf der Nervenfaser parallel geht, bald liegen die Kerne an einer Umbiegungs-, bald an einer Teilungsstelle der Faser (vgl. S. 166, Abb. 59). Die Adventitia der Blutgefäße im Uterus zeigt einen großen Reichtum an Nervenfasern; aber auch außerhalb der Gefäßwand begleiten Nervenfasern die Blutgefäße. Ihr Begleitverlauf in und außerhalb der Gefäßwand ist meist ein welliger; oft kreuzen sich einzelne Nervenfasern.

Viele Nervenfasern der Adventitia verlieren sich im Cytoplasma der Längsmuskeln. Andere ziehen zwischen diesen Muskelfasern in die Bindegewebsschicht, welche die Längsmuskulatur von der sog. Ringmuskulatur trennt. Hier verlaufen sie parallel der Bindegewebsschicht und ebenfalls wellenförmig. Durch diesen welligen Verlauf entsprechen die Nervenfasern den großen Anforderungen, sich dem raschen Wechsel der rhythmischen und peristaltischen Formveränderungen des Uterus anzupassen. Viele Nervenfasern aus der Bindegewebsschicht zwischen Längs- und Ringmuskulatur der Blutgefäßwand dringen nun zwischen den Muskelzellen der Ringmuskulatur bis in die subendotheliale Bindegewebsschicht vor. Hier entstehen feine fibrilläre Auflockerungen der Endigungen der Nervenfasern, die nach Stöhr jr. dem Endothel aufgelagert sind. M. Keiffer glaubt in Gewebeschnitten von 5—6μ Dicke sogar gesehen zu haben, daß sie sich im Cytoplasma der Endothelien verlieren. Am zahlreichsten finden sich diese Bilder in Schnitten durch die eben beschriebenen Wandverdickungen (Venenwandherzen, Abb. 39, S. 99).

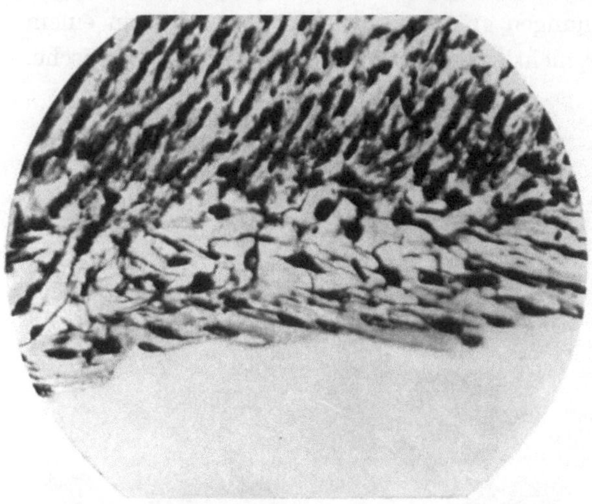

Abb. 40. Nervenzellenähnliche Gebilde in der Wand von Venen des Uterus. (Neuroides, Cajal.) Unter dem Endothel können gegenüber den blassen Bindegewebszellen multipolare Zellen, die sich stark mit Silber färben, unterschieden werden. Sie erwecken den Eindruck von Nervenzellen; es handelt sich um nervenzellenähnliche Gebilde (Neuroides, Cajal), deren Ausläufer in ihrem Verlauf zwischen den glattmuskeligen Elementen der Blutgefäßwand bis zu ihrem Eintritt in einen perivasculären Nerv verfolgt werden können. — Bielschowsky-Reumont-Methode. Leitz, Obj. 7, Okular 4. (Nach Keiffer.)

In diesen Wandverdickungen der Venen liegen nach Keiffer zwischen den subendothelialen, blassen Bindegewebszellen große bipolare und tripolare Zellen mit vielen und langen Fortsätzen. Diese Zellen erweisen sich bei Anwendung der Bielschowsky-Reumontschen Methode als stark argentophil. Ihre Fortsätze können auf weite Strecken ihres subendothelialen Verlaufes, aber auch in ihrem Verlauf zwischen den Muskelspiralen hindurch bis zu ihrem Eintritt in die Nervenfasern an der Peripherie der Venenwand verfolgt werden.

Gestützt auf diese Kriterien deutet Keiffer diese bipolaren und tripolaren Zellen in der subendothelialen Bindegewebszone als Nervenzellen (Neuroides von Cajal) mit zuleitender Funktion (vgl. Abb. 40).

c) Nervenversorgung der Vagina und der äußeren Genitalien.

Die oberen zwei Drittel der Scheide werden von den Nn. vaginales des Plexus muralis utero-vaginalis versorgt. Das untere Drittel und die äußeren Genitalien erhalten ihre nervöse Versorgung vielleicht auch noch aus dem Plexus muralis utero-vaginalis, aber hauptsächlich aus den sacralen Grenzstrangganglien, welche sympathische Kabel, und von den Rami viscerales des 2. bis 4. Sacralnerven, welche die parasympathischen Kabel an das untere Drittel der Vagina und an die glattmuskeligen und drüsigen Elemente in der Haut und im Bindegewebe heranbringen, das die Körperöffnungen am caudalen Körperende umgibt.

Die Nn. vaginales bilden in dem perivaginalen Bindegewebe ein oberflächliches Netz, das aus überwiegend marklosen, untermischt mit dünn- und dickummarkten Neuriten aufgebaut ist und das Ganglienzellen enthält (Dahl). Von diesem Geflecht gehen feine Nervenfädchen in die Muscularis und in die Mucosa und bilden in beiden terminale Netze; von dem terminalen Netz in der Mucosa können Nervenfasern bis in das geschichtete Plattenepithel emporsteigen.

Die Aufnahmeapparate (Rezeptoren) für Reizqualitäten, die an den äußeren Genitalien Empfindungen und Gefühle auslösen, und ihre Verbindungen mit den zum Zentralnervensystem zuleitenden Nerven werden auf S. 63 ff. und S. 68 ff. besprochen.

Die animalen Nerven, welche die Skeletmuskulatur in der Umgebung des Introitus vaginae versorgen, werden auf S. 6 und 7, sowie S. 57 f. besprochen.

Die motorischen Endigungen der vegetativen Nerven in den quergestreiften Muskeln und in der glatten Muskulatur werden auf S. 49 f. besprochen.

Die ableitenden animalen Nervenbahnen zu den quergestreiften Muskeln in der Umgebung des Introitus vaginae werden auf S. 78 ff. besprochen.

3. Die Nervenversorgung des Ovariums.

a) Vorbemerkungen.

Unter den Autoren herrscht Übereinstimmung, daß der Plexus ovaricus mit den Gefäßen bis an den Hilus ovarii herankommt und von dort in das Stroma ovarii mehrere feine, stark gewundene Nervenbündel entsendet (Tafel VI, 4; Tafel V, 12). Im Anschluß an die zahlreichen Gefäße in der Marksubstanz des Ovariums bilden die Nervenfasern periarterielle Netze. Außerdem erhält das Ovarium an seinem uterinen Pol Nervenstämmchen aus dem Plexus utero-vaginalis (Tafel V, 14 und 15). Die Nervenplexus innerhalb dieser Plexus bestehen in den meisten Nervenbündeln aus marklosen Fasern. Daneben sind in kleiner Zahl dünne, ummarkte Neuriten (Dahl) und vereinzelt dicke markhaltige Fasern (Pines und Schapiro) zu sehen, wie das auch den meisten innersekretorischen Drüsen eigen ist.

b) Die Ganglienzellen im Ovarium.

Es besteht heute kein Zweifel mehr darüber, daß sich im Hilus ovarii ein Ganglienzellager befindet (Akagi, Brill, Kozaburo, Mabuchi, Pines und Schapiro) und daß dagegen im Innern des Ovars ein einheitliches größeres Ganglion nicht vorhanden ist. Stöhr jr. rechnet das Ganglienlager im Hilus ovarii noch zum Plexus ovaricus, womit er seine Ganglienzellen als juxtamurale und nicht als intramurale charakterisiert [1]. Dieses

[1] Im Inneren des Ovariums finden sich an den Verzweigungsstellen der Nervenfasern von Gefäßnerven, von Follikelnerven, in der Mark- wie in der Rindensubstanz argentophile Verdickungen, die als Artefakte zu deuten sind (v. Herff, Pines und Schapiro) und die nicht mit Nervenzellen verwechselt werden dürfen.

Ganglienzellager im Hilus besteht aus einer großen Anzahl von Ganglienzellen und ist sowohl von Bindegewebe umschlossen als auch von Bindegewebssepten in einzelne Abschnitte aufgeteilt. Die Größe der Ganglienzellen ist verschieden; sie haben einen großen, bläschenförmigen, hellen Kern mit feinen Chromatinkörnchen und 1—2 Kernkörperchen. Im Zellprotoplasma ist gelegentlich ein feines Neurofibrillengeflecht zu sehen. Die Ganglienzellen sind multipolar und besitzen mehrere Fortsätze. Die Fortsätze jeder einzelnen Ganglienzelle verbreiten sich teilweise in der Umgebung der benachbarten Ganglienzellen. Daraus entstehen Nervengeflechte, welche die einzelnen Ganglienzellen umspinnen. Ein anderer Teil dieser Fortsätze von Nervenzellen gesellt sich zu den die Ovarialsubstanz durchziehenden Nervenfasern und gelangt schließlich in Beziehung zu den übrigen cytologischen Bestandteilen des Ovariums (s. Abb. 41).

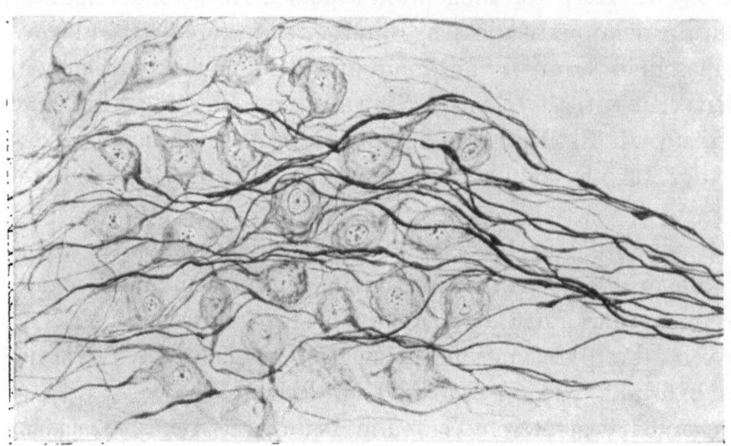

Abb. 41. Katze. Hilus ovarii. Ganglienlager. (Nach Pines und Schapiro.)

c) Die Topographie der Ovarialnerven im Hilus, sowie in der Mark- und Rindenschicht.

Die Nervenstämme des Plexus ovaricus und des Plexus utero-vaginalis zeigen innerhalb des Ovariums, ähnlich wie die Nervi uterini innerhalb der Uteruswand, denselben Verlauf wie die Arterien und Venen. Wie die Blutgefäße des Ovariums nehmen auch die Ovarialnerven vom Hilus bis zur Rindenschicht einen radialen Verlauf. Sie liegen in den Bindegewebszügen, welche die Follikel und ihre Derivate in allen ihren zyklischen Stadien begrenzen. Schon im Hilus ovarii trennen sich einzelne Nervenfasern von den Nervenstämmen ab und treten zu Blutgefäßen in Beziehung. Der größere Teil der Nervenstämme teilt sich aber erst in der Markschicht in Nervenäste und -ästchen und diese wieder in Nervenfasern auf. Von den letzteren ziehen die einen zur Wand von Blutgefäßen, andere teilen sich wieder dichotomisch und bilden untereinander Nervengeflechte, und ein kleinerer Teil zieht leicht gewellt bis zur Rindenschicht. Hier teilen sich die stärkeren Nervenfasern in feinste Nervenfäserchen und bilden erneute Geflechte im Stroma zwischen den Follikeln. Einzelne Fäserchen ziehen an der Richtung des Oberflächenepithels weiter bis in die Tunica albuginea (Retzius, Akagi, Brill, Wallart, Pines und Schapiro, Goecke und Beaufays). Nach Wallart und Brill sollen sich die Fäserchen, welche die Tunica albuginea erreichen, hier rechtwinklig umbiegen und weiter aufteilen und in der äußersten Rindenschicht parallel der Oberfläche des Ovariums verlaufen. Entgegen Wallart und Mabuchi, glauben Brill sowie Pines und Schapiro, daß auch Endigungen von feinsten Nervenfäserchen zwischen die in einer Reihe das Stroma ovarii begrenzenden Oberflächenepithelien vordringen.

α) Beziehungen der Ovarialnerven zu den Follikeln.

(Primordial-, reifende und reife sog. Graafsche Follikel.)

Entgegen früheren Anschauungen von Brill und v. Herff konnten Wallart, Akagi, Kozaburo, Mabuchi, v. Gawronsky, Winterhalter, Mandl sowie Pines und Schapiro weder bei den Primordial- noch bei den reifenden oder Graafschen Follikeln ein Überschreiten der Nervenfasern über die Glasmembran, welche das Stroma ovarii gegen das Follikelepithel begrenzt, beobachten. Die Nervenfasern dringen lediglich im Stroma ovarii bis in das Stromagebiet der Theca interna vor. Hier lagern sie sich manchmal dicht an die peripherste Reihe von Follikelepithelien an[1]. Niemals dringen sie zwischen den Follikelepithelien (Granulosazellen) in die Granulosazellschicht ein[2]. Die Versorgung der Follikel mit nervösen Impulsen und die Rezeption von nervösen Impulsen von seiten der Follikel soll durch Endapparate der Nerven in der Theca interna vollzogen werden (vgl. Abb. 42). Diese Endapparate sollen die Form von Endknöpfchen haben, die in ihrer Größe bis zu größeren kolbenartigen Endverbreitungen schwanken. Die von Wallart beschriebenen Nervengeflechte in der Theca interna und externa folliculi sollen nach dem Autor selbst Blutgefäßnervengeflechte darstellen.

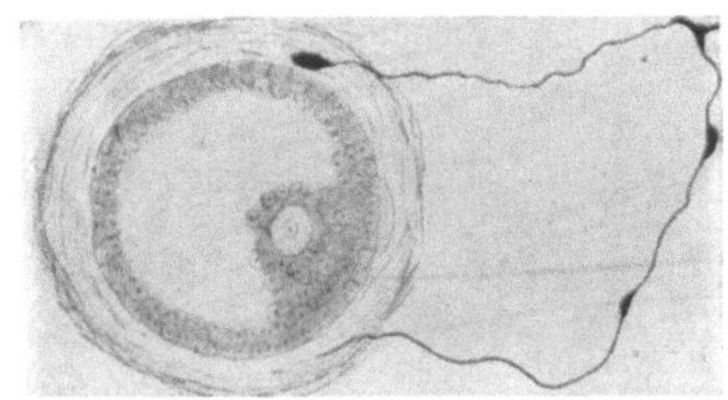

Abb. 42. Hündin, Endäste einer Nervenfaser und nervöse Endverbreitung in der Theca eines reifenden Follikels. Golgi-Methode. (Nach Pines und Schapiro.)

β) Beziehungen der Ovarialnerven zu den Follikelderivaten.

(Corpus luteum, Theca interna-Zellformationen [sog. interstitielle Drüse] und Corpus fibrosum.)

Entgegen Akagi, Kozaburo, Mabuchi und Wallart glaubte schon v. Herff und auch Brill im Corpus luteum Nervenfasern zu sehen, und zwar in den von der Glasmembran und Theca interna aus gegen die Granulosaluteinschicht vordringenden bindegewebigen Scheidenwänden (Stromasepten) und insbesondere in Begleitung der mit vordringenden Blutgefäße. Dagegen sollen nach v. Herff Nervenfasern weder zwischen die Granulosaluteinzellen noch in ihr Cytoplasma eindringen.

Demgegenüber haben Pines und Schapiro in der Granulosaluteinschicht interepithelial faserähnliche Gebilde mit knorrigen, varicösen Anschwellungen sowie kolbigen Auftreibungen und Endknöpfchen gesehen und abgebildet, die sie als interepithelial verlaufende Nervenfasern deuten möchten.

Auch Goecke und Beaufays haben in den mit der Modifikation von P. Sunder-Plassmann der Bielschowskyschen Silberimprägnationsmethode am Block gefärbten Präparaten ein besonders stark ausgebildetes Terminalreticulum im Corpus luteum der

[1] In Tangentialschnitten der Follikel, die sphärische Gebilde sind, kann mit Leichtigkeit eine Täuschung über das topographische Verhalten der Nervenfasern zur Granulosazellschicht dadurch entstehen, daß die der Peripherie der Granulosazellschicht dicht anliegenden Nervenfasern im mikroskopischen Übersichtsbild leicht irrtümlicherweise in das Epithel projiziert werden.

[2] Auch in den, nach der P. Sunder-Plassmannschen Modifikation der Bielschowsky-Silberimprägnationsmethode am Block gefärbten Präparaten von Kaninchen- und Mäuseovarien ist es Goecke und Beaufays bisher nicht gelungen, zwischen den Granulosazellen des wachsenden Follikels vegetative Nervenfasern darzustellen.

geschlechtsreifen Maus nachgewiesen. Jede Luteinzelle ist von feinsten Nervenfäserchen umsponnen. In einigen Zellen sieht man die Fasern durch das Protoplasma ziehen (vgl. Abb. 43).

Was nun die Theca interna-Zellformationen (die sog. interstitielle Drüse) betrifft, so haben wir oben gezeigt, daß bei den reifenden und zur Sprungreife herangewachsenen Follikeln die Nervenfasern nur bis in das Stroma ovarii der Theca interna vordringen. Es ist deshalb leicht verständlich, daß durch die Vergrößerung der Theca interna-Zellen zu epitheloiden Zellen die Nervenfasern auseinandergedrängt werden und im mikroskopischen Übersichtsbild spärlicher in Erscheinung treten.

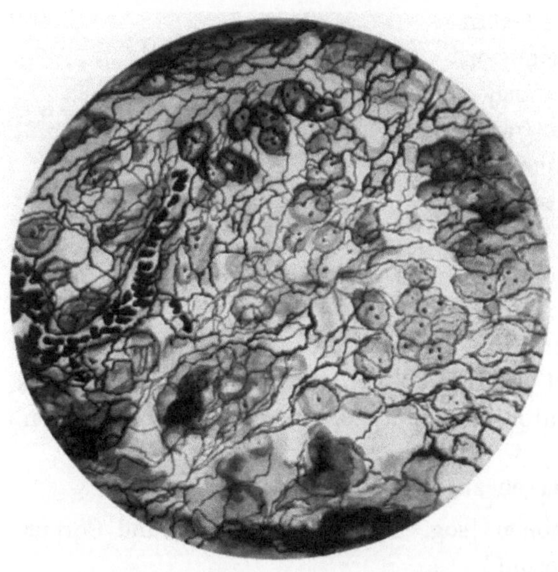

Abb. 43. Aus dem Corpus luteum des Ovars einer geschlechtsreifen Maus (Ölimmersion). (Nach Goecke und Beaufays).

Ganz besonders schön tritt diese Umwandlung der Theca interna-Zellen bei der Atresia folliculi auf, wo schließlich mächtige Theca interna-Zellformationen die ganze Follikelhöhle begrenzen. Gleich spärlich finden sich die Nervenfasern in der hyalinen Glasmembran, die entweder im weiteren Verlauf der Atresia folliculi sich als homogene Zone oder als Zone mit Lücken zwischen den epitheloiden Zellformationen und die Follikelhöhle einschiebt. Wird nun die Follikelflüssigkeit aufgesaugt, so wird die Glasmembran gefaltet und bildet ein krausenförmiges Band. Allmählich greift der hyaline Degenerationsprozeß auch auf die Theca interna-Zellformationen über; ihre epitheloiden Zellen werden kleiner und verschwinden. Schließlich bleibt nur eine homogene Krause übrig, die sich lange hält, das Corpus fibrosum, und das ebenfalls allmählich verschwindet.

Dementsprechend konnten Mabuchi und Pines mit Schapiro in den Theca interna-Zellformationen nur spärliche, zwischen die Zellformationen eindringende Nervenfasern feststellen, und in das Corpus fibrosum e Atresia folliculi konnten sie überhaupt kein Eindringen von Nervenfasern feststellen. Gleiches gilt für die Corpora fibrosa bzw. albicantia bzw. candicantia, die durch Hyalinisierung der sich bildenden Corpora lutea entstehen.

d) Die Beziehungen der Ovarialnerven zu den Nervenendkörperchen.

Gleich wie Keiffer im Bindegewebe des Uterus und Harting im Stroma des ampullären Teils der Tube, fanden Pines und Schapiro zweimal im Ovarium einer Hündin ummarkte Nerven, die mit einem Gebilde in Beziehung traten, das entsprechend der Abbildung der beiden Autoren (vgl. Abb. 44) an ein Meissnersches Körperchen erinnert (vgl. Abb. 19, S. 65). Die in das Endkörperchen eintretenden Nerven verlieren in gleicher Weise, wie Keiffer es für die ähnlichen Nervenendkörperchen des Uterus beschreibt, ihre Markscheide mit dem Eintritt in das Endkörperchen. Innerhalb seiner bindegewebigen

Hülle teilen sich die Nerven mehrfach und bilden ein Geflecht. Außerdem fanden die Autoren Endkörperchen von Kolben-, Keulen- und Plattenform (vgl. Abb. 45, 46), die an die Krauseschen Endkolben erinnern. Bei der Silberimprägnation sieht man im Innern der Endkörperchen eine fibrilläre Struktur. Diese Endkörperchen finden sich in der Hauptsache frei im Bindegewebe des Hilus, der Mark- und Rindenschicht bis in die Tunica albuginea. Sie finden sich in der Adventitia der Blutgefäße und im Ovarialstroma bis nahe an die Granulosaschicht der Follikel heran. Ähnliche Endkörperchen wurden im anatomisch-histologischen Laboratorium des Bechterewschen Institutes für Hirnforschung in Petersburg (Leningrad) von Pines und seinen Mitarbeitern auch in den Hoden, in der Thymus- und der Schilddrüse sowie im Pankreas gesehen.

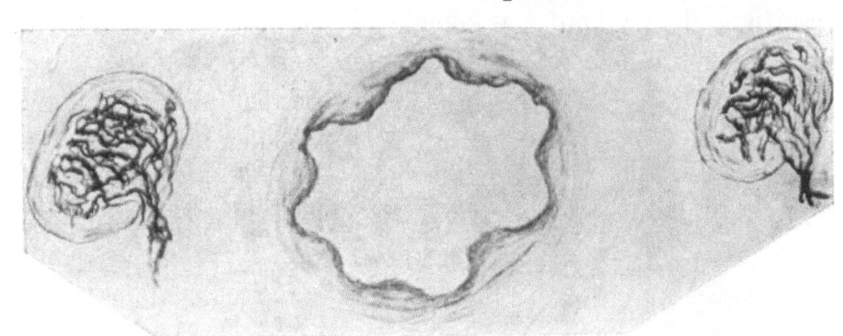

Abb. 44. Hündin. Zwei Endknäuel (receptorische Apparate) im bindegewebigen Stroma. Methode Cajal. (Nach Pines und Schapiro.)

Für alle Nervenfasern des Ovariums wie der anderen innersekretorischen Drüsen, die mit Endkörperchen in Beziehung treten, heben Pines und Schapiro hervor, daß sie

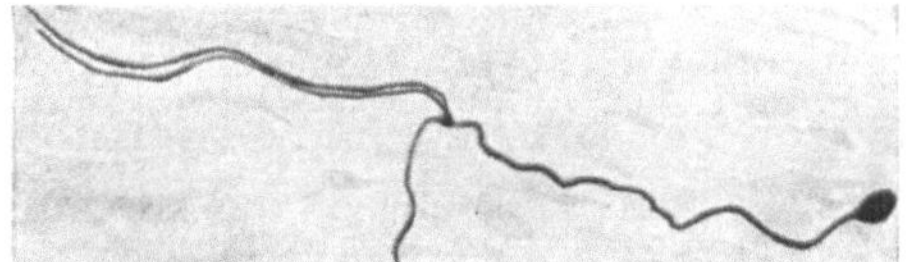

Abb. 45. Hündin. Marksubstanz; Nerv mit Endkolben.

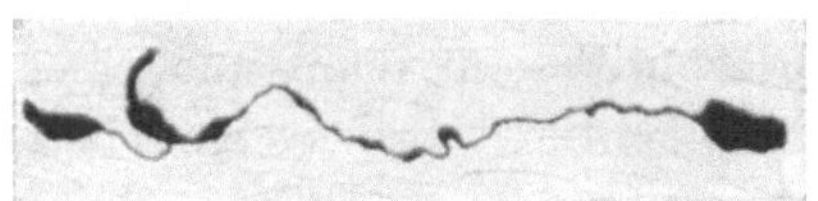

Abb. 46. Kuh. Tunica albuginea. Nervöse Endplatte im Bindegewebe.

(Nach Pines und Schapiro.)

niemals Varicositäten zeigen und auch viel dicker als die Gefäßnerven und nicht selten ummarkt sind.

Gestützt auf diese Kriterien deuten Pines und Schapiro die mit Endapparaten in Beziehung tretenden Nervenfasern als animale, zum Zentralnervensystem zuleitende Nerven und die Endapparate als Reizreceptoren.

e) Die Nervenversorgung der Blutgefäße des Ovariums.

Für die Zufuhr von arteriellem Blut zum Ovarium kommen die Aa. ovaricae sowie die Endäste der Aa. uterinae in Betracht. Ihre vasoconstrictorische Innervation stammt, wie für die Blutgefäße des Tubo-utero-vaginaltractus, aus dem thorako-lumbalen Abschnitt der Intermedio-lateralsäulen.

Die vasoconstrictorischen Impulse aus den Neuronen dieser Säulen gelangen im sympathischen Abschnitt des vegetativen Nervensystems über den Grenzstrang, den Plexus mesentericus superior bzw. den Plexus renalis, sowie über den Plexus ovaricus zur Arteria und Vena ovarica und ziehen mit ihnen zum Ovarium (vgl. Tafel VI, 2, 4, 5, 9). Zu einem kleineren Teil gelangen die Impulse auf Bahnen, die am Ganglion mesentericum vorbeiziehen über den Plexus hypogastricus superior et inferior zu den Endästen der A. uterina und mit diesen zum Ovarium.

Was die vasodilatatorischen Impulse betrifft, so gelangen solche, wenn sich die Untersuchungsergebnisse von Ken Kuré mit Iziko und L. R. Müller weiterhin bestätigen lassen, auf parasympathischen Nerven des Rückenmarks über die hinteren Wurzeln zusammen mit den sensiblen Nerven über die Ganglia spinalia und den Grenzstrang auf periphere parasympathische Nerven, welche die oben beschriebenen sympathischen Nerven bis zum Ovarium begleiten und sich mit ihnen im Ovarium in Nervenäste und Fasern aufteilen.

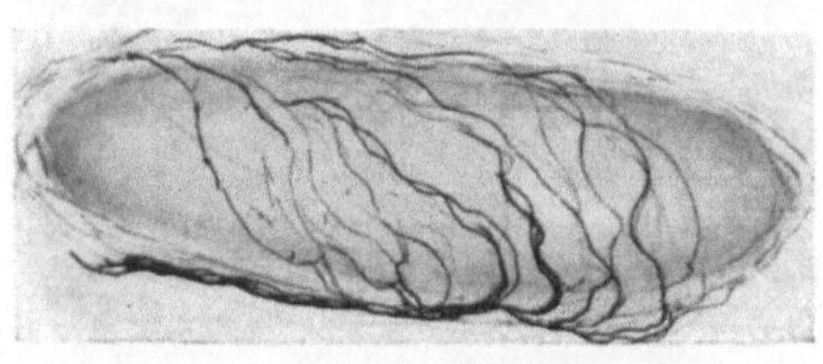

Abb. 47. Hündin. Zirkuläres, markloses Geflecht in der Gefäßwand. (Nach Pines und Schapiro.)

Nach dem Eintritt der Nerven in den Hilus ovarii verlaufen ihre Äste und Fasern in der Mark- und Rindenschicht mit den Blutgefäßen. Vergleicht man nun die Beschreibungen und Abbildungen der jüngsten Forschungsergebnisse über die Nervenversorgung der Blutgefäße des Ovariums (Pines und Schapiro) mit der Nervenversorgung der Blutgefäße des Tubo-utero-vaginaltractus (Keiffer), so finden sich keine wesentlichen Unterschiede. Um Wiederholungen zu vermeiden, verweisen wir deshalb hier auf unsere Besprechungen der Nervenversorgung der Blutgefäße des Uterus (S. 98). Es soll hier lediglich auf eine Beobachtung von Pines und Schapiro (vgl. Abb. 47) hingewiesen werden, die zeigt, daß von den longitudinal in der Adventitia verlaufenden Nervenbündelchen sich eine große Anzahl Fasern trennt und einen vorwiegend schrägen, an eine Spirale erinnernden Verlauf nimmt. Dabei treten sie zu den glattmuskeligen Elementen der Media in Beziehung.

Bedenkt man, daß die Nerven im Ovarium wie im Uterus vom Bindegewebe zwischen den Muskelbündeln in die glatten Muskelzellen eintreten, so darf der spiralige Verlauf der Nerven vor ihrem Eintritt in die Muskelzellen der Media als eine Bestätigung der Annahme Benninghofs angesehen werden, daß das Spiralprinzip auch der Architektur der Media der Arterien zugrunde liegt, gleich wie Görttler dieses Prinzip für die Architektur des Myometriums nachgewiesen hat (vgl. S. 258).

f) Die Hiluszellen des Ovariums.

Im Hilusgebiet des Ovariums, niemals aber im eigentlichen Ovarium, können neben den Ganglienzellen eigenartige Zellen nachgewiesen werden, die in engster Beziehung zu den Ovarialnerven stehen. In unmittelbarer Nachbarschaft der sympathischen Nervenstämmchen des Hilus ovarii liegen scharf begrenzte große Zellen von zylindrischer, seltener keulen- oder kommaähnlicher Form. Sie enthalten einen großen hellen Kern, doppelbrechende, in Alkohol leicht lösliche Fettkörnchen und zuweilen Reinkesche Krystalle (Berger). Niemals geben diese Zellen eine Chromfärbung, wodurch sie sich von den chromaffinen Zellen scharf unterscheiden.

Diese Zellen können im Ovarium Neugeborener nachgewiesen werden, nehmen im Bedarfsfall, wie in der Pubertät und in der Schwangerschaft, an Zahl deutlich zu, um mit zunehmendem Alter zu schrumpfen.

Diese Hiluszellen erinnern in allen ihren Einzelheiten an die Leydigschen Zwischenzellen und werden deshalb von A. Kohn und Wieser mit dem Ausdruck „Leydigsche Zwischenzellen im Hilus des menschlichen Eierstocks" belegt. Trotz ihrer morphologischen Übereinstimmung mit den Leydigschen Zellen rechnen Berger, Neumann und Pawlowski die Hiluszellen zu Zellagern (Paraganglien), die zum sympathischen Nervensystem in Beziehung stehen wie beispielsweise die Nebenzellen in den Frankenhäuserschen Ganglienzellagern (vgl. S. 87).

Nach einer persönlichen Mitteilung von R. Jaffé, unter dessen Leitung die Arbeit von Pawlowski entstand, vermutet Jaffé, daß die Hiluszellen mit dem Stoffwechsel der Nerven in irgendeinem Zusammenhang stehen. Er glaubt, daß die Hiluszellen den Nebennierenrindenzellen nahestehen, denen sie in bezug auf ihren Lipoidgehalt weitgehend gleichen.

4. Die Nervenversorgung der Hypophyse.

a) Einleitung.

Es ist längst bekannt, daß innersekretorische Organe, wie beispielsweise die Nebenniere (vgl. S. 2) und die Glandula thyreoidea von Nervenreizungen abhängig sind. Auch konnten Symptome, die bisher als rein endokrin bedingt galten, auch bei Erkrankungen des Nervensystems beobachtet werden (sog. hypophysäre Symptome). Es ist deshalb wichtig, bei den vielen Beziehungen der Hypophyse zu den Funktionen des weiblichen Genitale einerseits und zum Diencephalon andererseits, an dieser Stelle auch die Beziehungen des Nervensystems zur Hypophyse zu besprechen, dies um so mehr, als die Neurohypophyse (Pars neuralis) selbst embryologisch aus dem Diencephalon (Zwischenhirn) entsteht. Durch die regulierende Einflußnahme des Nervensystems auf die Funktionen der Hypophyse ergibt sich schließlich — wenn auch auf indirektem Wege — eine Einflußnahme des Nervensystems auf das Genitale.

Wie in der Nebenniere sind auch in der Hypophyse zwei nach Abstammung und Art verschiedene Anteile zu einem anatomisch einheitlichen Ganzen vereinigt. Hier wie dort ist der eine Anteil von epithelialem Bau (Nebennierenrinde und Hypophysenvorderlappen), während der andere vom Nervensystem abstammt (die chromaffinen Zellen des Nebennierenmarks und die Zellen der Neurohypophyse[1]).

In der Nebenniere erhalten die den sympathischen Ganglienzellen verwandten chromaffinen Zellen der Nebenniere ihre Nervenfasern vom sympathischen Abschnitt des vegetativen Nervensystems; es regulieren die Impulse des sympathischen Systems

[1] Die nahen Beziehungen der chromaffinen Zellen zu den neurogenen Zellen des sympathischen Abschnittes des vegetativen Nervensystems gehen einwandfrei aus embryologischen und vergleichend anatomischen Untersuchungen hervor.

Kohn zeigte, daß die sympathischen Ganglienzellen und die chromaffinen Zellen sich aus Zellen entwickeln, die beim Embryo aus Zellhaufen bestehen, deren einzelne Zellen nicht voneinander unterschieden werden können. Die Verwandtschaft der sympathischen Ganglienzellen mit den chromaffinen Zellen ist nach Kohn eine so nahe, daß Kohn die Zellhaufen des chromaffinen Systems mit dem Ausdruck „Paraganglia" belegt.

Andererseits lehrt die vergleichende Anatomie (J. F. Gaskell, Sohn von W. H. Gaskell), daß bei den niedrigsten Wirbeltieren die Ganglienzellen des sympathischen Nervensystems nur vereinzelt nachweisbar sind. Im Körper dieser niedrigen Tiere finden sich Gruppen und Haufen von chromaffinen Zellen in segmentärer Anordnung an denselben Stellen, an denen bei den höheren Wirbeltieren die Ganglienzellhaufen des sympathischen Abschnittes des vegetativen Nervensystems liegen.

die Ausschüttung der Inkrete des chromaffinen Systems und es nehmen die Inkrete des chromaffinen Gewebes in gleicher Weise Einfluß auf die Erfolgszellen wie die Impulse des sympathischen Systems. Wir sprechen deshalb von einem gemeinsamen sympathico-chromaffinen bzw. sympathico-adrenalen System (vgl. S. 3).

In der Hypophyse erhält die Pars neuralis ihre Nervenfasern vom Zwischenhirn. Umgekehrt nehmen die Inkrete, die aus der Pars neuralis über den Hypophysenstiel in den Liquor des III. Ventrikels übergehen, Einfluß auf die vegetativen Zentren im Zwischenhirn. Schließlich entstehen die gleichen „hypophysären Symptome" sowohl durch Funktionsstörungen von Hypophysenteilen wie auch durch krankhaftes Ergriffensein der entsprechenden nervösen Zentren (Camus und Roussy, Hossay und Hug, Sjörvall). Alles das sind Tatsachen, die zeigen, daß auch Hypophyse und Nervensystem ein innig verknüpftes neuroendokrines System bilden.

Zur Verhütung von Verwechslungen und Mißverständnissen sei kurz die von Bailey zusammengestellte und von uns im nachfolgenden auch benutzte Terminologie erwähnt, die mit der histologischen Struktur der einzelnen Hypophysenteile gut übereinstimmt.

Terminologie.

I. Neurohypophyse (Pars neuralis) . .	Infundibulum (Hypophysenstiel) plus Pars nervosa
II. Adenohypophyse (Pars buccalis) . .	Pars tuberalis (Teil, welcher an die Gehirnmasse und an das Infundibulum anschließt) Pars intermedia (Teil, welcher sich eng an die Neurohypophyse anschließt) Pars distalis (äußerer Teil der Adenohypophyse)
I. Vorderlappen	Pars distalis der Pars buccalis bzw. der Adenohypophyse
II. Hinterlappen	Pars intermedia der Pars buccalis bzw. der Adenohypophyse plus Pars nervosa der Pars neuralis bzw. der Neurohypophyse
III. Zwischenlappen (Mittellappen) . . .	Pars intermedia der Pars buccalis bzw. der Adenohypophyse

b) Die Nervenversorgung des Vorderlappens der Hypophyse.

Nachdem Berkeley (1894) unter Anwendung der Golgischen Methode im Innern des Hypophysenvorderlappens viele bis zu den Epithelien vordringende Nervenfasern festgestellt und auch Dandy (1913) mitgeteilt hatte, daß zahlreiche Nervenfasern sympathischen Ursprungs aus den sympathischen Carotidengeflechten mit den Arterien in den Vorderlappen eindringen, blieben bis zum Jahre 1922 weiterere histologische Mitteilungen über die Nervenversorgung des Vorderlappens der Hypophyse aus. Erst in jüngster Zeit beschäftigte sich Pines eingehend mit der Erforschung dieser Frage und benutzte dazu Hypophysenvorderlappen vom Hund. Unter Benutzung der Silberreduktionsmethode von Cajal konnte Pines zunächst die Beobachtungen von Dandy bestätigen und fand weiter, daß die sympathischen Nervenfasern und die Drüsenzellen des Hypophysenvorderlappens in ganz nahe Beziehungen zueinander treten. Die Nervenfasern dringen zwischen die einzelnen epithelialen Elemente ein, wobei sie ein Endnetz bilden, in dessen Maschen die einzelnen Epithelien eingeschlossen sind. Die Nervenfasern lassen vielfach knöpfchenartige Verdickungen erkennen, die sich dicht an die Oberfläche der Epithelien anlegen, um sie pericelluläre Kränze bilden und im großen und ganzen dieselben morphologischen

Eigenschaften zeigen, wie die von Pines selber als sekretorische Nervenfasern sympathischen Ursprungs beschriebenen Nervenfasern im chromaffinen Gewebe (vgl. Abb. 48).

Eine Bestätigung der Beobachtungen Pines brachten die experimentellen Untersuchungen Maimans. Nach Zerstörung des Hypophysenvorderlappens beobachtete er chromolytische Vorgänge in den Zellen des oberen Sympathicus-Halsganglions.

Entgegen Berkeley konnte Pines niemals einen Übergang von sympathischen Nervenfasern aus dem Vorderlappen in den Mittellappen oder in den Hinterlappen beobachten.

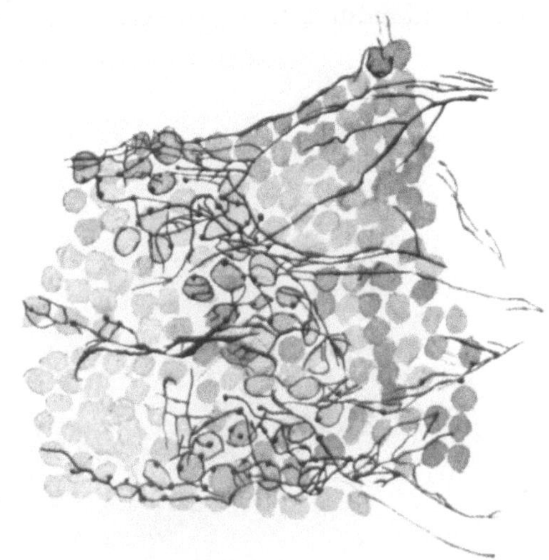

Abb. 48. Vorderlappen der Hypophyse. Pericelluläres Endnetz mit knopfartigen Verdickungen. Mikroskop Reichert. Zeichenapparat nach Abbé. Obj. Ölimmersion 186 mm. Okular 5. (Nach Pines.)

c) Die Nervenversorgung des Hinterlappens der Hypophyse.

Die erste Beschreibung von Nervenfasern im Hinterlappen der Hypophyse verdanken wir Ramon y Cajal, der einen dichten Plexus beschreibt und mitteilt, daß diese Nervenfasern von der Gehirnbasis stammen, durch das Infundibulum in den Hinterlappen eindringen und hier einen Plexus neben freien Endigungen erkennen lassen, umgeben von Glia, Gefäßen und Bindegewebe. Gemelli, Stendell u. a. bestätigten diese reiche Ansammlung von Nervenfasern im Gliagewebe der Neurohypophyse. Die einzelnen Fasern geben mehrfach Kollaterale ab, die sich durchkreuzen, wodurch in der Neurohypophyse ein plexusartiges, wirres Geflecht entsteht. Ganglienzellen dagegen konnten im Gewebe der Neurohypophyse nicht nachgewiesen werden.

Über die Herkunft dieser Nervenfasern brachten aber erst die Ergebnisse experimenteller Untersuchungen von Greving mit seinen Mitarbeitern Friederich und Gagel Aufschluß. Sie beobachteten nach Exstirpation des Hypophysenhinterlappens bei Hunden an Hand der retrograd degenerierenden Nervenfasern, daß die Nervenfasern der Neurohypophyse Neuriten von Ganglienzellen aus dem ganzen Zellgebiet des Nucleus supraopticus sind. Diese Verbindungsfasern zwischen den Ganglienzellen des Nucleus supraopticus und der Neurohypophyse belegte Greving mit dem Ausdruck Tractus supraoptico-hypophyseus. Pines belegte später den Teil des Nucleus supraopticus, in den er die Nervenfasern der Hypophyse eintreten und mit Ganglienzellen in Verbindung treten sah, mit dem Ausdruck Nucleus hypophyseus, und das Faserbündel, das diesen Nucleus mit der Neurohypophyse verbindet, mit dem Ausdruck Fasciculus hypophyseus. Die Ganglienzellen bezeichnet er als uni-, bi- und tripolare kolbige Zellen.

Nach Entfernung des Hinterlappens und Mittellappens beim Hund beobachtete weiter Maiman Chromolyse im Protoplasma des Nucleus supraopticus, sowie Auftreibung und Auflockerung der Ganglienzellen in diesem Kern[1].

[1] Dagegen ergaben die Untersuchungen von Greving, daß sich nach den Hypophysenexstirpationen an den Zellen des Nucleus paraventricularis keine retrograden Degenerationszeichen nachweisen ließen.

Aus allen Untersuchungen geht hervor, daß die freien Nervenendigungen innerhalb des Hypophysenhinterlappens sich zu einem starken Nervenbündel zusammenschließen, welches das Infundibulum (Hypophysenstiel) in ganzer Länge durchläuft. Dieses Bündel steigt beiderseits dem Infundibulum entlang, perpendikulär den Ependymzellen des Recessus infundibuli und parallel der Wand des III. Ventrikels (s. Abb. 49) empor. Weiter

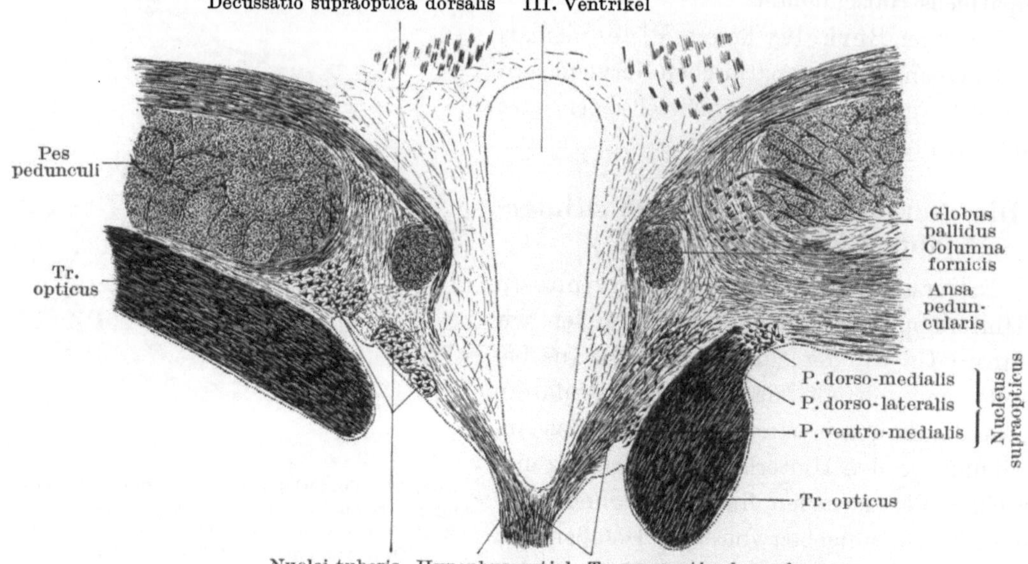

Abb. 49. Horizontalschnitt durch die Zwischenhirnbasis. Silberfärbung nach Schultze. (Nach Greving.)

nehmen die Nervenfasern des Fasciculus hypophyseus bald eine dorsale Lage ein und sie verlaufen vor allem in lateraler Richtung, indem sie durch das Tuber cinereum ziehend sich mehr und mehr von der Ventrikelwand entfernen (vgl. Abb. 49). Schließlich weichen die im Fasciculus hypophyseus dicht beieinander liegenden Nervenfasern fächerförmig auseinander und gelangen rechts und links an die gesamte Ganglienzellmasse des Nucleus supraopticus der Zwischenhirnbasis (vgl. Abb. 50).

d) Die Nervenversorgung des Mittellappens der Hypophyse.

Aus den peripheren Randpartien der Nervenfasern, die vom Fasciculus hypophyseus zum Hinterlappen der Hypophyse ziehen, dringen beim Hund Fasern auch in den Mittellappen der Hypophyse (Pars intermedia) ein. Hier verbreiten sie sich zwischen Gruppen epithelialer Elemente und geben Kollaterale ab, die schließlich zwischen den einzelnen Epithelien endigen.

Nach Plaut fehlt aber beim Menschen und den anthropoiden Affen, beim Orang-Utang, sowie bei den Schimpansen, eine „funktionierende selbständige Pars intermedia". Weiter erklärt Erdheim: „der Mensch hat keinen Zwischenlappen" und nach den Untersuchungen von Rasmussen stellt das Zwischenlappenepithel beim Menschen nur einen

Dementsprechend entsendet der Nucleus paraventricularis keine Fasern zur Neurohypophyse und es scheinen die Neuriten seiner Ganglienzellen zu den Zellen des Nucleus supraopticus zu ziehen. Es besteht deshalb die Möglichkeit, daß der Nucleus paraventricularis dem Nucleus supraopticus (Greving) bzw. dem Nucleus hypophyseus (Pines) übergeordnet ist.

sehr geringen und in seinen Entfaltungen stark schwankenden Anteil des Gesamtepithels des Vorderlappengewebes bzw. der Adenohypophyse dar. Es darf deshalb mit Berblinger und Pokorny für den Menschen angenommen werden, daß das Mittellappen- bzw. Zwischenlappengewebe (Pars intermedia) auf nicht mehr agnoszierbare Reste reduziert ist.

Deshalb unterscheidet Berblinger beim Menschen nur noch zwei Teile der Hypophyse: den epithelialen drüsigen Teil als Adenohypophyse (Vorderlappen) und den nervösen Teil als Neurohypophyse (Hinterlappen).

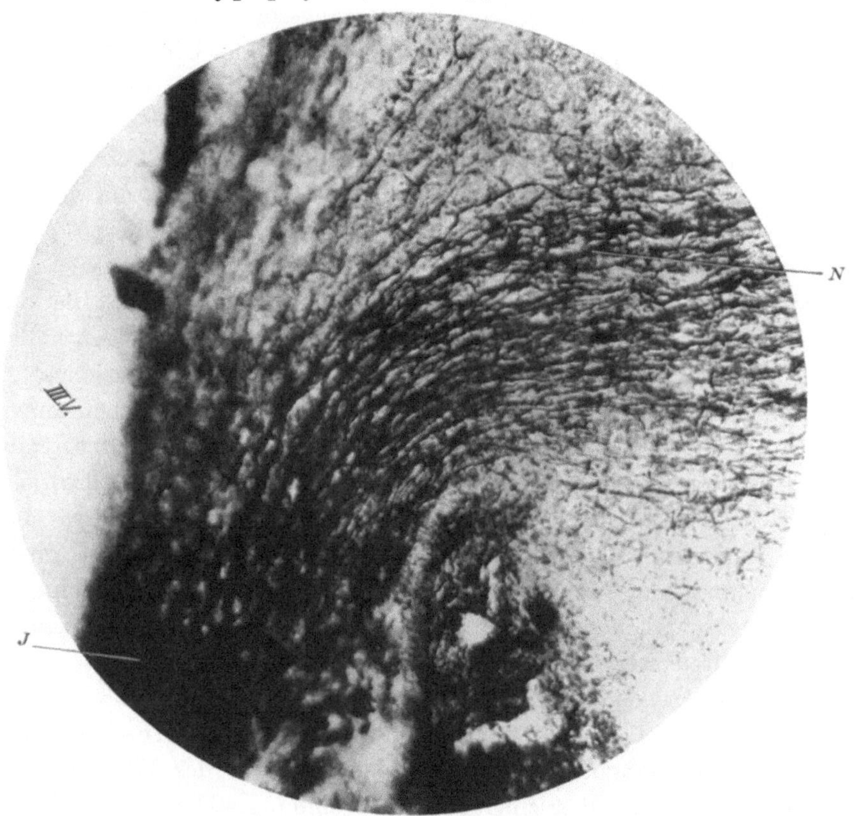

Abb. 50. Tractus supraoptico-hypophyseus. Man sieht, wie die Nervenfasern, sich in ein kompaktes Bündel sammelnd, medio-ventralwärts umbiegen, um parallel der Wand des III. Ventrikels in das Infundibulum herabzusteigen. *J* Infundibulum; *N* fächerförmiges Auseinanderweichen der Fasern im Fasciculus hypophyseus, in der Richtung nach den Ganglienzellen des Nucleus supraoptico-hypophyseus (Greving), bzw. Nucleus hypophyseus (Pines); *III. V.* III. Ventrikel. Mikrophotographie. 175fache Vergrößerung. (Nach Pines.)

Auch in der Grenzschicht zwischen Adenohypophyse und Neurohypophyse konnte Pietsch unter Leitung von Berblinger keine Epithelien nachweisen, die den Elementen der tierischen Pars intermedia vergleichbar waren.

Über die Einflußnahme des Nervensystems auf die Tätigkeit der Neurohypophyse sei auf S. 198 verwiesen.

Nachtrag. In neuester Zeit ist die Neuroregulation der Hypophyse, unter Benutzung physiologischer, pharmakologischer und pathologisch-anatomischer Methoden, erneut von G. Roussy und M. Mosinger untersucht worden. In zahlreichen Arbeiten haben die beiden Forscher über die Ergebnisse ihrer Untersuchungen berichtet, aus denen hervorgeht, daß die Neuroregulation der Hypophyse viel komplizierter ist, als man sich dies bisher vorgestellt hat.

In Bestätigung früherer, insbesondere der Grevingschen Untersuchungen, nehmen nach Roussy und Mosinger die Kerne des Tuber cinereum oder des Hypothalamus anterior (wie sie diesen Anteil des Bodens des III. Ventrikels nennen) maßgebenden Einfluß auf die Hypophyse; von 7 einzelnen Kerngebieten des Tuber cinereum gelangen Impulse über den Fasciculus hypothalamo- (bzw. tubero-) hypophyseus im Infundibulum zur Zona intermedia (deren Existenz beim Menschen von den beiden Autoren als erwiesen angenommen wird; vgl. dazu S. 110), zur Pars tuberalis, zu einer zwischen der Zona intermedia, der Pars tuberalis und dem Vorderlappen gelegenen Übergangszone und schließlich zu einzelnen glandulären Inseln im Hinterlappen. Außerdem werden die in der Übergangszone gelegenen eosinophilen und basophilen Zellen des Vorderlappens von diesen Kerngebieten nervös versorgt.

Eine weitere, direkte nervöse Beeinflussung erfährt die Hypophyse aber auch vom Ganglion cervicale superius. In der Adventitia der arteriellen Gefäße, die von der Carotis her zur Hypophyse gelangen und sie mit Blut versorgen, liegen auch die postganglionären Fasern, die zu den Zellen des Vorder-, Mittel- und Hinterlappens ziehen.

Die Hypophyse untersteht demnach einer doppelten Innervation. Die vom Tuber cinereum ausgehenden Impulse können als parasympathische Impulse aufgefaßt werden, sofern man die Zellen der Tuberkerne als präviscerale Ganglienzellen bezeichnet, die ihrerseits von parasympathischen Kernen des Zentralorgans aus beeinflußt werden. Ihnen können die sympathischen Impulse aus dem Ganglion cervicale superius des Grenzstranges, auf welches die Impulse von den sympathischen Kernen des Rückenmarkes einwirken, gegenübergestellt werden. Damit steht, wie andere Organe, auch die Hypophyse als Erfolgsorgan unter dem Einfluß des vegetativen Nervensystems mit seinen beiden Anteilen, dem parasympathischen und dem sympathischen System. Durch die Vermittlung des vegetativen Nervensystems wirken die Vorgänge in und außerhalb des Organismus regulierend auf die Tätigkeit der Hypophyse ein.

Neben diesen beiden neuro-hormonalen Regulierungsmechanismen besteht aber noch eine sog. Autoregulation der Hypophysentätigkeit. Roussy und Mosinger beschreiben vegetativ-sensible kleine Ganglienzellen unter dem Ependym des III. Ventrikels, deren Neuriten mit den Zellen des Tuber cinereum in Verbindung stehen. Damit ist die Möglichkeit gegeben, daß Veränderungen in der physikalisch-chemischen Zusammensetzung des Liquors im III. Ventrikel Impulse in diesen subependymären Ganglienzellen auslösen, die wiederum auf die excito-sekretorischen Nervenzellen des Tuber cinereum einwirken. Auf diese Weise kann man sich eine hormonal-neurohormonale Autoregulation der Hypophysentätigkeit vorstellen (vgl. dazu S. 200).

Literaturverzeichnis.

Allgemeines.

Anderson, M. D.: The paralysis of the unvoluntary muscle. J. of Physiol. **33**, 414 (1905/06). — *Apathy, St.:* Das leitende Element des Nervensystems. Mitt. zool. Stat. Neapel **12**, 495 (1897).

Bethe, A.: Studien über das Zentralnervensystem von Carcinus maenas. Arch. mikrosk. Anat. **44**, 579 (1895); **50**, 589 (1897). — Allgemeine Anatomie und Physiologie des Nervensystems. Leipzig: Georg Thieme 1903. — *Blotevogel:* Sympathicus und Sexualcyclus. I. Das Ganglion cervicale uteri des normalen Tieres. Z. mikrosk.-anat. Forsch. **10**, 149 (1927). — Über die zyklischen Veränderungen im Ganglion cervicale uteri der Maus. Anat. Anz. **63**, 169 (1929). — *Boeke, J.:* Nervenregeneration und verwandte Innervationsprobleme. Erg. Physiol. **19**, 448 (1921). — Die morphologische Grundlage der sympathischen Innervation der quergestreiften Muskelfasern. Z. mikrosk.-anat. Forsch. **8**, 562 (1927). — Innervationsstudien V. Der sympathische Grundplexus und seine Beziehungen zu den quergestreiften Muskelfasern und zu den Herznerven. Z. mikrosk.-anat. Forsch. **34**, 330 (1933). — Innervationsstudien IX. Zur Nervenversorgung der Augenhäute. Z. mikrosk.-anat. Forsch. **39**, 447 (1936). — *Brandt, W.:* Das Darmnervensystem von Myxine glutinosa. Z. Anat. **65**, 284 (1922). — *Burn, J. H.:* The relation of nerve supply and blood flow to sweating produced by pilocarpine. J. of Physiol. **56**, 232 (1922).

Cajal, Ramon y: Die Struktur des nervösen Protaplasma. Mschr. Psychiatr. **1**, 156, 210 (1897). — Las cellulas del gran sympathico del hombre adulto. Trab. Labor. Invest. biol. Univ. Madrid **4**, 79 (1906). — Die histogenetischen Beweise der Neuronentheorie von His und Forel. Anat. Anz. **30**, 113 (1907). — *Cannon, W. B.:* The Linacre Lecture on the autonomic nervous system. An interpretation. Lancet **1930 I**, 1109. — The Wisdom of the body. New York: Norton & Co. 1932. — *Corning, H. K.:* Lehrbuch der topographischen Anatomie. München: J. F. Bergmann 1915 u. 1923. — *Cushny, A. R.:* On the movements of the uterus. J. of Physiol. **35**, 1—19 (1906).

Dahl: Die Nervenversorgung der weiblichen Geschlechtsorgane. Die Lebensnerven von L. R. Müller, S. 329. Berlin: Julius Springer 1924. — *Dale* and *Laidlow:* The significance of the supra-renal capsules in the action of some alcaloids. J. of Physiol. **45**, 1 (1912). — *Delmas, J.* et *G. E. Jayle:* Distribution abdomino-pelvienne du système nerveux végétatif. Ann. d'Anat. path. **8**, No 9, 1233 (1931). — *Delmas, J.* et *J. G. Laux:* Anatomie médico-chirurgicale du système nerveux végétatif sympathique et parasympathique. Paris: Masson & Cie. 1933. — *Dohrn:* Bericht über die histologischen Untersuchungen im Frankenhäuserschen Ganglion des Uterus. Klin. Wschr. **1926 I**, 576.

Ellioth: Mündliche Mitteilung an H. W. Gaskell: Siehe: H. W. Gaskell: The involuntary nervous system, p. 133, 164. Lit.-Ang. London: Longmans Green & Co. 1920. — *Esveld, L. W. van:* Über die nervösen Elemente in der Darmwand. Z. mikrosk.-anat. Forsch. **15**, 1 (1928).

Forel: Einige hirnanatomische Betrachtungen und Ergebnisse. Arch. f. Psychiatr. **18**, 162 (1887). — *Frankenhäuser, F.:* Die Nerven der weiblichen Geschlechtsorgane des Kaninchens. Jena. Z. Naturwiss. **2**, 75 (1866). — Die Nerven der Gebärmutter und ihre Endigungen in den glatten Muskelfasern. F. Mauke 1867.

Gaskell, W. H.: The distribution and physiological action of the suprarenal medullary tissue in Petromyzon fluviatilis. J. of Physiol. **44**, 59 (1912). —The involuntary nervous system. London: Longmans Green & Co. 1920. — *Gawronsky, N.:* Über die Verbreitung und Endigung der Nerven in den weiblichen Genitalien. Arch. Gynäk. **47**, 271 (1894); Zbl. Gynäk. **18**, 250 (1894). — *Gut:* Über die direkte motorische Wirkung des Lichtes auf den Sphincter pupillae des Aal- und Froschauges. Pflügers Arch. **85**, 119 (1901).

Hashimoto, S.: Zur Kenntnis der Ganglien der weiblichen Genitalien. Beitr. Geburtsh. **8**, 33 (1904). — *Held, H.:* Beiträge zur Struktur der Nervenzellen und ihrer Fortsätze. Arch. f. Anat. **1897**, 204. — *Henle:* Handbuch der systematischen Anatomie. Nervenlehre, Bd. 3, 2. Teil. Braunschweig: Vieweg & Sohn 1879. — *Heusen, v.:* Über die Entwicklung des Gewebes und der Nerven im Schwanze der Froschlarve. Virchows Arch. **31**, 51 (1864). — *Hinsey, J. C.:* Some observations on the innervation of the skeletal muscle of the cat. J. comp. Neur. **44**, 87 (1927). — Observations on the innervation of skeletal muscle. Anat. Rec. **35**, 13 (1927). — Proc. Assoc. Res. nerv. a. ment. Biol. **60**, Kap. 8. Wawerley Press **1930**. — *Hirschfeld* et *Léveillé:* Névrologie ou description et iconographie du système nerveux et des organes des sens de l'homme. Paris 1853. — *Hirt, A.:* Zur Funktion der Nierennerven. Arch. f. exper. Path. **106**, 125 (1925). — Über den Faserverlauf der Nierennerven. Z. Anat. **78**, 200 (1926). — *Hirt* u. *Deissler:* Zur Innervation der Harnblase. Verh. anat. Ges. **1931**. — *His:* Über die Anfänge des peripherischen Nervensystems. Arch. f. Anat. **1879**, 456. — Die Entwicklung der ersten Nervenbahnen beim Embryo. Arch. f. Anat. **1887**, 368. — *Hovelacque:* Anatomie des Organes génitaux. In: Anatomie des nerfs craniens et rachidiens et du système grand sympathique. Paris: Gaston Doin 1927.

Jung, Ph.: Untersuchungen über die Innervation der weiblichen Genitalorgane. Mschr. Geburtsh. **21**, 1 (1905).

Keiffer, M. H.: Les appareils nerveux de l'utérus des Mammifères. Extr. Bull. Soc. roy. Sci. méd. et nat. Brux. **1932**, H. 3/4, 53. — *Ken Kuré:* Über den Spinalparasympathicus. Basel: B. Schwabe 1931. — Über die Bahnen des Muskeltonus und deren Endigungen im Muskel. Internat. Neurol.kongr. Bern 1931. — *Kiss* u. *Michailik:* Über die Markreifung im peripherischen Nervensystem. Anat. Anz. **69**, 433 (1929).— Über die Zusammensetzung der peripherischen Nerven und den Zusammenhang zwischen Morphologie und Funktion der peripherischen Nervenfasern. Z. Anat. **88**, 112 (1929). — *Kohn, A.:* Die Paraganglien. Arch. mikrosk. Anat. **62**, 263 (1903). — *Kolossow, N. G.* u. *G. H. Sabussow:* Zur Frage über den Bau des autonomen Nervensystems. Anat. Anz. **74**, 417 (1932). — *Kondratjew, N.:* Über die kurzen Bahnen des autonomen Nervensystems. Z. Anat. **95**, 143 (1931). — *Kuntz, A.* et *A. H. Keper:* Experimental data regarding the sympathetic innervation of skeletal muscles and its rôle in muscle tonus. Anat. Rec. **32**, 214 (1926).

Langley, J. N. and *H. K. Andersen:* On the innervation of the pelvic and adjoining viscera. VI. Teil: Histological and physiological observations upon the effects of section of the sacral nerves. J. of Physiol. **19**, 372 (1896). — *Latarjet* et *Rochet:* Le plexus hypogastrique chez la femme. Gynéc. et Obstétr. **6**, 225 (1922). — *Lawrentjew, B. J.:* Experimentell morphologische Studien über den feineren Bau des autonomen Nervensystems. IV. Über den Aufbau der Ganglien der Speiseröhre nebst einigen Bemerkungen über das Vorkommen und die Verteilung zweier Arten von Nervenzellen im autonomen Nervensystem. Z. mikrosk.-anat. Forsch. **18**, 233 (1929). — *Léveillé* u. *Hirschfeld:* Lehrbuch der topographischen Anatomie von H. K. Corning. München: J. F. Bergmann 1915. — *Luschka, K.:* Die Anatomie des Menschen, Bd. 2, S. 333. Tübingen: H. Laupp 1864.

Mabuchi, K.: Morphologische Studien über das Verhalten der Nerven in den weiblichen Genitalien. Mitt. med. Fak. Tokyo **31**, 385 (1924). — *Medowar, J. L.:* Die Nerven des Uterus und der Vagina des Hundes. Z. Anat. **86**, 776 (1928). — *Müller, L. R.:* Lebensnerven und Lebenstriebe. Berlin: Julius Springer. 1. Aufl.: Das vegetative Nervensystem, 1920; 2. Aufl., 1924; 3. Aufl., 1931.

Nissl, Fr.: Die Neuronenlehre und ihre Anhänger. Jena: Gustav Fischer 1903.

Oertel, O.: Anatomie, Histologie und Topographie des weiblichen Urogenitalapparates. Halban-Seitz' Biologie und Pathologie des Weibes, Bd. 1, S. 291. 1924. — *Onodi, A. D.:* Über die Entwicklung des sympathischen Nervensystems. Arch. mikrosk. Anat. **26**, 61 (1886).

Polle, A.: Die Nervenverbreitung in den weiblichen Genitalien bei Menschen und Säugetieren. Göttingen 1865.

Roith, O.: Zur Anatomie und klinischen Bedeutung der Nervengeflechte im weiblichen Becken. Arch. Gynäk. **81**, 495 (1907).

Schabadasch, A.: Die Nerven der Harnblase des Hundes. Z. Anat. **86**, 776 (1928). — *Schilf, E.:* Antagonismus und Synergismus im autonomen Nervensystem. Klin. Wschr. **1927 I**, 193. — *Schindler, C.:* Experimentelle Beiträge zur Kenntnis der automatischen Bewegungen des Uterus und deren Bedeutung für die Pathologie und Therapie der uterinen Infektionskrankheiten, insbesondere der Gonorrhöe. Arch. Gynäk. **87**, 607 (1909). — *Schultze, O.:* Die Kontinuität der Organisationseinheiten der peripheren Nervenfasern. Pflügers Arch. **108**, 72 (1905). — *Schwann, Th.:* Mikroskopische Untersuchungen über die Übereinstimmung in der Struktur und dem Wachstum der Tiere und Pflanzen. Berlin 1839. — *Segond, R.:* Innervation des Organes génitaux de la Femme. Paris: O. Doin 1926. — *Stöhr,* jun.: Studien am menschlichen Kleinhirn mit O. Schultzes Natronlauge-Silbernitratmethode und mit der ultravioletten Mikrophotographie. Z. Anat. **69**, H. 1/2 (1923). — Die peripherischen Anteile des vegetativen Nervensystems. Handbuch der mikroskopischen Anatomie des Menschen, Bd. 4, 1, S. 265. Weibliche Geschlechtsorgane. Berlin: Julius Springer 1928. — Mikroskopische Studien zur Innervation des Magen-Darmkanals, I und II. Z. Zellforsch. **12**, 66 (1930); **16**, 123 (1932).

Tiegs, O. W.: The Structure of the neuron junctions in sympathetic ganglia and in the ganglia of Auerbachs plexus. Austral. exper. Biol. a. med. Soc. **4**, 79 (1927).

Waldeyer: Über einige neuere Forschungen im Gebiet der Anatomie des Zentralnervensystems. Dtsch. med. Wschr. **1891 II**, 1213. — *Winiwater, H. de:* L'appareil pléochrome de l'ovaire des mammifères. Bull. Histol. appl. Paris 1924.

Zondek, S. G.: Die Identität von Nerv-Ionen- und Giftwirkung. Klin. Wschr. **1925 I**, 809.

Die Endigungen der peripherischen sensiblen Nerven.

Agduhr, E.: Sympathetic innervation of the muscles of the extremities. Versl. Akad. Wetensch. Amsterd., Wis- en natuurkd. Afd., II. s. **20**, Nr 6, 1 (1920).

Bense: Über die Nervenendigungen in den Geschlechtsorganen. Z. ration. Med. III **33**, 1 (1868). — *Bergh, R.:* Symbolae ad cognitionem genitalium externium feminarum. Mschr. Dermat. **19**, 403 (1894); **24**, 74 (1897). — *Boeke, J.:* Die intrazelluläre Lage der Nervenendigungen im Epithelgewebe und ihre Beziehungen zum Zellkern. Z. mikrosk.-anat. Forsch. **2**, 391 (1925). — *Boeke, J.* u. *G. C. Heringa:* Nervenendkörperchen und Hautempfindlichkeit bei einem Fall von Nervenregeneration. Versl. Akad. Wetensch. Amsterd., Wis- en natuurkd. Afd. **33**, Nr 7, 685 (1924).

Dahl, W.: Die Innervation der weiblichen Genitalien. Z. Geburtsh. **46**, 623 (1922). — *Dogiel, A. S.:* Die Nervenendigungen in Tastkörperchen. Arch. f. Anat. **1891**, 182. — Die Nervenendigungen in der Haut der äußeren Genitalorgane des Menschen. Arch. mikrosk. Anat. **41**, 585 (1892). — Die Nervenendigungen in Meissnerschen Tastkörperchen. Internat. Mschr. Anat. u. Physiol. **9**, 1 (1892). — Die

Nervenendigungen im Bauchfell, in den Sehnen, den Muskelspindeln, in den Centra tendinea des Diaphragmas beim Menschen und den Säugetieren. Arch. mikrosk. Anat. **59**, 1 (1901). — Über die Nervenendigungen in den Grandezschen und Herbstschen Körperchen im Zusammenhang mit der Neuronentheorie. Anat. Anz. **25**, 558 (1904). — Zur Frage über den fibrillären Bau der Sehnenspindeln und der Golgischen Körperchen. Arch. mikrosk. Anat. **67**, 638 (1906). — Zur Frage über den Bau der Kapseln der Vater-Pacinischen und Herbstschen Körperchen. Fol. neurobiol. **4**, 218 (1910).

Finge: Über Endigungen der Wollustnerven. Z. ration. Med. III **34** (1868).

Geller, F.: Untersuchungen über die Genitalnervenkörperchen in der Clitoris und den kleinen Labien. Zbl. Gynäk. **46**, 623 (1922). — *Golgi, G.:* Sui nervi nei tendini dell'uomo e di altri vertebrati e di un nuovo organo nervoso terminale musculo-tendineo. Mem. Acad. Sci. Torino **32** (1880).

Izquierdo: Beiträge zur Kenntnis der Endigungen der sensiblen Nerven. Diss. Straßburg **1879**.

Kölliker, A.: Handbuch der Gewebelehre. Bd. III von Ebner, 6. Aufl. Leipzig: Wilhelm Engelmann 1902. — *Kölliker, A. v.:* Über die Endigungen der Nerven in den Muskeln des Frosches. Z. Zool. **12**, 149 (1863). — Über Sehnenspindeln, 1889. — *Köstlin, R.:* Die Nervenendigungen in den weiblichen Geschlechtsorganen. Fortschr. Med. **12**, 411 (1894). — *Kötz, R.:* Beitrag zur Anatomie der weiblichen äußeren Genitalien. Inaug.-Diss. Leipzig 1922. — *Krause, W.:* Über die Nervenendigungen. Z. ration. Med., N. F. **5**, 32 (1858). — Die Nervenendigungen in den weiblichen Genitalien. Tagebl. Naturforsch. Vers. Hannover **1865**, 233. — Über die Nervenendigungen in der Klitoris. Götting. Nachr. April **1866**, Nr 12. — Die terminalen Körperchen der einfachen sensiblen Nerven. Hannover 1868. — Handbuch der menschlichen Anatomie, Nachtrag zu Bd. 1, S. 134. 1876. — Über die Nervenendigungen innerhalb der terminalen Körperchen. Arch. mikrosk. Anat. **19**, 53 (1881). — Die Nervenendigungen in Tastkörperchen. Arch. mikrosk. Anat. **20**, 212 (1882). — unter Mitarbeit von W. His und W. Waldeyer: Handbuch der Anatomie des Menschen. Leipzig: S. Hirzel 1903. — *Krause* u. *Bense:* Über die Nervenendigungen in den Genitalorganen. Z. ration. Med. **28**, 3 (1866).

Mabuchi, Kozaburo: Morphologische Studien über das Verhalten der Nerven in den weiblichen Geschlechtsorganen des Menschen unter besonderer Berücksichtigung der Gravidität und Menstruation und in zunehmendem Alter. Mitt. med. Fak. Tokyo **31**, 385 (1924). Ref. Ber. Physiol. **31**, 869 (1924). — *Moraller-Hoehl:* Die normale Histologie der weiblichen Geschlechtsorgane. Leipzig: Johann Ambrosius Barth 1912.

Ohmori, J.: Über die Entwicklung der Innervation des Genitalapparates als primären Aufnahmeapparat der genitalen Reflexe. Z. Anat. **70**, 347 (1924). — *Oudendal:* Das Nervensystem der Gebärmutter. Nederl. Mschr. Geneesk. **11**, 193 (1922).

Retzius, G.: Einige Beiträge zur Kenntnis der intraepithelialen Endigungen der Nervenfasern. Biol. Unters., N. F. **4**, 62 (1894). — Über die sensiblen Nervenendigungen in den Epithelien der Wirbeltiere. Biol. Unters., N. F. **6**, 62 (1894). — Zur Frage der Endigungsnerven der peripherischen sensiblen Nervenfasern. Biol. Unters., N. F. 8, 114 (1896). — *Ruffini, A.:* Di un nuovo organo nervoso terminale e sulla presenza dei corpusculi Golgi-Mazzoni. Mem. Accad. Lincei, classa sci. fisiol.-mat. e natur., IV. s. **7** (1894).

Sfameni, P.: Contributo allo studio delle terminazioni nervose nei vasi sanguini dei genitali femminili esterni. Monit. zool. ital. **12**, 5 (1901). — Contributo alla conoscenza delle terminazioni nervose negli organi genitali esterni e nel capezzolo della femmina. Monit. zool. ital. **12**, 6 (1901). — Sul modo di terminare dei nervi nei genitali esterni della femmina ecc. Monit. zool. ital. **13**, 1 (1902). — Contribution à la connaissance des terminaisons nerveuses dans les organes génitaux externes et dans le mamellon de la femelle. Arch. ital. de Biol. (Pisa) **36**, 256 (1902). — Sulle terminationi nervose nei genitali femminili esterni e sul loro significato morfologico e funzionale. Arch. di Fisiol. **1**, 345 (1904). — Sur les terminaisons nerveuses dans les organes génitaux femelles externes. Arch. ital. de Biol. (Pisa) **43**, 75 (1905).

Temesvary, N.: Die Regio clitoridis. Arch. Gynäk. **122**, 162 (1924).

Webster, J. C.: The nerve endings in the labia minora and clitoris. Edinburgh med. J. **37**, 35 (1891, July). — *Weiller, M.:* Die Innervation der Anal- und Sexualmuskulatur. Inaug.-Diss. Zürich 1907. — *Windscheid, F.:* Die Nervenendigungen in den weiblichen Genitalien. Mschr. Geburtsh. **1**, 609 (1895). — *Worthmann, F.:* Beiträge zur Kenntnis der Nervenausbreitung in Klitoris und Vagina. Arch. mikrosk. Anat. **69**, 122 (1906).

Nervenversorgung des Uterus.

Aburel: Contribution à l'étude des voies nerveuses sensitives de l'utérus. C. r. Soc. Biol. Paris **105**, 297 (1930, Oct.). — *Acconi, G.:* Untersuchungen über die Innervation des menschlichen Uterus. Fol. gynaec. (Genova) **1**, 61 (1908).

Benninghoff: Über die Beziehungen zwischen elastischem Gerüst und glatter Muskulatur in der Arterienwand und ihre funktionelle Bedeutung. Z. Zellforsch. **6**, 348 (1927/28). — *Blotevogel, W.:* Sympathicus und Sexualzyklus. I. Das Ganglion cervicale uteri des normalen Tieres. II. Das Ganglion cervicale uteri des kastrierten Tieres. Z. mikrosk.-anat. Forsch. **10**, 141 (1927); **13**, 625 (1928). — Zu den zyklischen Veränderungen im Ganglion cervicale der Maus. Anat. Anz. **63**, 169 (1927).

Cannon, W. B.: Recent studies on chemical mediation of nerve impulses. Endocrinology **15**, 473 (1931). — *Clivio, J.:* Contributo alla conoscenza delle terminazioni nervose nell'utero. Pavia: Tip. cooperative 1894. — *Cordier, P.:* Sur l'innervation de l'utérus. C. r. Soc. Biol. Paris **48**, 898 (1921).

Dahl: Die Nervenversorgung der weiblichen Geschlechtsorgane. L. R. Müllers Lebensnerven und Lebenstriebe, 3. Aufl., S. 685. Berlin: Julius Springer 1931. — *Dohrn:* Bericht über die histologischen Untersuchungen im Frankenhäuserschen Ganglion des Uterus. Klin. Wschr. **1926 I**, 576.

Elischer: Beiträge zur feineren Anatomie der Muskelfasern des Uterus. Arch. Gynäk. **9**, 10 (1876).

Flemming, A. M.: The peripheral innervation of the uterus. Trans. roy. Soc. Edinburgh **55**, 507 (1927). — The intrinsic nervous mechanism of the uterus. J. Obstetr. **35**, 247 (1928). — *Frankenhäuser, F.:* Die Nerven der Gebärmutter und ihre Endigungen in den glatten Muskelfasern. Jena: F. Mauke 1867.

Gemmel, A. D.: A method of demonstrating the ganglion of the cervix uteri. J. Obstetr. **33**, 159 (1926). — *Gentes, L.:* Notes sur les nerfs et les terminaisons nerveuses de l'utérus. C. r. Soc. Biol. **54**, 425 (1902). — *Gerstmann, M.:* Über Uterusinnervation an Hand des Falles einer Geburt bei Querschnittlähmung. Mschr. Geburtsh. **73**, 253 (1926). — *Goerttler:* Die Architektur der Muskelwand des menschlichen Uterus und ihre funktionelle Bedeutung. Gegenbaurs Jb. **65**, 45 (1930).

Holste: Untersuchungen am überlebenden Uterus. II. Der Uterus als Testobjekt. Arch. f. exper. Path. **101**, 36 (1924). — *Hoog-Kamer, J.:* Die Nerven der Gebärmutter. Arch. Gynäk. **99**, 231 (1913).

Keiffer, W. H.: Le système nerveux intrautérin. C. r. Soc. Biol. Paris **52**, 562 (1900). — Le système nerveux ganglionnaire de l'utérus humain. Bull. Acad. Méd. Belg., IV. s. **20**, 522 (1906). — Les appareils nerveux de l'utérus des mammifères. Ann. et Bull. Soc. Sci. méd. Brux. **1932**, No 3/4, 53. — Le système nerveux végétatif de l'utérus humain. Bull. Acad. Méd. Belg. **12**, 40, 157, 319, 581 (1932). — *Kilian, F.:* Die Nerven des Uterus. Z. ration. Med. **10**, 41 (1850). — *Köstlin, R.:* Die Nervenendigungen des Uterus. Fortschr. Med. **12**, 411 (1894).

Labhardt, A.: Das Verhalten der Nerven in der Substanz des Uterus. Arch. Gynäk. **80**, 135 (1906). — *Lamballe, Jobert de:* Recherches sur la disposition des nerfs de l'utérus. C. r. Acad. Sci. Paris **12**, No 20, 882, 17. Mai 1841. — *Latarjet, A.:* De l'interêt du ganglion hypogastrique et des nerfs de l'utérus. Lyon chir. **1922**. — *Lee:* The anatomy of the nerves of the uterus. Philos. trans. roy. Soc. Lond. **1841**, Nr 18, 269; **1842**, Nr 11, 175.

Medowar: Die Nerven des Uterus und der Vagina des Hundes. Z. Anat. **86**, 776 (1928).

Ozaki, M.: A histological study of the peripheral nerve in the human female genitals. Jap. J. Obstetr. **19**, 2 (1936). Zbl. Neur. **81**, 553 (1936).

Penitschka, W.: Über den Bau des Ganglion cervicale uteri des Menschen mit Berücksichtigung der mehrkernigen Ganglienzellen und des chromaffinen Gewebes. Anat. Anz. **66**, 17 (1929). — *Pissemski, S.:* Zur Anatomie des Plexus fundamentalis uteri beim Weibe und bei gewissen Tieren. Mschr. Geburtsh. **17**, 450 (1903).

Rein, G.: Beitrag zur Lehre von der Innervation des Uterus. Arch. ges. Physiol. **23**, 68 (1880). — *Roith, O.:* Zur Innervation des Uterus. Mschr. Geburtsh. **25**, 79 (1907).

Schlesinger: Zur Lehre von der sensiblen Innervation des Uterus. Wien. klin. Wschr. **1909 I**, 151. — *Snow-Beck:* On the Nerves of the Uterus. Philos. trans. roy. Soc. Lond. **1846**, Nr 16, 213. — *Stöhr,* jun.: Mikroskopische Anatomie des vegetativen Nervensystems, S. 173. Berlin: Julius Springer 1928. — *Stscherbakow:* Zur Frage nach den Nervenganglien der Gebärmutter. Diss. Berlin 1906. — *Sugimoto, Ogata:* Pharmakologische Untersuchungen am überlebenden Meerschweinchenuterus. Arch. f. exper. Path. **74**, 27 (1913).

Terruhn, E.: Über die Aufblätterung der Uterusmuskulatur während der Schwangerschaft. (Kehrer, Marburg). Arch. Gynäk. **130**, 476 (1927). — *Tiedemann:* Tabulae nervorum uteri. Heidelberg 1783.

Walter: Tabulae nervorum thoracis et abdominis. Berolini 1783. — *Waucermont, R.:* Recherches sur la pharmacodynie générale de l'intestin. Arch. internat. Pharmacodynamie **36** (1929).

Die Nervenversorgung der Vagina und der äußeren Genitalien.

Carrard, H.: Beitrag zur Anatomie und Pathologie der kleinen Labien. Z. Geburtsh. **10**, 62 (1884). — *Chrschtschonowitsch, A.:* Beiträge zur Kenntnis der feineren Nerven der Vaginalschleimhaut Sitzgsber. Akad. Wiss. Wien, Math.-naturwiss. Kl. II. Abt. **63**, 1 (1871).

Grum, I. A.: The sympathetic innervation of the vagina. J. of Physiol. **54**, 86 (1921).

Langley, J. N. and *H. K. Anderson:* The Innervation of the Pelvic viscera. J. of Physiol. **11**, 23 (1890). — The Innervation of the pelvic and adjoining viscera (Haupttitel). J. of Physiol. **19**, 71 (1895). — The Bladder. J. of Physiol. **19**, 71 (1895). — The external genital organs. J. of Physiol. **19**, 85 (1895). — Position of the nerve cells on the course of the efferent nerve fibres. J. of Physiol. **19**, 131 (1895).

Die Nervenversorgung der Tube.

Coryllos, P.: Corpuscules de Pacini dans la trompe utérine. Rev. Gynéc. et Obstétr. **27**, 257 (1913).

Jacques, P.: Distribution et terminaisons des nerfs dans la trompe utérine. Bibl. Anat. Nancy, **1899**, Sept.-Okt., No 5.

Harting, K.: Über die feinere Innervation der Tube. Z. Zellforsch. **1929**, Nr 9, 544.

Kuhn, G.: Ein Beitrag zur Kenntnis des feineren Baues des Eileiters der Säugetiere. Diss. Berlin 1906.

Ries, E.: Vater-Pacinische Körperchen in der Tube. Z. Geburtsh. **62**, 100 (1908).

Die Nervenversorgung des Eierstocks.

Akagi, J.: Über die Nerven, insbesondere deren Endigungen im menschlichen Eierstock. Frankf. Z. Path. **26**, 165 (1921).

Berger, Louis: De la glande sympathicotrope du tube, de l'ovaire, ses homologies avec la glande interstitielle du testicule. Archives d'Anat. **2** (1923). — *Brill, W.:* Untersuchungen über die Nerven des Ovariums. Arch. mikrosk. Anat. **86**, 338 (1915). — *Bucura, C.:* Nachweis von chromaffinem Gewebe und wirklichen Ganglienzellen im Ovarium. Wien. klin. Wschr. **1907 I**, 695.

Cajal, Ramon P. y: Contribucional estudio de la innervation ovarica. Ann. Fac. med. Zaragoza **2**, 523 (1922).

Dupont et *Lhermitte:* Note sur l'histologie des nerfs de l'ovaire, en particulier dans l'ovarite scléro-kystique. Bull. Acad. Méd. Paris **95**, 435 (1926, Mai).

Ebner, V. v.: Zur Geschichte der Winterhalterschen Ovarialganglien. Mschr. Geburtsh. **18** 757 (1903). — *Elischer:* Über Zulauf und Endigungsweise der Nerven im Ovarium. Zbl. med. Wiss. **1876**.

Gafini, C.: Le terminazioni nervose nelle ghiandole sessuali. Arch. ital. Anat. **2**, 31 (1903). — *Goecke, H.* u. *J. Beaufays:* Neurohistologische Untersuchungen am Ovarium. Arch. Gynäk. **160**, 211 (1936).

Herff, O. v.: Über den feineren Zulauf der Nerven im Eierstock des Menschen. Z. Geburtsh. **24**, 289 (1892). — Gibt es ein sympathisches Ganglion im menschlichen Eierstock? Arch. Gynäk. **51**, 274 (1896).

Kohn, A.: Über „Leydigsche Zwischenzellen" im Hilus des menschlichen Eierstocks. Endokrinol. **1**, 3 (1928). — *Kozabura, Mabuchi:* Morphologische Studien über das Verhalten der Nerven in den weiblichen Geschlechtsorganen usw. Mitt. med. Fak. Univ. Tokyo **31**, H. 3, 385 (1924). — *Mandl, L.:* Die Nerven des Ovariums. Zbl. Gynäk. **1894**, Nr 28, 677. — Über Anordnung und Endigungsweise der Nerven im Ovarium. Arch. Gynäk. **48**, 376 (1895). — *Markowitin, A.:* Über die Nerven der Ovarien. Diss. Petersburg 1899.

Neumann, H. O.: Histologische Studien zur Frage der sympathicotropen Zellen bzw. der Hiluszellen des Ovariums. Arch. Gynäk. **136**, 550 (1925).

Pawlowsky, E.: Über die sog. Hiluszellen des Ovariums. Endokrinol. **3**, 321 (1929). — *Pines* u. *Schapiro:* Über die Innervation des Eierstockes. Z. mikrosk.-anat. Forsch. **20**, 327 (1930).

Riese, H.: Die feinsten Nervenfasern und ihre Endigungen im Ovarium der Säugetiere und der Menschen. Anat. Anz. **6**, 401 (1891).

Vallet, E.: Nerfs de l'ovaire et leurs terminaisons. Thèse de Paris **1908**, No 327.

Wallart, J.: Studien über die Nerven des Eierstockes mit besonderer Berücksichtigung der interstitiellen Drüse. Z. Geburtsh. **76**, 321 (1915). — *Winterhalter, J.:* Ein sympathisches Ganglion im menschlichen Ovarium. Arch. Gynäk. **51**, 49 (1896).

Nervenversorgung der Hypophyse.

Bailey, P.: Die Funktion der Hypophysis cerebri. Erg. Physiol. **20**, 162 (1922). — *Berblinger, W.:* Pathologie und pathologische Morphologie der Hypophyse beim Menschen. Handbuch der inneren Sekretion, S. 910. Leipzig: Curt Kabitzsch 1932. — *Berkeley, H. J.:* The finer anatomy of the infundibular region of the cerebrum including the pituitary gland. Brain **17**, 515 (1894). — *Bremer, F.:* La physiologie de l'hypophyse. Ann. et Bull. Soc. Sci. méd. et nat. Brux. **1923**, No 86.

Cajal, Ramon y: Alcunas contributiones al conoscimiento de los ganglios del cerebro, III. Hypophysis. Ann. Soc. exper. Hist. natur., II. s. **3** (1894). — *Cannes* et *Roussy:* Les fonctions attribuées à l'hypophyse. J. Physiol. et Path. gén. **20**, No 4, 538 (1932).

Dandy: The nerve supply to the pituitary body. Amer. J. Anat. **15**, 332 (1913/14). — *Dandy* and *Goetsch:* The blood supply of the pituitary body. Amer. J. Anat. **11**, 137 (1911).

Erdheim, J.: Über das eosinophile und basophile Adenom. Frankf. Z. Path. **4** (1910). — Über Hypophysentumoren. Wien. med. Wschr. **9**, 426 (1924). — Pathologie der Hypophysengeschwülste. Erg. Path. II **21**.

Gaskell, J. F.: The distribution and physiological action of the suprarenal medullary tissue in Petromyzon fluviatilis. J. of Physiol. **44**, 59 (1912). — The chromaffine system of annelids and the relation of this system to the contractile vascular system in the leech, Hirudo medicinalis. Philos. trans. roy. Soc. Lond. **205, 153** (1914). — *Gemelli:* Arch. ital. de Biol. (Pisa) **50**, 157 (1908). — *Greving, R.:* Zur Anatomie, Physiologie und Pathologie der vegetativen Zentren im Zwischenhirn. Erg. Anat. **24 III**, 348 (1922). — Die vegetativen Zentren im Zwischenhirn. In L. R. Müller: Lebensnerven und Lebenstriebe, 3. Aufl., S. 115. Berlin: Julius Springer 1931.

Houssay et *Hug:* Influence des lésions infundibulo-hypothalamiques sur la croissance. C. r. Soc. Biol. Paris **89**, No 19, 51 (1923).

Kohn, A.: Die Paraganglien. Arch. mikrosk. Anat. **62**, 263 (1903).

Pines, J. L. Ja.: Über die Innervation des chromaffinen Gewebes des Sympathicus. Arch. Psychiatr. **70**, 636 (1924). — Über die Innervation der Hypophysis cerebri. I. Mitt. J. Physiol. u. Neur. **80**, 3032 (1925). — Über die Innervation der Hypophysis cerebri. II. Mitt. Z. Neur. **100**, 123 (1925). — *Plaut, A.:* Die Hypophyse des Orang-Utangs. Anat. Anz. **68**, 408 (1930). — *Pokovny, F.:* Zur vergleichenden Anatomie der Hypophyse. Z. Anat. **78**, 309 (1926).

Rasmussen, T. A.: Die extrauterinen Entwicklungsphasen der Pars intermedia der menschlichen Hypophyse. Endocrinology **12**, 129 (1928).

Sjörvall, E.: Hypophysis und Hypothalamus. Acta med. scand. (Stockh.) **59**, 406 (1923). Ref. Zbl. Neur. **38**, 171 (1924). — *Stendell:* Opels Handbuch der vergleichenden Anatomie der Wirbeltiere, 8. Teil. Jena: Gustav Fischer 1914.

B. Die Beziehungen des Nervensystems zu den normalen Betriebsabläufen im weiblichen Genitale. (Physiologie.)

I. Wirkungsfeld, Wirkungsmechanismus und Auswirkungen des neuralen Faktors in der Regulierung der Zellfunktionen, sowie der Funktionen des weiblichen Genitale.

1. Das Wirkungsfeld des neuralen Faktors in der Regulierung der Zellfunktionen.

Das Wirkungsfeld, in dem die nervösen Impulse von den Endigungen ableitender (efferenter) Nervenbahnen auf das Cytoplasma der Erfolgszelle übergehen und auf dasselbe in einer Weise Einfluß nehmen, daß Änderungen in der Funktion der Zelle entstehen, belegte Langley mit dem Ausdruck „receptive substance", Asher mit „neuro-plasmatischer Zwischensubstanz" und Dresel mit dem Ausdruck „neuro-cellular junction".

Boeke glaubt, daß die intracytoplasmatischen Endigungen ableitender Nerven dem Wirkungsfeld des neuralen Faktors in der Regulierung der Zellfunktionen entsprechen (vgl. Abb. 29, S. 81).

Gegen diese Ansicht spricht die Tatsache, daß trotz Durchschneidung der die nervösen Impulse zu glatten Muskelzellen leitenden sympathischen Nerven und trotz Degeneration ihrer intracytoplasmatischen Endigungen, die Muskelzellen für adäquate Reizqualitäten ionaler und hormonaler Natur nicht nur erregbar bleiben, sondern sogar erregbarer werden, beispielsweise für Adrenalin (Elliot).

Elliot (1904) nahm deshalb hypothetisch an, daß die an den intracytoplasmatischen Endigungen eintreffenden nervösen Impulse sympathischer Nerven keine Funktionsänderungen der Erfolgszellen hervorrufen, sondern einen Mechanismus auslösen, der in der Transformierung der Energie nervöser Impulse in einen adrenalinähnlich wirkenden Stoff besteht; erst dieser chemische Stoff sei befähigt, die Erfolgszellen zu Funktionen und Funktionsänderungen anzuregen. Nun hat W. B. Cannon (1931) mit seinen Mitarbeitern in einer ausgedehnten Versuchsreihe bei Säugetieren, und zwar in situ, eine Tatsache festgestellt, welche die Hypothese von Elliot in schöner Weise stützt. Er beobachtete, daß die glatten Muskelzellen, wie beispielsweise die Arectores pili am Schwanz von Katzen, die Muskulatur des Uterus, der Blase und des Magen-Darmtractus unter der Einflußnahme nervöser Impulse aus elektrisch gereizten, zuleitenden, sympathischen Nerven neben Verkürzungsleistungen auch noch einen biologisch wirksamen Stoff bilden. Dieser Stoff tritt, wenn reichlich produziert, aus den Muskelzellen aus und wird an das Blut abgegeben; durch das strömende Blut wird er auf den ganzen Körper verteilt. Cannon beobachtete weiter, daß dieser Stoff auf die muskeligen und drüsigen Elemente fernab von seiner Bildungsstätte liegender, entnervter, visceraler Organe, wie beispielsweise auf die Muskelzellen des entnervten Herzens und auf die entnervten Speicheldrüsen, in gleich charakteristischer Weise Einfluß nimmt, wie die Reizung der zu diesen Organen ziehenden sympathischen Nerven oder wie das gleichsinnig wirkende Adrenalin. Cannon belegt deshalb diesen adrenalinähnlich wirkenden Stoff mit dem Ausdruck „Sympathin" und reiht denselben in die Gruppe der Hormone ein.

In jüngster Zeit gelang es auch Hansen und Rech festzustellen, daß der bei Reizung des Vagus freiwerdende Vagusstoff des mütterlichen Herzens durch die Placenta in den Kreislauf des Fetus übergeht und am Herzen des Fetus seine hemmende Wirkung entfaltet. Weiter beobachtete Hansen beim Menschen, daß durch emotionelle Momente (wie beispielsweise Schreckerlebnisse, Verf.) die sympathicusbedingte Tachykardie der Mutter auf das Herz des Fetus übertragen wird. Da nervöse Verbindungen zwischen Mutter und Fetus fehlen, muß es sich hier um die humorale Fernwirkung eines Acceleransstoffes auf das Herz des Fetus handeln.

Die Beobachtungen stützen die obenerwähnte Hypothese Elliots und berechtigen zu der Annahme, daß der physiologische Erregungsprozeß an den letzten Nervenendigungen an oder in der Organzelle chemische Stoffe frei macht, die den Nervenprozeß, wie E. Schilf sich darüber äußert, in „pharmakologische Bahnen" lenkt; ein Vorgang, den E. Schilf deshalb mit dem Ausdruck „gewebspharmakologisch" belegt. Weiter ist ersichtlich, daß diese chemischen Stoffe wohl „neurospezifisch", aber nicht organspezifisch sind[1].

Nun hat W. B. Cannon weiter festgestellt, daß durch die Reizung der zu den Arectores pili des Katzenschwanzes ziehenden, sympathischen Nerven große Mengen von Sympathin in diesen glatten Muskelfasern gebildet werden, trotzdem eine Kontraktion dieser Arektoren wegen der gleichzeitigen Ergotaminapplikation nicht zustande kommt. Der Nachweis des so gebildeten und in die Blutbahn übertretenden Sympathins gelingt, trotz seiner starken Verdünnung im Blut, durch seine Wirkung auf entnervte Herzen und entnervte Speicheldrüsen in der obenerwähnten Weise.

Aus diesen Versuchen geht zunächst hervor, daß das Sympathin ein Produkt der Erregung der contractilen Substanz und nicht ein Produkt des Kontraktionsvorganges ist. Weiter geht aber daraus hervor, daß Ergotamin nicht die Nervenendigungen lähmt, sondern, indem es eine Sperre zwischen Sympathinbildung und Kontraktionsapparat legt, diesen letzteren hindert, auf die Einflußnahme erregender nervöser Impulse zu reagieren.

Das Wirkungsfeld des neuralen Faktors liegt demnach zwischen dem Feld, in dem die Impulse des neuralen Faktors quantitative oder qualitative Veränderungen im kolloidalen, physikalisch-chemischen System der erregbaren Substanz hervorrufen und dem Feld, in dem motorische und sekretorische Tätigkeiten der erregbaren Substanz bzw. Hemmungen ihrer Tätigkeiten ausgelöst werden. Die Bezeichnung Ashers „neuroplastische Zwischensubstanz" ist unseres Erachtens die bezeichnendste für das Wirkungsfeld des neuralen Faktors.

[1] Der Nachweis dieser neurospezifischen Stoffe erinnert an die Beobachtungen von Loewi, welcher bei Reizung des sympathischen Herznerven (N. accelerans) in der Umgebungs- bzw. Durchspülungsflüssigkeit überlebender Herzen einen Stoff auftreten sah, dessen Einflußnahme auf ein zweites Testherz genau dieselbe war wie die Reizung sympathischer Nerven. Entsprechende Wirkungen beobachtete Loewi auch nach Reizung der parasympathischen Herznerven (N. vagus). Sie erinnern weiter an die Beobachtungen von Brinkmann und van Dam, von Lanz und Külz, die alle feststellten, daß die Durchspülungsflüssigkeit eines gereizten Herzens auch die Bewegungen des Magens zu hemmen vermag, wie wenn der Magen unter der Einflußnahme einer Sympathicusreizung stehen würde. Schließlich gelangte Asher mit seinen Mitarbeitern in einer großen Versuchsreihe an quergestreiften Muskeln zu gleichen Ergebnissen wie Cannon und vermutet, gestützt auf diese Ergebnisse, als Folge der Reizung sympathischer Nerven, die zum quergestreiften Muskel ziehen, eine Bildung und Ausschüttung einer adrenalinähnlichen Substanz. Ähnliches konnte auch Shimudzu beobachten. Ob diese adrenalinähnliche Substanz bei Reizung der sympathischen Nerven in der glatten Muskulatur der Blutgefäße oder in bestimmten Substraten der quergestreiften Muskulatur gebildet wird, kann erst entschieden werden, wenn die Lehre von Boeke von der sympathischen Innervation der Muskelzelle selbst gesichert dasteht (vgl. S. 50).

Dasselbe gilt auch für das Wirkungsfeld des neuralen Faktors in der quergestreiften Muskulatur.

2. Der Wirkungsmechanismus des neuralen Faktors in der Regulierung der Zellfunktionen.

Zur Erklärung des Wirkungsmechanismus des neuralen Faktors in der Regulierung der Zellfunktion besitzen wir heute schon eine Reihe von experimentellen Ergebnissen, die dahin deuten, daß dieser Mechanismus, wie bei der Einflußnahme des hormonalen Faktors auf die Zellfunktion, in Änderungen der ionalen Mischungsverhältnisse in der Binnenflüssigkeit der Erfolgszellen besteht; diesen folgen quantitative und qualitative chemisch-physikalische Zustandsänderungen der kolloiden Teilchen der erregbaren Substanz dieser Zellen; weiter entstehen, wie im Wirkungsmechanismus des ionalen und des hormonalen Faktors, Umgestaltungen der Protoplasmastruktur der erregbaren Substanz und Änderungen der Zellform, wodurch motorische und sekretorische Tätigkeiten bzw. Hemmungen der Tätigkeiten in den Erfolgszellen ausgelöst werden.

Die einzelnen Vorgänge im Wirkungsmechanismus, der zu Änderungen der ionalen Mischungsverhältnisse in der Binnenflüssigkeit der Erfolgszellen führt, stellen sich F. Kraus und S. G. Zondeck wie folgt vor: Da nach Heidenhain ein beliebiger Nerv in einen anderen beliebigen Nerven eingenäht werden kann, wie beispielsweise der Nervus lingualis in den Nervus hypoglossus und damit die spezifische Funktion desjenigen Nerven übernimmt, dessen Endigungen das intracytoplasmatische Retikulare in der Erfolgszelle bilden, so ist die Spezifität der Auswirkung nervöser Impulse nicht durch die Nervenleitung an sich, sondern durch das Grenzflächensystem des Retikulare bedingt. Nun geht aus Versuchen der genannten Autoren mit Wollheim hervor, daß durch die Reizung eines Nerven (beispielsweise elektrische Reizung) eine Änderung im ionalen Mischungsverhältnisse Kalium/Calcium gegenüber dem nicht gereizten Nerv entsteht. Es ist deshalb leicht verständlich, daß sich die genannten Autoren in Anlehnung an Heidenhains Versuch vorstellen, daß der Entstehung der Impulse im gereizten Nerv und ihrer Fortleitung bis zu den Grenzflächen des Retikulare eine fortlaufende Änderung in den ionalen Mischungsverhältnissen im Cytoplasma der Nervenfaser von der Reizstelle dem Nerv entlang bis zu den Grenzflächen seines Retikulare im Cytoplasma der Erfolgszelle zugrunde liegt. Zwischen dem Grenzflächensystem der Nervenendigung und dem Grenzflächensystem der kolloidreichen Teilchen des Cytoplasmas der Erfolgszellen liegen die kolloidarmen, wasserreichen Teilchen der Binnenflüssigkeit des Cytoplasmas der Erfolgszelle. In diesem wässerigen Dispersionsmittel befinden sich die Salze in solcher Verdünnung, daß sie fast vollkommen dissoziiert sind und reinen Ionen gleichkommen (vgl. S. 12). Nun geht aus dem obenerwähnten Ergotamin-Sympathinversuch Cannons hervor, daß Ergotamin die Einflußnahme des ionalen Mischungsverhältnisses und ihrer Änderungen auf die Protoplasmastruktur, Formgestaltung und Funktion zu sperren vermag, ohne gleichzeitig die Einflußnahme der ionalen Mischungsverhältnisse an den Grenzflächen des intracytoplasmatischen Retikulare auf die ionalen Verhältnisse im kolloidarmen Dispersionsmittel zu stören.

Es ist deshalb gut denkbar, daß das Sympathin an den Grenzflächen des Grenzflächensystems: „Nervenendigung-Dispersionsmittel“ entsteht. Diese Auffassung entspricht auch der Tatsache, daß das Sympathin wasserlöslich ist. Es ist deshalb verständlich, daß das Sympathin, wenn im Überschuß gebildet, aus den Muskelzellen austritt, und dies ganz besonders bei der Kontraktion der Muskelzellen, in Analogie der Wasserabgabe aus dem Dispersionsmittel bei der Kontraktion von Muskeln der Aplasia (vgl. S. 11).

Fehlt im Dispersionsmittel eine Sperre, wie wir sie beispielsweise im obenerwähnten Ergotaminversuch von Cannon gesehen haben, so bilden nach der Auffassung von F. Kraus und S. G. Zondek Nerv und Cytoplasma ein funktionell zusammengehörendes Gebilde. Änderungen ionaler Mischungsverhältnisse am Grenzflächensystem für die Erregung „Retikulare-Dispersionsmittel" führen alsdann dank der beweglichen Adsorptionsbindung der Ionen an die kolloidalen Teilchen gleitend zu Änderungen am Grenzflächensystem für die Reaktion „Dispersionsmittel—kolloide Teilchen der contractilen und sekretorischen Substanz".

Es erhebt sich nun die Frage, welche Unterschiede im Mechanismus des neuralen Faktors bestehen, die bewirken, daß an denselben glattmuskeligen, bzw. drüsigen Elementen Impulse des sympathischen und Impulse des parasympathischen Abschnittes des vegetativen Nervensystems diametral verschiedenartige — antagonistische Funktionsänderungen — auslösen. Die Erklärung hierzu gibt ein Vergleich von Reaktionen der genannten Erfolgszellen nach elektrischer Reizung dieser Nerven mit den Reaktionen gleicher Erfolgszellen nach Einflußnahme von Änderungen im ionalen Faktor ihrer Außenflüssigkeit (vgl. S. 16f.).

Nun nimmt die Sympathicusreizung auf die Funktion aller vegetativen Organe in gleicher Weise Einfluß wie eine Änderung im ionalen Faktor $\frac{\mathrm{Na} + \mathrm{K}}{\mathrm{Ca}}$, die den Na-, K-, Ca-Quotient der Außenflüssigkeit unter 1 sinken läßt; und es nimmt die Vagusreizung auf die Funktion aller vegetativen Organe in gleicher Weise Einfluß wie eine Änderung im ionalen Faktor $\frac{\mathrm{Na} + \mathrm{K}}{\mathrm{Ca}}$, die den Na-, K-, Ca-Quotienten über 1 steigen läßt.

Beispiele: Es wirkt die Vagusreizung auf die Herzaktion hemmend, gleich wie der durch Kaliumzusatz zur physiologischen Nährlösung künstlich bedingte Anstieg des Na-, K-, Ca-Quotienten des ionalen Faktors über 1 (vgl. S. 22), und es wirkt die Sympathicusreizung auf die Herzaktion fördernd gleich wie das durch Calciumzusatz zur physiologischen Nährlösung künstlich bedingte Sinken des Na-, K-, Ca-Quotienten des ionalen Faktors unter 1 (vgl. S. 22).

Es wirkt weiter auf die glatte Muskulatur des Magen-Darmtractus die Vagusreizung fördernd gleich wie der durch Kaliumzusatz zur physiologischen Nährlösung künstlich bedingte Anstieg des Na-, K-, Ca-Quotienten des ionalen Faktors über 1 (vgl. S. 22), und es wirkt auf die glatte Muskulatur des Magen-Darmtractus die Sympathicusreizung hemmend, gleich wie das durch Calciumzusatz zur physiologischen Nährlösung künstlich bedingte Sinken des Na-, K-, Ca-Quotienten des ionalen Faktors unter 1 (vgl. S. 22).

Gestützt auf diese Beispiele darf vermutet werden, daß die Impulse des sympathischen Abschnittes des vegetativen Nervensystems am Grenzflächensystem: „Retikulare-Dispersionsmittel" das ionale Mischungsverhältnis $\frac{\mathrm{Na} + \mathrm{K}}{\mathrm{Ca}}$ zugunsten des Calciums verschieben und daß die Impulse des parasympathischen Abschnittes des vegetativen Nervensystems ein gleiches ionales Mischungsverhältnis zugunsten des Kaliums verschieben. Ausschlaggebend für diese Verschiebung zugunsten des Calciums ist nun das Überwiegen des Cholesterins am Grenzflächensystem: „Retikulare Nervi Sympathici-Dispersionsmittel" und ausschlaggebend für die Verschiebung zugunsten des Kaliums ist das Überwiegen des Lecithins am Grenzflächensystem: „Retikulare Nervi Vagi-Dispersionsmittel". Dieses Vorwiegen bald des Cholesterins, bald des Lecithins erklären F. Kraus und S. G. Zondek dadurch, daß die Impulse eines Retikulare sympathischer Nerven zu den Lipoiden (Cholesterin-Lecithin) in den kolloiden Teilchen im Zellinnern, an denen die Änderungen der ionalen Mischungsverhältnisse angreifen, in anderer Weise in Beziehung treten als die Impulse eines Retikulare parasympathischer Nerven, und dies wie folgt (vgl. auch S. 120, Fußnote 1).

Sie nehmen hypothetisch an, daß das Retikulare der sympathischen Nerven in der Hauptsache mit seinen eigenen Cholesterinen zu den Cholesterinen in den kolloiden Teilchen der Dispersionsmittel in Beziehung tritt. Dadurch tritt in den Grenzflächensystemen, welche die sympathischen Nervenendigungen mit der Erfolgszelle bilden, das Cholesterin gegenüber dem Lecithin in den Vordergrund. In analoger Weise nehmen sie an, daß das Retikulare der parasympathischen Nerven vorwiegend in der Hauptsache mit seinen eigenen Lecithinen zu den Lecithinen der Erfolgszelle in Beziehung tritt, so daß in den Grenzflächensystemen, welche die parasympathischen Nervenendigungen mit der Erfolgszelle bilden, das Lecithin gegenüber dem Cholesterin in den Vordergrund tritt[1].

Für den animalen Nerv ist zur Zeit noch nicht bekannt, welche Ionen, und ob Kationen oder Anionen, am Grenzflächensystem: „Retikulare-Dispersionsmittel" die Erregung auf die neuroplastische Zwischensubstanz und am Grenzflächensystem: „Dispersionsmittel — kolloide Teilchen" die Reaktion der quergestreiften contractilen Substanz auslösen.

Dagegen vollzieht sich nach Embden und seiner Schule während der Skeletmuskelzuckung (Verkürzungsleistung) der Chemismus des Lactacidogenstoffwechsels innerhalb der contractilen Substanz und gleichzeitig der physikalisch-chemische Vorgang einer quellungsartigen Alteration der Muskelfaserschichten (vgl. S. 11). Beide sind engst miteinander verbunden, und es besteht nach Schwarz ein fast vollkommener Parallelismus zwischen Zuckung und Abspaltung von anorganischer Phosphorsäure vom Lactacidogen (Hexosediphosphorsäure) unter Freiwerden von Milchsäure (vgl. S. 13).

Gestützt auf zahlreiche Untersuchungen von Embden und seinen Schülern ist festgestellt, daß diese Säurebildung auch „an das Spiel und Gegenspiel" der ionalen Mischungsverhältnisse in der contractilen Substanz engst gebunden ist.

Unter den Kationen, welche die Abspaltung von Phosphorsäure vom Lactacidogen hemmen, ist das Calcium, und unter den die Abspaltung fördernden Kationen, das Natrium und das Magnesium zu nennen.

Die eine Anionengruppe wirkt nach Embden und Lehnhartz hemmend auf die Spaltung des Lactacidogen und hemmend auf die quellungsartige Alteration der Muskelfaserschicht; eine andere Anionengruppe wirkt fördernd. Zu der hemmenden Anionengruppe

[1] Diese Auffassung erhält eine gewisse Stütze durch Beobachtungen von O. Loewi, der bei Reizung des N. vagus aus dem kranialen Abschnitt des Parasympathicus eine Ansammlung von Reizstoffen in der Umgebungsflüssigkeit des arbeitenden Herzmuskels feststellte, die er als „cholinähnliche" bezeichnete. Die Möglichkeit, daß beim kolloidchemischen Umbau des Lecithins während der Tätigkeit der Herzmuskeln cholinähnliche Stoffe frei werden, gibt auch S. G. Zondeck zu. Gleichzeitig zeigte Loewi, daß die Wirkung dieser cholinähnlichen Reizstoffe an den Erfolgszellen dieselbe ist wie die Wirkung der Reizung des Nervus vagus selbst.

gehören Säuren in den Na-Salzen, Na-Fluorid und Na-Citrat. Na-Sulfat und Na-Tartrat vermögen kaum eine stärkere Lactacidogenspaltung hervorzurufen, als sie in reinem Wasser erfolgt. Zur fördernden Anionengruppe gehören Na-Bromid, Na-Chlorid, sowie Na-Nitrat. Die stärkste Abspaltung von Phosphorsäure aus dem Lactacidogenmolekül und damit am meisten quellungsbegünstigend wirken das Natrium-Rhodanid und Natrium-Jodid.

Während einerseits die Ionen, welche die Abspaltung von Phosphorsäure vom Lactacidogen unter Freiwerden von Milchsäure fördern, begünstigen, andrerseits die, diese Spaltung hemmenden Ionen den, zu der Restitution des Muskels im chemischen Sinne gehörenden Wiederaufbau des Lactacidogens aus Milchsäure und Kohlehydrat (Glykogen). Welche große Bedeutung den ionalen Mischungsverhältnissen zukommt, ist aus obigem ersichtlich. Dabei vertritt Embden die Anschauung, daß die Säuren eine Vermehrung der quellungsartigen Alteration der Muskelfaserschicht hervorrufen und daß diese Quellung weiteren Ionen den Eintritt in das Cytoplasma der Muskelzellen gestattet, der zu weiterer Lactacidogenspaltung führt.

Aus dem Gesagten geht hervor, daß die Vorgänge des neuralen Faktors im Wirkungsmechanismus der efferenten Nerven eng mit ionalen Vorgängen verknüpft sind. Es weisen auch Beobachtungen für die Bedeutung von Änderungen der ionalen Mischungsverhältnisse bei der Schmerzentstehung darauf hin, daß der Mechanismus der quantitativen und qualitativen Veränderungen im kolloidalen physikalisch-chemischen System der erregbaren Substanz afferenter Nerven und der Mechanismus der Fortleitung ihrer Erregungswellen an ionale Vorgänge gebunden ist.

3. Die Auswirkung des neuralen Faktors in der Regulierung der Zellfunktionen.

a) Allgemeine Erörterungen.

Die Auswirkung des neuralen Faktors auf die Regulierung der Zellfunktion ist von den Bedingungen in der Binnenflüssigkeit der Erfolgszellen abhängig, die ihrerseits durch den ionalen und hormonalen Faktor bestimmt werden.

α) Die Auswirkung des ionalen Faktors.

Die Auswirkung des ionalen Faktors besteht darin, daß Änderungen der ionalen Mischungsverhältnisse in der Außenflüssigkeit der Organzellen Änderungen in den ionalen Mischungsverhältnissen im Cytoplasma der Organzellen zur Folge haben. Diese Änderungen nehmen nicht nur für sich allein Einfluß auf die Struktur des Cytoplasmas und auf die Funktionen der Zellen, sondern beeinflussen auch die Auswirkungen der nervösen Impulse an der contractilen und drüsigen Substanz.

Es konnten Busquets und Pachon bei Durchspülung des Froschherzens mit einer calciumfreien Lösung die hemmende Wirkung der Vagusreizung auf das Herz aufheben, und es konnte F. Kraus an Meerschweinchen und Kaninchen bei intravenöser Durchspülung der Tiere mit einer 2,5%igen Chlorcalciumlösung bei direkter peripherer Vaguserregung an Stelle der physiologischen Hemmung der Herzaktion eine Beschleunigung und bei Vagusdurchschneidung an Stelle der physiologischen Beschleunigung der Herzaktion eine Hemmung beobachten.

β) Die Auswirkung des hormonalen Faktors.

Die Auswirkung des hormonalen Faktors besteht darin, daß inkretorische Substanzen, die in die Außenflüssigkeit der Organzellen gelangen, auf denselben Wegen wie die Ionen des ionalen Faktors in das Cytoplasma der Organzellen eindringen. Hier bewirken sie Änderungen der ionalen Mischungsverhältnisse und nehmen dadurch nicht nur für sich allein Einfluß auf die Funktionen der Erfolgszellen. Sie beeinflussen durch die Änderungen in den ionalen Mischungsverhältnissen im Cytoplasma der Zellen auch die Auswirkungen der nervösen Impulse auf die contractile und drüsige Substanz.

Schilf konnte zeigen, daß bei unversehrtem Nervensystem die Wirkungen der direkten Nervenreizung auf die Funktionen der Erfolgszellen durch inkretorische Substanzen aufgehoben und umgekehrt werden können.

Es erhebt sich deshalb die Frage nach den letzten Ursachen, die ein harmonisches Zusammenwirken des ionalen, hormonalen und neuralen Faktors bedingen. Ein Zusammenwirken, das wir in physiologischer Hinsicht mit dem Ausdruck eines „mittleren Wohlverhaltens" belegen.

γ) Die Isotendenzen als Ursachen des harmonischen Zusammenwirkens des ionalen, hormonalen und neuralen Faktors in der Regulierung der Zellfunktionen.

Wir haben auf S. 18/20 gezeigt, daß die optimalen ionalen Zustandsbedingungen im Cytoplasma der Zellen für ein mittleres Wohlverhalten im osmotischen optimalen Verhalten (eutonische Konzentration, Loewe) und im physiologisch optimalen Mischungsverhältnis der Ionen (eukrasisches Mischungsverhältnis, Loewe) bestehen. Die Beständigkeit dieser optimalen ionalen Zustandsbedingungen, wie ihre Änderungen, beurteilen wir an unseren Prüfungsorganen der Versuchstiere mit willkürlich gewählten Kriterien, wie beispielsweise der Verkürzungsleistung der contractilen Substanz. Diese Beständigkeit ionaler optimaler Zustandsbedingungen wird in der Literatur mit den Ausdrücken „isoosmotische Konzentration" oder „isotonische Konzentration", bzw. „Isotonie" oder „Isoionie" belegt und ist durch einen die Ionenverhältnisse stabilisierenden Regulierungsvorgang bedingt.

Daneben dürfen wir, gestützt auf willkürlich gewählte Kriterien, auch Isofunktionen für die Hormonverhältnisse im Organismus annehmen; wie beispielsweise eine Isofunktion für das Inkret der Schilddrüse, gestützt auf die Tendenz zur Beständigkeit des Grundumsatzes, und eine Isofunktion für das Spiel und Gegenspiel der Inkrete von Nebennierenmark und Inkret des Pankreas, gestützt auf die Tendenz zur Beständigkeit des Blutzuckerspiegels. Daneben kennen wir die Tendenz zur Isohydrie (Konstanz der Wasserstoffkonzentration) und zur Isothermie. Alle diese Isotendenzen stellen nach H. Fischer Gleichgewichtsfunktionen dar, mit der Möglichkeit zu physiologischen bis pathologischen Abweichungen und der Grundtendenz zur Reversibilität dieser Abweichungen im Sinne der Rückkehr zum „Normalzustand", id est der optimalen Konzentration und dem optimalen Mischungsverhältnis von Ionen und Hormonen (Homeostasis, W. B. Cannon).

Die Isotendenzen ad hoc ausgebildeter, elektiv empfindlicher Regulationseinrichtungen sind planmäßige, zielstrebige Reaktionen des Erhaltungstriebes der lebenden Substanz[1].

[1] „Zielstrebig" nicht im teleologisch-metaphysischen Sinne der Vitalität, sondern im Sinne, daß der Ablauf der betreffenden Mechanismen von vornherein in bestimmter Weise gerichtet ist (Brun).

Ziel der Isotendenzen ist Abwehr oder Anpassung der lebenden Substanz gegenüber versehrenden Eigenschaften von Reizobjekten und Wiederherstellung (Regeneration) der versehrten lebenden Substanz durch wiederherstellende Eigenschaften anderer Reizobjekte. Viele Erregbarkeitsformen der lebenden Substanz sind phylisch (erblich) und engraphisch fixiert. Hering bezeichnet diese phylisch-engraphische Fixation der Erregungen der lebenden Substanz mit dem Ausdruck „Gedächtnis der lebenden Substanz"; sie entspricht dem Begriff der hereditären Mneme (*Μνηςισ*-Erinnerung), von Semon. Auch viele Reaktionen der lebenden Substanz gegenüber Reizen und Reizkomplexen von Reizobjekten und Reizsituationen der Umwelt sind schon phylisch engraphisch fixiert; andere sind neue, während des Lebens fixierte Erregungen und neue angepaßte (plastische), embiontisch fixierte Reaktionen.

Die plastischen Reaktionen (Forch) werden im Verlauf des individuellen Lebens (embiontisch, Ziegler) fixiert (individuelle Mneme). Bei mehrzelligen Individuen werden die Erregungen der lebenden Substanz und ihre Äußerungen in jeder einzelnen Zelle zu einheitlich gleichgerichteten Erregungen und einheitlich gleichgerichteten Äußerungen aller oder vieler Zellen, d. h. zu Resultanten vereinigt (Mnemismus Bleuler).

Nur unter der Voraussetzung eines optimalen Verhaltens aller obenerwähnten mnemisch bedingten Isotendenzen und Zustandsbedingungen gelangen die Impulse des neuralen Faktors, geleitet auf Bahnen des animalen oder vegetativen Nervensystems, in der Form der in den nachfolgenden Abschnitten beschriebenen sog. physiologischen Funktionsäußerungen der Muskeln (Halteleistung und Verkürzungsleistung) und Drüsen (Sekretion und Sekretionshemmung) zur Auswirkung.

b) Spezielle Erörterungen.

α) Einleitung.

Änderungen optimaler Zustandsbedingungen im Cytoplasma der Körperzellen entstehen durch Einflüsse von Umweltsfaktoren, wie beispielsweise durch Kälte oder Hitze, sowie durch Faktoren, die im Verlauf von Vorgängen im Innern des Körpers auftreten, wie beispielsweise Hypoglykämie infolge angestrengter Skeletmuskelarbeit. Bei diesen Änderungen ist der Betrieb zur Wiederherstellung optimaler Zustandsbedingungen den korrelativen Tätigkeiten von ionalen, hormonalen und neuralen Regulationen überbunden. An den Regulationen der Zustandsbedingungen im Bereich der eutonischen Konzentration und des eukrasischen Mischungsverhältnisses der ionalen Faktoren, wie beispielsweise des Calciumgehaltes, der Sauerstoffversorgung, der Wasserstoffionenkonzentration, des Blutzucker-, Fett- und Eiweißspiegels, sowie des Wassergehaltes im Blut und der Körpertemperatur beteiligt sich vorwiegend das vegetative Nervensystem.

β) Auswirkung des parasympathischen Abschnittes des vegetativen Nervensystems.

Der kraniale Abschnitt des parasympathischen Abschnittes des vegetativen Nervensystems reguliert die Verdauung und die Aufnahme von Nahrungsstoffen und sein sacraler Abschnitt befreit den Organismus von seinen Stoffwechsel- und Nahrungsschlacken. Beide Regulationen vollziehen sich langsam.

γ) Auswirkung des sympathico-adrenalen Abschnittes des vegetativen Nervensystems.

Mit der Tätigkeit des sympathischen Abschnittes des vegetativen Nervensystems geht automatisch eine Ausschüttung von Adrenalin sympathischen Ursprungs in das strömende Blut einher. Die Wirkungen des Adrenalins sind fast in allen Teilen dieselben wie diejenigen des sympathischen Systems (vgl. S. 2). Wir werden deshalb im nachfolgenden nur noch vom sympathico-adrenalen System sprechen.

Die Erregung des sympathico-adrenalen Systems ist an die Leistungen des animalen Systems (animales Nervensystem und Skeletmuskulatur) gekoppelt (W. R. Hess). Seine Tätigkeit besteht darin, das animale System eines Individuums mit Energien in einer Weise zu versorgen, daß letzteres seine Stellung zu seinen Umweltsfaktoren im Interesse seiner Erhaltung zu ordnen vermag. Bei extensiv und intensiv starken Einwirkungen gewisser Umweltsfaktoren, wie beispielsweise bei starker Abkühlung des Körpers und bei extensiv und intensiv umfangreichen Leistungen des animalen Systems wie bei angestrengter Skeletmuskelarbeit im Kampf und auf der Flucht, entstehen bedrohliche Zustandsänderungen im Cytoplasma der Körperzellen eines Individuums. Solche bedrohliche Störungen werden, wie aus nachfolgenden Beispielen Cannons hervorgeht, rasch und direkt nur durch den sympathischen Abschnitt des vegetativen Nervensystems und seinen hormonalen korrelativen Faktor, das Adrenalin, beseitigt (sympathico-adrenales System)[1].

I) Bei Zustandsänderungen im Cytoplasma der Körperzellen, bedingt durch äußere Einwirkungen von Umweltsfaktoren.

Treten nach Verletzungen stärkere Blutverluste auf, so wird durch das sympathico-adrenale System die Gerinnungsfähigkeit des Blutes erhöht; gleichzeitig werden die peripheren Blutgefäße kontrahiert, wodurch der Blutverlust vermindert wird und gleichzeitig die Blutversorgung der lebenswichtigen Organe wie des Zentralnervensystems und des Herzens aufrechterhalten bleibt.

Entzieht kalte Witterung dem Organismus die Körperwärme bis zur Erniedrigung der normalen Temperatur des strömenden Blutes, so wird durch einen sympathico-adrenalen Regulationsvorgang eine Kontraktion der Hautgefäße ausgelöst und damit die Wärmeabgabe an die Umwelt vermindert. Bei Säugetieren und Vögeln werden Haare und Federn aufgerichtet, wodurch der Körper mit einem die Wärme schlecht leitenden Luftmantel

[1] Ausdrücklich sei hier auf die Schlußbemerkungen S. 26/27 verwiesen und hervorgehoben, daß der Adrenalinfaktor im sympathico-adrenalen System keineswegs den sympathischen Abschnitt des vegetativen Nervensystems an irgendeinem Teil desselben erregt. Adrenalin greift, wie aus den in obigen Schlußbemerkungen angeführten Beispielen hervorgeht, für sich allein im Cytoplasma seiner Erfolgszelle an. Da Adrenalin aber an allen Erfolgszellen angreift, die durch das sympathische System versorgt sind und dies mit gleicher Wirkung wie das sympathische System, und da Adrenalin in das strömende Blut ausgeschüttet, auch fast gleichzeitig allen seinen Erfolgszellen zugeführt wird, so ist leicht verständlich, daß die Adrenalinwirkung eine Massenwirkung an denselben Erfolgszellen auslöst, wie wenn diese Erfolgszellen durch die diffus wirkenden Impulse des sympathischen Systems erregt worden wären. Es besteht lediglich ein Unterschied zwischen der Wirkung der Erregung des sympathischen Systems und des Adrenalins, die darin besteht, daß die Adrenalinwirkung länger anhält als die Wirkung der Nervenreizung (Cannon und Britton). Die Darstellung der Gesamtheit aller Einzelfunktionen der stets als Einheit auftretenden sympathico-adrenalen Massenwirkung, sowie als Einzelfunktionen auftretenden parasympathischen Regulationen am weiblichen Genitale findet sich auf S. 129 ff.

umgeben wird. Glucose wird aus der Leber in das strömende Blut ausgeschüttet. Durch die adrenale Komponente werden die oxydativen Vorgänge im Körper zu einer Zeit beschleunigt.

Sinkt die Sauerstoffversorgung des Körpers unter den Bedarf, gleichgültig als Folge eines Aufenthaltes in zu hoher Lage oder infolge einer Kohlenmonoxydintoxikation, stets tritt eine Kontraktion der Haut- und Splanchnicusgefäße ein, der Blutdruck steigt, das Herz schlägt schneller. Gleichzeitig wird eine Kontraktion der Milz ausgelöst, wodurch Billionen von roten Blutkörperchen in das strömende Blut abgegeben werden (Barcroft). Durch alle diese Funktionen sympathico-adrenalen Ursprungs werden bedrohliche Störungen in den Zustandsbedingungen des Cytoplasmas lebenswichtiger Organe in wesentlichem Umfang vermindert.

II) Bei Zustandsänderungen im Cytoplasma der Körperzellen, bedingt durch extensive und intensive Tätigkeit der Skeletmuskulatur.

Jede Tätigkeit der Skeletmuskulatur geht mit Glykogenverbrauch einher. Extensive und intensive Skeletmuskeltätigkeit setzt den Blutzuckerspiegel herab und erschöpft den Glykogenvorrat in der Leber. Daher ist wichtig zu wissen, daß eine Reduktion des Blutzuckerspiegels unter 45 mg-% schon Konvulsionen auszulösen vermag. Eine weitergehende Reduktion führt zu Koma und Tod. Unter normalen Bedingungen tritt indessen das sympathico-adrenale System in Tätigkeit und schüttet Glykogen aus der Leber in das Blut, wodurch eine bedrohliche Hypoglykämie verhütet wird.

Gleichzeitig verschiebt sich bei angestrengter Skeletmuskelarbeit die Wasserstoffionenkonzentraktion des Blutes nach der sauren Seite hin. Wohl wird der Säureüberschuß anfänglich durch Puffersubstanzen gebunden. Genügen diese ionalen Regulatoren indessen nicht, so wird dem Blut durch einen sympathico-adrenalen Regulationsvorgang Sauerstoff in vermehrtem Maße zugeführt, wodurch die sauren Produkte — vorwiegend Milchsäure — in die gasförmige Kohlensäure übergeführt und letztere auf dem Weg über die Lungen aus dem Körper ausgeschieden wird.

Dieser sympathico-adrenale Regulationsvorgang setzt sich aus folgenden Teilerscheinungen zusammen:

Die Blutgefäße des Verdauungstractus werden kontrahiert und der Hauptteil ihres Inhaltes nach dem Herz verschoben, die Herzaktion wird beschleunigt, die Milz kontrahiert sich und entsendet rote Blutkörperchen in die strömende Blutflüssigkeit. Es tritt Dilatation der Bronchiolen auf; die Atmung wird gefördert, sowohl im Sinne einer vermehrten Sauerstoffaufnahme als im Sinne einer vermehrten Kohlensäureabgabe.

Alles das sind Hinweise, daß dem sympathico-adrenalen System die rasche Beseitigung aller bedrohlichen Veränderungen in den Zustandsbedingungen des Cytoplasma der Körperzellen, kurz die Erhaltung des Individuums überbunden ist.

III) Im Experiment am sympathektomierten Tier.

Dieses Verhalten des sympathico-adrenalen Systems geht noch deutlicher aus den Ausfallserscheinungen hervor, die an sympathektomierten Tieren beobachtet werden können.

Cannon mit seinen Mitarbeitern Newton, Moore u. a. exstirpierten an Hunderten von Katzen, Hündinnen und auch Affen beide Grenzstränge (cervicaler, thorakaler und abdominaler Abschnitt beiderseits). Bei solchen Tieren beobachteten sie später eine Reduktion der Leistungsfähigkeit der Skeletmuskulatur um 35% gegenüber der Zeit vor der Operation, eine Folgeerscheinung der Sympathektomie, die sich wie folgt erklärt:

Den sympathektomierten Tieren fehlt bei angestrengter Skeletmuskelarbeit die Blutverschiebung vom Verdauungstractus zum Herzen und den großen Arterien, es fehlen die Blutdrucksteigerungen, die Dilatation der Bronchiolen, die Adrenalinämie mit der Ausschüttung von Leberglykogen zur Erhöhung des Blutzuckerspiegels bis um 34% und die Kontraktion der Milz mit Ausschüttung roter Blutkörperchen in die Blutbahn.

Es fehlt den sympathektomierten gegenüber den Kontrolltieren bei Aufenthalt im Kühlraum bei Temperaturen von 0,8—6,0° C die Fähigkeit, sich gegen eine Erniedrigung ihrer Körperwärme zu schützen. Ihre Haare und Federn richten sich nicht mehr auf, die Hautgefäße kontrahieren sich nicht mehr; dazu kommt der Ausfall der Adrenalinämie, die Glykogenabgabe von der Leber ins Blut und damit fallen die wärmebildenden oxydativen Vorgänge im Körper aus. Umgekehrt fehlt den operierten Tieren die Fähigkeit, sich vor Hitzestauungen und Hitzschlag zu schützen.

4. Die Auswirkung des neuralen Faktors in der Regulierung der Funktionen des weiblichen Genitale.

Nach allen diesen Feststellungen erhebt sich bei einer Besprechung der Beziehungen des Nervensystems zum weiblichen Genitale nun auch die Frage nach der Einflußnahme des vegetativen Nervensystems auf die Funktionen des Ovariums und des Tubo-utero-vaginaltractus [1].

a) Die Auswirkung des sacralen Abschnittes des parasympathischen Nervensystems.

Daß der sacrale Abschnitt des parasympathischen Nucleus intermedio-lateralis auf den Geburtsverlauf keinen Einfluß nimmt, lehren schon die nachfolgenden Beobachtungen. Brachet und Simpson konnten nach Entfernung des Lendenmarks beim Schwein, Goltz und Ewald nach Entfernung des ganzen unteren Abschnittes des Rückenmarks vom oberen Brustteil an, Kabierske-Heidenhain und Masius Wochen und Monate nach Durchschneidung des Lendenmarks bei ihren Versuchstieren einen ungestörten Verlauf von Partus, Puerperium und Lactation beobachten. Gleiches beobachteten Edinger [2] und L. R. Müller bei Frauen mit zerstörtem Lendenmark.

Dies alles wurde verständlich, als Langley und Anderson mitteilten, daß sie in ihren sorgfältigen Untersuchungen (vgl. Abb. 8, S. 47) keine Verbindungen präganglionärer Fasern aus dem sacralen Abschnitt des Parasympathicus mit den juxtamuralen Ganglienzellen des Uterus nachweisen und bei Reizung der sacralen parasympathischen Nerven keine Wirkungen am Uterus beobachten konnten.

[1] Die efferenten ableitenden Bahnen des animalen Nervensystems für das weibliche Genitale sind auf S. 78, Tabelle 1 und 2, S. 6/7, dargestellt. Die Bedeutung der afferenten Bahnen des animalen Nervensystems werden auf S. 70, sowie S. 223 besprochen.

[2] Nach persönlichen Mitteilungen.

Der sacrale Abschnitt des parasympathischen Systems nimmt im weiblichen Genitale entsprechend dem Verlauf seiner Nervenfasern (vgl. Abb. 11, S. 54) ausschließlich Einfluß auf den Erektionsapparat und die glattmuskeligen und drüsigen Elemente unter der Haut der Pars copulationis. Die parasympathischen Impulse bringen die glatten Muskeln in den Arterien, welche die Corpora cavernosa und Bulbi vestibuli des Erektionsapparates mit Blut versorgen und ebenso die glattmuskeligen Elemente in den Wandungen dieser Bluträume zur Erschlaffung[1].

Dadurch entsteht eine Weiterstellung der Arterien selbst und auch der genannten Bluträume, deren Überfüllung mit Blut die Veränderung des Habitus vom Ruhezustand zur Erektion auslöst. Durch die gleichzeitige Erschlaffung der glattmuskeligen Elemente unter der Haut der Pars copulationis und der Erectores pili wird deren Habitus noch weiter verändert. Das erschlaffte Unterhautzellgewebe der Labia majora et minora paßt sich den vergrößerten Begrenzungen des Erektionsapparates an. Dadurch und durch die Weiterstellung ihrer eigenen Blutgefäße schwellen die Labia majora et minora an und ihre Oberflächentemperatur steigt um einige Zehntel Grad Celsius. Die geschwellten Labia majora mit ihren schlaff herabhängenden Schamhaaren werden durch die Spannung ihrer Hautbedeckung nach der Schenkelbeuge hin lateralwärts gezogen. Dadurch evertieren sie die seitliche Begrenzung des Introitus vaginae. Durch die gleichzeitige Erschlaffung der homologen glatten Muskulatur des M. retractor penis des männlichen Genitale tritt auch an der vorderen Commissur des Introitus vaginae der Urethralwulst aus der Rima vulvae aus. Durch die gleichzeitige Erschlaffung der glattmuskeligen Elemente unter der Schleimhaut der hinteren Commissur des Introitus vaginae und unter der Haut des Perineums wird der Introitus vaginae in toto weitergestellt.

Alle diese Vorgänge sind gleichgerichtete Bereitstellungsvorgänge an der Pars copulationis beim Weib zum Vollzug der Kopulation, wie die gleichzeitig einsetzenden Bereitstellungsvorgänge, die durch das animale Nervensystem an der Skeletmuskulatur der Beckenausgänge ausgelöst werden (vgl. Tabelle 2, S. 7).

b) Die Auswirkung des sympathico-adrenalen Systems.

α) Ergebnisse der Tierexperimente.

Eine geringe fördernde Einflußnahme der Neuronen im sympathischen Abschnitt des Nucleus intermedio-lateralis auf die Vorgänge bei der Fortpflanzung ließen schon die Mitteilungen von Rein und Cotte vermuten. Rein beobachtete nach Resektion des Ganglion mesentericum inferius und des Plexus hypogastricus magnus (id est superior), sowie von Teilen des lumbalen Grenzstranges bei Kaninchen Spontangeburten kurze Zeit post operationem, sowie Konzeption und normalen Verlauf von Schwangerschaft und Geburt, bis 5 Monate post operationem[2], und G. Cotte nach Resektion des Plexus hypo-

[1] Über die Regulierung dieser Blutversorgung vgl. S. 149.

[2] Die ablehnenden Bemerkungen von Ph. Jung über die Anordnung Reins bei seinen Versuchen III, IV, V, VIII, IX, die obigen Schlußfolgerungen zugrunde liegen, sind durchaus ungerechtfertigt, wie aus den nachfolgenden Beobachtungen von W. B. Cannon hervorgeht. Ebenso unrichtig ist die Behauptung Jungs, daß Fasern des Plexus utero-vaginalis, die aus dem lumbalen Abschnitt des Sympathicus stammen, über die Ala vespertilionis (Ligamentum latum uteri) mit Fasern des Plexus ovaricus aus dem thorakalen Abschnitt des Sympathicus in Verbindung stehen (vgl. S. 85 und Taf. VI, 5, 7, 8).

gastricus superior bei Frauen (vgl. S. 406) einen ungestörten Ablauf von Ovulation, Nidation, Schwangerschaft und Geburt (vgl. S. 411).

Allein ausschlaggebend waren erst die experimentellen Ergebnisse von W. B. Cannon und seinen Mitarbeitern Newton und Moore. Bei den wie oben beschriebenen sympathektomierten Tieren beobachteten sie, daß selbst die völlige Ausschaltung einer Einflußnahme des sympathischen Abschnittes des vegetativen Nervensystems die Vorgänge bei der Fortpflanzung in keiner Weise beeinträchtigt (vgl. Abb. 51a und b). Bei vereinzelten Tieren konnte lediglich ein Versagen der Milchbildung und der Fürsorge gegenüber ihrer Nachkommenschaft beobachtet werden. Später stellten Bacq, Brouha und Hinglais fest, daß nach der Entfernung beider Grenzstränge das Ovarium seine Empfindlichkeit gegenüber der hormonalen Regulation durch die Sexualinkrete des Hypophysenvorderlappens, und Uterus und Vagina ihre Empfindlichkeit gegenüber der hormonalen Regulation durch die Ovarialinkrete Folliculin und Lutein in vollem Umfang beibehalten haben. Gleiches gilt selbst für Jungtiere, denen die Grenzstränge vor ihrer Pubertät entfernt wurden. Auch im Wachstum bleiben die vor der Pubertät sympathektomierten Tiere gegenüber den Kontrolltieren nicht zurück. Schließlich hat Minamikawa festgestellt, daß nach einseitiger Sympathectomia hypogastrica die Konzeption im Uterushorn der operierten Seite 2 Wochen, 1 Monat, $1^1/_2$ Monat und $2^1/_2$ Monate nach der Sympathektomie in gleicher Weise eintritt wie im Uterushorn der nicht operierten Seite, und daß weder Zahl, noch Gewicht, noch Mortalität der Früchte in den beiden Uterushörnern Unterschiede zeigen.

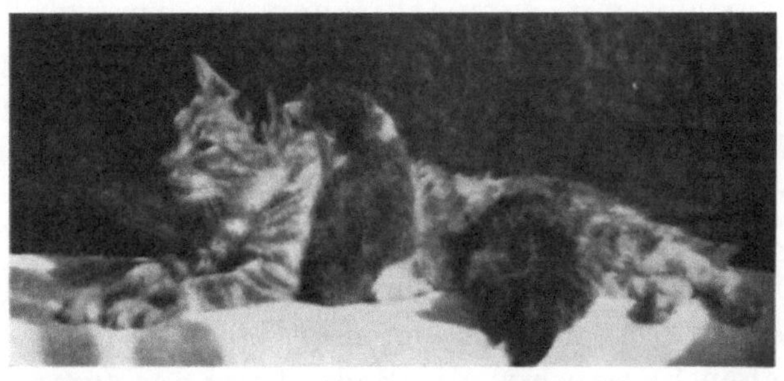

Abb. 51a. Photographie der Katze Nr. 106, nach Entfernung der beiden Grenzstränge. Bei der Katze befinden sich zwei Junge, die kurze Zeit nach der vollständigen Entfernung der Grenzstränge geboren wurden. Das eine der Jungen ist mit „Saugen" beschäftigt, das andere spielt auf dem Rücken der Mutter. (Aus W. B. Cannon, "The Wisdom of the Body", S. 256. New York: W. W. Norton 1932.)

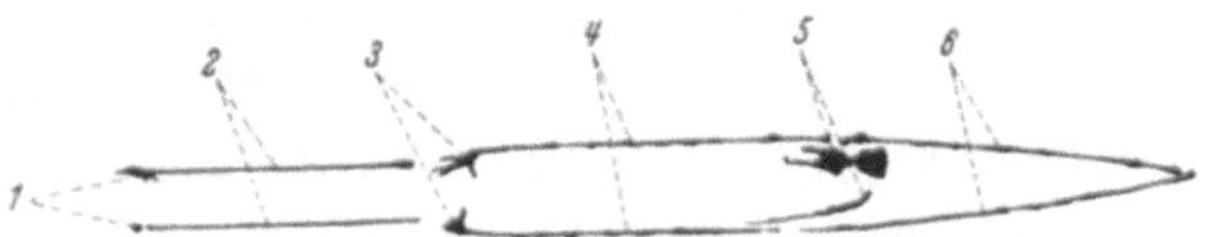

Abb. 51b. Die bei der Katze Nr. 106 operativ entfernten Grenzstränge. *1* Ganglia cervicalia suprema; *2* cervicaler Abschnitt der Grenzstränge, entfernt am 6. April 1926; *3* Ganglia stellata; *4* thorakaler Abschnitt der Grenzstränge, entfernt am 10. Juni 1926; *5* Ganglia solaria und Nn. splanchnici, entfernt am 9. Februar 1927; *6* abdominaler Abschnitt der Grenzstränge, entfernt am 4. Mai 1926.

Obschon aus den experimentellen Untersuchungen Cannons hervorgeht, daß das sympathische System keinen fördernden Einfluß auf die Sexualhormonproduktion des Vorderlappens der Hypophyse nimmt, sei doch der Vollständigkeit halber erwähnt, daß M. Vogt, gestützt auf ihre experimentellen Untersuchungen, zu gleichen Ergebnissen gelangte wie Cannon. Trotz Ausschaltung der Bahnen, auf denen Impulse des sympathischen Systems zur Hypophyse gelangen (durch Zerstörung der Ganglia cervicalia superiora), beobachtete M. Vogt bei vier auf diese Weise sympathektomierten Tieren einen ungestörten Verlauf der Kopulation und Gravidität.

Diese experimentellen Ergebnisse lehren, daß der sympathische Abschnitt des vegetativen Nervensystems ausschließlich dem Schutz des Individuums dient, dem es angehört und ausschließlich Störungen in dessen Haushalt auszugleichen bestrebt ist, welche die Existenz des Individuums bedrohen und dies gleichgültig, ob die Störungen durch Einflüsse der Umwelt, wie beispielsweise Kälte, oder durch Vorgänge im Innern des Körpers, wie beispielsweise Hypoglykämie, Azidosis und Steigerung der Körpertemperatur bei angestrengter Muskelarbeit entstehen[1].

Dagegen nimmt der sympathische Abschnitt des vegetativen Nervensystems trotz der so reichen Versorgung der Ovarien durch den Plexus ovaricus mit sympathischen Fasern (vgl. Tafel I, 10, 11; Tafel II, 3, 4, 9, 12; Tafel V, 9, 11, 12, sowie Tafel VI, 2—5, 8) und desgleichen der Tubo-utero-vaginaltractus durch den Plexus hypogastricus superior (vgl. Tafel II, 13; Tafel III, 10; Tafel IV, 16) gar keinen fördernden Einfluß auf die Aufbauvorgänge der Fortpflanzung vom Beginn der Follikelreifung bis zum Ende der Schwangerschaft und ebensowenig auf den normalen Verlauf der Geburt der Frucht.

Durch diese Feststellung wird die Frage nach der Bedeutung der so ausgedehnten Versorgung der verschiedenen Abschnitte des weiblichen Genitale mit sympathischen Fasern bzw. die Bedeutung des sympathico-adrenalen Systems für die Biologie des weiblichen Genitale und insbesondere für die Physiologie der Erhaltung der Art (Fortpflanzung) immer brennender. Unsere Vermutungen darüber sollen im nachfolgenden dargelegt werden.

β) Die Bedeutung des sympathico-adrenalen Systems in der Regulierung der Funktionen des weiblichen Genitale.

Bedenkt man, daß die Impulse der sympathischen Fasern, welche die Arterien des Erektionsapparates versorgen, bei allen Erregungen des sympathischen Systems, gleich wie bei ihrer experimentellen Reizung (Langley), gleichzeitig mit allen anderen Einzelerscheinungen der sympathischen Massenwirkung, den Blutzufluß zu den Bluträumen des Erektionsapparates drosseln und durch die gleichzeitige Kontraktion der glattmuskeligen Elemente in den Wandungen der Bluträume diese enger stellen; bedenkt man weiter, daß gleichzeitig die Blutgefäße der Haut und der Schleimhäute der äußeren Genitalien, wie diejenigen der übrigen Körperoberfläche, kontrahiert und ihr Inhalt verschoben wird; ferner, daß durch die Kontraktion der glattmuskeligen Elemente in den tieferen Abschnitten der Pars copulationis und der Urethra, der Sphincteren von Blase, Anus und seiner Umgebung, sowie des Perineums der Introitus bis zur allseitigen Berührung der begrenzenden Wände eng gestellt wird und weiter durch den korrelativen hormonalen Faktor: Adrenalin auf lange Zeit in dieser Engerstellung gehalten wird; bedenkt man schließlich, daß gleichzeitig durch die Kontraktion der glattmuskeligen Arrectores pili die Schamhaare der großen Labien erigiert werden (in gleicher Weise, wie bei der Katze die Haare vom Kopf bis zur Schwanzspitze bei Abkühlung oder Furcht vor dem Feind), und daß sich dabei infolge der Verlaufsrichtung der Schamhaare von der lateralen Seite der großen Labien nach der

[1] Bleiben die sympathektomierten Versuchstiere bei guter Wartung durch die Laboratoriumswärter gegenüber schädigenden Einflüssen von Umweltsfaktoren, wie Kälte, Hitze, Hunger, Blutverlusten, Schmerzen und emotionellen Vorgängen angesichts eines Feindes und Kampf, sowie Flucht vor dem Feind geschützt, so bleiben sie jahrelang ohne Schwierigkeiten am Leben.

Medianlinie der Pars copulationis, diese Haare barrikadenähnlich über der Schamspalte verfilzen, und daß gleichzeitig durch die Kontraktion der glattmuskeligen Elemente in der Umgebung der Bartholinischen Drüsen ihr fadenziehendes Sekret ausgepreßt wird, welches die Schamspalte auch gegen das Eindringen von Umweltsbakterien schützt, so muß zugegeben werden, daß auch diese Begleiterscheinungen der Erregung des sympathischen Systems einem Schutzvorgang im Interesse der Intakthaltung des Individuums entspricht und die Aufgabe der Pars copulationis im Fortpflanzungsgeschäft hemmt. Alle diese Vorgänge sind gleichgerichtete Abwehrvorgänge an der Pars copulationis des Weibes, die den Vollzug der Kopulation oder die Einfuhr, bzw. das spontane Eindringen von Umweltsobjekten in den Genitalkanal verhüten. Diese sympathico-adrenal bedingten Vorgänge an der glatten Muskulatur sind auch gleichgerichtet, wie die gleichzeitig durch Impulse des adrenalen Nervensystems bedingten Abschlußvorgänge an der Skeletmuskulatur am caudalen Körperende und seiner Umgebung (vgl. Custodes virginitatis, Tabelle 1, S. 6). Da diese Vorgänge bei allen Erregungen des sympathico-adrenalen Systems als Teilerscheinungen seiner diffusen Massenwirkung zum Schutz der Homeostasis[1] seines Cytoplasmas auftreten, dürfen diese Vorgänge an der Pars copulationis ebenfalls als Schutzvorrichtungen gedeutet werden.

Sie schützen in allen Gefahrsituationen eines weiblichen Individuums die Homeostasis seines Cytoplasmas vor einer weiteren Belastung mit Leistungen für die Fortpflanzung[2]. Bedenkt man weiter, daß nach Langley und Anderson Reizungen[3] des lumbalen Abschnittes des Sympathicus an den Endästen der A. hypogastrica, welche die Pars copulationis versorgen, wie beispielsweise an den Aa. bulbi vestibuli, den Aa. transversae perinei und an den Aa. dorsales clitoridis, vasoconstrictorische Wirkungen und damit eine Engerstellung dieser Arterienrohre auslösen, so darf dieselbe Auswirkung sympathischer Impulse auch für die anderen Äste der A. hypogastrica, wie die A. uterina, die den Tubo-utero-vaginaltractus hauptsächlich versorgt, angenommen werden.

Auch Schilf erwähnt die Kontraktion der A. dorsalis penis, id est dorsalis clitoridis beim Weib, als vasoconstrictorischen Effekt bei Reizung des 4. sympathischen Lumbalnerven. W. Dahl erklärt den Effekt sympathischer Impulse, die auf den Bahnen

---

[1] Homeostasis = Erhaltung optimaler ionaler Zustandsbedingungen im Cytoplasma der Zellen (W. B. Cannon, S. 125).

[2] Da das sympathische System bei allen äußeren und inneren Gefahrsituationen, die ein Individuum bedrohen, automatisch stets allen Bedürfnissen zur Abwehr der verschiedenartigsten Störungen entspricht, so ist leicht verständlich, daß diese Aufgabe nur durch eine Organisation erfüllt werden kann, die in jeder Gefahrsituation die Gesamtheit aller Einzelwirkungen gleichzeitig in Erscheinung treten läßt. Wohl gelangen dabei stets Einzelwirkungen zur Beobachtung, die bei oberflächlicher Betrachtung zur Beseitigung einer bestimmten Gefahrsituation nicht unumgänglich notwendig erscheinen, wie beispielsweise die oben beschriebenen Vorgänge an der Pars copulationis im Kampf oder auf der Flucht vor dem Feind, bei Abkühlung und bei Hunger. Ihr gleichzeitiges Auftreten mit den zur Abwehr einer Gefahr notwendigen sympathico-adrenalen Wirkungen wird aber verständlich, wenn man bedenkt, daß sie Teilerscheinungen einer großartig angelegten Organisation zur Erhaltung der Stabilität optimaler Zustandsbedingungen im Cytoplasma aller Körperzellen eines Individuums sind und durch ihr regelmäßiges Auftreten bei allen Gefahrsituationen in steter Bereitschaft erhalten werden und sich außerdem an der Ökonomie der sympathico-adrenalen Notfallfunktionen beteiligen, wie beispielsweise durch die Blutverschiebung aus der Pars copulationis nach dem Herzen und den großen Gefäßen.

[3] Über die Wirkungsweise von mechanischen Reizungen an gemischten Nerven, welche vasoconstrictorische und dilatatorische Fasern enthalten, s. S. 134 unten.

im Plexus hypogastricus zum Tubo-utero-vaginaltractus gelangen, wie auch jene sympathischen Impulse, die auf Bahnen des Plexus ovaricus zum Ovarium gelangen, als vasoconstrictorisch.

Eine indirekte Bestätigung der vasoconstrictorischen Wirkung der sympathischen Nervenfasern, welche die A. uterina begleiten, geht auch aus experimentellen Untersuchungen von Minamikawa hervor. Bei Kaninchen führte er nach Ausschaltung der Einflußnahme von seiten der Ovarialhormone auf dem Wege der Ovariotomie, gleichzeitig einseitig die Sympathectomia hypogastrica aus (vgl. S. 403).

2—4 Monate nach der Operation konnte er am Uterushorn auf der Seite, auf der die Sympathectomia hypogastrica ausgeführt worden war, eine geringere Schrumpfung und mikroskopisch eine geringere Atrophie der Mucosa corporis und ihrer Drüsen beobachten als am Uterushorn auf der Körperseite, an der die Sympathectomia hypogastrica nicht ausgeführt worden war.

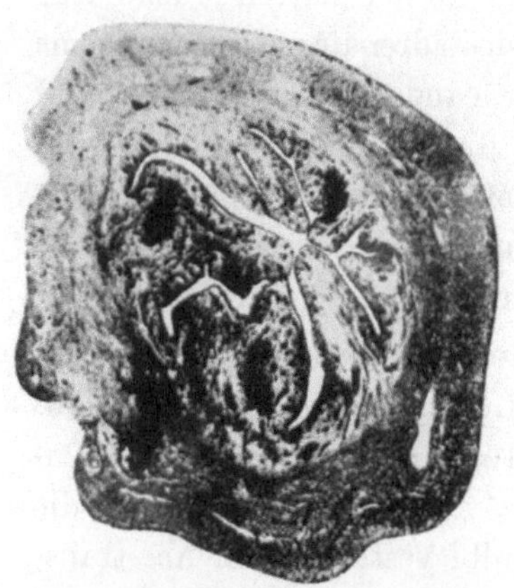

Abb. 52. Uterus eines Kaninchens von ungefähr 1800 g Gewicht. Linkes Uterushorn vier Monate nach Ausführung einer Resektion der sympathischen Nervenfasern, welche mit der Adventitia der Art. hypogastrica zu diesem Horn ziehen (Sympathectomia hypogastrica). (Nach Minamikawa.)

In einer weiteren Versuchsreihe mit ebenfalls einseitiger Sympathectomia hypogastrica, aber unter Belassung der Ovarien, konnte er 4 Monate post operationem feststellen, daß auf der Seite der Sympathectomia hypogastrica das Volumen und das Gewicht des Uterus und der Ovarien größer war als auf der nicht operierten Seite; mikroskopisch fand sich im Uterushorn der operierten Seite eine Hyperplasia mucosae und im Ovarium ein starkes Wachstum der Follikel (s. Abb. 52 und 53).

Auch W. R. Hess, ein so kritischer Forscher im Gebiet des Blutkreislaufes, zählt das System der A. hypogastrica nicht zu jenen Gefäßsystemen, bei denen der constrictorische Effekt sympathischen Ursprungs überhaupt noch fraglich ist, wie beim Pulmonal- bzw. Coronar- bzw. Gehirnsystem.

Zu diesem vasoconstrictorischen Effekt sympathischen Ursprungs im Tubo-utero-vaginaltractus addiert sich der gefäßverengende Effekt infolge Kompression der Endäste der Aa. uterinae in ihrem Verlauf innerhalb der Wandungen von Tube, Uterus und der beiden oberen Drittel der Vagina, denn stets gleichzeitig mit der Kontraktion der Ring- und Längsmuskulatur der Uterinaäste lösen die Impulse einer sympathischen Erregung als Teilstück der sympathischen Massenwirkung eine Kontraktion der glattmuskeligen Wandelemente des Tubo-utero-vaginaltractus aus.

Kontraktion der Wandmuskulatur der inneren Genitalien beobachtete schon Roehrig bei mechanischer und elektrischer Reizung der im Plexus utero-vaginalis verlaufenden sympathischen Fasern. Durch den mechanischen Reiz einer Durchschneidung wird eine einmalige peristaltische Dauerkontraktion von kurzer Dauer ausgelöst, und schwache elektrische Reizung der peripheren Abschnitte des Plexus utero-vaginalis (nach dessen Durchtrennung) versetzt den Uterus in der Regel in Tetanus der Wandmuskulatur. Dagegen bleibt der mechanische Reiz der Durchschneidung, sowie die elektrische Reizung der peripheren Abschnitte des Plexus ovaricus, entsprechend ihrer Versorgung mit sympathischen Fasern (vgl. S. 85, Tafel VI, 5, 7, 8), ohne Einfluß auf das motorische Verhalten der Wandmuskulatur des Tubo-utero-vaginaltractus.

Dasselbe beobachteten Langley und Anderson bei Reizung präganglionärer sympathischer Fasern aus dem lumbalen Abschnitt des Sympathicus, und dies bei Hund, Katze und beim Kaninchen. Cushny, sowie Dale und Laidlaw beobachteten ebenfalls beim Kaninchen bei Reizung der präganglionären, im Plexus hypogastricus verlaufenden sympathischen Fasern Kontraktion, zum Teil heftigste Kontraktion der Wandmuskulatur des Uterus. Gleiches beobachteten Dixon und Ransom bei der Katze, und dies unabhängig vom Zustand der inneren Genitalien, ob nicht gravid, ob gravid.

Auch Dahl erklärt den Plexus hypogastricus als in der Hauptsache motorischer Natur; seine Reizung löst Kontraktion der Wandmuskulatur des Tubo-utero-vaginaltractus aus. Neben den obenerwähnten vasoconstrictorischen Impulsen, die bei Reizung des Plexus ovaricus auf Bahnen sympathischer Fasern zu den Ovarialarterien gelangen, schreibt Dahl dem Plexus ovaricus außerdem sympathische Fasern zu, deren Impulse, entgegen Roehrig, ebenfalls motorischer Natur, im Sinne einer Auslösung von Kontraktionen an den glattmuskeligen Elementen des Ovariums, sein sollen.

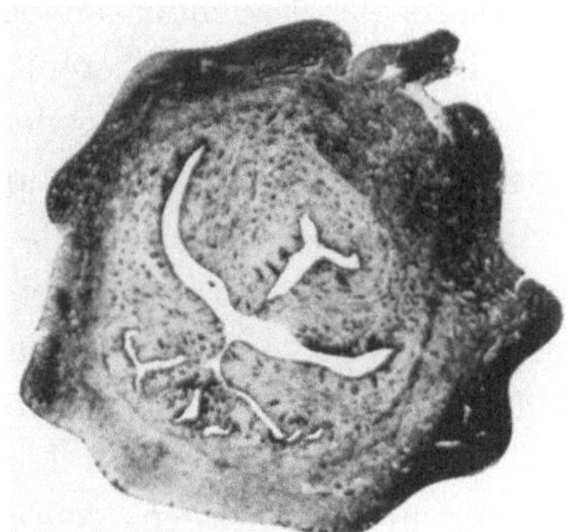

Abb. 53. Rechtes Uterushorn des Kaninchens von Abb. 52, bei dem keine Sympathectomia hypogastrica ausgeführt wurde; zu gleicher Zeit entfernt wie das linke Uterushorn. (Nach Minamikawa.)

Nun haben wir oben schon hervorgehoben, daß bei jeder Erregung des sympathischen Abschnittes des vegetativen Nervensystems als eine Teilerscheinung der sympathischen Massenwirkung Adrenalin aus dem Mark der Nebennieren in das strömende Blut ausgeschüttet wird (vgl. S. 2). In kürzester Zeit wird das Adrenalin durch den Blutstrom an alle Körperteile herangetragen. Fast an allen Organen löst es dieselbe Wirkung aus wie die Reizungen der sympathischen Fasern.

Die Wirkungen des Adrenalins an den äußeren Genitalien und dem unteren Drittel der Vagina haben wir oben besprochen (S. 132/133).

Am nicht graviden Kaninchenuterus beobachteten Lenz und Ludwig als Folgeerscheinung der Adrenalinwirkung dieselben Zustandsänderungen wie Roehrig bei Reizung des peripheren Abschnittes des Plexus hypogastricus.

Fast plötzlich trat bei Kaninchen nach intravenöser und bei Katzen nach subcutaner Injektion einer Lösung von Adrenalin 1:1000 in Dosen von 0,15—0,3 ccm pro Tier am nicht graviden Uterus ein plötzlicher Stillstand sämtlicher Uterusbewegungen auf. Das Organ schien plötzlich in der Bauchhöhle zu einer leblosen Masse in der Form eines gebogenen Rohres mit vollständig glatter Oberfläche zu erstarren.

Während der Uterus vor der Injektion gut durchblutet war, wurde er mit Eintritt der Starre leichenblaß, fast schneeweiß und es war auch nicht die geringste Blutgefäßfüllung, selbst nicht in der Subserosa des Organs, zu erkennen. Letzteres im Gegensatz zu den Darmschlingen und den Bauchwandungen[1].

[1] Es braucht wohl kaum hervorgehoben zu werden, daß Beobachtungen an Bauchfenstertieren oder bei Lokalanästhesie der Bauchdecken oder in Hypnose nach Dyroff die tatsächlichen Verhältnisse einwandfreier zeigen als Beobachtungen an decerebrierten oder narkotisierten Tieren. Auch hebt Dyroff

In graviditate zeigen die Uteri von Katzen und Kaninchen (Bauchfenstertiere), gegen Adrenalin, in einer Dosis von 0,3 ccm verabreicht wie bei nicht graviden Uteri, ein anderes Verhalten. Gegenüber ihrer tiefblauen Färbung und ihrem regungslosen Verhalten in der Bauchhöhle vor der Injektion, trat nach der Injektion lediglich eine mäßige Anämie auf. Gleichzeitig setzt eine vermehrte Motilität der Uteri in dem Sinne ein, daß teils mehr, teils weniger stark ausgeprägt wellenförmig verlaufende peristaltische Kontraktionen, bald von oben nach unten, bald von unten nach oben, auftreten (vgl. S. 277).

Gleiche Zustandsänderungen nach langsamer, intravenöser Injektion von 0,1—0,5 ccm Suprarenin hydrochloricum (1$^0/_{00}$) und nach Abklingen der durch den Einstichschmerz reflektorisch ausgelösten Bewegungen des Uterus beobachtete Dyroff bei Kaninchen direkt mit dem Auge. Die inneren Genitalien wurden per laparotomiam in Lokalanästhesie der Bauchdecken oder in Hypnose freigelegt.

Bei virginellen Tieren, und zwar bei nicht brünstigen, sowie bei brünstigen, nicht gedeckten und brünstigen, gedeckten, tritt fast durchweg eine Dauerkontraktion der glatten Quer- und Längsmuskulatur am ganzen Tubo-utero-vaginaltractus auf, unter Aufhebung jeglicher Peristaltik. Die Tuben werden deutlich verkürzt und verschmälert; das Korpus und die Cervix uteri werden ebenfalls schmäler und kürzer. Die Ligamente sind tetanisch verkürzt und legen dadurch die Uterushörner in Spiralen. An der Vagina wird eine Dauerkontraktion sichtbar. Der ganze Tubo-utero-vaginaltractus wird anämisch[1].

Gleiches beobachtete Dyroff auch an früher trächtigen brünstigen, nicht gedeckten und brünstigen, gedeckten Tieren.

Bei den graviden Kaninchen traten nach Injektion von 0,5 ccm Adrenalin ebenfalls tetanische Kontraktionen an Eileiter, Uterushörner und Ligamenten auf. An der stark tonisierten Scheide konnten immerhin noch peristaltische Bewegungen gesehen werden.

Nach Injektion von 0,1 ccm Adrenalin trat nur für kurze Zeit eine deutliche Kontraktion an allen eifreien Teilen des Genitale und an den Ligamenten auf. Am Ovarium

---

mit Recht hervor, daß die direkten Beobachtungsergebnisse mit dem Auge für Rückschlüsse verläßlicher sind als die graphische Registrierung der Kontraktionsabläufe. Dies deshalb, weil alle Suspensions- und Ballonmethoden stets mit Zerrungen und Dehnungen der Organe selbst und ihrer Ligamente einhergehen, die durch reflektorische Einflüsse die wirklichen Wirkungen der zu untersuchenden Reizqualitäten verfälschen.

Auch haben Lenz und Ludwig darauf aufmerksam gemacht, daß beispielsweise der Uterus unter der Einflußnahme der Adrenalinwirkung jeweils in dem Zustand verharrt, in dem seine glattmuskelige Elemente vor der Adrenalinwirkung getroffen werden. Es besteht demnach die Möglichkeit, daß das Adrenalin, wenn es den Uterus in der Phase der Kontraktion überrascht, wie beispielsweise in der Phase der Konstriktion der Gefäß- und Wandmuskulatur, den Eindruck einer Tonussteigerung erweckt (Typus I) und umgekehrt, wenn das Adrenalin auf den Uterus in der Phase der Erschlaffung einwirkt, das Resultat eine Tonusverminderung vortäuscht (Typus II). Dadurch entstehen, wie auch Dyroff hervorhebt, falsche Begriffsbildungen und Begriffsanwendungen, die zu Widersprüchen führen.

[1] Nur unter den brünstigen gedeckten Kaninchen fand sich ein Tier (Nr. 4), bei dem trotz einer Injektion von 0,05 ccm Adrenalin lediglich ein momentanes Anhalten der Peristaltik ohne sichtbare Tonusänderung und ohne Anämisierung der inneren Genitalien festgestellt werden konnte. Diese Beobachtung erinnert an den Typus II der oben in Anm. 1 erwähnten Adrenalinwirkung von Lenz und Ludwig, welcher fälschlicherweise als Hemmung im Sinne der Erschlaffung gedeutet und zu Widersprüchen führen könnte.

Auch ist es bei der so reichen Versorgung des Tubo-utero-vaginaltractus mit sympathischen Fasern verständlich, daß auch der constrictorische Effekt hormonalen Ursprungs von seiten des Adrenalins durchweg ein so starker ist, da festgestellt wurde, daß die Wirkung des Adrenalins mit der Dichtigkeit der sympathischen Nervenversorgung wechselt.

bewirken fortgesetzte Adrenalininjektionen nach Kraul und Varaldo Hemmung des Follikelwachstums bis zum Follikelschwund, und an den schon weiter entwickelten Follikeln kann Luteinisierung beobachtet werden.

Überblickt man die Effekte sympathico-adrenalen Ursprungs am weiblichen Genitale, so sei zunächst kurz auf die schon oben erwähnte Wirkungsweise an der Pars copulationis hingewiesen. Hier ist der Effekt des sympathico-adrenalen Systems ausschließlich Konstriktion des Introitus vaginae, was gleichbedeutend mit Verhinderung der Kopulation bzw. Hemmung der Fortpflanzung ist.

Am Tubo-utero-vaginaltractus ist die Wirkungsweise des sympathico-adrenalen Systems Konstriktion der glattmuskeligen Ring- und Längsmuskulatur der Arterien, sowie der glatten Muskeln in der Wand von Vagina, Uterus und Tube.

Am Uterus führen die beiden constrictorischen Komponenten zur Beschränkung der Blutzufuhr zur Mucosa corporis uteri und damit zur Hemmung der Anbildung der prägraviden Zustandsänderung der Mucosa. Dadurch wird die Nidation des befruchteten Eies gehemmt.

Sympathico-adrenale Effekte, die in graviditate auftreten, hemmen die ungestörte Entwicklung des Keimlings.

Am Eileiter führen Vasokonstriktion und Wandverkürzung auch zu Verkleinerung und Verkürzung der Fimbrien und hemmen dadurch die Eiabnahme.

Am Ovarium führt die fortgesetzte Einflußnahme von Adrenalin zur Hemmung einer Entwicklung der Primitivfollikel zu Graafschen Follikeln. Größere Follikel werden luteinisiert, deren Persistenz auch ihrerseits das Wachstum von Primitivfollikeln zu Graafschen Follikeln hemmt.

Dagegen kennen wir heute die Wirkungsweise von Impulsen des sympathischen Systems auf das Follikelwachstum nicht, und ebensowenig kennen wir die Effekte sympathico-adrenalen Ursprungs auf die Produktion von Sexualhormon im Vorderlappen der Hypophyse.

Zusammenfassend kann gesagt werden, daß, soweit heute bekannt, die Wirkungsweise des sympathico-adrenalen Systems am weiblichen Genitale nur zu Hemmung der Fortpflanzungsvorgänge führt. Diese Wirkungsweise reiht sich gut an die übrigen Effekte sympathico-adrenalen Ursprungs, die alle das Individuum, bzw. dessen Cytoplasma gegen Belastungen schützen, welche zu Störungen optimaler Zustandsbedingungen im Cytoplasma führen.

Treten solche Belastungen durch Vorgänge in der Umwelt oder Vorgänge im Innern des Körpers ein, so schützt die Wirkungsweise des sympathico-adrenalen Systems am weiblichen Genitale das weibliche Individuum vor einer weiteren Belastung mit den Fortpflanzungsvorgängen.

Alle Einzelheiten dieser Schutzwirkungen am weiblichen Genitale finden sich im Abschnitt über die funktionelle Pathologie des weiblichen Genitale (S. 322).

Literaturverzeichnis.

Asher, L.: Die physikalische und chemische Wirkungsweise des Sympathicus, vornehmlich auf die Muskulatur. Klin. Wschr. **1932 II**, 1292.

Bacq, Z. M.: The action of abdominal sympathectomy on the growth of the albino rat and the weight of the genital organs. Amer. J. Physiol. **95**, Nr 3, 600 (1930). — The effect of sympathectomy on sexual functions, lactation and the maternal behavior of the albino rat. Amer. J. Physiol. **99**, Nr 2, 444 (1932). — Observation du comportement maternel du rat albinos sympathectomisé. J. Psychol. norm. et path. **28**, No 3/4, 254 (1932). — *Bacq, Z. M.* et *L. Brouha:* Contribution à l'étude des réactions du tractus génital femelle après énervation sympathique. C. r. Soc. Biol. Paris **109**, 566 (1932). — *Bacq, Z. M., L. Brouha* et *Hinglais:* Sur la sensibilité du tractus génital femelle aux hormones sexuelles après énervation sympathique. Gynéc. et Obstétr. **26**, 101 (1932). — *Barcroft, J.:* Recent knowledge of the spleen. Lancet **1925 I**, 319. — *Bleuler, E.:* Mechanismus-Vitalismus, Mnemismus. Berlin: Julius Springer 1931. — *Boeke, J.:* Nervenregeneration und verwandte Innervationsprobleme. Erg. Physiol. **19**, 466 (1921). — *Brachet, J. L.*: Praktische Untersuchungen über die Verrichtungen des Gangliennervensystems und ihre Anwendung auf die Pathologie, S. 195. Übersetzt von H. E. Fliess. Leipzig: Gottfried Basse 1836. — *Brinkmann, R.* u. *E. van Dam:* Die chemische Übertragbarkeit der Nervenreizwirkung. Pflügers Arch. **196**, 66 (1922). — *Brun, R.:* Das Instinktproblem im Lichte der modernen Biologie. Schweiz. Arch. Neur. **6**, 80 (1920). — *Busquet* u. *Pachon:* Zit. nach F. Kraus.

Cannon, W. B.: Recent studies on chemical mediations of nerve impulses (Vortrag). XV. Annual Meeting Assoc. Study int. secret. Philadelphia, 8. Juni 1931. — The wisdom of the body. New York: W. W. Norton & Co. 1932. — *Cannon, W. B.* and *M. Bacq:* A hormone produced by sympathetic action on smooth muscle. Amer. J. Physiol. **97**, 392 (1931). — *Cannon, W. B.* and *E. M. Bright:* A belated effect of sympathectomy on lactation. Amer. J. Physiol. **97**, Nr 2, 319 (1931). — *Cannon, W. B.* and *Britton:* The influence of motion and emotion on medullo-adrenal secretion. Amer. J. Physiol. **79**, 433 (1927). — *Cannon, Newton, Bright, Menkin* and *Moore:* Some aspects of the physiology of animals surviving complete expulsion of sympathetic nerve impulses. Amer. J. Physiol. **89**, 84 (1929). — *Cannon, W. B., F. Newton* and *R. C. Zwemer:* The mystery of emotional acceleration of the denervated heart after exclusion of known humoral accelerators. Amer. J. Physiol. **97**, 377 (1931). — *Cotte, G.:* Siehe S. 435 f. — *Cushny:* On the movements of the uterus. Amer. J. Physiol. **35**, 1 (1914).

Dahl in *L. R. Müller:* Die Lebensnerven, 3. Aufl., S. 694. Berlin: Julius Springer 1931. — *Dale, H. H.:* On some physiological actions of Ergotin. J. of Physiol. **34**, 163 (1906). — *Dale* and *Laidlaw:* The significance of the suprarenal capsules in the action of certain alcaloids. J. of Physiol. **45**, 1 (1912). — *Dixon, W. E.* u. *F. Ransom:* Die elektive Wirkung von Arzneien auf das periphere Nervensystem. Erg. Physiol. **12**, 765 (1912). — *Dresel* u. *Sternheimer:* Die Rolle der Lipoide im vegetativen Nervensystem. Klin. Wschr. **1925 I**, 816. — *Dyroff, R.:* Experimentelle Untersuchungen zur Physiologie des Genitaltractus beim Weibe. (Beiträge zur Nervenversorgung.) Berlin: Julius Springer 1926/27.

Elliot, T. R.: On the innervation of the ileo-colic sphincter. J. of Physiol. **31**, 157 (1904). — The action of Adrenalin. J. of Physiol. **32**, 401 (1905). — *Embden, G.:* Über die Bedeutung der Ionen für den Chemismus der Muskelkontraktion und den Ablauf fermentativer Reaktionen. Naturwiss. **1923**, H. 51, 985. — *Embden, G.* u. *E. Lehnhartz:* Die Bedeutung von Ionen für die Muskelfunktion. Hoppe-Seylers Z. **134**, 243 (1924).

Fischer, H.: Die Bedeutung der anorganischen Ionen für die normalen und pathologischen Lebensvorgänge (speziell für Erregung und Lähmung). Schweiz. Arch. Neur. **28**, H. 1/2 (1931/32)

Goltz u. *Ewald:* Der Hund mit dem verkürzten Rückenmark. Pflügers Arch. **63**, 362 (1896).

Hansen, K.: Über humorale Nervenwirkung und Ausdruckssymptom. Festschrift von Ludwig Klages. Leipzig 1932. — *Hansen, K.* u. *W. Rech:* Über humorale Herznervenwirkung. Z. Biol. **92**, 191 (1932). — *Hering, Ew.:* Über das Gedächtnis als eine allgemeine Funktion der organischen Materie. Wien: Gerolds Sohn 1876. — *Hess, W. R.:* Die Regulierung des Blutkreislaufes. Beitrag zur Physiologie des vegetativen Nervensystems. Leipzig: Georg Thieme 1930.

Jung, Ph.: Untersuchungen über die Innervation der weiblichen Genitalorgane. Mschr. Geburtsh. **21**, 1 (1905).

Kabierske-Heidenhain: Versuche über spinale Gefäßreflexe. Pflügers Arch. **14**, 527 (1877). — *Kraul:* Der Einfluß der Innervation auf den Eierstock. Arch. Gynäk. **131**, 600 (1927). — *Kraus, F.:* Die Wirkung des Calciums auf den Kreislauf. Dtsch. med. Wschr. **1920 I**, 201. — *Kraus, Zondek* u. *Wollheim:* Stellung der Elektrolyte im Organismus. Klin. Wschr. **1924 I**, 707. — *Külz, F.:* Zur Humoralphysiologie des Froschherzens. Arch. f. exper. Path. **134**, 252 (1928).

Langley: Observations of the physiological actions of extracts of the suprarenal bodies. J. of Physiol. **27**, 237 (1901). — Das sympathische und verwandte nervöse Systeme der Wirbeltiere (autonomes nervöses System). Erg. Physiol. II **2**, 818 (1903). — *Langley, J. N.:* On nerve endings and the special exitable substance of cells (Croonian Lecture). Proc. roy. Soc. B. **78** (1906). — *Langley* and *Anderson:* The innervation of the pelvic and adjoining viscera. J. of Physiol. **19**, 85, 122 (1895). — *Lanz, A. B.:* Sur la formation dans le coeur d'une substance semblable à l'adrénaline par suite de l'excitation du nerf sympathique. I. u. II. Communication. Arch. néerl. Physiol. **12**, 433 (1928); **13**, 423 (1928). — *Lenz* u. *Ludwig:* Pharmakologische Wirkungen am Bauchfensteruterus. Z. Geburtsh. **87**, 115 (1924). — *Loewe, J.:* Pharmakologie und hormonale Beeinflussung des Uterus. Handbuch der normalen und pathologischen Physiologie, Bd. 14, 1. Hälfte, S. 501. 1926. — *Loewi, O.:* Über humerale Übertragbarkeit der Herznervenwirkung. Pflügers Arch. **189**, 239 (1921). — Über neuro-humorale Auslösung im Organismus. Internat. ärztl. Fortbildgskurs Karlsbad. ärztl. Vortr. **12**, 325 (1930).

Masius: De la régéneration de la moelle épinière. Arch. de Biol. **1**, 696 (1880). — *Minamikawa:* Effect of mechanical disturbance in the sympathetic nerves in the development of female genital organs. Jap. J. Obstetr. **13**, 157 (1930). — Relation between sympathectomy and parasympathetic poison and pregnancy. Jap. J. Obstetr. **13**, 433 (1930). — *Müller, L. B.:* Klinische und experimentelle Studien über die Innervation der Blase, des Mastdarms und des Genitalapparates. Dtsch. Z. Nervenheilk. **21**, 86 (1901). — Über die Exstirpation der unteren Hälfte des Rückenmarkes und deren Folgeerscheinungen. Dtsch. Z. Nervenheilk. **30**, 413 (1906).

Ransom: An introduction to a serie of studies on the sympathetic nervous system. J. comp. Neur. **29**, 305 (1918). — *Rein:* Beitrag zur Lehre von der Innervation des Uterus. Pflügers Arch. **23**, 68 (1880). — *Roehrig:* Experimentelle Untersuchungen über die Physiologie der Uterusbewegungen. Virchows Arch. **76**, 1 (1879).

Schilf: Das autonome Nervensystem, S. 93. Leipzig: Georg Thieme 1926. — Beiträge zur Pathophysiologie des vegetativen Nervensystems. Nervenarzt **1933**, 415, insbesondere S. 421 f. — *Schwarz, H.:* Über Ermüdung und Erholung von Froschmuskeln unter dem Einfluß von Natriumsalzen. Pflügers Arch. **117**, 161 (1907). — *Semon, R.:* Die Mneme. Leipzig: Wilh. Engelmann 1920. — Die mnemischen Empfindungen. Leipzig: Wilh. Engelmann 1922. — *Shimidzu, K.:* Die Bildung von vegetativen Reizstoffen im tätigen Muskel. Pflügers Arch. **211**, 403 (1926). — *Simpson:* Nachschrift von Mayer zu M. Kilian: Einfluß der Medulla oblongata auf die Bewegungen des Uterus. Nach des Verfassers Hinschied herausgeg. von A. Mayer. Z. ration. Med., N. F., **2**, 33 (1852).

Varaldo, F. R.: Experimentelle Untersuchungen über Eierstocksveränderungen infolge wiederholter Adrenalineinspritzungen. Zbl. Gynäk. **37**, 1350 (1913). — *Vögel* u. *Margolina:* Über das Hormon der spontanen Uteruskontraktionen. Arch. Gynäk. **135**, 478 (1929). — *Vogt, Marthe:* Über den Mechanismus der Auslösung der Gravidität und Pseudogravidität, zugleich ein physiologischer Beweis für die sympathische Innervation des Hypophysenvorderlappens. Naunyn-Schmiedebergs Arch. **162**, 197—208 (1931).

Ziegler, E. H.: Theoretisches zur Tierpsychologie und vergleichenden Nervenphysiologie. Biol. Zbl. **20**, 1 (1900). — Der Begriff des Instinktes einst und jetzt, 2. Aufl. Jena: Gustav Fischer 1910. — *Zondek, S. G.:* Über die Bedeutung der Calcium- und Kaliumionen bei Giftwirkungen am Herzen. Arch. f. exper. Path. **87**, 343 (1920). — Die Elektrolyte. Berlin: Julius Springer 1927.

II. Die Beziehungen des neuralen Faktors zur Regulierung des Stromvolumens in den Blutgefäßen des weiblichen Genitale.

1. Die Mechanismen der Regulierung des Stromvolumens in den Blutgefäßen.

Das Blut ist der Träger der Blutgase, sowie anderer Stoffwechselprodukte und der Nahrungsstoffe. Der Blutbedarf in den arbeitenden und wachsenden Organen und im arbeitenden und wachsenden Gesamtorganismus ist größer als in der Ruhe. Gleiches, aber noch in viel größerem Umfang gilt auch für das weibliche Genitale und insbesondere für seine Aufgaben im Interesse der Erhaltung der Art. Deshalb sind die Ursachen des Blutbedarfes im weiblichen Genitale auch mannigfaltigerer Art als in allen übrigen Organen. Es steigt der Blutbedarf im weiblichen Genitale während der Tätigkeit seines

Erektionsapparates, während der Tätigkeit der quergestreiften Muskulatur des Diaphragma pelvis und der ihr angeschlossenen skeletmuskeligen Gelegenheitsapparate (vgl. S. 7, Tabelle 2). Während der Steigerung der Transsudationstätigkeit von Scheiden- und Cervixwand steigt der Blutbedarf, und ebenso während der geschlechtscyclischen Anbildungen im Ovarium, der Anbildungen und Speicherungen von Nahrungsstoffen im Tubo-utero-vaginaltractus, während der Anbildung einer Schwangerschaft, sowie während der Kontraktionen der glattmuskeligen Elemente im Tubo-utero-vaginaltractus sub partu.

Der Zweck der Regulierung des Stromvolumens in den Blutgefäßen nach dem Blutbedarf in den arbeitenden muskeligen und drüsigen Elementen des weiblichen Genitale ist die Ventilation und Ernährung seiner Elemente, wie in allen anderen Organen. Während der cyclischen Anbildung der Corpusmucosa und während der Schwangerschaft ist der Zweck neben Ventilation und Ernährung der eigenen Zellen, die Zuleitung von Nahrungsstoffen für den Aufbau der Frucht, sowie auch Ventilation und Ernährung derselben. Alle diese Vorgänge, die sich in den Capillaren vollziehen, werden mit dem Ausdruck „nutritive Capillarfunktion“ belegt. Der Vorgang der nutritiven Capillarfunktion ist folgender:

Es ist der Umfang der Diffusions- und zellenergetischen Prozesse des Gewebestoffwechsels nach W. R. Hess von der Größe der Aufsplitterung des Blutstromes in die capillären Gefäße (Oberflächenentwicklung), von der Zartheit der Capillarwand zwischen Blut und Gewebe und von der Verweildauer des Blutes im Kontakt mit der Austauschfläche der Capillarwände abhängig. Adäquate Reizqualitäten ordnen durch Einflußnahme auf die contractilen Elemente der Capillarwände die Querschnittsveränderungen der Capillaren von der Unpassierbarkeit bis zum vierfachen des ursprünglichen Durchmessers. Sie ordnen damit die Permeabilität der Capillarwandung und bestimmen damit die Größe und Qualität der Kontakt- bzw. Austauschfläche der Capillaren und regulieren so die Intensität des Stoffaustausches ihres Blutes mit der Außenflüssigkeit der Gewebezellen. Durch ihre Erweiterungen und Verengerungen bestimmen sie den Blutbedarf in den Capillargefäßen; die Zusammensetzung der Außenflüssigkeit der Gewebezellen, id est des Parenchyms der Organe, aber übt bestimmenden Einfluß auf die Regulierung der Blutzufuhr zu den Capillaren für den notwendigen Bedarf. Von ihr gehen die adäquaten Reizqualitäten aus (Krogh, O. Müller, Asher, Fleisch, Bier; vgl. S. 146).

Nun haben Endothelien und Pericyten, die amöboiden Elemente der Capillaren, wohl einen starken Eigentonus und erweitern und verengern sich nach Bedarf (Pick, Douglas und Haldane). Es stehen beispielsweise nach Beobachtungen von Krogh im arbeitenden Muskel 10—20 und noch mehrmals mehr Capillaren in erweitertem Zustand dem Blutstrom offen als im ruhenden Muskel. Gleiches gilt für die Drüsen (Barcroft, Henderson, Loewi). In dieser selbständigen Contractilität der Endothelien und Pericyten liegt nach Fleisch ein bedeutsames Moment für die Dosierung der nutritiven Capillarfunktion, weil für den Stoff- und Gasaustausch zwischen dem Blut in den Capillaren und der Außenflüssigkeit der zelligen Elemente der Gewebe, die Oberfläche der blutdurchströmten Capillaren, wie oben erwähnt, einen ausschlaggebenden Faktor darstellt. Wohl kann sich im arbeitenden Muskel durch diesen Mechanismus der Erweiterung der Capillaren, die Kontaktfläche der Capillaren mit der Außenflüssigkeit im Parenchym bis auf den 250fachen Betrag gegenüber dem ruhenden Muskel vergrößern. Allein es ist wichtig zu wissen, daß die Vergrößerung des Stromvolumens durch diese Erweiterung der Capillaren trotzdem nicht genügt, um die Vergrößerung des Stromvolumens bis zur Höhe des Blutbedarfs arbeitender Organe zu regulieren. Ein weiterer bedeutsamer Faktor für eine dem Blutbedarf entsprechende nutritive Capillarfunktion ist deshalb eine dem Bedarf entsprechende Durchströmung der erweiterten Capillaren mit frischem Blut. Dementsprechend muß sich nach W. R. Hess die regulatorische Erweiterung der Blutgefäße auf die ganze Zone zwischen Arteriolen und Aorta erstrecken, „wobei die, von den Arteriolen aufwärts betrachtet, hintereinander geschalteten Gefäßabschnitte funktionelle Agisten sind, indem alle bei einheitlicher Muskelaktion das Stromvolumen gleichsinnig beeinflussen". Diesem Vorgang dient ein Mechanismus zur Regulierung des Stromvolumens durch die Arterien.

Dieser Mechanismus zur Dosierung des Blutzustroms aus den Arterien zu den Capillaren ist ein Regulationsmechanismus für die Erweiterung und Verengerung der Arterien. Er wird peripher ausgelöst. Nach A. Fleisch ist in der heutigen Literatur kein Argument zu finden, das mit einiger Wahrscheinlichkeit für eine zentrale vasodilatatorische Mitinnervation spricht. Dieser Mechanismus erweitert gleichzeitig mit der Erweiterung der Capillaren die zum Ort des Blutbedarfes zuleitenden Arterien, je nach Bedarf bis zur Aorta hinauf; bei überreichlicher Durchblutung fällt diese regulatorische Erweiterung wieder aus und die zuführenden Arterien werden enger.

Nun steht fest, daß Angriffspunkt gefäßdilatierender adäquater Reizqualitäten im Gewebe die contractilen Endothelien und Pericyten der Capillaren, sowie die glattmuskeligen Elemente der kleinen Arterien sind (Fleisch, Atzler und Lehmann). Allein Fleisch macht darauf aufmerksam, daß der Wirkungsbereich dieser gefäßdilatierenden Agentien sich nur auf den Gewebebezirk beschränkt, in dem die Gefäße verlaufen. Diese stellen in den Ovarien und im Tubo-utero-vaginaltractus, gleich wie im Darm, den Fleisch als Beispiel anführt, nur einen Bruchteil des Gesamtwiderstandes dar. Deshalb kann die Erweiterung der Arterien, bedingt durch direkte Einflußnahme der vasodilatatorischen Reizqualitäten auf die Gefäße, nur die Arteriolen und kleinen Arterien treffen und damit nur eine bescheidene Blutstrombeschleunigung hervorbringen. Zur Befriedigung eines Blutbedarfes, wie es beispielsweise die cyclische Ausbildung der prägraviden Korpusmucosa oder gar eine Schwangerschaft erheischt, müssen die großen Arterien, die Aa. ovaricae, die Aa. iliacae internae und die Aa. iliacae communes durch den Mechanismus der Gefäßerweiterung in die Querschnittsdosierung mit einbezogen werden. Diese großen Zuleitungswege, bzw. ihre Ringmuskulatur wird aber von den gefäßdilatierenden Agentien am Orte des Blutbedarfes kaum erreicht. Der Mechanismus ihrer Erweiterung ist deshalb nur unter Vermittlung eines neuralen Faktors denkbar.

Als Angriffspunkt am neuralen Faktor für die adäquaten Reizqualitäten der Regulierung des arteriellen Stromvolumens nimmt W. R. Hess spezifische nervöse Receptoren einer propriozeptiven nutritiven Gewebesensibilität an, durch welche die den Blutstrom regulierenden Verkürzungen und Verlängerungen der Ringmuskeln der kleinen und großen Arterien ausgelöst und dadurch dosiert werden. Bei Reizung dieser spezifischen Elemente der Gewebesensibilität entstehen Impulse, die in regionaler Ausbreitung auf zuleitende (afferente) Nervenbahnen für postganglionäre Axonreflexe und stromaufwärts auf sensible Bahnen für Reflexe, die ihren Reflexscheitel im Ganglion spinale haben (A. Hirt)[1], sowie für präganglionäre Reflexe, die ihren Reflexscheitel im Rückenmark haben und schließlich für Reflexe, deren Reflexscheitel als Teilglied der Kreislaufregulation im Zwischenhirn liegt.

Diese Reflexe belegt W. R. Hess mit dem Ausdruck „nutritive Gefäßreflexe". Wenn auch der experimentelle Nachweis dieser spezifischen sensiblen Elemente einer Durchblutungssensibilität noch aussteht, so sprechen zahlreiche Argumente aus dem Gebiet der Kreislaufregulierung für ihre Existenz. So lehren nach Fleisch zahlreiche experimentelle Beobachtungen am Tier und auch solche am Menschen, daß durch lokalisierte Reize gefäßerweiternde Reflexe auf die direkte Umgebung der Reizstelle und auch auf die zuführenden Arterien ausgehen.

Eine Stütze für die Annahme, daß sich unter diesen Reflexen auch nutritive Gefäßreflexe einstellen können, fand W. R. Hess in einer Beobachtung, die zeigte, daß bei Zunahme der Wasserstoffionenkonzentration in der Peripherie afferente Impulse zentralwärts gemeldet werden, die reflektorisch das Herz zu erhöhter Arbeitsleistung anregen.

Nun ist dem Kreislauf das im Gesamtorganismus und in allen Einzelorganen herrschende Gesetz der Energie-Ökonomie übergeordnet (W. R. Hess). Die Kreislaufregulierung verläuft deshalb wie folgt:

---

[1] A. Hirt beschreibt im Ganglion spinale, gestützt auf die Ergebnisse seiner Durchschneidungen sympathischer Fasern zur Feststellung der Verbindungen des Sympathicus mit dem Spinalganglion, kleine Zellen, die zentrifugal leiten. Ihr afferenter Fortsatz leitet über den Ramus communicans und Grenzstrang zum sympathisch innervierten Endorgan oder direkt im Spinalnerv zu den peripherischen Gefäßen. Nach Hirt stellen diese Zellen die vasoconstrictorischen Elemente des Spinalganglions dar und sind ihrer Natur nach dem Sympathicus zuzuschreibende Spinalganglionzellen. Diese Zellen können innerhalb des Spinalganglions einen Reflexbogen schließen, dessen Reizausgangsstelle sowohl in der Haut wie in den Eingeweiden liegen kann. Die anregenden Impulse erhalten diese Zellen über Verbindungen einer zweiten Zellart und diese letzteren erhalten die anregenden Impulse entweder durch Vermittlung von Relaiszellen, die im Ganglion spinale liegen und die mit viscero-sensiblen oder somato-sensiblen Zellen des Ganglion spinale in Verbindung stehen oder direkt von den Eingeweiden über zentripetal leitende Zellen und ihre Fortsätze im Grenzstrangganglion (vgl. die Zellen E, F, G und C mit ihren Verbindungsbahnen der Abb. 65, S. 180).

Ken Kuré mit seinen Mitarbeitern beschreibt ein vom sympathischen System, sowie von den kranialen und sacralen Abschnitten des parasympathischen Systems durchaus verschiedenes vegetatives Nervensystem, das er mit dem Ausdruck „Spinalparasympathisches System" belegt. Die Zellen der Kerne dieses Systems konnten fast in allen Rückenmarkssegmenten nachgewiesen werden und die Fortsätze dieser Zellen, die „spinalparasympathischen Fasern" treten durch die hinteren Wurzeln aus.

Bezüglich der physiologischen Bedeutung dieser Fasern betrachtet Ken Kuré als feststehend, daß ein Teil dieser Fasern vasodilatatorische Impulse leiten.

Ob der absteigende Schenkel der mit Vasodilatation einhergehenden nutritiven Gefäßreflexe, deren Reflexscheitel im Ganglion spinale oder in den Rückenmarkssegmenten oder im Zwischenhirn liegt, über spinalparasympathische Fasern verläuft, ist zur Zeit nicht festgestellt.

W. R. Hess gibt für die Leitung der vasodilatatorischen Impulse folgende Erklärung:

Eine nutritive Gewebesensibilität sendet afferente Fasern durch die Hinterwurzeln in das Rückenmark. Die periphere Ausbreitung der vasodilatatorischen Impulse zur Muskulatur der, für eine Steigerung des Stromvolumens in einem Organ in Frage kommenden Arterien ist ganz oder teilweise denselben afferenten Fasern überbunden (antidrome Impulse, Bayliss). Dabei läuft die, nach rückwärts geschickte Erregungswelle zu den verschiedenen abzweigenden Kollateralen auf derselben Bahn, auf welcher die Erregungswellen von den physiologischen Receptoren der propriozeptiven nutritiven Gewebesensibilität am Orte des vermehrten Blutbedarfs in der Peripherie aufwärts steigen.

Bei dieser Erklärung des nutritiven Gewebereflexes hätten die dilatatorisch wirkenden Fasern des spinalparasympathischen Systems von Ken Kuré mit einer afferenten Verbindung vom Reflexscheitel im Zentralnervensystem mit den Arterien in der Peripherie überhaupt nichts zu tun.

Es sei vorausgeschickt, daß wir heute als Einheit des Kreislaufsystems den Gefäßabschnitt zwischen zwei sich unmittelbar folgenden Verzweigungen — das Internodium — betrachten. Sein Stromvolumen ist dem Widerstand, den es selbst zusammen mit dem ihm angeschlossenen arteriellen Zirkulationsabschnitt, dem vom Herzen aus in Bewegung gesetzten Blut entgegenstellt, umgekehrt proportional. Mit zunehmender Gefäßerweiterung im Internodium nimmt dieser Widerstand gegen die in Bewegung gesetzte Blutmenge rasch ab und vergrößert den Blutzustrom zu dem durch die nutritive Capillarfunktion erweiterten Capillarbezirk. Das Gesetz, das nun den Betrieb von Multipla von Internodien im arteriellen Kreislauf ordnet, nimmt in einer Weise auf die Ringmuskulatur der Gefäße Einfluß, daß die stromaufwärts hintereinandergeschalteten Internodien eines Stammgefäßes sich bei steigerndem Blutbedarf in einem Capillarbezirk reflektorisch erweitern. Von den nebengeschalteten Zweiggebieten (Kollateralgefäße) eines Stammgefäßes dagegen scheint der Betrieb, gestützt auf physikalische Überlegungen, nach dem Funktionsgesetz der reziproken Innervation der Skeletmuskulatur geordnet zu sein, d. h. bei steigendem Blutbedarf in einem Capillarbezirk verengern sich reflektorisch stromaufwärts die nebengeschalteten Zweiggebiete und steigern dadurch das Stromvolumen in den hintereinandergeschalteten Gefäßabschnitten.

Die einzelnen Mechanismen, durch die das Gesetz der Ökonomisierung im Kreislaufsystem zum Ausdruck gelangt, sind nach A. Fleisch

1. Der Tonus des Vasomotorenzentrums, eventuell Tonuserhöhung durch gesteigerte Wasserstoffionenkonzentration infolge Arbeit.
2. Vasoconstrictorische Reflexe.
3. Adrenalin.
4. Vasopressin.

Über die physiologische Bedeutung dieser vier Faktoren siehe A. Fleisch: „Die Regulierung des Stromvolumens nach dem Blutbedarf.“ Handbuch der normalen und pathologischen Physiologie, Bd. 16, 2. Hälfte, S. 1257.

Bei umfangreichen Ansprüchen an die Blutversorgung kann der Blutbedarf nur durch eine Steigerung der Gesamtzirkulationsgröße gedeckt werden. Die Impulse der nutritiven Gewebesensibilität dringen über die peripheren Umschlagstellen in den Gefäßnervennetzen hinaus und gelangen auf afferenten Bahnen über das Rückenmark zum Zwischenhirn. Hier werden sie in streng regulatorischer Bindung an den Blutbedarf für die Leistungen von Muskulatur und Drüsen umgeformt und umgeschaltet. Die neuen Impulse werden zurück über die Medulla oblongata und das Rückenmark auf efferenten Bahnen des Sympathicus bzw. Parasympathicus im Gefäßnervensystem zur neuromuskulären Zwischensubstanz in den contractilen Elementen des Kreislaufapparates geleitet, welche sich an der Steigerung oder Verminderung der Zirkulationsgröße innerhalb ganzer Gefäßsysteme beteiligen (Bruce, Krogh, Groll, W. R. Hess).

Bei dieser Steigerung der Gesamtzirkulationsgröße, an der sich umfangreiche arterielle Gefäßsysteme beteiligen, ist die Innervation des Kreislaufes vieler Organe ebenfalls nach dem Funktionsgesetz der reziproken Innervation der Skeletmuskulatur durch die reziproke Innervation ganzer Gefäßsysteme geordnet. Wie bei der reziproken Innervation der Skeletmuskulatur geht im Gefäßnervensystem zweier reziprok geschalteter

Gefäßsysteme, Vasokonstriktion der einen Seite mit Vasodilatation der anderen Seite einher. Löst Reizung des Sympathicus Vasokonstriktion und Steigerung des Widerstandes in einem Gefäßsystem aus, so löst diese Reizung gleichzeitig Hemmung seiner vasoconstrictorischen Bahnen im reziprok geschalteten Gefäßsystem aus. Außerdem tritt im reziprok und antagonistisch geschalteten Gefäßsystem aus gleicher Reizursache Reizung der parasympathischen Gefäßnerven auf, welche zu Vasodilatation und Verminderung des Widerstandes führt (sympathico-parasympathische Gleichgewichtslage).

Antagonistisch und reziprok in sympathico-parasympathischer Gleichgewichtslage geschaltet sind das Pfortadersystem bzw. Splanchnicusgebiet und das Gefäßsystem der Skeletmuskulatur (Dastre und Morat, E. Weber, W. R. Hess, E. F. Müller, W. F. Peterson), sowie das Gefäßsystem der Kopfhaut und dasjenige der Skeletmuskulatur (E. Weber, W. H. von Wyss). Auch das Gefäßsystem der Pars copulationis und dasjenige der Skeletmuskulatur sind reziprok geschaltet. Bei umfangreichen Ansprüchen an die Blutversorgung, wie beispielsweise bei Spitzenleistungen der Skeletmuskulatur oder der Sinnesorgane und ihren Repräsentationen im Gehirn bei der Überwachung der Umwelt, entstehen dank dieser reziprok-antagonistisch geschalteten Innervation Blutverschiebungen von der Haut und vom Splanchnicusgebiet nach dem Herzen. Das dem Herzen zuströmende Blut wird nach dem Orte des Blutbedarfes verschoben. Die Dosierung des dem Herzen zuströmenden Minutenvolumens kommt nach A. Fleisch den Venen und den Blutspeichern, wie beispielsweise der Milz, zu. Infolge Kapazitätsverminderung der Venen und der Blutspeicher wird dem Herzen mehr Blut zugeschoben. Gleichzeitig passen sich die Venenquerschnitte an das vom Orte des gesteigerten Blutbedarfes abfließende, vermehrte Blutquantum reflektorisch an.

Diese unbedingten Gefäßwandreflexe reziprok und antagonistisch geschalteter Gefäßabschnitte treten nicht als Einzelerscheinungen auf. Neben ihnen kann Erhöhung des Blutzuckerspiegels (E. Frey, B. Walthard), Aktivierung der Atmung und Erhöhung der Körpertemperatur, Dilatation von Hautcapillaren, verbunden mit Schweißsekretion, sowie Dilatation der Pupille beobachtet werden. Alle diese Einzelerscheinungen stellen Teilerscheinungen einer Massenwirkung im Wirkungsbereich des sympathischen Abschnittes des vegetativen Nervensystems dar (vgl. S. 2).

Nach W. R. Hess sind aber die Blutstromgebiete von Organen höchster Dignität für den Fortbestand des Individuums, wie beispielsweise des Gehirns, des Herzens, der Lungen, nicht in gleichem Maße wie der Verdauungskanal und die Haut geeignet zugunsten der arbeitenden Skeletmuskulatur Teile ihres Blutstromvolumens abzutreten. Es fehlt auch der Nachweis, daß die Blutgefäße des Gehirns, die Coronargefäße und die Gefäße des Pulmonalkreislaufes mit vasoconstrictorischen Nervenfasern dem reziprok-antagonistischen Schaltwerk der sympathico-parasympathischen Gleichgewichtslage angegliedert sind.

Zum Zwecke der Übersicht lassen wir die von W. R. Hess[1] gegebene graphische Darstellung und die von A. Fleisch[2] dazu gegebene Erklärung hier folgen (Abb. 54).

Im Gewebebezirk *1* ist z. B. infolge Arbeitsleistung die Durchblutung insuffizient. Infolgedessen kommt es zur Anhäufung von Stoffwechselprodukten, die einerseits lokal

[1] Hess, W. R.: S. 117. Zit. S. 145, Abb. 54. — [2] Fleisch, A.: S. 1260. Zit. S. 143.

dilatierend auf die Gefäße wirken und andererseits den adäquaten Reiz für den Nutritionsreflex darstellen. Ist die Reizdosis gering und das reflexauslösende Receptorenfeld klein, so spielt sich der Nutritionsreflex im Bezirk *1* selbst ab. Durch lokale Axonreflexe findet lokale Vasodilatation statt.

Bei stärkerer Reizdosis und größerem Receptorenfeld läuft die Erregung auch durch die afferente Bahn aufwärts zum zugehörigen Spinalganglion *2*. Von hier kann die Erregung via *3* übergeleitet werden auf den effektorischen Schenkel der Reflexbahn, und es erfolgt Vasodilatation im Reizfeld selbst (*5a*). Durch den Axonreflex und durch diesen Rückenmarksreflex ist der Funktionserfolg beschränkt auf Vasodilatation im Receptorenfeld selbst.

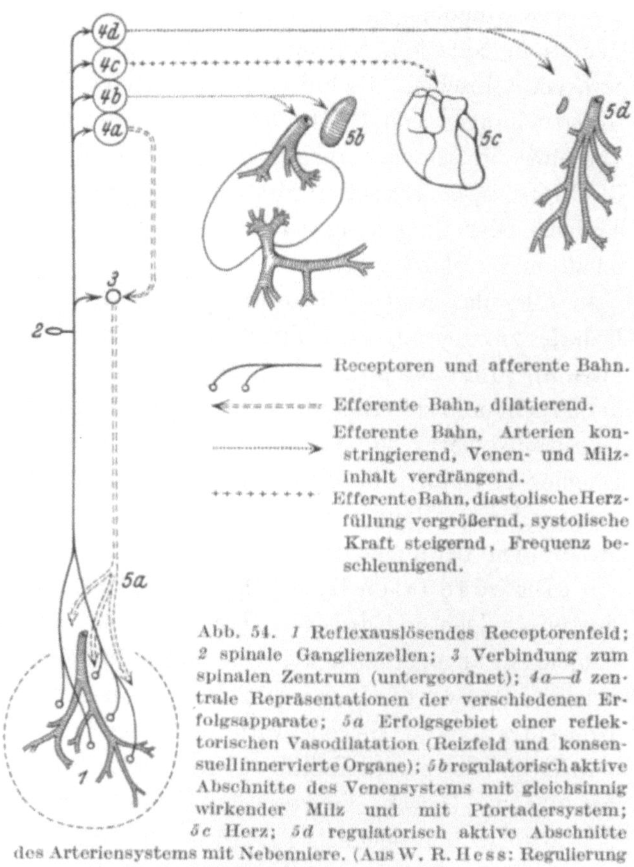

Eine weitere Komponente der afferenten Bahn trägt den Impuls zu den zentralen Repräsentationen der verschiedenen Erfolgsapparate *4a* bis *4d*. Von *4a* strahlt eine vasodilatatorische Reflexkomponente ins Reizgebiet zurück, eventuell auch eine konsensuelle Reflexkomponente in Organe, welche mit dem Reizgebiet funktionell gekoppelt sind.

Von *4d* aus geht der Impuls zur kollateralen Vasokonstriktion (*5d*) und zur Nebenniere für Adrenalinausschüttung.

Die im Reizgebiet *5a* resultierende Vasodilatation verlangt Verschiebung des Blutes von der venösen nach der arteriellen Seite. Dem wird entsprochen durch Kontraktion von Venen, Pfortader und Milz (*5b*).

Receptoren und afferente Bahn.
Efferente Bahn, dilatierend.
Efferente Bahn, Arterien konstringierend, Venen- und Milzinhalt verdrängend.
Efferente Bahn, diastolische Herzfüllung vergrößernd, systolische Kraft steigernd, Frequenz beschleunigend.

Abb. 54. *1* Reflexauslösendes Receptorenfeld; *2* spinale Ganglienzellen; *3* Verbindung zum spinalen Zentrum (untergeordnet); *4a—d* zentrale Repräsentationen der verschiedenen Erfolgsapparate; *5a* Erfolgsgebiet einer reflektorischen Vasodilatation (Reizfeld und konsensuell innervierte Organe); *5b* regulatorisch aktive Abschnitte des Venensystems mit gleichsinnig wirkender Milz und mit Pfortadersystem; *5c* Herz; *5d* regulatorisch aktive Abschnitte des Arteriensystems mit Nebenniere. (Aus W. R. Hess: Regulierung des Blutkreislaufes. Leipzig: Georg Thieme 1930.)

Eine weitere Komponente trifft das Herz (*5c*), das im Sinne der Leistungssteigerung beeinflußt wird.

Zur Verhütung einer statischen und dynamischen Überlastung des Herzens und der Gefäßwände durch die sympathico-parasympathischen Blutverschiebungen, entstehen Schutzreflexe (sog. Entlastungsreflexe). Der adäquate Gefäßwandreiz für die Auslösung dieser Reflexe wird durch den mechanischen Reiz des Dehnungszuwachses in der Wand überfüllter Gefäße dargestellt. Er löst durch direkte Reizung der Gefäßwandmuskulatur, insbesondere der Reizreceptoren in der bulbusartigen Ausweitung der Carotis interna (Sinus caroticus) und indirekt über die Gefäßnervennetze Vasokonstriktion aus (Eigenreflexe W. R. Hess). Das Herz selber wird vor statischer und dynamischer

Überlastung durch den Depressor cordis und reflektorische Venenerweiterung geschützt. Dabei ist wichtig zu wissen, daß bei den experimentell ausgelösten Entlastungsreflexen nach Heymanns auch die Adrenalinausschüttung in das strömende Blut abgebremst wird.

2. Die adäquaten Reizqualitäten für die periphere Regulierung des Blutbedarfes im weiblichen Genitale.

Die Unabhängigkeit der genitalcyclischen Vorgänge zur Erhaltung der Art (die Ovulation, Nidation, Schwangerschaft und Geburt) vom Sacralmark und seinem sacralparasympathischen Abschnitt des vegetativen Nervensystems ist seit den experimentellen Untersuchungen von Goltz bekannt. Eine gleiche Unabhängigkeit vom sympathischen Abschnitt in seinem ganzen Umfang hat W. B. Cannon beobachtet. Schließlich hat G. Cotte nach Resektion des Plexus hypogastricus superior unterhalb der Ganglienhaufen in der Umgebung der A. mesenterica inferior niemals Störungen von Schwangerschaft und Geburt gesehen.

Alles das zeigt, daß unter bestimmten Bedingungen für die Regulierung des Blutbedarfes zur Reifung der Follikel, die Anbildung des Corpus folliculare efflorescens (Corpus luteum), sowie der prägraviden Mucosa corporis uteri und schließlich für die Anbildung der Frucht und der Eihäute während der Schwangerschaft, sowie für die Leistungen der Uterusmuskulatur sub partu schon die kurzen postganglionären Bahnen, zu denen präganglionäre Bahnen im Plexus hypogastricus (S. 41), sowie diejenigen, zu denen ebenfalls präganglionäre Bahnen im Plexus ovaricus (S. 39) ziehen, mit ihren Axonreflexen und antidromen Leitungen (W. R. Hess) genügen.

Die adäquaten Reizqualitäten für die periphere Regulierung des Blutbedarfes in den muskeligen und drüsigen Abschnitten des weiblichen Genitale dürfen als identisch mit denjenigen angenommen werden, die wir für gleiche zellige Elemente in anderen Organen kennen. Es sind die Dissimilationsprodukte (Stoffwechselprodukte) im Gewebe. Ihre Konzentration im Gewebe wird fortlaufend durch die vegetative Propriozeptivität der nutritiven Gewebesensibilität kontrolliert. Sobald der Abtransport der Dissimilationsprodukte im Gewebe ein ungenügender ist, wird die Durchblutung erhöht und sobald der Abtransport überreichlich ist, wird die Durchblutung erniedrigt und so fort, bis entsprechend den Isotendenzen im Organismus das zuträgliche ionale und hormonale Mischungsverhältnis in der Außenflüssigkeit der Organzellen des Einzelindividuums wieder erreicht ist (Homeostasis, W. B. Cannon).

Unter den Dissimilationsprodukten, die bei den Warmblütern von Bedeutung sind, ist vor allem der sauren Stoffwechselprodukte zu gedenken (Gaskell). Ihr ausschlaggebender Faktor ist die durch sie bedingte Wasserstoffionenkonzentration (Wasserstoffzahl) des Blutes und der Gewebe, welche die Homeostasis stören kann und deshalb als eine peripher wirkende regulatorische Reizqualität der Blutstromregulierung auf dem Wege der Gefäßdilatation angesehen werden darf. Im Bereich physiologischer Wasserstoffzahlen genügt sogar nach Fleisch schon eine Verminderung des p_H der Durchströmungsflüssigkeit eines Organs von 7,5 auf 7,2, um das Stromvolumen durch Gefäßdilatation innerhalb 1 Minute um 20% anschwellen zu lassen. Auch besteht innerhalb physiologischer Wasserstoffzahlen zwischen der Größe der p_H-Änderung und der Intensität der Säuredilatation eine quantitative Beziehung. Diese Dilatation besteht so lange, als der

Säurereiz wirksam ist und dies, trotzdem die durch Säure dilatierten Gefäße auf constrictorische Nervenreize voll ansprechbar sind. Die Säuredilatation ist mit dem Verschwinden des Säurereizes reversibel und beliebig oft reduzierbar. Dazu gesellt sich die Feststellung, daß Adrenalin nur in wenig arbeitenden Organen, die infolgedessen nur alkalische Reaktion aufweisen, gefäßverengend wirkt, während das Adrenalin in arbeitenden Organen mit einer infolge der sauren Dissimilationsprodukte gesteigerten Wasserstoffzahl gefäßdilatierend wirkt (A. Fleisch, Rein und W. A. Schneider). Wasserstoffzahlen unter und über dem physiologischen p_H-Bereich lösen dagegen stets Säure- bzw. Laugenkontraktionen aus.

Auch Sauerstoffmangel dilatiert die Arterien. Durch neue experimentelle Untersuchungen unter einwandfreien physiologischen Bedingungen konnte A. Fleisch zeigen, daß während der Durchströmung einer Extremität mit sauerstoffarmem Blut die H-Ionenkonzentration des aus der Extremität ausströmenden Blutes nicht nach der sauren Seite, sondern durchschnittlich um p_H 0,05 nach der alkalischen Seite verschoben wird. Ob aber der Sauerstoffmangel, der im Gewebe auftritt, selbst eine adäquate Reizqualität für die Gewebesensibilität darstellt, oder ob Sauerstoffmangel im Gewebe nur wirksam wird durch Vergrößerung der Wasserstoffzahl, mit anderen Worten, ob bei den Experimenten auch p_H-Änderungen im Gewebe aufgetreten sind, kann, gestützt auf diese Experimente, nicht ausgesagt werden.

Sowohl die Gefäßdilatationen nach Zunahme der Kohlensäurekonzentration im Blut, wie diejenigen nach Durchströmung mit sauerstoffarmem Blut sind aber nach A. Fleisch zu gering, um die vielseitigen Leistungen der Blutversorgung zu erklären, denen außer dem Abtransport der sauren und anderen Dissimilationsprodukte die Zufuhr von Nahrungsprodukten zur Erhaltung des „Bestehenden“ und zum Aufbau des „Werdenden“ überbunden ist. Es ist deshalb leicht verständlich, daß die Blutversorgung der Gewebe auch noch auf andere als die bisher genannten Reizqualitäten eingestellt ist (Ebbecke, Groll u. a.).

Fleisch prüfte deshalb unter den obigen Versuchsbedingungen auch die nicht sauren Dissimilationsprodukte. Die zu prüfenden Lösungen hatten die Reaktion des arteriellen Blutes und denselben osmotischen Druck. Unter den Stoffwechselendprodukten fand er stark dilatatorisch wirksam:

Taurocholsäure MK/3000 (also molare Konzentration = 1/3000 im strömenden Blut).

Unter den intermediären Stoffwechselprodukten des Kohlehydratabbaues wirken dilatatorisch: Methylglyoxal, Acetessigsäure, Acetaldehyd, Acetat, in der Konzentration von MK/60 bis MK/120; Lactat hingegen ist fast ganz unwirksam.

Von den Fettspaltprodukten sind die meisten fettsauren Salze dilatatorisch wirksam.

Die notwendige Konzentration im Blute beträgt molar/60—1/120. Das ist wahrscheinlich mehr, als in vivo vorkommen dürfte. Aber diese intermediären Produkte verhalten sich additiv, so daß ihre Gesamtkonzentration molar/60 bis molar/120 betragen muß. Auch die H-Ionenkonzentration und die Intermediärprodukte verhalten sich additiv.

Die Wirkung fast aller genannten Stoffe ist eine intensive. Eine Zunahme der Stromgeschwindigkeit auf das Doppelte und selbst auf das Vielfache sind bei Versuchstieren mit normalem Blutdruck, also normalem Gefäßtonus häufig.

Außerdem sind als vasodilatatorische Reizqualitäten bekannt das Histamin und unter den Cholinkörpern insbesondere das Acetylcholin.

Nach Dale wird Histamin bei mechanischen Reizen der Muskulatur oder bei Reizung vom Nerven aus frei. Es wirkt alsdann als adäquate Reizqualität kreislaufregulierend, indem es am Orte seiner Entstehung auf dem Wege von Axonreflexen die kleineren Blutgefäße — aber nur diese — zur Erschlaffung bringt.

Auf Acetylcholin reagieren im Bereich physiologischer Dosierung fast alle Organe einheitlich mit Vasodilatation. Gestützt auf ausgedehnte experimentelle Untersuchungen konnte A. Fleisch nachweisen, daß Acetylcholin noch in Verbindungen von 1:100 Mill., bis zu 1:1 Milliarde Venendilatation auslöst. Dale und Mitarbeiter haben im Gewebe das Vorkommen eines Stoffes mit physiologischen Methoden nachgewiesen, der in seinen physiologischen Eigenschaften und Wirkungen denen des Acetylcholins entspricht. Es ist deshalb im Vergleich mit der oben (S. 119) erwähnten Entstehungsursache des Sympathins die Hypothese Dales von Interesse, wonach die vasodilatatorischen Nervenimpulse, die auf dem Wege von Axonreflexen die benachbarten Arteriolen treffen, in deren Gewebe acetylcholinähnliche Stoffe als vasodilatatierenden Faktor frei machen[1]. Wohl ist dabei gleichzeitig an die Möglichkeit zu denken, daß Acetylcholin, wie auch das Sympathin als peripher entstehende, kreislaufregulierende Reizqualität in das Blut der Capillaren ausgeschüttet wird. Dies mit der Wirkung, den arteriellen Tonus generell zu erniedrigen.

Allein hierin besteht ein wesentlicher Unterschied zwischen Sympathin und den heute bekannten, durch Erregung parasympathischer Nerven entstehenden Substanzen. Acetylcholin ins Blut gebracht, wird daselbst binnen kurzem unwirksam (Dale).

In neuester Zeit ist nun von Kapfhammer und Bischoff erstmals Acetylcholin in Substanz aus Rinderblut isoliert worden; 1 Liter Rinderblut enthält 28 mg Acetylcholin; es kommt bei der Verarbeitung des Blutes wegen der Unbeständigkeit des Acetylcholins vor allem darauf an, daß nur ganz frisches Blut aufgearbeitet wird. Daß das Acetylcholin im Blut bisher nicht aufgefunden wurde, kann, wie Kapfhammer und Bischoff meinen, darauf beruhen, daß das Acetylcholin in einer inaktiven Form vorkommt; möglicherweise ist es irgendwie gebunden und wird erst dann wirksam, wenn es aus dieser noch unbekannten Bindung abgelöst wird. Spätere Arbeiten Kapfhammers und seiner Mitarbeiter zeigen, daß Acetylcholin regelmäßig in Organen vorkommt, z. B. auch in der Placenta; jedoch fehlt es im Uterus, eine Tatsache, die noch der Erklärung harrt. Der Befund, daß Acetylcholin regelmäßig in der Placenta vorkommt, ist neu. Die älteren Beobachtungen, wonach die Placenta Cholin enthält (Sievers, Kottlors), lassen sich vielleicht so deuten, daß das Cholin ursprünglich als Acetylcholin vorhanden war, und daß dieses unbeständige Acetylcholin erst durch die chemische Aufarbeitung zu dem beständigen Cholin verseift wurde.

Bei der engen histologischen Verbundenheit der Placenta mit der Uteruswand und insbesondere bei den innigen Beziehungen der Elemente des chorialen Ektoderms mit den Capillaren in der Placenta materna, liegt eine Einwirkung von seiten des Placentarcholins auf die Capillaren und auf dem Wege von Axonreflexen auf die Arteriolen der Uterusarterien im Bereich der Möglichkeit. Darin dürfte ein Regulationsmechanismus

[1] Das einzige Organ, aus dem Dale und Dudley das Acetylcholin chemisch darstellten, ist die Pferde- und Ochsenmilz.

für den intraplacentaren Kreislauf entsprechend dem ansteigenden Blutbedarf während der Schwangerschaft erblickt werden. Auch die biologische Bedeutung der Zerstörung des Placentarcholins nach seinem Eintritt in das strömende Blut und sein völliges Fehlen in den venösen Gefäßen der Uteruswand ist gut verständlich. Seine Zerstörung schließt schlagartig seine venenerweiternde und seine herzhemmende Wirkung aus. Beides sind Funktionen, die das aus den intervillösen Räumen austretende Blut im venösen System liegen lassen und seinen Rückfluß zum rechten Herzen hemmen. Dadurch würde das Herzmuskelvolumen geringer, ein Kreislauffaktor, der im diametralen Gegensatz zum Bedarf einer optimalen Regulierung des Stromvolumens in den intervillösen Räumen steht.

Im Intermenstruum während der prägraviden Schwellung werden die vasoconstrictorischen Erregungen, welche auf sympathischen Bahnen zum Nervensystem der Blutgefäße der inneren Genitalien gelangen, durch den Einfluß der gleichzeitig dahin gelangenden Inkrete des Corpus folliculare efflorescens, bzw. graviditatis gehemmt. Die Inkrete des Corpus folliculare efflorescens bewirken in wässeriger Lösung Gefäßerweiterung (Uhlmann)[1]. Sie beeinflussen also die glatte Muskulatur wie Acetylcholin und hemmen die Kontraktionsbereitschaft der Gefäßmuskulatur für vasoconstrictorische Nervenerregungen oder gleichsinnige Erregungen des Adrenalins (Schickele, Seitz und Wintz; Lenz und Ludwig). Vielleicht tritt unter dem Einfluß der durch das Blut nicht zerstörbaren, harnfähigen Inkrete des Corpus folliculare sogar eine entgegengesetzte Wirkung der Nervenerregungen des Sympathicus und des Adrenalins ein wie bei gesteigerter Wasserstoffzahl (s. oben), wodurch anstatt der üblichen Vasokonstriktion, Vasodilatation an den arteriellen Blutgefäßen der inneren Genitalien eintritt (vgl. S. 137). Deshalb beteiligt sich das Gefäßsystem des graviden Uterus der Versuchstiere selbst bei den höchsten Leistungssteigerungen ihrer Skeletmuskulatur in der Abwehr und bei Fluchtversuchen gegen Fesselung nicht an den Blutverschiebungen aus dem Splanchnicusgebiet nach der Skeletmuskulatur; die Nidation bzw. Schwangerschaft gehen ungestört weiter. Auch beim menschlichen Weibe führen höchste Arbeitsleistungen weder zu Sterilität noch zu vorzeitiger Unterbrechung der Schwangerschaft.

3. Die Regulierung des Stromvolumens der Blutgefäße des Erektionsapparates.

Jedoch bedarf die Innervation der Blutgefäße zur Deckung des Blutbedarfes für eine rasche Füllung der Corpora cavernosa und Bulbi vestibuli des Erektionsapparates mit Blut, im Interesse der Erhaltung der Art, einer besonderen Besprechung[2].

Die Regulierung des Stromvolumens zur maximalen Füllung der Corpora cavernosa und Bulbi vestibuli mit Blut ist in gleicher Weise geordnet wie ihre Homologa beim Manne (vgl. S. 249). Sie ist regulatorisch an eine Erschlaffung der glatten Muskulatur in den fibrösen Hüllen und im Balkenwerk der Corpora cavernosa und Bulbi vestibuli gebunden. Diese Erschlaffung wird durch hemmende Impulse ausgelöst, die von Nervenzellen des sacralen Abschnittes des Parasympathicus im Intermedio-lateraltractus des Sacralmarkes ausgehen und auf ihren ableitenden (efferenten) Bahnen zu den glatten Muskeln der Corpora cavernosa gelangen (vgl. S. 130).

[1] Gestützt auf eine freundliche schriftliche Mitteilung des Autors.
[2] Vgl. 5. Bd. dieses Handbuches, 1. Hälfte S. 56.

Entsprechend dem gesteigerten Blutbedarf erweitern sich, wie oben beschrieben, auch hier stromaufwärts die zuführenden Arteriolen und kleinen Arterienäste aus der A. dorsalis clitoridis und A. pudenda. Dabei nimmt die Versorgung der Corpora cavernosa mit arteriellem Blut in einer Weise zu, daß bei Verletzungen ihrer Oberfläche das Blut wie aus einer kleinen Arterie spritzt. Auch gleicht die Farbe des Blutes in den abführenden Venen mehr der Farbe des arteriellen als des venösen Blutes (Gaskell).

Es ist auch hier die Möglichkeit zuzugeben, daß Acetylcholin entsteht, sobald vasodilatatorische Nervenimpulse die Arteriolen in den Corpora cavernosa treffen und dadurch den Zustand der Erektion über den Zeitraum hinaus sichern, in dem dilatatorische Nervenimpulse zum Erektionsapparat gelangen.

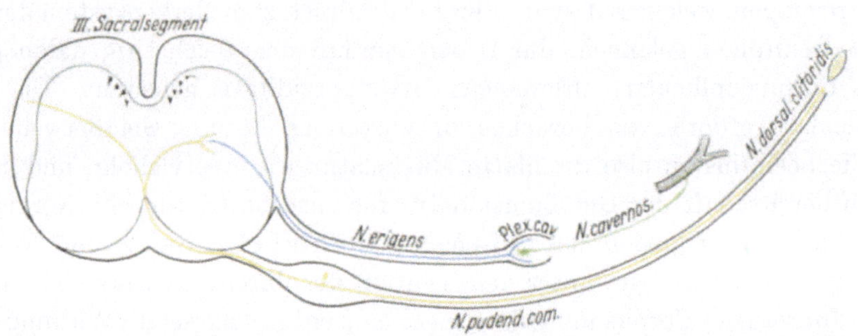

Abb. 55. Schematische Darstellung des spinalen Erektionsreflexes nach L. R. Müller für das weibliche Genitale. Gelb: zuleitende sensible Bahnen; blau: ableitende, präganglionäre Bahnen; grün: ableitende, postganglionäre Bahnen. Vorderhorn nach oben, Hinterhorn nach unten gerichtet.

Die Regulierung des Stromvolumens für eine maximale Füllung der Corpora cavernosa ist auf verschiedenen Wegen möglich:

Da L. R. Müller bei einem Hund nach Herausnahme des ganzen Lendenmarks und des obersten Sacralmarkes durch reibende Bewegungen am Schaft der Rute stärkste Erektion des Penis und des Bulbus zu erzeugen vermochte, so ist ersichtlich, daß eine Erektion auf rein reflektorischem Wege durch exterozeptive Reize ausgelöst werden kann.

In Analogie des von L. R. Müller für das männliche Genitale aufgestellten Reflexbogens für die reflektorische Auslösung der Erektion verlaufen die Erregungswellen für die Dilatation der Bluträume der Corpora cavernosa und der Bulbi vestibuli im weiblichen Genitale wie folgt:

Nach Aufnahme exterozeptiver Reize durch die oberflächlichen und tieferen Genitalkörperchen der Klitoris, des Praeputium clitoridis, der Frenula clitoridis, bzw. der Innenfläche der kleinen Labien und des Orificium externum urethrae werden die Erregungswellen auf den zuleitenden (afferenten) Neuronen des gemischten Nervus dorsalis clitoridis und den ihn vertretenden zuleitenden Hautästen des N. perinei auf zuleitende Neuronen des N. pudendus communis geführt. Auf diesen gelangen die Erregungswellen über die sensiblen Nervenzellen im dritten und vierten Sacrospinalganglion und über die hinteren Wurzeln des dritten und vierten Sacralsegmentes zu den vasodilatatorisch wirkenden Nervenzellen im Nucleus parasympathicus sacralis (vgl. S. 45). Von hier werden die Erregungswellen über die ableitenden (efferenten) parasympathischen Neuronen in den Nn. sacrales III und IV zum Nervengeflecht im kleinen Becken und von da zum geringfügigen Plexus cavernosus mit seinen Ganglienzellen geführt, dessen Endäste — die Nn.

cavernosi — mit ihren motorischen Endigungen das Cytoplasma der glattmuskeligen Elemente erreichen, die in den Begrenzungen der Bluträume der Corpora cavernosa und Bulbi vestibuli liegen (vgl. Tafel V, 8).

Dabei lassen L. R. Müller und Ken Kuré die Neuriten vom sacralen parasympathischen Kern auf dem Weg durch die hinteren Wurzeln in die Nn. spinales sacrales gelangen (vgl. S. 46 und Abb. 55).

Felix dagegen und ebenso Binet und Beau konnten feststellen, daß die Neuronen des Nucleus parasympathicus sacralis genau so wie die Cellulae radiculares der grauen Substanz der Vorderhörner ihre Neuriten als Fila radicularia zu den vorderen Wurzeln abgeben (vgl. S. 46 und Abb. 56).

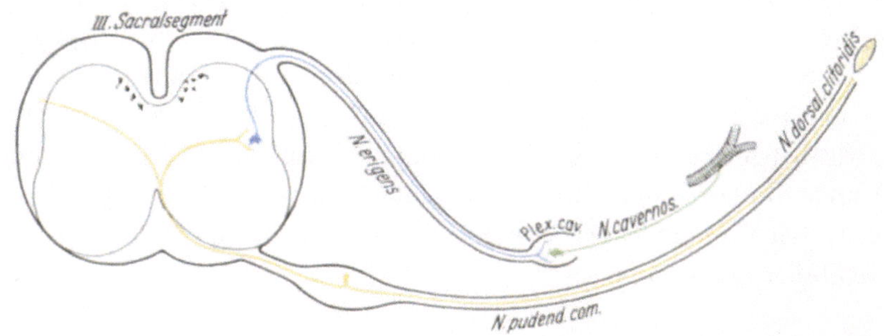

Abb. 56. Schematische Darstellung des spinalen Erektionsreflexes nach Felix. Gelb: zuleitende, sensible Bahnen; blau: ableitende, präganglionäre Bahnen; grün: ableitende, postganglionäre Bahnen. Vorderhorn nach oben, Hinterhorn nach unten gerichtet.

Reflektorische Erweiterungen dieser Bluträume können aber auch durch interozeptive Reize ausgelöst werden. Nach Aufnahme adäquater Reize durch die receptorischen Apparate der Urinblase und der Pars pelvina recti und des Sigmoids werden die Erregungswellen auf den zuleitenden Neuronen sympathischer Nerven zu den vasodilatatorischen Nervenzellen des Nucleus parasympathicus im zweiten bis vierten Sacralsegment geführt und gelangen von da über ableitende parasympathische Neuronen zu den glattmuskeligen Elementen in die Corpora cavernosa. Beispiele hierfür sind die Erektionen bei männlichen Säuglingen vor der Blasenentleerung und die Erektionen bei der Passage des Darminhaltes über pathologisch veränderte Mucosa der Pars pelvina des Sigmoids und des Rectums.

Nach Entfernung des ganzen Sacralmarks beim Hund konnte L. R. Müller durch exterozeptive Reize reflektorisch keine Erektionen mehr auslösen; dagegen gelang dies Marburg und Ranzi an Kriegsverletzten nach kompletter Caudaaffektion, und zwar durch mechanische Reize. Daraus ist ersichtlich, daß beim Menschen Dilatationen der Bluträume in den Corpora cavernosa reflektorisch auch durch Axonreflexe oder Reflexe, deren Reflexscheitel im Ganglion spinale liegt, also ohne spinalen Reflexbogen, ausgelöst werden können. Bei dem oben erwähnten Hund mit völlig entferntem Sacralmark beobachtete L. R. Müller aber rasche starke Steifung der Rute, sobald er denselben mit einer läufigen Hündin zusammenbrachte. Er nimmt deshalb an, daß den Nerven, „welche aus dem oberen Lumbalmark entspringen und welche über die Rami communicantes lumbales und die Plexus hypogastrici zum Nervengeflecht im kleinen Becken ziehen“, neben vasoconstrictorischen auch vasodilatatorische Neuronen beigemischt sind (vgl. Fußnote 1, S. 142).

Schließlich steht die Dilatation der Bluträume in den Corpora cavernosa und Bulbi vestibuli auch unter dem Einfluß der Großhirnrinde, deren Erregungswellen über den Weg des sacral-parasympathischen Abschnittes des vegetativen Nervensystems und der N. erigentes zu den glattmuskeligen Zellen des Erektionsapparates gelangen. Poussep konnte durch Reizung der Großhirnrinde Erektionen auslösen. In gleicher Weise entstehen vom Großhirn aus über den sympathischen Abschnitt des vegetativen Nervensystems Kontraktionen dieser Muskeln[1].

Die Reizqualitäten, die auf Reflexbahnen, die ihren Reflexscheitel in der Großhirnrinde haben und auf dem Wege unbedingter Reflexe Dilatation der Bluträume im Erektionsapparat auslösen, sind phylogenetisch entwickelte adäquate Gerüche, optische und akustische Eindrücke, sowie adäquate Berührungsempfindungen. Für die Berührungsempfindungen gibt es Prädilektionsstellen (erogene Zonen), wie beispielsweise die Ohrläppchen, den Nacken und die Schleimhaut der Lippen der Frauen. Während des Lebens werden sie um zahlreiche Reizqualitäten für bedingt reflektorisch auslösbare Erektionen vermehrt, wie beispielsweise beim Fetischismus. Schließlich vermögen mnemische Empfindungen und Ekphorie der Engramme obiger Reizqualitäten ebenfalls Dilatation der Bluträume in den Corpora cavernosa und Bulbi vestibuli des Erektionsapparates in den äußeren Genitalien auszulösen.

Literaturverzeichnis.

Atzler, E. u. *G. Lehmann:* Einfluß der Wasserstoffionen auf die Gefäße. Pflügers Arch. **197**, 221 (1922).

Braenker, W.: Anatomische Untersuchungen des ganzen sympathischen Nervensystems. Verh. 8. Tagg bayer. Chir., Juli **1923**. — *Brüning, F.* u. *O. Stahl:* Die Chirurgie des vegetativen Nervensystems. Berlin: Julius Springer 1924.

Dennig, H.: Zur Physiologie der periarteriellen Nerven. Klin. Wschr. **1924 I**, 727. — Enthalten die periarteriellen Nerven lange sensible Bahnen? Klin. Wschr. **1925 I**, 66.

Eugling: Untersuchungen über den peripheren Tonus der Blutgefäße. Pflügers Arch. **121**, 274 (1908).

Foerster, O.: Die Leitungsbahnen des Schmerzgefühls und die chirurgische Behandlung der Schmerzzustände. Berlin u. Wien: Urban & Schwarzenberg 1927.

Gaskell: The involuntary nervous system. London: Longmans, Green & Co. 1920. — *Glaser:* Die Innervation der Blutgefäße. L. R. Müllers Die Lebensnerven, S. 364. Berlin: Julius Springer 1931. — *Goltz, F.:* Über gefäßerweiternde Nerven. Pflügers Arch. **9**, 185 (1874). — *Gundermann:* Über die Behandlung peripherer Röntgenulcera mittels periarterieller Sympathektomie. Bruns' Beitr. **129**, 231 (1923).

[1] Hier sei nochmals darauf aufmerksam gemacht, daß sich die Organisation innerhalb des parasympathischen Abschnittes wesentlich von derjenigen im sympathischen Abschnitt unterscheidet. In ähnlicher Weise wie bei der Skeletmuskulatur ist der Verlauf der präganglionären parasympathischen Bahnen derart geordnet, daß bei Erregungen im Parasympathicus die Wirkungen an den einzelnen Organen unabhängig voneinander erfolgen — im Gegensatz zu den diffusen Massenwirkungen bei Erregungen im Sympathicus —. So führt beispielsweise die starke Belichtung der Retina zu einer Verkleinerung der Iris auf dem Weg der Erregung des parasympathischen N. oculomotorius, aber es erfolgt nicht gleichzeitig eine vermehrte Speichelsekretion durch eine gleichzeitige Erregung der Chorda tympani oder eine Verlangsamung des Herzschlages bzw. eine Beschleunigung der Darmtätigkeit durch eine gleichzeitige Erregung des N. vagus. Auch eine gleichzeitige Erregung des sacralen Abschnittes des Parasympathicus und damit eine gleichzeitige Erektion bleibt aus.

Nur bei Bedrohung der Existenz des Individuums treten neben dem Bewegungssturm im animalen Apparat auch Irradiationen der Erregungswellen von der Großhirnrinde gleichzeitig im sympathischen und parasympathischen Apparat auf. Gleiches gilt für Bewegungsstürme in Lustsituationen.

Hahn, O. u. *Hunczeck:* Anatomische Untersuchungen über die Nervenversorgung der Extremitätengefäße. Bruns' Beitr. klin. Chir. **133**, H. 2, 302 (1925). — *Hess, W. R.:* Die Regulierung des Blutkreislaufes, S. 28 u. 56. Leipzig: Georg Thieme 1930. — *Hirsch, L.:* Über die Nervenversorgung der Gefäße im Hinblick auf die Probleme der periarteriellen Sympathektomie. Arch. klin. Chir. **137**, 281 (1925). — *Hohlbaum:* Die periarterielle Sympathektomie nach Leriche. Mitt. Grenzgeb. Med. u. Chir. **37**, 163 (1923).

Kappis: Über die Ursache und Behandlung des Malum perforans mit Bemerkungen zur Frage der Sympathektomie. Klin. Wschr. **1922 II**, 2558. — *Ken Kuré:* Über den Spinalparasympathicus. Basel: Benno Schwabe 1931. — *Kroetz:* Allgemeine Physiologie der autonomen nervösen Korrelationen. Handbuch der normalen und pathologischen Physiologie, Bd. 16, 2. Hälfte, S. 1729. 1931.

Lehmann, W.: Die Grundlagen der periarteriellen Sympathektomie. Erg. Chir. **17**, 608 (1924). — *Leriche:* De la réaction vasodilatatrice consécutive à la résection d'un segment artériel oblitéré. C. r. Soc. Biol. Paris **1917**, 160. — *Leriche* et *Heitz:* Influence de la sympathectomie périartérielle ou de la résection d'un segment artériel oblitéré sur la contraction volontaire des muscles. C. r. Soc. Biol. Paris **1917**, 189. — De l'action de la sympathectomie périartérielle sur la circulation périphérique. Arch. Mal. Coeur **1917**, 79.

Meneau: Quelques observations de sympathectomie périartérielle. Thèse de Lyon **1921**.

Potts, L. W. (unter Leitung von Todd): The distribution of nerves to the arteries of leg. Anat. Anz. **47**, 138 (1914).

Schamoff: Von der periarteriellen Sympathektomie bei Gangraena spontanea. Verh. 15. russ. Pirogoff-Ges. St. Petersburg **1922**. Ref. Z.org. Chir. **24**, 285 (1923). — *Schilf, E.:* Physiologische Versuche zur periarteriellen Sympathektomie. Klin. Wschr. **1924 I**, 346. — Das autonome Nervensystem, S. 89 u. 195. Leipzig: Georg Thieme 1926. — *Spalteholz:* Handatlas der Anatomie, Bd. 3, S. 767. 1914. — *Stöhr, Ph.* jun.: Mikroskopische Anatomie des vegetativen Nervensystems, S. 68. Berlin: Julius Springer 1928.

Werziloff: Vasomotorische Funktionen der hinteren Wurzeln. Zbl. Physiol. **10**, 194 (1896). — *Wiedhopf:* Experimentelle Untersuchungen über die Wirkung der Nervenvereisung und der periarteriellen Sympathektomie auf die Gefäße der Gliedmaßen. 47. Verh. dtsch. Ges. Chir., 4.—7. April **1923**, 163. — Experimentelle Untersuchungen der periarteriellen Sympathektomie und der Nervenvereisung auf die Gefäße der Extremitäten. Bruns' Beitr. **130**, 999 (1923).

4. Anhang.

Die Einflußnahme der Resektion von Adventitia- und periadventitiellem Gewebe der Arterien auf die Größe des Blutstromvolumens im peripheren Versorgungsgebiet dieser Arterien (Sympathektomie Jaboulay-Leriche, Histonektomie Schilf).

Anatomisch ist festgestellt, daß in der gemeinsamen Gefäßscheide im periadventitiellen Gewebe und in der Adventitia bis in die Media und hinab auf die Intima der Arterien Nerven verlaufen. Zu welchem Nervensystem die einzelnen mikroskopisch sichtbaren Nervenfasern in einem beliebig gewählten Arterienabschnitt jeweils gehören, ob zum somatischen oder zum vegetativen Nervensystem, und ob es sich um afferente (zuleitende) oder efferente (ableitende) Nervenfasern handelt, kann der Anatom mit „Messer und Mikroskop" nicht entscheiden (Ph. Stöhr jr.).

In einem solchen Abschnitt kann ein wesentlicher Teil der efferenten (ableitenden) Nervenfasern zum somatischen Nervensystem gehören, indem solche Nerven in einem bestimmten Abschnitt ihres Verlaufes die Adventitia einer Arterie lediglich als Leitbahn benützen und sie früher oder später wieder verlassen, um zu einem quergestreiften Muskel zu ziehen.

Weitaus der größte Teil der efferenten Nerven in der Adventitia und in der gemeinsamen Gefäßscheide gehört aber zum vegetativen Nervensystem. Davon sind der größere Teil vasoconstrictorische Nerven und der kleinere Teil vasodilatatorische Nerven.

Die vasoconstrictorischen, sympathischen Nerven für die Arterien der inneren weiblichen Genitalien, die Art. ovaricae und die Art. iliacae communes mit ihren Endästen für die Bauchhöhlenanteile der inneren Genitalien verlassen als Fortsätze der sympathischen Ganglienzellen im Tractus intermedio-lateralis das Rückenmark in den vorderen Wurzeln. Sie gelangen als präganglionäre Fasern mit den Rami communicantes albi zu den Ganglienzellen in den Ganglien der caudalen Grenzstranghälfte und treten mit diesen in Verbindung. Die letzten Grenzstrangganglien liegen tief im kleinen Becken. Nach der Anschauung der einen (Spalteholz) auf der Vorderfläche des 1. Steißbeinwirbels und in Verbindung mit dem 1. N. coccygeus, nach Anschauung der anderen (Gaskell) sogar in Verbindung mit dem 2. und 3. N. coccygeus. Die Fortsätze der Grenzstrangganglienzellen, die postganglionären Fasern, treten unmittelbar zu allen, also auch zu den obengenannten Bauchhöhlengefäßen, die Arterien bald mit enger, bald mit weiter gestellten Nervengeflechten umspinnend (vgl. Abb. 58 und 59, sowie S. 165f.). Sie verlassen aber zum größten Teil diese Arterien, um sich mit den übrigen Nerven aus dem sympathischen Abschnitt des vegetativen Nervensystems, die zu den inneren Genitalien, der Blase und der Pars pelvina recti ziehen, zum Plexus hypogastricus superior zu vereinigen. Auf der Höhe des Promontoriums teilt sich der Plexus in die beiden Plexus hypogastrici inferiores, die mit den Aa. iliacae mit ihren Ästen in die Tiefe des Beckens ziehen, sie segmentär mit vasomotorischen Nerven versorgend und von ihnen segmentär afferente Nerven der Algosensibilität, sowie der nutritiven Gefäßsensibilität der genannten Organe empfangend.

Die äußeren Genitalien werden durch die Art. pudendae und deren Endäste mit arteriellem Blut versorgt. Für ihre Innervation mit vasoconstrictorischen sympathischen Nerven gilt zunächst dasselbe, was für die Arterien der inneren Genitalien gesagt wurde, da die A. pudenda einen großen Ast der A. iliaca interna darstellt. Außerdem ist aber die Möglichkeit zuzugeben, daß die A. pudenda in ihrem gemeinsamen Verlauf mit dem spinalen N. pudendus von der Stelle an, wo der Nerv caudal von ihr und mit ihr unter dem M. pyriformis auf die Rückenfläche der Spina ossis ischii und von da abwärts, vor- und medianwärts zwischen Fascia obturatoria und M. obturatorius zieht, in gleicher Weise wie die Arterien der Extremitäten auch vasoconstrictorische sympathische Nervenfasern vom N. ischiadicus erhält. Dabei handelt es sich um sympathische Nervenfasern aus jenem Teil der vasoconstrictorischen sympathischen Nerven, die als postganglionäre Bahnen von den Grenzstrangganglien über den Ramus communicans griseus zu den Spinalnerven und mit ihnen zur Peripherie ziehen.

Ebenso ist die Möglichkeit zuzugeben, daß auch die Verzweigungen der Nn. pudendi, die Nn. haemorrhoidales inferiores, die Nn. perinei, die Nn. dorsales clitoridis und die Rami musculares für die quergestreifte Muskulatur am Beckenausgang (vgl. Tabelle 1 und 2, S. 6, 7) vasoconstrictorische sympathische Nervenfasern an die arteriellen Gefäße in den genannten Abschnitten der äußeren Genitalien und ihrer Umgebung abgeben.

Die vasodilatatorischen Nerven verlassen das Rückenmark als Fortsätze der parasympathischen Ganglienzellen durch die hinteren Wurzeln (vgl. S. 44), zusammen mit den sensiblen Nerven und verlaufen alle im Gegensatz zu den vasoconstrictorischen sympathischen Nerven gemeinsam mit den sensiblen Nerven für die Oberflächen- und

Tiefensensibilität, sowie für die nutritive Gefäßsensibilität, zu den Gefäßen[1]. Gestützt auf die experimentellen Untersuchungen von Ken Kuré mit Iziko darf angenommen werden, daß die vasodilatatorischen parasympathischen Nerven für die Eingeweidegefäße, und damit auch für die Aa. ovaricae und Aa. iliacae int. mit ihren Endästen für die inneren und äußeren weiblichen Genitalien, über die Ganglia spinalia auf dem Weg der Rami communicantes zum Grenzstrang gelangen. Ohne mit Grenzstrangganglienzellen in Verbindung zu treten, ziehen sie gemeinsam mit den postganglionären Fasern der vasoconstrictorischen sympathischen Nerven, zusammen mit den sensiblen Nerven für die Eingeweidesensibilität, zu den Arterien der visceralen Organe, bzw. der Ovarien, des Tubo-utero-vaginaltractus, den Gefäßen für Blase, Pars pelvina recti und zur A. pudenda und ihren Endästen, welche die äußeren Genitalien und deren Umgebung versorgen.

Ein anderer Teil der vasodilatatorischen parasympathischen Nerven verläuft wie die vasoconstrictorischen sympathischen Nerven mit den Spinalnerven zur Peripherie, und gelangt wie die vasoconstrictorischen Nerven in segmentärer Anordnung zu den arteriellen Gefäßen. Für die A. pudenda interna ist deshalb, wie oben für die vasoconstrictorischen sympathischen Gefäßnerven für die A. pudenda besprochen wurde, die Möglichkeit einer zweiten segmentären Versorgung mit vasodilatatorischen parasympathischen Nerven zuzugeben.

Was schließlich die afferenten (zuleitenden) Nerven betrifft, deren Impulse reflektorisch motorische Tätigkeiten an den glatten Muskeln der Arterien auslösen, so treten dieselben wie die vasomotorischen Nerven ebenfalls abschnittweise von der Arterie zum Spinalnerv und ziehen mit diesen Nerven zu den Reflexscheiteln. Die durch adäquate Reizqualitäten an den spezifischen Receptoren für die propriozeptive nutritive Gewebesensibilität[2] ausgelösten Impulse gelangen, bei Beschränkung auf eine regionale Ausbreitung, auf afferenten Schenkeln von Axonreflexbahnen zu den Axonreflexscheiteln und von da auf den efferenten Schenkeln solcher Reflexe zur glatten Muskulatur der Arterien. Stromaufwärts werden die Impulse auf afferenten Nerven zu Reflexscheiteln im Spinalganglion selbst (Hirt) und über das Spinalganglion hinaus durch die hintere Wurzel bis in die zentralen Bahnen des Rückenmarks geleitet (vgl. S. 179ff.). Über die Leitung von Impulsen der propriozeptiven nutritiven Gewebesensibilität auf afferenten (zuleitenden) Bahnen im Zentralnervensystem fehlen genauere Angaben (Kroetz).

Für die Frage der physiologischen und klinischen Bedeutung einer Resektion von Adventitia- und periadventitiellem Gewebe an großen Arterien, wie beispielsweise an der Aorta und an den Art. iliacae communes auf die Regulierung des Blutstromvolumens in ihren Versorgungsgebieten ist es nun wichtig zu wissen, ob die vom Grenzstrang unmittelbar an diese großen Arterien herantretenden vasoconstrictorischen und vasodilatatorischen Nerven auf die Größe des Blutstromvolumens in ihren Versorgungsgebieten Einfluß nehmen. Denn es ist jederzeit feststellbar, daß nach Resektion von adventitiellem und periadventitiellem Gewebe großer Arterien die pulsatorischen Exkursionen

---

[1] Es muß aber heute auch noch die Möglichkeit zugegeben werden, daß die vasodilatatorischen Effekte bei Hinterwurzelreizung vielleicht durch retrograde Erregung auf echt sensiblen Bahnen verlaufen.

[2] In der Adventitia der Arterien und Venen finden sich erheblich größere Mengen sensibler Endkörperchen als in dem übrigen Gewebe, das die Gefäße umgibt. In ganz besonders reichlicher Menge finden sich sensible Nervenendapparate gerade an den Arteriolen (Ph. Stöhr, jun., L. Hirsch).

und die Oberflächentemperatur im Versorgungsgebiet dieser Arterien wochenlang größer sind als auf der nicht operierten Gegenseite. Dies beweist, daß solche Resektionen eine Tonusverminderung in den Gefäßen peripher von der Resektionsstelle bewirken (F. Brüning, O. Stahl, O. Foerster, H. Denning).

Es ist deshalb auch leicht verständlich, daß alle Autoren, wie Leriche, Brüning, Hohlbaum, Kappis, Meneau, Schamoff, sowie Gundermann, die von der Voraussetzung ausgingen, daß die sympathische Innervation der Gefäße auf zwei anfänglich getrennten Wegen erfolgt, von denen ein Teil der vasoconstrictorischen sympathischen Fasern schon von der Aorta aus, in und auf der Adventitia den Gefäßen entlang nach der Peripherie verläuft, die hyperämisierende Wirkung der Adventitiaresektion auf eine Resektion dieser Nerven zurückführen. Durch die Resektion wird ein Teil des ableitenden Schenkels der nutritiven Gefäßreflexe (vgl. S. 141/142) unterbrochen.

Nun haben wir oben gezeigt, daß die Untersuchungsmittel des Anatomen — das Messer und das Mikroskop — keinen Aufschluß darüber zu geben vermögen, ob diese Nerven mit den Ästen der genannten großen Arterien kontinuierlich bis zur äußersten Peripherie ziehen. Es ist deshalb auch verständlich, daß W. Bräuker, O. Hahn und Hunczeck sowie Todd und Potts und auch L. Hirsch u. a. durch präparatorische Untersuchungen keine langen, mit den Arterien verlaufenden Bahnen darstellen konnten. Deshalb läßt auch Glaser die Frage offen, wieweit nach der Peripherie die vom Grenzstrang unmittelbar an die großen Arterien herantretenden Gefäßnerven die Arterien selbst begleiten. Es wurde deshalb versucht, die Frage auf experimentellem Wege zu lösen.

Allein auch der physiologischen Untersuchung dieser Frage stellen sich Schwierigkeiten entgegen, die in der Unzulänglichkeit verschiedener Untersuchungsmethoden und damit in der Deutung der Untersuchungsergebnisse solcher Methoden liegen.

Eine solche unzulängliche, aber zur Untersuchung unserer Frage vielfach benutzte Untersuchungsmethode ist die Plethysmographie. Die Deutung der plethysmographischen Kurve bietet deshalb Schwierigkeiten, weil nach W. R. Hess nicht jede Inhaltsänderung im Onkometer in einer Änderung der Arterienweite ihre Ursache hat, sondern weil auch die Capillaren und Venen mitsprechen, und die Capillaren auch unabhängig von den zuführenden arteriellen Bahnen auf nervösen Reiz ihren Querschnitt ändern können (vgl. S. 141)[1]. Auch die Blutdruckmessung an den peripheren Gefäßen vermag den Einfluß eines Eingriffes am Gefäßnervensystem der großen Arterien auf das Stromvolumen in ihrem Versorgungsgebiet nicht eindeutig zu zeigen, wenn nicht gleichzeitig auch der venöse Ausfluß gemessen wird.

Als für Untersuchungen der innervatorischen Verhältnisse brauchbar bezeichnet dagegen W. R. Hess die äußerst empfindliche Methode der Messung des venösen Ausflusses unter der Voraussetzung, daß die Ausflußmenge bei konstantem Blutdruck Änderungen zeigt, oder daß die Unterschiede im Ausfluß den Verschiebungen des Blutdruckes entgegenlaufen. Als eine weitere zuverlässige Methode erwähnt W. R. Hess die zuerst von Goltz und später von Werziloff benützte Methode der Temperaturmessung im Wirkungsgebiet der untersuchten, bzw. gereizten Gefäßnerven. Steigt der Blutzufluß im Wirkungsgebiet, so erhöht sich die Temperatur; wird er gedrosselt, so sinkt die Temperatur

[1] Infolgedessen führen wir im nachfolgenden die plethysmographischen Untersuchungen von Schilf, Denning, Wiedhopf nicht auf.

in allen Körperteilen, die in der Nähe der Körperoberfläche liegen; denn ihre Temperatur stellt sich stets auf ein Gleichgewicht von Wärmeabfluß nach außen und Wärmezufluß von innen ein. Gleichzeitig werden die pulsatorischen Exkursionen stärker.

Eine weitere zuverlässige Methode zur Beurteilung einer Vasomotorenreizung ist die Beobachtung der Gefäßverengerung bzw. Gefäßerweiterung an den unpigmentierten Sohlenballen von Katzen oder am Kaninchenohr.

Prüfen wir nun die in der Literatur zur Klärung der Frage einer geschlossenen, entlang den Arterien durchlaufenden vasomotorischen Nervenbahn niedergelegten experimentellen Ergebnisse nach der Zuverlässigkeit der benützten Untersuchungsmethoden, mit denen sie gewonnen wurden, so können zunächst die durch Messung des venösen Ausflusses bei konstantem Blutdruck gewonnenen Ergebnisse von Schilf als zuverlässig bezeichnet werden.

Auf Reizung des periarteriellen Gewebes mit faradischen Strömen trat keine Änderung der Ausflußmenge aus der Vene ein, aus der man einen Rückschluß auf eine Gefäßverengerung, und damit auf durchlaufende vasomotorische Nervenbahnen hätte schließen dürfen.

Langley beurteilte die Wirkung einer Reizung des Lumbalsympathicus durch Beobachtung der immer deutlich sichtbaren Veränderungen der Hautfarbe an der unpigmentierten Katzenpfote. Während die Katzenpfote vor einer Durchschneidung des N. ischiadicus und N. cruralis auf eine Reizung des Lumbalsympathicus hin regelmäßig blasser (anämisiert) wird, bleibt das Abblassen nach der Durchschneidung aus. Diese experimentellen Ergebnisse geben ebenfalls keinen Anhalt dafür, daß vasoconstrictorische sympathische Nerven, die unmittelbar vom Grenzstrang an die großen Arterien herantreten, in geschlossener Bahn entlang den Arterien bis zur äußersten Peripherie ziehen.

Dagegen kann zugegeben werden, daß die vasoconstrictorischen Nerven, nachdem sie an die Arterie herangetreten sind, in ihrer Adventitia auf lange Strecken verlaufen; denn Eugling hat am Kaninchenohr mit durchschnittenem N. auricularis gezeigt, daß sich die Arterie bei elektrischer Reizung auf lange Strecke kontrahiert. Wird aber zuvor das Ganglion cervicale supremum exstirpiert, so tritt nur lokal an der Reizungsstelle eine Kontraktion ein.

Gestützt auf diese Untersuchungen darf angenommen werden, daß die Resektion der Adventitia wohl niemals die Gesamtheit der efferenten Reflexschenkel des nutritiven Gefäßreflexes unterbricht, wohl aber den der Resektion zunächst liegenden, nach der Peripherie verlaufenden Teil der segmentär an das Gefäß herangetretenen Nerven.

Eine andere Auffassung über die Genese einer arteriellen Hyperämie, peripher von der Stelle einer Adventitiaresektion, geht dahin, daß dadurch nicht ausschließlich sensible Nervenbahnen solche Impulse von Reizqualitäten leiten, die bis zur Gehirnrinde gelangen und dort in Schmerzempfindungen umgesetzt werden, sondern daß durch die Resektion auch die afferenten Schenkel der nutritiven Gefäßreflexbogen unterbrochen werden (Lehmann). Die Auswirkung solcher Unterbrechungen soll in folgendem kurz dargestellt werden. Durch die adäquaten Reizqualitäten für die Receptoren der propriozeptiven nutritiven Gewebesensibilität (vgl. S. 146) gelangen während des Lebens ununterbrochen Impulse auf den afferenten Nervenfasern der Gefäßsensibilität zu den

Reflexscheiteln von Axonreflexen und spinalen Gefäßreflexen. Von da werden die Impulse auf die efferenten vasomotorischen Nervenfasern und zur glatten Muskulatur geleitet. Dadurch besteht ein Dauertonus in der Gefäßmuskulatur.

Nach der alten Beurteilung überwiegen unter den vasomotorischen Nerven die vasoconstrictorischen sympathischen Fasern die vasodilatatorischen parasympathischen Nerven funktionell. Eben wegen des Überwiegens der Constrictoren soll stets ein vasoconstrictorischer Dauertonus in der Gefäßmuskulatur der Arterien bestehen. Wird nun durch eine Adventitiaresektion ein Teil der sensiblen afferenten Gefäßnerven in ihrer Leitungsfähigkeit für periphere Impulse ausgeschaltet, so gelangen weniger Impulse der nutritiven Gefäßsensibilität zu den obenerwähnten Reflexscheiteln und damit entsprechend weniger Impulse zu den efferenten vasomotorischen Reflexschenkeln; wiederum wegen des Überwiegens der Constrictoren über die Vasodilatatoren werden diese in vermehrtem Umfang von der Verminderung der zugeleiteten Impulse betroffen. Aus dieser Gleichgewichtsstörung entsteht eine Verminderung des Dauertonus in den Muskeln der Arterien, was gleichbedeutend ist mit einer Dilatation der Arterien peripher von der Resektionsstelle der Adventitia und einer Hyperämie in der Peripherie.

Nach den neuen Darlegungen von W. R. Hess werden diese Verhältnisse besser wie folgt erklärt:

Die Vasodilatation wird in entscheidender Weise durch einen peripheren und ascendierenden Mechanismus bewerkstelligt, und zwar mit mehr circumscripter Auswirkung in Gebieten erhöhten Blutbedarfes (vgl. S. 145). Die Vasoconstrictoren stehen im Dienste eines descendierenden Mechanismus mit mehr genereller Wirkung. Dieser descendierende, zum Teil reflektorisch, zum Teil zentral tonisierende Mechanismus hält dem (lokalen) dilatatierenden Mechanismus das Gleichgewicht. Im Prinzip gehören also Dilatation und Konstriktion betreffend Wirkungsgrad derselben Rangordnung an. Bei Entnervung wird in erster Linie der descendierende Mechanismus lädiert, während die dilatatorische Lokalkomponente überwiegt, und zwar im Sinne eines aktiven Faktors.

Aus beiden Auslegungen erhebt sich die Frage: Gibt es lange, kontinuierlich mit den Arterien verlaufende sensible Bahnen?

Leriche und Brüning vermuteten lange sensible Bahnen, die kontinuierlich mit den Arterien verlaufen und auch O. Foerster hält es für recht wahrscheinlich, daß die sensiblen Gefäßnerven eine geschlossene durchlaufende Bahn entlang den Gefäßen bilden.

Damit im Widerspruch stehen Experimente von Denning am Hunde: Nach Durchschneidung des N. femoralis, 3,0 cm unterhalb des Lig. Pouparti, und des N. ischiadicus in der Mitte des Oberschenkels, wird die A. und V. femoralis ohne Verletzung der Gefäßscheide freigelegt. Durch einen unter den Gefäßstrang gezogenen Schlauch wird das ganze übrige Bein mit Ausnahme des Gefäßstranges abgeklemmt. Schließlich wird auch die V. femoralis abgeklemmt zur Verhütung einer Überführung der im nachfolgenden zu besprechenden Injektionsflüssigkeit in andere Bezirke.

Nun kann man durch endoarterielle Injektion von Chlorbariumlösung heftige Arterienschmerzen auslösen, welche die Versuchstiere mit stärksten Schmerzäußerungen beantworten. Allein auf eine Injektion von 0,5 ccm einer 5%-Bariumlösung in die freigelegte A. tibialis des wie oben vorbereiteten Beines treten keinerlei Schmerzreaktionen auf.

Diese Versuchsergebnisse geben auch keinen Anhalt dafür, daß lange sensible Nerven in geschlossener durchlaufender Bahn von der Peripherie entlang den Arterien nach dem Zentralnervensystem verlaufen.

Auch Schilf und Stahl lehnen, gestützt auf ihre eigenen Untersuchungen, lange sensible Bahnen ab, die am ganzen Gefäß entlang von der äußersten Peripherie zentralwärts ziehen. Dagegen geben die Autoren zu, daß die Gefäße ihre sensiblen Nerven in ziemlich langen Abschnitten erhalten und daß dadurch die sensible Versorgung der Gefäße beträchtlich weiter peripheriewärts reicht, als es nach den anatomischen Untersuchungen wie beispielsweise denjenigen von Hahn und Hunczeck der Fall zu sein scheint.

Schließlich wird zur Erklärung der Hyperämie peripher von der Resektionsstelle einer Arterie auch noch die Reizung von Vasodilatatoren an der Resektionsstelle erwähnt.

Für diejenigen Autoren, denen die sensiblen afferenten Gefäßnerven mit den Vasodilatatoren identisch sind, gilt das, was oben für die sensiblen Nerven gesagt wurde. Für diejenigen, die eigene parasympathische Vasodilatatoren annehmen, gilt, soweit es die Arterien der inneren Genitalien betrifft, das, was für die Vasoconstrictoren gesagt wurde; denn es verlaufen zu den Eingeweidegefäßen die Vasoconstrictoren, die Vasodilatatoren und die Nerven für die nutritive — wie für die Algosensibilität der Gefäße in denselben Nervenkabeln; und was die parasympathischen Vasodilatatoren betrifft, die das Rückenmark durch die hintere Wurzel verlassen und mit den sensiblen Nerven innerhalb der spinalen Nerven zur Peripherie ziehen, gilt das, was über die sensiblen Gefäßnerven gesagt wurde.

Nun erhebt Ken Kuré gegenüber der Resektion der Adventitia großer Arterien den Einwand, daß die Gefäße durch die Resektion (Sympathektomie) nicht nur vasoconstrictorische, sondern auch vasodilatatorische Impulse verlieren.

Bedenkt man aber, daß es experimentell mit elektrischer Reizung nur durch besondere Versuchsanordnungen, wie beispielsweise Reizung der adventitiellen und periadventitiellen Gefäße mit ganz schwachen und seltenen Induktionsschlägen, oder durch primäres Degenerierenlassen der schneller degenerierenden constrictorischen Fasern gelingt, innerhalb eines Constrictoren-Dilatatorengemisches Vasodilatation zu erzeugen; erklärt man ferner diese Tatsache dadurch, daß die efferenten vasodilatatorischen Nerven funktionell weniger ins Gewicht fallen, so ist es leicht verständlich, daß bei funktionellen Gleichgewichtsstörungen im vegetativen bzw. Gefäßnervensystem eben wegen der viel ausgiebigeren Funktion der Constrictoren eigentlich immer nur Zustände von insuffizienter Durchblutung entstehen, die eben auf den bei weitem überwiegenden pathologisch gesteigerten Vasoconstrictorentonus zurückzuführen sind. Aus denselben Überlegungen wird es auch verständlich, daß bei Resektion der adventitiellen und periadventitiellen Nerven die Ausschaltung der Vasoconstrictoren funktionell mehr ins Gewicht fällt, als diejenige der Vasodilatatoren.

Wer aber der obenerwähnten Auslegung von W. R. Hess entsprechend der Dilatation betreffend Wirkungsgrad dieselbe Rangordnung zumißt wie der Konstriktion, wird leicht einsehen, daß nach Entnervung durch Resektion der Adventitia die dilatatorische Lokalkomponente im Sinne eines aktiven Faktors überwiegen muß, weil durch den Eingriff in erster Linie der descendierende vasoconstrictorische Mechanismus lädiert wird.

Aus unseren Darlegungen geht hervor, daß durch die Resektion von adventitiellem und periadventitiellem Gewebe großer Arterien ziemlich lange Strecken von afferenten Nerven (Schilf), ebenso ziemlich lange Strecken von efferenten Nerven (Euglings) außer Funktion gesetzt werden. Dadurch werden die Impulse aus adäquaten Reizen für die nutritive Gewebesensibilität indirekt vom afferenten, wie direkt vom efferenten Reflexschenkel aus und damit die Summe aller vasomotorischen Impulse zur Muskulatur der Arterien peripher von der Resektionsstelle vermindert. Bei der überragenden funktionellen Bedeutung der Vasoconstrictoren gegenüber den Vasodilatatoren fällt die gleichzeitige Ausschaltung einer Vasodilatatorenstrecke nicht ins Gewicht. Infolgedessen sinkt der Muskeltonus der Arterien peripher von der Resektionsstelle; es entsteht Vasodilatation in den peripheren Arterien und Hyperämie in ihrem Versorgungsgebiet. Nun ist leicht verständlich, daß bei im übrigen intakter Innervation der Arterien diese relativ geringe Einflußnahme auf den Tonus der Gefäßmuskulatur in der Form von Vasodilatation, also Hyperämie, peripher von der Resektionsstelle schön zum Ausdruck gelangen kann. Aber es ist auch ebenso leicht verständlich, daß diese Einflußnahme nicht mehr zum Ausdruck gelangt, wenn schon vorher infolge von Durchschneidung der großen spinalen Nerven (Denning) die ganze übrige vasoconstrictorische Gefäßinnervation ausgeschaltet wurde und infolgedessen schon eine fast maximale Dilatation und Hyperämie im Versorgungsgebiet zu sympathektomierenden Arterien besteht. Aus denselben Gründen wird auch unter diesen letzteren Bedingungen die Einflußnahme einer Reizung des Lumbalsympathicus (Langley) überhaupt nicht mehr sichtbar.

Wir haben oben gezeigt, daß die Art. iliacae internae und ihre Äste, die den Tubo-utero-vaginaltractus, die äußeren Genitalien, die Blase und die Pars pelvina recti und ihre Befestigungen im kleinen Becken versorgen, ihre Gefäßnerven durch die Plexus hypogastrici inferiores erhalten. Es ist deshalb verständlich, daß Cotte die doppelseitige unbequeme Resektion der Adventitia und des periarteriellen Gewebes der Art. iliacae interiores (Sympathectomia hypogastrica) durch die einfache Resektion des Plexus hypogastricus superior zu ersetzen empfiehlt (vgl. S. 406).

Schließlich geht aus allen obigen Darlegungen auch hervor, daß die Resektion des Plexus hypogastricus sup. bzw. die Sympathectomia hypogastrica nur dann von Erfolg begleitet sein kann, wenn dadurch Folge- und Begleiterscheinungen angiospastischer Natur beseitigt werden sollen. Solche Zustände können trophischer Natur (Craurosis vulvae), sekretorischer Natur (Hypersekretion der Cervixdrüsen) sein. Angiospastische Zustände führen auch zu Reizungen der Schmerzfasern der Arterien und dadurch zu echten Gefäßschmerzen (Neuralgien im kleinen Becken, Cystalgien, Rectalgien, Névralgies pelviennes bei objektiv normalem Befund) oder Reizungen der Schmerzreceptoren der Peripherie (Pruritus vulvae). Umgekehrt kann die Sympathectomia hypogastrica, bzw. die Resektion des Plexus hypogastricus superior bei allen Folge- und Begleiterscheinungen vasodilatatorischer hyperämischer Zustände niemals von Erfolg begleitet sein.

Literaturverzeichnis.

Asher, L.: Die Innervation der Gefäße. I. Die zentrale Innervation und der periphere Gefäßtonus. Erg. Physiol. II 1, 346 (1902). — *Atzler, E.* u. *G. Lehmann:* Einfluß der Wasserstoffionen auf die Gefäße. Pflügers Arch. **190**, 131 (1921); **197**, 221 (1922).

Barcroft, J.: The velocity and nature of the blood from the submaxillary gland. J. of Physiol. **35**, 29, Proc. (1907). — The mechanism of vasodilatation in the cats submaxillary gland. J. of Physiol. **36**, 53, Proc. (1907). — *Barcroft, J.* and *H. Piper:* Gaseous metabolism of the submaxillary gland — effect of adrenalin. J. of Physiol. **44**, 359 (1912). — *Bayliss:* Further researches in antidrome nerve impulses. J. of Physiol. **28**, 276 (1902). — *Best, C. H., H. H. Dale, H. W. Dudley* and *W. V. Thorpe:* The nature of the vasodilatator constituents of certain tissue extracts. J. of Physiol. **62**, 397 (1927). — *Bier, A.*: Kollateralkreislauf. Der arterielle Kollateralkreislauf. Virchows Arch. **147**, 256, 444 (1897). — Der Rückfluß des Blutes aus ischämischen Körperteilen. Virchows Arch. **153**, 306, 434 (1898). — *Binet, A.* et *A. Beau:* L'innervation de l'appareil génital de la femme. Gynéc. et Obstétr. **25**, 263 (1932). — *Bruce, A. N.*: Über die Beziehungen der sensiblen Nervenendigungen zum Entzündungsvorgang. Arch. f. exper. Path. **63**, 424 (1916).

Cannon, W. B.: Recent studies on chemical mediations of nerve impulses. Read before 15. Ann. Meeting Assoc. Study Int. Secret. Philadelphia, 8. Juni 1931. — *Cotte, G.*: Troubles fonctionels de l'appareil génital de la femme, 2me Edition, p. 662. Paris: Masson et Cie.

Dale, H. H.: Chemical control of circulation. Lancet **1929 II**, 1179, 1233, 1285. — *Dale, H. H.* and *H. W. Dudley:* Presence of histamine and acetylcholine in spleen. J. of Physiol. **68**, 97 (1929). — *Dastre, A.* et *J. P. Morat:* De l'innervation des vaisseaux cutanés. Arch. Physiol. norm. et path., II. s., **2**, 409 (1899). — *Douglas, C. G.* and *J. S. Haldane:* Regulation of the circulation rate. J. of Physiol. **56**, 69 (1922).

Ebbecke: Gefäßreaktionen. Erg. Physiol. **22**, 473 (1923).

Fleisch, A.: Gestalt und Eigenschaften des peripheren Gefäßapparates. Handbuch der normalen und pathologischen Physiologie, Bd. 7 II, S. 884. 1927. — Die Gefäßerweiterung in tätigen Organen durch zentrale vasodilatatorische Mitinnervation. Z. Biol. 88, 573 (1929). — Venomotorenzentrum und Venenreflexe. Pflügers Arch. **225**, 26 (1930); **226**, 339 (1930); **228**, 399 (1931). — Die Regulierung des Stromvolumens nach dem Blutbedarf. Handbuch der normalen und pathologischen Physiologie, Bd. 16 II, S. 1236. 1931. — Die Wirkung von Histamin, Acetylcholin und Adrenalin auf die Venen. Pflügers Arch. **228**, 351 (1931). — Über nutritive periphere Kreislaufregulierung. Mitt. 14. internat. Physiol.kongr. Rom **1932**. — *Frey, E.*: Menstruationsstudien. I. Zuckerstoffwechsel. Klin. Wschr. **1924 II**, 1319.

Gaskell, W. H.: The involuntary nervous system, p. 95. London: Longmans, Green & Co. 1920. — Tonicity of heart and blood vessels. J. of Physiol. **3**, 48 (1880). — *Groll:* Die Entzündung in ihren Beziehungen zum nervösen Apparat. Beitr. path. Anat. **76**, 20 (1922). Krkh.forsch. **1**, 59 (1925).

Henderson, V. E. and *O. Loewi:* Vasodilatatorenreizung. Arch. f. exper. Path. **53**, 62 (1905). — *Hess, W. R.*: Periphere Regulation der Blutzirkulation. Pflügers Arch. **168**, 439 (1917). — Die Zweckmäßigkeit im Blutkreislauf. Benno Schwabe. Antrittsrede. 1918. — Physiologische Grundlagen für reaktive Hyperämie und Kollateralkreislauf. Bruns' Beitr. **122**, 1 (1921). — Regulierung des peripheren Blutkreislaufes. Erg. inn. Med. **23**, 1, 58 (1923). — Zur Physiologie der Vasomotoren. Schweiz. Arch. Neur. **14**, 20 (1924). — Über Wechselbeziehungen zwischen physiologischen und vegetativen Funktionen. Schweiz. Arch. Neur. **15**, 260 (1925); **16**, 36 u. 285 (1926). — Die Regulierung des Blutkreislaufes. Leipzig: Georg Thieme 1930. — Zentrale Regulierung des Kreislaufes und der Atmung. Schweiz. med. Wschr. **1936**. — *Heymanns, C.*: Le sinus carotidien et les autres zones vasosensibles réflexogènes. London: Lewis & Co. 1929. — *Hirt, A.*: Über den Aufbau des Spinalganglions und seine Beziehungen zum Sympathicus. Z. Anat. **87**, 275 (1928).

Kapfhammer: X. Tagung der deutschen pharmakologischen Gesellschaft in Königsberg. Ref. Klin. Wschr. **1930 II**, 1937. Arch. f. exper. Path. **157**, 84 (1930). — *Kapfhammer, J.* u. *C. Binhoff:* Acetylcholin und Cholin aus tierischen Organen. Z. physiol. Chem. **191**, 179 (1930). — *Kapfhammer, J., C. Binhoff* u. *W. Grab:* Acetylcholin im Warmblüter. Z. physiol. Chem. **207**, 57 (1932). — *Ken Kuré:* Über den Spinalparasympathicus. Basel: Benno Schwabe 1931. — *Kottlors, E.*: Ein Beitrag zur Frage des Cholin-Vorkommens in der Placenta. Zbl. Gynäk. **1929**, 2987. — *Krogh, A.*: Anatomie und Physiologie der Capillaren, 1919. S. 40.

Lenz u. *Ludwig:* Pharmakologische Wirkungen am Bauchfensteruterus. Z. Geburtsh. **87**, 115 (1924). — *Loewi, O.*: Über humorale Übertragbarkeit der Herznervenwirkung. Pflügers Arch. **189**, 239 (1921); **193**, 201 (1922).

Marburg u. *Ranzi:* Lebensnerven und Lebenstriebe von L. R. Müller, S. 76. — *Müller, E. F.*: Über eine gemeinsame vegetative Steuerung von Haut- und Lebergebiet. Münch. med. Wschr. **1916 I**, 9, 71. — *Müller, L. R.*: Klinische und experimentelle Studien über die Innervation der Blase, des Mastdarms und des Genitalapparates. Dtsch. Z. Nervenheilk. **21**, 86 (1901). — Die Exstirpation der unteren Hälfte des Rückenmarkes und deren Folgeerscheinungen. Dtsch. Z. Nervenheilk. **30** (1906). — *Müller, O.*: Die Capillaren der menschlichen Körperoberfläche, S. 23. Stuttgart: Ferdinand Enke 1922.

Pick, E. P.: Über die Regulation der Blutverteilung im Organismus. Internat. ärztl. Fortbildgskurs (Balneol. u. Balneother.) Karlsbad **3**, 188 (1922). — *Poussep:* Zit. nach G. Cotte: Troubles fonctionels de l'appareil génital de la femme, p. 592. Paris: Masson et Cie.

Rein, H. u. *M. Schneider:* Die Interferenz der vasomotorischen Regulationen. Klin. Wschr. **1930 II**, 1488.

Schickele, G.: Die Rolle des Ovariums unter den innersekretorischen Drüsen. Verh. dtsch. Kongr. inn. Med. Wiesbaden **1911**, 520. — Das Vorkommen gefäßerweiternder Substanzen im weiblichen Geschlechtsapparat. Biochem. Z. **38**, 191 (1912). — *Seitz* u. *Wintz:* Über die biologische Funktion des Corpus luteum, seine chemischen Bestandteile und deren therapeutische Verwandlung bei unregelmäßigen Menstruationen. Münch. med. Wschr. **1914 II**, 1657, 1734. — *Sievers, H.:* Untersuchungen über die chemische Physiologie der Placenta mit besonderer Berücksichtigung des Vorkommens von Cholin in der Placenta. Z. Biol. **88**, 319 (1929). — *Strack, E.* u. *A. Loeschke:* Über Cholin im Uterus und seine Beziehungen zur Wehentätigkeit. Hoppe-Seylers Z. **194**, 269 (1931).

Walthard, B.: Die Leberfunktion sub partu. Zbl. Gynäk. **1922**, Nr 32. — *Weber, E.:* Über Gegensätze im vasomotorischen Verhalten des äußeren Teils des Kopfes und des übrigen Körpers bei Mensch und Tier. Arch. f. Physiol. **1908**, 189. — *Wrede, Strack* u. *Bornhofen:* Zur Frage des Cholins in der Placenta und seinen Beziehungen zur Wehentätigkeit. Hoppe-Seylers Z. **183**, 123 (1929). — Das Cholin der Placenta als wehenerregender Stoff. Arch. Gynäk. **140**, 367 (1930). — *Wyss, H. W. v.:* Über den Einfluß psychischer Vorgänge auf die Innervation von Herz und Gefäßen. Schweiz. Arch. Neur. **14**, 30 (1924).

III. Die zum Zentralnervensystem zuleitenden Nervenbahnen und die Reflexbogen im vegetativen Nervensystem des weiblichen Genitale.

1. Spezielle Anatomie und Physiologie der zuleitenden Nervenbahnen.

Die drei das vegetative Nervensystem bildenden Systeme (das sympathische und parasympathische, sowie das Wandnervensystem) müssen getrennt besprochen werden.

a) Das murale System (Wandnervensystem) und der Axonreflex (Langley).

Das murale System (Wandnervensystem) des weiblichen Genitale besteht, wie wir gezeigt haben, aus den in unmittelbarer Nähe der Genitalorgane vorgelagerten Ganglienzellhaufen sympathischen oder parasympathischen Ursprungs mit ihren postganglionären Fasern, welche in die Organe eindringen, und aus den in die Wand des Genitale selbst eingelagerten Ganglienzellen und Nervennetzen (vgl. S. 48).

Langley vertrat stets die Meinung, daß der Mechanismus keiner der scheinbaren Reflexäußerungen, welche von Ganglien des vegetativen Nervensystems ausgelöst werden, den gleichen Weg einschlage wie die Reflexe, die über das zentrale Nervensystem verlaufen[1].

Langley erklärt diese anscheinenden Reflexe durch den unten beschriebenen Vorgang des „Axonreflexes" oder „Pseudoreflexes". Nun haben Bayliss und Starling gezeigt, daß, wenn sie in den Darm eines Hundes nach Durchschneidung aller zu ihm gehenden Nerven einen Bolus brachten, oberhalb des Bolus ein Zustand der Kontraktion und unterhalb des Bolus ein Zustand der Erschlaffung eintrat. Fleisch und von Wyss haben diesen Vorgang am ausgeschnittenen Darmstück auf einen Verkürzungsreflex zurückgeführt.

[1] Wir werden später zeigen, daß echte Reflexbogen, deren ableitende Schenkel durch Nervenfasern des vegetativen Nervensystems gebildet werden, nach A. Hirt ihren Reflexscheitel schon im Ganglion spinale haben (siehe auch Anm. 1, S. 142).

Es erhebt sich deshalb die Frage, ob diese Verkürzungsreflexe durch den Vorgang von Axonreflexen in den postganglionären Fasern des Plexus Auerbachi und des Meissnerschen Plexus zu erklären sind, oder ob sich an diesen Reflexen auch die Ganglienzellen des genannten Plexus beteiligen. — Selbst Langley läßt die Frage offen, da nach Bayliss und Starling Nicotin diese Reflexe im Darm aufhebt.

Nun beobachtete Kolossow in jüngster Zeit im Taubendünndarm eine Ganglienzelle, von der neben kurzen Fortsätzen ein langer Fortsatz abgeht, der zu einem anderen Ganglion zieht. Hier spaltet er sich im Zentrum des Ganglions in kleinere Ästchen auf, deren terminale Fäserchen schließlich auf den Ganglienzellen des zweiten Ganglions Pericellulare bilden. Kolossow erwägt daraufhin die Möglichkeit, ob diese Verbindung von Ganglienzellen nicht doch die morphologische Grundlage von intramuralen Reflexbogen darstellen könnte. Diese Frage ist um so berechtigter, als Langley, gestützt auf ausgedehnte Untersuchungen, Commissurenfasern zwischen einzelnen vertebralen Ganglien unter sich, sowie zwischen den prävertebralen Ganglien des vegetativen Nervensystems ablehnt. Auch Ph. Stöhr stellt sich im Darm Reflexbogen vor, bei denen eine Ganglienzelle den Reflexscheitel bildet und beispielsweise ein kurzer Fortsatz dieser Ganglienzelle den zuleitenden Schenkel für Impulse darstellt, die vom Epithel zur Ganglienzelle, und ein anderer kurzer Fortsatz den ableitenden Schenkel darstellt, der Impulse von der Ganglienzelle zu glatten Muskelfasern leitet. Berücksichtigt man nun die Befunde Keiffers, der einwandfrei Ganglienzellen und Endkörperchen in der Wand des Utero-vaginaltractus nachgewiesen hat (vgl. S. 92), so ist wohl auch für den Uterus und die Vagina in Erwägung zu ziehen, ob sich die Regulierung des ungehemmten Geburtsverlaufes nach Ausschaltung seiner Verbindungen mit den Intermedio-lateralsäulen (W. B. Cannon) auf intramuralen echten Reflexbogen oder nur, wie Langley annimmt, auf Axonreflexbogen vollzieht.

Von Langley wird hypothetisch angenommen, daß innerhalb der postganglionären sympathischen Nervenfasersystemen Erregungswellen auf postganglionären ableitenden Fasern auch in umgekehrter Richtung zentripetal geleitet werden können. An einer Abgangsstelle von kollateralen Ästen dieser Faser werden die Erregungswellen wie in einem Reflexscheitel umgeleitet auf die kollaterale Faser und von dieser wieder zentrifugal zu den Erfolgszellen weitergeleitet. Dabei benützen die Erregungswellen die zum postganglionären Fasersystem gehörende Ganglienzelle nicht; die Ganglienzellen in den sympathischen Ganglien besitzen nach Langley untereinander keine Commissurenfasern; sie sind keine Reflexscheitel. Die Verbindungen zwischen den präganglionären Fasern und den sympathischen Ganglienzellen haben nur die Aufgabe, die ihnen zufließenden Erregungswellen an die Erfolgsorgane weiterzuleiten. Da die besprochenen reflektorischen Vorgänge dementsprechend ausschließlich auf Teilstücken einer postganglionären Faser (Axon) verlaufen, so werden sie zum Unterschied gegenüber echten Reflexen mit dem Ausdruck „Pseudoreflexe" oder „Axonreflexe" belegt. Auch die Fähigkeit des Darmes zur Peristaltik nach Durchschneidung sämtlicher zuführender Nervenstämme beruht nach Langley auf Axonreflexen.

Diese Hypothese Langleys erhält eine Stütze durch van Esveld, wenn er, gestützt auf seine physiologischen Versuche an plexusfreien Darmstücken sagt: „Wenn auch bei der mikroskopischen Durchsicht der nach den Versuchen hergestellten Serienschnitte keine einzige Ganglienzelle zu finden war, so darf man jedoch noch nicht auf die

Myogenität der Darmbewegungen schließen, da zwischen den glatten Muskelzellen des Darms wie auch des Ureters, Retractor penis, der Blase und wahrscheinlich vieler oder aller anderen Organe mit glatter Muskulatur noch ein ausgedehntes nervöses Syncytium gelagert ist."

Auf einer postganglionären Axonreflexbahn kommt der Axonreflex wie folgt zustande (vgl. Abb. 57).

An der Endigung eines postganglionären Neuritenastes (*d*) oder an der Endigung einer Kollateralen dieser Äste entstehen durch einen für die propriozeptive Sensibilität dieses Neuriten adäquaten peripheren Reiz (*R*) Erregungswellen. Diese verlaufen auf dem Ast, bzw. auf der Kollateralen dieses Astes zentripetal bis zur Teilungsstelle (*c*) des Neuriten (*b*) oder bis zur Abgangsstelle der Kollateralen (c^1, c^2) in der Richtung der Pfeile. Die Teilungsstelle des Neuriten (*c*) bzw. die Abgangsstellen der Kollateralen (c^1, c^2) werden zum Scheitel des Axonreflexes. Hier werden die Erregungswellen umgeschaltet, und zwar in *c* auf den zweiten Ast des Neuriten und in c^1 und c^2 auf die zweite Kollaterale an der Abgangsstelle, die als postganglionäre Fasern sympathischen Ursprungs von sich aus ableitende Eigenschaften besitzen.

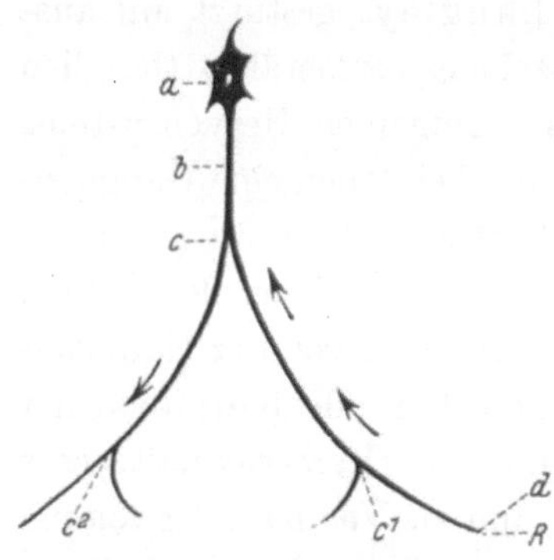

Abb. 57. Die Bahn des Axonreflexes (Langley). *a* postganglionäre sympathische Ganglienzelle; *b* postganglionärer Neurit der sympathischen Ganglienzelle *a*; *c*, c^1, c^2 Teilungsstellen des Neuriten *b*; *R* peripherer adäquater Reiz; *d* periphere Reizstelle. Die Pfeile zeigen die Richtung an, in der die Erregungswellen des Reizes *R* geleitet werden.

Wie aus Abb. 57 hervorgeht, beteiligt sich an den reflektorischen Vorgängen auf Axonreflexbahnen die postganglionäre Ganglienzelle *a* nicht.

Zum Verständnis für die Geburtsvorgänge am überlebenden graviden Uterus und bei Sarggeburten usw.[1] ist es wichtig zu wissen, daß selbst nach dem Tod durch Verblutung (id est Ersticken an Sauerstoffmangel) die postganglionären Fasern noch längere Zeit funktionsfähig und die postganglionären Reflexe infolgedessen noch längere Zeit wirksam bleiben, trotzdem die postganglionären Ganglienzellen selbst infolge des Sauerstoffmangels schon unerregbar geworden sind und deshalb Reizungen präganglionärer Fasern erfolglos bleiben.

Das parasympathische System, das mit seinen Fasern in den Nn. pelvini zu den Organen im kleinen Becken zieht, bedient sich zur Zuleitung der animalen (cerebrospinalen) Bahnen des N. pudendus (S. 61). Langley hebt hervor, daß die Nn. pelvini den Uterus weder mit parasympathischen (efferenten) Fasern (vgl. S. 47), noch mit zuleitenden (afferenten) Fasern versorgen. Während nach Durchschneidung der Nn. pelvini alle ihre Fasern degenerierten, ließen sich weder in den Parametrien noch im Uterus selbst degenerierte Fasern nachweisen. Daß sich aber in den Nn. pelvini zuleitende Fasern befinden, hat E. Kehrer an decerebrierten Tieren einwandfrei bewiesen. In gleicher Weise hat er auch gezeigt, daß die zum Tubo-utero-vaginaltractus ziehenden sympathischen Fasern in den Nn. hypogastrici und die sympathischen Fasern in den Nn. ovarici (spermatici int.) von zuleitenden Fasern begleitet werden und ebenso die Nn. splanchnici.

[1] Vgl.: Leichengeburt bei Ichtyosauriern. Von Dr. Wilhelm Liepmann. Berlin-Leipzig: de Gruyter & Co. 1926.

b) Die Anfangsnetze der zuleitenden Nervenbahnen:

Den Anfang der zuleitenden Nervenbahnen im vegetativen Nervensystem des weiblichen Genitale bilden Geflechte von marklosen Nerven. Die Schwierigkeiten ihrer Darstellung erlauben uns aber heute noch nicht, die zuleitenden Nervenfasern von den ableitenden zu unterscheiden.

α) Der Blutgefäße des weiblichen Genitale.

Feinste Fasern des Blutgefäßnervensystems umschlingen die Capillargefäße; teils sind sie streckenweise dem Endothel aufgelagert. Sie sind stets von längsovalen Kernen, deren Zelleiber man vielfach nur schwer darstellen kann, den Schwannschen Kernen begleitet. Feine fibrilläre Auflockerungen an den Endigungen der Capillarnerven auf dem Endothel sind häufig; Endigungen in feinen Endköpfchen sind selten. Die Zugehörigkeit eines Teils dieser Nervennetze zu den Capillaren geht daraus hervor, daß sie niemals das Capillarsystem endgültig verlassen (vgl. Abb. 58)[1].

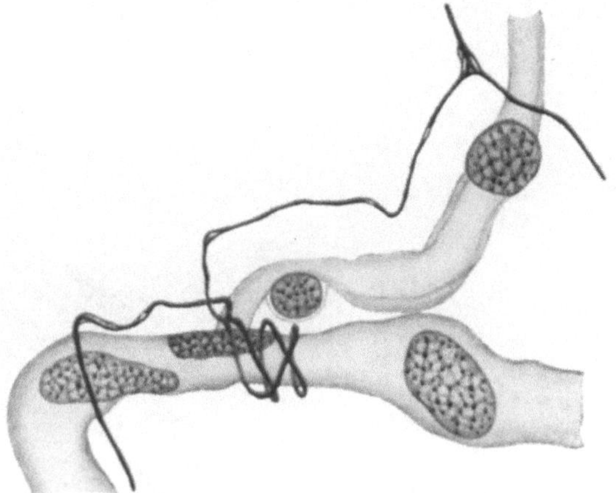

Abb. 58. Capillarnerv aus der Muskelschicht des Pylorus. Bielschowsky-Methode. 1800mal vergr., auf $^3/_4$ verkleinert. (Nach Ph. Stöhr jr.)

Nachdem die Nervenfasern in ihrem Verlauf mit einer Capillare in Verbindung getreten sind, verlassen sie die Capillare und begeben sich im gewöhnlichen Begleitverlauf an der Gefäßwand zu einem anderen Abschnitt oder überhaupt zu einer anderen Capillare. Dadurch entsteht ein mit verschiedenen Abschnitten des Capillarsystems aufs engste verknüpftes Nervennetz (vgl. Abb. 59). Daraus wird nach Ph. Stöhr jr. einigermaßen verständlich, daß Reizqualitäten, die durch Änderungen in der Beanspruchung einzelner Capillargebiete entstehen, auf ein ausgedehntes nervöses Überwachungsnetz und von da auf die Ganglienzellkörper in den adventitiellen und intraparietalen Nervennetzen der kleinen und großen Blutgefäße übertragen werden können. In der Adventitia der großen Arterien (A. femoralis) sind außerdem nervöse Apparate nachweisbar, die Hirsch als Vater-Pacinische Körperchen deutet.

Ein anderer Teil dieser Nervennetze steht mit seinen Fasern nur vorübergehend mit dem Blutnervensystem in Verbindung. Wohl ziehen diese Fasern auch ein großes Stück in nächster Nähe einer Capillare. Bald verlassen sie aber die Capillare wieder, und zwar endgültig, um sich zwischen glatten Muskelfasern oder drüsigen Elementen zu verlieren. Nach A. Hirt und Ph. Stöhr jr. kann man der einzelnen Nervenfaser, die zwischen glatten Muskelfasern einherzieht, nicht ansehen, ob sie in ihrem späteren Verlauf noch in innige Beziehung zu einer Capillare treten wird. Umgekehrt nehmen die genannten Autoren an,

[1] Die Abbildungen Stöhrs sind alles „gute Zeichnungen", nicht Mikrophotographien. Mit Recht hebt Ph. Stöhr jr. hervor, daß die Mikrophotographie bei stärkeren Vergrößerungen es dem Leser sehr erschwert oder unmöglich macht, eine deutliche Vorstellung über die wirklichen Verhältnisse in den Präparaten zu gewinnen.

daß eine Nervenfaser, die selbst auf längere Strecke hin in engstem Kontakt mit einer Capillarwand beobachtet wurde, sich später doch zwischen das Plasma einer glatten Muskelfaser oder von drüsigen Elementen versenken kann. Aus den Untersuchungen von Hirt an der Niere geht hervor, daß die Nerven der Gefäße und der Tubuli der Niere ein alles umschlingendes Gewirr von Nervenfasern darstellen, wobei für die Frage nach der funktionellen Seite die Differenzierung der Leitungsqualitäten wenigstens morphologisch kaum möglich sein dürfte (s. Abb. 60).

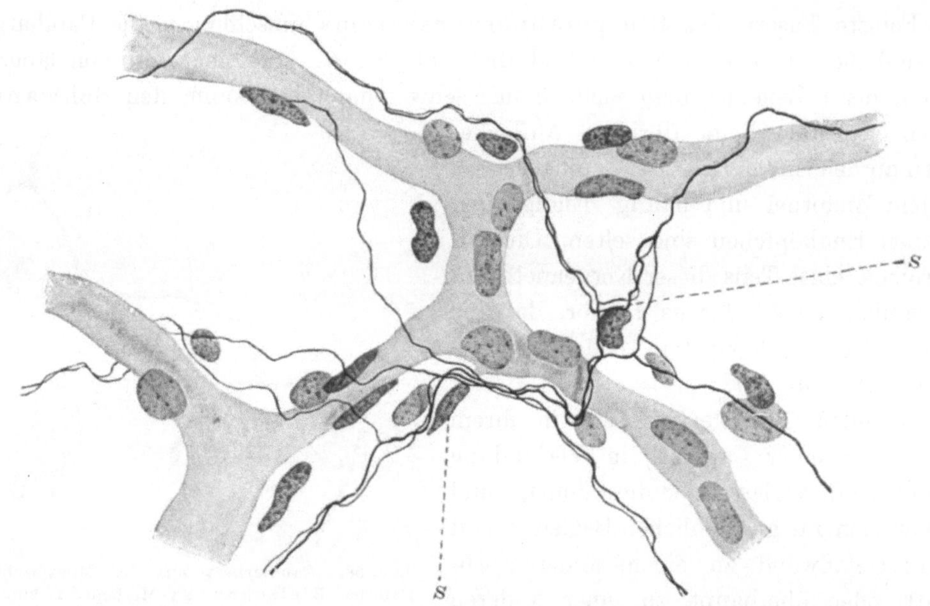

Abb. 59. Capillarnerven. *S* Schwannscher Kern. 800fache Vergr. (Nach Ph. Stöhr jr.) (Zeichnung.)

Dementsprechend erhebt A. Hirt auch die Frage, ob diese Nervenfasern an Stelle des Ausdruckes „Capillarnerven" nicht besser mit dem Ausdruck „Capillarbegleitnerven" belegt werden. In diesen innigen anatomischen Beziehungen der Nervenfasern aus den genannten Nervennetzen zwischen Capillarwand einerseits und spezifisch differenzierten Zellen der Erfolgsorgane andrerseits besteht wohl die Grundlage für die innigen funktionellen Beziehungen zwischen deren Blutgefäßsystem und den Erfolgsorganen.

β) Der glatten Muskulatur und der Drüsen des weiblichen Genitale.

Gleiche Beziehungen bestehen zwischen den Anfangsfasern der zuleitenden Nervenbahnen, welche Erregungswellen zum Zentralorgan leiten, die von der glatten Wandmuskulatur der visceralen Organe ausgehen oder mit den drüsigen Organen und den ableitenden Nervenfasern dieser Organe in Verbindung stehen. Nach den neueren Untersuchungen von Stöhr und Reiser ist sogar das allerfeinste nervöse Terminalreticulum, das sich im Bindegewebe zwischen glatten Muskelfasern und an den Drüsenzellen vorfindet, auch mit der Capillarwand aufs engste protoplasmatisch verknüpft. Sie verlaufen in verschiedenen Richtungen und wickeln sich umeinander oder verschlingen sich miteinander. Daraus entstehen Nervengeflechte. Mit den Nervenfasern sind, selbst noch bei sehr feinen Nervenfasern und oft in reichem Maße, längliche Kerne verbunden, deren

Längsachse dem Verlauf der Nervenfasern parallel geht (Schwannscher Kern), und welche dem die feinsten Achsencylinder umhüllenden Leitplasmodium zuzurechnen sind

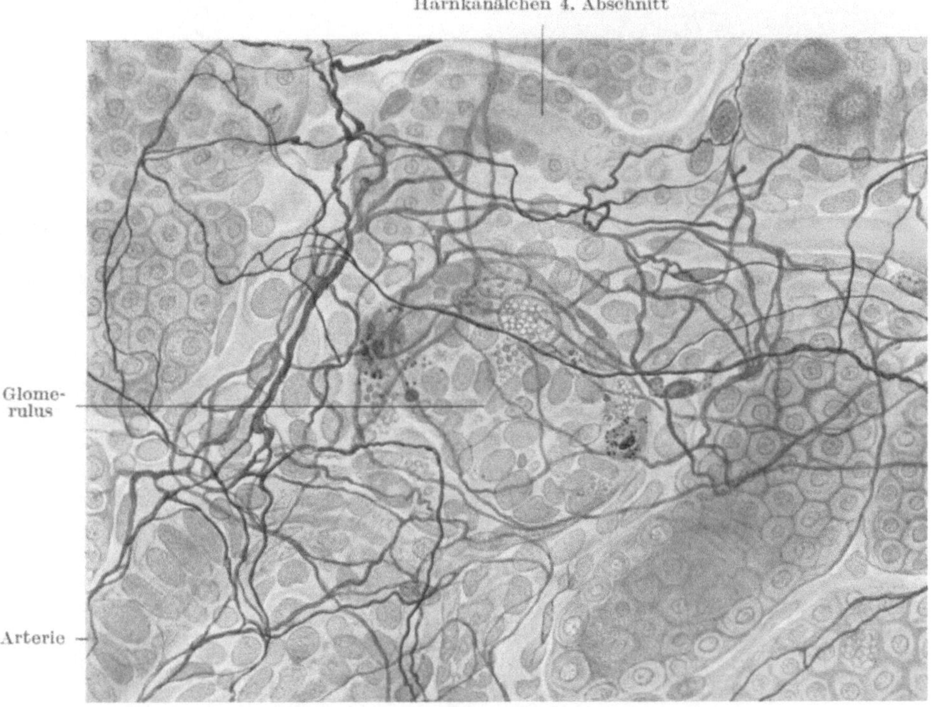

Abb. 60. Rana esculenta. Ventralseite. Glomerulus, umgeben von Nierenkanälchen und Gefäßen mit periglomerulären Nervenfasern. Übertreten der Gefäßnerven auf die Tubuli. Totalpräparat. Vergr. 500fach, auf $^4/_5$ verkleinert. (Nach A. Hirt.)

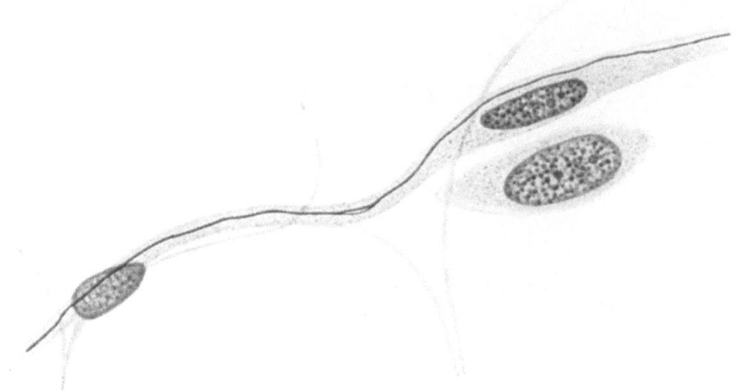

Abb. 61. Gewöhnliche marklose Nervenfaser, innerhalb einer plasmatischen Leitbahn zwischen Fettzellen der Submucosa einherziehend. Pylorusregion des menschlichen Magens. Bielschowsky-Methode. 2000mal vergr., auf $^2/_3$ verkleinert. (Nach Ph. Stöhr jr.)

(vgl. Abb. 61). Die Endäste der Nervengeflechte verbinden sich untereinander zu Nervennetzen, die intraprotoplasmatisch gelegen sind und schließlich in das nervöse Terminalreticulum übergehen (vgl. Abb. 9, S. 51).

Durch diese Anordnung gelangen die einzelnen Endfasern nur auf weiten Umwegen an ihren Bestimmungsort und entsprechen damit den so wichtigen Anforderungen an das

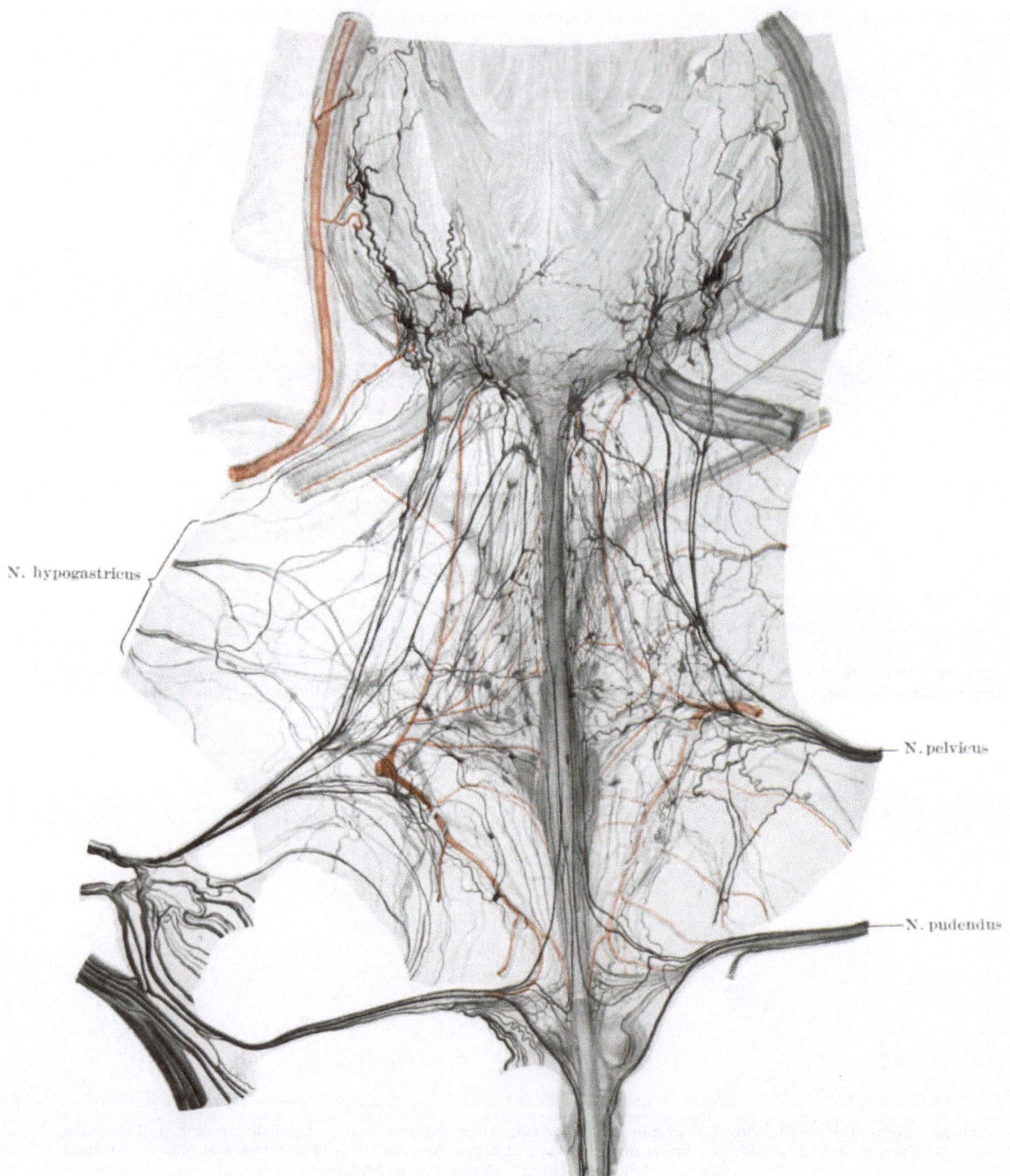

Abb. 62. Blasennerven der Katze (paravesicale Nervennetze). (Nach A. Hirt und Deissler.)

Nervensystem, dem raschen Wechsel des Dehnungswiderstandes der glattmuskeligen Wandorgane ohne Zerrung zu folgen. Gleiches gilt auch für die zuleitenden und ableitenden Nervenstämme (vgl. Abb. 62).

c) Die zuleitenden Nervenbahnen des weiblichen Genitale.

Im nachfolgenden soll nun die Frage der zum Zentralnervensystem zuleitenden Nervenbahnen und ihrer Reflexbogen besprochen werden, und zwar außer den zuleitenden, animalen (cerebrospinalen) Bahnen der Pars copulationis und ihren Reflexbogen auch die zuleitenden vegetativen und gemischt vegetativ-animalen Reflexbogen, die von den Eingeweideanteilen der Pars copulationis, sowie von der Pars gestationis und der Pars generandi ihren Ursprung nehmen.

W. R. Hess nimmt, gestützt auf physiologische Untersuchungen, und L. R. Müller, gestützt auf klinische Beobachtungen, neben zuleitenden langen Nervenbahnen für viscerale Schmerzempfindungen auch noch lange Bahnen an, die Erregungswellen der vegetativen Propriorezeptivität leiten, welche unbewußt in den vegetativen Zentren verarbeitet werden. Außerdem nehmen James Makenzie und L. R. Müller kurze zuleitende Reflexschenkel an, welche in denselben Rückenmarksegmenten, in die sie eintreten, ihren Reflexscheitel haben, über den sie zu den großen Vorderhornzellen und Seitenhornzellen derselben Rückenmarksegmente ziehen und Erregungswellen leiten, welche zur Skeletmuskulatur gelangen (s. später viscero-motorische Reflexe).

Da die vegetativen Anteile des weiblichen Genitale nur von sympathischen und parasympathischen Nervenbahnen versorgt werden, so können alle von diesen Teilen des Genitale zum Zentralnervensystem zuleitenden Bahnen der visceralen Schmerz- und Tiefensensibilität nur in diesen beiden Nervensystemen liegen. Der kraniale Abschnitt des Parasympathicus kommt für zuleitende Bahnen kaum in Betracht, weil seine Reizung unterhalb des Zwerchfells keine Reflexe auslöst (Neumann). Nach den experimentellen Untersuchungen von Langley und Anderson sind bei Versuchstieren im N. hypogastricus (Sympathicus) ungefähr $^1/_{100}$ aller markhaltigen Fasern zuleitende Nervenbahnen; im N. erigens sind ungefähr ein Drittel der Fasern zuleitende.

α) Über die Zugehörigkeit der zuleitenden Nervenbahnen zum animalen oder zum vegetativen Nervensystem.

In der Frage der Zugehörigkeit der zuleitenden Nervenbahnen in den Kabeln, Stämmen und Ästen des vegetativen Nervensystems zum animalen (cerebrospinalen, somatischen) oder zum vegetativen Nervensystem selbst, besteht zur Zeit noch keine Einigkeit. Langley, sowie Langley und Anderson zusammen, fanden bei ihren Degenerationsversuchen, daß die große Mehrzahl der zuleitenden Nervenbahnen in Netzen und Stämmen des Sympathicus zum animalen Nervensystem gehören, und daß die vertebralen lumbalen Ganglien und das Ganglion mesentericum inferius selbst keine eigenen zum Rückenmark zuleitenden Bahnen abgeben. Auch A. Hirt sieht in den zuleitenden Nervenbahnen im vegetativen Nervensystem periphere Fortsätze somatischer sensibler Ganglienzellen. Experimentelle vergleichende Beobachtungen der rohen Reflexzeit für Atem- und Abwehrreflexe bei Versuchstieren und für Schmerzäußerungen an Kaninchen und am Menschen (Kappis) bei Auslösungen von Eingeweideschmerz und Schmerzempfindungen, die bei Reizung peripherer cerebrospinal versorgter Nervengebiete entstehen, ließen keine Unterschiede in der rohen Reflexzeit erkennen. Gleiches gilt für die Gefäßsensibilität (Schilf). Ferner konnten Dennig und Stein feststellen, daß die Chronaxie der Sensibilität des N. splanchnicus major gleiche Werte aufweist wie diejenigen eines somatischen Nerven und nicht wie diejenigen eines sympathischen Nerven. Dadurch werden die oben angeführten Anschauungen von Langley und Hirt auch von der physiologischen Seite her gestützt. Diametral entgegengesetzte Resultate chronaxiemetrischer Untersuchungen der Sensibilität des freigelegten Plexus hypogastricus sup. beim Menschen teilt Aburel mit. Er beobachtete größere Werte für den Plexus hypogastricus als für die gleichzeitig vergleichsweise untersuchten Nn. perforantes der Bauchwand, womit er die Anschauung stützt, daß die zuleitenden Bahnen in sympathischen Nerven zum sympathischen Nervensystem selbst gehören.

Es ist deshalb heute die Frage noch unentschieden, ob die Impulse, die in den Eingeweiden entstehen und den Eingeweideschmerz auslösen, sowie die Impulse, die in den Eingeweiden entstehen und im Unbewußten in den vegetativen Zentren verarbeitet werden und sympathicotonische bzw. parasympathicotonische Wirkungen auslösen, auf denselben zuleitenden Bahnen des animalen (cerebrospinalen) oder auf denselben zuleitenden Bahnen des vegetativen Nervensystems oder schließlich auf verschiedenen Bahnen zum Zentralorgan gelangen. Wir schließen uns der Gruppe jener Autoren an, die in den zuleitenden Nervenbahnen in den Kabeln, Stämmen und Ästen des vegetativen Nervensystems, welche Impulse von Schmerzreizen leiten, ausschließlich animale (cerebrospinale, somatische) Nerven erblicken.

β) Der Weg der zuleitenden Nervenbahnen bis ans Rückenmark.

Einer besonderen Besprechung bedarf auch der Weg, den die von den Eingeweideteilen der weiblichen Genitalien zum Zentralorgan zuleitenden Bahnen nehmen.

I) Die Receptoren der zuleitenden Nervenbahnen.

Receptorische Apparate, wie Corpora lamellosa in der Gestalt der Vater-Pacinischen Körperchen (vgl. Abb. 18, S. 65), die Head für die Mesenterien beschrieben hat, finden sich nicht nur in den äußeren Genitalien, Corpora lamellosa fanden Ries und Coryllos in der Tubenwand, Keiffer im Plexus utero-vaginalis, Oudenal zwischen Uterus und Harnblase und Kranal sowie Koelliker in der Mucosa der Vagina. Knäuelförmige, nach dem Typus eines Meissnerschen Körperchens gebaute sensible Endapparate fand Harting in den Verzweigungsstellen der Tubenschleimhautfalten.

Büschelförmige Nervenorgane dagegen, die Carpenter in der äußeren Muskelschicht des Magens und des Dünndarms gesehen und als receptorische Apparate des vegetativen Nervensystems des Verdauungstractus deutete, konnten in den Einzelanteilen des weiblichen Genitale nicht nachgewiesen werden.

II) Der Weg der zuleitenden Nervenbahnen der Pars generandi.

Die von der Pars generandi (Ovarium) zum Zentralnervensystem zuleitenden Nervenbahnen verlaufen von ihren Wurzelgebieten im Ovarium innerhalb des Plexus ovaricus (vgl. S. 83) durch das Lig. infundibulo-pelvicum und von da in den Nervenstämmen, aus welchen der kraniale Abschnitt des Plexus ovaricus hervorgeht, bis zum Rückenmark.

III) Der Weg der zuleitenden Nervenbahnen der Pars gestationis.

Die von der Pars gestationis (Tubo-utero-vaginaltractus) zum Zentralnervensystem zuleitenden Nervenbahnen verlaufen von ihren Wurzelgebieten innerhalb der Plexus utero-vaginalis, hypogastricus inferior und hypogastricus superior und von da in den Nervenstämmen, welche den Plexus hypogastricus superior bilden, zum Rückenmark. Daß alle zuleitenden Nervenbahnen der Pars gestationis auf diesen Bahnen zum Zentralorgan ziehen und daß keine Anastomosen zwischen den zuleitenden Bahnen aus der Pars gestationis und der Pars generandi bestehen (vgl. S. 85), beweisen die eindeutig guten Resultate der von Cotte und Dechaume gegen hartnäckige Menstrualkoliken empfohlenen Resektion des Plexus hypogastricus superior (Résection du nerf présacré) (S. 413) und das völlige Versagen der gleichen Operation beim Mittelschmerz (S. 399).

IV) Der Weg der zuleitenden Nervenbahnen des vaginalen Abschnittes der Pars copulationis.

Ein Teil der vom vaginalen Abschnitt der Pars copulationis zum Zentralnervensystem zuleitenden Nervenbahnen im vegetativen Nervensystem verläuft von ihrem Wurzelgebiet über den Plexus utero-vaginalis zum Plexus hypogastricus und von da über die oben beschriebenen Bahnen zum Rückenmark. Ein anderer Teil, und entsprechend dem reichen Gehalt der Nn. erigentes an zuleitenden Nervenbahnen (etwa ein Drittel aller Nervenfasern, Langley) wohl der größere Teil zuleitender Nervenbahnen, gelangt in den Nn. erigentes zum Rückenmark.

γ) Die Übergangsstrecke der zuleitenden Nervenbahnen von der Peripherie ins Rückenmark.

Über die letzte Wegstrecke, welche die zum Zentralorgan zuleitenden und in den Kabeln des vegetativen Nervensystems liegenden Nervenbahnen bis zu ihrem Eintritt in das Rückenmark zurücklegen, bestehen zur Zeit verschiedene Auffassungen.

Schon durch Koelliker und Langley wurden die zuleitenden Nervenbahnen des vegetativen Nervensystems als afferente spinale (animale) Nervenfasern angesprochen, die über den Grenzstrang, den Ramus communicans albus, das Spinalganglion und die hintere Wurzel in das Rückenmark eintreten (Bellsches Gesetz). Diese Auffassung erhielt nun in neuerer Zeit auch eine Stütze durch histologische Untersuchungsergebnisse von Ottorino Rossi (Pavia), welcher an Embryonen von Vögeln und Schweinen eine direkte anatomische Verbindung von Zellen der Spinalganglien mit dem Ramus communicans albus nachweisen konnte. Wer aber in den zuleitenden Nervenbahnen des vegetativen Nervensystems echte sympathische Nervenfasern sah, mußte annehmen, daß die Fasern der Rami communicantes albi über die vorderen Wurzeln zum Rückenmark gelangen.

In den letzten Jahren machte nun W. Lehmann ausgedehnte Resektionen der hinteren Wurzeln von D 5—L 1 bei Hunden. Dabei beobachtete er, daß die Bauchsensibilität sich in keiner Weise änderte. Die Hunde äußerten bei Quetschen der Blutgefäße und Zug am Mesenterium in eindeutiger Weise Schmerzen, trotzdem die Bauchdecken gleichzeitig anästhesiert wurden. Lehmann und Groves nehmen an, daß die Bauchsensibilität im wesentlichen eine Gefäßsensibilität sei, die durch die vorderen Wurzeln dem Rückenmark zugeleitet werden. Durchtrennte dagegen W. Lehmann die vorderen Wurzeln, dann trat der umgekehrte Fall ein. Die Eingeweide wurden unempfindlich und die Bauchdecken behielten ihre Sensibilität. W. Lehmann nimmt deshalb, gestützt auf die Ergebnisse seiner Untersuchungen, an, daß, entgegen dem bisher geltenden Bellschen Gesetz für die zuleitenden vegetativen Nervenbahnen eine Ausnahme besteht, in dem diese nicht wie die animalen (cerebrospinalen) zuleitenden Bahnen über die hinteren Wurzeln, sondern über die vorderen Wurzeln in das Rückenmark eindringen. Darin wird er durch O. Foerster insoweit unterstützt, als letzterer gemäß seinen Beobachtungen am Menschen trotz einer genügenden Anzahl von Hinterwurzeldurchschneidungen (Rhizotomia posterior) wegen gastrischen Krisen, diese Krisen gelegentlich nicht oder nicht nennenswert beeinflußt sah. Aber auch nach Rhizotomia anterior et posterior von D 6—D 10 blieben die schmerzhaften Magenkrisen dennoch unvermindert bestehen.

O. Foerster, der eine große Erfahrung in dieser Hinsicht beim Menschen hat, spricht sich deshalb für die Leitung von sensiblen Erregungen und Schmerzreizen aus den Eingeweiden mit Entschiedenheit dafür aus, daß außer den hinteren Wurzeln noch eine Hilfsbahn durch die vorderen Wurzeln zur Verfügung steht (vgl. S. 69). Die unverminderte Wahrnehmung schmerzhafter Magenreize trotz gleichzeitiger Durchschneidung der 6.—10. hinteren und vorderen Thorakalwurzeln läßt O. Foerster vermuten, daß für die Leitung von Schmerzreizen visceralen Ursprungs, und dies auch für die Schmerzreize aus den Organen des kleinen Beckens, der N. vagus und der N. phrenicus als zuleitende Bahnen in Betracht kommen.

Was nun die Schmerzleitung von den inneren weiblichen Genitalien betrifft, so ist darüber nichts bekannt, daß der Vagus an ihrer sensiblen Versorgung Anteil hat. Dagegen haben in neuerer Zeit zahlreiche Autoren auf den Schulterschmerz und die Hyperalgesie am Hals und am Nacken bei Tubenschwangerschaften, aber auch bei Erkrankungen der Ovarien und des Uterus hingewiesen. Da diese Hyperalgesien sich im Bereich der 3. und 4. cervicalen Wurzelzone befinden, so ist es gut denkbar, daß die Reize, welche durch Erkrankungen der inneren weiblichen Genitalien gesetzt werden, über den N. phrenicus in die spinalen Ursprungssegmente von C 3, C 4 und C 5 dieses Nerven geleitet werden.

Über die Genese dieser Hyperalgesien siehe S. 237.

Nach dem heutigen Stand der Frage ergeben sich deshalb folgende Möglichkeiten für den Verlauf der letzten Wegstrecke der zuleitenden Nervenbahnen im vegetativen Nervensystem des weiblichen Genitale.

1. Die zuleitende Bahn ist eine rein animale (cerebrospinale) Bahn, dargestellt durch je ein Neuron der Spinalganglia. Der periphere Neurit beginnt beispielsweise in einem visceralen Einzelanteil des äußeren weiblichen Genitale und verläuft wie die peripheren Neuriten der langen Bahnen des animalen Nervensystems (vgl. S. 68) zum Ganglionzellkörper im Spinalganglion (vgl. S. 180, Abb. 65, Zelle A). Der zentrale Neurit geht durch die Radix posterior nervi spinalis zum Rückenmark in eine lange, zum Gehirn aufsteigende zuleitende cerebrospinale Bahn (vgl. S. 70).

2. Die zuleitende Bahn ist eine rein animale (cerebrospinale) Bahn, aber der Verlauf des ganzen Neurons ist nicht rein cerebrospinal. Es kann der periphere Neurit des zuleitenden Reflexschenkels von einem für die Rezeption von Dehnungsreizen geeigneten Corpus lamellosum oder Endknäuel, das zwischen Cervix, Uterus und Blase liegt, ausgehen, und über afferente Fasern des Plexus muralis und über ein sympathisches Kabel in den Grenzstrang des Sympathicus und aus diesem durch den Ramus communicans albus und dessen Verbindungsbahn mit dem Ganglion spinale (Rossi) zum Ganglienzellkörper eines Spinalganglionneurons gelangen (vgl. S. 180, Abb. 65, Zelle D). Der zentrale Neurit verläuft wie sub 1 beschrieben wurde.

3. Die zuleitende Bahn ist eine rein sympathische Bahn. Sie muß in einer Ganglienzelle des Plexus ovaricus, des Plexus utero-vaginalis (Frankenhäuser), des Plexus cavernosus oder in einer Ganglienzelle eines Sekundärplexus der beiden letzteren Plexus beginnen. Der Neurit dieser Ganglienzelle verläuft in einem sympathischen Kabel, zieht, geschaltet oder ungeschaltet, durch die prävertebralen und das vertebrale sympathische Ganglion und geht durch den Ramus communicans albus und dessen Verbindungsbahn mit dem Ganglion spinale (O. Rossi) zum Ganglienzellkörper einer (sympathischen) Spinalganglienzelle. Der Neurit dieser Zelle endigt aber unter korbartiger Aufsplitterung in ein Endbäumchen am Zelleib einer zweiten Spinalganglienzelle (Ramon y Cajal). Hier werden seine Impulse auf diese zweite Spinalganglienzelle übertragen, deren zentraler Neurit die Impulse wie sub 1 durch die Radix posterior nervi spinalis zum Rückenmark in eine aufsteigende, zum Gehirn zuleitende Bahn leitet.

4. Die Frage, ob es zuleitende Neuriten des parasympathischen Systems gibt, kann nicht mit Sicherheit beantwortet werden. Da sämtliche Kerne des parasympathischen Systems in Gehirn und Rückenmark und in den parasympathischen Ganglienzellhaufen liegen, können ihre zuleitenden Neuriten wie sub 1 und 2 von animalen peripheren Nerven geliefert werden, wie das tatsächlich bei dem N. dorsalis clitoridis der Fall ist, durch den die Nn. erigentes reflektorisch erregt werden können. Doch muß die Möglichkeit zugegeben werden, daß auch, wie oben für rein sympathische zuleitende Bahnen dargelegt wurde, Endbäumchen rein parasympathischer zuleitender Neuriten um die Ganglienzellkörper von Spinalganglienzellen Reize auf diese übertragen können, die dann durch deren zentrale Neuriten dem Rückenmark und damit den Nuclei parasympathici im Sacralmark oder in der Medulla oblongata und im Mittelhirn zugeleitet werden.

2. Die Reflexbogen im vegetativen Nervensystem des weiblichen Genitale.

Im nachfolgenden sollen die Bahnen besprochen werden, auf denen innerhalb des sympathischen und parasympathischen Systems reflektorische Vorgänge verlaufen.

a) Die präganglionären Axonreflexe (Langley).

Im sympathischen System verlaufen die reflektorischen Vorgänge auf präganglionären Axonreflexbahnen.

Schon Sokownin konnte nach Durchtrennung aller zum Ganglion mesentericum inferius ziehenden präganglionären Fasern aus dem lumbalen Abschnitt des Nucleus intermedio-lateralis, sowie der Nervengeflechte auf der Aorta abdominalis folgende Reflexerscheinungen beobachten. Wurde caudalwärts vom Ganglion mes. inf. der Plexus hypogastricus inf. der einen Körperseite durchschnitten und das mit dem Ganglion mesentericum inferius in Verbindung stehende Ende gereizt, so konnten Kontraktionen der glattmuskeligen Elemente an der gegenseitigen Blasenhälfte beobachtet werden. Diese reflektorischen Kontraktionen können nur kranialwärts vom Ganglion mesentericum inferius ausgelöst werden, da seine Ganglienzellen selbst keine Reflexscheitel bilden, sondern nur Erregungen weiterleiten. Langley und Anderson bestätigten diese Beobachtungen und erweiterten sie dahin, daß die reflektorischen Erscheinungen an der Blase auf die glattmuskeligen Elemente im Trigonum vesicae beschränkt blieben, daß aber gleichzeitig auch Kontraktionen am glattmuskeligen Sphincter ani und an den Blutgefäßen des Rectums

(Erblassen des Rectums) beobachtet werden konnten. Gleichzeitig traten Kontraktionen des Uterushornes, der Cervix- und Vaginalhälfte der Gegenseite auf. Solche reflektorische Wirkungen sind nur denkbar, wenn Erregungswellen von der Reizstelle am zentralen Stumpf des durchschnittenen Pl. hypogastricus zentripetal auf Bahnen dieses Pl. hypogastricus

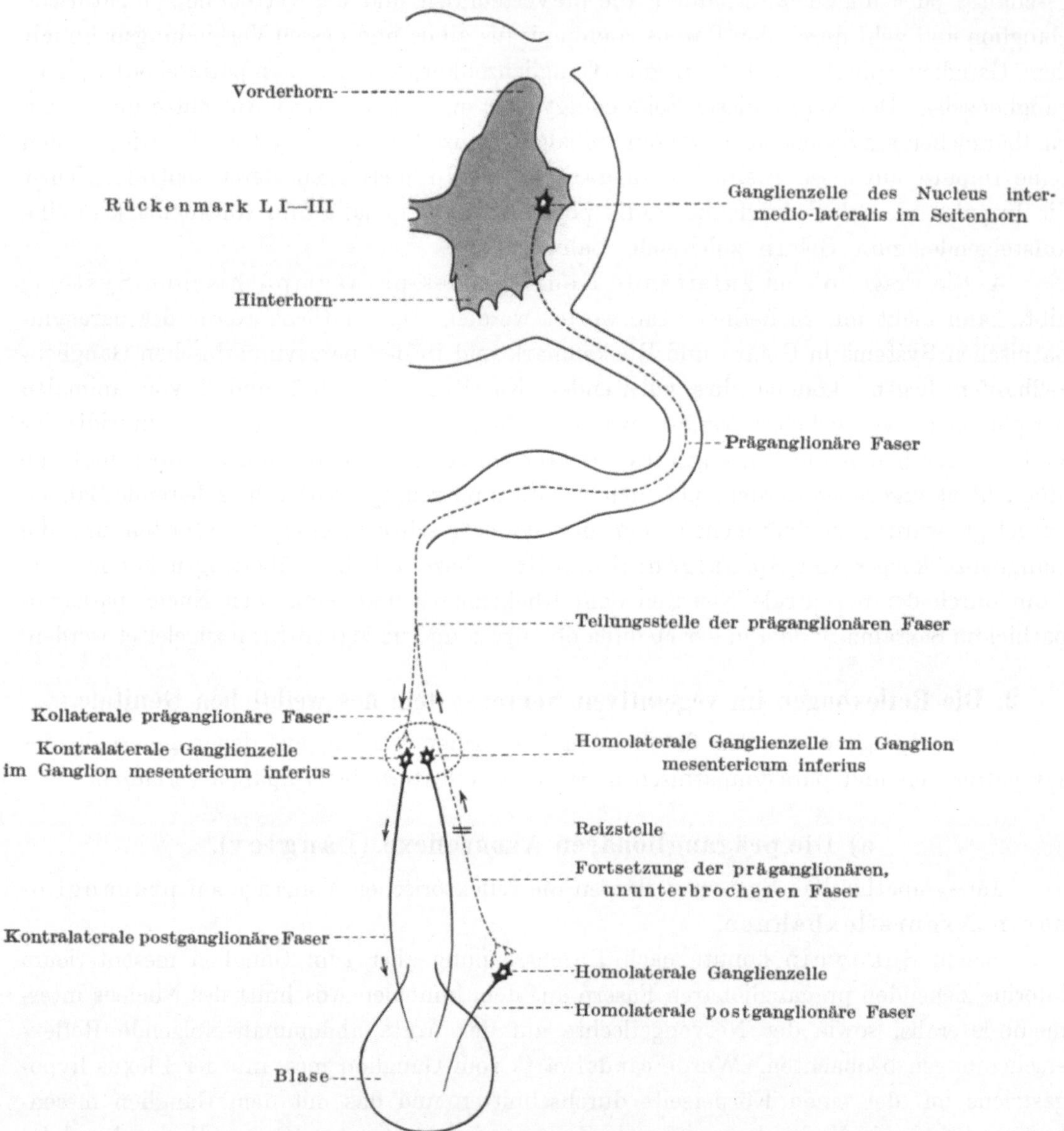

Abb. 63. Diagramm des kontralateralen präganglionären Axonreflexes nach Langley. = Reizstelle. Die Pfeile geben die Richtung der Reflexbahn an.

verlaufen, die nicht mit motorischen Zellen des Ganglion mesentericum inferius in Verbindung stehen, sondern kranialwärts vom Ganglion mesentericum inferius Kollaterale abgeben, die zuerst auf die Gegenseite ziehen und auf der Gegenseite im Verlauf des gegenseitigen Pl. hypogastricus inferior (Ganglion mesentericum inferius = Abschnitt der Gegenseite) oder sogar erst in der Nähe der Erfolgszellen mit motorischen Zellen in Verbindung treten. Demnach springen die Erregungswellen des gereizten zentralen Hypogastricusstumpfes der einen Seite an der Abgangsstelle der Kollateralen auf die Kollaterale selbst über und werden auf diesem kollateralen Abschnitt eines präganglionären Teils des Pl. hypogastricus zu den motorischen Zellen der Gegenseite geleitet, dort umgeschaltet und auf

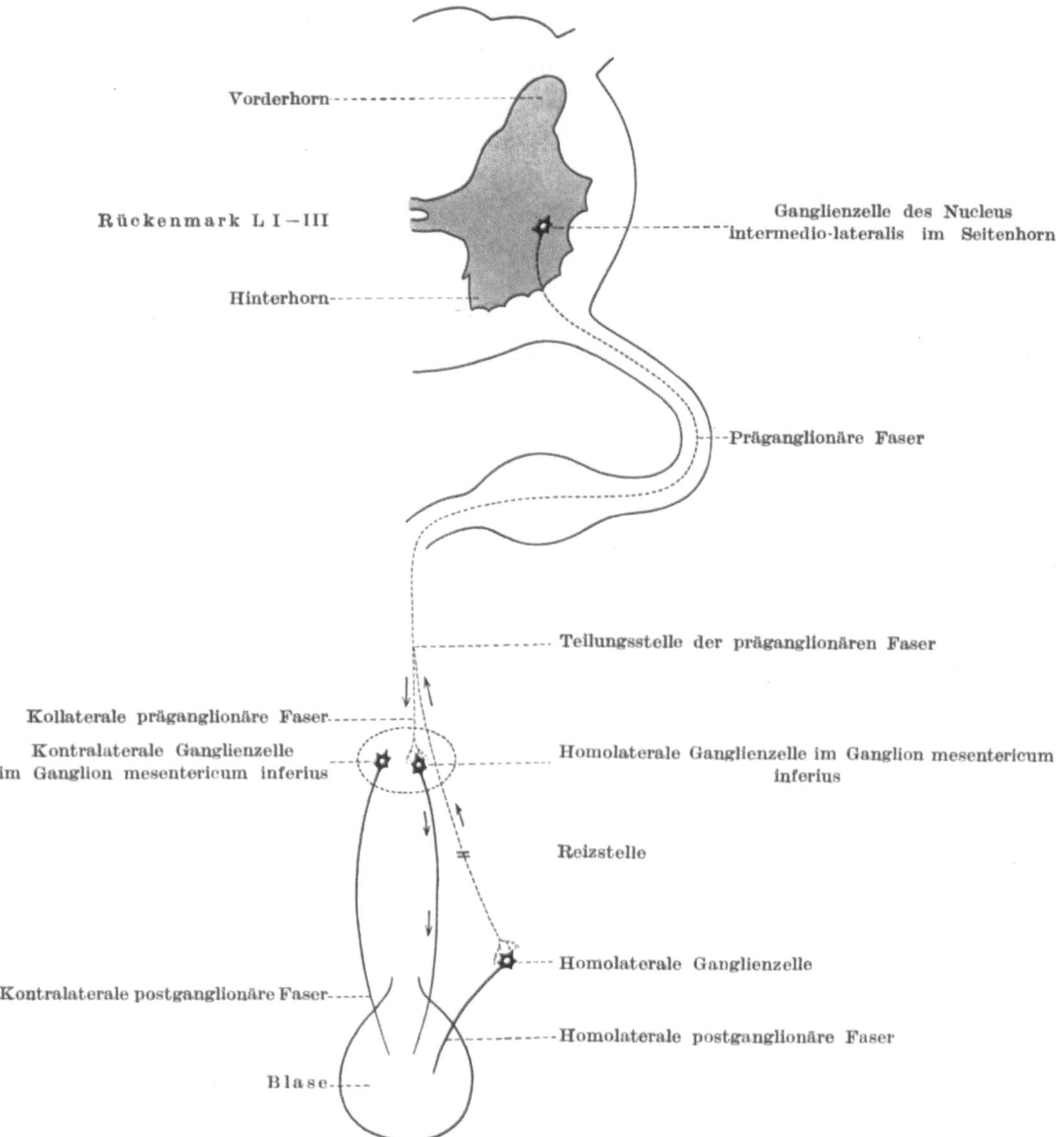

Abb. 64. Diagramm des homolateralen, präganglionären Axonreflexes nach Langley. = Reizstelle. Die Pfeile geben die Richtung der Reflexbahn an.

ihren postganglionären Fasern zu den Erfolgszellen geleitet (präganglionärer Pseudoreflex, präganglionärer Axonreflex).

Langley konnte zeigen, daß solche präganglionäre Reflexbahnen tatsächlich bestehen. Er konnte beobachten, daß die Wirkung einer einseitigen Reizung der präganglionären Fasern, die aus dem lumbalen Abschnitt des Nucleus intermedio-lateralis in den

Rückenmarksegmenten L I—III austreten („lumbar splanchnics") und die Organe des kleinen Beckens mit sympathischen Nerven versorgen (vgl. S. 39), nicht auf die Seite der Reizung beschränkt bleibt. Der Effekt sympathischen Ursprungs gelangt auch auf der Gegenseite zur Beobachtung. Weiter konnte er feststellen, daß nach Durchschneidung und Degeneration derselben präganglionären Fasern durch Reizung ihres peripheren Endes der obengenannte Reflex auf der Gegenseite nicht mehr ausgelöst werden konnte. Dafür gibt Langley folgende Erklärung am Beispiel des glattmuskeligen Sphincter ani internus: Die präganglionären Nervenfasern sympathischen Ursprungs, die sich unter den sympathischen Fasern der „lumbar splanchnics" einer Körperseite befinden, ziehen ununterbrochen durch das Ganglion mesentericum inf. und weiter in der gleichseitigen Hälfte des Pl. hypogastricus sup. und im gleichseitigen Pl. hypogastricus inf. zu einer Ganglionzelle, welche im Gegensatz zur Hauptversorgung, wie sie durch Abb. 7, S. 40 dargestellt wird, dicht an der Muskulatur des glattmuskeligen Sphincter internus ani liegt. Langley und auch Gaskell nehmen deshalb auch an, daß der glattmuskelige Sphincter ani internus aus zwei verschiedenartig innervierten Muskelzellen besteht. Die präganglionären Nervenfasern der „lumbar splanchnics" geben kranialwärts vom Ganglion mesentericum kollaterale Äste ab und diese Äste treten mit Ganglienzellen im Ganglion mesentericum, und zwar mit seiner zur Gegenseite gehörenden Hälfte oder, wenn zwei Ganglia bestehen, mit Ganglienzellen im Ganglion der Gegenseite in Verbindung. In diesen Ganglienzellen der Gegenseite nimmt die postganglionäre Faser ihren Anfang und daraus resultiert auch eine Auswirkung der Reizung der präganglionären „lumbar splanchnics" auf der Gegenseite (kontralaterale Auswirkung, Abb. 63). Endigt der kollaterale Ast aber auf der gleichen Seite, auf der die präganglionären „lumbar splanchnics" gereizt werden, so erfolgt auch die Auswirkung der Reizung gleichseitig (homolaterale Auswirkung, Abb. 64).

Gleiche gekreuzte Wirkungen einer Reizung der „lumbar splanchnics" einer Seite beobachteten Langley und Anderson auch an den glattmuskeligen Elementen des Trigonum vesicae, des Sphincter vesicae und an den glattmuskeligen Elementen der Blutgefäße des Rectums. Ausdrücklich hebt nun Langley hervor, daß er bei Reizung der „lumbar splanchnics" solche gekreuzte Reflexerscheinungen am Uterus oder an irgendeinem anderen Teil der weiblichen Genitalien niemals beobachtete.

Bedenkt man, daß diese letztere Mitteilung im Jahre 1900, also 6 Jahre nach der Nachprüfung der Sokowninschen Mitteilung erschien; bedenkt man weiter, daß die präganglionären Nervenfasern, welche vom lumbalen Abschnitt des Nucleus intermediolateralis zum Ganglion mesentericum inferius ziehen, räumlich viel weiter auseinanderliegen, als die Pl. hypogastrici der beiden Seiten, so ist gut denkbar, daß die Kontraktionen an den weiblichen Genitalien in den ersterwähnten Versuchen Langleys von 1894 durch Stromschleifen ausgelöst wurden, die bei der Reizung des kranialen Endes des einen durchschnittenen Pl. hypogastricus auf den Pl. hypogastricus der Gegenseite übergingen.

Diese Bedenken werden gestützt durch Mitteilungen von Aburel aus dem Jahre 1931, welcher bei wirklicher Durchtrennung aller präganglionären Fasern und Verhütung von Stromschleifen durch Reizung desjenigen Endes des durchschnittenen Pl. hypogastricus, das kranialwärts mit dem Ganglion mesentericum inferius in Verbindung stand, selbst Kontraktionen der glattmuskeligen Elemente der Blase nicht immer auslösen konnte.

Kritische Bemerkungen zu den entero-uterinen Reflexbahnen (Kehrer).

E. Kehrer hat in seinen schönen experimentellen Untersuchungen über nervöse Reflexe von verschiedenen Organen und peripheren Nerven auf den Uterus als Reflexbahn der Interorganreflexe zwischen Magen, Ileum, Colon und Blase einerseits und dem Uterus andererseits präganglionäre Axonreflexbahnen innerhalb des sympathischen Systems vermutet. Dies besonders deshalb, weil bei Reizung der genannten extragenitalen Bauchhöhlenorgane selbst dann noch Uteruskontraktionen auftraten, wenn das Rückenmark vom 10. Brustwirbel an abwärts vollständig ausgebohrt war.

Nach seiner Vermutung würde der präganglionäre Axonreflex beispielsweise „vom Colon aus einer präganglionären Faser des Hypogastricus zentripetal folgen, an einer Teilungsstelle dieser Faser zentrifugalwärts auf einen anderen Zweig derselben Hypogastricusfaser überspringen". (Dieser andere Zweig steht aber seinerseits mit einer Ganglionzelle des postganglionären Systems in Verbindung.) „In dieser Ganglienzelle wird der Axonreflex umgeschaltet und auf der von ihr peripherwärts ziehenden, postganglionären Faser zum Uterus geleitet."

Nun entspricht aber die Anordnung der Endäste der Nervengeflechte zu Nervennetzen der wichtigen Anforderung an das Nervensystem, dem raschen Wechsel des Dehnungswiderstandes der glattmuskeligen Organwand ohne Zerrung zu folgen (wie oben S. 168) und außerdem wurden Zerrungen am Peritoneum von E. Kehrer vermieden. Zerrungen an präganglionären Fasern während der Reizung der genannten extragenitalen Organe können deshalb als ausgeschlossen angenommen werden. Die mechanischen Reize bestanden in Kneifen der Organwände mit den Fingern oder mit der Pinzette; die chemischen Reize trafen die Schleimhäute. Solche Reize können die an die Organwand herantretenden Nervenfasern nur in unmittelbarer Nähe der Organwand und die Nervenendigungen innerhalb der Organwand selbst treffen. Nun ist aber festgestellt, daß alle sympathischen Nerven, die zur Muskulatur entodermalen Ursprungs wie beispielsweise zum Colon ziehen und die Darmbewegungen hemmen, ihre motorischen bzw. hemmenden Ganglienzellen im Ganglion mesentericum inferius besitzen. Von präganglionären Fasern können, ohne Vermittlung einer Ganglienzelle und einer postganglionären Faser, Erregungswellen überhaupt nicht auf Erfolgszellen eines visceralen Organes gelangen, während umgekehrt die Anwesenheit einer einzigen postganglionären funktionsfähigen Nervenfaser mit ihrer Ganglienzelle genügt, um durch Reizung dieser Zelle und Faser einen ganzen Bezirk zu erregen, wie beispielsweise eine ganze Pupille zu erweitern.

Die mechanisch oder chemisch gereizten Nervenfasern der Colonwand sind dementsprechend keine präganglionären, sondern ausschließlich postganglionäre Fasern (Gaskell). Eine gleiche Anordnung der präganglionären und postganglionären Fasern findet sich bei den sympathischen Nerven, die zur Blasenwandmuskulatur ziehen und die Bewegungen der Blase hemmen. Dementsprechend sind wohl auch die Uterusbewegungen, die Kehrer bei Reizung der Colon- bzw. Blasenwand beobachtete, kaum als reflektorische Erscheinungen zu deuten, die auf präganglionären Axonreflexbahnen verlaufen können.

Dieselben Anordnungen finden sich auch am Dünndarm mit dem Unterschied, daß alle sympathischen Nerven, die zur Muskulatur entodermalen Ursprungs des Dünndarms ziehen und die Darmbewegungen des Dünndarms hemmen, ihre motorischen bzw. hemmenden

Ganglionzellen im Ganglion mesentericum superius besitzen. Die gekniffenen oder chemisch gereizten Nervenfasern der Dünndarmwand sind deshalb ebenfalls keine präganglionären, sondern ausschließlich postganglionäre Fasern (Gaskell). Dementsprechend sind auch die Uterusbewegungen, die Kehrer bei Reizung der Dünndarmwand beobachtete, nicht durch präganglionäre Axonreflexe ausgelöst.

Viel schwieriger ist der Weg zu bestimmen und ist die Natur der Vorgänge zu erklären, durch die nach E. Kehrer normale Uterusbewegungen bei schneller Füllung des Magens oder eines Darmabschnittes oder der Blase mit einer indifferenten Lösung gehemmt werden. Wir haben auf S. 53 f. gezeigt (vgl. Abb. 11, S. 54), daß in der Innervation des Tubo-utero-vaginaltractus nicht wie bei den meisten übrigen visceralen Organen ein Antagonismus der beiden Abschnitte des vegetativen Nervensystems besteht, weil bis heute überhaupt keine Nervenfasern sacral-parasympathischen Ursprungs nachgewiesen werden konnten, die in gleicher Weise wie zur Blase, zum Rectum und zur Pars copulationis auch zum Tubo-utero-vaginaltractus ziehen.

Einzig Dale glaubt nachgewiesen zu haben, daß im Plexus hypogastricus neben den motorischen Bahnen auch hemmende Bahnen für die Muskulatur des Tubo-utero-vaginaltractus einherlaufen. Zur Erklärung der Kehrerschen Beobachtungen müßte man sich deshalb vorstellen, daß die Reizqualität der schnellen Dehnung der obengenannten Hohlorgane einer den Dehnungs- und Spannungszustand dieser Organe spezifisch kontrollierenden Sensibilität derart adäquat ist, daß durch sie innerhalb der Ganglienzellen in den Intermedio-lateralsäulen, aus denen die Hypogastricusfasern entspringen, ausschließlich diejenigen Neuronen erregt werden, welche hemmende Neuriten zum Uterus entsenden.

Wir haben deshalb auch den hervorragenden Kenner der Funktion des vegetativen Nervensystems: Prof. W. R. Hess, Direktor des Physiologischen Institutes in Zürich, um eine Erklärung gebeten. Er gibt folgender Erklärungsmöglichkeit den Vorzug:

„„Durch die schnelle Auffüllung von Magen, bzw. Darm, bzw. Blase
„würde eine den Dehnungs- und Spannungszustand spezifisch kontrollierende Sen-
„sibilität erregt, deren reflektorische Auswirkungen die Hemmung sowohl des Tonus
„als auch der mit dem Tonuszustand in Beziehung stehenden Tonusschwankungen ist.
„Diese Hemmung hätte die Bedeutung einer Adaptierung der muskulären Elemente
„an den erzwungenen Füllungszustand, eine Adaptierung bewerkstelligt durch Nach-
„lassen der Eigenspannung.“

Dieser Hemmungsmechanismus bleibt nach Hess nicht auf den Magen, bzw. Darm, bzw. Blase begrenzt, sondern irradiiert in weiteren Gebieten und hemmt auch die Uterusbewegungen. Die Erscheinung wäre noch besser als „Irradiation“, als ein „Mitlaufen“, d. h. als Folge einer ungenügenden Differenzierung in der motorischen Regulierung einzelner vegetativer Organe zu bezeichnen.

Alle diese von Kehrer festgestellten, entero-uterinen Reflexe können ihren Weg nach Langley nicht durch die prävertebralen Ganglien nehmen, wie Kehrer glaubt, da die Ganglienzellen in den sympathischen Ganglien nach Langley und der englischen Schule keine Reflexzentren sind. Sie haben lediglich die Aufgabe, die ihnen zufließenden Erregungen an die Erfolgsorgane weiterzuleiten. Umgekehrt glaubt die französische Schule (Guillaume, Laignel-Lavastine usw.), daß sympathische Ganglienzellen Reflexscheitel darstellen können, wobei die Impulse als zuleitende Bahnen eine rein sympathische

Faser benutzen (S. 44 und S. 172). Wir kommen damit aber zur Besprechung der spinalen Stufe der Reflexbogen im vegetativen Nervensystem des weiblichen Genitale.

b) Die spinale Stufe der Reflexbogen im vegetativen Nervensystem des weiblichen Genitale.

α) Die viscero-motorischen und die viscero-visceralen Reflexbogen über das Spinalganglion nach A. Hirt und über das Rückenmark.

Von Spinalganglien aus findet eine Leitung von Erregungswellen aus den inneren Organen auf echten Reflexbahnen nach verschiedener Richtung statt. Wohl waren bisher nach der englischen Schule im vegetativen Nervensystem keine echten Reflexe bekannt, deren Reflexscheitel außerhalb der Cerebrospinalachse liegen. Aber seit den ausgedehnten Untersuchungen von A. Hirt über den Aufbau des Spinalganglions und seine Beziehungen zum sympathischen Abschnitt des vegetativen Nervensystems wissen wir nun, daß echte Reflexe auf Reflexbogen verlaufen können, deren zuleitender Reflexschenkel durch Nervenfasern der Eingeweidesensibilität, deren Reflexscheitel durch Ganglienzellen im Ganglion spinale selbst gebildet werden und deren ableitenden Reflexschenkel Nervenfasern sympathischen Ursprungs bilden (Abb. 65). A. Hirt fand im Spinalganglion zwei Zellformen, die beide ihre Fortsätze (Neuriten) zum Grenzstrang, bzw. zu den sympathisch innervierten Organen schicken. Die eine Art der beiden Zellformen — die viscero-sensiblen Ganglienzellen — (s. Abb. 65, *D*-Zellen), sind in keiner Weise von den sensiblen Ganglienzellen des animalen Nervensystems — den somato-sensiblen Zellen — (s. Abb. 65, *A*-Zellen) zu unterscheiden. Der Fortsatz dieser viscero-sensiblen Ganglienzellen teilt sich dichotomisch. Ihre zentralen Äste ziehen ins Rückenmark, über die hintere Wurzel in die zentralen Teile der Hinterhörner oder zu den Ganglienzellen der Vorderhörner und Seitenhörner (Nucleus intermedio-lateralis) in der grauen Substanz. Ihre peripherischen Äste ziehen über die vordere Wurzel und den Ramus communicans albus zum Grenzstrang.

Die andere Art der beiden Ganglienzellen ist dagegen von den somato-sensiblen Zellen durchaus verschieden. A. Hirt schreibt dieser anderen Art vasoconstrictorische Effekte zu. Der eine Teil dieser anderen Art von Zellen besitzt nur einen ungeteilten Fortsatz (s. Abb. 65, *E*-Zellen). Dieser Fortsatz zieht über den Ramus communicans albus zum Grenzstrang, bzw. zu den sympathisch innervierten Organen selbst.

Ein zweiter Teil dieser anderen Art von Zellen mit vasomotorischem Effekt (s. Abb. 65, *F*-Zellen) hat einen Fortsatz, der sich dichotomisch teilt. Ihre in zentraler Richtung verlaufenden Äste ziehen über die hintere Wurzel zu den Seitenhörnern; ihre peripherischen Äste ziehen wie die ungeteilten Fortsätze des ersten Teiles dieser Zellen ebenfalls über den Ramus communicans albus zum Grenzstrang.

Wichtig ist nun zu wissen, daß die viscero-sensiblen Ganglienzellen — also die D-Zellen — und die vasoconstrictorischen Ganglienzellen — also die *E*- und die *F*-Zellen — im Ganglion spinale untereinander durch Relaiszellen verbunden sind, welche den Reflexscheitel von echten Reflexen bilden. Es ergibt sich daraus ein Reflexbogen für Reflexe, deren Erregungswellen durch Reizqualitäten in den Eingeweidezellen ausgelöst werden können, auf viscero-sensiblen Bahnen zu den viscero-sensiblen Ganglienzellen im Ganglion spinale und hier über die Relaiszellen zu den vasoconstrictorischen

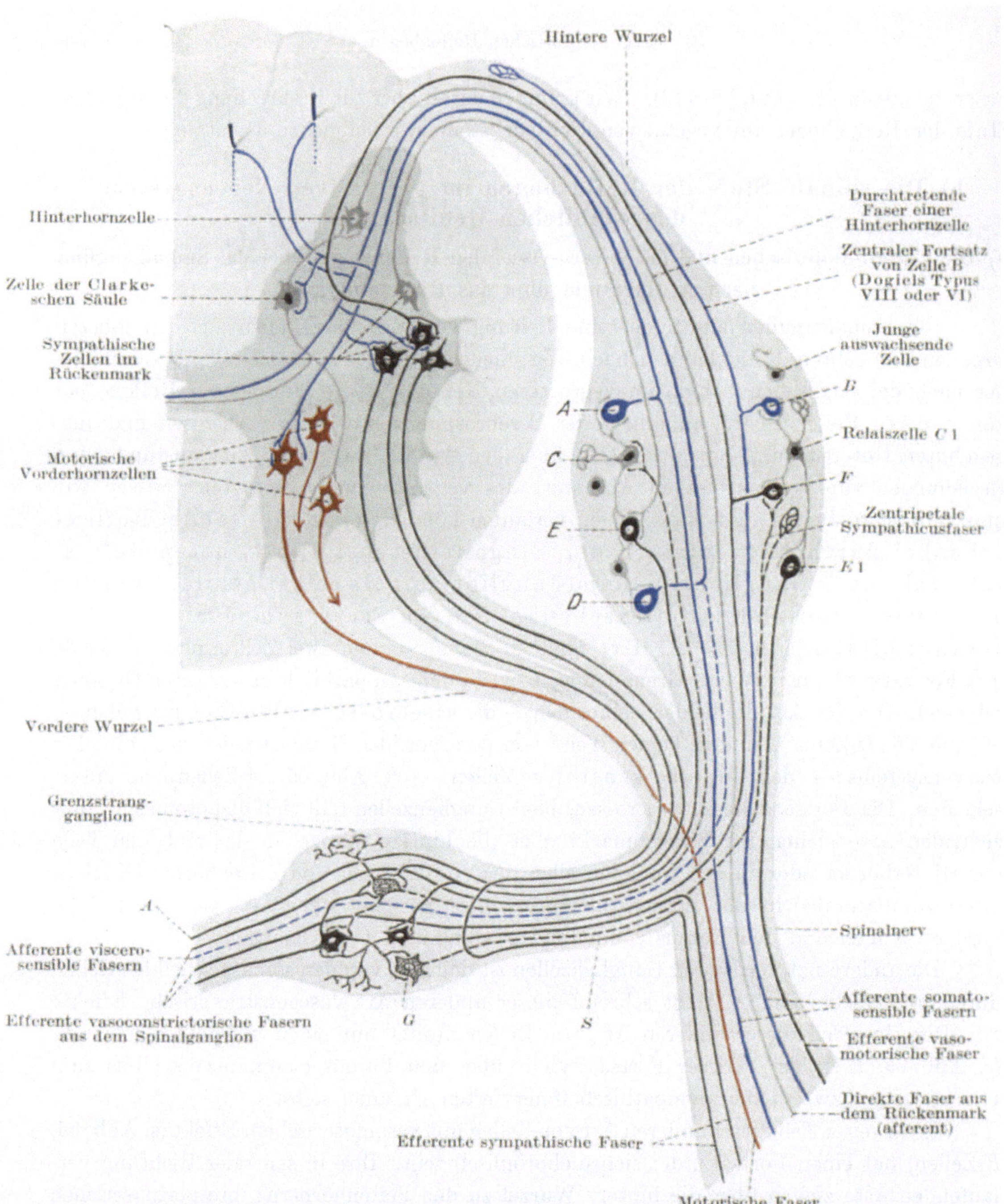

Abb. 65. Schematische Darstellung vom Aufbau des Spinalnerven und des Sympathicus, mit besonderer Berücksichtigung des Spinalganglions. Bedeutung der verschiedenen Farben: A. Im Spinalganglion. Blau: afferent leitende Zellen und deren Fortsätze; die afferente viscero-sensible Faser gestrichelt. Schwarz: efferent leitende Zellen und deren Fortsätze zum Spinalnerven oder zum Sympathicus. Grau: die intraganglionären Zellen, deren Fortsatz nicht aus dem Spinalganglion austritt. — B. Im Rückenmark. Schwarz: die efferent leitenden Zellen und deren Fortsatz zum Sympathicus. Rot: die efferent leitenden motorischen Zellen des Vorderhornes. Grau: die intraspinalen Zellen und die efferent(?) leitenden Zellen des Hinterhornes. — C. Im Grenzstrangganglion. Schwarz: die zentrifugal (efferent) leitenden Zellen, deren Fortsätze eingezeichnet. *A* efferente sympathische Faser aus dem Seitenhorn; *S* efferente sympathische Faser aus dem Seitenhorn zum Spinalnerv. Punktiert: die zentripetal (afferent) leitenden Zellen, deren Fortsätze gestrichelt. *G* Grenzstrangganglienzelle. (Nach Hirt.)

A somato-sensible Zelle im Ganglion spinale, in Verbindung mit Vorderhornzellen, Hinterhornzellen und den Zellen des Nucleus intermedio-lateralis. *B* somato-sensible Zelle im Ganglion spinale, mit zentralem Fortsatz in die hintere Wurzel, Verbindung mit der Relaiszelle *C* und mit peripherem Fortsatz zum peripheren Nerven. *C* Relaiszelle im Spinalganglion, für die Vermittlung der Erregungen aus *B* zu der Spinalganglienzelle *E* 1. *D* viscero-sensible Zelle im Spinalganglion. Tritt wie *A* in Verbindung mit allen Rückenmarkszellen, ferner aber über die Relaiszelle *C* und *C* 1 zu den Spinalganglienzellen *E* und *E* 1. *E* viscero-motorische (vasoconstrictorische) Zelle des Spinalganglions zu den vegetativen Organen. *E* 1 viscero-motorische (vasoconstrictorische) Zelle des Spinalganglions über den Spinalnerven zu den Blutgefäßen der Haut, des subcutanen Fettgewebes und der quergestreiften Muskulatur.

Ganglienzellen weitergeleitet werden. Von da gelangen sie auf den peripherischen Fortsätzen dieser Ganglienzellen über den Ramus communicans albus und den Grenzstrang zu den sympathisch innervierten Organen. In Abb. 65 sind die einzelnen Teile dieses Reflexbogens durch Buchstaben wie folgt bezeichnet:

Die Zelle *D* (blau) im Spinalganglion ist eine viscero-sensible Zelle, deren peripherischer Fortsatz (punktierte blaue Linie) über den Ramus communicans albus und ununterbrochen durch oder neben einem Grenzstrangganglion zu einem vegetativ innervierten Organ zieht. Auf diesem Fortsatz werden Erregungswellen, die an seinen receptorischen Apparaten entstehen, zentripetal zur Zelle *D* geleitet. Der zentrale Fortsatz der Zelle *D* (ausgezogene blaue Linie) zieht über die hintere Wurzel zum Rückenmark. Die zentralen Fortsätze der verschiedenen *D*-Zellen in einem Spinalganglion endigen verschieden. In der Abb. 65 sind die auf die einzelnen Zellen fallenden Möglichkeiten in einem zentralen Fortsatz vereinigt. Die Möglichkeiten sind folgende:

Die zentralen Fortsätze einer Gruppe von *D*-Zellen bilden die ununterbrochenen zuleitenden Reflexschenkel zu einem Reflexbogen, dessen Scheitel die motorischen Vorderhornzellen (rot) darstellen; oder sie bilden die zuleitenden Schenkel vom Reflexbogen, der von Hinterhornzellen (grau, Ganglienzellen des inneren Dienstes in den Clarke schen Säulen) unterbrochen wird und deren Fortsätze erst zu den Vorderhornzellen (rot) ziehen. In letzterem Falle bilden die Hinterhornzellen, die Vorderhornzellen und ihre Verbindungsfaser den Reflexscheitel.

Durch diese Irradiationen entstehen die umschriebenen schmerzhaften Tonuserhöhungen und Spannungen in der Skeletmuskulatur, welche die Leibeshöhlen begrenzt, wie beispielsweise die umschriebene Muskelspannung in der rechten oberen Bauchgegend bei Gallenwegerkrankungen und die Spannungen in der rechten unteren Bauchgegend bei Erkrankungen des Blinddarms. Diese Spannungen sind auch druckempfindlich, weil durch sie das Potential des Gewebedruckes, der auf den Receptoren der cerebrospinalen Tiefensensibilität ruht bis an die Grenze ihrer Reizschwelle erhöht wird. Diese Irradiationen werden mit dem Ausdruck „viscero-motorische Reflexe“ (Mackenzie) belegt.

Die zentralen Fortsätze einer anderen Gruppe von *D*-Zellen bilden die zuleitenden Reflexschenkel von Reflexbogen, deren Scheitel die Ganglienzellen der Seitenhörner [Nuclei intermedio-laterales (schwarz)] bilden und deren ableitender Reflexschenkel durch präganglionäre Fasern sympathischen oder sacral-parasympathischen Ursprungs gebildet werden. Auf diesen Reflexbogen verlaufen viscero-viscerale Rückenmarksreflexe.

Aber schon innerhalb des Spinalganglions treten die viscero-sensiblen *D*-Zellen über Relaiszellen *C* (grau mit schwarzem Punkt) mit den *E*-Zellen (schwarz mit weißem Hof) in Verbindung. Diese *E*-Zellen erklärt A. Hirt als sympathischen Ursprungs und schreibt ihnen vasoconstrictorische Effekte zu.

Die *E*-Zellen haben einen ungeteilten Fortsatz (schwarz ausgezogene Linie); der Fortsatz zieht über den Ramus communicans albus und den Grenzstrang zu sympathisch innervierten Organen. Daneben finden sich im Spinalganglion noch *F*-Zellen (schwarz mit weißem Hof), die gleicher Natur sind wie die *E*-Zellen. Diese *F*-Zellen haben aber einen geteilten Fortsatz. Ihr peripherer Fortsatz (schwarz punktierte Linie) verläuft wie der ungeteilte Fortsatz der *E*-Zellen bis zum Grenzstrangganglion und kann ununterbrochen oder nach Unterbrechung durch eine Grenzstrangganglienzelle, bzw.

prävertebrale Ganglienzelle als postganglionäre Faser zu einem sympathisch innervierten Organ ziehen.

Dadurch entstehen ebenfalls viscero-viscerale Reflexbogen, deren zuleitende Reflexschenkel auf zuleitenden Bahnen aus visceralen Organen zu *D*-Zellen ziehen; die *D*-Zellen mit ihren Verbindungen zu den Relaiszellen und deren Verbindungen mit den *E*-Zellen und *F*-Zellen bilden den Reflexscheitel und die peripherischen Fortsätze der *E*- und *F*-Zellen die ableitenden Reflexschenkel.

Auf diese Reflexbahnen möchten wir die viscero-visceralen Einzelreflexe im Gegensatz zu den viscero-visceralen Massenreflexen (vgl. S. 177) verlegen, wie sie Kehrer, selbst nach Rückenmarkausbohrung vom 10. Brustwirbel an abwärts, am Uterus auszulösen vermochte durch mechanische oder chemische Reize, die er am Magen, am Ileum oder am Colon einwirken ließ.

Ohne Ausbohrung des Rückenmarks, aber nach Durchschneidung des Rückenmarks am 10. Brustwirbel, können reflektorische Uterusbewegungen bei Reizung des Colon über Reflexbogen entstehen, die durch das Rückenmark und die Seitenhörner ziehen, da die zuleitenden Fasern, die vom Colon und Blase zum Rückenmark ziehen, in die Segmente D 10—D 12 und L 1 einstrahlen und die ableitenden sympathischen Bahnen, die über die Nn. ovarici zum Uterus ziehen, ebenfalls aus denselben Segmenten des Nucleus intermedio-lateralis D 10—D 12 und L 1 austreten. Dagegen können reflektorische Uterusbewegungen nach Durchschneidung des Rückenmarks am 10. Brustwirbel durch Reize vom Magen und Dünndarm aus nur noch über Reflexbogen ausgelöst werden, die oberhalb des 10. Brustwirbels durch die Seitenhörner und von da auf den sympathischen Fasern der Nn. ovarici den Fundus uteri erreichen.

β) Die cutaneo-visceralen Reflexbogen.

Nun finden sich im Spinalganglion aber auch die typischen Formen der somatosensiblen Ganglienzellen des animalen Nervensystems. Sie sind durch die Zellen *A* (blau) und *B* (blau) in Abb. 65 dargestellt. Die Zellen haben einen dichotomischen Fortsatz. Die *A*-Zellen illustrieren mit ihren Fortsätzen jene Gruppe von Zellen, auf deren peripherischen Fortsätzen Erregungswellen von der Peripherie, wie beispielsweise von der Haut zu den somato-sensiblen *A*-Zellen gelangen. Auf ihren zentralen Fortsätzen werden die Erregungswellen über die hinteren Wurzeln, ebenso wie oben für die *D*-Zellen beschrieben, zu den motorischen Zellen der Vorderhörner direkt oder indirekt oder zu den Ganglienzellen der Nuclei intermedio-laterales zu Hinterhornzellen und zu den Hinterhornsträngen geleitet. Es braucht wohl nicht noch jeder einzelne Reflexbogen erneut beschrieben zu werden, da sich dieselben aus Abb. 65 ergeben.

Diese somato-sensiblen *A*-Zellen stehen nun wie die viscero-sensiblen *D*-Zellen durch Relaiszellen *C* (grau) mit den vasomotorischen *E*-Zellen sympathischen Ursprungs (schwarz mit weißem Hof) in Verbindung und bilden dadurch Gelegenheit zu einem Reflexbogen, dessen zuleitender Reflexschenkel durch den peripherischen Fortsatz der *A*-Zellen, dessen Reflexscheitel durch die Verbindungen (Relaiszelle *C*) zwischen den *A*- und *E*-Zellen im Spinalganglion und dessen ableitender Reflexschenkel durch den peripherischen Fortsatz der *E*-Zellen gebildet wird (Abb. 65). Auf diesem Reflexbogen verlaufen echte, beispielsweise cutaneo-viscerale Reflexe, aber auch Reflexe, die durch Reize im Unterhautzellgewebe in den Skeletmuskeln und den Sehnen entstehen, die auf gleichen Reflexbogen reflektorisch bedingte Funktionsveränderungen an den Eingeweiden auslösen.

Es braucht wohl kaum noch besonders hervorgehoben zu werden, daß sich diese Wirkungen auch auf die visceralen Anteile in der Skeletmuskulatur und der Integumente des Stammes und der Extremitäten erstrecken, wie beispielsweise auf die Blutgefäße. Da andere somato-sensible Zellen (*B*-Zellen) ebenfalls über Relaiszellen mit *F*-Zellen sympathischen Ursprungs (schwarz mit weißem Hof) in Verbindung stehen, so ist leicht ersichtlich, daß auch auf Reflexbogen, deren zuleitenden Schenkel der periphere Fortsatz der *B*-Zellen darstellt und deren Reflexscheitel durch die Verbindung der Relaiszelle *C* 1 der *B*-Zellen mit den *F*-Zellen im Spinalganglion, und deren ableitender Reflexschenkel durch den peripherischen Fortsatz sympathischen Ursprungs der *F*-Zellen gebildet wird, echte Reflexe verlaufen können (Abb. 65). Die Erregungswellen dazu werden, ebenso wie bei den *A*-Zellen, durch Reize in der Haut, dem Unterhautzellgewebe, den Skeletmuskeln und den Sehnen ausgelöst, und die Wirkung der Reflexe, die auf diesem Reflexbogen verlaufen, ist dieselbe wie bei den *A*-Zellen.

γ) Die viscero-sensiblen-(cutanen) Reflexbogen; die Headschen Zonen.

Umgekehrt entstehen viscero-cutane Reflexe, wenn die Erregungswellen aus den Eingeweiden auf dem peripherischen Fortsatz der viscero-sensiblen *D*-Zellen zu diesen Zellen gelangen und von da auf dem zentralen Fortsatz der *D*-Zellen über die hintere Wurzel, das Rückenmark, die Zellen der Seitenhörner, die vordere Wurzel und den Ramus communicans (s. Abb. 65, schwarze ausgezogene Linie) zum Spinalnerv geleitet werden.

Die zentralen Fortsätze aller *D*-Zellen aus visceralen Organen und Organteilen (blau ausgezogene Linie) gelangen letzten Endes über die hintere Wurzel in das Rückenmark. Gleiches gilt für die zentralen Fortsätze der somato-sensiblen *A*-Zellen (blaue ausgezogene Linie) des animalen Nervensystems (vgl. S. 180), und es wird dasjenige Hautgebiet, welches von einer hinteren Wurzel versorgt wird, mit dem Ausdruck Dermatom (cutane Wurzelzone, cutane segmentäre Zone) belegt.

Nun hat Henry Head gezeigt, daß bei Erkrankungen der Eingeweide, gleichgültig, ob gleichzeitig Schmerz in den inneren Organen empfunden wird oder nicht, in den Bezirken der cutanen Wurzelzonen (Dermatome) eine ausgesprochene Überempfindlichkeit (Hyperalgesie) auftritt (Headsche Zonen). Diese Überempfindlichkeit ist so ausgesprochen, daß selbst geringfügige Hautreize wie Nadelstiche, Drücken einer Hautfalte, Streichen gegen die Haarrichtung, Berühren mit einem kalten Gegenstand, ein höchst unangenehmes Gefühl, vielfach sogar lebhaften Schmerz auslösen. Daneben treten ausstrahlende Spontanschmerzen auf, wie beispielsweise in der rechten Schulter bei Kontraktionen der glatten Muskulatur der Gallenwege oder bei Bauchhöhlenschwangerschaften, und Schmerzen in der Hautzone des linken 8. Dorsalsegmentes bei Pankreatitis usw. (Katsch, Laeven, Kappis und Gerlach). Außerdem stellte Kaufmann fest, daß in den cutanen Wurzelzonen Temperaturstörungen, Störungen der Innervation der Pilomotoren, ein verändertes Verhalten der Vasomotoren und auch gelegentlich trophische Störungen beobachtet werden können. Mackenzie belegt diese Hyperalgesien auch mit dem Ausdruck viscero-sensible Reflexe. Bei Schmerzreizen von relativ geringer Stärke konzentriert sich nach Head der Schmerz dabei innerhalb der Dermatome auf besonders eng umschriebene

Stellen, die mit dem Ausdruck „Maximalpunkte" belegt werden (vgl. Abb. 66). Dazu gesellt sich auch eine Überempfindlichkeit der Skeletmuskulatur.

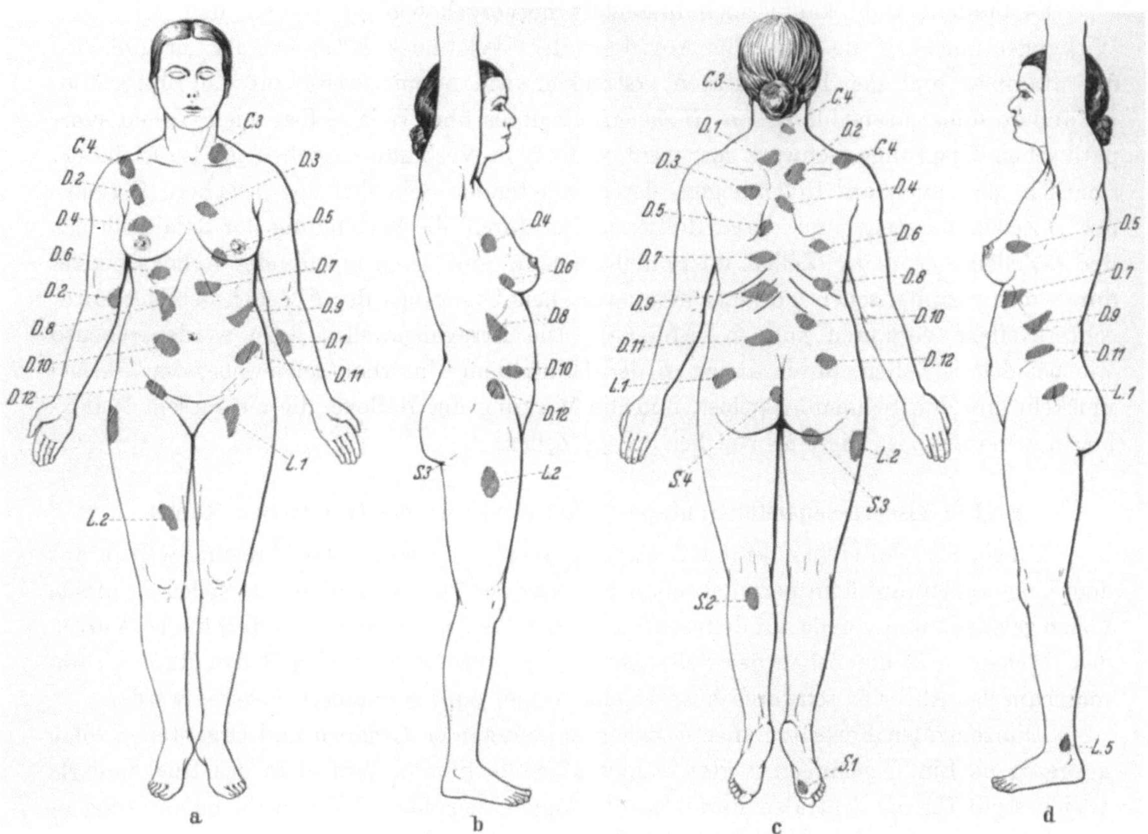

Abb. 66 a—d. Schema der segmentalen Maximalpunkte nach Head.

Innerhalb eines Rückenmarksegmentes irradiieren die eintretenden Erregungswellen von der Querschnittshöhe ihrer Eintrittsstelle im Rückenmark nach auf- und nach abwärts in größere Stücke desselben Rückenmarksegmentes. Auch ist eine scharfe Abgrenzung der Segmente im Rückenmark nicht vorhanden, da der Ursprung der die einzelnen Segmente markierenden Wurzeln sich auf größere Höhenbezirke ausdehnt (Sherrington). Darin liegt der Grund, weshalb bei großer Stärke der Schmerzreize die Hyperalgesien auch auf die Nachbarsegmente irradiieren.

I) Die Ausbreitung der Headschen Zonen.

Da die Hyperalgesien stets in den Dermatomen auftreten, welche von denjenigen spinalen Wurzeln versorgt werden, durch die der zentrale Fortsatz der viscero-sensiblen Spinalganglienzellen in das Rückenmark eintritt, so ist es zur Bestimmung der radikulären Versorgung der Dermatome innerer Organe wichtig zu wissen, durch welche Wurzeln die zentralen Fortsätze der viscero-sensiblen Spinalganglienzellen in das Rückenmark eintreten. Diese Eintrittsstellen bestimmt man nach der Lage der Dornfortsätze der Wirbelkörper. Die topographischen Verhältnisse zwischen Nervenwurzeln des Rückenmarks und Dornfortsätzen der Wirbelkörper sind auf nachfolgender Tabelle ersichtlich.

Topographische Beziehungen der Rückenmarksegmente zu den Dornfortsätzen der Wirbelsäule.

Tabelle nach den Angaben von Hintzsche und Gisler.

Segment		Lage
Das 10. Thorakalsegment	liegt auf der Höhe	zwischen dem 7. und 8. Brustdornfortsatz
„ 11. „	„ „ „ „	„ „ 8. „ 9. „
„ 12. „	„ „ „ „	„ „ 9. „ 10. „
„ 1. Lumbalsegment	„ „ „ „	des 10. „
„ 2. Lumbalsegment „ 3. „	liegen „ „ „	„ 11. „
„ 4. „	liegt „ „ „	zwischen dem 11. und 12. „
„ 5. „ „ 1. Sacralsegment „ 2. „ „ 3. „	liegen „ „ „	des 12. „
„ 4. „ „ 5. „ „ Ende des Rückenmarks	„ „ „ „	„ 1. Lendenfortsatzes

Dabei beteiligen sich an der Versorgung eines Dermatoms auch beim Menschen nach O. Foerster wenigstens drei benachbarte Wurzeln; deshalb sind die Dermatome nicht scharf begrenzt, sondern decken sich gegenseitig. Nach Head ziehen die zentralen Fortsätze aller viscero-sensiblen Ganglienzellen, welche die sympathischen Fasern begleiten (Abb. 65, ausgezogene blaue Linie von *D*-Zellen), durch die Thorakalwurzeln Th 1 bis Th 12 und die Lumbalwurzeln L 1 und L 2 ins Rückenmark. Die zentralen Fortsätze der viscero-sensiblen Ganglienzellen, deren periphere, zuleitende Nervenfasern die Nn pelvini darstellen, welche die sacral-parasympathischen Fasern begleiten, ziehen durch die Wurzeln von L V und die Sacralwurzeln S 1—S 4 in das Rückenmark. Nach O. Foerster führen aber die Wurzeln von L V und S 1 keine oder nur in höchst spärlichem Grade zuleitende Visceralfasern. Nach ihm zieht der Hauptteil durch die Wurzeln von S 3 und S 4 und nur ein kleiner Teil durch die Wurzeln von S 2 und S 5.

Was nun die Rückenmarksegmente betrifft, in welche durch die hinteren Wurzeln die zentralen Fortsätze jener viscero-sensiblen Ganglienzellen der Spinalganglien eintreten, deren peripherische Fortsätze die inneren weiblichen Genitalien versorgen, so glaubt Head, daß afferente Fasern aus dem Ovarium noch in das 10. Thorakalsegment eintreten.

Diese Anschauung erhält eine Stütze durch eine Beobachtung von O. Foerster, wobei nach Totaldurchtrennung des Rückenmarkes in der Höhe des 11. und 12. Brustsegmentes der Hoden noch druckschmerzhaft war; ein Beweis, daß von der Keimdrüse afferente Bahnen in das 10. Thorakalsegment eintreten können.

Aus den übrigen Teilen der Adnexe sollen die viscero-sensiblen Fasern der Tube und die somato-sensiblen Fasern aus dem fibro-elastischen und dem lockeren Gewebe der Ligamente in die Rückenmarksegmente Th 11—L I eintreten. Die dazu gehörenden cutanen Segmentalzonen (Dermatome) an der Vorder- und Rückenseite des Körpers sind für Ovarien und Adnexe gemeinsam in Abb. 67a und b, sowie 68a und b dargestellt. Ferner sei auch auf die Abb. 27a und b, S. 75 hingewiesen.

Über die Eintrittsstellen der viscero-sensiblen Bahnen des Uterus und der Adnexe besteht zur Zeit unter den Autoren keine Einigkeit. Dies wird ganz besonders dann verständlich, wenn man sich vorstellt, daß die zuleitenden viscero-sensiblen Fasern aus den inneren Organen die ableitenden motorischen Fasern sympathischen Ursprungs vom visceralen Organ bis auf die Höhe eines Grenzstrangganglions begleiten und sich erst hier

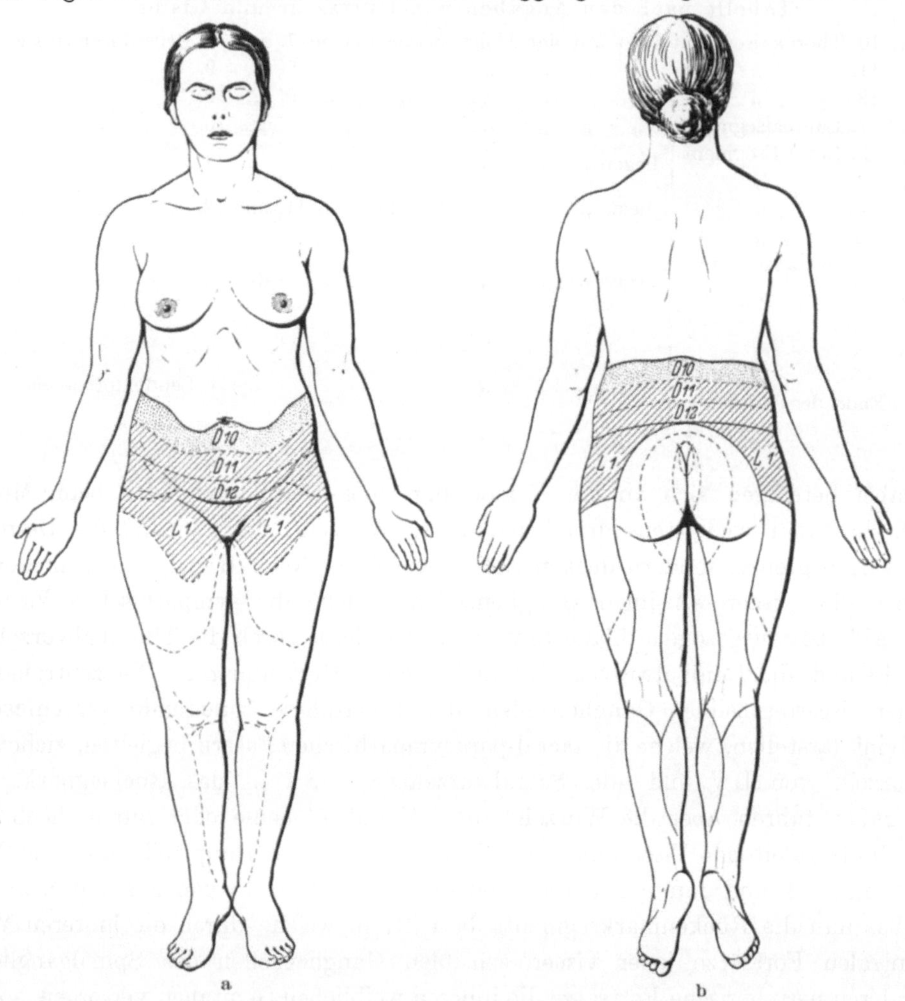

Abb. 67 a und b. Die Headschen Zonen des Ovariums, der Tube und der Ligamente, einschl. dem seitlichen Teil des Fundus uteri. Das punktierte Feld entspricht dem Dermatom Th 10 für das Ovarium. Das schräg schraffierte Feld entspricht den Dermatomen Th 11 — L I für die Tube und die Ligamente, einschl. die seitlichen Teile des Fundus uteri. (Nach H. Head.)

trennen. Hier ziehen die sympathischen motorischen Fasern über die vordere Wurzel zum Rückenmark, während die zuleitenden viscerosensiblen Fasern über den Ramus communicans, das Spinalganglion und die hintere Wurzel in das Rückenmark eintreten. Die stark auseinandergehenden Meinungen verschiedener Autoren, den Uterus betreffend, sind in nebenstehender Tabelle wiedergegeben.

Tabelle.

Rückenmarksegmente, in welche die viscero-sensiblen Bahnen aus dem Uterus eintreten

Autor	Corpus uteri	Collum uteri (Muttermund)
Head . . .	Th 10 — L I	S 2 — S 4
Villiger . .	(Th 12) L I — L III (L IV)	
Gaskell . .	L I — L III	
Schilf . . .	L III — L IV	
Aburel . .	Th 12 — L I	S 2 — S 4

Die obere Grenze Th 10 von Head erhält eine gewichtige Stütze durch folgende Beobachtungen von O. Foerster: „Bei einem Fall von Marktrennung im 10. Brustsegment verlief der Partus völlig schmerzlos, ein Beweis, daß afferente Fasern des Uterus nicht oberhalb des 10. Thorakalsegmentes ins Rückenmark eintreten. Bei tiefer gelegenen Marktrennungen (Th 12; L I usw.) verläuft die Menstruation unter Umständen unter beträchtlichen Schmerzen.“

Die cutanen Segmentalzonen (Dermatome) nach H. Head sind auf Abb. 67 und 68 dargestellt. Dazu sei nochmals erwähnt, daß einige Autoren annehmen, eine weitere viscerosensible zuleitende Bahn leite Erregungswellen von Schmerzreizen aus den inneren weiblichen Genitalien über die 3., 4. und teilweise 5. Cervicalwurzel zum Rückenmark (vgl. S. 237).

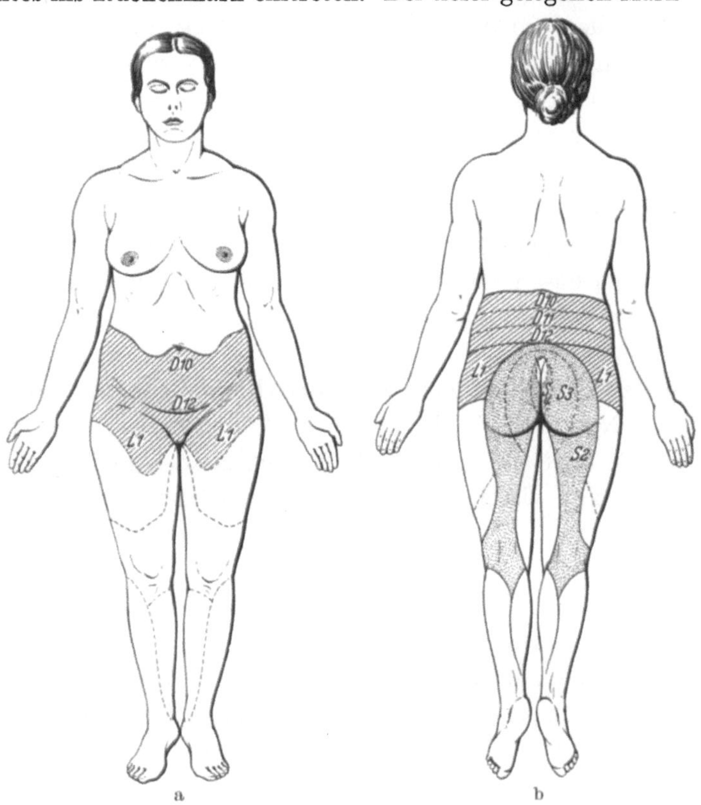

Abb. 68a und b. Die Headschen Zonen für das Corpus uteri und die Muttermundgegend. Das schräg schraffierte Feld entspricht den Dermatomen Th 10 — L I für die viscero-sensiblen Bahnen aus dem Corpus uteri. Das punktierte Feld (Abb. 68b) entspricht den Dermatomen S 2 — S 4 für die viscero-sensiblen Bahnen aus der Muttermundgegend. (Nach H. Head.)

Das Urteil der Autoren über die Bedeutung der Headschen Zonen ist verschieden. Zahlreiche Autoren wie L. R. Müller, Bergmann, Kaufmann, Kappis u. a. haben ihr Vorkommen bestätigt. Kappis konnte sie bei Erkrankungen innerer Organe nicht regelmäßig nachweisen und glaubt auch, daß sie nicht gleichmäßig vorkommen. Nach O. Foerster ist dementsprechend ihr diagnostischer Wert ein geringerer als ihre pathophysiologische Bedeutung.

II) Die Pathogenese der Headschen Zonen.

Was nun die Genese der Hyperalgesie von Hautdermatomen bei Erkrankungen innerer Organe betrifft, so stehen sich noch verschiedene Auffassungen gegenüber.

1) Die Theorie der falschen Projektion des Cortex cerebri.

(Langley, Gaskell, Mackenzie, Guilleaume, Laignel-Lavastine, Forgue, Aburel und Edinger.)

Diese Autoren stellen sich den Vorgang der Pathogenese von Schmerzgefühlen, die durch viscerale Organe ausgelöst werden, wie folgt vor:

Die englische Schule (Langley, Gaskell) lehnt das Vorkommen sympathischer, sensibler (zuleitender, afferenter) Nervenfasern ab. Wohl gibt sie zu, daß Impulse von Schmerzreizen, die in visceralen Organen entstehen, zum Zentralnervensystem geleitet werden; aber es unterscheiden sich die sensiblen Nervenfasern der visceralen Organe, welche die sympathischen motorischen Fasern auf ihrem Weg zu den visceralen Organen begleiten, nicht von den somato-sensiblen Nervenfasern, die von der Körperoberfläche zum Rückenmark ziehen. Die englische Schule zählt deshalb die viscero-sensiblen Nervenfasern zum animalen, d. h. cerebrospinalen Nervensystem. Auch G. Cotte hebt hervor, daß keine Gründe vorliegen, um die viscero-sensiblen Nervenfasern als sympathische Nerven zu deuten.

Wir sehen, gestützt auf die schönen Untersuchungen von A. Hirt, in den viscerosensiblen Fasern ebenfalls Teile des animalen Systems. Nach A. Hirt besteht eine viscerosensible Leitung vom visceralen Organ bis zum Rückenmark aus einer bineuriten viscero-sensiblen Ganglienzelle, die ihren Sitz im Ganglion spinale hat. Ihr peripherer Fortsatz zieht über den Ramus communicans zu den sympathischen motorischen Nervenfasern, die durch die Vorderhörner zum Grenzstrang ziehen. Der periphere sensible Fortsatz begleitet die sympathischen motorischen Fasern über den Grenzstrang hinaus zum visceralen Organ. Der zentrale Fortsatz der viscero-sensiblen Ganglienzelle zieht über die hintere Wurzel zu dem entsprechenden Hinterhornsegment und tritt hier mit einer mononeuriten Ganglienzelle des affektiven Systems in Verbindung. Es sei wiederholt: die visceralen Organe besitzen nur ein affektives sensibles System.

Die französische Schule (Guilleaume, Laignel-Lavastine, Forgue, Lemaire, Verger und auch Mackenzie sowie Edinger) nehmen hypothetisch an, daß mit den sympathischen, efferenten motorischen Fasern auch sympathische afferente sensible Fasern von gleichem Aufbau wie die motorischen, die visceralen Organe mit dem Rückenmark verbinden. Nach den genannten Autoren besteht die viscerale, sympathische, afferente sensible Leitung aus einer sympathischen viscero-sensiblen Nervenzelle mit Sitz in einem Grenzstrangganglion (Ganglion latéro-vertébral). Eine periphere, postganglionäre Faser begleitet die sympathische, motorische Faser vom Grenzstrangganglion zum visceralen Organ. Der zentrale, präganglionäre Fortsatz der Ganglienzelle zieht über den Ramus communicans zum Ganglion spinale, und, ohne hier mit einer bineuriten somato-sensiblen Ganglienzelle in Verbindung zu treten, zieht dieser zentrale Fortsatz weiter über die hintere Wurzel zum entsprechenden Hinterhornsegment. Da aber über das Spinalganglion hinaus zentralorganwärts kein sympathischer Neurit nachgewiesen ist, so nehmen Danielopulo und Edinger an, der zentrale Fortsatz der sympathischen sensiblen Ganglienzelle trete mit einem Endbäumchen schon im Ganglion spinale mit einer bineuriten, somato-sensiblen Ganglienzelle in Verbindung, und deren somato-sensibler zentraler Fortsatz leite die Schmerzimpulse aus visceralen Organen über die hintere Wurzel zum Rückenmark. Nelis deutet aber diese Endbäumchen als Degenerationserscheinungen der bineuriten, somato-sensiblen Zellen und lehnt damit ihre ihnen zugedachte Funktion ab.

Im Rückenmark breiten sich (débordent, Lemaire) die Impulse visceraler Schmerzreize auf die die Eintrittsstelle umgebenden Ganglienzellen (Neuronen) der Hinterhornsegmente aus und erregen dieselben. Diese Zellen sind zum Teil die mononeuriten Ganglienzellen, mit denen die oben beschriebenen viscero-sensiblen Nervenfasern in Verbindung stehen; zum großen Teil sind es aber Ganglienzellen, die mit somato-sensiblen Fasern, und zwar des affektiven, wie des perzeptorisch-epikritischen Systems der Körperoberfläche in Verbindung stehen. Auch diese Ganglienzellen werden durch den viscero-sensiblen Erregungsstrom erregt. Dementsprechend werden auch deren Impulse auf den zentralen Fortsätzen dieser Ganglienzellen auf den zum Gehirn zuleitenden Bahnen, den Vorderseitenstrang- und Hinterstrangbahnen im Rückenmark zum Gehirn weitergeleitet. Dort lösen sie Schmerzgefühle in den, zum Versorgungsgebiet der betreffenden peripheren somatosensiblen Nerven gehörenden Repräsentationen der Gehirnrinde aus. Nun soll nach Mackenzie das Gehirn diese Schmerzgefühle in das Versorgungsgebiet der somato-sensiblen Nerven projizieren. Für den Mechanismus dieses Vorganges einer Projektion visceral ausgelöster Schmerzreize an eine „falsche“ Stelle, d. h. an die Körperoberfläche anstatt in den Uterus oder in die Adnexe, gibt O. Foerster nachfolgenden genaueren Erklärungsversuch:

Innerhalb des Rückenmarkes stoßen alle aus einer bestimmten Segmentalzone (Wurzelzone, Dermatom) der Körperoberfläche und aus einem bestimmten inneren (visceralen) Organ stammenden, zum Zentralnervensystem zuleitenden (afferenten) Fasern in den Hinterhörnern des betreffenden Rückenmarksegmentes zusammen (Abb. 65, blau punktierte Linie über *D*-Zelle und blau ausgezogene Linie über *A*-Zelle zum Rückenmark). Bei einer Erkrankung innerer Organe stehen die, zu den erkrankten visceralen Organen zugeordneten Hinterhornsegmente unter einem dauernden afferenten Erregungsstrom. Dadurch werden die Hinterhornsegmente, die eine funktionelle Einheit bilden, als Ganzes erregt. Dies trifft verschiedene Ganglienzellen, teils solche des perzeptorisch-epikritischen Systems der Körperoberfläche, teils solche des affektiven Systems der Körperoberfläche und der visceralen Organe[1]. Gleichzeitig werden auch die zerstreut zwischen Vorderhorn und Hinterhorn und in der Substantia gelatinosa Rolandi liegenden Ganglienzellen (zerstreute Mittelzellen) und die zerstreuten Hinterhornzellen erregt.

Gelangt nun das zu einem visceralen Organ zugeordnete Hinterhornsegment, wie oben geschildert, unter der Einflußnahme eines dauernden Erregungsstromes als Ganzes in den Zustand der Erregung, so werden die daselbst entstehenden Impulse aller Ganglienzellen des sensiblen Systems in ihrer Gesamtheit zum Cortex cerebri geleitet. Es werden dem Cortex also auch Impulse aus den Ganglienzellen des Hinterhornsegmentes zugeleitet, die zum perzeptorisch-epikritischen System der zugeordneten Segmentalzone der Körperoberfläche gehören.

Nun ist es Aufgabe des Cortex, die ihm durch bestimmte Bahnen und von eingeschalteten grauen Massen zugeleiteten „Lokalzeichen“ zu verarbeiten. Dementsprechend projiziert der Cortex cerebri die ihm aus dem erkrankten visceralen Organ und aus den gleichzeitig erregten Ganglienzellen des perzeptorisch-epikritischen Systems in dem, zum visceralen Organ gehörenden Hinterhornsegment zuströmenden Impulse in die, dem erregten spinalen Segment zugeordnete Segmentalzone der Körperoberfläche.

[1] Hier sei nochmals wiederholt, daß den visceralen Organen ein perzeptorisch-epikritisches System fehlt.

Dieser Auffassung von der Pathogenese der Schmerzleitung aus visceralen Organen und damit der Pathogenese von Scheinrheumatismus aus gynäkologischer Ursache widerspricht nun diametral die Tatsache, daß es Lemaire durch ausgedehnte Untersuchungsreihen gelang, die in den segmentalen Wurzelzonen auftretenden Hyperalgesien durch subcutane Lokalanästhesie der Zonen — wir wiederholen ausdrücklich subcutane Lokalanästhesie und nicht etwa epi- oder subfasciale Anästhesie, wie wir sie zu Sectio caesarea ohne Allgemeinnarkose benützen — restlos und regelmäßig zu beseitigen. Diese Einflußnahme der subcutanen Lokalanästhesie ist bei einer falschen Projektion des Cortex gar nicht denkbar. Ausgeschlossen ist auch eine Einflußnahme der subcutanen Lokalanästhesie auf die Hinterhornsegmente[1].

2) Die Theorie vasomotorischer Reflexerscheinungen (viscero-vasale Reflexe) in der Umgebung der receptorischen Apparate für die Tango-, Thermo- und Algosensibilität der segmentalen Wurzelzonen als Schmerzursache in diesen Zonen.

(Verger, Lemaire, Lapinski, Sfameni, Wernoe.)

Die Vertreter dieser Theorie stellen sich den Vorgang der Pathogenese der Schmerzgefühle in den segmentalen Wurzelzonen wie folgt vor (s. Abb. 67, 68, 69):

Auf afferenten viscero-sensiblen Bahnen (Abb. 65, blau gestrichelte Bahn) werden die Impulse von Schmerzreizen visceraler Organe zu viscero-sensiblen Ganglienzellen im Ganglion spinale (*D*-Zellen) und von da über die hintere Wurzel zu den entsprechenden Hinterhornsegmenten geleitet. Hier erregen sie, wie in Theorie I, das Hinterhornsegment als erstes, aber auch die zerstreuten Mittelzellen und unter der Einflußnahme eines dauernden Erregungsstromes wohl die graue Substanz der Rückenmarksegmente als Ganzes. Unter den Ganglienzellen der grauen Substanz befinden sich nun auch die Ganglienzellen efferenter, vasoconstrictorischer Nervenfasern, die über die vorderen Wurzeln (vgl. Abb. 65, schwarze ausgezogene „S"-Linie) zum peripheren Nerv und mit ihm zu den, den erregten Rückenmarksegmenten zugeordneten Segmentalzonen ziehen. Diese Ganglienzellen liegen in den Intermediolateralsäulen. In der Nähe der Hinterhornsegmente liegen die Ganglienzellen efferenter vasodilatatorischer Nervenfasern des Spinalparasympathicus, die über die hinteren Wurzeln und zum peripheren Nerv (L. R. Müller, Ken Kuré und seine Schüler) und mit ihm zu den, den erregten Rückenmarksegmenten zugeordneten Segmentalzonen ziehen (s. Abb. 67, 68).

Durch Schmerzreize in den inneren Genitalien können, obigem entsprechend, in den segmentalen Wurzelzonen vasomotorische Reflexe von vasoconstrictorischer oder vasodilatatorischer Wirkung ausgelöst werden, die auf die receptorischen Apparate des perzeptorisch-epikritischen und des affektiven Systems in den segmentalen Wurzelzonen selbst Einfluß nehmen. Haben hier die Störungen der Blutgefäße in den Segmentalzonen die Bedeutung von adäquaten Schmerzreizen, so werden dieselben zu den zugeordneten Hinterhornsegmenten und Hinterhornzellen, und zwar des affektiven wie des perzeptorisch-epikritischen Systems der Wurzelzone, geleitet. Hier lösen die Erregungen neue

[1] Wir heben dies ausdrücklich hervor zur Verhütung von Verwechslungen gleicher Wirkungen einer paravertebralen Anästhesie, durch welche die, auf den viscerosensiblen Bahnen zum Rückenmark strömenden Impulse abgebremst und dadurch die Schmerzgefühle in den Segmentalzonen ausgeschaltet werden können.

Impulse in diesen Ganglienzellen des affektiven und des perzeptorisch-epikritischen Systems aus, die schließlich zum Thalamus opticus und der Gehirnrinde geleitet werden. Dort bringen sie sowohl die Schmerzgefühle als auch die Lokalisation der Schmerzreize in denjenigen Segmentalzonen zum Ausdruck, in denen die vasomotorischen Störungen auftraten.

Nach A. Hirt besteht für solche vasomotorische Reflexe noch eine kürzere Reflexbahn, deren Reflexscheitel im Ganglion spinale liegt anstatt in der grauen Substanz des Rückenmarks. Auf viscero-sensiblen Fasern (Abb. 65, blau punktierte Bahn) gelangen die Impulse von Schmerzreizen in visceralen Organen zu den viscero-sensiblen Ganglienzellen (D-Zellen) im Ganglion spinale. Schon hier treten die viscerosensiblen D-Zellen über Relaiszellen C (grau mit schwarzem Punkt) mit den E-Zellen (schwarz mit weißem Hof) in Verbindung. Die E-Zellen haben einen ungeteilten Fortsatz (schwarz ausgezogene Linie); der Fortsatz zieht über den Ramus communicans albus und den Grenzstrang zu sympathisch innervierten Organen oder, was unsere Frage betrifft ($E\,1$-Zellen), direkt im peripherischen Nerven zu den peripherischen Gefäßen.

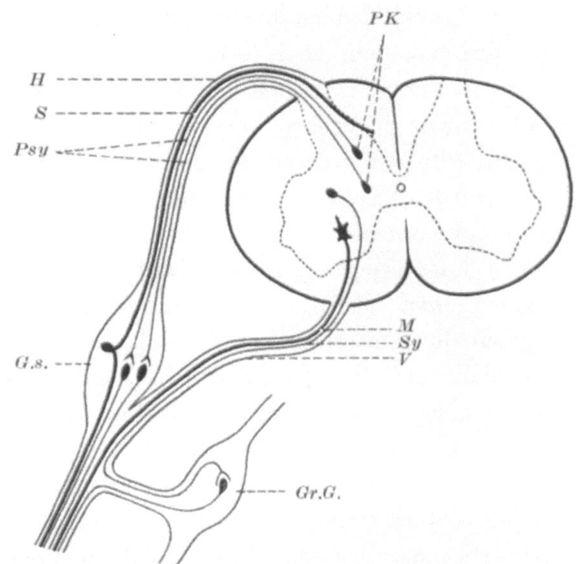

Abb. 69. Schematische Darstellung der parasympathischen Vasodilatatoren im Lumbalsegment. (Nach Ken Kuré.) M motorische Faser; Sy sympathische Faser; S sensible Faser; Psy parasympathische Faser; PK parasympathischer Kern; V vordere Wurzel; H hintere Wurzel; $Gr.G.$ Grenzstrangganglion; $G.s.$ Spinalganglion.

Es erhebt sich nun die Frage, ob die Folge- und Begleiterscheinungen vasomotorischer Reflexe auf die receptorischen Apparate des somatischen Nervensystems überhaupt im Sinne von adäquaten Reizqualitäten Einfluß nehmen.

Jedem Arzt ist aus dem Symptomenkomplex der Raynaudschen Krankheit bekannt, daß sich die Finger während der vasoconstrictorischen Anfälle bläulich oder weiß verfärben und gleichzeitig das Perzeptionsvermögen der receptorischen Apparate des affektiven und perzeptorisch-epikritischen Systems schwindet. Die Finger werden für Berührungs- und Schmerzreize unempfindlich, nur die Thermosensibilität bleibt intakt. Die Patientin friert an ihren blassen oder bläulichen Fingern und fürchtet die Kälte. Im Gegensatz dazu wissen wir aus den Symptomenkomplexen der von Weir-Mitchell zuerst beschriebenen Erythromelalgie, daß die andauernde Vasodilatation von Schmerzgefühlen von brennendem Charakter, sowie Hyperästhesie und Hyperalgesie für alle Reizqualitäten, mit Ausnahme von Kältereizen, begleitet ist. Gleiches wird beobachtet bei Patienten, die mit der Variante einer Kausalgie behaftet sind, die im peripheren Distributionsgebiet des lädierten Nerven eine ausgesprochene Vasodilatation zeigen. Ihre Haut ist nach O. Foerster hellrot und heiß, und die Patienten wünschen nichts sehnlicher als Kälte.

Diese Tatsachen weisen also auf die Möglichkeit von Korrelationen zwischen vasomotorischen Veränderungen in der Umgebung der receptorischen Apparate für Tango-, Thermo- und Algosensibilität des somatischen Nervensystems und der Reizschwelle dieser

Apparate hin. Diese Tatsachen erhalten weiter eine experimentelle Stütze durch die Untersuchungen von Wernoe, der unter Kroghs Leitung bei Fischen viscero-pigmento-motorische Reflexe der Haut feststellte, welche die Chromatophoren der Haut verändern. Auch steht das Prinzip dieser Theorie der viscero-vasomotorischen Pathogenese von Schmerzgefühlen durch vasomotorische Einflußnahme auf die receptorischen Apparate des somatischen Nervensystems der Körperoberfläche im Einklang mit den obenerwähnten Feststellungen von Lemaire, der zeigte, daß durch die subcutane Anästhesie die Schmerzgefühle in den Segmentalzonen beseitigt werden können.

Bedenkt man aber, daß entsprechend den obenerwähnten Erscheinungen bei der Raynaudschen Krankheit die Verminderung der Blutversorgung zu Anästhesie führt, so kann nicht zugegeben werden, daß die Schmerzgefühle durch vasoconstrictorische Vorgänge in den Segmentalzonen ausgelöst werden.

Nun liegen aber in den Hinterhornsegmenten nach Ken Kuré und seinen Schülern die Ganglienzellen des Spinalparasympathicus, dessen efferente Fasern durch die hintere Wurzel zur Körperoberfläche gelangen und dessen Impulse zu Vasodilatation im Versorgungsgebiet führen. Werden durch Erregungsströme von Schmerzreizen in visceralen Organen die Hinterhornsegmente als Ganzes erregt, so ist zum mindesten ebenso wahrscheinlich, daß die benachbarten Ganglienzellen der spinalparasympathischen Vasodilatatoren eher miterregt werden als die ferner liegenden Ganglienzellen der sympathischen Vasoconstrictoren in den Intermedio-lateralsäulen (vgl. Abb. 69). Durch die Erregung der parasympathischen Ganglienzellen entsteht in den segmentalen Wurzelzonen Vasodilatation, wodurch die Blutversorgung vermehrt und die nutritiven Bedingungen in einer Weise verändert werden können[1], daß, wie oben bei der Besprechung der Erythromelalgie hervorgehoben wurde, die receptorischen Apparate des somatischen Nervensystems der Wurzelzonen erregt werden. Dadurch entstehen alsdann Schmerzgefühle, die durch subcutane Anästhesie beseitigt werden können.

Diese vasodilatatorische Variante der viscero-vasomotorischen Pathogenese von Schmerzgefühlen in den segmentalen Wurzelzonen steht nicht mehr im Widerspruch mit der Einflußnahme vasomotorischer Vorgänge auf die receptorischen Apparate des somatischen Nervensystems und nicht mehr im Widerspruch mit der Tatsache, daß diese Schmerzgefühle durch subcutane Anästhesie beseitigt werden können.

Unter diesem Gesichtspunkt wird auch die günstige Einflußnahme von Eisblasen und Kompressionsverbänden auf die schmerzhaften segmentalen Wurzelzonen verständlich; dies im Gegensatz zu der Wirkung von warmen Kompressen, welche die Schmerzgefühle oft verstärken.

3) *Die Theorie der antidromen Leitung.*
(L. R. Müller, J. Halban.)

Die Vertreter dieser Theorie nehmen an, daß die Impulse von Schmerzreizen auf afferenten viscero-sensiblen Bahnen, in gleicher Weise wie bei Theorie I und II, zu den

[1] Welcher Art die letzten Ursachen der Reizschwellenveränderungen sind, ob sie physiko-chemischer Natur sind und durch Vermittlung der Apparate von Timofeew ausgelöst werden (Sfameni und Lunedei), ob sie trophischer Natur sind (Verger) und ob Impulse sympathischer Nervenendigungen in die Wurzelzonen auf den receptorischen Apparat des somatischen Nervensystems übertragen werden (Mlle. Anasthasia Bénisty), sind untergeordnete Fragen, die wir hier nicht weiter besprechen.

Hinterhornsegmenten in die Substantia gelatinosa Rolandi gelangen und ihre Hinterhornzellen in Erregung versetzen. Deren Impulse gelangen nun in rückläufiger Richtung, „antidrom" auf den gleichen somato-sensiblen Nervenfasern, die physiologischerweise Impulse von Druck-, Berührungs-, Temperatur- und Schmerzreizen von der Körperoberfläche zentripetal zu den Hinterhornsegmenten leiten, und zwar in umgekehrter Richtung von den Hinterhornsegmenten über die hintere Wurzel, das Ganglion spinale und den peripheren Nerv zu den receptorischen Apparaten des perzeptorisch-epikritischen und des affektiven Systems für die Tango-Thermo-Algosensibilität in den zugeordneten segmentalen Wurzelzonen. Hier versetzen sie diese Apparate in Erregung und lösen dort wie folgt Schmerzgefühle aus:

Erst die Impulse, die aus der antidromen Erregung der peripherischen Apparate hervorgehen, gelangen alsdann, ihren physiologischen Weg benützend, in zentripetaler Richtung wieder zu den Hinterhornsegmenten und von da auf den im Rückenmark aufsteigenden Vorderseitenstrang- und Hinterstrangbahnen zum Cortex cerebri. Dieser verarbeitet die Impulse in üblicher Weise und entsprechend seinen Repräsentationen für das perzeptorisch epikritische und affektive System der Körperoberfläche und verlegt die Quelle der visceralen Schmerzreize in die zugeordneten Segmentalzonen.

O. Foerster gibt auch die Möglichkeit eines kürzeren Weges an, der nur über das Ganglion spinale geht. Der Weg der Erregungswellen, die von einem erkrankten visceralen Organ auf zuleitenden visceralen Bahnen ins Spinalganglion gelangen, verläuft auf visceralen Fasern (Abb. 65, blau punktierte Bahn bis zur *D*-Zelle), die im Ganglion spinale zu *A*-Ganglienzellen gelangen (Abb. 65, schwarze Verbindungsbahnen im Ganglion spinale zwischen den blauen *D*-Zellen und *A*-Zellen), deren peripherer Fortsatz durch den Spinalnerven zur Haut (Abb. 65, blaue ausgezogene afferente Bahn im peripheren Nerv) und deren zentraler Neurit (Abb. 65, blaue ausgezogene afferente Bahn von der *A*-Zelle zum Rückenmark) durch die hintere Wurzel ins Rückenmark gelangt. Auf diese Weise könnten im Spinalganglion Impulse viscero-sensibler Ganglienzellen auf somato-sensible Ganglienzellen übergeleitet und von da antidrom auf dem peripheren Fortsatz der letzteren zu ihren receptorischen Apparaten weitergeleitet werden.

Daß eine Möglichkeit zu antidromer Leitung von Impulsen in afferenten, somato-sensiblen Nervenfasern besteht, die mit Erregungen ihrer receptorischen Apparate und den entsprechenden Schmerzgefühlen im Distributionsgebiet dieser Nervenfasern einhergeht, haben experimentelle Untersuchungen O. Foersters an durchschnittenen hinteren Wurzeln gezeigt. Bei elektrischer, mechanischer, chemischer oder thermischer Reizung des peripheren Stumpfes einer durchschnittenen Wurzel wurde der Schmerz genau in das zugehörige Dermatom der Körperoberfläche lokalisiert. Es ist deshalb denkbar, daß Erregungswellen von Schmerzreizen visceralen Ursprungs, die von den viscero-sensiblen *D*-Zellen bis zu den somato-sensiblen *A*-Zellen im Ganglion spinale oder die bis zu den Hinterhornzellen in der Substantia gelatinosa vorgedrungen sind, **antidrom** zur zugehörigen segmentalen Wurzelzone geleitet werden. Diesen Vorstellungen kommt nun eine weitere Feststellung von Hirt entgegen:

Hirt nimmt neben den somato-sensiblen *A*-Zellen eine zweite Art von somato-sensiblen *B*-Zellen an (Abb. 65, blaue *B*-Zellen). Diese Zellen endigen mit ihrem zentralen

Fortsatz in der hinteren Wurzel selbst mit einem receptorischen Nervenendkörperchen (Abb. 65, zentral verlaufende blaue ausgezogene Linie der *B*-Zelle mit Endkörbchen in der hinteren Wurzel). Dieser zentrale Fortsatz leitet nach Hirt in zentrifugaler Richtung Impulse von Reizqualitäten, die sich in der hinteren Wurzel geltend machen, erregt im Nervenendkörperchen neue Impulse, die von der hinteren Wurzel zum Spinalganglion zugeleitet werden. Da wir gesehen haben, daß die peripheren somato-sensiblen Fasern tatsächlich antidrom leiten, so ist gut denkbar, daß sie auch diese Impulse zur Körperoberfläche weiterleiten.

A. Hirt nimmt aber an, daß die Impulse von den Endkörperchen in den hinteren Wurzeln nur im zentralen Fortsatz der hinteren Wurzel zu den *B*-Zellen geleitet werden. Von da geht ihr Weg über Relaiszellen und ihre Verbindungsbahnen bis zu vasomotorischen sympathischen *E1*-Zellen (Abb. 65, schwarze Zelle mit weißem Hof). Hier werden sie auf efferente vasomotorische Fasern umgeschaltet, und von diesen bis zu den Capillaren der betreffenden segmentalen Wurzelzonen weitergeleitet. Hier ändern sie, wie bei Theorie II ausführlich beschrieben, den Blutgehalt in der Umgebung der receptorischen Apparate in dem zur Wurzelzone gehörenden receptorischen Apparat derart, daß Schmerzreize in den Wurzelzonen entstehen. Was dort über die Bedeutung des vasoconstrictorischen und des vasodilatatorischen Effektes auf die receptorischen Apparate in den segmentalen Wurzelzonen gesagt wurde, gilt auch hier.

d) Die Reflexbogen im sacral-parasympathischen Nervensystem.

Was das sacral-parasympathische Nervensystem betrifft, so dringen, wie schon oben angedeutet, die Erregungswellen von Schmerzreizen auf peripheren zuleitenden Nervenbahnen des animalen Systems in den Nn. pelvini, welche die sacral-parasympathischen ableitenden Bahnen begleiten, in das Ganglion spinale. Von hier werden sie wohl in gleicher Weise, wie in Abb. 65 für die zuleitenden Bahnen des sympathischen Systems dargestellt ist, über viscero-sensible *D*-Zellen und ihre zentralen Fortsätze über die hinteren Wurzeln zum Rückenmark geleitet. Auch hier darf angenommen werden, daß die Erregungswellen teils auf motorische Zellen der Vorderhörner, teils auf motorische Zellen des sacralen Abschnittes des Nucleus intermedio-lateralis in den Seitenhörnern und zu den Ursprungsstellen für Hyperalgesien in den zugehörigen Dermatomen geleitet werden. Auf dieser Reflexbahn verläuft der physiologische paleencephale Reflexvorgang des Orgasmus (vgl. 5. Bd., 1. Hälfte, S. 57).

Besonders sei hervorgehoben, daß die Erregungswellen zuleitender Nervenbahnen, welche die ableitenden Bahnen des sacral-parasympathischen Nervensystems begleiten, außerdem auf die Nervenzellen des Spinalparasympathicus bzw. der Nn. erigentes geleitet werden (vgl. S. 150).

c) Die diencephale Stufe der Reflexbogen im vegetativen Nervensystem des weiblichen Genitale.

Die Erregungswellen extensiv und intensiv starker Reize irradiieren schließlich von der Substantia gelatinosa des Rückenmarks auf die Ganglienzellen des Tractus intermediolateralis sowie der parasympathischen Kerne im Sacralmark bzw. im Gehirn. Sie steigen auf unbekanntem Weg durch das ganze Rückenmark zu den parasympathischen Kernen in der Medulla oblongata und im Mittelhirn auf bis zu den vegetativen Zentren im Zwischenhirn.

Anatomische Forschung, experimentelle Physiologie und Pathologie ließen in den letzten 10 Jahren die funktionelle Bedeutung des Diencephalon — des Zwischenhirns — (Thalamus, Hypothalamus, Boden des 3. Ventrikels und zentrales Höhlengrau) für den Betrieb der vegetativen Organe weitgehend erkennen. Im Zwischenhirn liegen die potentiellen Repräsentanten (Hess) der vegetativen Regulation (sog. vegetative Zentren, die mit den Ganglienzellkörpern im Tractus intermedio-lateralis und den parasympathischen Kernen im Hirnstamm und im Sacralmark in Verbindung stehen)[1].

Im Zwischenhirn liegt auch die große koordinierende Schaltstelle, in welcher Erregungswellen der Sinnesorgane, Erregungswellen, die bei der Formulierung motorischer Akte für die Skeletmuskulatur, kurz Erregungswellen aus dem zentralen virtuellen Erregungsgebilde (Hess), in der Hirnrinde entstehen und Erregungswellen, welche auf zuleitenden Bahnen des vegetativen Nervensystems bis zum Gehirn vordringen und auf Ganglienzellkörper vegetativer Zentren umgeschaltet werden. Damit ist das Zwischenhirn Sitz der obersten Betriebsregulierung aller vegetativen Funktionen, welche den Fortbestand des Individuums sichern (L. R. Müller), eine Vorstellung, welche auch derjenigen vom Sitz der „Betriebsseele“ von Monakow und dem Sitz der „Psychoide“ Bleulers entspricht (vgl. S. 282). Die Form der einzelnen Ganglienzellen läßt innerhalb der Hauptabschnitte des Zwischenhirns, im Thalamus, in den Wandungen des 3. Ventrikels und im zentralen Höhlengrau der Zwischenhirnbasis verschiedene Gangliengruppen unterscheiden, die durch Fasersysteme untereinander verbunden sind (Greving).

Diese vegetativen Zentren im Zwischenhirn bilden den subcorticalen Reflexscheitel für subcorticale Reflexe. Sie stehen ihrerseits mit den Ganglienzellkörpern der Seitenhörner der sympathischen Intermedio-lateralsäulen im Dorsal- und Lumbalmark, sowie mit den Kernen des parasympathischen Systems im Mittelhirn, der Oblongata und in den sacralen parasympathischen Säulen in Verbindung. Die Erregungswellen sensibler, peripherer Nerven des animalen oder vegetativen Nervensystems, welche bis zu dem vegetativen potentiellen Repräsentant im Zwischenhirn vordringen, lösen dementsprechend je nach der Qualität dieser Erregungswellen reflektorisch somato-viscerale oder viscero-viscerale Massenwirkungen des sympathischen oder Einzelorganwirkungen des parasympathischen Abschnittes des vegetativen Nervensystems aus.

Allerdings fehlen zur Zeit noch allgemein anerkannte anatomische Grundlagen für die Annahme vegetativer kurzer und langer ableitender Nervenbahnen von den Ganglienzellkörpern im Zwischenhirn zu Ganglienzellkörpern in den Intermedio-lateralsäulen.

[1] Für den Begriff des regulatorischen Zentrums gibt Hess folgende Definition:

„Jede Leistung eines organischen Apparates beruht auf der Einordnung physikalischer und chemischer Kräfte in einen nach Richtung, Intensität und Zeitablauf geordneten Zweckvorgang. Die Richtungs-, Intensitäts-, Zeit-Ordnung beruht auf der Tätigkeit eines besonderen Steuerungsorganes, nämlich des die betreffende Funktion regulierenden Zentrums. In Auswirkung seiner Organisation baut es aus den von der Peripherie einlaufenden Afferenzen ein Erregungsgebilde auf, dessen wieder nach der Peripherie fließende Entladungen die Erfolgsorgane zu einem geordneten Zusammenwirken veranlassen. Aus dem gleichsam virtuellen zentralen Erregungsgebilde entsteht die effektive koordinierte Leistung. Das Zentrum ist demgemäß ein potentieller Repräsentant der nach einem bestimmten Leistungsergebnis orientierten Funktionsordnung von Erfolgsorganen.“

Erst in jüngster Zeit haben Beattie, Brow und Long mitgeteilt, daß experimentelle Läsionen gewisser Kerne der hinteren Hypothalamusgegend absteigende Degenerationen in den Intermedio-lateralsäulen des Dorsal- und Lumbalmarkes zur Folge haben. Sie bezeichnen den Weg, den diese Degenerationen nehmen, mit dem Ausdruck: Hypothalamospinale Bahn. Dieser Auffassung kann sich aber ein sachkundiger Forscher wie Wallenberg noch nicht vollinhaltlich anschließen. Er glaubt, daß es bei den Experimenten von Beattie und seinen Mitarbeitern sehr leicht zu einer Verletzung des Hirnschenkelfußes kommt, wodurch in Wirklichkeit cortico-spinale bzw. Pyramidenbahn-Fasern degenerieren.

Das Zwischenhirn, und zwar die Corpora mamillaria, stehen außerdem über zuleitende Bahnen im basalen Riechnervenbündel mit den Sinnesapparaten im Olfactoriusgebiet und über die zuleitenden cerebrospinalen Bahnen, welche durch die Hinterstrangkerne in der Medulla oblongata zum Zwischenhirn ziehen, mit den Sinnesapparaten für das affektive und kritische System der spinalen Oberflächen- und Tiefensensibilität der Pars copulationis in direkter Verbindung.

Das Zwischenhirn und ebenfalls die Corpora mamillaria stehen außerdem in indirekter Verbindung mit sämtlichen Sinnesapparaten auf dem Weg über den Thalamus, in welchem sich die primären Endigungen der zuleitenden Bahnen aus allen Sinnesapparaten befinden. Es endigen die zuleitenden Nervenbahnen des N. olfactorius im Ganglion interpedunculare, des N. opticus im Corpus geniculatum laterale thalami, des N. acusticus im Corpus geniculatum mediale thalami, des N. glossopharyngeus im Ganglion interpedunculare. Die zuleitenden Nervenbahnen der perzeptorisch-epikritischen und affektiven Sensibilität, sowie diejenigen für die Raum- und statische Sensibilität endigen im ventralen Thalamuskern.

Es ist deshalb leicht verständlich, daß durch mechanische oder elektrische Reize von allen Sinnesorganen aus, von den Receptoren zuleitender Nerven der Schleimhäute, von Hautnerven wie denjenigen der Brustdrüsen (E. Kehrer), selbst durch Nadelstiche am Kaninchenohr (Dyroff), vom zentralen Stumpf des N. medianus und des N. cruralis (Schlesinger, Röhrig), vom N. ischiadicus (Röhrig, E. Kehrer) sympathico-adrenale Massenwirkungen ausgelöst werden können. Teilerscheinungen dieser Massenwirkung sind Uteruskontraktionen, die gleichzeitig durch die Impulse sympathischen Ursprungs und die an den Erfolgszellen des Uterus angreifenden Inkrete der Nebenniere ausgelöst werden.

Nun bleiben aber die Uteruskontraktionen bei den decerebrierten Tieren E. Kehrers trotz Ausbohrung des Rückenmarks erhalten. Die Verbindung des Zwischenhirns mit den Seitenhörnern des Nucleus intermedio-lateralis ist also nur bis zum 10. Brustwirbel erhalten. Auch bleiben die Uteruskontraktionen, wenn auch nur flüchtig, trotz Durchschneidung der Nn. spermatici, hypogastrici und pelvini erhalten. E. Kehrer möchte dieses Erhaltenbleiben durch Reflexe erklären, die auf Reflexbogen verlaufen, die „von den sensiblen Enden der Rückenmarknerven oder den sympathischen Gefäßnerven der Körperoberfläche zum oberen Rückenmark oder dem Vasomotorenzentrum durch den Grenzstrang oder über Vasomotoren zum Uterus ziehen".

Was die letztere Möglichkeit betrifft, so ist dieselbe wohl ausgeschlossen, da heute das Bestehen kontinuierlicher, langer, vasomotorischer Fasern, die vom Vasomotorenzentrum zu den großen Arterien und mit diesen bis zu ihren Endästen in den einzelnen

Organen ziehen, abgelehnt wird (vgl. S. 157), und außerdem werden die visceralen Organe mit vasomotorischen sympathischen Nerven von Ganglienzellen versorgt, die in denselben Ganglien liegen wie die Ganglienzellen der postganglionären Fasern, die die Wandmuskulatur dieser Organe versorgen (Gaskell). Also liegen die Ganglienzellen für die vasoconstrictorischen sympathischen Nervenfasern, die zu den Blutgefäßen des Ovariums ziehen, im Ganglion renale und diejenigen, die zu den Blutgefäßen im Tubo-utero-vaginaltractus ziehen, im Ganglion mesentericum inferius und nicht an beliebigen Stellen der Gefäßnervennetze. Dementsprechend darf auch angenommen werden, daß die präganglionären Fasern zu diesen Ganglienzellen aus denselben Seitenhörnern und Spinalganglienzellen (A. Hirt) stammen, in denen die Ganglienzellen für die präganglionären Fasern für die zugehörige Wandmuskulatur liegen.

Aber auch die Leitung der Erregungen vom oberen Brustmark über den Grenzstrang scheint mir nicht annehmbar. Wohl hat Langley Teilungen der präganglionären Rami internodiales des Grenzstranges nachgewiesen und gezeigt, daß Kollaterale eines Ramus internodialis mit Ganglienzellen verschiedener Grenzstrangganglien in Verbindung treten und von da aus die Erectores pili höher gelegener Hautbezirke erregen. Allein es ist nicht gezeigt worden, daß solche Kollaterale vom Brustteil des Grenzstranges bis in den Lendenteil hinabsteigen, die Grenzstrangganglien und das Ganglion mesentericum inferius ununterbrochen durchlaufen, um erst mit den Ganglien des Plexus utero-vaginalis in Verbindung zu treten.

Wenn nun vollends diese geringgradigen und flüchtigen Uteruskontraktionen auch noch erhalten bleiben, wenn alle präganglionären Fasern, die in den Nn. ovarici und Nn. hypogastrici zum Uterus ziehen, durchschnitten sind, so ist eine Auslösung dieser Uteruskontraktionen durch Erregungswellen sympathischer Bahnen ausgeschlossen, und auch die adrenale Komponente des sympathico-adrenalen Symptomenkomplexes vermag diese Uteruskontraktionen nicht auszulösen, da die Adrenalinausschüttung ins strömende Blut nach Ausbohrung des Rückenmarks vom 10. Brustwirbel abwärts ausfällt, denn die Nebenniere wird durch den Plexus renalis mit sympathischen Fasern versorgt und die präganglionären Fasern, die zum Plexus renalis ziehen, liegen in den Nn. splanchnici, die aus den Rückenmarksegmenten D12—D13 und LI, LII, LIII entspringen.

Wir glauben, daß die Uteruserregungen „von geringem Grad" und „mit großer Flüchtigkeit", die E. Kehrer trotz Durchschneidung der Nn. hypogastrici, Nn. ovarici, Nn. pelvini noch beobachtete, durch jene adrenalinähnlich wirkende Substanz ausgelöst werden, die W. B. Cannon zum erstenmal als das Produkt von Kontraktionen der Arrectores pili am Schwanz der Katze entdeckte und mit dem Ausdruck „Sympathin" belegte. Diese Substanz wird während der Kontraktion glattmuskeliger Elemente gebildet, in das Blut abgegeben und auf dem Blutweg im Körper verbreitet und vermag an den glatten Muskeln anderer Organe Kontraktionen auszulösen.

Nun wird nach Ausbohrung des Rückenmarkes vom 10. Brustwirbel abwärts durch die, vom Zwischenhirn durch irgendeinen extensiv und intensiv genügend starken Reiz ausgelöste, sympathico-adrenale Massenwirkung in der oberen Körperhälfte eine so große Menge glatter Muskulatur zur Kontraktion gebracht, daß deren Sympathin auf dem Blutweg schließlich auch die Uterusmuskulatur erreicht und an ihr Kontraktionen von geringem Grade und von großer Flüchtigkeit auslöst.

Die Verlegung der Schmerzreize innerer Organe in diejenigen Wurzelzonen (Segmentalzonen, Dermatome), welche denselben spinalen Rückenmarkwurzeln und Segmenten zugeordnet sind, wurde oben (S. 183) besprochen.

Im Thalamuskern ist auch der Sitz der Schmerzgefühle, die von den Nervenendigungen in den Eingeweiden (inneren Organen) ausgelöst werden.

d) Die corticale Stufe der Reflexbogen im vegetativen Nervensystem des weiblichen Genitale.

Der Thalamus steht über dem vorderen Thalamusstiel mit der Regio praefrontalis der Hirnrinde in Verbindung. Auf diesen Bahnen können die Erregungswellen des Eingeweideschmerzes vom Thalamus in die Abschnitte dieser Rindenabschnitte gelangen, die der Merkfähigkeit, d. h. der Bildung mnemischer Engramme der verschiedenen mehr oder weniger schmerzhaften Eingeweidesensationen dienen.

Eine Lokalisation dieser Schmerzgefühle, die von den einzelnen Organen ausgehen, findet meist nur im groben statt und ist individuell verschieden, da in der Hirnrinde für die Sensibilität der einzelnen Eingeweideteile Projektionsfelder fehlen. Deshalb wird bei intrakraniellen Prozessen nur allgemein über Kopfschmerzen, bei Erkrankungen der Eingeweide, in der Brusthöhle über Schmerzen in der Herz- und Sternalgegend, bei Schmerzen in den Organen der Bauchhöhle über Leibschmerzen geklagt. Die Schmerzlokalisation ist bei Erkrankungen innerer Organe dann eine präzisere, wenn beispielsweise in der Bauchhöhle das Peritoneum parietale in den Krankheitsprozeß mit einbezogen ist. Da das Peritoneum parietale, und gleiches gilt für die Pleura costalis, von den zum animalen Nervensystem gehörenden Nn. intercostales versorgt ist, die in der Hirnrinde Projektionsfelder besitzen, so vermögen ihre Receptoren auch die für eine genauere Lokalisation erforderlichen Lokalzeichen zu liefern.

Tierphysiologische Forschungen zeigen weiter, daß von der Regio praefrontalis der Hirnrinde Fasersysteme über den vorderen Thalamusstiel zum Thalamus ziehen. Auf diesen Bahnen können Erregungswellen zur Formulierung motorischer Akte der Skeletmuskulatur über den Thalamus zum Zwischenhirn gelangen.

Auf denselben Bahnen gelangen Erregungswellen ekphorierter mnemischer Engramme aus allen Sinnesorganen über den Thalamus zu den vegetativen motorischen Zentren sympathischer und parasympathischer Natur im Zwischenhirn und von da zu den Kernen des parasympathischen Systems im Mittelhirn und der Medulla oblongata, sowie zu den Ganglienzellen des sympathischen thorakolumbalen und des parasympathischen sacralen Abschnittes des Tractus intermedio-lateralis. Dadurch werden direkte sympathicotonische Massenwirkungen, die gleichzeitig an allen sympathisch innervierten Organen auftreten oder parasympathicotonische Einzelwirkungen an den parasympathisch innervierten Organen und Organsystemen ausgelöst.

e) Anhang: Die Tätigkeit der Neurohypophyse und ihre Regulierung.

Hier ist der Ort, um bei den vielen Beziehungen der Hypophyse zu den Funktionen des weiblichen Genitales auch die Einflußnahme des Nervensystems auf die endokrine Tätigkeit der Hypophyse und umgekehrt die Einflußnahme endokriner Vorgänge der Hypophyse auf das nervöse Geschehen zu erwähnen. Die Nervenversorgung der Hypophyse wird S. 107 besprochen.

Obschon die Stoffe hormonartiger Natur wie das Oxytocin (sive Pitocin, sive Orasthin), das die glattmuskeligen Elemente des Uterus zur Kontraktion bringt, aber auf die übrige glatte Muskulatur keinen Einfluß nimmt, und das Vasopressin (sive Pitressin, sive Tonephin), das umgekehrt dem Uterusmuskel gegenüber wirkungslos bleibt und ausschließlich die glatte Muskulatur der extragenitalen Körperteile kontrahiert, aus dem tierischen Hinterlappen gewonnen werden (vgl. Bd. IX dieses Handbuches, S. 36), so besteht doch ziemlich Übereinstimmung, daß diese Stoffe nicht in der Neurophyse selbst gebildet werden. Es sei daran erinnert, daß diese nur aus Nervenfasern, Bindegewebe, Gefäßen und Glia besteht (vgl. S. 109). Bei den Tieren finden sich diese Stoffe aber auch in der Pars intermedia (Mittellappen). Da nun auf S. 111 gezeigt wurde, daß beim Menschen die Pars intermedia auf nicht mehr deutlich erkennbare Reste reduziert ist, so ist kaum denkbar, daß die obengenannten Stoffe beim Menschen in den für die hormonale Regulierung genügenden Mengen durch diese Mittellappenreste gebildet werden können. Berblinger gelangte dementsprechend zu der Annahme, daß die Funktionen der Hypophyse, welche beim Tier (Hund, Katze, Kaninchen, Maus) auf Adenohypophyse und Pars intermedia verteilt sein mögen, beim Menschen im wesentlichen der einheitlichen Adenohypophyse (Vorderlappen, Pars tuberalis, Grenzzone) zufallen. Folgerichtig gelangte er weiter zur Annahme von dissoziierten Funktionen der in der Adenohypophyse der Menschen zusammengeschlossenen Epithelien. Als Beispiel dafür erwähnt er die Stoffe hormonartiger Natur, Oxytocin und Vasopressin, die bei den Tieren in der Pars intermedia entstehen, beim Menschen aber neben dem Wachstumshormon und den Sexualhormonen in der Adenohypophyse gebildet werden.

Nun besteht aber weiter Übereinstimmung bei den Autoren, daß die genannten Stoffe hormonartiger Natur in wirksamer Form nicht aus der Adenohypophyse gewonnen werden können. Bei dieser Sachlage ist die weitere Vermutung Berblingers verständlich, daß gewisse Stoffe hormonartiger Natur wie beispielsweise Oxytocin und Vasopressin in der Adenohypophyse wohl vorgebildet werden, aber nur in unwirksamer Form. Aus dem epithelialen drüsigen Teil der Hypophyse — der Adenohypophyse — werden alsdann die noch unwirksamen Vorstufen des Oxytocins und des Vasopressins der Neurophyse zugeleitet und erfahren hier erst eine Umänderung, wodurch sie pressorische und an der glatten Muskulatur Kontraktionen auslösende Eigenschaften erhalten.

Diese Annahme einer Umformung bestimmter Stoffe hormonartiger Natur der Adenohypophyse in spezifisch wirkende Substanzen durch die Gewebe der Neurohypophyse wird durch Ergebnisse experimenteller Untersuchungen von Roth, eines Schülers von Berblinger, gestützt. Roth stellte fest, daß die von Krogh aufgestellten Kriterien an der Schwimmhaut von Fröschen für die gefäßwirksame Substanz der Hypophyse (Vasopressin) nach Implantation von Neurohypophysengewebe des Menschen sich besonders intensiv einstellten.

Demgegenüber konnte eine derartig eindrucksvolle intensive Wirkung mit Implantaten aus der Adenohypophyse desselben Menschen nicht erzielt werden.

Diese Experimente erhalten eine Bestätigung durch Ergebnisse experimenteller Untersuchungen von Karplus-Peczcenik.

Es sei vorausgeschickt, daß das Inkret der Hypophyse, das in der Neurohypophyse Eigenschaften erlangt, die an der glatten Muskulatur des Uterus Kontraktionen auslösen —

das Oxytocin — auch im Liquor des 3. Ventrikels, in der Cisterna cerebello-medullaris und im Liquor cerebrospinalis nachweisbar ist. Es gelangt nach der Ansicht von Krogh und Ohtsuka aus dem strömenden Blut dahin, denn diese Autoren nehmen an, daß das Oxytocin wie das Vasopressin aus der Hypophyse direkt in das Blut abgegeben werde. Andere Autoren, als erster Herring, dann Cushing mit Crowe und Hormans und später besonders Trendelenburg und Dixon sowie auch A. Mayer nehmen dagegen an, daß ein Teil des Oxytocins, und mit ihm alle Inkrete, die aus der Neurohypophyse austreten, durch den Hypophysenstiel in den Liquor des 3. Ventrikels und von da in die Cisterna cerebello-medullaris gelangen.

Nun reizten Karplus und Peczcenik an desympathisierten Versuchstieren die Gegend des Tuber cinereum, wobei entsprechend der Lage des Nucleus supra-opticus auch die Ganglienzellen dieses Kerns und damit die Endigungen der Nervenfasern im Fasciculus hypophyseus in der Neurophyse mitgereizt wurden (vgl. Abb. 49, S. 110). Dabei beobachteten die Forscher eine Zunahme des Gehaltes an Oxytocin und Vasopressin im Liquor der Zisterne. Bei Reizung des Halssympathicus, und damit seiner Endigungen in der Adenohypophyse, an intakten Versuchstieren nahm der Gehalt an Oxytocin und Vasopressin in der Zisternenflüssigkeit dagegen nicht zu.

Die Ergebnisse dieser Untersuchungen zeigen, daß nervöse Impulse des Zwischenhirns in endokrine Wirkungen umgesetzt werden können und deuten ebenfalls in der Richtung, daß die Inkrete des Vorderlappens die Eigenschaften des Oxytocins noch nicht besitzen.

Diese letztere Annahme wird weiterhin dadurch unterstützt, daß es Karplus und Peczcenick nicht gelang, bei ihren Versuchshunden durch vorübergehende Gemütserregungen (Vorzeigen von Katzen) oder durch Reizung des N. ischiadicus bis zum Heulen der Hunde den Gehalt des Zisternenliquors an Oxytocin zu vermehren. Nur durch stundenlange Aufregungen der Hunde mit Vorzeigen von Katzen gelang es Hoff und Werner, eine beträchtliche Vermehrung des Gehaltes der Zisternenflüssigkeit an Oxytocin nachzuweisen[1]. Da beide Untersuchergruppen zum Nachweis der Inkrete der Neurophyse den virginellen Meerschweinchenuterus und die Melanophorenmethode benutzten, so darf daraus der Schluß gezogen werden, daß es einer geraumen Zeit bedarf, bis die „e Sympathicotonia" bei Gemütserregungen vermehrt sezernierten, wirkungslosen Inkrete der Adenohypophyse in der Neurophyse wirksam geworden sind.

Nach der Auffassung von R. Greving besteht auch die Möglichkeit, daß die Inkrete der Hypophyse auf die vegetativen Zentren im Zwischenhirn und auf die von ihm absteigenden Nervenbahnen Einfluß nehmen (Weinberg), und daß ihre Wirkungen an den Elementen der Erfolgsorgane auf Änderungen in der Erregbarkeit der vegetativen Zentren zurückzuführen sind (Roussy und Mosinger). Da weiter der Liquor cerebrospinalis aus der Gegend des Lumbalmarks schwächer wirkt als der Occipitalliquor (Muria, Janossy, Horvath), so läßt sich denken, daß beim Tiefertreten des Liquors auf dem Wege der Resorption auch Änderungen in den Ganglienzellen der Intermediolateralsäulen auftreten. Für das Oxytocin mit seiner Kontraktionen auslösenden Wirkung an der glatten Muskulatur des Uterus kämen nur die Ganglienzellen des thorakolumbalen

[1] Wie schwierig es ist, Hunde durch Vorzeigen von Katzen stundenlang in Erregung zu erhalten, wissen wir aus eigener Erfahrung.

bzw. lumbalen Abschnittes der Intermedio-lateralsäulen in Betracht, da der Uterus nur durch diesen Abschnitt mit vegetativen motorischen Nerven versorgt wird (vgl. S. 37ff.).

Es erhebt sich nun die Frage, ob der Weg über die vegetativen Zentren im Zwischenhirn und in den Intermedio-lateralsäulen den Hauptweg darstellt, auf dem das Oxytocin auf die glatte Muskulatur des Tubo-utero-vaginaltractus Einfluß nimmt, oder ob nicht zur Hauptsache das aus der Neurohypophyse direkt in das strömende Blut ausgeschüttete Oxytocin an der Uterusmuskulatur Kontraktionen auslöst.

Das auf S. 131 mitgeteilte Verhalten weiblicher gebärender Versuchstiere, denen Cannon die beiden Grenzstränge reseziert und damit jede Verbindung des lumbalen Abschnittes der Intermedio-lateralsäulen mit der glatten Muskulatur unterbrochen hatte, zeigt einwandfrei, daß der Ausfall von Änderungen in der Erregbarkeit vegetativer Zentren im Zwischenhirn oder in den Intermedio-lateralsäulen für die Regulierung der Tätigkeit der glatten Muskulatur des Tubo-utero-vaginaltractus beim Geburtsakt bedeutungslos sind.

Demgegenüber stellte Kosakoé experimentell nach vollständiger oder beinahe vollständiger Zerstörung der Hypophyse beim Kaninchen fest, daß der trächtige Uterus außerstande ist, sich seines Inhaltes zu entledigen, und daß ohne Hypophyse keine Geburt möglich ist. Morimoto und Ikeda beobachteten weiter, daß nach vollständiger Zerstörung der Hypophyse beim Kaninchen die Erregbarkeit des Uterus für elektrische Impulse wesentlich abnimmt.

Berücksichtigt man, daß entsprechend den Beobachtungen von Cannon für die Regulierung des Geburtsvorganges das organeigene Nervensystem und die autonomen Potenzen der Arbeitselemente genügen, so darf angenommen werden, daß den durch das Oxytocin, das Inkret der Neurohypophyse im Liquor des 3. Ventrikels an den vegetativen Zentren ausgelösten neuralen Impulsen eine weit geringere Bedeutung für die Auslösung von Uteruskontraktionen zukommt als der direkten Einwirkung desselben Inkretes über den Blutweg auf die glattmuskeligen Elemente des Tubo-utero-vaginaltractus.

Diese Auffassung wird weiterhin gestützt durch experimentelle Untersuchungen von Kosakoé, welcher zeigte, daß nach Injektion von Oxytocin in den Liquor cerebrospinalis, das Oxytocin vom Zwischenhirn aus auf den Uterus einen geringeren Einfluß nimmt als vom Blutweg aus.

Aus dem oben Gesagten geht demnach hervor, daß das Hypophysen-Zwischenhirnsystem einem Ort entspricht, an dem die Impulse nervöser potentieller Repräsentanten in endokrine Wirkungen umgesetzt werden und auch umgekehrt Impulse endokriner potentieller Repräsentanten auf das nervöse Geschehen Einfluß nehmen. In ihrer Auswirkung auf den Uterus steht aber die letztere Einflußnahme gegenüber der ersteren im Effekt zurück (vgl. Marx).

Die ausführliche Darstellung der Wirkung der Neurohypophysenextrakte von C. Clauberg findet sich in Band IX dieses Handbuches, S. 419.

Literaturverzeichnis.

Aburel, E.: Recherches sur la sensibilité viscerale. La chronaxie sensitive du nerf présacré. C. r. Soc. Biol. Paris **110**, 812 (1932). — *Aburel, E.* et *J. Chaudard:* Reflexe moteur de la vessie et réflexe d'axons. C. r. Soc. Biol. Paris **107**, 1267 (1931).

Bayliss, W. M. and *E. H. Starling:* The movements and innervations of the small intestine (dog.). J. of Physiol. **24**, 99 (1899). — The movements and innervations of the large intestine. J. of Physiol. **27**, 107 (1900). — The movements and innervations of the small intestine (rabbit and cat). J. of Physiol. **26**, 125 (1901). — *Beattie, J., G. R. Brow* and *C. N. H. Long:* Physiological and anatomical evidence for the existence of nerve tracts connecting the hypothalamus with spinal sympathetic centres. Proc. roy. Soc. Lond. **106**, 253 (1930). — *Bing, R.:* Kompendium der topischen Gehirn- und Rückenmarksdiagnostik, S. 87. Berlin u. Wien: Urban & Schwarzenberg 1925. — *Bergmann, G. v.:* Funktionelle Pathologie. Berlin: Julius Springer 1932. — *Bleuler, E.:* Die Psychoide als Prinzip der organischen Entwicklung. Berlin: Julius Springer 1924.

Cannon, W. B.: Recent studies of chemical mediations of nerve impulses. Endocrinology **15**, Nr **6**, **473** (1931). — The wisdom of the body. New York: W. W. Norton & Co. **1932**. — *Carpentor, J. W.:* Nerve endings of sensory type in the muscular coat of the stomach and small intestine. J. comp. Neur. **29**, Nr 5, 553 (1918). — Intramuscular nerve endings of sensory type in the small intestine with a consideration of their function. J. comp. Neur. **37**, Nr 3, 439 (1924). — *Coryllos, P.:* Corpuscules de Pacini dans la trompe utérine. Rec. franç. Gynéc. **27**, 257 (1913). — Cotte, G. et *J. Dechaume:* Les plexalgies hypogastriques. Documents histéopathologique, considérations pathogéniques. Presse méd. **21**, **373** (1931).

Dale, H. H.: On some physiological actions of Ergot. J. of Physiol. **34**, 163 (1906). — *Dyroff, R.:* Experimentelle Untersuchungen zur Physiologie des Genitaltraktus beim Weibe. (Beiträge zur Nervenversorgung.) Berlin: Julius Springer 1926/27.

Edinger, L.: Spezielle Pathologie und Therapie innerer Krankheiten von Kraus und Brugsch, Bd. 10, 1. Teil, S. 1. Berlin u. Wien: Urban & Schwarzenberg 1922. — *Elliott, T. R.:* The innervation of the bladder and urethra. J. of Physiol. **35**, 367 (1907).

Fleisch, A. u. *W. H. v. Wyss:* Zur Kenntnis der Tiefensensibilität. Pflügers Arch. **200**, 290 (1922). — *Foerster, O.:* Die Leitungsbahnen des Schmerzgefühls und die chirurgische Behandlung des Schmerzgefühls. Berlin u. Wien: Urban & Schwarzenberg 1927. — *Forque:* La douleur des viscères. Gaz. Hôp. Paris **89**, 1429; **91**, 1461 (1926). — *Frankenhäuser, F.:* Die Nerven der Gebärmutter und ihre Endigungen in den glatten Muskelfasern. Jena: Fried. Mauke 1867.

Gaskell, W. H.: The involuntary nervous system. London: Longmans, Green & Co. 1920. — *Gowers:* Zit. nach H. Sahli. Lehrbuch der klinischen Untersuchungsmethoden, 6. Aufl., Bd. 2, 2. Teil, S. 1184. 1920. — *Greving, R.:* Beeinflussung eines Zwischenhirnzentrums durch das Hypophysenhormon, S. 192. Lebensnerven und Lebenstriebe, von L. R. Müller, 3. Aufl. Berlin: Julius Springer 1931. — Die regulativen Zentren im Zwischenhirn. Lebensnerven und Lebenstriebe, von L. R. Müller, S. 115. Berlin: Julius Springer 1931. — *Groves:* On the division of the posterior spinal nerve roots. Lancet **1911 I**, 79, 94, 102. — *Guillaume, A. C.:* Le sympathique et les systèmes associés. Paris: Masson & Co. 1921.

Halban, J.: Blockierung der Headschen Zonen bei Erkrankungen der inneren Organe. Zbl. Gynäk. **1928**, 2138. — *Harting, K.:* Über feinere Innervation der Tube. Z. Zellforsch. **9**, 545 (1925). — *Head, H.:* Pain in visceral disease. Part I. Brain **1893**, 1; Part II. Brain **1894**, 339; Part. III. Brain **1896**, 153. — Sensibilitätsstörungen der Haut bei visceralen Erkrankungen. Deutsch von W. Seiffer, Berlin 1898. — *Hering, P. T.:* A contribution of the comparative physiology of the pituitary body. Quart. J. comp. Physiol. **1908**, H. 1, 28. — Die Funktion der Hypophyse (Reizung der Hypophyse in situ). Erg. Physiol. **11**, 323 (1911). — *Hess, W. R.:* Regulation des Blutkreislaufes, S. 136. Leipzig: Georg Thieme 1930. — *Hess, W. R.* u. *W. H. v. Wyss:* Beitrag zur Kenntnis der Eingeweidesensibilität. Pflügers Arch. **194**, 195 (1922). — *Hintzsche, Erich* u. *Paul Gisler:* Die Lage der Rückenmarkssegmente im Wirbelkanal. Schweiz. Arch. Neur. **35**, 287 (1935). — *Hirsch, L.:* Über die Nervenversorgung der Gefäße im Hinblick auf die Probleme der periarteriellen Sympathektomie. Arch. klin. Chir. **137**, 281 (1925). — Über den feineren Bau der Nerven der großen Extremitätengefäße. (Ein Beitrag zur Frage der periarteriellen Sympathektomie.) Arch. klin. Chir. **139**, 211 (1926). — *Hirt, A.:* Über den Aufbau des Spinalganglions und seine Beziehungen zum Sympathicus. Z. Anat. **87**, 275 (1928). — Zur Innervation der Niere und Nebenniere des Frosches. Z. Anat. **91**, 580 (1930).

Kappis, M.: Die Sensibilität der Bauchhöhle. Klin. Wschr. **1925 II**, 2041 u. 2089. — *Kappis* u. *Gerlach:* Die differentialdiagnostische Bedeutung der paravertebralen Novocaineinspritzungen. Med. Klin. **1923 II**, 1184. — *Katsch, G.:* Die Diagnose der leichten Pankreatitis. Klin. Wschr. **1924 II**, 2361. — *Kaufmann, F.:* Über die Latenzzeit der Schmerzempfindung im Bereich hyperalgetischer Zonen bei Anwendung von Wärmereizen. Münch. med. Wschr. **1921 II**, 1174. — *Kehrer, E.:* Experimentelle Untersuchungen über nervöse Reflexe von verschiedenen Organen und peripheren Nerven auf den Uterus. Arch. Gynäk. **90**, 169 (1910). — *Keiffer, N. H.:* Les appareils nerveux de l'utérus des mammifères.

Extrait Ann. et Bull., Soc. roy. Sci. méd. et natur. **1932**, H. 3/4, 53. — *Keith, A.:* Human embryology and morphology, 1. Aufl. London: Fischer 1902. — *Ken Kuré:* Über den Spinalparasympathicus. Basel: Benno Schwabe & Co. 1931. — *Kiss, F.* u. *N. Mihalik:* Über die Zusammensetzung der peripheren Nerven und den Zusammenhang zwischen Morphologie und Funktion. Z. Anat. **88**, H. 1/2 (1928). — *Koelliker, A. v.:* Handbuch der Gewebelehre von Viktor von Ebner. Leipzig: Wilh. Engelmann 1902. — *Kolossow, N. G.* u. *G. H. Sabussow:* Zur Frage über den Bau des autonomen Nervensystems. Anat. Anz. **74**, 417 (1932). — *Krogh, A.:* Anatomie und Physiologie der Capillaren, 2. Aufl. Berlin: Julius Springer 1929.

Laewen, A.: Über segmentäre Schmerzaufhebung durch paravertebrale Novocaininjektion zur Differentialdiagnose intraabdomineller Erkrankungen. Münch. med. Wschr. **1922 II**, 1423. — *Laignel-Lavastine, M.:* Pathologie du Sympathique, Essai d'anatomo-physio-pathologique clinique. Paris: Felix Alcan 1924. — *Langley, J. N.:* On axonreflexes in the praeganglionic fibres of the sympathetic system. J. of Physiol. **25**, 364 (1900). — *Langley, J. N.* and *H. K. Anderson:* On reflex actions from sympathetic ganglia. J. of Physiol. **16**, 410 (1894). — On the Innervation of the pelvic and adjoining viscera P + I. The lower portion of the intestine. J. of Physiol. **18**, 67 (1895). — *Lapinski, M.:* Arch. Psychiatr. **82**, 43 (1927). — *Lehmann, W.:* Die Sensibilität der Bauchhöhle und ihre Beziehungen zu den sensiblen Fasern der vorderen Wurzeln. Z. exper. Med. **40**, 174 (1924). — Über die sensiblen Fasern der vorderen Wurzeln. Klin. Wschr. **1924 II**, 1895. — *Lemaire:* Le problème de la sensibilité viscérale et l'anesthésie des splanchnalgies. Louvain, 11, rue des Récollets: Verlag der Société Scientifique, 1928.

Mackenzie, J.: Krankheitszeichen und ihre Auslegung. Leipzig: Curt Kabitzsch 1923. — *Marx, H.:* Psychosomatische Wechselwirkungen. Klin. Wschr. **1933 I**, 689. — *Monakow, v.:* Versuch einer Biologie der Instinktwelt. Schweiz. Arch. Neur. 8, 257 (1921). — *Müller, L. R.:* Über die Empfindungen in unseren inneren Organen. Mitt. Grenzgeb. Med. u. Chir. **18**, 600 (1908). — Über die Sensibilität der inneren Organe, insbesondere des Gehirns. Verh. 37. Kongr. dtsch. Ges. inn. Med. **1925**, 48.

Nelis: Anatomie du système nerveux végétatif de l'homme. Louvain, 1925. — Sur les ruines du grand sympathique. Rev. Questions Sci., Juli-Okt. **1926**. — *Neumann:* Zur Frage der Sensibilität der inneren Organe, funktioneller Nachweis sensibler Fasern im Nervus splanchnicus und vagus. Zbl. Physiol. **24**, Nr 26, 1213 (1910).

Oudendal: Das Nervensystem der Gebärmutter. Nederl. Mschr. Geneesk. **11**, 193 (1922).

Ries, E.: Vater-Pacinische Körperchen in der Tube. Z. Geburtsh. **62**, 100 (1908). — *Röhrig:* Experimentelle Untersuchungen über die Physiologie der Uterusbewegungen. Virchows Arch. **76**, 1 (1879). — *Rossi, O.:* On the afferent paths of the sympathetic nervous system with special reference to nerve cells of spinal ganglia sending their peripheral processes into the rami communicantes. J. comp. Neur. **34**, Nr 5, 493 (1922).

Schilf, E.: Das autonome Nervensystem. Leipzig: Georg Thieme 1932. — *Schlesinger, W.:* Reflexbewegungen des Uterus. Med. Jb. **1873**. — *Sfameni* e *Lunedei:* Sui riflessi viscero-cutanei e sul meccanismo di produzione del dolore nelle affezioni dei visceri e delle sierose. Riv. Clin. med. **28** (1927). — *Sherrington, C. S.:* Experiments in examination of the peripheral distribution of the fibres of the posterior roots of some nerves. Philos. trans. roy. Soc. **184**, 641 (1893). — *Sokownin, N.:* Ref. Hoffmann und Schwalbes Jber. Literatur 6. III **1876/77**. — Beiträge zur Physiologie der Entleerung und Zurückhaltung des Harns. — Aus dem physiologischen Laboratorium der Kasaner Universität. Kasan. Univ.-nachr. **1877**. — *Starling, E. H.:* Überblick über den gegenwärtigen Stand der Kenntnisse über die Bewegungen und die Innervation des Verdauungskanals. Erg. Physiol. II **1**, 446 (1902). (Einzelheiten siehe bei Bayliss u. Starling in diesem Verzeichnis.) — *Stöhr, Ph.* jun.: Mikroskopischer Beitrag zur Innervation der Blutcapillaren beim Menschen. Z. Zellforsch. **3**, 431 (1925). — Mikroskopische Anatomie des vegetativen Nervensystems. Berlin: Julius Springer 1928.

Verger, H.: Les phénomènes douloureux liés au syndrome vaso-moteur des angéio-nevroses. J. Méd. Bordeaux **1928**, No 5, 178. — Les douleurs viscérales et les réflexes viscéro-sensitifs. J. Méd. Bordeaux **1928**, No 5, 181. — *Villiger, E.:* Gehirn und Rückenmark, S. 219. Leipzig: Wilhelm Engelmann 1922.

Wallenberg: Kritische Bemerkung zum Referat über Beattie, Brow und Long. Zbl. Neur. **57**, 34 (1930). — *Walthard, M.:* Über den Scheinrheumatismus aus gynäkologischer Ursache. Schweiz. med. Wschr. **1933 II**, 1217. — *Wernoe, T. B.:* Viscero-cutane Reflexe. Pflügers Arch. **210**, 1 (1925).

Literatur über die Tätigkeit der Neurohypophyse.

Bacq, Z. M. and *S. Dworkin:* The heart rate after sympathectomy and vagotomy and the blood sugar affected by posterior hypophyseal extracts (pitressin and pitocin). Amer. J. Physiol. **65**, 605

(1930). — *Berblinger, W.*: Pathologie und pathologische Morphologie der Hypophyse des Menschen. Handbuch der inneren Sekretion, S. 910. Leipzig: Curt Kabitzsch 1932.

Crowe, Cushing und *Hormans:* Experimentelle Hypophysektomie. Hopkins Hosp. Bull. **21**, 127 (1910).

Dixon, W. S.: Pituitary Secretion. J. Physiol. **57**, 129 (1923).

Gagel, O.: Anatomie der neutralen Anteile des vegetativen Nervensystems in L. R. Müllers Lebensnerven und Lebenstriebe, S. 188. Berlin: Julius Springer 1931.

Herring, P. T.: A Contribution of the comparative physiology of the pituitary body. Quart. J. exper. Physiol. **1**, 28 (1908). — *Hoff* u. *Werner:* Über psychische Beeinflussung der Tätigkeit des Hypophysenhinterlappens. Arch. f. exper. Path. **133**, 97 (1928).

Karplus u. *Peczcenik:* Über die Beeinflussung der Hypophysentätigkeit durch Erregung des Hypothalamus. Pflügers Arch. **225**, 654 (1930). — *Kosakoé, J.:* Untersuchungen über die Bewegungen des Uterus in situ des Kaninchens mit zerstörter Hypophyse. Japanese J. Obstetr. **13**, 244 (1930). —. Untersuchungen über die Bewegungen des Kaninchenuterus in situ nach Einführung einiger Mittel in den IV. Ventrikel. Jap. J. Obstetr. **13**, 274 (1930).

Mayer, A.: Über die Wehen erregende Wirkung des Liquor cerebro-spinalis. Klin. Wschr. **1924 II**, 1805. — *Morawski, J.:* Die Durchtrennung des Hypophysenstiels beim Affen. Z. Neur., Orig. **7**, 207 (1911). — *Morimoto, H.* and *M. Ikeda:* Electric impulse to the rabbit uterus, the hypophysis of which is completely destroyed. Jap. J. Obstetr. **15**, 300 (1932). — *Muria, Janossy* u. *Horvath:* Zitiert nach R. Greving: Die vegetativen Zentren im Zwischenhirn, in L. R. Müllers Lebensnerven und Lebenstriebe, 3. Aufl., S. 192. 1931.

Ohtsuka: Mitt. jap. Ges. Gynäk. **13** (Okt. 1928).

Roth, A.: Über die Melanophorenwirksamkeit des menschlichen Hypophysenvorderlappens. Zbl. Path. **54**, 234 (1932).

Sfameni, P. e *Lunedei:* Sui riflessi viscero-cutanei e sul meccanismo di produzione del dolore nelle affezioni deivisceri e delle sierose. Riv. Clin. med. **28**, No 19 (1927).

Trendelenburg, R.: Die Sekretion des Hypophysenhinterlappens in die Cerebrospinalflüssigkeit. Klin. Wschr. **1924 I**, 779. — Die innersekretorischen Leistungen der Hypophyse. Verh. dsch. Ges. inn. Med. Wiesbaden **1930**. — Die Hormone, Bd. 1. Berlin 1929.

Weinberg, E.: Morphologische Angaben über die Verbindung zwischen den endokrinen Drüsen und dem Nervensystem. Eesti Arst **11**, 601 u. deutsche Zusammenfassung S. 606 (1932).

IV. Die Empfindungen und Schmerzgefühle, die vom weiblichen Genitale ausgelöst werden.

1. Allgemeines.

Die Sinnesapparate und die zuleitenden Neuriten der Oberflächen- und Tiefensensibilität gehören nach Byrne, O. Foerster u. a. anatomisch und funktionell zu zwei verschiedenen Systemen. Das eine wird als „kritisches“ bzw. „perzeptorisch-epikritisches“ System bezeichnet; es dient zur Unterscheidung verschiedener elementarer Reizqualitäten, wie Berührung, Druck, Wärme, sowie Kälte durch Empfindungen, wie beispielsweise Kälteempfindung usw. und dient weiter der Vermittlung der Bewegungsempfindung, dem Kraftsinn und der Differenzierung räumlicher Momente. Das kritische System ist auch mit genauen „Ortszeichen“ versehen. Das andere, das affektive System, vermittelt die Reizqualitäten, welche die psychischen Phänomene der Gefühle, der Lustgefühle und Unlustgefühle, auslösen, die man auch mit dem Ausdruck Affekte bezeichnet. Das affektive System vermittelt dementsprechend die Reizqualitäten, welche die Schmerzgefühle auslösen; dabei sind in der Regel die Schmerzgefühle mit Empfindungen untermischt, wie beispielsweise Berührungsempfindung plus Schmerzgefühl, Wärme- oder Kälteempfindung plus Schmerzgefühl. In der Tiefe der Gewebe treten die epikritischen Empfindungen gegenüber den Tiefengefühlen, die das bewußte Fühlen eines Organes, id est das — stets gefühlsbetonte — Bewußtwerden eines Organes (sensibilité coenesthésique [Piéron]) vermitteln, zurück. Bei den Schmerzgefühlen, die durch Veränderungen funktioneller oder organischer Natur innerer Organe ausgelöst werden, fehlt die Empfindung sogar völlig.

Die Reize für das Schmerzgefühl — die Schmerzreize — können mechanischer Natur (Stechen, Schneiden, Druck, Zerrung) sein, oder chemischer Natur (Einwirkung von chemischen Agenzien auf die Haut, auf die Tiefenteile und auf die inneren Organe), sowie thermischer Natur (Verbrennung, Kälteeinwirkung) und elektrischer Natur (Gleichstrom und Wechselstrom). Maßgebend für die Wirksamkeit eines Reizes zur Auslösung eines Schmerzgefühls ist weniger seine Art und Intensität als seine Dauer. In erster Linie kommt nach Goldscheider, Brüning u. a. der Reizsummation für die Entstehung eines Schmerzgefühls große Bedeutung zu, indem in bestimmten Intervallen einander folgende — als Einzelreize unterschwellige Erregungen — starkes Schmerzgefühl auszulösen vermögen.

Beide Systeme, das kritische und das affektive, sollen nach Byrne ihre eigenen receptorischen Sinnesapparate (Receptoren) und ihre eigenen zuleitenden Nervenbahnen besitzen, wobei die Bahnen des kritischen Systems an der Peripherie (Systema superficiale) und die Bahnen des affektiven Systems mehr im Zentrum des Rückenmarks verlaufen (Systema profundum). Byrne und v. Frey glauben, daß im kritischen System wahrscheinlich sogar die Receptoren und die Nervenbahnen für die verschiedenen Reizqualitäten, wie Berührung, Wärme und Kälte, verschieden sind. Nach v. Frey sind die Kältepunkte an die Krauseschen Endkolben und Nervenkörperchen, die Wärmepunkte an die Ruffinischen Körperchen gebunden. Das seltene Vorkommen von Ruffinischen Körperchen (Fiochetti papillari Ruffinis) im Bereich der Haut der Vulva (Ohmori) und die reiche epidermale Versorgung mit Nervennetzen lassen es wahrscheinlich erscheinen, daß auch die freien Nervenendigungen als Wärmereceptoren dienen. v. Frey glaubt weiter, daß die Druckpunkte der Oberfläche an die Nervengeflechte der Haarscheiden und an die Meissnerschen Körperchen, und daß die Tiefendruckpunkte bei Bewegungs- und Stellungsempfindungen an die Vater-Pacinischen Körperchen und an die Golgischen Corpora neuro-tendinosa u. a. in den Muskeln, Sehnen und im periarteriellen Gewebe gebunden seien.

Demgegenüber sind die Receptoren des affektiven Systems — also für die Lust- und Unlustgefühle und unter den letzteren für das Schmerzgefühl — wohl stets dieselben für alle schmerzauslösenden Reizqualitäten. Auch O. Foerster prüfte gemeinsam mit J. Boeke die Frage, ob einem Schmerzpunkt Nervenendorgane von einem bestimmten morphologischen Typus entsprechen und beide Forscher beantworteten, gestützt auf das Ergebnis ihrer Untersuchungen, die Frage in negativem Sinne. Es kann deshalb Schmerzgefühl durch Berührung oder durch Wärme bzw. durch Kälte an den gleichen Receptoren ausgelöst werden. Die Receptoren des affektiven Systems (für Schmerzgefühl) treten in Tätigkeit. Berührung, Wärme und Kälte werden adäquate Reize für Schmerzrezeptionen, sobald das Potential dieser Reizqualitäten den Schwellenwert der Receptoren im affektiven System (für das Schmerzgefühl) übersteigt. Schmerzgefühl ist dementsprechend nicht die Folge einer transformierten bzw. verstärkten Leitung der Berührungserreger oder einer verstärkten Leitung einer thermischen Erregung: Schmerz ist eine reine

Sinneserregung per se, die nur bei Erregung der Sinnesapparate des affektiven Systems für Schmerzgefühl durch beliebige Reizqualitäten von bestimmtem Potential entsteht und auf eigenen, für die Schmerzleitung spezifischen Bahnen des affektiven Systems nach dem zentralen Nervensystem geleitet wird.

Da die Sinnesapparate und Leitungen des perzeptorisch-epikritischen Systems für Erregungen der Berührung, Wärme bzw. Kälte und die Sinnesapparate und Leitungen des affektiven Systems (für Schmerzgefühle) stets zusammenarbeiten, so liegt darin die Basis zu einer geordneten Empfindung und zur psychischen Integration der Receptionen in der Form eines Lokalisierungsvermögens der Berührungs-, Wärme- bzw. Kältereize durch den Cortex und damit auch die Basis für eine Lokalisierung des Sitzes einer Schmerzgefühl-Ursache im Bewußtsein.

Diese gleichzeitige Erregung des perzeptorisch-epikritischen und des affektiven Systems hat nach O. Foerster auch eine regulative Einflußnahme des kritischen auf das affektive System zur Folge. Es entsteht daraus eine Hemmung (Inhibition) des Schmerzgefühls und zugleich eine Verfeinerung der Leistungen des Schmerzsystems. Außerdem steht die Erregbarkeit der Schmerzreceptoren unter der Einflußnahme der Blutversorgung. Arterielle Hyperämie steigert und Stauungshyperämie vermindert ihre Erregbarkeit. Schließlich nimmt O. Foerster an, wie wir dies auf S. 25 schon für die Erregbarkeit der Erfolgszellen glattmuskeliger Organe beschrieben haben, daß im affektiven System der Angriffspunkt für die Reize — also die Receptoren — unter der Einflußnahme ionaler Faktoren stehen, und zwar im Sinne von Kraus derart, daß „eine relative Vermehrung der Kaliumionen und der ihnen gleichgeordneten Basen erregbarkeitserhöhend und erregend, und eine relative Vermehrung der Calciumionen, sowie der ihnen gleichgeordneten Basen erregbarkeitsherabsetzend bzw. lähmend wirkt".

2. Untersuchungsmethodik.

Zur Untersuchung der Empfindungen und des Schmerzgefühls an der Pars copulationis des weiblichen Genitale und an den durch den Introitus vaginae zugänglichen Abschnitten des Tubo-utero-vaginaltractus, d h. der Vagina und der Portio vaginalis uteri, wurden von Calmann, L. R. Müller, Speiser und Hirzel verschiedene Methoden benutzt.

Calmann begnügte sich mit Einführung von Fremdkörpern in die Vagina und Urethra und änderte dabei die Temperaturen der Fremdkörper bis zu 40° C. L. R. Müller benützte den Glühstift, Kältemischungen, den faradischen Strom und das Einhaken mit der Kugelzange, um Empfindungen von der Vagina aus, und zwar 1—2 cm oberhalb des Introitus vaginae und von der Portio aus auszulösen.

M. Speiser benützte A. Baslers Methode zur Untersuchung der Hautsinne. Seine Untersuchung des Drucksinnes geschah durch Prüfung der Wirkung isolierter Reizungen vermittels des Ästhesiometers von v. Frey. Um einheitliche Vergleichswerte zu erhalten, wurde nur mit einer überschwelligen Reizgröße gearbeitet. Die Kraft des Roßhaares betrug 180—220 mg. Zur Prüfung des Wärmesinnes wurden 15 cm lange, drehbare Kupferstäbe von 1,1 mm Durchmesser benutzt, die in der Mitte zum Anfassen und zur Isolation einen soliden Gummicylinder von 1,0 cm Durchmesser und von 2,0 cm Länge trugen. Die Stäbe befanden sich vor dem Gebrauch in einem Wasserbad von 46—47° C.

Bei Hirzel war der Gang der Untersuchungen folgender: Zunächst wurde mit einem watteumwickelten Stäbchen am Introitus, in der Vagina und an der Außenfläche der Portio vaginalis ein Berührungsreiz gesetzt und die Versuchsperson aufgefordert, sich über eventuell auftretende Empfindungen zu äußern. Vergleichsweise wurden sowohl die Berührungsreize als auch die übrigen Reizqualitäten an der Haut des Oberschenkels verwendet. Vagina und Portio wurden durch Einführung eines Neugebauerschen oder Cusco-Speculums zugänglich gemacht; die Reizapplikation erfolgte an den zwischen den Blättern der Specula sichtbaren Vaginalschleimhautfeldern. Geprüft wurde das mittlere Drittel der Vagina, und zwar sowohl die seitlichen als auch die vorderen und hinteren Vaginalwandabschnitte.

Weiter wurde am Introitus vaginae, in der Vagina selbst und an der Portioaußenfläche mit dem Sondenknopf Berührungsreize wie auch Druckreize gesetzt, und die dabei auftretenden Empfindungen festgestellt und diese mit den Empfindungen bei Anwendung derselben Reizqualitäten am Oberschenkel verglichen.

Auch wurde an Stelle des Sondenknopfreizes am Introitus vaginae, in der Vagina und an der Außenfläche der Portio die Schleimhaut durch mäßiges Andrücken von Kopf und Spitze einer Nadel gereizt und auf deren Unterscheidungsvermögen geprüft; auch wurde eine Vaginalschleimhautfalte mittels einer Klemmpinzette gefaßt und bei Anwendung verschiedener Klemmstärken die auftretenden Empfindungen bzw. Schmerzgefühle beobachtet.

Für die elektrische Prüfung bediente sich Hirzel des faradischen Stromes. Als Stromquelle diente ein Pantostat. Eine indifferente großflächige Elektrode wurde auf die Brust gelegt und eine feuchte Knopfelektrode an der Oberschenkelhaut, am Introitus vaginae, in der Vagina selbst und an der Portioaußenfläche aufgesetzt. Die Stromstärke, und damit die Reizstärke, wurde durch Hebelauszug soweit reguliert, bis im Bereich der gereizten Stelle eine Kribbel-Rieselempfindung auftrat. Als Kriterium der Reizstärken wurde die Länge der Hebelauszüge in Zentimetern gewählt, bei der eine Kribbelempfindung von der Versuchsperson eben wahrgenommen wurde.

Zur Prüfung des Temperatursinnes dienten dünnwandige, mit Wasser von verschiedenen Kältegraden bis zu 0—1° C und Wärmegraden bis zu 55° C gefüllte Reagensröhrchen. Dabei wurde die Kuppe oder die seitliche Kuppenrundung dieser Röhrchen mit der zu prüfenden Stelle in Berührung gebracht und die Untersuchte aufgefordert, nach Auftreten einer Kälte- bzw. Wärmeempfindung die Qualität der Wärmeempfindung, ob lauwarm, ob warm, ob heiß, ob kalt, anzugeben. Auch wurde die Zeit zwischen dem Aufsetzen der Röhrchenkuppe auf die Reizstelle und der Empfindung der Untersuchten registriert.

Zur Prüfung des Sinnes für Druckempfindungen kamen am Introitus vaginae, im mittleren und oberen Drittel der Vagina Dehnungsreize zur Anwendung, für welche Hirzel eine besondere Apparatur konstruierte und sie mit dem Ausdruck „Kolpästhesimeter“ belegte.

Das Kolpästhesimeter besteht aus einem dünnwandigen, ebenso leicht falt- als aufblähbaren Gummiballon von etwa 5,0 cm Durchmesser und einseitiger Schlauchfortführung. Der Ballon wird mittels eines an den Schlauch angesteckten T-Rohres einerseits an ein regulierbares Handgebläse und andererseits an ein Sphygmomanometer angeschlossen.

Hirzel benutzte das Sphygmomanometer von Vaquez. Durch Lufteinblasung mit dem Handgebläse gelangte der Gummiballon zur Entfaltung und übte einen entsprechenden Dehnungsreiz aus, dessen Intensität manometrisch am Sphygmomanometer abgelesen werden kann. Damit konnte der manometrische Druck bestimmt werden für die Empfindung einer einfachen Berührung, die Empfindung eines Druckes, letzteres mit und ohne Hinzutreten eines Schmerzgefühles. Dieselbe Apparatur diente auch zur Prüfung der Bewegungsempfindungen. Bewegungsempfindungen konnten durch stoßweises Einblasen der Luft in den Gummiballon ausgelöst und am Manometer die stoßweisen Druckdifferenzen abgelesen werden. Unter den Druckstößen, die bei den verschiedenartigen Empfindungen und Schmerzgefühlen manometrisch bestimmt wurden, konnten verschiedene Druckschwellenwerte für Berührungsempfindungen, für Druckempfindungen und für Schmerzgefühle festgestellt werden.

In einer erst kürzlich erschienenen Arbeit berichtet ferner F. Beetz über eingehende Untersuchungen der verschiedenen Sensibilitäten im Bereich der äußeren weiblichen Genitalien. Sie folgt in ihrer Untersuchungstechnik den Vorschriften von v. Frey. Zur Untersuchung der Berührungs- und Druck- sowie der Schmerzpunkte hat sie Reizhaare von verschiedenen Spannungswerten (0,5—2,0 und mehr g/mm) und Stachelborsten benutzt. Die Warmpunkte wurden mit zugespitzten Thermoden von 42°, die Kaltpunkte mit Kupferstäbchen mit angeschmolzenen Kupferperlen gereizt.

Im nachfolgenden werden wir nun die Ergebnisse der verschiedenen Autoren über ihre Untersuchungen der Empfindungen und Schmerzgefühle im weiblichen Genitale miteinander vergleichen.

Daraus geht zunächst hervor, daß selbst bei Anwendung ein und derselben Untersuchungsmethode durch denselben Untersucher die Ergebnisse bei den verschiedenen Untersuchungspersonen verschieden ausfallen. Das gilt auch dann noch, wenn mitgeteilt wird, daß die Untersuchungen an genital gesunden Frauen ausgeführt wurden. Alle diese Untersuchungsergebnisse sind nur als relative zu bewerten, da für das Perzeptionsvermögen der Hirnrinde für Empfindungen und selbst für Schmerzgefühle beträchtliche individuelle Differenzen bestehen. Nach O. Foerster besitzt sogar die Schmerzschwelle schon unter normalen Verhältnissen beim Vergleich verschiedener Individuen eine beträchtliche Breite und stellt selbst bei ein und demselben Individuum eine recht variable Größe dar. Dies gilt für die Haut sowohl wie besonders für die Tiefensubstrate und die inneren Organe. Außerdem kann jeder an sich selbst erfahren, daß bei Ablenkung der Aufmerksamkeit ein Schmerzgefühl schwindet und bei Hinlenkung derselben wieder auftritt; auch die Neurologen können immer wieder feststellen, daß selbst bei erfahrungsgemäß mit den heftigsten Schmerzgefühlen verbundenen organischen Erkrankungen des Nervensystems, wie beispielsweise bei Tabes, das lanzinierende Schmerzgefühl bei abgelenkter Aufmerksamkeit schwindet, und im Weltkrieg wurde tausendfach bestätigt, daß bei der konzentrierten Einstellung der Psyche auf die Kampfhandlung manchmal selbst die allerschwersten Verwundungen nicht zum Bewußtsein gelangten.

Weshalb die Erregungswellen eines Schmerzreizes von den Zentralstationen des Schmerzsystems bei Ablenkung der Aufmerksamkeit die corticalen Endstätten der afferenten Bahnen des affektiven Systems nicht erreichen oder nicht in Erregung zu setzen vermögen, ist zur Zeit noch nicht aufgeklärt.

3. Die Empfindungen an den äußeren und an den durch den Introitus vaginae sichtbaren Abschnitten der inneren weiblichen Genitalien. (Kritisches bzw. perzeptorisch-epikritisches System.)

a) Die Empfindungen an den äußeren weiblichen Genitalien[1].

α) Die Berührungsempfindung (Tangosensibilität)

wird beurteilt:

an der Außenfläche, am Rand und an der Innenfläche der Labia majora als sehr gut von Speiser, Binet und Beau,

am Praeputium clitoridis und an der Commissura labiorum posterior, sowie an der Außenfläche, dem Rand und an der Innenfläche der Labia minora als gut von Speiser,

am Introitus vaginae als sehr gut von Hirzel,

am Introitus urethrae als sehr gut von Binet und Beau,

an der Haut des Perineum als gut von Binet und Beau.

Als „berührungstaub" dagegen werden beurteilt die Glans clitoridis, der Übergang der Labia minora mit ihren medialen Blättern in die Schleimhaut des Introitus vaginae, sowie die Carunculae hymenales gegenüber schwachen, eben überschwelligen, kleinflächigen Reizen (Speiser).

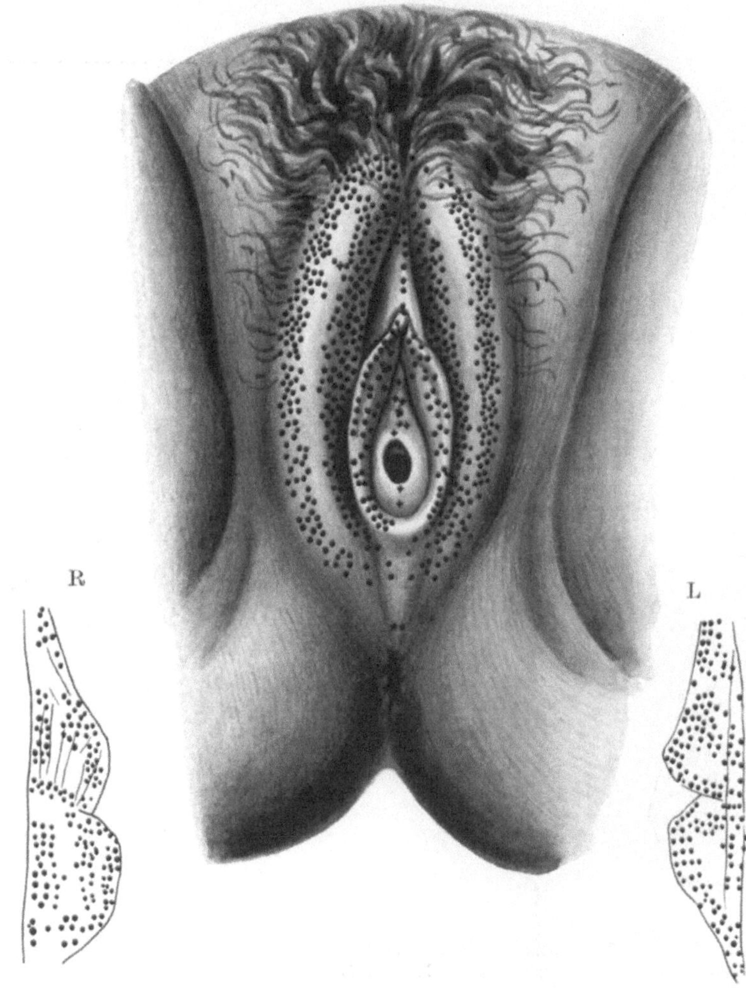

Abb. 70. Die Verteilung der Berührungs- bzw. Druckpunkte auf den äußeren weiblichen Genitalien. Die schematischen, unter R bzw. L angeführten Zeichnungen stellen eine Seitenansicht der rechts bzw. links gelegenen Anteile des Praeputium clitoridis und des Überganges in die Labia minora dar, mit den hier vertretenen Druckpunkten. (In $^2/_3$ der natürlichen Größe.) (Nach Beetz.)

Speiser erklärt die Unterschiede der Berührungssensibilität zwischen Praeputium clitoridis und Glans bzw. Corpus clitoridis wie folgt:

Das Praeputium clitoridis enthält mehr Tangoreceptoren als die Glans. Deshalb ist die letztere weniger empfindlich für Berührungsreize als die Glans. Diese bzw. das

[1] Die nervösen Aufnahmeapparate der äußeren, weiblichen Genitalien und die zuleitenden (afferenten) animalen Bahnen vgl. S. 65ff. und S. 68ff.

Corpus clitoridis enthält reichlich tief im Corpus liegende Vater-Pacinische Nervenendkörperchen. Diese sprechen erst auf stärkere Druckreize an. Die Glans clitoridis besitzt eben keine Receptoren für die Empfindungen des perzeptorisch-epikritischen Systems, sondern nur solche für Gefühle (affektives System).

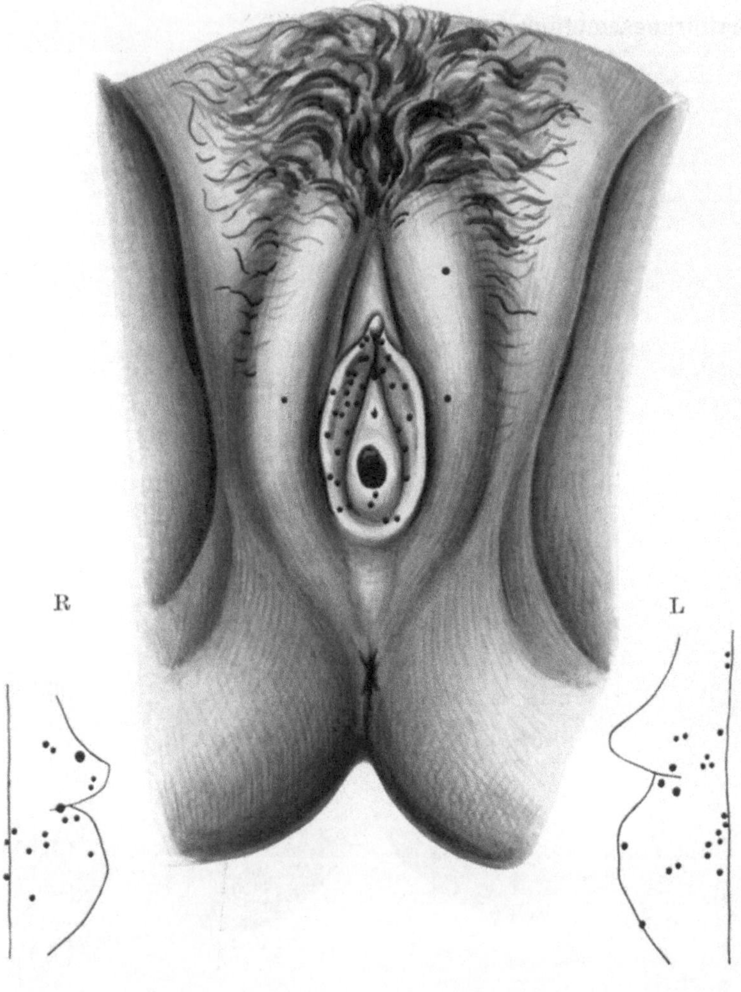

R

L

Abb. 71. Die Verteilung der Warmpunkte auf den äußeren weiblichen Genitalien. Die schematischen unter R bzw. L angeführten Zeichnungen stellen eine Seitenansicht der rechts bzw. links gelegenen Anteile des Praeputium clitoridis und des Überganges in die Labia minora dar, mit den hier vertretenen Warmpunkten. (In $^2/_3$ der natürlichen Größe.) (Nach Beetz.)

Eine Bestätigung dieser Angaben findet sich in den Feststellungen von F. Beetz über die Anordnung der Druckpunkte auf den äußeren Genitalien, die sie mit Hilfe der v. Freyschen Reizhaare ermittelt hat. Aus diesen Untersuchungen geht hervor, daß sich auf der Glans clitoridis nur sehr wenige Druckpunkte, und diese nur mit Reizhaaren von höheren Spannungswerten (2,0 g/mm) nachweisen lassen. Dagegen liegen in den Außen- und in den Innenflächen der Labia majora sehr zahlreiche, mit Hilfe von Reizhaaren von niederen Spannungswerten (0,5 bis 1,0 g/mm) erregbare, in mehreren Reihen vom Mons pubis bis zur Commissura labiorum posterior angeordnete Berührungspunkte. Ihre Zahl ist aber nur gering auf der Höhe der Labien, sowie an der Commissura labiorum posterior und der benachbarten Haut des Perineum. Im Praeputium clitoridis sowie an der Außenfläche der kleinen Labien sind die Druckpunkte sehr zahlreich und ebenfalls bereits auf Reizhaare mit geringen Spannungswerten ansprechend. An den Innenflächen der kleinen Labien sind die Druckpunkte etwas spärlicher verteilt und nehmen an Zahl in der Richtung nach der Fossa navicularis ständig ab. In der Gegend der Ausmündung der Urethra, sowie auf dem Hymen ist die Zahl der Berührungspunkte außerordentlich gering (vgl. Abb. 70).

β) Die Wärme- und Kälteempfindung (Thermosensibilität)

wird beurteilt:

an den großen und kleinen Labien als gut von Binet und Beau, als mittelgut von Speiser,

am äußeren Praeputialblatt als gut,

am inneren Praeputialblatt als mittelgut,

an der Glans clitoridis als mittelgut,

an der Commissura labiorum posterior als gut,

an den Carunculae hymenales als gering, von Speiser.

Eine eingehende Untersuchung der Anordnung der Warm- und Kaltpunkte der äußeren weiblichen Genitalien hat Beetz durchgeführt.

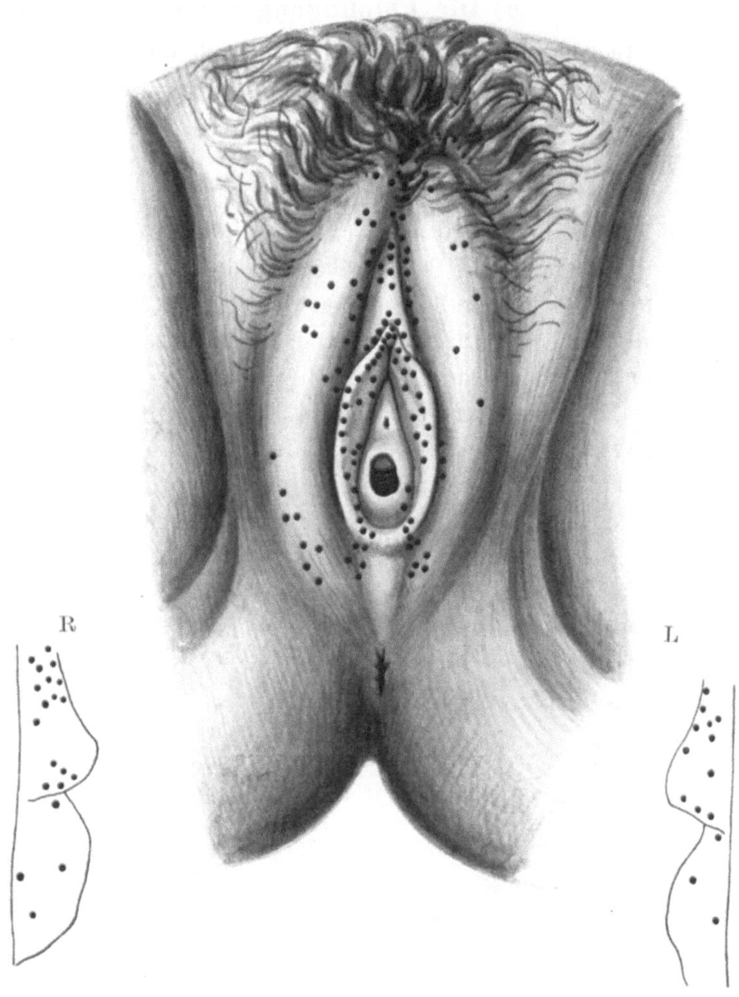

Abb. 72. Die Verteilung der Kaltpunkte auf den äußeren weiblichen Genitalien. Die schematischen, unter R bzw. L angeführten Zeichnungen stellen eine Seitenansicht der rechts und links gelegenen Anteile des Praeputium clitoridis und des Überganges in die Labia minora dar, mit den hier vertretenen Kaltpunkten. (In $^2/_3$ der natürlichen Größe.) (Nach Beetz.)

Über die Anordnung der Warmpunkte, die durch Aufsetzen einer zugespitzten Thermode von 42⁰ während 2 Sekunden ermittelt werden, gibt Beetz folgende Angaben: Im allgemeinen sind die Warmpunkte nur in sehr geringer Zahl nachweisbar. Sie fehlen beinahe vollständig auf den Labia majora. Reichlicher sind sie auf den Außen-, besonders aber auf den Innenseiten der Labia minora vertreten, dann auch auf den seitlichen Anteilen des Praeputium clitoridis. Auch die Klitoris selbst enthält einige Warmpunkte. Hingegen fehlen sie wieder beinahe völlig in der Umgebung der Urethralmündung und auf dem Hymen (vgl. Abb. 71).

Etwas zahlreicher sind die Kaltpunkte im Gebiete der äußeren weiblichen Genitalien vertreten, zu deren Nachweis Beetz Kupferstäbchen mit angeschmolzenen Kupferperlen benutzt, die während etwa 2 Sekunden auf die verschiedenen Punkte aufgesetzt werden. Die Kaltpunkte finden sich in nur geringer Zahl auf den Labia majora. Zahlreicher sind sie besonders auf der Außenfläche der Labia minora sowie dem Praeputium clitoridis.

Spärlicher sind sie auf den Innenflächen der Labia minora. Sie fehlen beinahe völlig in der Gegend der Urethralmündung und des Hymens (vgl. Abb. 72).

b) Die Empfindungen an der Vaginalwand.

Die Berührungsempfindung (Tangosensibilität). Die Beantwortung der Frage, ob von der Vaginalwand Berührungsempfindungen wahrgenommen werden, hängt ganz wesentlich ab von der Art der Berührungsreize, die auf die Vaginalschleimhaut zur Einwirkung gelangen.

Hirzel hat mit der üblichen einfachen Watte- oder der leichten Sondenknopfberührung keine Empfindungen von der Vaginalwand auslösen können. Mit dieser Feststellung stimmt die Angabe von Beetz überein; sie hat bei ihren Drucksinnuntersuchungen an den am weitesten nach außen gelegenen, vorderen Anteilen der Vagina nur ganz vereinzelte Druckpunkte nachweisen können, und zwar erst bei Anwendung besonders starker Reizhaare von Spannungswerten bis 15,0 g/mm.

Wie Hirzel richtig hervorhebt, sind beim Zustandekommen einer Berührungsempfindung nicht nur die Vaginalschleimhaut, sondern auch die umgebenden Tiefensubstrate beteiligt. Berührungsreize mit Wattebauschen, mit Sonden oder mit den v. Freyschen Reizhaaren stellen für die Vaginalschleimhaut keine adäquaten Berührungsreize dar. Solche werden aber durch die sog. „Dehnungsreize“ dargestellt. Hirzel hat deshalb die Methode der Kolpoästhesiemetrie ausgearbeitet (vgl. S. 207).

Mit dieser Methode untersucht, beurteilt Hirzel die Berührungsempfindung im unteren Drittel der Vagina als sehr gut. Am mittleren Drittel der Vagina beträgt der kolpästhetische Schwellenwert (K. A. S.)

bei Nulliparen . . . . durchschnittlich 35 mm Hg,
bei Multiparen . . . . durchschnittlich 45 mm Hg.

Am oberen Drittel beträgt der K. A. S.

bei Nulliparen . . . . durchschnittlich 55 mm Hg,
bei Multiparen . . . . durchschnittlich 75 mm Hg.

Die Berührungsempfindung am mittleren und am oberen Drittel der Vagina ist somit geringer als im unteren Drittel. Außerdem fehlt im mittleren und im oberen Drittel der Vagina das Unterscheidungsvermögen für stumpf und spitz (Hirzel).

Die Wärme- und Kälteempfindung (Thermosensibilität) wird beurteilt:

für den Introitus und das untere Drittel der Vagina als gut von Hirzel, und zwar besser als am Oberschenkel,

für das mittlere Drittel und obere Drittel der Vagina als schlecht von Binet und Beau, Calmann und L. R. Müller,

als gering, und nur bei einem Wärmereiz von 55^{0} C und einem Kältereiz von 0 bis 1^{0} C auftretend, und dies nur bei einer Reizdauer von ein bis mehreren Sekunden positiv, von Hirzel.

Die Druckempfindung (bei Druck-, Dehnungs- und Klemmreizen) wird beurteilt:

für den Introitus und das untere Drittel der Vagina als gut, und zwar gleich wie am Oberschenkel, von Hirzel.

Der K. A. S. beträgt

bei Nulliparen . . . . durchschnittlich 35 mm Hg,
bei Multiparen . . . . durchschnittlich 45 mm Hg (Hirzel),

für das mittlere und obere Drittel der Vagina als mittelgut bis gering, und zwar von unten nach oben abnehmend von Hirzel, als völlig fehlend von L. R. Müller.

Im mittleren Drittel der Vagina beträgt der K. A. S.

bei Nulliparen . . . . durchschnittlich 65 mm Hg,
bei Multiparen . . . . durchschnittlich 80 mm Hg.

Im oberen Drittel der Vagina beträgt der K. A. S.

bei Nulliparen . . . . durchschnittlich 85 mm Hg,
bei Multiparen . . . . durchschnittlich 110 mm Hg.

Die Empfindung von „Kribbeln und Rieseln“ bei Einwirkung des faradischen Stroms (faradische Sensibilität), wird beurteilt:

für den Introitus und das untere Drittel der Vagina als gut von Hirzel, und zwar gleich wie am Oberschenkel, bis zu einem Hebelauszug des Pantostat von 0,7—1,5 cm;

für das mittlere und obere Drittel der Vagina als gering und erst auftretend nach Hebelauszügen von 2—4 cm bei Nulliparen und 2—6 cm bei Multiparen, als völlig fehlend von L. R. Müller.

Die Bewegungsempfindung für stoßweise Druckdifferenzen. Druckschwellenwerte siehe oben.

Für den Introitus und das untere Drittel der Vagina beträgt der Druckschwellenwert für Druckempfindung

bei Nulliparen . . . . 3— 8 mm Hg,
bei Multiparen . . . . 5—15 mm Hg,

für das obere Drittel der Vagina beträgt der Druckschwellenwert für Druckempfindung

bei Nulliparen . . . . 5—12 mm Hg,
bei Multiparen . . . . 7—20 mm Hg.

Die Perzeption und Differenzierung räumlicher Momente (stereognostisches Erkennungsvermögen). Nach Calmann ist diese Art von Empfindung oberhalb des Introitus und oberhalb des unteren Drittels der Vagina gering; nach Binet und Beau fehlt sogar jegliche Vorstellung von der Länge eines in die Vagina eingeführten Gegenstandes.

Alle diese kolpästhesimetrischen Untersuchungen ließen auch mit aller Deutlichkeit die großen individuellen Differenzen in der Leistungsfähigkeit des perzeptorisch-epikritischen Systems (Fähigkeit, Empfindungen wahrzunehmen) feststellen.

c) Die Empfindungen an der Portio vaginalis.

Die Berührungsempfindung (Tangosensibilität) fehlt an der Portio und wird nur durch deren Dislokation vorgetäuscht (Hirzel).

Die Wärme- und Kälteempfindung ist an der Portio bei gleichen Reizqualitäten und Reizstärken weniger ausgesprochen als am oberen Drittel der Vagina (Hirzel); nach Novak ist sie mangelhaft, nach Calmann und Fraenkel fehlt sie völlig.

Die Druckempfindung (bei Druck-, Dehnungs- und Klemmreizen) ist an der Portio bei gleichen Reizstärken weniger ausgesprochen als am oberen Drittel der Vagina (Hirzel); die Druckempfindung an der Portio ist nach Novak mangelhaft, nach Calmann und Fraenkel fehlt sie völlig.

Die Empfindung von „Kribbeln und Rieseln" bei Einwirkung des faradischen Stromes (faradische Sensibilität) tritt an der Portio von Nulliparen bei 3,5—6 cm und an der Portio von Multiparen bei 3—10 cm Hebelauszug am Pantostaten auf.

Aus allen diesen Untersuchungen am mittleren und oberen Drittel der Vagina, sowie an der Portio vaginalis geht hervor, daß auch diese Teile des weiblichen Genitale, entgegen früheren Vorstellungen, die Fähigkeit für Empfindungen qualitativ verschiedener Reize besitzen wie die äußeren Genitalien, der Introitus vaginae, das unterste Drittel der Vagina und die Haut im allgemeinen. Allerdings muß zugegeben werden, daß entsprechende Empfindungen vom mittleren und oberen Drittel der Vagina und der Portio nur dann ausgelöst werden können, wenn der Schwellenwert der entsprechenden Reizqualitäten weit über den Schwellenwert derselben Reize für die Haut erhöht ist, aber immerhin nur soweit erhöht, ohne gleichzeitig Gewebe- und Organschädigungen hervorzurufen.

Aus dem Vergleich der Untersuchungsergebnisse am Introitus vaginae und am unteren Drittel der Vagina mit den Ergebnissen im mittleren und oberen Drittel der Vagina geht eindeutig hervor, daß die Empfindung überall da derjenigen der Haut des Oberschenkels gleichkommt, wo durch die gesetzten Reize nicht nur receptorische Apparate der Schleimhaut, sondern auch solche der Tiefensubstrate des Perineums und des Beckenbodens gereizt werden.

4. Die Lust- und Unlust- bzw. Schmerzgefühle, die vom weiblichen Genitale ausgelöst werden (affektives System).

a) Die Lustgefühle (Libidosensibilität).

Binet und Beau beschäftigten sich mit der Untersuchung jener Körperstellen, von denen Wollustgefühle (Sensibilité libidineuse) ausgelöst werden können. Solche Stellen (Zones érogènes) fanden sie an den äußeren Genitalien und in der Umgebung des Introitus ani. Sie dehnten ihre Untersuchungen auch auf die übrige Körperoberfläche aus und fanden erogene Zonen, von denen Lustgefühle ausgelöst werden können, am Nacken, an den Ohrläppchen und an der Schleimhaut der Lippen. Schon früher hatten Busch und M. Pfister festgestellt, daß durch leichte mechanische Reize an den Brustwarzen der Frauen vielfach Wollustempfindungen ausgelöst werden können. Nach Binet und Beau fehlt an der Portio vaginalis die Sensibilité libidineuse. Welcher Methoden Binet und Beau sich bedienten, teilen die Autoren nicht mit (vgl. V. Bd. dieses Handbuches, 1. Hälfte, S. 57).

b) Die Schmerzgefühle (Algosensibilität), die von den äußeren Genitalien und von den durch den Introitus vaginae sichtbaren Abschnitten des weiblichen Genitale ausgelöst werden[1].

α) Schmerzgefühle, die von den äußeren Genitalien ausgelöst werden.

Das Kneifen, Stechen und Schneiden der Haut der äußeren Genitalien, sowie der Schleimhaut des Introitus vaginae und des unteren Drittels der Vagina löst Schmerzgefühle aus, wie sie von allen anderen Stellen der Körperoberfläche und ebenso von den Schleimhäuten am Introitus der übrigen Körperöffnungen ausgelöst werden können. Das Schmerzgefühl hat am Introitus vaginae denselben hellen, scharfen, stechenden, schneidenden, brennenden Charakter, wie ihn v. Frey für den Oberflächenschmerz schildert.

[1] Die nervösen Aufnahmeapparate der äußeren, weiblichen Genitalien und die zuleitenden (afferenten) animalen Bahnen, vgl. S. 65ff. u. S. 68ff.

Binet und Beau stellten fest, daß vom Introitus urethrae aus besonders leicht Schmerzgefühle durch obige Reizqualitäten ausgelöst werden können, und nach Hirzel sind am Introitus vaginae die Schmerzgefühle, die durch Nadelstiche ausgelöst werden, sogar noch schärfer als am Oberschenkel.

Mit diesen Angaben stimmen auch die Ergebnisse der Untersuchungen von F. Beetz über die Anordnung und die Verteilung der Schmerzpunkte an den äußeren weiblichen Genitalien überein. — Wie die Druckpunkte, so sind auch die Schmerzpunkte in sehr großer Zahl in mehreren Längsreihen vom Mons pubis bis zur Commissura labiorum an den Außen- und an den Innenflächen der Labia majora angeordnet. Sie sind ferner sehr zahlreich vertreten am Praeputium clitoridis, besonders an seinem unteren Rand, der die Klitoris umgreift und in Form von zwei Schenkeln in die beiden Labia minora übergeht. Auch diese sind sowohl an der Außen- als an der Innenseite mit sehr zahlreichen Schmerzpunkten ausgestattet. Auf der Klitoris selbst, sowie in der Umgebung der Urethralmündung sind die Schmerzpunkte ebenfalls in sehr großer Zahl vorhanden.

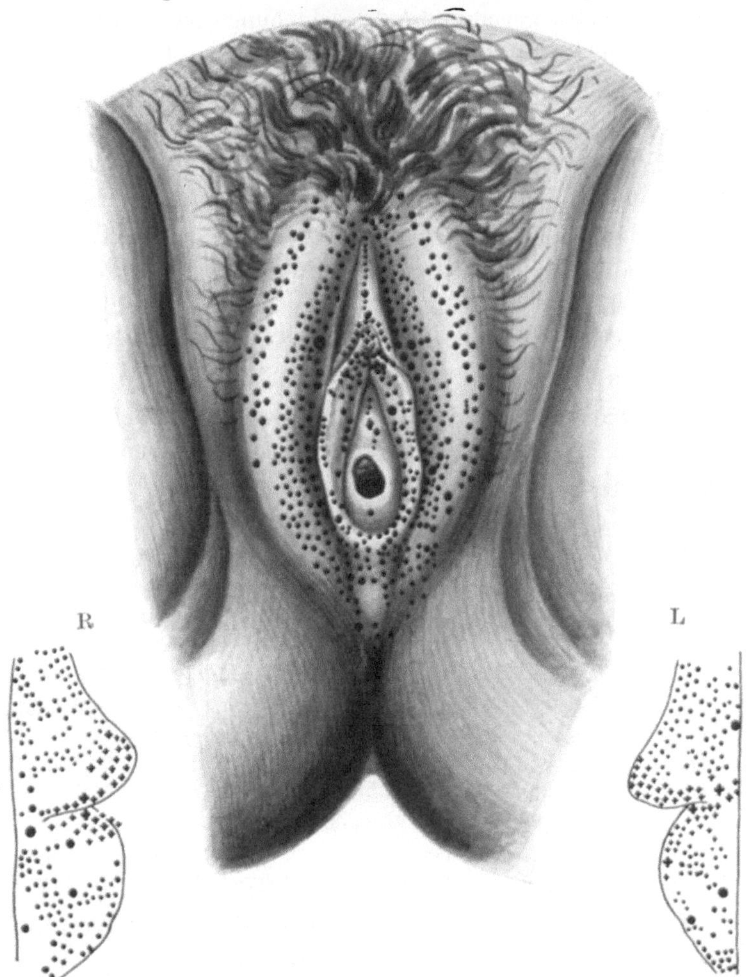

Abb. 73. Die Verteilung der Schmerzpunkte auf den äußeren weiblichen Genitalien. Die schematisch unter R bzw. L angeführten Zeichnungen stellen eine Seitenansicht der rechts bzw. links gelegenen Anteile des Praeputium clitoridis und des Überganges in die Labia minora dar, mit den hier vertretenen Schmerzpunkten. (In $^2/_3$ der natürlichen Größe.) (Nach Beetz.)

Gering ist dagegen die Zahl der Schmerzpunkte auf der Höhe der Falten der Labia majora, in der Gegend der Commissura labiorum posterior, der Fossa navicularis, des Perineums, sowie des Hymens (vgl. Abb. 73).

β) Die Schmerzgefühle, die von der Vaginalwand ausgelöst werden.

Schmerzgefühle, bei deren Auslösung sich auch die sensiblen Nervenendigungen in den Tiefensubstraten beteiligen (Tiefenschmerz), haben im allgemeinen mehr einen „spannenden“, „dumpfen Charakter“. Nun finden sich sensible Nervenendigungen in fast allen Körperteilen und auch in den Fascien, den Muskeln, im Perimysium, in den Knochen und besonders im Periost. Dabei ist wichtig zu wissen, daß an diesen sensiblen Nervenendigungen der Tiefensubstrate „Drucksteigerung", „Dehnung" und die dadurch bedingte gegenseitige Verschiebung der Gewebselemente die adäquaten Reizqualitäten sind, die in erster Linie Schmerzgefühle auslösen (algophore Reizqualitäten) und dies weit mehr als Stechen und Schneiden.

Eine Bestätigung dieser Feststellungen haben die Untersuchungen von Beetz erbracht. Versuche mit v. Freyschen Stachelborsten zum Nachweis von oberflächlich, in der Vaginalschleimhaut gelegenen Schmerzpunkten haben sowohl im Introitus als im untersten Teil der vorderen Vaginalwand ein negatives Resultat ergeben. Schmerzpunkte, von denen aus ein „helles" Schmerzgefühl ausgelöst werden kann, können dort nicht nachgewiesen werden.

Nun ist der Introitus vaginae, das untere und mittlere Drittel der Vagina vom Perineum bis zur kranialen Fascie der Levatorenplatte weit mehr von Tiefensubstraten umgeben als das oberste Drittel der Vagina, das oberhalb der Levatorenplatte liegt. Dementsprechend ergeben auch die kolpästhesimetrischen Untersuchungen von Hirzel, daß Schmerzgefühle durch Drucksteigerungen im Kolpästhesimeter und durch die dadurch zunehmende Dehnung der Vaginalschleimhaut, sowie Verschiebung der die Schleimhaut umgebenden Elemente der Tiefensubstrate, am Introitus vaginae, am untersten und mittleren Drittel der Vagina schon bei geringeren Druckhöhen im Kolpästhesimeter ausgelöst werden als am obersten Drittel.

Durch Kolpästhesimetrie wurden Schmerzgefühle ausgelöst:

am Introitus vaginae und am untersten Drittel der Vagina:	am mittleren Drittel der Vagina:
bei K. A. S. = 75 mm Hg für Nulliparae	bei K. A. S. = 90 mm Hg für Nulliparae
bei K. A. S. = 85 mm Hg für Multiparae	bei K. A. S. = 110 mm Hg für Multiparae

am obersten Drittel der Vagina:
bei K. A. S. = 120 mm Hg für Nulliparae
bei K. A. S. = 150 mm Hg für Multiparae.

Entsprechend dem oben Gesagten belegten die Versuchspersonen bei zunehmender Drucksteigerung im Kolpästhesimeter ihre Gefühle zuerst mit dem Ausdruck „Spannungsgefühle", aber schon bei weiteren Drucksteigerungen um wenige Millimeter Hg mit dem Ausdruck „dumpfes Schmerzgefühl".

Die große Breite der Schmerzschwelle, die auch bei genital gesunden Frauen besteht, zeigen die individuellen Differenzen der kolpästhesimetrischen Schwellenwerte aufs schönste. Es schwankten die Druckhöhen im Kolpästhesimeter bei den verschiedenen Versuchspersonen beim Einsetzen von Schmerzgefühlen: K. A. S.-Werte

am Introitus vaginae und dem untersten Drittel der Vagina:	am mittleren Drittel der Vagina:
bei den Nulliparae zwischen 40—150 mm Hg	bei den Nulliparae zwischen 70—120 mm Hg
bei den Multiparae zwischen 50—120 mm Hg	bei den Multiparae zwischen 70—110 mm Hg

am obersten Drittel der Vagina:
bei den Nulliparae zwischen 85—140 mm Hg
bei den Multiparae zwischen 100—150 mm Hg.

L. R. Müller fand die Vagina 1—2 cm oberhalb des Introitus vaginae für Kälte, Hitze, faradischen Strom und mechanische Reizung analgetisch. Da L. R. Müller in seiner Abhandlung über die Empfindungen in unseren inneren Organen hauptsächlich von „Schmerzen“ spricht, so darf wohl angenommen werden, daß er im Abschnitt über Vagina und Portio unter dem Ausdruck „Empfindung“ die Wahrnehmung von Schmerzgefühlen versteht. Binet und Beau beurteilten die Algosensibilität der Vagina als mittelgut, Novak, Calmann und Fraenkel als gering und Halban als fehlend.

γ) Die Schmerzgefühle, die von der Vaginalschleimhaut der Portio vaginalis ausgelöst werden.

Eine Algosensibilität fehlt an der Portio nach L. R. Müller für Reize mit dem Glühstift und solche, die beim Einhaken einer Kugelzange entstehen; nach Hirzel ist die Algosensibilität der Portio für Nadelstiche geringer als am obersten Drittel der Vagina, von A. Beau und Binet sowie Novak wird sie als mangelhaft und von Calmann und Fraenkel als mäßig stark beurteilt.

Aburel stellte fest, daß die epidurale Anästhesie der zuleitenden Nervenwurzeln des Sacralmarkes die Schmerzgefühle beseitigt, die durch Stechen und Kneifen der Portio vaginalis ausgelöst werden können, die paravertebrale Anästhesie des Lumbalmarkes dagegen nicht. Daraus zieht er mit Recht den Schluß, daß die zuleitenden Nervenfasern aus der Portio vaginalis für die Impulse der genannten Reizqualitäten über den Plexus pelvinus und über die sacralen Spinalganglien und sacralen hinteren Wurzeln zu den zerstreuten Ganglienzellen in die Hinterhornsegmente des Sacralmarkes ziehen und nicht über den Plexus hypogastricus zum Lumbalmark (vgl. S. 194).

c) Die Unlust- und Schmerzgefühle, die von den inneren Genitalien (Corpus uteri) ausgelöst werden.

α) Die Wirkungsweise der Schmerzreize auf die Schmerzreceptoren der inneren Genitalien.

Die neueren histologischen Forschungen haben gezeigt, daß fast alle Organe mit Nervenendigungen zuleitender (sensibler, afferenter) Nerven versorgt sind (Carpenter, Stöhr jr. u. a.). Mit diesen Feststellungen intravisceraler sensibler Nervenendigungen sind nach der Auffassung von Bruening, Goldscheider, Breslauer, O. Foerster und entgegen der Annahme von Kappis nun wohl genügende Unterlagen gegeben dafür, daß Schmerzgefühle auch direkt von Nervenendigungen des affektiven Systems, die in den Wandungen glattmuskeliger Hohlorgane und im Parenchym drüsiger Gebilde liegen, ausgelöst werden können. Die Darstellung der Nervenendkörperchen in der Wand der Tube und des Uterus findet sich auf S. 89 und 96.

Gleich wie für die Auslösung von Schmerzgefühlen von der Pars copulationis, der Vagina und der Portio vaginalis aus sind für ihre Auslösung vom Uterus und von den Adnexen aus verschiedene Faktoren von Bedeutung. An ihre Spitze ist auch hier die individuelle Schmerzschwelle zu stellen, die eine recht variable Größe darstellt. Günther K. F. Schultze konnte dies bei seinen im nachfolgenden noch zu besprechenden Flüssigkeitsauffüllungen des Uterus mit Druckregistrierung sicherstellen. An hypoplastischen, infantilen, rigiden Uteri lösten schon Füllungsmengen Schmerzgefühle aus, die an normal gebauten Uteri noch gar keine oder nur geringe intrauterine Drucksteigerungen und entsprechend keine Schmerzgefühle hervorriefen. Bei solchen Frauen konnte Schultze außerdem in ihrem ganzen Gebaren eine Übererregtheit, Spannungszustände der Skeletmuskulatur, wie Andeutung von Adductorenspasmus bei der Untersuchung und Rigidität des Beckenbodens beobachten. Das hat außerdem E. Frey mit seinem Hysterotonographen am Uterus von Parturientes einwandfrei festgestellt.

Außerdem ist die Auslösung von Schmerzgefühlen von der Erregbarkeit der receptorischen Nervenendigungen abhängig, auf welche das Mischungsverhältnis der Ionen im neuralen Cytoplasma wesentlichen Einfluß nimmt.

Ausschlaggebende Bedeutung kommt aber der Reizqualität zu. Die durch Auslösung von Schmerzgefühlen an inneren Organen ausgezeichneten (adäquaten) Reizqualitäten sind viel weniger „Kneifen", „Stechen", „Schneiden" und „Brennen", als vielmehr jene Reizqualitäten, wie beispielsweise der Inhaltsdruck, der auf die Wand der Hohlorgane Einfluß nimmt und zu mechanischer Verdrängung der zelligen Elemente in der Wand der Hohlorgane führt. Dadurch entsteht innere Reibung der cytologischen Elemente einer Hohlorganwand, welche die Nervenendigungen des affektiven Systems erregt. Diese Reizqualität wird mit dem Ausdruck „Dehnung" belegt.

Aus den Untersuchungen von Günther K. F. Schultze mit einer Flüssigkeitsauffüllung des menschlichen Uterus unter gleichzeitiger intrauteriner Drucksteigerung geht nun zunächst hervor, daß die Wandmuskulatur des Uterus die Fähigkeit besitzt, der Dehnung durch Auffüllung des Uteruslumens auszuweichen. Es ist die Fähigkeit, die darin besteht, die ganz oder teilweise dachziegelförmig übereinandergelagerten glattmuskeligen Elemente zu verstellen. Außerdem wird die Wandmuskulatur des Uterus in ihrer Fähigkeit, bei Auffüllung des Uteruslumens der damit einhergehenden intrauterinen Drucksteigerung und damit der Dehnung auszuweichen, durch die Eigentümlichkeit der Architektur der menschlichen Uteruswand unterstützt. Ihre Besonderheit liegt im Spiralprinzip der glattmuskeligen Elemente. Dieses Prinzip gelangt im Bauplan des menschlichen Uterus in der Weise zum Ausdruck, daß „alle Muskelfasern Spiralen bilden, welche gleichzeitig zirkulierend und schräg in bestimmten Winkeln zur Uterusachse geneigt die Wand durchziehen". Nun besteht die Wand des menschlichen Uterus in nicht gravidem Zustand nach Goerttler aus zwei flächenhaft sich kreuzenden und spiegelbildgleichen Fasersystemen, deren Achsen den beiden Müllerschen Gängen entsprechend in der Einstrahlungsrichtung der Tuben verlaufen. Dieses Spiralprinzip hat Goerttler im Aufbau der Wand der sich aus den „Wolffschen" und „Müllerschen" Gängen entwickelnden Organe — Ductus deferens und Tubo-utero-vaginaltractus — festgestellt. Dasselbe Prinzip liegt auch dem Bau der Arterien zugrunde (Benninghoff). Diese Architektur der Uterusmuskulatur nimmt auf die Größe des Uteruslumens wie folgt Einfluß. Durch Abwicklung und Auseinander-Verstellen der Muskelspiralen entsteht eine Weiterstellung des Uteruslumen; zugleich wird die Uteruswand dünner. Wir haben oben hervorgehoben, daß der menschliche Uterus aus zwei spiegelbildgleichen Fasersystemen besteht, die sich in der Mittellinie kreuzen. Dadurch wird verständlich, daß bei leerem Cavum uteri der Cavumquerschnitt einer von rechts nach links verlaufenden Spalte bzw. Ellipse entspricht und sich durch Abwicklung und Verstellung der Muskelspiralen mehr und mehr der Kreisform nähert.

Das Verstellen und die Abwicklung der Muskelspiralen in der Wandmuskulatur des Corpus uteri bei Flüssigkeitsauffüllung des Cavum uteri gelangt in der Versuchsanordnung von Schultze dadurch zum Ausdruck, daß einige Zeit nach jeder Nachfüllung die durch die Nachfüllung erreichte intrauterine Drucksteigerung wieder verschwindet und der intrauterine Druck auf Null absinkt. Ausdrücklich sei hervorgehoben, „auf Null sinkt", ohne daß etwa gleichzeitig Flüssigkeit aus dem Cavum uteri in die Eileiter oder durch den äußeren Muttermund abfließt. Kontrolliert und bestätigt wurden diese Beobachtungen mit der intrauterinen Ballonmethode. Auch dabei sinkt anfänglich der nach Luftauffüllung registrierte Druck nach einigem Zuwarten wieder auf Null ab, obschon die Luft im intrakorporal liegenden Gummibläschen gegen die Eileiter abgeschlossen ist. Das Zeichen dafür, daß die Fähigkeit „des Verstellens und der Abwicklung der glattmuskeligen Elemente" und damit die Weiterstellung des Uteruslumens seine Grenze erreicht hat, besteht nach Schultze darin, daß ein Punkt erreicht wird, wo bei der geringsten Flüssigkeitszufuhr nur noch ein steiler Anstieg der Kurve der intrauterinen Drucksteigerungen beobachtet werden kann. Weitere Flüssigkeitszufuhr zum Cavum uteri geht nur noch mit Erhöhung des Füllungsdruckes und mit „Dehnung" der Uteruswand und gewaltsamer Verschiebung der Wandelemente einher.

Dementsprechend sah Schultze im Anfang von Flüssigkeitsauffüllungen des Cavum uteri Schmerzgefühle auftreten, die nach einiger Zeit, und zwar ohne daß ein Teil der Füllmasse abgelassen wurde, parallel mit dem Absinken des intrauterinen Druckes wieder verschwanden. Dabei zeigte sich weiter, daß der plötzliche Wechsel des intrauterinen Druckes mit rasch erfolgendem Druckanstieg das Entscheidende für die Auslösung dieser Schmerzgefühle war. Bei langsamer einschleichender Füllung dagegen vermag die Uteruswand durch Verstellen ihrer glattmuskeligen Elemente im Sinne einer Weiterstellung des Cavum uteri sich an die steigenden Mengen von Füllmasse anzupassen und damit dem Einfluß der Dehnung der Wandelemente auszuweichen. Bei rascher Auffüllung des Uteruscavums dagegen bedarf die Uteruswand auch geraumer Zeit zu Weiterstellung, und während dieser Zeit besteht eine Dehnung der Wandmuskulatur, wodurch Schmerzgefühle ausgelöst werden. Dabei ist es aber gleichgültig, ob der intrauterine Druck rasch von 10 mm Hg auf 50 mm Hg oder von 100 mm Hg auf 150 mm Hg steigt.

Ist durch langsame einschleichende Flüssigkeitsauffüllung des Cavum uteri reaktionslos die Grenze der Verstellbarkeit der glattmuskeligen Elemente der Uteruswand erreicht, so werden selbst durch die geringste weitere Nachfüllung heftige Schmerzgefühle ausgelöst, die erst nach Ablassen eines Teils der Füllung unter gleichzeitigem Absinken des intrauterinen Druckes und damit Wegfall des dehnenden Momentes verschwinden. Ähnliches beobachtete auch Dyroff.

Alles dies ist leicht verständlich, wenn man bedenkt, daß während einer Auffüllung des Cavum uteri der intrauterine Druck infolge fortgesetzter Weiterstellung der Uteruswand stets auf Null verharrt, auch jegliche Belastung und damit jegliche Dehnung der Uteruswand fehlt. Unter diesen Bedingungen fehlt auch ein Dehnungsreiz und es bleibt damit auch eine Tonuserhöhung durch reflektorische Verkürzung der glattmuskeligen Elemente aus. Damit bleibt auch eine vermehrte Wandspannung und eine innere Reibung der zelligen Elemente aus und Schmerzgefühle werden nicht ausgelöst.

Ganz anders verhalten sich die glattmuskeligen Spiralen, sobald die Grenze ihrer Abwicklung und Verstellbarkeit erreicht ist. Alsdann lastet bei der geringsten Nachfüllung des Cavum uteri ein intrauteriner Druck auf jedem Quadratzentimeter der Uteruswand. Mit Zunahme des intrauterinen Druckes werden die zelligen Elemente der Uteruswand mechanisch mehr und mehr auseinandergedrängt. Diese Dehnung der Uteruswand wird zum Dehnungsreiz für die receptorischen Apparate afferenter Nerven oder organeigener autonomer Potenzen der glattmuskeligen Spiralen, sobald sie deren Schwellenwert erreichen. Durch reflektorische Verkürzung der Spiralen wird ihre Halteleistung (Tonus) erhöht, was für die Gesamtheit der glattmuskeligen Elemente gleichbedeutend ist mit Widerstandsvermehrung gegenüber der Belastung durch den intrauterinen Druck und gleichbedeutend mit Vermehrung der Wandspannung oder mit myotonischer Leistung.

Unter dem Einfluß der entgegengesetzt wirkenden Kräfte — intrauterine Drucksteigerung und Dehnung einerseits, vermehrte Wandspannung andererseits — entstehen innere Reibungen zwischen den glattmuskeligen Elementen der Uteruswand, die auch die receptorischen Apparate des affektiven Systems erregen, sobald sie deren Schwellenwert erreichen und dadurch Schmerzgefühle auslösen.

Auch die myokinetischen Leistungen der glatten Muskulatur, welche in den rhythmischen und peristaltischen Bewegungen der glattmuskeligen Hohlorgane zum Ausdruck gelangen, können durch innere Reibung Schmerzgefühle auslösen, sobald das Potential dieser Leistungen den Schwellenwert der receptorischen Apparate des affektiven Systems, die innerhalb der Wandmuskulatur liegen, überschreitet. Wir haben schon oben hervorgehoben, daß nach Goerttler die Muskelspiralen des Corpus uteri im nichtgraviden wie im graviden Zustand von außen oben nach innen unten und umgekehrt verlaufen und daß alle Teile der Muskelspiralen einer Uhrfederspirale ähnlich in einer Ebene liegen. Das bedeutet für die myokinetische Leistung, id est den Kontraktionsvorgang, daß sich dabei jede Muskelspirale enger wickelt und sich die einzelnen Spiralen dichter übereinander verstellen. Da alle Teile der Spirale in einer Ebene liegen, bedeutet es weiter, daß die Muskelspiralen während des Kontraktionsvorganges wie Ringmuskeln wirken. Dies alles gilt in gleicher Weise für den Kontraktionsvorgang bei der Wehenfunktion, sowie bei der Ausstoßung des Menstrualblutes oder von Uterussekreten und bei den Ausstoßungsbestrebungen von myomatösen Polypen oder Fremdkörpern, wie beispielsweise von sog. Sterilетten. Auch chemische Reizmittel, welche die Schleimhaut des Uterus verätzen, wie beispielsweise Chlorzink, und heftige Gemütserregungen der Furcht lösen Kontraktionsvorgänge an der Wandmuskulatur des Uterus aus. Letztere sind Teilerscheinungen der bei allen Furchtvorstellungen automatisch vom Zwischenhirn ausgelösten sympathicotonischen Massenwirkungen, deren Dauer durch die gleichzeitig auftretende und gleichsinnig wirkende Adrenalinausschüttung in das strömende Blut verlängert wird (vgl. S. 298).

Während des Kontraktionsvorganges steigt der intrauterine Druck, solange der Inhalt des Cavum uteri nicht in den erweiterten Cervicalkanal oder gar in die Vagina entweichen kann, wie beispielsweise sub partu oder bei der Ausstoßung von myomatösen Polypen, oder solange der flüssige Inhalt des Cavum uteri (Menstrualblut, Sekrete) nicht in die Vagina abfließen kann. Dadurch entstehen für die Uteruswand dieselben Bedingungen, wie bei der oben besprochenen Auffüllung des Uterus über die Grenze der Aufwicklung und Verstellbarkeit seiner glattmuskeligen Elemente hinaus. Es wird die Wandspannung erhöht und unter dem Einfluß entgegengesetzt wirkender Kräfte — intrauterine Drucksteigerung und Belastung der Uteruswand einerseits, vermehrte Wandspannung andererseits — entstehen innere Reibungen zwischen den glattmuskeligen Elementen der Uteruswand, die im affektiven System Schmerzgefühle auslösen, sobald das Potential dieser inneren Reibungen den Schwellenwert der receptorischen Apparate übersteigt. Arai glaubt, daß dabei die receptorischen Apparate zwischen den contractilen Elementen eingeklemmt werden. Diese Schmerzgefühle haben schneidenden und ziehenden Charakter. Ihre Dauer ist vom intrauterinen Druck und der Belastung der Uteruswand abhängig. Die Schmerzgefühle verschwinden schlagartig durch Entweichen des Uterusinhaltes durch seinen natürlichen Ausführungsgang, den Cervicalkanal, oder auf unnatürlichem Weg nach Zerreißung der Wand, wobei der intrauterine Druck auf Null sinkt. Als Beispiel diene die Ruptura uteri sub partu.

E. Frey konnte mit einer von ihm konstruierten Apparatur (Hysterotonograph) nachweisen, daß sub partu durch myokinetische Leistungen der Uteruswand Schmerzgefühle um so rascher ausgelöst werden, je höher der Tonus der Uteruswand in der Wehenpause liegt.

Besteht keine Möglichkeit, den intrauterinen Druck durch Entweichen seines Inhaltes in den entfalteten Cervicalkanal oder in die Vagina zu senken, oder die Reizwirkung eines intrauterinen Reizmittels zu mildern, bzw. Furcht auslösende Vorstellungen zu beseitigen und tritt auch keine Zerreißung der Uteruswand auf, so gesellt sich zur myokinetischen Komponente eine Erhöhung des bestehenden Myotonus. Diese Erhöhung verlängert die Dauer der myokinetischen Komponente, ihre Leistung und ihre Folge- und Begleiterscheinungen für die receptorischen Apparate des affektiven Nervensystems — sie verlängert die Schmerzgefühle. Solche lang andauernde Schmerzgefühle werden mit den Ausdrücken „Krampf“, „Spasmus“, „Klonus“, „Kolik“ belegt.

Solche Krämpfe und die sie begleitenden Schmerzgefühle verschwinden, sobald durch die andauernde myokinetische Leistung ein vorher bestehendes Hindernis überwunden wird. Sie verschwinden aber auch, sobald durch die myokinetische Leistung die zwischen den Muskelspiralen verlaufenden Arteriolen so lange Zeit gedrosselt sind, daß die Arbeitselemente infolge Sauerstoffmangel ihre contractilen Potenzen verlieren. Bestehen nach Erholung der Arbeitselemente die Reizqualitäten für die Auslösung „Krampf“ erzeugender Komponenten weiter, so wiederholt sich der Krampf. Einen solchen dauernd wechselnden Kontraktionszustand am Darm belegt Pal mit dem Ausdruck „wogender Krampf“; sub partu wird ein solcher Kontraktionszustand mit dem Ausdruck „klonisch-tonische Wehen“ belegt.

Was wir für die Wandmuskulatur des Corpus uteri gesagt haben, gilt ceteris paribus auch für die Muskulatur der Eileiter und der Scheide, sowie der Art. uterina und ovarica. Dem Aufbau dieser Abschnitte des weiblichen Genitale liegt nach Goerttler und für die Arterien nach Benninghoff ebenfalls das Spiralprinzip der glattmuskeligen Elemente zugrunde. Das macht es verständlich, unter welcher Bedingung die Tube durch Blutkoagula um das Mehrfache ihres Querschnittes schmerzlos aufgetrieben werden kann. Es ist die Bedingung einer protrahierten, intratubaren Auffüllung mit Blut nach innerem Kapselaufbruch einer Tubarschwangerschaft. Dadurch wird den glatten Muskelspiralen der Tubenwand die nötige Zeit zur Aufwicklung und Verstellung entsprechend der Auffüllung des Tubenlumens gewährt. Der intratubare Druck bleibt infolgedessen unter dem Schwellenwert für eine adäquate Reizung der receptorischen Apparate des affektiven Nervensystems, und Schmerzgefühle bleiben aus. Gleiches gilt für die Verlängerung der Eileiter bis zur Hälfte eines größten Kreises (Meridian) eines großen, aber langsam wachsenden Parovarialtumors, wodurch die Länge der Eileiter um mehr als das Doppelte verlängert wird. Ebenso wird verständlich, daß Eileiter durch Weiterstellung schmerzlos in mächtige keulenförmige Gebilde umgewandelt werden, vorausgesetzt, daß die Auffüllung ihres Lumens mit Exsudat nur ganz allmählich erfolgt.

Etwas andere Aufbauverhältnisse liegen der Architektur aller in die Uteruswand einstrahlender glattmuskeliger Elemente der Ligamente zugrunde. Ihre Muskelfasern sind nach Goerttler allerdings ebenfalls Muskelspiralen, aber etwas mehr oder weniger lang ausgezogene Spiralen, wobei der spiralige Teil in das gleichseitige Fasersystem der Uteruswand einstrahlt und der ausgezogene Teil in den Ligamenten selbst liegt. Nach Ausnützung ihres leicht gebogenen Verlaufes durch Streckung in eine gerade Linie, die von ihrer Fixationsstelle am Becken zum Uterus zieht, kann eine weitere Verlängerung der Ligamente wohl zu einem Teil durch ein Verstellen der ausgezogenen Abschnitte der Muskelspiralen in der Längsachse der Ligamente eintreten. In der Hauptsache können aber unter der Reizschwelle der receptorischen Apparate für die Auslösung von Schmerzgefühlen liegende, aber andauernde Dehnungsreize auch außerhalb einer Schwangerschaft zum Längenwachstum der einzelnen Muskelfasern führen und dadurch die Ligamente verlängern. Ihre Verlängerung bleibt schmerzlos, wie bei langsam wachsenden intraligamentären Myomen, Ovarialtumoren, Paraovarialtumoren und parametranen Exsudaten.

Ähnliche Bedingungen müssen für die Auslösung von Schmerzgefühlen vom Ovarium aus vorliegen, wenn man bedenkt, daß mächtige Pseudomucinkystome den Ovarialrest abplatten und aufsplittern können, ohne Schmerzgefühle auszulösen.

Umgekehrt ist es verständlich, daß alle ätiologischen Momente, die vorübergehende oder eine gewisse Zeit andauernde Kontraktionen der glattmuskeligen Elemente in den Ligamenten auslösen, Schmerzgefühle auslösen, sobald die damit einhergehenden inneren Reibungen den individuell so sehr verschieden eingestellten Schwellenwert der receptorischen Apparate des affektiven Nervensystems überschreiten.

Die ungleichmäßige Verteilung der Nervenendkörperchen in der Uteruswand erklärt auch die großen Unterschiede in der Auslösbarkeit von Schmerzgefühlen von den verschiedenen Abschnitten der Mucosa corporis uteri aus.

Wir haben S. 96 gezeigt, daß Keiffer zahlreiche Nervenendkörperchen bis in die Mitte der Wandmuskulatur und in der Nachbarschaft der Blutgefäße jenes Uterus-Wandabschnittes nachweisen konnte, der zwischen Orificium internum histologicum und Orificium internum anatomicum — also im Wandgebiet des Isthmus uteri — liegt.

Ausdrücklich hebt er hervor, daß er trotz genauester Untersuchung der, mit der Bielschowsky-Reumontschen Methode behandelten Gewebeschnitte aus den übrigen Wandabschnitten und besonders aus dem Gebiet des Ostium uterinum tubae keine Endkörperchen finden konnte. Aus dieser Vorzugsstellung des Isthmusgebietes in der Verteilung der Aufnahmeapparate innerhalb der Uteruswand wird die auffällige Niedrigkeit der Reizschwelle der Isthmusgegend für die Auslösung von Schmerzgefühlen und Kontraktionen der ganzen Uterusmuskulatur gegenüber anderen Wandabschnitten des Uterus verständlich. Außerdem muß aber auch der Schwellenwert der Receptoren des affektiven Systems, sowie der Receptoren des Systems für die im Unbewußten ablaufenden Reflexe auffällig niedrig sein, denn es können von der Isthmusgegend aus durch Reizqualitäten von niedrigstem Potential, wie beispielsweise durch leiseste mechanische

Berührung mit der Uterussonde Schmerzgefühle und Uteruskontraktionen ausgelöst werden.

Da dem Uterus Aufnahmeapparate und Leistungen eines perzeptorisch-epikritischen Systems fehlen, die mit den Sinnesapparaten und Leitungen für die Schmerzgefühle zusammenarbeiten, so fehlt auch die Basis für eine Lokalisierung des Sitzes der Schmerzgefühlursachen, durch die von den verschiedenen Abschnitten des Uterus Schmerzgefühle ausgelöst werden. Es soll deshalb im nachfolgenden Art und Weise der Lokalisation der Schmerzgefühle, die von verschiedenen Abschnitten des Uterus ausgelöst werden, und ihr Mechanismus besprochen werden.

Wir haben schon auf S. 187ff. die Ansichten der Autoren über den Mechanismus der Lokalisation von Schmerzgefühlen, die durch Erkrankungen oder durch ein pathologisches Verhalten visceraler Organe ausgelöst werden, dargestellt. Wir haben dort gezeigt, in welcher Weise Erregungswellen, die in den Aufnahmeapparaten visceraler Organe entstehen und auf viscero-sensiblen Fasern zum Ganglion spinale geleitet werden, schon von hier aus oder erst später, nachdem die Impulse über die hinteren Wurzeln in ein Rückenmarksegment eingetreten sind, auch vom Rückenmark aus zu den, den erkrankten visceralen Organen zugeordneten segmentalen Wurzelzonen an der Körperoberfläche geleitet werden.

Im nachfolgenden sind deshalb nur noch die Neuriten zu besprechen, auf denen Impulse von Schmerzreizen, die in Aufnahmeapparaten des Uterus entstehen (vgl. S. 96), zu den entsprechenden Hinterhornsegmenten geleitet werden und weiter jene Neuriten, auf denen die Impulse aus dem Erregungszustand der zerstreuten Mittelzellen und Hinterhornzellen dieser Hinterhornsegmente zu den zugeordneten Segmentalzonen der Körperoberfläche gelangen. Schließlich ist die Topographie dieser schmerzhaften Segmentalzonen selbst zu besprechen.

β) Die schmerzleitenden, viscero-sensiblen, afferenten Bahnen.

Die zuleitenden (afferenten) Neuriten für die Schmerzleitung aus dem Uterus, die in den peripheren Nervenkabeln liegen, welche den Uterus mit dem Zentralnervensystem verbinden, sind die peripheren Fortsätze gewöhnlicher bineuraler viscero-sensibler Spinalganglienzellen (s. Abb. 65, blaue gestrichelte Linie bis zur viscero-sensiblen blauen *D*-Zelle). Von diesen Ganglienzellen ziehen ihre zentralen Fortsätze für die Schmerzleitung in der Hauptsache über die hintere Wurzel und über die Wurzeleintrittszone in den Hinterstrang des Rückenmarks, wo sie Kollaterale an die zerstreuten Mittelzellen und Hinterhornzellen in der grauen Substanz abgeben (s. Abb. 65, blaue ausgezogene Linie von der blauen *D*-Zelle über die hintere Wurzel zum Hinterhornsegment).

Was die Neuriten betrifft, auf denen die Impulse aus dem Erregungszustand der zerstreuten Mittelzellen und Hinterhornzellen in den zugeordneten Segmentalzonen Schmerzgefühle auslösen, so verweisen wir auf unsere ausführlichen Darstellungen auf S. 183f.

Aus dem Gesagten geht hervor, wie wichtig zur Bestimmung der radikulären Versorgung der Segmentalzonen eines visceralen Organes die Kenntnis der Rückenmarksegmente ist, in welche die zentralen Fortsätze der zum visceralen Organ gehörigen viscero-sensiblen Spinalganglienzellen eintreten. Für den Uterus besteht nun unter den Autoren gerade darüber keine Einigkeit. Die verschiedenen Meinungen finden sich auf der Tabelle S. 186.

Gaskell und Schilf nehmen an, daß viscero-sensible Neuriten für die Schmerzleitung aus dem Uterus ausschließlich in der makroskopischen Bahn des peripheren sympathischen Systems, also im Plexus hypogastricus superior et inferior („lumbar splanchnic nerve“) verlaufen und ungeschaltet an prävertebralen und vertebralen sympathischen Ganglienzellen vorbeiziehen, um über den Ramus communicans griseus mit lumbalen Spinalganglienzellen in Verbindung zu treten. Head und Aburel nehmen außerdem an, daß periphere zuleitende Neuriten aus der Gegend des Collum uteri sich unter die ableitenden Neuriten der Nn. pelvini mischen und in ihren Kabeln zu den sacralen Spinalganglien gelangen. Hier sei daran erinnert (vgl. S. 184), daß die zentralen Neuriten der viscero-sensiblen Spinalganglienzellen nicht in scharf begrenzte Rückenmarksegmente eintreten und daß der Ursprung der die einzelnen Segmente markierenden Wurzeln sich sogar nach Sherrington auf große Höhenbezirke ausdehnt. Infolgedessen sind auch die Segmentalzonen der Körperperipherie nicht scharf begrenzt und decken sich stellenweise.

In Berücksichtigung alles dessen darf für Impulse viscero-sensibler Bahnen aus dem Uterus, die in den Kabeln des Plexus hypogastricus über viscero-sensible lumbale Ganglienzellen zum Rückenmark gelangen, ein Eintrittsgebiet vom 12. Dorsalsegment bis zum II. Lumbalsegment angenommen werden. Unter denselben Voraussetzungen darf für Impulse, die aus dem Uterus in den Kabeln der Nn. pelvini zum Rückenmark gelangen, ein Eintrittsgebiet vom II. bis zum IV. Sacralmark angenommen werden.

Durch den Erregungszustand der Mittel- und Hinterhornzellen der Rückenmarksabschnitte D 12—L 2 können Schmerzgefühle in den Segmentalzonen des Plexus spinalis lumbalis ausgelöst werden. Die Äste des Plexus spinalis lumbalis, deren Verlauf auf S. 57f. ausführlich besprochen ist, sind: der Nervus ilio-hypogastricus, der Nervus ilio-inguinalis und der Nervus genito-femoralis mit seinen beiden Endästen, der Nervus lumboinguinalis und der Nervus spermaticus externus (vgl. Abb. 14, S. 58). Dazu gesellen sich aus dem 12. Dorsalsegment die Rami perforantes anteriores und posteriores des Nervus intercostalis bzw. thoracalis XII, sowie die Rami perforantes posteriores der Rami cutanei und musculares mediales der Rami posteriores Nn. lumbalium. Die Segmentalzonen sind aus den Abbildungen ersichtlich.

Durch den Erregungszustand der Mittel- und Hinterhornzellen der Rückenmarksabschnitte S II—S IV können Schmerzgefühle in den Segmentalzonen des Plexus sacralis ausgelöst werden. Die Äste des Plexus sacralis und deren Verlauf sind auf S. 60 f. ebenfalls ausführlich besprochen und die Segmentalzonen sind aus den Abbildungen ersichtlich.

Im nachfolgenden soll nun die Lokalisation der Schmerzgefühle besprochen werden, die vom Uterus aus ausgelöst werden, und wir wählen als Paradigma die Lokalisation des Wehenschmerzes[1] in der Eröffnungsperiode.

Eine Nachprüfung der „Lokalisation des Wehenschmerz“ durch Aburel ergab nun für die Eröffnungsperiode eine Lokalisation dumpfer Schmerzgefühle an der

[1] Bevor in der Wand der verschiedenen Abschnitte des weiblichen Genitale Nervenendkörperchen nachgewiesen wurden (vgl. S. 89ff.), stellten Lenander, Roith, Lichtwitz die Lehre auf, daß Schmerzen von den Ovarien, von den Tuben und vom Uterus aus, und vor allem auch der Wehenschmerz nur durch Zerrungen oder Kompressionen von spinalen Nerven im Stroma der Ligamente der inneren Genitalien ausgelöst werden. Mit dem Nachweis von Nervenendkörperchen in der Wand der weiblichen Genitalien fiel diese Behauptung dahin. Auch schon die Tatsache, daß die Dilatation des Collum am immobilisierten

Vorderseite des Rumpfes in der Regio suprapubica und seitlich von der Symphyse, was den subcutanen und cutanen Endästen der Rami anteriores N. intercostalis XII, sowie den Rami anteriores N. iliohypogastrici entspricht; weiter eine Lokalisation in die Regio inguinalis, was den subcutanen und cutanen Endästen des N. inguinalis in der

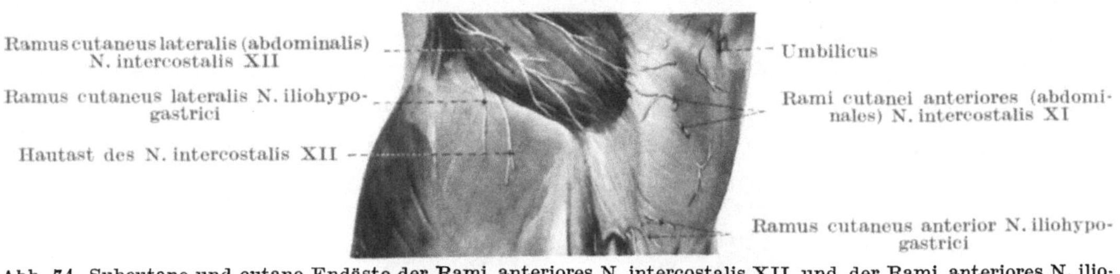

Abb. 74. **Subcutane und cutane Endäste der Rami anteriores N. intercostalis XII und der Rami anteriores N. iliohypogastrici, an der Vorderseite des Rumpfes. (Nach Spalteholz.)**

Leistengegend entspricht. An der entsprechenden Hinterseite des Rumpfes lokalisierten die Parturientes ihre Schmerzgefühle in die Regio lumbalis, was den subcutanen und cutanen Endästen der Rami perforantes posteriores N. thoracalis XII entspricht, sowie in die Regio sacralis, was den Endästen der Rami cutanei mediales der Rami

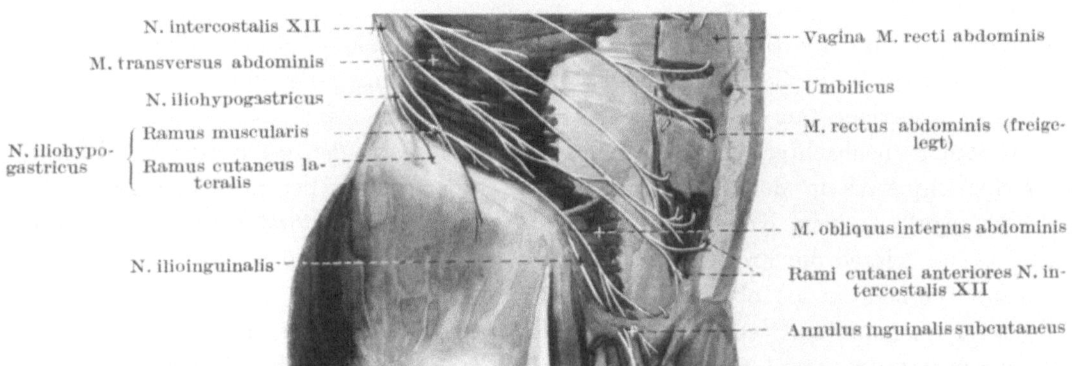

Abb. 75. **Subcutane und cutane Endäste der Rami anteriores N. intercostalis XII, der Rami anteriores N. iliohypogastrici und des N. ilioinguinalis, an der Vorderseite des Rumpfes. (Nach Spalteholz.)**

posteriores Nn. lumbalium entspricht (s. Abb. 74, 75, 76). Außerdem beklagten sich die Parturientes über Schmerzgefühle seitlich und unter dem Nabel. Dagegen konnten durch manuelle Kompression des Uterus von außen und Druck auf die Symphyse oder auf andere Stellen der Segmentalzonen keine Schmerzgefühle vom Charakter und der Intensität des Wehenschmerzes ausgelöst werden. Auch entstehen diese Schmerzgefühle niemals durch Anämisierung der Uteruswand, mag dieselbe post partum durch Hypophysenpräparate noch so stark tetanisiert sein. Die Parturientes ihrerseits nehmen während

und deshalb bewegungslosen Uterus wehenschmerzähnliche Gefühle auszulösen vermag, machte die obenerwähnte Lehre von der Zerrung der para- und periuterin verlaufenden spinalen Nerven wenig glaubwürdig. Gleiches gilt für die Lehre von der Kompression spinaler Nerven als Ätiologie von Wehenschmerzen.

Eine doppelseitige Kompression spinaler Nerven im Plexus hypogastricus durch den graviden Uterus ist in der Lumbalgegend wegen der Architektur der Wirbelsäule gar nicht denkbar, und der Plexus sacralis bzw. pelvinus ist in den Sakroiliacalausbuchtungen des Beckens zu gut geschützt um komprimiert zu werden. Daß dem so ist, entspricht auch der Tatsache, daß bei Wehenschmerzen kaum jemals im Versorgungsgebiet des N. ischiadicus Schmerzgefühle auftreten.

der schmerzhaften Uteruskontraktionen in der Eröffnungsperiode und während der Dilatation des Collum uteri keine Schmerzgefühle im Uterus selbst wahr.

Wir haben die Topographie der Schmerzgefühle während der beiden Hälften der Eröffnungsperiode nachgeprüft und haben für die erste wie besonders auch für die zweite schmerzhaftere Phase der Eröffnungsperiode bis zur völligen Dilatation des Muttermundes die Angaben von Aburel bestätigen können[1].

Ihre Schmerzgefühle während der Eröffnungsperiode lokalisierten 48 Parturientes ausnahmslos in die Regio suprapubica; außerdem lokalisierten von diesen 48 Frauen gleichzeitig 44 Schmerzgefühle eindeutig in die Regio lumbalis. Nur 3 Parturientes lokalisierten

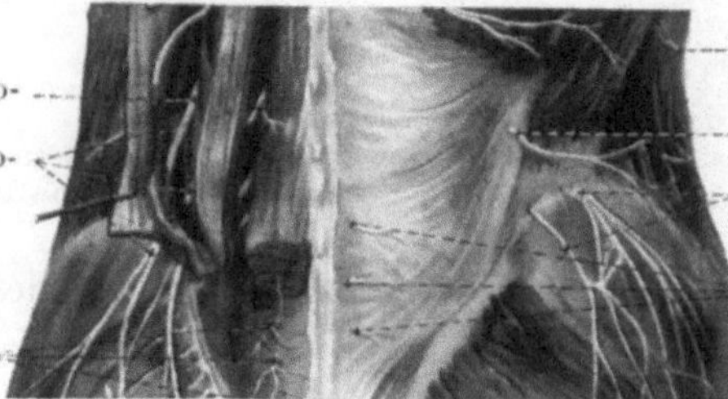

Abb. 76. Subcutane und cutane Endäste der Rami perforantes posteriores des N. thoracalis XII, sowie subcutane Endäste der Rami mediales der Rami posteriores Nn. lumbalium, an der Hinterseite des Rumpfes. (Nach Spalteholz.)

in der ersten Hälfte der Eröffnungsperiode eine Ausbreitung ihrer Schmerzgefühle von der Regio lumbalis bis in die Regio sacralis. Diese Ausbreitung gaben in der zweiten Phase der Eröffnungsperiode (maximale Dilatation des Muttermundes) 6 Parturientes an.

Außerdem beobachtete Aburel in der Wehenpause an den genannten loci dolendi des Wehenschmerzes in der Eröffnungsperiode Hyperästhesie bei Streichen gegen die Haare, Hyperalgesie beim Kneifen der cutanen und subcutanen Gewebe und Hypertherm-algesie. Auch zeigten die Frauen sub partu in der Regio suprapubica eine um 0,3—1,0^0 niedrigere Temperatur als oberhalb des Nabels, während Frauen ohne Uteruskontraktionen an den genannten Stellen der Körperperipherie dieselben Temperaturen aufwiesen. Diese Erscheinungen konnten neben dem Wehenschmerz auch während der Uteruskontraktion nachgewiesen werden.

Von unseren 26 Parturientes gaben in der Wehenpause 21 Frauen Hyperästhesie in der Regio suprapubica, 23 Frauen Hyperalgesie und sämtliche 26 Frauen Hypertherm-algesie an, bei Berührung der Haut mit einem Reagensgläschen, das warmes Wasser enthielt. Nur bei 4 Frauen konnten diese Erscheinungen während der Wehenpause in der Regio lumbalis festgestellt werden.

Um nun die hinteren Wurzeln und die Hinterhornsegmente festzustellen, in welche die Schmerzimpulse eintreten, die in der Eröffnungsperiode durch die Uteruskontraktionen und die damit verbundene Dilatation des Collum uteri ausgelöst werden, blockierte Aburel die zum Lumbalmark zuleitenden Nervenbahnen durch paravertebrale An-

[1] Ein gutes objektives Kriterium für die Intensität eines Schmerzgefühles ist die gleichzeitig mit den Äußerungen der Parturiens über die zunehmende Heftigkeit ihrer Schmerzgefühle einsetzende Dilatation der Pupille. Es ist wohl heute jedem Arzt bekannt, daß bei heftigen Schmerzgefühlen aus irgendwelcher Ursache das sympathico-adrenale System erregt wird, und daß die Erregung dieses Systems stets in einer Massenwirkung zum Ausdruck gelangt. — Eines der Symptome der Massenwirkung ist die sympathico-adrenal bedingte Dilatation der Pupille.

ästhesie (Anesthésie tronculaire). Dabei beobachtete er, daß in der Eröffnungsperiode bei einigen Frauen die Wehenschmerzgefühle völlig verschwanden, bei anderen Frauen verschwanden sie unvollständig. Es unterliegt wohl kaum einem Zweifel, daß die Versager zum Teil auf technische Unvollkommenheiten der Anästhesie zurückzuführen sind[1]. Außerdem blockierte Aburel bei anderen Frauen die durch den Plexus pelvinus in die Hinterhornsegmente des Sacralmarkes eintretenden zuleitenden Bahnen. Niemals konnten dadurch die oben beschriebenen Wehenschmerzen in der Eröffnungsperiode aufgehoben oder auch nur abgeschwächt werden.

Aus den Anästhesieerfolgen des Lumbalmarkes und den Anästhesiemißerfolgen des Sacralmarkes geht eindeutig hervor, daß die Impulse, die in der Eröffnungsperiode durch die intrauterine Drucksteigerung und die damit verbundene Dilatation der Cervix ausgelöst werden, in der Hauptsache auf denjenigen zuleitenden Nervenfasern zu den Hinterhornsegmenten D12—LII geleitet werden, die in den Kabeln des Plexus hypogastricus superior und seinen Verbindungen mit dem Rückenmark liegen.

Aus den Beobachtungen von Aburel, die wir bestätigen konnten, geht weiter hervor, daß sub partu auch außerhalb der durch myokinetische Leistungen der Uteruswand (Wehentätigkeit) ausgelösten intrauterinen Drucksteigerungen auch in den Wehenpausen, in denen Schmerzgefühle fehlen, ein Erregungsstrom, der vom Uterus ausgeht, die zerstreuten Mittel- und Hinterhornzellen der Hinterhornsegmente von D12—LII in einer Weise in Erregung zu versetzen vermag, daß Hyperästhesien, Hyperalgesien und Hyperthermalgesien in den zugeordneten Segmentalzonen nachweisbar sind. Dieser Erregungsstrom wird durch die intrauterine Drucksteigerung der myotonischen Leistung (Tonus) der Uteruswand in der Wehenpause ausgelöst, die nach E. Frey mit seinem Hysterotonographen gemessen, in der Eröffnungsperiode durchschnittlich höher ist als in graviditate und in der Eröffnungsperiode nach dem Blasensprung weiter ansteigt. Bei seinen Untersuchungen der myotonischen Leistungen der Uteruswand in der zweiten Hälfte der Schwangerschaft bis kurz ante partum fand E. Frey Schwankungen der Tonuswerte bis zum dreifachen Wert der niedrigen Werte aus der ersten Hälfte der Schwangerschaft. Es ist deshalb verständlich, wenn Aburel mitteilt, Hyperästhesien, Hyperalgesien und Hyperthermalgesien auch bei Gravidae nachgewiesen zu haben, bei denen er palpatorisch eine Konsistenzzunahme des Uterus beobachten konnte, obschon die Gravidae dabei keine Schmerzgefühle wahrnahmen.

Wir haben die Beobachtungen von Aburel an den Gravidae der Universitäts-Frauenklinik in Zürich nachgeprüft (Dr. Gross) und dabei gleichzeitig mit dem Hysterotonographen von E. Frey festgestellt, bis auf welche Höhe die myotonische Leistung der Muskulatur des Uterus gravidus den 200 g schweren Meßstempel des Hysterotonographen heben muß, um Hyperästhesie, Hyperalgesie und Hyperthermalgesie in der Regio suprapubica, inguinalis, lumbalis und sacralis auszulösen. Dabei beobachteten wir, daß bei Verschiebungen des Meßstempels auf Höhen von 9,0 mm bis zu 11,0 mm in der Regel die

[1] Auf S. 185 haben wir gezeigt, daß viscero-sensible, afferente Fasern des Uterus noch in das 10. Dorsalsegment eintreten. Vgl. auch die Paravertebralanästhesie auf S. 424.

genannten Sensibilitätsstörungen auftraten, und zwar am regelmäßigsten in den Regiones suprapubica und inguinalis, und dies ohne daß die Gravidae gleichzeitig Spontanschmerz fühlten. Bei allen Gravidae, deren Uteri den Meßstempel durch ihre myotonischen Leistungen unter 9,0 mm hoben, waren die genannten viscero-sensiblen Phänomene nicht nachweisbar.

Es ist leicht ersichtlich, daß die Erregungszustände derjenigen Rückenmarkssegmente, die durch Zuleitung von Impulsen aus visceralen Organen über viscero-sensible Nervenfasern, viscero-sensible Ganglienzellen der Ganglia spinalia (vgl. *D*-Zellen in Abb. 65, S. 180) und über die hinteren Wurzeln in den zugehörigen Rückenmarksegmenten entstehen, nun innerhalb dieser Segmente sich nicht nur auf die zerstreuten Mittelzellen und Hinterhornzellen erstrecken, sondern auch die Ganglienzellen in den Vorderhörnern erregen und dadurch in ihnen Impulse auslösen. Diese Impulse in den Vorderhörnern werden auf ableitenden (efferenten) Fasern der Vorderhornzellen zu den zugehörigen Skeletmuskeln geleitet und lösen in ihnen Spannungen[1] (viscero-motorische Reflexerscheinungen, Mackenzie) aus.

Aus Tabelle 1 und 2 (S. 6/7) geht nun hervor, daß aus den Rückenmarksegmenten D 12—L II, zu denen die viscero-sensiblen Fasern des Uterus, die im Plexus hypogastricus superior zum Rückenmark ziehen und auf denen die Impulse von Schmerzreizen aus dem Uterus sub partu während der Wehentätigkeit in der Eröffnungsperiode zum Rückenmark geleitet werden, folgende Skeletmuskeln des Rumpfes und der Oberschenkel mit motorischen Fasern versorgt werden:

	I. Hinterseite des Rumpfes:		
Fasern aus den Ganglienzellen in den Vorderhörnern von (D 12) L I (und L II)	als Rami musculares des Plexus lumbalis	zum	M. quadratus lumborum
	II. Vorderseite des Rumpfes:		
Fasern aus den Ganglienzellen in den Vorderhörnern von D 12 bis L II	im N. iliohypogastricus N. ilioinguinalis	zum	M. transversus abdominis M. obliquus int. abdominis M. obliquus ext. abdominis
Fasern aus den Ganglienzellen im Vorderhorn von D 12	im N. intercostalis XII	zum	M. rectus abdominis
	III. Oberschenkel:		
Fasern aus den Ganglienzellen im Vorderhorn von L II	im N. obturatorius (Ramus anterior)	zum	M. adductor magnus
	N. obturatorius (Ramus posterior)		M. adductor brevis M. adductor longus M. pectineus M. gracilis

Durch die Spannungen in diesen Skeletmuskeln werden die receptorischen Apparate der Tiefensensibilität wie die Golgi-Mazzonischen Körperchen im Perimysium, die Ruffinischen Körperchen im intermuskularen Bindegewebe, sowie die v. Koellikerschen Muskelspindeln erregt, und je nach der, bei verschiedenen Individuen

[1] Diese Spannungen sind, wenn sie sich beispielsweise bei Gallenblasen- und Gallenwegerkrankungen in der Skeletmuskulatur der rechten oberen Vorderseite des Rumpfes oder bei Appendicitiden in der Muskulatur der rechten unteren Vorderseite des Rumpfes einstellen, längst unter dem klinischen Ausdruck „défense musculaire“ bekannt.

in beträchtlicher Breite schwankenden Schmerzschwelle, individuell verschiedene Gefühle ausgelöst, die von den einzelnen Parturientes mit Ausdrücken wie Gefühl von Schwere, Gefühl von Schwäche und auch Gefühl von Schmerz belegt werden[1].

d) Die Unlust- und Schmerzgefühle, die von den Adnexen (Eileiter, Ovarien und Parovarien) ausgelöst werden.

Wir haben schon auf S. 218 dieses Abschnittes hervorgehoben, daß der Architektur der Eileiterwand dasselbe Spiralprinzip für ihre glattmuskeligen Elemente zugrunde liegt wie der Uteruswand. Deshalb gilt wohl ceteris paribus alles, was über den Kontraktionsvorgang und die intrauterine Drucksteigerung durch Auffüllung des Uteruslumen gesagt wurde, auch für das Lumen des Eileiters, sobald der Eileiterinhalt durch das Ostium abdominale tubae nicht in demselben Maße abfließen kann, wie er dem Lumen des Eileiters zufließt. In gleicher Weise darf für die Eileiterwand auch das angenommen werden, was wir über die Verstellbarkeit und die Aufwicklung der spiraligen Elemente der Uteruswand mitgeteilt haben. Dank diesen Fähigkeiten der muskeligen Elemente der Eileiterwand wird logischerweise bei behindertem Abfluß des Eileiterinhaltes eine Drucksteigerung im Tubenlumen solange ausbleiben, als die Grenzen der Verstellbarkeit seiner Wandelemente nicht erreicht sind. Sobald aber diese Grenzen erreicht sind, wird wohl auch wie beim Uterus (vgl. S. 218f.) die geringste weitere Nachfüllung des Eileiterlumens zu Drucksteigerung im Tubenlumen und dadurch zu Dehnung der Tubenwand führen, wodurch die adäquate Reizqualität für die Receptoren des affektiven Systems (vgl. S. 89) der Tubenwand entsteht, deren Reizung Schmerzgefühle auslöst.

Experimentell bedingte diesbezügliche Beobachtungen, wie sie Günther K. F. Schultze bei Auffüllung und Überfüllung machte, fehlen, entsprechend einer brieflichen Mitteilung dieses Autors, zur Zeit noch für den Eileiter, um ein abschließendes Urteil abzugeben. Immerhin teilt uns Schultze mit, daß er bei Verschlüssen im isthmischen Abschnitt der Eileiter gelegentlich folgendes beobachtete:

Wird entsprechend seiner S. 217 beschriebenen Technik für die Uterusauffüllung, während einer langsamen, schubweisen Nachfüllung des Uterus, bei der gleichzeitigen Durchleuchtung, ein Steckenbleiben der Füllung im Tubenkanal beobachtet, so gelingt es gelegentlich, bei Abwarten und vorsichtigen schubweisen Füllungsversuchen, unter Drucksteigerung das Öl weiter zu treiben. Gelingt dies nicht, so tritt auch hierbei ein Schmerz auf. Auch dieser Schmerz läßt nach, wenn der Füllungsversuch einige Zeit abgeklungen ist; jedoch pflegt dieser Schmerz dann, sowie man anfängt, wieder zu füllen, sogleich wieder einzusetzen.

Gleichzeitig hebt aber Günther K. F. Schultze ausdrücklich hervor, daß es bei der Auffüllung der Eileiter schwer ist, die Schmerzauslösung durch Überfüllung des Uterus von der Schmerzauslösung durch Überfüllung der Eileiter zu unterscheiden, da sich die isthmisch verschlossenen Tuben meist erst füllen, wenn der Uterus schon ziemlich stark aufgefüllt ist und daher schon vom Uterus aus Dehnungsschmerzen ausgelöst werden können.

[1] Nach einer Mitteilung von Windscheid soll es Lewison gelungen sein, durch rein mechanische Quetschung des Uterus bei Tieren sogar schwere Paralysen der Hinterextremitäten zu erzeugen, die nach einigen Stunden wieder verschwanden.

In Berücksichtigung aller dieser Faktoren werden aber klinische Beobachtungen verständlich, welche zeigen, daß, solange der Tubenwand bei langsamer Auffüllung des Tubenlumens die nötige Zeit zur Verstellung und Aufwicklung ihrer spiraligen Elemente gewährt wird, auch bei reichlicher Auffüllung des Tubenlumens, der Druck im Tubenlumen nicht in einer Weise steigt, daß Dehnung der Tubenwand entsteht und Schmerzgefühle ausgelöst werden. Dies trifft beispielsweise bei der langsamen Bildung einer Pyosalpinx aus tuberkulöser Ursache zu, trotzdem sich die Eileiter durch Auffüllung des Tubenlumens mit tuberkulösem Exsudat, wie bekannt, zu mächtigen tumorartigen Gebilden anbilden können ohne Schmerzgefühle auszulösen.

Demgegenüber entstehen bei rascher Auffüllung des Tubenlumens bald Drucksteigerung im Tubenlumen, Dehnung der Tubenwand sowie Auslösung von Schmerzgefühlen, da den spiraligen Elementen der Tubenwand dabei die nötige Zeit zur Verstellung und Aufwicklung fehlt, wie dies beispielsweise während der akuten Bildung einer Hämatosalpinx nach Stieldrehung eines Eileiters mit vorher verschlossenem Ostium abdominale tubae beobachtet werden kann.

Eine wichtige klinische Beobachtung zur Bedeutung der intratubaren Drucksteigerung für die Pathogenese von Schmerzgefühlen, die von der Eileiterwand aus ausgelöst werden, bringt Boerner durch die im nachfolgenden wiedergegebene Mitteilung über gleichzeitige Stieldrehung einer rechtsseitigen Hydrosalpinx und isolierte Torsion der linken normalen Tube. Da beide Torsionen gleichzeitig bei ein und demselben Individuum auftraten, kommt eine beträchtliche individuelle Differenz der Schmerzhaftigkeit als Ursache der in diametral entgegengesetzter Weise auftretenden Schmerzgefühle beider Körperhälften von vornherein nicht in Betracht.

Bei einer 51jährigen Frau, die mit 30 Jahren an Menorrhagien und Schmerzen im Hypogastrium litt, die aber von ihrem 32. Lebensjahr bis zur Klimax wieder stets normal menstruierte und auch beschwerdefrei blieb, ereignete sich nach Boerner folgendes: Im 51. Lebensjahr (2. 6. 29), als Pat. vor einem tiefen Waschtrog stand und mit ihrem Oberkörper rhythmische Beuge- und Drehbewegungen ausführte, traten plötzlich im rechten Hypogastrium derart heftige Schmerzen auf, daß sie in die Universitäts-Frauenklinik in Leipzig überführt werden mußte.

Bei der Revision der Bauchhöhle fand sich rechtsseitig ein blauschwarz aussehender, über Mannskopf großer cystischer Tumor des rechten Eileiters. Der Eileiter zeigte eine auffällig lange Mesosalpinx. Sein proximaler Abschnitt in der Länge von 7,0 cm war schlank und zart. Nach mehrfacher linksspiraliger Torsion um etwa 540° ging der Eileiter in den obenerwähnten Tumor über, der mit blutig-seröser Flüssigkeit gefüllt und dessen Wand blutig imbibiert war. Einem Pol des Tumors saßen die ebenfalls blutig imbibierten Reste des Fimbrienkammes auf. (Der Tumor entsprach einer mit blutigem Stauungsödem akut nachgefüllten Hydrosalpinx. Verf.) Das Lig. ovarii proprium, sowie das Lig. suspensorium ovarii dextr. zeigten einen normalen Verlauf; das Ovarium selbst hatte Pfirsichgröße.

Am linken Eileiter derselben Patientin konnte ebenfalls eine Stieldrehung, und zwar um etwa 180° nachgewiesen werden; seine Wand war ebenfalls blauschwarz imbibiert, sein Fimbrienkranz war gut erhalten und das Ostium abdominale tubae aber durchgängig.

Durch diese klinische Beobachtung wird in schönster Weise illustriert, wie durch plötzliche Nachfüllung einer Hydrosalpinx durch blutiges Stauungsödem bzw. durch Stauungsblut, das infolge einer Stieldrehung der Mesosalpinx aus den Blutgefäßen der Hydrosalpinxwand in das Tubenlumen einströmt, eine Überdehnung der Hydrosalpinxwand auftritt. Als Folge- und Begleiterscheinung werden im rechten Hypogastrium Überdehnungsschmerzgefühle ausgelöst. Demgegenüber werden bei ein und derselben Patientin keinerlei Schmerzgefühle auf der linken Seite des Hypogastrium ausgelöst, trotzdem linksseitig durch Stieldrehung des unveränderten und insbesondere unverschlossenen Ostium abdominale tubae die Tubenwand ebenfalls blauschwarz imbibiert ist. Schmerzgefühle fehlen deshalb, weil das in das Tubenlumen einströmende blutige Stauungsödem durch das unverschlossene Ostium abdominale tubae nach der Bauchhöhle abfließen kann. Dadurch bleibt linksseitig eine intratubare Drucksteigerung, eine Überdehnung der Eileiterwand und damit die Auslösung von Überdehnungsschmerzgefühlen aus.

Gleiche Beobachtungen von plötzlich auftretenden Schmerzgefühlen im Hypogastrium infolge akuter Hämatosalpinxbildung bis zu Mannsfaustgröße nach Stieldrehung in Tuben, deren Ostium abdominale vor der Stieldrehung verschlossen war, teilt auch Gengenbach mit.

In gleicher Weise können sich Ovarialkystome und Parovarialcysten weit über Mannskopfgröße entwickeln, ohne jemals Schmerzgefühle auszulösen, weil auch das Stroma ovarii und die übrigen cytologischen Elemente des Ovariums, wie man sich in jedem histologischen Übersichtsbild eines Ovariums überzeugen kann, eine große Fähigkeit besitzen, einem langsam wachsenden Follikel wie einer langsam wachsenden Neubildung auszuweichen, ohne daß gleichzeitig eine Überdehnung des Ovarialstromas und Reizerscheinungen an den im Stroma eingebetteten receptorischen Apparaten des affektiven Systems des Ovariums auftreten (vgl. Abb. 44—46, S. 105). Gleiches gilt für das Stroma des Mesovariums und der Mesotuba. Sobald aber, in gleicher Weise wie wir dies oben für die Hydrosalpinx dargestellt haben, der Inhalt der cystischen Räume in einem reifenden Follikel oder Corpus luteum bzw. in Ovarial- bzw. Parovarialtumoren durch Zufluß von blutigem Stauungsödem nach einer Stieldrehung oder durch eine Blutung nach Arrosion oder Ruptur arterieller bzw. venöser Blutgefäße der, den cystischen Raum begrenzenden Wand rasch aufgefüllt wird, so fehlt den Stromazellen des Ovariums, des Mesovariums und der Mesotuba die nötige Zeit, sich durch „Verstellen" an die Überfüllung der cystischen Räume anzupassen. Infolgedessen entsteht auch in diesen Abschnitten des weiblichen Genitale Überdehnung des Wandstromas der cystischen Räume und damit Reizung der in das Wandstroma eingeschalteten, receptorischen Apparate des affektiven Systems des Ovariums, wodurch Schmerzgefühle ausgelöst werden (vgl. S. 104).

Wer Gelegenheit hat, solche Patientinnen bald nach Auftreten der Stieldrehung zu beobachten, kann, wie im nachfolgenden Beispiel gezeigt wird, neben den Spontanschmerzen im Hypogastrium auch in den, zu den stielgedrehten Adnextumoren zugeordneten segmentalen Wurzelzonen ausgesprochene Hyperästhesien, Hyperalgesien und Hyperthermalgesien nachweisen.

Beispiel. F. G., 21 Jahre alt.

Familien- und persönliche Anamnese ohne Besonderheiten. Pat. will mit Ausnahme von Grippe niemals krank gewesen sein.

Genitalanamnese: Menses mit 16 Jahren, stets regelmäßig, vierwöchentlich, ohne Molimina. Dauer der Menses 4—5 Tage, mäßig stark, niemals intermenstruelle Blutungen. Kein Fluor. Bis zum jetzigen Leiden auch niemals intermenstruelle Schmerzgefühle oder auffällige Sensationen im Epi- oder Hypogastrium, in der Regio lumbalis oder sacralis.

Jetziges Leiden: Am 7. 5. 33, vormittags 11 Uhr, traten im Anschluß an ungewohnte körperliche Arbeit im linken Hypogastrium plötzlich heftige Schmerzgefühle auf, welche die Pat. mit den Ausdrücken „Klemmen und Reißen" belegte. Die Schmerzgefühle strahlten auch in die Gegend unterhalb des Lig. Pouparti gegen das Knie zu aus. Die Schmerzgefühle steigerten sich bis gegen 5 Uhr nachmittags. Dabei fünfmaliges Erbrechen und Anfälle von Frieren am ganzen Körper.

Eintritt in die Klinik: 7. 5. 33, 5 Uhr p. m.

Allgemeinstatus: Ohne Besonderheiten; keine Erhöhung von Temperatur, Puls, Blutsenkungsgeschwindigkeit, Globulin, Leukocyten; Urin ohne Besonderheiten.

In der linken Hälfte des Hypogastriums, also in der Gegend, in welche die Pat. ihre Schmerzgefühle lokalisierte, konnten weitere Sensibilitätsstörungen wie Hyperästhesie bei Streichen der Haut, Hyperalgesie beim Abheben von Haut und Unterhautzellgewebe, sowie Hyperthermalgesie in ausgesprochenster Form nachgewiesen werden. Diese künstlich auslösbaren Sensibilitätsstörungen waren auf die segmentalen Wurzelzonen von D 10 bis L I der vorderen und hinteren linksseitigen Rumpfhälfte beschränkt.

Genitalstatus: Äußere Genitalien, Vagina und Portio vaginalis ohne Besonderheiten. Die Portio vag. ist steil nach vorne und oben gerichtet; das Corpus uteri ist retroflektiert und dextrovertiert. Das Corpus uteri ist dahin verschoben durch ein weich-elastisches Gebilde von glatter Oberfläche, das in der Excavatio vesico-uterina und in der Regio suprapubica die Mitte der Symphyse um etwa 8,0 cm überragt. Das Gebilde ist gegenüber der Symphyse wohl verschieblich, aber wegen der Schmerzhaftigkeit nicht über die Linea innominata hinaus kranialwärts in die Bauchhöhle verschiebbar. Bei der recto-vaginalen Untersuchung ist mit dem rectalen Finger der Abgang der linken Adnexe von der linken Uteruskante als derber, auffällig kantiger Strang deutlich fühlbar. Dagegen ist weder mit dem rectalen, noch mit dem vaginalen Finger der Abgang der rechten Adnexe und ihr laterales Ende fühlbar.

Diagnose: Cystischer Tumor. Wegen der ausgesprochenen Linksseitigkeit der spontanen Schmerzgefühle, der künstlich auslösbaren Hyperästhesie, Hyperalgesie und Hyperthermalgesie, wegen der Lokalisation der letzteren in das Gebiet der segmentalen Wurzelzonen der linken Adnexe und wegen der Dextroversio uteri wahrscheinlich Tumor der linken Adnexe mit akuter Vergrößerung und Dehnung der Gewebe (vielleicht durch Stieldrehung).

Schon 14 Stunden nach Eintritt der Pat. in die Klinik waren die sensiblen Reizerscheinungen in den segmentalen Wurzelzonen verschwunden. Dagegen stellten sich bei Überfüllung der Urinblase und Elevatio des Tumors in kranialer Richtung Schmerzgefühle im linken Hypogastrium ein, die nach Katheterisieren der Blase sofort verschwanden.

Therapie: Nach Eröffnung des Abdomens findet sich in der Excavatio vesico-uterina eine mit Serosa bedeckte, langgestielte, einkammerige Cyste der linken Adnexe (Parovarialcyste) mit Stieldrehung nach rechts um 360° mit den bekannten Blutaustritten in den Cysteninhalt und die Cystenwand. Entfernung derselben. Heilung.

Epikrise: Das Auftreten der Hyperästhesien, Hyperalgesien und Hyperthermalgesien, sowie den Spontanschmerz im Gebiet der segmentalen Wurzelzonen möchten wir als Reizerscheinung der receptorischen Apparate in der Umgebung der Wand der Parovarialcyste auffassen. Den adäquaten Reiz erblicken wir in der akuten intracystischen Drucksteigerung, bedingt durch das Hinzutreten von Stauungsödem und Stauungsblutungen zum Cysteninhalt und in die Cystenwand infolge der Stieldrehung. Das rasche Verschwinden aller dieser sensiblen Reizerscheinungen möchten wir auf die schließliche ungenügende Blutversorgung der Cystenwand und mit ihr der receptorischen Apparate in ihrer Umgebung zurückführen, die als Folge- und Begleiterscheinung der Stieldrehung um 360° auftrat. Die neuen Schmerzgefühle, die nachträglich bei Überfüllung der Blase auftraten und nach deren Entleerung wieder verschwanden, möchten wir als Folge- und Begleiterscheinungen der entzündlichen Veränderungen der den absterbenden Tumor begrenzenden, normal ernährten Serosaflächen der Nachbarorgane auffassen (s. unten).

Wie aus obigem Beispiel eines Parovarialtumors nach Stieldrehung hervorgeht, verschwanden die Hyperalgesien in den segmentalen Wurzelzonen, sowie der initiale Spontanschmerz im Bereich der Zonen innerhalb kurzer Zeit nach ihrem Auftreten, und dies trotz Weiterbestehen der Stieldrehung und ihrer Folgeerscheinungen für die Blutstromverhältnisse innerhalb der Tumorgewebe[1].

Bedenkt man aber, daß bei langsamer Auffüllung der Tubenlumina und der Ovarialfollikel mit Exsudatmassen mächtige Pyosalpingen und Ovarialabscesse entstehen können, ohne daß dadurch Schmerzgefühle ausgelöst werden, bedenkt man weiter, daß dasselbe täglich

[1] Ob dieses rasche Verschwinden der Sensibilitätsstörungen auf einer Erhöhung der Reizschwelle bzw. einer völligen Ausschaltung der Rezeptionsfähigkeit der receptorischen Apparate im Tumor oder auf einer Ausschaltung der Leitfähigkeit der zuleitenden sensiblen Nerven im torquierten Tumorstiel beruht, ist nicht zu entscheiden.

beobachtet werden kann bei langsamer Sekretauffüllung cystischer Räume in serösen oder pseudomucinösen Kystomen sowie in Parovarialcysten, und bedenkt man schließlich, daß, wie obiges Beispiel eines Parovarialtumors nach Stieldrehung zeigt, die spontanen Schmerzgefühle und die hyperalgetischen segmentalen Wurzelzonen, die sich bei der raschen Überfüllung des Cystenraumes im Tumor rasch einstellen und trotz unveränderter Baustörungen infolge der Stieldrehung rasch wieder völlig verschwinden, so kommt auch heute diesen Sensibilitätsstörungen noch die gleiche klinische Bedeutung zu, die ihnen schon frühere Autoren beimaßen.

Diese Autoren suchten insbesondere die diagnostische Bedeutung der hyperalgetischen segmentalen Wurzelzonen bei gynäkologischen Erkrankungen festzustellen. Die Ergebnisse solcher Untersuchungen führten beispielsweise Alsberg zu folgendem Schluß: „Die Schmerzzonen (hyperalgetische segmentale Wurzelzonen, Verf.) bei gynäkologischen Erkrankungen sind als interessanter, bisher diagnostisch aber nicht verwertbarer Nebenbefund aufzufassen."

Alsberg gelangte zu diesem Schluß, gestützt auf die Ergebnisse eingehender Sensibilitätsprüfungen an der Haut des Hypogastriums von über 200 Frauen mit gynäkologischen Erkrankungen. Unter diesen fanden sich eitrige Erkrankungen der Adnexe, benigne und maligne Tumoren der inneren weiblichen Genitalien, Appendicitiden und ektopische Schwangerschaften. Nur bei 17 von den 200 untersuchten Frauen, d. h. in 8,5%, konnten hyperalgetische Zonen nachgewiesen werden. Von den 17 Frauen erwiesen sich 10 Frauen als Hystericae, so daß sich schließlich nur in 3,5% der 200 untersuchten Frauen mit greifbaren Erkrankungen der inneren Genitalien „nicht hysterisch bedingte" hyperalgetische Zonen nachweisen ließen[1].

Die Untersuchungsergebnisse sind auch deshalb von Bedeutung, als bei etwa dem vierten Teil der von ihm untersuchten Frauen nachträglich die Bauchhöhle eröffnet wurde, so daß durch den autoptischen Befund die Ausdehnung der Erkrankung und durch die bakteriologische bzw. histologische Untersuchung die Natur der Krankheitsursache festgestellt werden konnte. Dadurch gelang es auch in vielen Fällen, die Beziehungen der Sensibilitätsverhältnisse im Bereich der segmentalen Wurzelzonen zur Ausdehnung und Art der vorliegenden Erkrankung der inneren weiblichen Genitalien festzulegen.

Gestützt auf die Untersuchungsergebnisse von Alsberg und die Ergebnisse gleicher Untersuchungen von Schäfer, Opitz und Klotz, sowie gestützt auf die Nachuntersuchungen an der Universitäts-Frauenklinik in Zürich (Dr. Benziger), muß auch heute hervorgehoben werden, daß weder eine regelmäßige Gleichheit der hyperalgetischen Zonen mit der Gleichheit der Erkrankungen der inneren weiblichen Genitalien, noch regelmäßige Beziehungen der Spontanschmerzen, sowie der Hyperästhesien, Hyperalgesien und Hyperthermalgesien im Bereich der segmentalen Wurzelzonen zur Schwere und zur Ausdehnung der Erkrankungen des inneren weiblichen Genitale nachweisbar sind.

[1] Die hysterisch bedingten Zonen glaubte Alsberg von den nicht hysterisch bedingten, echten hyperalgetischen, segmentalen Wurzelzonen dadurch unterscheiden zu dürfen, daß er Hyperästhesien, die unabhängig vom Verlauf der Nerven bei einfacher Berührung der Haut von seiten der Patientinnen vermerkt wurden, als hysterisch bedingte deutete, und nur die Hyperalgesien, die durch Heben einer Hautfalte im Gebiet der segmentalen Zonen wahrgenommen wurden, als nicht hysterisch bedingt anerkannte.

In jüngster Zeit hat auch Hansen, der den hyperalgetischen Zonen und anderen viscero-reflektorischen Erscheinungen wie Muskelkontraktionen, viscero-vasalen Reflexen, sowie Piloerektionen und Schweißsekretionen, gestützt auf die große Zahl seiner Beobachtungen eine große klinische Bedeutung als „Krankheitszeichen" beimißt, zugegeben, daß diesen Erscheinungsformen wegen ihrer Wandelbarkeit und Flüchtigkeit nur eine relative Beweiskraft zukommt.

e) Die Unlust- und Schmerzgefühle, die von der Serosa parietalis des Abdomens ausgelöst werden.

Die Serosa parietalis des Abdomens wird durch die Rami anteriores, Nn. intercostales VII—XII mit sensiblen Nervenfasern versorgt. Nach Spalteholz dringen die Nn. intercostales VII, VIII und IX unter den vorderen Enden der Rippenknorpel, die Nn. X, XI und XII unter dem vorderen Ende der zugehörigen Rippen zwischen die Mm. obliqui interni abdominis und den M. transversus abdominis ein und ziehen zwischen diesen Muskeln in der Richtung der Rippenknochen medianwärts bis in den M. rectus abdominis. Der VII. N. intercostalis hat dabei zwischen den Bauchmuskeln einen etwas kranialwärts aufsteigenden, der VIII. einen annähernd horizontalen und der IX. bis XII. N. intercostalis einen mehr caudalwärts absteigenden Verlauf. Alle diese Nerven versorgen im Bereich ihres Verlaufes die Serosa parietalis mit sensiblen Fasern.

Diese sensiblen Fasern sind somato-sensible Fasern, von denen die einen mit receptorischen Apparaten des affektiven Systems für Schmerzreize, die andern mit receptorischen Apparaten des perzeptorisch-epikritischen Systems für Ortszeichen und Apparaten für Berührungs-, Temperatur-, Druck- und Bewegungsreize ausgestattet sind. Dementsprechend werden bei Beteiligung der Serosa parietalis an einer Erkrankung der inneren weiblichen Genitalien die receptorischen Apparate beider Sensibilitätssysteme erregt und die Impulse beider Systeme über die hinteren Wurzeln zu den Hinterhornsegmenten und zum Cortex geleitet, und der Cortex lokalisiert wie üblich die Schmerzgefühle, die durch Beteiligung der Serosa parietalis an Erkrankungen der inneren weiblichen Genitalien ausgelöst werden in die Gegend der miterkrankten Serosa parietalis.

Ein Beispiel dafür findet sich auch in unserer Beobachtung des Parovarialtumors mit Stieldrehung (vgl. S. 231). Nachdem bei der Patientin die durch die Auffüllung des Parovarialtumors mit blutigem Stauungsödem visceral bedingten Schmerzgefühle und Hyperalgesien in den Segmentalzonen verschwunden waren, stellten sich in den nachfolgenden Tagen neue Schmerzgefühle ein. Sie waren in die Regio suprapubica lokalisiert. Ihr Auftreten war streng an eine starke Auffüllung der Harnblase gebunden, um nach Entleerung der Blase und während des Zeitraumes, in der die Harnblase sich wieder allmählich füllte, auszubleiben.

Bedenkt man, daß entsprechend dem Operationsbericht der Parovarialtumor zum großen Teil in der linken Hälfte der Excavatio vesico-uterina lag, und bedenkt man weiter, daß nach einer Stieldrehung um mehr als 360° das distal von der Stieldrehung liegende Gewebe abstirbt und zu einem Fremdkörper für die Serosa der Bauchhöhle wird, bedenkt man schließlich, daß an der, jeden Fremdkörper begrenzenden Serosa visceralis und parietalis die Erscheinungen einer abakteriellen Entzündung (Fremdkörperperitonitis) mit fibrinösen Verklebungen der entzündeten Serosaflächen und dem Fremdkörper auftreten, so ist es verständlich, daß bei der Größe und der Lage des Tumors auch an der Serosa parietalis hinter der Symphyse und in der Regio suprapubica eine Fremdkörperperitonitis entstand. Weiter wird verständlich, daß bei der Auffüllung der Urinblase, auf welcher der Tumor lag, dieser aus dem kleinen Becken gehoben wurde und dabei Zerrungen an den fibrinösen Verklebungen der entzündeten Serosa parietalis auftraten. Durch diese Zerrungen, die gleichzeitig Bewegungen der entzündeten Serosa zur Folge haben, wurden Schmerzgefühle, ausgehend von der entzündeten Serosa parietalis ausgelöst, die obigen Darlegungen entsprechend auch in die Regio supra-pubica lokalisiert wurden.

f) Die Unlust- und Schmerzgefühle, die vom retroperitonealen Zellgewebe ausgelöst werden.

(Druck- und Spannungsgefühle, Gefühl von Hemmung der Bewegungsfreiheit der Skeletmuskulatur, Schmerzgefühle.)

Auf S. 168 haben wir eine Abb. 62 von A. Hirt wiedergegeben, welche die Nervengeflechte eines Ausschnittes aus dem retroperitonealen Zellgewebe (paravesicales Nervengewebe) darstellt. Viele Nervenfasern dieser Nervengeflechte endigen in Nervenendkörperchen, den Sinnesapparaten der Tiefensubstrate des retroperitonealen Bindegewebes, in den Ligamenten und Mesenterien der visceralen Organe, sowie deren Haften in der Wandtapete der Skeletwand und der Skeletmuskulatur, welche die Bauchhöhle und den Raum des kleinen Beckens begrenzt, sowie in den Sinnesapparaten der Fascien und sehnigen Anteilen dieser Skeletmuskulatur (W. Vogt). Es sind Nervenendkörperchen vom Aussehen der Ruffinischen, Golgi-Mazzonischen und Vater-Pacinischen Körperchen, außerdem Muskel- und Sehnenspindeln (s. auf S. 65 ff.). Die mit diesen Nervenendkörperchen in Verbindung stehenden Nervenfasern sind somato-sensible Fasern, die zum Teil mit receptorischen Apparaten des affektiven, zum Teil mit solchen des perzeptorisch-epikritischen Systems ausgestattet sind. Die Vorgänge im Nervensystem, welche bei der Lokalisation der obengenannten Gefühle durch adäquate Reizqualitäten ausgelöst werden und ihren Sitz in den Tiefensubstraten haben, sind dieselben wie bei der Lokalisation von Schmerzgefühlen, die von der Serosa parietalis aus ausgelöst werden. Außerdem gilt für die Auslösung der obengenannten Gefühle und insbesondere der Schmerzgefühle von den retroperitonealen Tiefensubstraten aus das, was wir oben sub c und d über die „Dehnung der Zellgewebe“ als adäquate Reizqualität gesagt haben. In den retroperitonealen Tiefensubstraten ist, wie im Uterus und in den Tuben, die rasch ansteigende Drucksteigerung innerhalb eines bestimmten Bezirkes der Tiefensubstrate und, nachdem die Verstellbarkeit der diesen Bezirk begrenzenden Stromazellen ihre Grenzen erreicht hat, die eintretende Dehnung der Stromazellen und der zwischen ihnen liegenden Nervenendkörperchen die Ursache, welche Schmerzgefühle auszulösen vermag.

Rasch ansteigende Drucksteigerungen in einem umschriebenen Bezirk der Tiefensubstrate entstehen bei der Anbildung von Hämatomen. Dabei steigern sich die Schmerzgefühle oft bis zu unerträglicher Höhe, und dank der gleichzeitigen Erregung der Nervenendkörperchen des perzeptorisch-epikritischen Systems werden die obengenannten Unlust- bzw. Schmerzgefühle in die Körpergegend lokalisiert, in der die Hämatome ihren Sitz haben. Beispiele dafür finden sich in nachfolgenden Mitteilungen:

Heidler beobachtete in puerperio ein rechtsseitiges parametranes Hämatom, das schon $2^1/_2$ Stunden post partum heftigste Schmerzgefühle auslöste, die in die rechte Unterbauchgegend lokalisiert wurden. Breitner und Schönbauer beobachteten eine tödliche Massenblutung in das Nierenlager mit Lokalisation heftigster Schmerzgefühle in die Nierengegend. Graff teilt die Beobachtung eines mannsfaustgroßen Hämatoms des linken M. rectus mit, das so heftige Schmerzgefühle in der linken Unterbauchgegend auslöste, daß die Patientin sich zu Bett legen mußte. Im Laufe der Nacht erreichten die Schmerzgefühle eine so unerträgliche Höhe, daß durch den Arzt Morphium verabreicht werden mußte. Durch Autopsie in viva wurde die Natur des Hämatoms sichergestellt.

Gianella beschreibt die Pathogenese eines linksseitigen retroperitonealen Hämatoms, das wir in der Zürcher Universitäts-Frauenklinik beobachten konnten. Das Hämatom entwickelte sich unmittelbar post partum in der linken Beckenhälfte und löste schon drei Stunden post partum heftige linksseitige Schmerzgefühle aus, welche ebenfalls die Verabreichung von Morphium erforderlich machten. Das Hämatom verdrängte die zwei oberen Drittel der linksseitigen Vaginalwand von links her über die Medianlinie bis in die Nähe des Os ilei dextrum und ragte kranialwärts handbreit über das linke Lig. Pouparti. Sowohl bei den obenerwähnten Hämatomen aus der Literatur, als auch bei unserer Beobachtung fehlten peritoneale Reizerscheinungen, das differentialdiagnostisch wichtige Kriterium intraperitonealer Blutungen.

In jüngster Zeit beschreibt Ahltorp ein Hämatom mit retroperitonealem Sitz zwischen Uterus und Blase (Parametrium anterius), das bald nach der Dilatation der Cervix uteri mit Hegarstiften Schmerzgefühle in der Unterbauchgegend auslöste. Demgegenüber ist es wohl jedem Leser bekannt, daß die langsam wachsenden Tumoren mit vorwiegend retroperitonealer Wachstumsrichtung wie beispielsweise retroperitoneale Myome und Parovarialtumoren während ihrer Anbildung bis über Kindskopfgröße den Uterus bis zum Os ilei der einen Beckenseite verdrängen können und selbst das Os ilei der Gegenseite erreichen, ohne Unlust- bzw. Schmerzgefühle auszulösen. Dieses indifferente Verhalten der receptorischen Apparate des affektiven Systems im retroperitonealen Zellgewebe, welches diese Tumoren begrenzt, im Gegensatz zu ihrem Verhalten bei der raschen Anbildung von Hämatomen entspricht dem oben beschriebenen Verhalten der receptorischen Apparate in der Uterus- und Tubenwand sowie im Ovarialstroma. Hier wie dort ist es das langsame Wachstum der genannten Tumoren im Gegensatz zum raschen Anwachsen der Hämatome, das den Elementen des retroperitonealen Zellgewebes und den zwischen sie eingebetteten receptorischen Apparaten gestattet, sich entsprechend dem Wachstum der genannten Tumoren zu verstellen, wodurch eine Dehnung derselben und damit die Auslösung von Schmerzgefühlen ausbleibt.

In der Pathogenese von Schmerzgefühlen, die vom subserösen Bindegewebe aus ausgelöst werden, das die visceralen Organe umgibt, gelangt die Auffassung von Kappis zu voller Geltung; denn dieses Bindegewebe ist mit receptorischen Apparaten des animalen Systems durchsetzt (vgl. S. 68). Es wird dadurch verständlich, daß sowohl Zug als Druck an diesen Apparaten Schmerzgefühle auslösen, mag nun der Zug oder der Druck, wie oben dargestellt, durch rasch wachsende Hämatome oder durch Verschiebungen der Ligamente über die Grenzen ihrer natürlichen Verschieblichkeit hinaus bedingt sein. Solche weitgehende Verschiebungen entstehen beispielsweise bei bimanuellen gynäkologischen Untersuchungen, bei raschem Lagewechsel der inneren Genitalien während eines raschen Lagewechsels der Patientin, bei intraabdominalen Drucksteigerungen (vgl. die Pathogenese der Stieltorsion bei den Beispielen oben und S. 231) oder auch nur bei rascher Passage reichlichen Darminhaltes durch die Pars pelvina recti.

g) Die Pathogenese der Schmerzgefühle im Versorgungsgebiet des N. phrenicus bei Erkrankungen der weiblichen Genitalorgane.

Wir haben schon auf S. 172 erwähnt, daß O. Foerster für die Zuleitung von Impulsen aus Schmerzreizen, die ihren Sitz in den visceralen Organen des kleinen Beckens haben, die zuleitenden (afferenten) Fasern im N. phrenicus in Betracht zieht. Dies gilt ganz besonders zur Erklärung der Pathogenese von Schmerzgefühlen, die bei gewissen Erkrankungen der weiblichen Genitalien in der Schultergegend auftreten (Schulterschmerz, douleur élevée). Zum Verständnis dieser eigentümlichen Lokalisation von spontan auftretenden Schmerzgefühlen in die Schultergegend bei so weit von der Schulter entfernten Erkrankungen, einer Lokalisation, die Oehlecker als erster beim Kapselaufbruch ektopischer Schwangerschaften beschrieb, ist die Kenntnis des Verlaufes des N. phrenicus und das Versorgungsgebiet seiner Endäste unerläßlich.

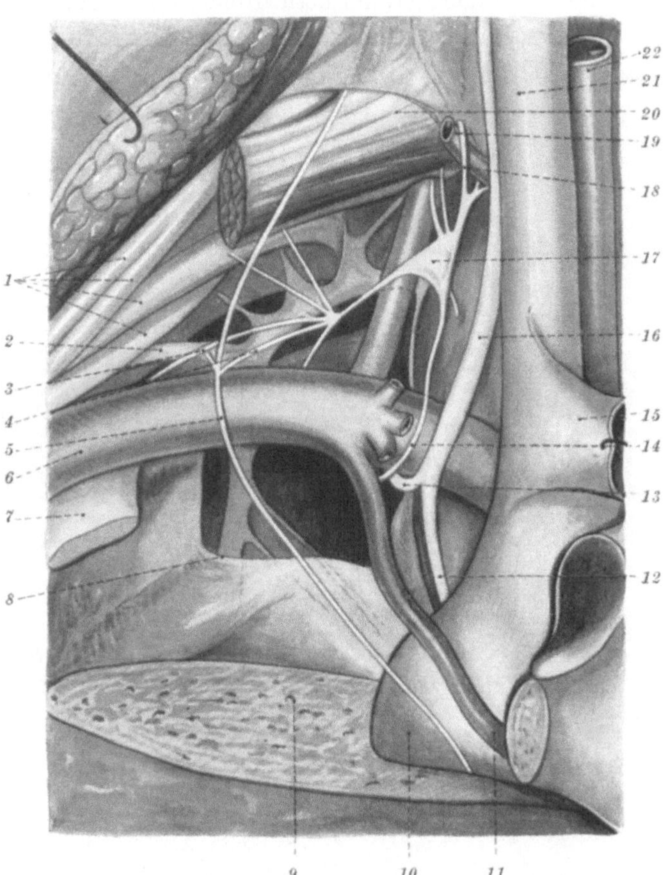

Abb. 77. Topographie des N. phrenicus. *1* Plexus brachialis; *2* Radix N. dorsalis I; *3* Stamm der periarteriellen Nerven der Art. subclavia; *4* Anastomose zwischen Sympathicus und N. phrenicus; *5* N. phrenicus; *6* Art. subclavia dextra; *7* erste Rippe; *8* Schnitt durch die Pleura parietalis; *9* Schnitt durch den oberen rechten Lungenlappen; *10* rechter Vorhof; *11* Art. mammaria interna dextra; *12* N. vagus dexter; *13* N. recurrens; *14* Ansa Vieussenii; *15* V. subclavia dextra (nach links umgeklappt); *16* N. vagus (Stamm); *17* Ganglion cervicale inferius; *18* cervicaler sympathischer Grenzstrang; *19* Art. thyreoidea inferior; *20* M. scalenus anterior; *21* V. jugularis interna; *22* Art. carotis communis dextra. (Nach Delmas und Laux.)

Der N. phrenicus ist ein somatischer (animaler, cerebrospinaler Nerv); er ist ein gemischter Nerv und seine Äste und Endäste enthalten efferente, motorische und auch afferente, sensible Fasern. Der N. phrenicus entspringt mit zwei Hauptwurzeln aus dem III. und IV. Cervicalsegment (C. 3 und C. 4) oder aus dem IV. und V. Segment (C. 4 und C. 5) des Rückenmarks; dabei meistens aus C. 4 und C. 5 (Yano). Stets entspringt die stärkere Wurzel aus C. 4 (Spalteholz). Zu den Hauptwurzeln gesellt sich nicht selten eine tiefere spinale, akzessorische Wurzel — der sog. Nebenphrenicus (Yano). Die Schultergegend, der Nacken und die Regio supraclavicularis entsprechen dem Versorgungsgebiet der Körperoberfläche mit sensiblen Fasern des N. phrenicus. Diese Abschnitte der Körperoberfläche, in denen die obenerwähnten mit dem Ausdruck „Schulterschmerz" belegten Schmerzgefühle auftreten, entsprechen den segmentalen Wurzelzonen (Segmentalzonen, Headschen Zonen, Dermatomen) der Cervicalsegmente C. 3 bis C. 5 und dem Segment, aus dem der Nebenphrenicus entspringt.

Beim Menschen verläuft der Stamm des N. phrenicus auf der vorderen und medialen Hälfte des M. scalenus abwärts und tritt zwischen der A. und V. subclavia in den thorakalen Raum ein (s. Abb. 77). Hier zieht er beiderseits vor der Lungenwurzel zwischen Pleura mediastinalis und Perikard zum Diaphragma und gibt dabei rechterseits regelmäßig Endäste an das Perikard (Rami pericardiaci) ab. Fumaoka und Morita konnten rechterseits die Rami pericardiaci bei 50 Leichen stets nachweisen, linkerseits bei denselben Leichen nur zweimal. Auf der thorakalen Fläche des Diaphragma zerfällt der N. phrenicus in drei Gruppen von Endästen, die Rami anteriores, laterales und posteriores. Die Rami anteriores versorgen den sternalen Abschnitt des Diaphragma mit Rami musculares und mit sensiblen

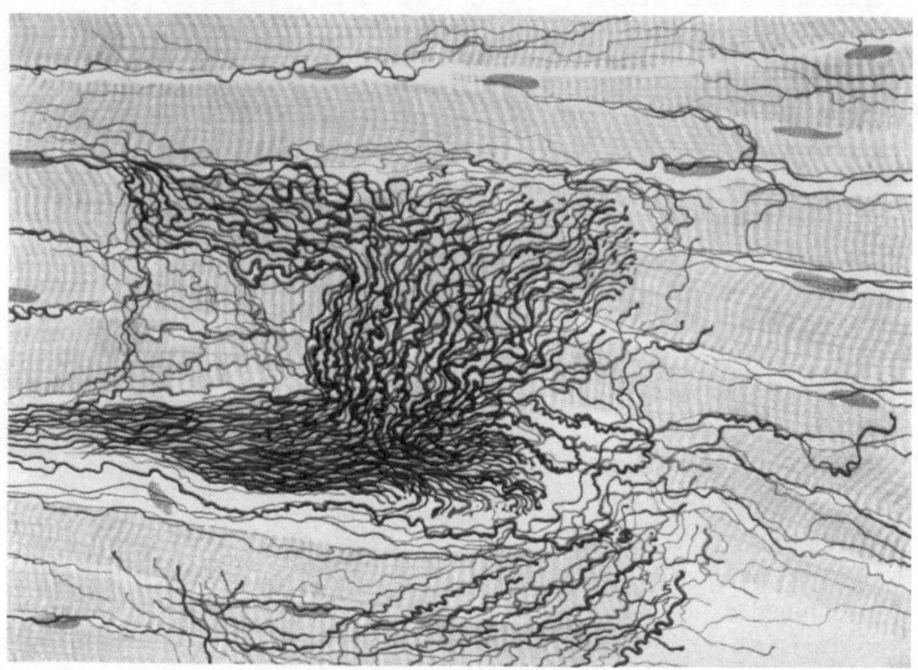

Abb. 78. Receptorische Apparate (Muskelspindeln) im Diaphragma des Hundes. Ölimmersion Okular 6. Bielschowsky-Methode. (Nach Ph. Stöhr jr.)

Fasern. In der Medianlinie treten die Endäste der Rami anteriores der beidseitigen Nn. phrenici miteinander in Verbindung. Die Rami laterales versorgen mit ihren motorischen und sensiblen Fasern rechts und links die lateralen und costalen Abschnitte des Diaphragma, und die Rami posteriores versorgen beiderseits die vertebralen Diaphragmaanteile.

Nun entsenden die Rami posteriores beiderseits einen Ast nach der vorderen Seite der Speiseröhre. Ebenfalls vom Ramus posterior entspringt ein langer Endast, der das Zwerchfell durchbohrt und zum Lig. suspensorium hepatis zieht — der Ramus phrenicoabdominalis (Fumaoka und Morita). Die Pleura diaphragmatica wird durch den N. phrenicus mit sensiblen Fasern versorgt, die mit receptorischen Endigungen in der Form von Muskelspindeln in Verbindung stehen (Luschka, Felix und Francillon, Stöhr). Vom unteren Halsteil an tritt der N. phrenicus bei Mensch und Hund oft mit dem sympathischen Abschnitt des vegetativen Nervensystems in Beziehung (Yano, A. Hirt und Mussgnug). Aus Abb. 77/*4* ist ersichtlich, daß ein kräftiger Nervenast des N. phrenicus schon oberhalb der A. subclavia von der oberen Phrenicuswurzel abgeht und über die A. carotis hinweg zum Ganglion cervicale inferius des Grenzstrangs verläuft.

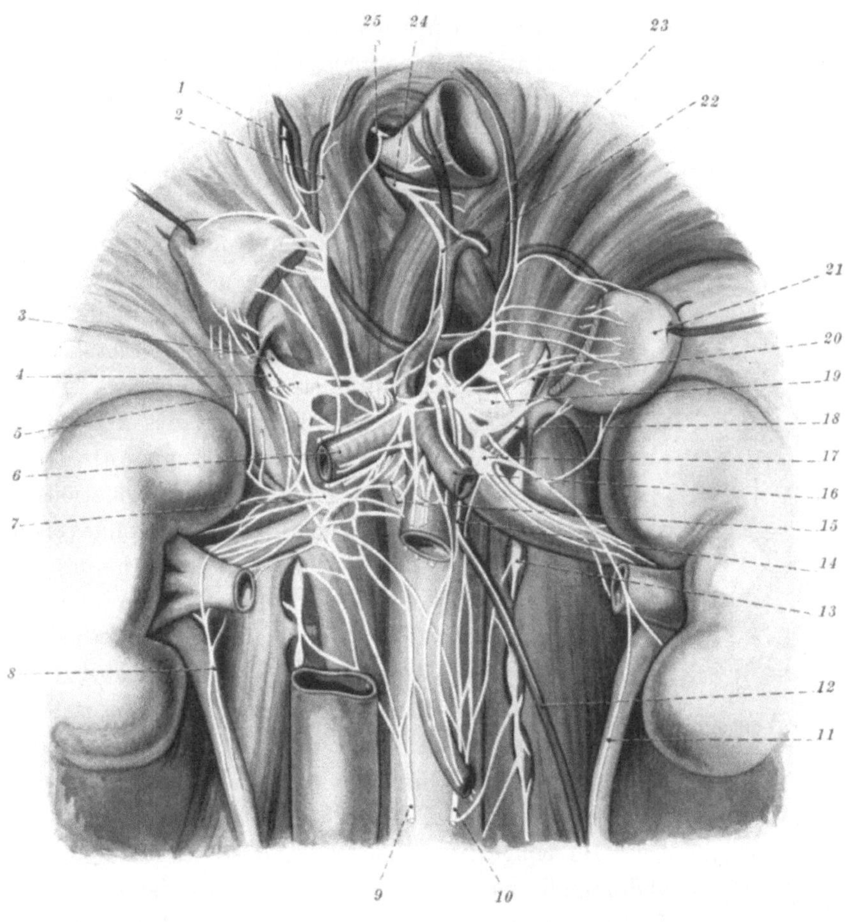

Abb. 79. Topographie des Plexus solaris. (Nach Delmas und Laux.)

1 N. phrenicus dexter.
2 Plexus diaphragmaticus inferior dexter.
3 N. splanchnicus major dexter.
4 N. splanchnicus minor dexter.
5 Ganglion semilunare dextrum.
6 Art. hepatica und Lebernerven.
7 Ganglion aortico-renale.
8 Plexus ureteralis dexter.
9 Nerv. hypogastricus superior dexter.
10 Nerv. hypogastricus superior sinister.
11 N. ureteralis sinister.
12 Art. spermatica sinistra.
13 Lumbaler Grenzstrang links (erstes lumbales Grenzstrangganglion).
14 Nervi intermesenterici sinistri.
15 Nerven des Duodenums und des Pankreas.
16 Art. lienalis sinistra.
17 Ganglion aortico-renale sinistrum.
18 N. splanchnicus minor sinister.
19 Ganglion semilunare sinistrum.
20 N. splanchnicus major sinister.
21 Linke Nebenniere.
22 Art. coronaria ventriculi.
23 Vagusast um die Art. coronaria ventriculi.
24 Abdominaler Vagusteil (hinteres Kabel).
25 Abdominaler Vagusteil (vorderes Kabel).

Gestützt auf diese Darlegungen ist es da, wo diese Phrenicus-Sympathicusanastomosen vorhanden sind, gut denkbar, daß mit den sympathischen Ästen und Endästen weitgehend somato-sensible Phrenicusfasern verlaufen. Dementsprechend gelang es auch A. Hirt mit Mussgnug beim Hund in denjenigen Tieren, bei denen post mortem eine Phrenicus-Sympathicusanastomose anatomisch nachweisbar war, in vivo im physiologischen Experiment zu zeigen, daß der obenerwähnte thorakale Phrenicusendast, der zum Oesophagus zieht, tatsächlich sensible Fasern führt.

Es darf deshalb auch angenommen werden, daß der Ramus phrenico-abdominalis sensible Fasern führt; Felix und Francillon nehmen denn auch an, daß dieser Ramus die zentralen und lateralen Teile der konkaven (abdominalen) Zwerchfellfläche mit sensiblen Fasern versorgt (vgl. Abb. 79/*1*). Hier tritt der Ramus phrenico-abdominalis erneut mit abdominalen Ästen des sympathischen Abschnittes des vegetativen Nervensystems in Verbindung und bildet mit sympathischen Fasern, die vom oberen Rand und vom inneren Pol des Ganglion semilunare ausgehen, ein Nervengeflecht (vgl. Abb. 79/*2*), das mit dem Ausdruck Plexus diaphragmaticus inferior (Plexus phrenicus) belegt wird (Taf. I, 4 und 13). Da auf der rechten Zwerchfellseite im Verlauf des N. phrenicus, da wo das Geflecht des Plexus diaphragmaticus inf. am dichtesten geflochten ist, auch Ganglienzellen liegen, so belegten einige Autoren diesen Abschnitt des Nervengeflechtes auch mit dem Ausdruck Ganglion phrenicum (Taf. I, 1). Der sympathische Anteil des Plexus diaphragmaticus inferior ist doppelseitig, d. h. in beiden Hälften der konkaven Zwerchfellfläche angelegt. Rechterseits tritt der Ramus phrenico-abdominalis häufiger zu diesem sympathischen Nervengeflecht in Beziehung als linkerseits. Gelegentlich fehlt aber auch eine rechtsseitige Verbindung (Hovelacque). Außerdem ist der linksseitige Ramus phrenico-abdominalis viel spärlicher entwickelt als der rechtsseitige, und die Beteiligung seiner Endfasern am sympathischen Plexus diaphragmaticus inferior sinister ist spärlicher als rechterseits (Hovelacque).

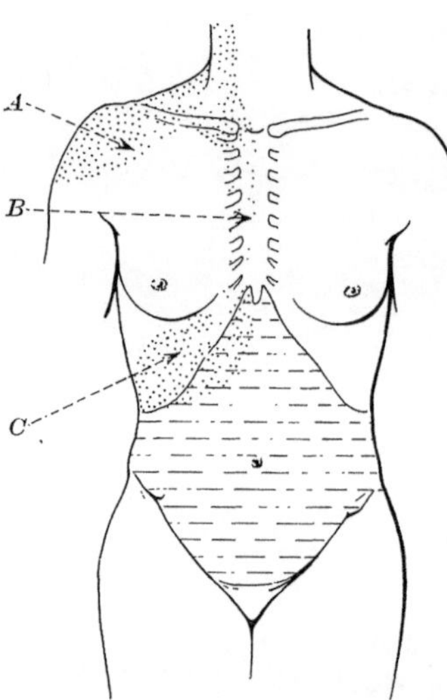

Abb. 80. Schmerzzonen des N. phrenicus dexter. Hyperästhesie, Hyperalgesie und Hyperthermalgesie, sowie Spontan- und Druckschmerz bei Extrauterinschwangerschaften. (Nach Labry und Rougier.) *A* Schulterzone; *B* retrosternale Zone; *C* subdiaphragmatische Zone.

Im Epigastrium ziehen Endäste des Ramus phrenico-abdominalis zur V. cava und den Nebennieren (Spalteholz, Delmas und Laux), zur Leber (Spalteholz) und zur Pars pylorica ventriculi (A. Hirt und Mussgnug). Daß aber sensible Phrenicusfasern bis zu den Organen im kleinen Becken ziehen, ist eine Vermutung, für die heute noch jegliche anatomische oder physiologische Unterlage fehlt.

Nun besteht der Komplex der Schmerzgefühle im Versorgungsgebiet des N. phrenicus, entsprechend der Aufteilung in seine Endäste, nach Kapselaufbruch einer ektopischen Schwangerschaft, sowie bei Erkrankungen visceraler Organe im subdiaphragmatischen Raum, aus Schmerzgefühlen in der Gegend des subdiaphragmatischen Raumes selbst, gelegentlich aus Schmerzgefühlen entlang dem retrosternalen Raume und auffällig häufig und stark in der Schultergegend (vgl. Abb. 80).

Zum Verständnis der Pathogenese von Schmerzgefühlen in der Gegend des subdiaphragmatischen Raumes (Abb. 80*C*) bei Erkrankungen visceraler Organe, die in diesem Raum liegen, wie beispielsweise bei entzündlichen Erkrankungen der Gallenwege oder bei Pankreatitiden und Peritonitiden darf nicht vergessen werden, daß sich die Serosa parietalis der Bauchwand meistens an diesen Entzündungen beteiligt. Nun ist die Serosa parietalis mit der Sensibilität für Schmerzgefühle (affektives, protopathisches System) und zugleich mit einer Sensibilität mit Ortszeichen (perzeptorisch-epikritisches System) ausgestattet. Bei den oben genannten Erkrankungen werden unter Mitbeteiligung der Serosa parietalis die receptorischen Apparate beider Sensibilitätssysteme der Serosa parietalis erregt. Dementsprechend lokalisiert der Cortex wie üblich die Schmerzgefühle, die durch die Mitbeteiligung der Serosa parietalis an den Erkrankungen visceraler Organe im subdiaphragmatischen Raum ausgelöst werden, ebenfalls in die Gegend des subdiaphragmatischen Raumes (vgl. S. 198).

In gleicher Weise kann auch, wie wir unten ausführlich besprechen werden, das Blut, das sich nach Kapselaufbruch einer ektopischen Schwangerschaft bis in den subdiaphragmatischen Raum ergießt, die receptorischen Apparate der beiden Sensibilitätssysteme der Serosa parietalis daselbst in Erregung versetzen und dadurch Schmerzgefühle in der Gegend des subdiaphragmatischen Raumes auslösen.

Bedenkt man weiter, daß der N. phrenicus ein somatischer gemischter Nerv ist, so darf auch angenommen werden, daß sein Ramus phrenico-abdominalis und dessen Endäste im Plexus phrenicus sive diaphragmaticus inferior mit beiden Sensibilitätsqualitäten der gemischten somatischen Nerven — mit dem prothopathischen sive affektiven und mit dem perzeptorisch-epikritischen System — ausgestattet sind. Es darf deshalb auch angenommen werden, daß von allen Stellen im subdiaphragmatischen Raum, an denen receptorische Apparate der beiden genannten Sensibilitätssysteme liegen, in genau gleicher Weise wie von der Serosa parietalis aus, Impulse adäquater Reizqualitäten von Schmerzursachen auf den zuleitenden Bahnen dieses Sensibilitätssystems des N. phrenicus bis zum Cortex geleitet werden. Der Cortex lokalisiert auch hier die Schmerzgefühle wie bei Reizung der Serosa parietalis in die Gegend des subdiaphragmatischen Raumes.

Gleiches gilt für Erkrankungen der Organe im subdiaphragmatischen Raum, die wir oben genannt haben, wie für das Blut, das sich nach Ruptur von Blutgefäßen der inneren weiblichen Genitalien in die Bauchhöhle bis in den subdiaphragmatischen Raum ergießt.

Der Weg, den die Impulse nehmen, die von Schmerzreizen von den receptorischen Apparaten der Serosa parietalis, die den subdiaphragmatischen Raum begrenzt, oder von den receptorischen Apparaten des Plexus diaphragmaticus inferior sive Plexus phrenicus ausgehen und über die zuleitenden Fasern im Ramus phrenico-abdominalis, Ramus phrenicus posterior und schließlich in den Stämmen und Wurzeln des N. phrenicus über das Ganglion spinale und die hinteren Wurzeln zu den ihnen zugeordneten Ganglienzellen in den Hinterhornsegmenten geleitet werden, ist aus Abb. 65, S. 180, ersichtlich. In dieser Abbildung wird der Verlauf solcher somato-sensibler Nerven durch die blaue ausgezogene Linie dargestellt. Diese Linie entspricht dem peripheren Fortsatz der zugeordneten bineuriten somato-sensiblen Ganglienzelle (*A*-Zelle) im Ganglion spinale. Ihr zentraler Fortsatz leitet, ebenfalls durch eine blaue ausgezogene Linie dargestellt, die Impulse über die hintere Wurzel zu ihren mononeuriten Ganglienzellen in die Hinterhörner, welche die Impulse schließlich über den Thalamus opticus zum Cortex leiten.

Ganz anders gestaltet sich die Pathogenese des Schulterschmerzes und der Schmerzgefühle im retrosternalen Raum — in Körperteilen, die sich weder an den Erkrankungen der Organe im subdiaphragmatischen Raum beteiligen, und zu denen auch niemals Blut aus den inneren weiblichen Genitalien gelangt, mag das Abdomen auch literweise mit Blut überschwemmt sein.

Zum Verständnis der Pathogenese des Schulterschmerzes (Abb. 80 *A*) und der Lokalisation von Schmerzgefühlen in die Gegend des retrosternalen Raumes (Abb. 80 *B*) ist vor allem wichtig zu wissen, daß die Impulse von adäquaten Reizqualitäten, die auf zuleitenden Bahnen des N. phrenicus in die Hinterhornsegmente von C 3—C 5 gelangen, sich nicht darauf beschränken, die mit diesen zuleitenden Bahnen in Verbindung stehenden mononeuriten Ganglienzellen in den Hinterhörnern zu erregen. Das Hinterhornsegment wird als Ganzes erregt, gleichgültig, ob die adäquate Reizqualität im subdiaphragmatischen Raum durch eine Erkrankung visceraler Organe in diesem Raum oder durch eine Blutansammlung dargestellt wird.

Nun liegen in den Hinterhornsegmenten C 3—C 5 auch die mononeuritischen Ganglienzellen, die mit den peripheren, zuleitenden, somato-sensiblen Nerven aus dem Gebiet der, zu den Halsmarksegmenten C 3—C 5 zugeordneten, segmentalen Wurzelzonen der Körperoberfläche in Verbindung stehen. Das sind die somato-sensiblen Nerven, die mit ihren peripheren Endästen die Regio subscapularis, acromialis und scapularis mit affektiver und epikritischer Sensibilität versorgen und mit ihren zentralen Fortsätzen ebenfalls in die Hinterhornsegmente von C 3—C 5 eintreten. Auch liegen in den Hinterhornsegmenten C 3—C 5 die mononeuriten Ganglienzellen, die in gleicher Weise mit den somatosensiblen Ästen der Pars thoracalis des N. phrenicus in Verbindung stehen und die den Oesophagus, das Perikard und die kraniale Fläche des Diaphragma mit affektiver und epikritischer Sensibilität versorgen.

Alle diese Ganglienzellen, diejenigen, die Impulse durch die zuleitenden Bahnen des affektiven und diejenigen, die Impulse durch die zuleitenden Bahnen des epikritischen Systems erhalten und zum Cortex weiterleiten, gelangen bei der Erregung der Hinterhornsegmente von C 3—C 5 durch die Schmerzreize im subdiaphragmatischen Raum in Miterregung, und ebenso mit ihnen die zerstreuten Mittelzellen und Ganglienzellen der Intermedio-lateralsäulen und der Vorderhörner[1].

Über die Mechanismen, welche infolge dieser Miterregung der genannten Hinterhornganglienzellen zu Schmerzgefühlen in der Schultergegend und im Bereich des retrosternalen Raumes führen, bestehen zur Zeit verschiedenartige Vorstellungen unter den Autoren. Die verschiedenen Theorien haben wir auf S. 187 ff. ausführlich besprochen und verweisen deshalb den Leser dahin. Hier möchten wir nur diejenigen Leser, die, wie wir selber, die Auslösung von Schmerzgefühlen in der Schultergegend (segmentale Wurzelzonen) und im Bereich des retrosternalen Raumes (Pars thoracalis des N. phrenicus) auf reflektorisch bedingte, vasomotorische Veränderungen in den kleinen und kleinsten Blutgefäßen in der Umgebung der receptorischen Apparate der Schultergegend und der visceralen Teile im retrosternalen Raum zurückzuführen geneigt sind, auf folgendes aufmerksam machen: Es darf nicht vergessen werden, daß in den Halsmarksegmenten C 3—C 5, wie im übrigen Halsmark, die Intermedio-lateralsäulen und damit Ganglienzellen des sympathischen Abschnittes des vegetativen Nervensystems fehlen (vgl. S. 35). Deshalb kann der Reflex-

[1] Dadurch werden die Ganglienzellen der Intermedio-lateralsäulen zu Reflexscheiteln spinaler, vasomotorischer Reflexe und die Ganglienzellen der Vorderhörner zu Reflexscheiteln spinaler, animaler, motorischer Reflexe.

scheitel von vasomotorischen Reflexbahnen, deren ableitender Reflexschenkel durch efferente vasomotorische sympathische Nervenfasern gebildet wird, niemals in den Cervicalsegmenten C 3—C 5 liegen, sondern ausschließlich in den, zu diesen Halsmarksegmenten zugeordneten Ganglia spinalia. Hier kann der Reflexscheitel entsprechend den Untersuchungen von A. Hirt (vgl. Abb. 65, S. 180) durch die in den Spinalganglien liegenden Verbindungsfasern zwischen somato-sensiblen Ganglienzellen (Abb. 65, *A*-Zellen) und sympathischen Ganglienzellen (Abb. 65, *E*- und *E'*-Zellen) dargestellt werden.

Umgekehrt können aber die Reflexscheitel von vasomotorischen Reflexbahnen, deren ableitender Reflexschenkel durch efferente vasomotorische parasympathische Nervenfasern (Spinalparasympathicus) (Stricker, Ken Kuré, L. R. Müller) gebildet wird, wohl in den Halsmarksegmenten C 3—C 5 liegen, da nach Ken Kuré und seinen Schülern die Hinterhornsegmente des Halsmarks Ganglienzellen des Spinalparasympathicus enthalten, aus denen spinal-efferente Fasern über die hinteren Wurzeln austreten und über die Ganglia spinalia in den peripheren gemischten Nerv eintreten und dadurch mit ihm zu den Blutgefäßen der segmentalen Wurzelzonen von C 3—C 5, sowie zu dem Versorgungsgebiet der Pars thoracalis des N. phrenicus gelangen (vgl. Abb. 69, S. 191).

Nach äußerem Kapselaufbruch ektopischer Schwangerschaften sind Lokalisationen von Schmerzgefühlen in die Gegend des subdiaphragmatischen Raumes, und zwar häufiger rechterseits als linkerseits (Abb. 80 *C*) nicht selten. Dagegen sind Lokalisationen entlang dem retrosternalen Raum (Abb. 80 *B*) seltener. Eine Lokalisation der Schmerzgefühle in die Schultergegend (Abb. 80 *A*) (Schulterschmerz, douleur élevée in der französischen Literatur) kann in etwa 20% der Fälle von äußerem Kapselaufbruch einer ektopischen Schwangerschaft beobachtet werden (siehe nachfolgendes Beispiel).

Beispiel. J. St., 36 Jahre alt.

Familien- und persönliche allgemeine Anamnese: Vater an Carcinom in der Halsgegend und Mutter an Sepsis, ausgehend von einem Panaritium, gestorben. 3 Geschwister gesund. Pat. weiß nichts von Kinderkrankheiten und will mit Ausnahme von einer Grippe überhaupt niemals krank gewesen sein.

Genitalanamnese: Menses mit 16 Jahren, 3—4 Tage dauernd, ohne Molimina, meist vierwöchentlich, gelegentlich fünf- bis sechswöchentlich. Pat. menstruierte regelmäßig bis und mit März 1933. Letzte Menses vom 4.—7. April. Von da an blieben die Menses aus.

Jetziges Leiden: Am 26. Mai 1933 fühlte sich Pat. vollkommen wohl und arbeitete den ganzen Tag. Am 27. Mai traten Schmerzgefühle von stechendem Charakter im Hypogastrium auf und Pat. glaubte, die verspäteten Menses werden nun eintreten. Sie frühstückte 8 Uhr a. m. wie immer, mußte aber schon nach 15 Minuten zweimal erbrechen. Sie legte sich zu Bett, Temperatur 36,5 in Axilla, Puls zwischen 120 und 140 (vom Arzt kontrolliert). Bis gegen Mittag traten die Schmerzgefühle immer heftiger auf und steigerten sich zwischen 2 und 3 Uhr nachmittags in einer Weise, welche die Pat. mit dem Ausdruck „entsetzlich stark“ belegte. Auch verbreiteten sich die Schmerzgefühle vom Hypogastrium kranialwärts auf das Epigastrium, blieben aber auf die Vorderseite des Rumpfes lokalisiert. Die Regio lumbalis blieb schmerzfrei.

Gleichzeitig setzten heftige Schmerzgefühle in der rechten und linken Schultergegend ein. Dabei waren die heftigsten Schmerzgefühle rechter- wie linkerseits in die Gegend des Akromions lokalisiert. In der Regio supraclavicularis und in der Regio scapularis waren die Schmerzgefühle beiderseits gering und fehlten ebenfalls beiderseits in der Regio infraclavicularis. Beim Eintritt der Pat. in die Frauenklinik (7 Uhr p. m.) war dieser Schulterschmerz so heftig, daß Pat. bei Seitenlagerungen laut aufschrie und sich vor Schmerzen wälzte. Auch war die Atmung infolge des Schulterschmerzes stark behindert.

Während des ganzen Tages und auch beim Eintritt der Pat. in die Klinik konnte kein Abgang von Blut per vaginam beobachtet werden.

Genitalstatus: Pat. blutet nicht. Äußere Genitalien, Vagina und Portio o. B.; in der Vagina kein Blut. Uterus anteflektiert und anteponiert, nicht vergrößert. Abgang und laterales Ende der Adnexe wegen der Schmerzhaftigkeit der vorderen Rumpfwand nicht abtastbar. Rechtes Scheidengewölbe gegenüber linkem Scheidengewölbe deutlich verbreitert und durch eine Resistenz von unscharfer Begrenzung oberhalb dem rechten Scheidengewölbe entfaltet.

Diagnose: Wegen des Ausbleibens der Menses, der Antepositio bei Entfaltung des rechten Scheidengewölbes durch eine Resistenz mit unscharfer Begrenzung und wegen der vom Hypogastrium zum Epigastrium und bis in die Schultergegend aufsteigenden Schmerzgefühle wurde als wahrscheinlichste Ursache der Beschwerden und des Status eine ektopische Schwangerschaft mit äußerem Kapselaufbruch angenommen.

Therapie: Nach Eröffnung des Abdomens findet man die Bauchhöhle zum Teil mit flüssigem Blut überschwemmt, zum Teil mit Koagula übersät. Die aus der Bauchhöhle entfernten Koagula entsprechen ohne Beimengung von flüssigem Blut für sich allein mehr als dem Volumen von 500,0 ccm. Koagula konnten aus dem Epigastrium keine entfernt werden. Der Blutungsquelle entsprach eine kleine, dem einmaligen Ausbleiben der Menses entsprechende linksseitige Tubenschwangerschaft mit äußerem Kapselaufbruch. Sitz der Schwangerschaft 1,5 cm von der linken Uteruskante entfernt. Das linke Ovarium, sowie der rechte Eileiter und das rechte Ovarium zeigten keine Besonderheiten.

Entfernung der linken Tube, Schluß der Bauchhöhle.

Postoperativer Verlauf: Nach dem Aufwachen der Pat. aus der Narkose blieben der Schulterschmerz und die Schmerzen im Hypo- und Epigastrium bis auf den Wundschmerz, der durch die Naht der Bauchschnittwunde bedingt war, dauernd verschwunden. Heilung p. p. Aufstehen am 12. Tag post op. Hämoglobin am 7. Tag post op. 41/70. (Sekundäre Anämie infolge des Blutverlustes durch den äußeren Kapselaufbruch der Tubarschwangerschaft bedingt.)

Nach den obigen Darlegungen wird trotz Ablehnung jeglicher Beziehungen des N. phrenicus zu den inneren weiblichen Genitalien auch die Pathogenese des Schulterschmerzes in jenen Fällen von intraperitonealen Blutungen aus den inneren weiblichen Genitalien verständlich, bei denen nach Eröffnung der Bauchhöhle im kleinen Becken und im Hypogastrium nur wenig Blut nachgewiesen werden kann. In solchen Fällen haben Constantini und Petrignani durch gleichzeitige manuelle Revision des subdiaphragmatischen Raumes sub operatione nachgewiesen, daß der größere Teil des aus der Blutungsquelle in den inneren weiblichen Genitalien in die Bauchhöhle ausgetretenen Blutes nach dem subdiaphragmatischen Raum abgeflossen war.

Constantini konnte bei zwei Patientinnen mit heftigem Schulterschmerz nach der Eröffnung der Bauchhöhle nur sehr wenig Blut im kleinen Becken und im Hypogastrium nachweisen. Als er aber bei der einen Patientin mit der Hand den subdiaphragmatischen Raum absuchte, fand er daselbst mächtige Blutkoagula, besonders reichlich zwischen Diaphragma und Milz. Bei dieser Patientin war der Schulterschmerz auf die linke Schulter lokalisiert. Bei der zweiten Patientin konnte Constantini sowohl rechterseits als linkerseits mächtige Blutkoagula aus dem subdiaphragmatischen Raum entfernen. In einem ähnlich liegenden Fall von äußerem Kapselaufbruch einer rechtsseitigen Tubarschwangerschaft konnte Petrignani im kleinen Becken und Hypochondrium ebenfalls nur sehr wenig Blut nachweisen. Als er den subdiaphragmatischen Raum mit der Hand absuchte, fand er mächtige Blutkoagula in der rechten Hälfte des subdiaphragmatischen Raumes. Bei dieser Patientin war der Schulterschmerz auf die rechte Schulter lokalisiert.

Durch solche Beobachtungen wird der Wunsch von Fournier sowie Laffon mit Houel und Cortes nach einer anderen Erklärung der Pathogenese des Schulterschmerzes für die Beobachtungen mit geringen Blutmengen im kleinen Becken hinfällig.

Durch rasche Ansammlungen von größeren Blutmengen im subdiaphragmatischen Raum entstehen Dehnungen seiner Begrenzung und damit Dehnungen der subserös liegenden Endäste des N. phrenicus in den Geflechten der Plexus diaphragmatici inferiores bzw. Plexus phrenici, sowie im Lig. falciforme hepatis, dem Lig. phrenico-lienale usw. Nun haben wir schon oben bei unseren Besprechungen über die adäquaten Reizqualitäten, die von der Vagina und vom Uterus aus Schmerzgefühle auslösen, gesehen, daß rasche Dehnung der Gewebe eine mechanische Reizqualität für die receptorischen Apparate des affektiven Systems visceraler Organe darstellt und Schmerzgefühle auszulösen vermag. Es darf deshalb für die Pathogenese der Sensibilitätsstörungen in den segmentalen Wurzelzonen von C 3—C 5 und insbesondere für den Schulterschmerz bei Ruptur von ektopischen Schwangerschaften die rasch erfolgende Dehnung der Begrenzung des subdiaphragmatischen Raumes durch Blutansammlungen in diesem Raum als eine adäquate Reizqualität angesehen werden. Dabei kommt der Raschheit der Auffüllung des subdiaphragmatischen Raumes mit flüssigem Blut für die Auslösung von Schmerzgefühlen in der Schultergegend die gleiche klinische Bedeutung zu wie der Raschheit der Auffüllung von Uterus und Vagina für die Auslösung von Schmerzgefühlen, die von diesen Organen ausgehen. Demgegenüber bleibt bei ganz allmählicher Auffüllung des subdiaphragmatischen Raumes mit Bauchhöhlenflüssigkeit, wie beispielsweise bei Ascitesbildung, der Schulterschmerz aus, in gleicher Weise wie bei ganz allmählicher Auffüllung des Cavum uteri bzw. vaginae Schmerzgefühle ebenfalls so lange ausbleiben, bis die Verstellbarkeit der muskeligen Elemente der Wand dieser Organe ihre Grenze erreicht hat.

Dieser Auffassung von der Bedeutung der Raschheit der Auffüllung des diaphragmatischen Raumes mit flüssigem Blut für die Pathogenese der Auslösung des Schulterschmerzes entsprechen auch Beobachtungen an Patientinnen mit intraabdominalen Blutungen, bei denen der Schulterschmerz in Rückenlage sofort auftritt und in Sitzlage wieder verschwindet (Neff).

Diese Auffassung über die Pathogenese des Schulterschmerzes, hervorgerufen durch Blutansammlungen im subdiaphragmatischen Raum, erhält eine weitere Stütze durch Ansammlungen von Luft im subdiaphragmatischen Raum bei der Pertubation der Eileiter nach Rubin. Nicht selten stellen sich dabei, und zwar in Rückenlage oder im Stehen der Patientin, Schmerzgefühle in der Schultergegend ein, und zwar häufiger rechterseits als linkerseits. Dieser Schulterschmerz verschwindet, sobald die Patientin Knie-Brustlage einnimmt, weil in dieser Lage die Luft von der Lebergegend nach dem in dieser Lage höchsten Punkt der Bauchhöhle — dem kleinen Becken — aufsteigt.

Hier soll auch auf die eigentümliche Tatsache hingewiesen werden, daß das flüssige Blut und die Luft im Pneumoperitoneum nach Pertubation viel häufiger in die rechte Hälfte des subdiaphragmatischen Raumes eindringen als in die linke Hälfte, und daß dementsprechend der Schulterschmerz viel häufiger rechterseits als linkerseits auftritt, mag dabei die aufgebrochene Eileiterschwangerschaft auch im linken Eileiter sitzen. Wir selbst beobachteten beispielsweise bei 14 Eileiterschwangerschaften mit Sitz im linken Eileiter und äußerem Kapselaufbruch den Schulterschmerz neunmal ausschließlich in der rechten Schulter, fünfmal beidseitig und niemals ausschließlich in der linken Schulter.

Die Ursache dieser Bevorzugung der rechten Schultergegend für die Lokalisation des Schulterschmerzes im Verlauf von intraabdominalen Blutungen aus den inneren weiblichen Genitalorganen beruht darauf, daß der Zugang zur rechten Hälfte des subdiaphragmatischen

Raumes dem flüssigen Blut in der Bauchhöhle weit mehr offen steht als die linke Hälfte. Dies soll im nachfolgenden noch weiter begründet werden.

Die leichtere Zugänglichkeit der rechten Diaphragmakuppe für flüssiges Blut und Luft darf wohl darauf zurückgeführt werden, daß sich linkerseits, insbesondere bei leerem Magen, die Flexura coli sinistra der linken caudalen Diaphragmakuppe bis zu flächenhafter Berührung nähern kann. Die Flexura coli sinistra reicht außerdem bis an die Milz; sie verläuft auch vor dem oberen und lateralen Rand der linken Niere und kommt dadurch weiter dorsal zu liegen als die Flexura coli dextra. Dadurch sperrt die Flexura coli sinistra den Zufluß von flüssigem oder gasförmigem Bauchhöhleninhalt zur linken Hälfte des subdiaphragmatischen Raumes weit zuverläßlicher ab als die Flexura coli dextra. Diese reicht von der medialen Seite her nur, von unten aufsteigend, an den unteren Pol der rechten Niere heran oder deckt ihn eine kleine Strecke weit. Kranialwärts von vorne und oben stößt die Flexura coli dextra in ihrem weiteren Verlauf an die Impressio colica der Leber (Spalteholz). Infolgedessen steht der Zugang zur rechten Hälfte des subdiaphragmatischen Raumes für flüssigen und gasförmigen Bauchhöhleninhalt weit mehr offen als zur linken Hälfte.

Literaturverzeichnis.

Aburel, E.: La topographie et le mécanisme des douleurs de l'accouchement avant la période d'expulsion. C. r. Soc. Biol. Paris **103**, 902 (1930). — La témperature tégumentaise sus-pubienne et sus-ombilicale chez les femmes gravides et en douleurs d'accouchement. C. r. Soc. Biol. Paris **105**, 297 (1930). — Recherches sur la sensibilité viscérale. La chronaxie sensitive du nerf présacré. C. r. Soc. Biol. Paris **110**, 812 (1932). — *Ahltorp, G.:* Beckenhämatom als Folge von Cervixruptur bei Dilatation. Zbl. Gynäk. **1933**, 1645. — *Alsberg:* Hyperalgesien der Haut in ihrer Bedeutung für die Gynäkologie. Dtsch. med. Wschr. **1907 II**, 1864. — *Arai:* Experimentelle Untersuchungen über die Magen-Darmbewegungen bei akuter Peritonitis. Arch. f. exper. Path. **94**, 149 (1922).

Basler, A.: Zur Untersuchung der Hautsinne. Abderhaldens Handbuch der biologischen Arbeitsmethoden, Abt. V, Teil 7, Kap. 23, S. 523. 1930. — *Beetz, Fr.:* Über die von den weiblichen Geschlechtswerkzeugen auslösbaren Empfindungsqualitäten. (Mit besonderer Berücksichtigung der Leistungen des Schmerzsinnes.) Arch. Gynäk. **162**, 106 (1936). — *Benninghoff, A.:* Über die Beziehungen zwischen elastischem Gerüst und glatter Muskulatur in der Arterienwand und ihre funktionelle Bedeutung. Z. Zellforsch. **6**, 345 (1928). — *Binet, A.* et *A. Beau:* Innervation de l'appareil génital de la femme. Gynéc. et Obstétr. **25**, 263 (1932). — *Boeke:* s. O. Foerster. Die Leitungsbahnen des Schmerzgefühls usw. Berlin u. Wien: Urban & Schwarzenberg 1927. — *Boemer, R.:* Gleichzeitige Stieldrehung einer rechtsseitigen Hydrosalpinx und isolierte Torsion der linken normalen Tube. Z. Geburtsh. **97**, 93 (1930). — *Breitner, B.* u. *H. Schönbauer:* Klinisches und Experimentelles zur Frage des hämorrhagischen Kollapses. Arch. klin. Chir. **126**, 558 (1923). — *Breslauer:* Die Sensibilität der Bauchhöhle. Bruns' Beitr. **7**, H. 2. — *Bruening* u. *Gohrbandt:* Ein experimenteller Beitrag zur Pathogenese der Schmerzen bei der Darmkolik. Berl. klin. Wschr. **1921 II**, 1431. — *Bruening* u. *Stahl:* Chirurgie des vegetativen Nervensystems, S. 38. Berlin: Julius Springer 1924. — *Busch, F. W. H.:* Das Geschlechtsleben des Weibes. Leipzig: Brockhaus 1839. — *Byrne:* Sensory dissociation in spinal cord lesions with note on sensory-psychic integration. J. nerv. Dis. **59**, 449, 591 (1924).

Calmann, A.: Sensibilitätsprüfungen am weiblichen Genitale nach forensischen Gesichtspunkten. Arch. Gynäk. **55**, 454 (1898). — *Carpenter, F. W.:* Nerve endings of sensory type in the muscular coat of the stomach and small intestine. J. comp. Neur. **29**, Nr 5, 553 (1918). — Intramuscular nerve endings of sensory type in the small intestine with a consideration of their probable function. J. comp. Neur. **37**, Nr 3, 439 (1924). — *Constantini, M.:* A propos de deux cas de rupture tubaire avec douleur haute. Bull. Soc. Obstétr. Paris **16**, 638 (1927).

Delmas, J. et *G. Laux:* Anatomie médico-chirurgicale du système nerveux végétatif. Sympathique et Parasympathique. Paris: Masson & Cie. 1933. — *Dyroff:* Entsprechend einer schriftlichen Mitteilung vom 20. 10. 1932.

Felix, W.: Anatomische, experimentelle und klinische Untersuchungen über den Phrenicus und die Zwerchfellinnervation. Dtsch. Z. Chir. **171**, 283 (1922). — *Foerster, O.*: Die Leitungsbahnen des Schmerzgefühls und die chirurgische Behandlung der Schmerzzustände. Berlin u. Wien: Urban & Schwarzenberg 1927. (Siehe besonders S. 39 u. 74.) — Die Beziehungen zwischen vegetativem Nervensystem und Sensibilität. Klin. Wschr. **1929 I**, 713. — *Forgue:* La douleur des viscères. Conférence aux Journées Médicales Montpelliéraines. Gaz. Hôp. **1926**, No 89, 1429; No 91, 1461. — *Fournier, B.*: Cinq cas de grossesse extrautérine. Bull. Soc. Obstétr. Paris **16**, 610 (1927). — *Fraenkel, L.*: In Biologie und Pathologie von Halban-Seitz, Bd. 1, S. 607. 1924. — *Francillon, M. R.*: Über die Beziehungen des Phrenicus zu Perikard und Pleura pericardiaca. Anat. Anz. **61**, 235 (1926). — *Frey, E.*: Hysterotonograph. Zbl. Gynäk. **1933**, 545. — *Frey, M. von:* Die Haut als Sinnesfläche. In Handbuch der Haut- und Geschlechtskrankheiten von Jadassohn, Bd. 1, Teil 2. 1929. — *Fumaoka, S.* u. *Morita Geupei:* Untersuchungen über das periphere Nervensystem. 58. Mitteilung: Rami diaphragmatici des N. phrenicus. Arb. III. Abt. anat. Inst. Kioto A. H. **1**, H. 1—2 (1930). Ref. Zbl. Neur. **59**, 531 (1931).

Gaskell, W. H.: The involuntary nervous system. London: Longmans, Green and Co. 1920. — Gengenbach, A.: Sechs Fälle von Tubentorsion. Z. Geburtsh. **97**, 476 (1930). — *Goertler, R.*: Die Architektur der Muskelwand des menschlichen Uterus und ihre funktionelle Bedeutung. Gegenbaurs Jb. **65**, 45 (1930). — *Goldscheider:* Das Schmerzproblem. Berlin: Julius Springer 1920. — *Gianella, C.*: Partieller Abriß der Levatorenplatte mit innerer Blutung wegen Vaginismus sub partu. Schweiz. med. Wschr. **1932 I**, 792. — *Graff, E.*: Der Schmerz als Symptom innerer Blutungen. Arch. klin. Chir. **140**, 608 (1926).

Halban, J.: In Biologie und Pathologie des Weibes von Halban-Seitz, Bd. 2, S. 6. 1924. — *Hansen, R.*: Über Headsche Zonen und andere viscero-reflektorische Krankheitszeichen. Nervenarzt **6**, 406 (1933). — *Head:* Sensibilitätsstörungen der Haut bei Visceralerkrankungen. Deutsch von Seiffer, Berlin 1908. — *Heidler, H.*: Die Symptomatologie der Uterusruptur. Wien. klin. Wschr. **1924 I**, 541, 574. — *Hirt, A.*: Über den Aufbau des Spinalganglions und seine Beziehungen zum Sympathicus. Z. Anat. **87**, 275 (1928). — *Hirzel, A.*: Sensibilität der Pars copulationis des weiblichen Genitale. Arch. Gynäk. **149**, 102 (1932). — *Hovelacque:* Nerfs craniens et rachidiens et système sympathique. Paris: Gaston Doin 1927.

Kappis, M.: Zur Frage der Sensibilität der Bauchorgane. Mitt. Grenzgeb. Med. u. Chir. **26**, 493 (1913). — Zur Frage der Sensibilität der Bauchhöhle. Med. Klin. **1920 I**, 415. — Die Sensibilität der Bauchhöhle. Klin. Wschr. **1925 II**, 2041, 2089. — *Keiffer:* Le système nerveux végétatif de l'uterus humain. Bull. Acad. Méd. Belg., Sitzg 30. Jan., 27. Febr., 28. Mai u. 26. Nov. **1932**. — *Ken Kuré:* Über den Spinalparasympathicus. Basel: Benno Schwabe & Co. 1931. — *Klotz, R.*: Über Funktionsstörungen des Eierstocks und ihre Behandlung. Schweiz. med. Wschr. **1927**, 1099. — *Kraus, Zondek* u. *Wollheim:* Stellung der Elektrolyte im Organismus. Klin. Wschr. **1924 I**, 707.

Labry, R. et *Rougier:* Irradiation douloureuse haute avec syndrome de névralgie phrénique droite dans les cas d'innondations péritonéales au cours de la grossesse tubaire. Gynéc. et Obstétr. **23**, 104 (1931). — *Laffont:* La douleur tardive élevée dans la grossesse extrautérine. Presse méd. **32**, No 16, 167 (1924). — *Laffont, Houel* et *Cortès:* Une observation de douleur tardive élevée (type croisé) dans un cas de rupture tubaire. Bull. Soc. Obstetr. Paris **15**, 286 (1926). — *Lennander, K. G.*: Über die Sensibilität der Bauchhöhle usw. Zbl. Chir. **1901**, 209. — Beobachtungen über die Sensibilität in der Bauchhöhle. Mitt. Grenzgeb. Med. u. Chir. **10**, 38 (1902). — Weitere Beobachtungen über Sensibilität in Organ und Gewebe und über Lokalanästhesie. Dtsch. Z. Chir. **73**, 297 (1904). — Über lokale Anästhesie und Sensibilität in Organ und Gewebe. Mitt. Grenzgeb. Med. u. Chir. **15**, 465 (1906). — Leibschmerzen, ein Versuch einige von ihnen zu erklären. Mitt. Grenzgeb. Med. u. Chir. **16**, 24 (1906). — *Lichtwitz:* Les viscéralgies. Thèse de Paris **1929**. — *Luschka, H.*: Der Nervus phrenicus des Menschen. Tübingen 1853.

Mackenzie, J.: Krankheitszeichen und ihre Auslegung. In deutscher Übersetzung: Leipzig: Curt Kabitzsch 1923. — *Milner:* Der neue Rheumatismus und die Gynäkologie. Zbl. Gynäk. **1933**, 1687. — *Müller, L. R.*: Über die Empfindungen in unseren inneren Organen. Mitt. Grenzgeb. Med. u. Chir. **18**, 600 (1908). — Die Lebensnerven. Berlin: Julius Springer 1924. — Über die Sensibilität der inneren Organe, insbesondere des Gehirns. Verh. 37. Kongr. dtsch. Ges. inn. Med. Wiesbaden **1925**, 48. — *Mussgnug, H.*: Der Anteil des Nervus phrenicus an der Innervation von Brust- und Bauchorganen beim Hund. Dtsch. Z. Chir. **227**, 132 (1930).

Neff, G.: Beiträge zur Frage der ektopischen Schwangerschaft. Inaug.-Diss. Zürich 1931. — *Nelis:* Sur les ruines du grand sympathique. Rev. Quest. sci. IV. s. **10**, 48, 305 (1926). — Anatomie du système nerveux végétatif de l'homme. Louvain Uystpruyst 1925. — *Novak:* Beziehungen zwischen Nervensystem und Genitale. Biologie und Pathologie des Weibes von Halban-Seitz, Bd. V/4, S. 1395. 1928.

Oehlecker: Das Phrenicussymptom bei akuten Erkrankungen der Bauchhöhle. Zbl. Chir. **1914**, Nr 1, 19. — *Ohmori, D.:* Über die Entwicklung der Innervation der Genitalapparate als peripheren Aufnahmeapparat der genitalen Reflexe. Z. Anat. **70**, 347 (1924). — *Opitz, E.:* Zur Bewertung des Schmerzes bei Frauenleiden. Z. Geburtsh. **82**, 9 (1919).

Pal, J.: Über das Tonusproblem der glatten Muskeln der Hohlorgane und seine Bedeutung für die Therapie. Münch. med. Wschr. **1919 II**, 1278. — Dtsch. med. Wschr. **1920 I**, 146. — *Petrignani:* Contribution à l'étude du signe de Laffont. Gynéc. et Sem. gynéc. **32**, 90 (1933). — *Pfister, M.:* Über reflektorische Beziehungen zwischen Mammae und den Genitalia muliebria. Beitr. Geburtsh. **5**, 421 (1901). — *Piéron, H.:* „Le Toucher" in „Traité de Physiologie normale et pathologique", herausgeg. von Roger und Binet, Bd. X/2, S. 1055. Paris: Masson & Cie. **1935**.

Roith: Zur Anatomie und klinischen Bedeutung der Nervengeflechte im weiblichen Becken. Arch. Gynäk. **81**, 495 (1907). — *Rubin:* Twelve years experience with utero-vaginal insufflation. Diagnostic and Therapeutic. Amer. J. Obstetr. **24**, 561 (1932).

Schäfer, O.: Über die typischen Lokalisationen der Druck- und Schmerzempfindungen, welche von den einzelnen Teilen des Genitalapparates ausgehen. Verh. dtsch. Naturforsch., 76. Sess., **1904**, Teil 2, 264. — *Schilf, E.:* Das autonome Nervensystem, S. 1 u. 175. Leipzig: Georg Thieme 1926. — *Schultze, Günther, K. F.:* Der muskuläre Zyklus der menschlichen Gebärmutter. Klin. Wschr. **1932 II**, 1942. — *Sherrington:* Expériments in examination of the periphere distribution of the fibres of the posterior roots of some nerves. Philos. Trans. roy. Soc. Med. **184**, 641 (1893). — *Spalteholz, W.:* Handatlas der Anatomie des Menschen. 7. Aufl., Bd. 3, S. 719. Leipzig: S. Hirzel 1914. — *Speiser, M.:* Über Druck- und Wärmesinn der äußeren weiblichen Genitalien. Arch. Gynäk. **146**, 137 (1931). — *Stöhr, Ph.* jun.: Über Entwicklung der menschlichen Nierenkapsel. Z. Anat. **71**, 313 (1924). — Die Anteile des cerebrospinalen Nervensystems. Handbuch der mikroskopischen Anatomie des Menschen, Bd. 4: Nervensystem: 1. Das peripherische Nervensystem. 2. Die receptorischen Endigungen, S. 218. Berlin: Julius Springer 1928. — *Stricker:* Sitzgsber. Akad. Wiss. Wien, Math.-naturwiss. Kl. **74** (1874).

Vogt, W.: Anatomische und entwicklungsgeschichtliche Grundlagen der Befestigung und Senkung der Bauchorgane. Verh. Ges. Verdgskrkh., 10. Tagg Budapest. **1931**, 30.

Windscheid: Über hysterische Schmerzen und deren Behandlung. Mschr. Geburtsh. **2**, 478 (1895). — Neuropathologie und Gynäkologie. Eine kritische Zusammenstellung ihrer physiologischen und pathologischen Beziehung. Berlin: S. Karger 1896.

Yano, K.: Die Anatomie und Histologie des Nervus phrenicus und sog. Nebenphrenicus, nebst Bemerkungen über ihre Verbindungen mit dem Sympathicus. Fol. anat. jap. **6**, 247 (1928). Dtsch. Ref. Zbl. Neur. **52**, 2 (1929).

V. Die Einflußnahme des peripheren Nervensystems auf die Betriebsregulierung der glatten Muskulatur im weiblichen Genitale.

Vorbemerkungen.

Wir empfehlen jedem Leser dieses Abschnittes, der sich eine Vorstellung über die Regulierung der rhythmischen und peristaltischen Bewegungen im weiblichen Genitale machen und diese Vorstellungen als Grundlage für das Verständnis der Pathogenese und der kausalen Therapie der funktionellen Pathologie (auf S. 347 und 386 ff.) benützen will, sich über folgendes Klarheit zu verschaffen:

1. Über die Herkunft des neuralen Faktors, id est: Nervenfasern und Ganglienzellen, die neurale Impulse zu den verschiedenen Abschnitten des weiblichen Genitale leiten (sympathischer und parasympathischer Abschnitt des vegetativen Nervensystems; animales Nervensystem). Diese sind auf S. 29 ff. beschrieben.

2. Über die Organisation des organeigenen Abschnittes des neuralen Faktors für die einzelnen Teile des Genitaltractus. Diese ist auf S. 82 ff. beschrieben.

3. Über die Physiologie der entnervten Muskulatur des Genitaltractus. Diese ist auf S. 259 ff. beschrieben.

4. Über die Bedeutung des ionalen Faktors für die Betriebsregulierung des weiblichen Genitale. Diese ist auf S. 10 und 119 ff. beschrieben.

5. Über die Bedeutung des hormonalen Faktors für die Betriebsregulierung des weiblichen Genitale. Diese ist im Band IX dieses Handbuches, sowie teilweise auf S. 276 ff. beschrieben.

1. Die Betriebsregulierung der glatten Wandmuskulatur der Pars copulationis (P.C.)[1].

a) Vorbemerkungen und spezielle Anatomie der Wandmuskulatur der Pars copulationis (P.C.).

Da die meisten experimentellen Untersuchungen über die Verkürzungs- und Hemmungsphänomene der glatten Muskulatur der Pars copulationis am männlichen Genitale ausgeführt sind, ist es notwendig, bei der Besprechung dieser Phänomene am weiblichen Genitale vorerst die glatten Muskeln der Pars copulationis des Weibes mit denjenigen des Mannes zu homologisieren. Hierzu wird die glatte Muskulatur der Pars copulationis des Weibes zweckmäßig in drei Gruppen geteilt.

Die erste Gruppe dieser glatten Muskeln umfaßt die Mm. arectores pili in der Cutis des Mons veneris und der großen Labien; weiter die glatten Muskelfasern, welche die Talgdrüsen und Schweißdrüsen dieser Teile umlagern, sowie die übrige glatte Muskulatur der Cutis in der unmittelbaren Umgebung der caudalen Körperöffnungen. Nach eigenen histologischen Untersuchungen verlaufen diese glatten Muskeln in kürzeren und längeren Bündeln von 5—6 Muskelzellbreiten mit ihrer Längsachse entweder parallel oder senkrecht zur Längsachse der Labia majora. Andere gleich breite Muskelbündel ziehen vom subcutanen Fett- und Bindegewebe ausgehend in radiärer Richtung nach der Oberfläche der Labien.

Die zweite Gruppe umfaßt die glattmuskeligen Elemente, welche zwischen Cutis und subcutanem Fettgewebe, unter der medialen Hautlamelle der analen Hälfte der Labia majora eingelagert sind. Sie liegen in schmäleren und breiteren Muskelbündeln von 5—20 und mehr Zellbreiten nebeneinander und bilden eine Muskelplatte, die sich vom Beginn der Rima vulvae einwärts, über die Innenfläche der Labia majora bis in die Gegend der Bartholinischen Drüsen und aufwärts bis zur analen Hälfte der Innenseite der medialen Begrenzung der Labia minora erstreckt. Alle glattmuskeligen Elemente in den Muskelbündeln und alle Muskelbündel in dieser Muskelplatte sind mit ihrer Längsachse schräg zur Längsachse des Labium majus in das subcutane Gewebe eingebaut. Unter der lateralen Hautlamelle der Labia majora fehlt eine solche Muskelplatte.

Da nach Felix das Weib für den unpaaren Scrotalwulst kein Gegenstück besitzt und beim Weibe die mit Haut bedeckten Teile der großen Labien aus den beiden Geschlechtswülsten des Genitalhöckers entstehen, die beim Manne völlig verschwinden, so können höchstens einige wenige glatte Muskelbündel, die unter der Haut der Commissura vaginae posterior liegen, mit der Tunica dartos des Mannes homologisiert werden. Die übrigen Teile dieser Muskelplatte sind mit der Muskulatur des analen Abfalles des Penisschaftes zu homologisieren.

[1] In diesem Teil werden vielfach die einzelnen Faserschichten der glatten Wandmuskulatur des weiblichen Genitale erwähnt. Deshalb soll den Besprechungen der Betriebsregulierung der glatten Wandmuskulatur der einzelnen Abschnitte des weiblichen Genitale eine Beschreibung ihres Baues vorausgeschickt werden.

Erinnert man sich, daß beim weiblichen Geschlecht die Klitoris, die Klitoristasche mit ihren Frenula clitoridis und deren analen Fortsetzungen in die Labia minora, sowie die mediale Begrenzung der Labia majora aus dem Phallus hervorgegangen sind, so können die Klitoris mit der Glans penis nebst den angrenzenden oralen Abschnitten der Glans und die Frenula clitoridis, die Labia minora und die mediale, mit Übergangsschleimhaut bedeckte Begrenzung der Labia majora, mit dem analen Abfall des Penisschaftes homologisiert werden.

Gestützt auf diese Darlegungen darf wohl auch angenommen werden, daß die glatte Muskelplatte unter der medialen Begrenzung des Introitus vaginae der glatten Muskulatur des analen Penisabfalles entspricht.

Nun verläuft der glattmuskelige Retractor penis, dessen Innervation von Langley und Anderson sowie von Fletscher beim Tier experimentell untersucht wurde, am analen Abfall des Penisschaftes, und zwar von der Ansatzstelle des Praeputium penis nach rückwärts. Auch beim Menschen verlaufen an dieser Stelle glatte Muskelbündel (Gegenbaur). Es erscheint deshalb logisch, diese Muskeln beim Menschen mit den in der Längsachse des Penisschaftes verlaufenden glatten Muskeln des Retractor penis beim Hund zu homologisieren.

Die dritte Gruppe glattmuskeliger Elemente der Pars copulationis umfaßt die glatte Muskulatur des caudalen Scheidendrittels. Unter der Mucosa des Introitus und unter der Scheidenschleimhaut liegen zunächst in verschiedener Stärke, in unregelmäßiger Anlage, longitudinal verlaufende Züge glatter Muskelfasern (Tandler). Von dieser Schicht gehen in schräger Richtung glatte Muskelzüge zu einer regelmäßig ausgebildeten Muskelschicht, in der die glattmuskeligen Elemente zirkulär um das Scheidenrohr angeordnet sind. Glattmuskelige Bündel der Vorderwand des Stratum circulare vaginae strahlen im Septum urethrovaginale in die glatte Muskulatur der Urethra ein. Solche der Hinterwand des Stratum circulare vaginae treten mit der glatten Muskulatur des Rectums in Verbindung. Gegen das Orificium vaginae nehmen die Muskelschichten des Stratum circulare an Mächtigkeit zu (Henle) und stellen einen glattmuskeligen Sphincter vaginae dar.

In gleicher Weise, wie sich dicht an die anale Begrenzung des glattmuskeligen Sphincter ani die Muskulatur des quergestreiften Sphincter ani externus anschließt, so umgibt, am Scheideneingang in der Mitte der Hinterwand des Stratum circulare beginnend, und zu beiden Seiten des Stratum circulare aufsteigend und insbesondere den glattmuskeligen Sphincter vaginae gabelförmig umgreifend, das 4—7 mm breite Muskelband des quergestreiften Sphincter vaginae externus. Dieser Schließmuskel steht durch Muskelzüge mit dem quergestreiften M. perinei profundus und dem M. levator ani in Verbindung.

b) Die Verkürzungs- und Hemmungsphänomene der glatten Muskulatur der Pars copulationis.

An allen glatten Muskeln der Pars copulationis werden, wie an der glatten Muskulatur der Blutgefäße (vgl. auf S. 139), durch direkte Reizverarbeitung idiomuskuläre rhythmische Verkürzungs- und Hemmungsphänomene ausgelöst.

Die glatten Muskeln der Pars copulationis sind wie die glatten Muskeln der Blutgefäße mit einem Wandnervensystem und mit zentralen Bahnen des vegetativen Nervensystems versorgt (vgl. S. 141). Deshalb sind an den glatten Muskeln der Pars copulationis auf dem

Wege der Reizleitung auch über Nervenbahnen reflektorisch Verkürzungs- und Hemmungsphänomene auslösbar.

Die adäquaten Reizqualitäten für die Auslösung der rhythmischen, idiomuskulären und reflektorischen Verkürzungsphänomene an der glatten Muskulatur der Pars copulationis sind mechanische und chemische. Diese sind dieselben wie wir sie für die Auslösung gleicher Phänomene an den glattmuskeligen Elementen anderer vom vegetativen Nervensystem versorgten Muskeln kennen. Es sind Stöße, die vom Muskel selbst erzeugt werden oder Stoffe aus innersekretorischen Organen, die dem Muskel auf dem Blutweg zugeführt werden.

Ferner gelangen Erregungswellen vom Zentralnervensystem auf efferenten Bahnen des vegetativen Nervensystems zum Muskel und greifen regulierend in die Rhythmik der glatten Muskulatur ein (s. S. 194 ff.).

Eine der wesentlichsten unter physiologischen Bedingungen auftretenden mechanischen Reizqualitäten ist die „Dehnung der glatten Muskeln durch Zug". In der Wandmuskulatur der Hohlorgane wird der Dehnungsreiz durch ihre Füllung (Weitz und Vollers) und in den glatten Muskeln der Aufhängebänder durch Verschiebung der Hohlorgane und Streckung der Bänder (W. R. Hess) ausgelöst.

Eine Variante der Dehnung ist die „Schnürung der glatten Muskulatur". Sie gelangt an den glattmuskeligen Sphincteren der Körperöffnungen am caudalen Körperende unter physiologischen Bedingungen durch Tonusschwankungen und durch willkürliche Kontraktionen und Kontrakturen der quergestreiften Sphincteren, welche die glattmuskeligen Sphincteren überlagern, zur Auswirkung.

An der Pars copulationis werden nun folgende Verkürzungsphänomene beobachtet:

Die Verkürzungsphänomene der Arectores pili bewegen die Haare der Labia majora in einer Richtung, daß sie die Schamspalte kreuzen. Dadurch entsteht über der Schamspalte ein Haargeflecht. Gleichzeitig heben sie die Haarpapillen.

Die Verkürzungsphänomene an der Muskulatur, welche die Schweiß- und Talgdrüsen, sowie die Bartholinischen Drüsen umgibt, drücken deren Sekret durch die Ausführungsgänge der Drüsen auf die Haut bzw. auf die Übergangsschleimhaut des Introitus vaginae aus.

Die Verkürzungsphänomene an den übrigen, zwischen die Haare und Drüsen eingelagerten glatten Muskelbündeln ziehen die lockeren Gewebeteile aneinander. Dadurch entsteht an der Haut feine Fältelung und Runzelung (L. R. Müller).

Verkürzungsphänomene an der glatten Muskulatur unter der medialen Hautlamelle der Labia majora verkürzen die ganze Innenseite der Labia majora in einer schrägen Richtung von innen unten nach oben außen. Da gleiche Muskeln an der Außenseite der Labia majora fehlen, wird ihre äußere Haut in Falten gelegt, die in parallel verlaufenden Spirallinien die Längsachse der Labia majora in der Richtung von unten innen nach oben außen schneiden. Dadurch werden die Labia majora und mit ihnen die Labia minora einwärts gerollt; die Rima vulvae wird enger.

Durch diese Verkürzungsphänomene in der glatten Muskulatur der Pars copulationis werden die zuführenden präcapillären Arterien gedrosselt, die capillären Blut- und Lymphgefäßschlingen in den Cutispapillen, sowie die präcapillären Venulae verengt und ihr Blut und ihre Lymphe verdrängt. Das Volumen der Labia majora verkleinert sich und ihre

Oberfläche wird faltenreich. Durch Verkürzungsphänomene am glattmuskeligen Sphincter vaginae wird der Scheideneingang enger.

Durch diese Verkürzungsphänomene werden die Labia minora vor die beiden seitlichen Wülste der Columna vaginae anterior, rechts und links vom Urethralwulst, gezogen. Letzterer legt sich vor die Columna vaginae posterior, und diese wird durch die Verkürzungsphänomene im verstärkten Stratum circulare der Scheideneingangsmuskulatur in den medialen Raum zwischen die beiden seitlichen Wülste der Columna vaginae anterior geschoben, wie der Zahn eines Zahnrades in die entsprechende Lücke einer Zahnstange.

Nun ist von W. Weitz und W. Vollers durch experimentelle Untersuchungen an einer großen Reihe visceraler Organe gezeigt worden, daß an der glatten Muskulatur Tonusschwankungen periodisch auftreten. Sie führen zu kurzdauernden Verkürzungsphänomenen, die in längeren Perioden mit ruhigen Perioden abwechseln.

Es ist beispielsweise von W. Weitz und W. Vollers experimentell gezeigt worden, daß ohne bekannte Ursache die glatte Muskulatur der Pars copulationis des Mannes rhythmische Verkürzungsphänomene ausführt. Die Dauer der rhythmischen Schwankungen dieser Phänomene beträgt gewöhnlich eine Minute, gelegentlich etwas kürzere oder längere Zeit (Minutenschwankungen).

Die Verkürzungsphänomene an der glatten Muskulatur der Pars copulationis beginnen unabhängig von Umweltsreizen an irgendeiner Stelle der Skrotummuskulatur und verbreiten sich von da, innerhalb dieser glatten Muskelfaserschicht, wellenförmig nach verschiedenen Richtungen. Dabei bestehen keine Beziehungen der Verkürzungsphänomene in der einen Muskelgruppe (Scrotum) zu den Verkürzungsphänomenen einer anderen Muskelgruppe (Penis). Am Scrotum führen die Verkürzungsphänomene durch Aneinanderziehen der Gewebe zu Runzelung der Haut. Am Penis bewirken sie Verkürzungen des Membrum virile, welche oft mehr als einen Zentimeter betragen und ebenfalls mit einer deutlichen Runzelung der Penishaut einhergehen. Gleiche Verkürzungsphänomene können auch, ohne daß das Scrotum mit einem Experimentiergerät verbunden ist, recht häufig beobachtet werden.

Gleiche Verkürzungsphänomene sind an der glatten Muskulatur der Pars copulationis des Weibes experimentell noch nicht festgestellt. Allein sie können hier, wie an der Pars copulationis des Mannes, auch ohne Experimentiergerät beobachtet werden. Dabei bleibt unentschieden, ob diese Verkürzungsvorgänge Reflexnatur haben oder ob sie durch direkte Reizverarbeitung ausgelöst werden und damit idiomuskulärer Natur sind.

Die letzte Auffassung ist schon deshalb nicht a priori abzulehnen, weil auch die aus dem lebenden Organismus ausgeschnittenen glatten Muskelstreifen unter Bildung von Milchsäure Verkürzungsphänomene zeigen (Mangold).

Auf diese rhythmischen Verkürzungsphänomene nehmen adäquate Reizqualitäten durch direkte Reizverarbeitung und adäquate Reize für das affektive und kritische System der spinalen Sensibilität, sowie adäquate Reize für die viscerale Tiefensensibilität auf dem Wege der Reizleitung (reflektorisch) über das Paläencephalon bzw. Neencephalon regulierenden Einfluß.

c) Die Regulierung der Verkürzungsphänomene durch direkte Reizverarbeitung.

„Kneifen“ und „Beklopfen“ (Diaplessie) der Pars copulationis rufen diese rhythmischen Verkürzungsphänomene hervor. Schon allein die Reizung des unteren Randes des Praeputium clitoridis mit Hilfe von Reizhaaren bewirkt das regelmäßige Auftreten von rhythmischen Muskelkontraktionen. Auf jede Berührung dieser Stellen erfolgt zuerst eine stärkere Kontraktion, der sich in einem gewissen Intervall mehrere schwächere Kontraktionen anschließen (Beetz).

Abkühlung durch „Eiseskälte" verstärkt und beschleunigt diese rhythmischen Verkürzungsphänomene bis zur Kontraktur. „Wärmestauung" dagegen aber hemmt sie bis zur Erschlaffung.

Matti hat unter Leitung von Asher am Hund durch ausgedehnte, experimentelle Untersuchungen das Verkürzungsphänomen am glattmuskeligen Sphincter ani untersucht. Er konnte zeigen, daß die Verkürzung des glattmuskeligen Sphincter ani (Sphincter ani internus) in der Hauptsache von der Verkürzung des ihn überlagernden, quergestreiften Sphincter ani externus abhängig ist. Bei funktionsfähigem Sphincter ani externus ist sogar Durchtrennung der beiden Nn. hypogastrici, in deren Kabel die motorischen sympathischen Bahnen zum Sphincter ani internus verlaufen, ohne Einfluß auf die Verkürzung dieses Muskels.

Wird an mehreren Stellen, durch operative Durchtrennung des Sphincter ani externus, der Sphincter internus dem Einfluß des Sphincter externus entzogen, so unterliegt der Sphincter ani internus lediglich den Funktionsgesetzen seines vegetativen Nervensystems, wie der glattmuskelige Sphincter an der Valvula ileo-coecalis am Ende des Dünndarms. Berührung der Schleimhaut des Anus löst alsdann nicht mehr Verschluß des Anus aus, wie bei intaktem Sphincter ani externus, sondern sie löst Kontraktionen der glatten Muskulatur des Rectums oberhalb des Sphincter ani internus und Erschlaffung des Sphincter ani internus selbst, sowie Erschlaffung der glatten Muskulatur unterhalb des Sphincter internus aus. Dadurch wird der Anus zum Klaffen gebracht. Die Analschleimhaut fällt vor.

Gleichen Funktionsgesetzen ist ceteris paribus die glatte Muskulatur der Scheide am Orificium vaginae und im unteren Drittel der Scheide unterworfen. Auch sie wird durch die quergestreifte Muskulatur des Sphincter vaginae, des Mm. perinei profundus et superficialis und des M. puborectalis überlagert. Auch die glatte Scheidenmuskulatur wird durch die Kontraktionen der genannten quergestreiften Muskeln mechanisch direkt gereizt und zu Kontraktionen angeregt. Dadurch beteiligt sie sich am Verschluß des Introitus vaginae.

Wird die glatte Muskulatur der Scheide am Orificium vaginae durch Zerreißung des Centrum tendineum perinei dem Einfluß der genannten quergestreiften Perinealmuskulatur entzogen, so ist auch die glatte Muskulatur des unteren Drittels der Scheide lediglich den Funktionsgesetzen ihres vegetativen Nervensystems unterworfen. Ihre Halteleistung sinkt auch bei völliger Wiederherstellung der Kontinuität von häutigem Perineum und Schleimhaut des Scheideneinganges auf Null. Der Introitus vaginae klafft, die vordere Vaginalwand tritt tiefer und fällt vor.

Unter den chemischen Reizqualitäten verstärkt Adrenalin, Pituitrin und in gleicher Weise ein relativer Calciumüberschuß in der Binnenflüssigkeit die rhythmischen Verkürzungsphänomene zur Kontraktur. Die Inkrete der Keimdrüse (Follikulin) und das gleichartige Inkret der Placenta, Acetylcholin und in gleicher Weise Kaliumüberschuß in der Binnenflüssigkeit der glattmuskeligen Elemente der Pars copulationis hemmen ihre rhythmischen Verkürzungsphänomene bis zur Erschlaffung.

d) Die Regulierung der Verkürzungsphänomene durch Reizleitung im vegetativen Nervensystem.

Auf S. 223 haben wir die afferenten Bahnen für die Leitung von Impulsen beschrieben, die von den receptorischen Apparaten für spinale und viscerale Sensibilität ausgehen und zu den motorischen Zellen im vegetativen Nervensystem geleitet werden. Wir haben weiter die efferenten Bahnen beschrieben für die Leitung von Impulsen, die von den motorischen Zellen im vegetativen Nervensystem ausgehen und zu den glattmuskeligen Apparaten der Pars copulationis geleitet werden.

Um dem Leser die Übersicht zu erleichtern, seien hier von diesen efferenten Bahnen ihre sympathischen und parasympathischen Abschnitte nochmals kurz erwähnt.

Die efferenten sympathischen Bahnen verlassen das Rückenmark im 1.—3. Lumbalsegment und ziehen zum Grenzstrang. Diesen und seine Grenzstrangganglien durchlaufen sie caudalwärts. Dabei bleiben sie ungeschaltete präganglionäre Bahnen, bis sie das 1.—3. sacrale Grenzstrangganglion erreichen. Hier treten sie in Ganglienzellen ein und werden in postganglionäre Bahnen umgeschaltet. Die postganglionären Bahnen ziehen zunächst von den sacralen Grenzstrangganglien als Ramus griseus zu den gleichnamigen spinalen Nerven und mit diesen zur Peripherie des caudalen Körperendes. Hier trennen sich die postganglionären motorischen Sympathicusbahnen von den spinalen Bahnen. Diese ziehen zur quergestreiften Muskulatur am Beckenausgang. Die efferenten postganglionären Sympathicusbahnen ziehen zu den glatten Muskeln der Pars copulationis (vgl. Abb. 7, S. 40).

Alle Impulse, die auf diesen Bahnen geleitet werden, regulieren die rhythmischen Verkürzungsphänomene in der glatten Muskulatur der Pars copulationis durch Verstärkung und Beschleunigung derselben bis zur Kontraktur. Sie werden auf Reflexbahnen geleitet, die über das vegetative Nervensystem ziehen. Eine Gruppe von Impulsen ist durch adäquate Reizqualitäten an allen receptorischen Apparaten des somatischen Nervensystems auslösbar. Sie werden ausgelöst, sobald diese Reizqualitäten extensiv und intensiv so stark dosiert sind, um Skeletmuskelbewegungen auszulösen; denn Skeletmuskelbewegungen gehen stets unter gleichzeitiger Energiebelieferung einher, und die Belieferung wird durch den sympathischen Abschnitt des vegetativen Nervensystems reguliert (vgl. S. 2).

Die andere Gruppe von Impulsen ist durch adäquate Reizqualitäten für die receptorischen Apparate der visceralen Tiefensensibilität auslösbar, deren Impulse sympathicusbedingte Leistungssteigerungen an visceralen Organen anregen. Sie werden ausgelöst, sobald die Reizqualitäten extensiv und intensiv so stark dosiert sind, daß sie nicht mehr durch direkte Reizverarbeitung in der Muskelsubstanz oder innerhalb des Wandnervensystems beantwortet werden können. Dabei ist der Weg, den die Impulse nehmen, folgender: Die von den adäquaten Reizqualitäten der visceralen Tiefensensibilität ausgelösten Impulse verlaufen auf afferenten Bahnen zum Rückenmark und dort zu den motorischen oder hemmenden Nervenzellen des thorakolumbalen Abschnittes des Intermedio-lateraltractus. Hier gehen sie nicht ausschließlich auf die ihrer Eintrittsstelle in die Marksegmente entsprechenden Nervenzellen und efferenten Bahnen über. Extensiv und intensiv dosierte Reize irradiieren auch auf die übrigen benachbarten Nervenzellen im Intermedio-lateraltractus derselben Marksegmente, gleichgültig, ob sie motorische oder hemmende Nervenzellen sind, und nehmen dadurch motorischen und hemmenden Einfluß auf die glattmuskeligen Elemente anderer Organe (sympathicotonische Interorganreflexe) (S. 181).

Gleiche Reflexbahnen, welche über das Sacralmark ziehen, dienen, wie im nachfolgenden dargestellt wird, über efferente parasympathische Bahnen führend, zur Leitung parasympathicotonischer Interorganreflexe.

Die efferenten parasympathischen Bahnen verlassen das Rückenmark in den Sacralsegmenten. Sie ziehen als präganglionäre Bahnen im Kabel der Nn. pelvini zur Peripherie des caudalen Körperendes. Hier treten sie in Ganglienzellen ein, die in der Nachbarschaft der einzelnen glatten Muskeln der Pars copulationis liegen und werden innerhalb dieser Ganglienzellen in postganglionäre Bahnen umgeschaltet. Die efferenten postganglionären Parasympathicusbahnen ziehen zu den glatten Muskeln der Pars copulationis (vgl. Abb. 7, S. 40, sowie S. 45).

Alle Impulse, die auf diesen Bahnen geleitet werden, regulieren die rhythmischen Verkürzungsphänomene in der glatten Muskulatur der Pars copulationis durch Hemmung derselben bis zur Erschlaffung. Sie werden auf Reflexbahnen, die über das Paläencephalon ziehen, durch adäquate Reizqualitäten von allen receptorischen Apparaten des somatischen Nervensystems auslösbar, sobald die Reizqualitäten extensiv und intensiv so stark dosiert sind, daß sie Herstellung und Sicherung einer sexuellen Lustbefriedigung sichern. Diese Reizqualitäten sind dieselben, die auch in der Pars copulationis eine Erschlaffung der Gefäßwandmuskulatur auslösen (vgl. S. 146).

Sie werden weiter über Reflexbahnen, die durch das vegetative Nervensystem ziehen, durch adäquate Reizqualitäten an allen denjenigen receptorischen Apparaten der visceralen Tiefensensibilität ausgelöst, deren Impulse parasympathicusbedingte Leistungssteigerungen visceraler Organe anregen, sobald die Reizqualität extensiv und intensiv so stark dosiert ist, daß sie durch direkte Reizverarbeitung in der Muskelsubstanz oder im Wandnervensystem nicht beantwortet werden können (parasympathischer Interorganreflex).

Als Beispiel hierfür sei die Irradiation extensiv und intensiv stark dosierter Dehnungsreize der statischen und dynamischen Belastung der Blasenmuskulatur bei Überfüllung der Blase erwähnt. Bei Füllung der Blase werden die Impulse der Dehnungsreize zum Intermediolateraltractus des Sacralmarkes und hier zunächst auf die motorischen Nervenzellen des Detrusor vesicae geleitet. Von hier gelangen die Impulse auf efferenten motorischen Bahnen zum Detrusor vesicae und lösen Kontraktionen der Blase aus. — Dasselbe gilt für den Dehnungsreiz bei Überfüllung der Pars pelvina recti.

Gleichzeitig irradiieren die Dehnungsreize der überfüllten Blase oder der überfüllten Pars pelvina recti aber auch auf die Nervenzellen im Intermediolateraltractus des Sacralmarkes, die hemmende Impulse auf efferenten parasympathischen Bahnen zur glatten Muskulatur der Pars copulationis aussenden und ihre rhythmischen Verkürzungsreflexe bis zur Erschlaffung hemmen. Es erschlaffen die glatten Muskeln, die in die fibrösen Hüllen und in das Balkenwerk der Corpora cavernosa eingelagert sind und entsprechend der S. 149f. dargestellten Innervationsverhältnisse der Blutgefäße der Pars copulationis führt die Erschlaffung zu Blutüberfüllung der Corpora cavernosa (parasympathicusbedingte Interorganerektionen).

Die Auslösung dieser parasympathicusbedingten Interorganerektionen wird durch Situationen begünstigt, in denen Erregungen des Parasympathicus das vegetative Nervensystem beherrschen und die animalen Funktionen mit ihren sympathicotonischen Hilfsfunktionen stillgelegt sind. Diese Situationen entsprechen der Ruhe und am vollständigsten dem Schlaf.

Die Mechanismen der Irradiierung bei unversehrtem und bei verkürztem Zentralnervensystem sind im nachfolgenden Abschnitt S. 288 ausführlich besprochen.

2. Die Betriebsregulierung der glatten Wandmuskulatur der Pars gestationis (Tubo-utero-vaginaltractus, P.G.).

a) Vorbemerkungen und spezielle Anatomie der Pars gestationis.

Die Betriebsphänomene der glatten Muskulatur des Tubo-utero-vaginaltractus sind Verkürzungs- und Hemmungsphänomene wie an den glattmuskeligen Wandelementen der Pars copulationis. Auch in diesem Abschnitt werden wir die Betriebsphänomene einzelner glattmuskeliger Faserschichten besprechen. Deshalb soll auch hier, wie bei der vorangehenden Besprechung der Betriebsregulierung in der glatten Muskulatur der Pars copulationis, eine Beschreibung des Baues der glatten Muskelwand des Tubo-utero-vaginaltractus vorausgeschickt werden.

In dem aus mittlerem und oberem Drittel bestehenden vaginalen Abschnitt der Scheide sind die glattmuskeligen Faserschichten in gleicher Weise in die Scheidenwand eingebaut, wie in der Wand des unteren Drittels der Scheide, das einen Teil der Pars copulationis darstellt. Der Bau ihrer Wandmuskulatur ist deshalb aus dem vorhergehenden Abschnitt ersichtlich.

Einer besonderen Besprechung bedarf dagegen der Einbau der glattmuskeligen Elemente in die Uteruswand oberhalb und unterhalb des Orificium internum histologicum uteri.

Nach den Ergebnissen mikroskopischer Untersuchungen von E. Kehrer und W. Lahm sind die glattmuskeligen Elemente wie folgt in diese Uteruswandabschnitte eingebaut. Oberhalb der Grenze des Os internum histologicum sind die glattmuskeligen Elemente zu Bündeln, diese zu Muskellamellen und die sich gegenseitig berührenden Lamellen zu bandartigen Längsfaserschichten geordnet, die zwiebelschalenähnlich übereinandergelagert sind. Ihre Längsachse verläuft parallel zur Längsachse des Uterus. In ihrem Verlauf in der Richtung nach dem Orificium internum uteri histologicum spalten sich dicht oberhalb der genannten Grenze diese Längsfaserschichten in eine äußere und eine innere Hälfte. Die Muskellamellen der inneren Hälfte ändern in der Gegend des Os internum histologicum ihre Verlaufsrichtung. Sie bilden zunächst eine Schleife, deren Konvexität gegen das Uteruslumen gerichtet ist. Die Konvexität der Muskelschleife umgreift die großen Äste der Arteria und Vena uterina von der Innenseite her. Diese Muskelschleife ist in den Gefäßwänden der Arterien und Venen verankert. Ein Teil der Längsfaserlamellen des caudalen Schleifenschenkels zieht zur Wand der Scheidengewölbe, ein anderer Teil weiter caudalwärts zur Uteruswand unterhalb des Orificium internum histologicum (supravaginaler Teil der Portio vaginalis). Hier splittern sie sich in einzelne Muskelbündel auf, und ihre Endspitzen treten schließlich mit den sehnigen Bindegewebsbündeln, die in äquatorialen Ringen in die Uteruswand unterhalb des Orificium internum histologicum eingebaut sind, in Verbindung. Am Orificium externum uteri fehlt jede Verdickung glattmuskeliger Elemente im Sinne eines glattmuskeligen Sphincter orificii externi (Demélin). Die Längsfaserlamellen der äußeren Wandhälfte verlaufen weder nach innen zur Portio noch zur Wand der Scheidengewölbe. Sie entfernen sich auf der Höhe des Orificium internum histologicum vom Uterovaginaltractus und ziehen nach außen zum äußeren Blatt der Fascia endopelvina, welche mit dem Periost und Eigenfascien der Skeletmuskulatur im kleinen Becken in Verbindung steht. Auf ihrem Wege umgreifen sie die seitlichen Kanten von Blase und Rectum und verankern dabei einige Muskelbündel in die Seitenwände dieser Organe (sog. Ligamenta pubo- und rectouterina, sowie Ligamenta lata cervicis).

Zur Besprechung der glattmuskeligen Elemente in der Wand des oberhalb dem Orificium internum histologicum liegenden Brutraumes wird die Brutraumwand zweckmäßig in ein unteres, ein mittleres und ein oberes Drittel eingeteilt. Die glattmuskeligen Elemente in den unteren Abschnitten des unteren Drittels, also in den Abschnitten unmittelbar über dem Orificium internum histologicum, haben wir schon oben beschrieben. In den weiter nach oben liegenden Wandabschnitten dieses unteren Drittels der Brutraumwand sind die glatten Muskelbündel in der Hauptsache ebenfalls in Längsfaserschichten angeordnet (Kehrer und Lahm). Senkrecht zur Längsachse des Uterus verlaufende Muskellamellen von Ringfaserschichten sind hier selten.

Im Übergang des unteren in das mittlere Drittel der Brutraumwand (das mittlere Drittel reicht nach oben bis in die Gegend der Ansatzstellen der Ligamenta rotunda) sind in der Wandmuskulatur schon an Embryonen (Werth und Grusdew) und auch am Uterus Erwachsener, sowie am Fruchthalter sub partu Verstorbener (L. A. Demélin) drei Hauptschichten, eine subseröse, eine mittlere und eine submuköse Muskelschicht zu erkennen. Die subseröse und die submuköse Schicht sind Längsfaserschichten. Die subseröse Längsfaserschicht setzt sich auch als subseröse Längsfaserschicht auf das obere Drittel des Brutraumes und auf die Tuben sowie in die Ligamenta rotunda fort. Die mittlere, sehr breite Muskelschicht der Uteruswand stellt die Hauptmasse der Wandmuskulatur dar. Sie setzt sich aus Längsfaser- und Ringfaserschichten zusammen. Regelmäßig wechselt Längsfaserschicht mit Ringfaserschicht, so daß zwischen zwei Längsfaserschichten je eine Ringfaserschicht eingelagert ist. Die Ringfaserschichten verlaufen alle transversal, d. h. senkrecht zur Längsachse des Uterus. Die von der Serosa bis zur Mucosa in einer Ebene liegenden transversal verlaufenden Muskelringe sind konzentrisch geordnet. Sie stellen ein System übereinander geordneter Sphincteren dar (Demélin), das am Übergang des unteren Drittels in das mittlere Drittel der Brutraumwand beginnt und ununterbrochen vom unteren Drittel aufwärts in der ganzen Höhe des mittleren und des oberen Drittels der Brutraumwand bis zum Fundus uteri verfolgt werden kann (Demélin).

Im oberen Drittel der Brutraumwand sind die Längsfaserschichten und Ringfaserschichten in gleicher Weise angeordnet wie im mittleren Drittel. Es tritt aber außerdem zu den parallel zur Längsachse des Uterus verlaufenden Längsfaserschichten und zu den transversal verlaufenden Ringfaserschichten ein neues konzentrisch angeordnetes Ringfaserschichtensystem hinzu, und zwar für jede Fundushälfte ein getrenntes System. In jeder Fundushälfte liegen submukös konzentrisch angeordnete Muskelringe dieser neuen Ringfasersysteme. Sie verlaufen schräg zur Längsachse des Uterus. Die Muskelringe sind beiderseits um eine Achse geordnet, die ungefähr der Achse der Pars isthmica tubae entspricht. Je weiter die konzentrischen Muskelringe von der Pars isthmica tubae entfernt liegen, desto größer werden die Durchmesser der Muskelringe in dieser schräg verlaufenden Ringfaserschicht. Sie stellen eine Fortsetzung der submukösen Ringmuskulatur der Tuben dar und liegen deshalb auch im inneren Drittel der Wandbreite, d. h. submukös. Die Lücken, die zwischen den sich tangential berührenden, schräg verlaufenden Ringmuskelsystemen entstehen, sind durch Längsfaserschichten ausgefüllt, die von der Vorderfläche zur Hinterfläche des Uterus verlaufen. Im oberen Drittel der Brutraumwand dringen in deren Muskelschicht, in der Längsfaserschichten neben transversalen Ringfaserschichten abwechselnd liegen, überdies noch Muskellamellen aus den Ligamenta rotunda, den Ligamenta ovarii propria und den Ligamenta sacro-uterina in die Uteruswand ein. In den Spatien, in denen die transversal verlaufenden Ringfaserschichten liegen, verlaufen transversal die größeren arteriellen und venösen Uterusgefäße. Beide, Arterien und Venen, sind vielfach von glattmuskeligen Schlingen umgeben, die bei Verkürzungsvorgängen in den glattmuskeligen Elementen wie lebende Ligaturen die Gefäße drosseln. Deshalb wird die mittlere Schicht auch Stratum vasculare genannt (Oertel).

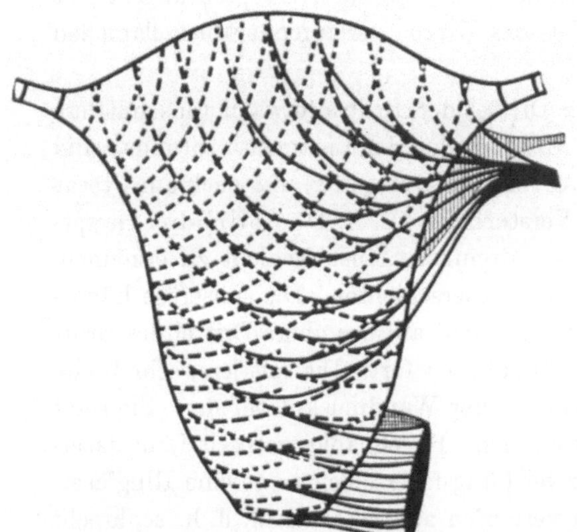

Abb. 81. Schema der Faseranordnung im Uterus. (Nach Goerttler.)

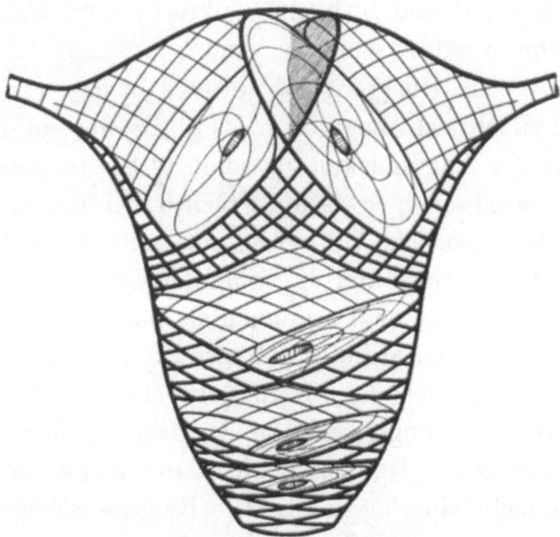

Abb. 82. Schema des Gesamtverlaufes der Fasern in der Uteruswand. (Nach Goerttler.)

Eine wesentlich von dieser Darstellung abweichende Auffassung über den Einbau der glattmuskeligen Elemente in die Uteruswand vertritt Goerttler. Für seine anatomischen Untersuchungen an fetaler, kindlicher und erwachsener Uterusmuskulatur benutzt er, unter Verwendung dicker, frischer oder nach dem Semperschen Verfahren behandelter Gefrierschnitte, eine neuartige Beleuchtungsmethode, durch die der Verlauf der Uterusmuskelfasern deutlicher als bisher zur Darstellung gelangt. Goerttler gelangt zu dem Ergebnis, daß in der ganzen Uterusmuskulatur überhaupt keine Ringfasern vorkommen, sondern daß an allen Stellen der Uteruswand die Muskelfasern aus Spiralen bestehen, die gleichzeitig zirkulär und schräg in bestimmten Winkeln zur Uterusachse geneigt, die Wand des Uterus von außen nach innen durchziehen.

Diese spiralig verlaufenden Muskelfasern gehören, wie aus einem der Goerttlerschen Arbeit entnommenen Schema (vgl. Abb. 81) hervorgeht, zwei flächenhaft sich kreuzenden und spiegelbildlich gleichen Fasersystemen an, aus denen die Wand des paarig angelegten Organs besteht. Die Achsen dieser beiden Wandfasersysteme verlaufen in der Einstrahlungsrichtung der Tuben und sind deshalb wie diese schräg zur Längsachse des Uterus geneigt. Die direkt meßbaren Kreuzungswinkel der den beiden Systemen zugehörigen Muskelfasern ändern sich auf Flächenschnitten entsprechender Höhe vom Fundus bis zur Cervix in charakteristischer Weise. Diese Winkel sind im Fundus und im oberen Korpusabschnitt überall rechte und flachen gegen die Cervix zu immer mehr ab, bis sich die Muskelfasern dort in Winkeln von nur etwas unter 180° kreuzen (vgl. Abb. 82).

Der Verlauf der Muskelfasern als Spiralen, die die Uteruswand von außen nach innen durchziehen, kommt noch etwas deutlicher zur Darstellung in einem weiteren Schema aus der Arbeit von Goerttler. Darin wird der Uterus als gefenstertes Organ gezeichnet. Die schwach ausgezogenen Linien stellen den Faserverlauf in der Hinterfläche des Uterus dar. Anfang und Ende jeder Muskelspirale liegen in ein und derselben Ebene, die schräg in einem bestimmten Winkel zur Uteruslängsachse geneigt ist (Abb. 82).

Diese neue Auffassung ist bedeutungsvoll für die Erklärung des Verhaltens der glattmuskeligen Elemente bei der Reizverarbeitung des Dehnungszuwachses. Darauf wird auf S. 264 eingegangen werden.

Die Wandmuskulatur der Eileiter besteht aus einer äußeren Längsfaserschicht und einer inneren Ringfaserschicht, von denen die letztere im uterinen Drittel der Tube kräftiger entwickelt ist als im abdominalen Drittel.

b) Die neurale Regulierung der Verkürzungs- und Hemmungsphänomene der glatten Muskulatur der Pars gestationis.

α) Vorbemerkung: Kritik der experimentellen Untersuchungen.

Die Regulierung der Verkürzungs- und Hemmungsphänomene an der glatten Muskulatur der Pars gestationis war vielfach Gegenstand experimenteller Untersuchungen. Allein die Beobachtungen wurden bisher meist an überlebenden Uteri und Scheiden von Säugetieren oder an überlebenden Organstreifen vorgenommen.

Mit Recht hebt Guggisberg den großen Unterschied im Bau der menschlichen Pars gestationis gegenüber derjenigen der Säugetiere hervor, und es betonen Mangold, Schuebel, Wijsenbeck u. a., daß bei überlebenden Organen die natürliche Blutversorgung und das vegetative Nervensystem bis auf das Wandnervensystem fehlen und daß infolgedessen die glattmuskeligen Wandelemente der Pars gestationis auch der zufließenden, hemmenden und fördernden Erregungswellen von seiten des vegetativen Nervensystems, sowie der Inkrete in der Blutflüssigkeit beraubt sind. Gleichzeitig werden die überlebenden Organe (id est absterbenden Organe, Mangold) durch ihre Befestigung an den Experimentiergeräten in ihrer natürlichen Beweglichkeit gehemmt und sind den unnatürlichen mechanischen Reizen der Befestigungen, sowie dem unnatürlichen Dehnungsreiz der Einspannung und der Belastung ausgesetzt.

In Berücksichtigung dieser Tatsachen sind in jüngster Zeit auch die Pharmakologen bei ihren Beobachtungen über den Einfluß von Arzneimitteln auf die Betriebsregulierung im Uterus zu Untersuchungen am Tubo-utero-vaginaltractus in situ, mit unverletztem Blutgefäß- und Nervensystem, übergegangen (Lenz und Ludwig, J. A. Wijsenbeck und K. Schuebel). Wie wichtig es ist, in gleicher Weise unsere Beurteilung der Betriebsregulierung im weiblichen Genitale durch das Nervensystem ausschließlich auf Beobachtungen an der P. G. mit unversehrtem Nervensystem aufzubauen, soll im nachfolgenden durch einen Vergleich des physiologischen Verhaltens unversehrter Uteri mit dem Verhalten überlebender Uteri gezeigt werden.

Lenz und Ludwig sowie A. J. Wijsenbeck stellten an unversehrten Uteri von Bauchfenstertieren (Kaninchen und Katzen) folgenden Einfluß der Schwangerschaft auf das physiologische Verhalten der P.G. fest: An der P.G. können außerhalb der Schwangerschaft abwechselnd längerdauernde Erschlaffungsperioden beobachtet werden, während welcher das Organ in absoluter Ruhe verharrt. Sie wechseln mit Perioden gehäufter, rhythmisch alle 3—4 Minuten sich wiederholender, peristaltischer Verkürzungsphänomene. Die Verkürzungsphänomene breiten sich meist wellenförmig, von den oberen Partien des Uterushornes beginnend, nach unten fortschreitend aus (properistaltische Welle). An den verschiedensten Stellen treten engumgrenzte Schnürfurchen auf. Hie und da sind unten beginnende und nach oben fortschreitende antiperistaltische Wellen zu beobachten. Die kontrahierten Uteruspartien zeigen immer ein stark anämisches Aussehen, während die erschlafften Partien normal durchblutet sind.

An den Eileitern sind properistaltische Wellen und an den Ligamenten der P.G. sind Verkürzungsphänomene zu beobachten, die den ganzen beweglichen Teil der P.G. in der Bauchhöhle hin- und herschieben.

Während der Schwangerschaft können dagegen an der P.G. entweder überhaupt keine Verkürzungsphänomene beobachtet werden, oder es beschränken sich diese auf vereinzelte minimale Spontanbewegungen an kürzeren Uterusabschnitten. Dabei ändert sich die Form des Uterus nicht. Schnürfurchen treten niemals deutlich auf. Das ganze Organ hat eine tiefblaue Färbung. Durch die Muskulatur hindurch sind die einzelnen Feten und deren Bewegungen deutlich zu unterscheiden. Die Wandmuskulatur des Fruchthalters ist hormonal so ruhig gestellt, daß selbst kräftige mechanische Reizungen in der Richtung einer Dehnung der Fruchthalterwand durch die Bewegungen der fetalen Extremitäten keine Verkürzungsphänomene auszulösen vermögen. Die Eileiter und die graviden Uteri liegen in toto regungslos in der Bauchhöhle. Diese Ruhigstellung der Wandmuskulatur ist in der ersten Hälfte der Schwangerschaft ausgesprochener als gegen das Ende der zweiten Hälfte. Sie ist in der ersten Hälfte so stark, daß selbst fortgesetzte stärkste hormonale Reizungen, wie beispielsweise stündlich im Ablauf von 9 bis 10 Stunden verabfolgte intravenöse Pituitrininjektionen (pro dosi 2,0 mg frischer Hinterlappensubstanz entsprechend) eine Schwangerschaft beim Kaninchen bis zum 17. Tag der Gravidität nicht zu stören vermögen.

Diese ausgesprochene Ruhigstellung der Wandmuskulatur in der ersten Hälfte der Schwangerschaft geht auch aus Beobachtungen an Menschen hervor. Diese Ruhigstellung in der Frühschwangerschaft erlaubt es, den graviden Uterus kräftig zu kneifen, ihn zu reiben und zu beklopfen, ihn zu drücken, um das Hegarsche Schwangerschaftszeichen nachzuweisen. Sie erlaubt, den retroflektierten, inkarzerierten graviden Uterus durch Druck aus der Incarceration zu befreien und in Anteversiostellung zu bringen, ohne daß Wehenreihen oder Abortus eintreten. Sie erlaubt weiter, in der Frühschwangerschaft operative Eingriffe am Uterus gravidus, an den Adnexen und ihrer Umgebung auszuführen, ohne daß Abort eintritt, vorausgesetzt, daß das Corpus luteum graviditatis unversehrt bleibt.

Beispiel. J. F., 43 Jahre alt. Allgemeinanamnese und Allgemeinstatus o. B. Menses stets regelmäßig, 2 Tage dauernd, spärlich, ohne Beschwerden. Pat. hat vor 12 und 13 Jahren je ein gesundes Kind geboren. Letzte Menses 20. 11. 23. Eintritt in die Klinik 6. 2. 24 unter dem klinischen Bild einer Retroflexio uteri gravidi incarcerata. Da eine Reposition des Uterus weder von der Vagina noch vom Rectum her möglich ist, muß die Reposition per laparotomiam vorgenommen werden. Operationsbericht vom 7. 2. 24: Im Abdomen reichlich Ascites. Apex vesicae bei leerer Blase 8 cm oberhalb des oberen

Randes der Symphyse. Von der hinteren Blasenwand zieht ein zarter Schleier organisierter Adhäsionen zur vorderen Wand der Flexura sigmoidea und bedeckt den Inhalt des kleinen Beckens. Unter diesem Schleier befindet sich der retroflektierte gravide Uterus. Er ist durch zahlreiche flächenhafte, derbe Adhäsionen mit seiner Hinterwand, seinem Fundus und sogar mit dem oberen Drittel der retroflektierten Vorderwand an die Serosa der Excavatio recto-uterina fixiert. Trotz Durchtrennung dieser ausgedehnten Adhäsionen gelingt die Reposition des Uterus in der Medianlinie wegen des stark vorspringenden Promontoriums nicht. Nun wird mit einer Faßzange das linke Lig. rotundum an seinem Ansatz am Uterus gefaßt und der Uterus mit der Längsachse in den Diameter diagonalis der Beckeneingangsebene gezogen. Erst jetzt gelingt es, zum Teil manuell, zum Teil durch plattenförmige Instrumente, welche zwischen den Boden der Excavatio vesicouterina und Fundus uteri geschoben werden, den die Höhle des kleinen Beckens völlig ausfüllenden Uterus gravidus aus dem kleinen Becken über die Linea innominata hinaufzuheben. Um dies zu erreichen, muß der eingekeilte Uterus gravidus derart komprimiert werden, daß Transsudat aus zahlreichen kleinen Öffnungen seiner Corpus serosa herausspritzt. Trotz diesen vielfachen kräftigen mechanischen Reizungen des graviden Uterus treten keine Wehen auf, und es tritt kein Abortus ein.

Diese Ruhestellung des unversehrten Uterus und die Verminderung des Widerstandes seiner Wandmuskulatur in der Frühschwangerschaft wurde auch von Heuser, Dyroff, Arnstamm und Reinberg sowie Schneider und Eisler übereinstimmend und einwandfrei nachgewiesen.

Demgegenüber ist das physiologische Verhalten von überlebenden (entnervten), graviden Uteri, die nicht unter dem andauernden hemmenden Einfluß der Inkrete des Corpus folliculare graviditatis stehen, ein anderes.

Die experimentellen Untersuchungen an überlebenden Organen und Gewebestreifen erfassen nur die Einflußnahme der stabilisierten Zustandsbedingungen und berücksichtigen die fließenden ionalen und hormonalen Einwirkungen auf die Funktionsäußerungen der Erfolgsorgane nicht. Sie lassen deshalb ausschließlich vergleichende Resultate gewinnen, wie beispielsweise die Bedeutung der fortschreitenden Vergrößerung der glattmuskeligen Elemente aus verschiedenen Schwangerschaftszeiten verschiedener Versuchstiere für die Änderung der Kontraktionsgröße des Uterus oder die Bedeutung der stabilisierten ionalen bzw. hormonalen Zustandsbedingungen in der Protoplasmasubstanz der glattmuskeligen Elemente für die Bereitschaft zur Reizverarbeitung gegenüber adäquaten Reizen von unphysiologischer Extensität und Intensität, wie beispielsweise gegenüber dem Dehnungsreiz des Experimentiergerätes (R. T. Frank und seiner Mitarbeiter) oder gegenüber einer künstlichen Überflutung mit unphysiologischen Mengen von Pituitrin (Knaus).

Welche Unterschiede zwischen den Funktionsäußerungen eines Uterus in situ und eines überlebenden Uterus im Experimentiergerät bestehen, geht aus dem Vergleich der Versuchsergebnisse von Ludwig und Lenz an Uteri von Kaninchen aus der zweiten Hälfte der Schwangerschaft mit den Versuchsergebnissen von Knaus hervor.

Während bei unversehrtem, unter dauernder Überflutung mit Hormonen aus dem Corpus folliculare graviditatis stehendem gravidem Uterus der Bauchfenstertiere eine Ruhigstellung der Wandmuskulatur der Pars gestationis bis gegen das Ende der Schwangerschaft beobachtet werden kann, beginnt nach den schönen Kurven von Knaus bei der überlebenden Pars gestationis gravida schon mit dem 10. Tage der Schwangerschaft eine Veränderung in ihrem physiologischen Verhalten. Sie besteht in einer Steigerung der Muskeltätigkeit, die schon am 14. Tage der Schwangerschaft bereits jenes Ausmaß erreicht, das annähernd dem Bewegungstypus einer nichtschwangeren Pars gestationis entspricht. Die Muskeltätigkeit an der überlebenden Pars gestationis gravida des Kaninchens nimmt an den aufeinanderfolgenden Schwangerschaftstagen dauernd an Umfang zu. Die gleichzeitig fortschreitende Vergrößerung der glattmuskeligen Elemente bringt die gesteigerte Muskeltätigkeit durch ein Höherwerden der Kurven auch graphisch gut zum Ausdruck. Schon vom 18. Schwangerschaftstag der 32 Tage zählenden Tragzeit der Kaninchen wird die Muskeltätigkeit eine stürmische. Die Verkürzungsphänomene ordnen sich zu Gruppen, und aus den Kurven der überlebenden Pars gestationis gravida wird ein stürmischer Wehentypus ersichtlich, welcher dem physiologischen Verhalten der unversehrten Pars gestationis gravida diametral entgegengesetzt ist. In gleicher Weise ist durch einwandfreie Beobachtungen festgestellt, daß in der überlebenden Muskulatur der aus der Leibeshöhle ausgeschnittenen, von ihren Verbindungen mit den zentralen vegetativen Zentren und der Blutversorgung abgetrennten Uteri von menschlicher Frühschwangerschaft, in gleicher Weise wie an den schwangeren Uteri von Laboratoriumstieren rhythmische Verkürzungsphänomene in einem Umfang, in einer Form und in einer Weise geordnet auftreten, daß sich der gravide Fruchthalter eröffnet und die Frucht austreibt (Vicarelli, Liepmann).

In gleicher Weise ist auch das Verhalten der unversehrten Pars gestationis gravida gegenüber adäquaten innersekretorischen Reizmitteln ein dem Verhalten überlebender Organe diametral entgegengesetztes. Intravenöse Injektionen von 0,5 Pituitrin bewirken am unversehrten graviden Kaninchen- und Katzenuterus in der Zeit um die 3. Schwangerschaftswoche ganz plötzlich auftretenden Tetanus uteri, der etwa 10 Minuten andauert. Dabei werden die Uterusgefäße verengert, und es wird eine ausgesprochene Anämie der Pars gestationis sichtbar. Ausdrücklich wird von Lenz und Ludwig hervorgehoben, daß sich der gravide Uterus gleichzeitig über große Strecken oder gleichzeitig in toto zusammenzieht, um in einem vorübergehenden Tetanus zu verharren, und daß peristaltische, wellenförmige, fortschreitende Bewegungen völlig fehlen. Es ist dementsprechend auch verständlich, daß stündliches Tetanisieren des graviden Uterus mit unphysiologischen Pituitrinmengen im dritten Drittel der Schwangerschaft einen Abortus auszulösen vermag (Knaus).

Demgegenüber beeinflußt Pituitrin den überlebenden Kaninchenuterus am 20. Tage der Schwangerschaft in entgegengesetzter Weise. Es tritt keine Tonussteigerung auf wie beim unversehrten Uterus, sondern es stellen sich fortschreitende peristaltische, wellenförmige Bewegungen ein.

Unterschiede bestehen weiter in der Einflußnahme adäquater Adrenalindosen auf gravide Uteri von Bauchfensterkatzen — keine Wirkung — (Lenz und Ludwig), im Gegensatz zur Wirkung auf überlebende gravide Katzenuteri — Erregung — (Kehrer).

Gestützt auf diese Darlegungen erlauben die Ergebnisse experimenteller Untersuchungen über das physiologische Verhalten an der überlebenden (entnervten) Pars gestationis keine Rückschlüsse auf die komplizierte neuro-hormonale Betriebsregulierung einer unversehrten Pars gestationis extra oder intra graviditatem, die der zeitweiligen Überflutung mit Hormonen aus dem Corpus folliculare ovarii ausgesetzt ist.

Experimentelle Untersuchungen an überlebenden Organen und Gewebsstreifen erfassen nur periphere Wirkungen, die nicht einmal für das Versuchstier, dem der Gewebsstreifen entnommen ist, als absolute Resultate gedeutet werden dürfen. Sie lassen ausschließlich vergleichende Resultate gewinnen, die beispielsweise die fortschreitende Vergrößerung der glattmuskeligen Elemente während des Verlaufes einer Schwangerschaft in ihrer Bedeutung für die Änderungen der Kontraktionsgröße zum Ausdruck bringen.

β) Die Regulierung der Verkürzungs- und Hemmungsphänomene der glattmuskeligen Elemente der Uteruswand.

Die biologische Bedeutung des Uterus im Tubo-utero-Vaginaltractus rechtfertigt es, die Regulierung der Verkürzungs- und Hemmungsphänomene seiner Wandmuskulatur an erster Stelle zu besprechen.

In unserer nachfolgenden Darstellung der Regulierung der Verkürzungs- und Hemmungsphänomene in der Wandmuskulatur der Pars gestationis des menschlichen Weibes werde ich mich im nachfolgenden vor allem auf die Beobachtungen am menschlichen Weibe stützen. Nur zum Vergleich sollen tierexperimentelle Ergebnisse herangezogen werden. Unter diesen werde ich ausschließlich Beobachtungen berücksichtigen, die an Versuchstieren mit unversehrtem Blutgefäß- und Nervensystem ausgeführt wurden.

Alles, was auf S. 252ff. über die direkte Reizverarbeitung, die Reizleitung, sowie über die adäquaten Reizqualitäten für die glatte Muskulatur der Pars copulationis und die periodischen Tonusschwankungen, sowie die rhythmischen Bewegungen der glatten Muskeln mitgeteilt wurde, gilt auch für die glatte Muskulatur des Uterus (vgl. S. 256—259).

Eine der wichtigsten adäquaten Reizqualitäten zur Auslösung von Verkürzungs- und Hemmungsphänomenen im physiologischen Betrieb der glatten Muskulatur des Uterus ist der Reiz durch Dehnungszuwachs. Er entsteht am Uterus wie an anderen Hohlorganen durch Auffüllung. Die Auffüllung erhöht den Innendruck in den Hohlorganen. Erreicht der Innendruck infolge des Mißverhältnisses zwischen Kapazität und Inhalt des Hohlorganes eine gewisse Höhe, so entsteht durch Zug an den glattmuskeligen Wandelementen eine Dehnung derselben. Der Dehnungszuwachs, der die Reizschwelle der Wandmuskulatur überschreitet, wird damit zur adäquaten Reizqualität für die Wandmuskulatur (Guggisberg, Menge).

Eine der wichtigsten adäquaten Reizqualitäten zur Hemmung der Verkürzungsphänomene und zur Auslösung von Erweiterungen des Uterus ist das Hormon des Corpus luteum (s. S. 276).

I) Die Verarbeitung physiologischer Reizqualitäten in der Wandmuskulatur des menschlichen Uterus zu spontanen rhythmischen Bewegungen.

Es beobachteten spontane und rhythmische Verkürzungs- und Hemmungsphänomene an der glatten Muskulatur der Portio vaginalis uteri non gravidi beim Menschen H. Hinselmann und K. Korallus.

Die Verkürzungsphänomene an der Portiomuskulatur führen zu Fältelung der Portioschleimhaut. Die Schleimhautfältchen verlaufen vom Orificium externum uteri radiär über die Muttermundslippen nach der Peripherie der Portio. Gleichzeitig flachen die Verkürzungsphänomene die Muttermundslippen ab, erweitern das Orificium externum uteri und verengen zugleich das Cavum cervicis. Dadurch wird das Cervixsekret vaginalwärts getrieben. Mit Eintritt des Hemmungsphänomens verschwinden die Schleimhautfalten der Portio wieder, das Cavum cervicis wird weiter und das vorgeschobene Sekret weicht wieder in das Innere des Cervicalkanals zurück. Diese Verkürzungs- und Hemmungsphänomene wiederholen sich ungefähr alle 3—4 Minuten und es beträgt die Dauer der einzelnen Verkürzungen im Mittel 83 Sekunden, bald kürzere, bald längere Zeit.

Am Corpus uteri non gravidi können selbst nach Eröffnung der Bauchhöhle in Lokalanästhesie ohne Adrenalinzusatz mit unbewaffnetem Auge keine rhythmischen Bewegungen beobachtet werden.

Vom Corpus uteri gravidi dagegen registrierten W. Weitz und W. Vollers vom 3.—4. Schwangerschaftsmonat durch die Bauchdecken hindurch ganze Reihen von Verkürzungsphänomenen. Sie zeigten im allgemeinen den $^1/_2$- bzw. 1-Minutenrhythmus und konnten ununterbrochen stundenlang registriert werden.

II) Die Reizverarbeitung des Dehnungszuwachses in der Wandmuskulatur des menschlichen Uterus.

Die Reizverarbeitung des Dehnungszuwachses durch Auffüllung stellt einen wohl regulierten Komplex von Verkürzungs- und Hemmungsphänomen in den Längs- und Ringfaserschichten (Kehrer und Lahm), bzw. der Spiralfasern (Goerttler) dar, die den Uterus zu eröffnen und seinen Inhalt auszustoßen vermögen. Die Regulation der rhythmischen Bewegungen in den einzelnen Faserschichten verläuft auch ungestört in völliger Unabhängigkeit vom Zentralnervensystem. Es verlaufen Spontangeburten, obgleich der Uterus von seinen Verbindungen mit dem Zentralnervensystem durch Querschnittmyelitiden vollständig abgetrennt ist (Edinger und Holste). Auch Goltz zeigte, daß eine Hündin, der das Rückenmark in der Höhe der vorderen Grenze des Lendenmarks durchschnitten worden war, ein lebendes Junges zur Welt brachte. Sogar menschliche gravide Uteri, die unter Verlust der juxtamuralen Ganglienzellen aus der Leibeshöhle herausgeschnitten wurden, zeigten rhythmische Bewegungen bis zur Geburt des Fetus (Vicarelli, Liepmann).

Beim Menschen lassen sich Verkürzungs- und Hemmungsphänomene in den einzelnen Faserschichten nicht wie an den dünnwandigen Uteri der Versuchstiere direkt beobachten. Wir können beim Menschen lediglich auf indirektem Wege und nur am Uterus gravidus sub partu unter Zuhilfenahme von Formveränderungen, die er sub partu annimmt, und unter Zuhilfenahme von Formveränderungen des Fetus in die Regulierung der Verarbeitung der Reizqualitäten Einblick gewinnen.

Wie schon oben hervorgehoben, steht beim Uterus gravidus sub partu als physiologische Reizqualität der Dehnungszuwachsreiz im Vordergrund. Er entsteht durch den Gestationsvorgang wie folgt.

Beim geschlechtsfähigen Weib erwächst schon ein Dehnungszuwachsreiz aus dem zunehmenden Mißverhältnis zwischen Uteruskapazität und prägravider Auffüllung durch Anbildung der Schleimhaut des Brutraumes. Wird das Ei befruchtet und in die Schleimhaut eingebettet, so wächst das Mißverhältnis trotz des gleichzeitigen Wachstums der Brutraumwand mit dem Wachstum des Eies weiter. Allein der Dehnungszuwachsreiz gelangt während der Schwangerschaft nicht zur Auswirkung, weil gleichzeitig bei unversehrtem Corpus luteum graviditatis und unversehrtem Blutgefäßsystem der Uterus gravidus die Reizschwelle der glattmuskeligen Elemente des Uterus gravidus durch das Inkret des Corpus luteum graviditatis erhöht (vgl. S. 277), die Verarbeitung des Dehnungszuwachsreizes gehemmt und dadurch die Erweiterung der Brutraumhöhle ermöglicht wird. Erst die Enthemmung durch Ausschneiden des graviden Uterus aus dem lebenden Organismus oder durch Ausschneiden des Corpus luteum graviditatis in den ersten Wochen einer Schwangerschaft oder durch das Zusammenwirken von Rückbildung des Corpus luteum graviditatis und Aufbrauch seiner gespeicherten Inkretvorräte am Ende der Schwangerschaft gelangt die Reizqualität des Dehnungszuwachses an der Muskulatur des Uterus gravidus zur Auswirkung. Damit beginnt auch die Verarbeitung des Dehnungszuwachsreizes. Sie beginnt mit der Eröffnung des Brutraumes nach der Vagina hin. In die Regulierung dieses Abschnittes der Reizverarbeitung gewinnen wir auf folgende Weise Einblick.

In diesem Abschnitt der Reizverarbeitung, im Geburtsabschnitt der sog. Eröffnungsperiode haben beim Menschen Messungen der Längsachse (Symphysenmitte bis zur Mitte des Fundus uteri) und Messungen der senkrecht zur Längsachse verlaufenden Querachse ergeben, daß bei erhaltener Fruchtblase die Längsachse regelmäßig kürzer und die Querachse länger wird. Auch die Achse von der Vorderwand zur Hinterwand wird schätzungsweise länger. Außerdem zeigen in diesem Abschnitt der Reizverarbeitung die Röntgenbilder der Fetusskelete Veränderungen. Die fetale Wirbelsäule wird von oben und unten gegen die Mitte zusammengedrückt, die physiologische Kyphose der Brustwirbelsäule wird verstärkt, der Fetus wird eiförmig zusammengerollt (Warnekros). Diese Haltungsveränderung der Frucht kann bei Berücksichtigung der intraovulär herrschenden Druckverhältnisse bei stehender Blase nur dadurch erklärt werden, daß die Fruchthalterwand während der Eröffnungsperiode von der längsovalen Gestalt der Kugelgestalt zustrebt (Kehrer und Lahm). Durch diese vermehrte Verbiegung der fetalen Wirbelsäule und durch die Formveränderungen des Brutraumes und seines Inhaltes gewinnen wir folgenden Einblick in die Regulierung der Reizverarbeitung in den einzelnen glattmuskeligen Faserschichten.

Die Formveränderungen von der Eiform zur Kugelgestalt ist nur möglich durch Verkürzungsphänomene, die sich ausschließlich an der Längsfaserschicht vollziehen, bei gleichzeitig einsetzender Hemmung der Ringfaserschicht (vgl. später Goerttler). Nur unter dem Einfluß dieser Doppelphänomene ist die Verschiebung des bei stehender Fruchtblase inkompressiblen Fruchtwassers ohne Gefährdung der Fruchtblase denkbar (Werboff, Demélin).

Diese Anschauungen finden eine Stütze durch Ergebnisse von Geburtsbeobachtungen an Bauchfenstertieren, deren dünne Uteruswand die Verkürzungsvorgänge in den Längsfaserschichten von denjenigen in den Ringfaserschichten deutlich unterscheiden läßt.

J. A. Wijsenbeck beobachtete an einem Kaninchenuterus, der mehrere Fruchtsäcke enthielt, während $^3/_4$ Stunden, vorwiegend an der Längsfaserschicht, kräftige Verkürzungsvorgänge, die folgende Gestaltsveränderungen des Uterus bewirkten, ohne daß dadurch die Früchte irgendwie verschoben wurden. Die schmalen leeren Verbindungsstücke des Uterus zwischen den breiten Uterusabschnitten, welche die Fruchtsäcke enthielten, erweiterten sich allmählich der Art, daß sie ebenso breit wurden wie diese, und es waren schließlich die einzelnen Fruchtsäcke nicht mehr durch schmale Abschnitte voneinander getrennt. Gleiches beobachtete Kehrer an graviden Uteri von Meerschweinchen. Auch Ludwig und Lenz beobachteten an Bauchfenstertieren (Kaninchen), daß im Beginn der Geburt die Uterusmuskulatur in bezug auf den Fetus von der Cervix nach dem

Fundus verschoben wird, ohne daß der Fetus seinen Standort ändert. Wijsenbeck vergleicht diese Vorgänge mit einer „Eröffnungsperiode", die sich an den einzelnen Fruchtsackabschnitten vollzieht.

Durch die Formveränderungen des Uterus und der Wirbelsäule des Fetus gewinnen wir auch einen Einblick in die Regulierung der Reizverarbeitung während der Ausstoßung des Uterusinhaltes in die Scheide und aus der Scheide in die Umwelt (sog. Austreibungsperiode).

Während der Austreibungsperiode ändert der menschliche Uterus seine Gestalt von neuem. Seine Längsdurchmesser werden wieder länger, seine Querdurchmesser und die Tiefendurchmesser kürzer (Schröder, Fehling, Werboff). Der Uterus von annähernd Kugelgestalt am Ende der Eröffnungsperiode nimmt zunächst ovale Gestalt an und strebt besonders in seiner kranialen, dem Motor entsprechenden Hälfte nach zylindrischer Gestalt. Auch die Röntgenbilder der Fetusskelete zeigen in der Austreibungsperiode neue Veränderungen. Die am Ende der Eröffnungsperiode maximal kyphotisch gekrümmte Wirbelsäule streckt sich und die Halswirbelsäule nimmt sogar eine lordotische Krümmung an (Warnekros). Die größten Umfänge des Fetus und die Reizstelle — die Stelle der größten Dehnung der Uteruswand — verschiebt sich mit Bezug auf den Fetus auf die Gegend der fetalen Schulterhöhe.

Diese neuen Formveränderungen des Uterus von der Kugelgestalt nach der längsovalen und in seinem kranialen Drittel nach der zylindrischen Gestalt ist nur möglich durch einen völligen Wechsel in der Regulierung der rhythmischen Verkürzungs- und Hemmungsphänomene der Muskelschichten. In den Längsfaserschichten treten Hemmungsphänomene und in den Ringfaserschichten Verkürzungsphänomene auf. Dazu gesellt sich innerhalb der Ringfaserschichten ein weiterer Regulierungsmechanismus. Die Verkürzungsphänomene treten nicht gleichzeitig an allen Ringfaserlamellen auf. Für die rhythmischen Bewegungen der Ringfaserschichten des Uterus gilt ebenfalls das Gesetz, welches Bayliss und Starling für die Ringfaserschichten anderer Hohlorgane des Dünndarms und Dickdarms zuerst nachgewiesen haben. Entsprechend diesem Gesetz treten in den Ringfaserschichten oberhalb der Reizstelle Verkürzungsphänomene und gleichzeitig in den Ringfaserschichten unterhalb der Reizstelle Hemmungsphänomene auf.

Auch bei den Bauchfenstertieren können während der Austreibungsperiode gleichgeschaltete Verkürzungs- und Hemmungsphänomene beobachtet werden.

Die Verkürzungsphänomene verleihen bei Bauchfenstertieren den Uterusabschnitten oberhalb der durch die Dehnung der einzelnen Fruchtsäcke bedingten Reizstellen eine schmale cylindroide Gestalt. Diese Abschnitte nehmen infolge der Kompression der Blutgefäße eine weißliche Farbe an. Sie unterscheiden sich durch ihre Form und ihre Farbe von den durch Hemmungsphänomene an den Ringfaserschichten unterhalb der Reizstellen erschlafften und gut durchbluteten blauroten Abschnitten unterhalb der Fruchtsäckchen.

Die Verdoppelung der Ringfaserschichten im Fundusdrittel der Brutraumwand durch schräg verlaufende, submuköse Muskelringe, die von den Tuben her an den Uterus herantreten, geben den Ringfaserschichten oberhalb der Reizstelle ein dynamisches Übergewicht über die Ringfaserschichten unterhalb der Reizstelle.

Durch diese Vorgänge werden oberhalb der Reizstelle die Muskellamellen der einzelnen konzentrisch geordneten Muskelringe dicker; der Durchschnitt der Wandmuskulatur wird dadurch breiter, die Querdurchmesser des Brutraums oberhalb der Reizstelle werden kürzer und der Raum in diesem Brutraumabschnitt kleiner. Die einzelnen Muskelringe eines jeden Uterusabschnittes werden gleichzeitig höher und die Summation dieser Erhöhungen verlängert die Längsachse des Uterus meßbar. Es ist auch leicht ersichtlich, daß sich diese Verlängerung der Längsachse nur bei gleichzeitigem Einsetzen von Hemmungsphänomenen an den Längsfaserschichten vollziehen kann.

Dieser Regulierungsmechanismus der Verkürzungs- und Hemmungsphänomene in den einzelnen Abschnitten der Ringfaserschicht macht es verständlich, daß der Inhalt des graviden Uterus, entgegen seinem Verhalten in der Eröffnungsperiode in bezug auf die Wand des Brutraumes verschoben wird, und zwar in der Richtung des geringsten Widerstandes, nach der Scheide.

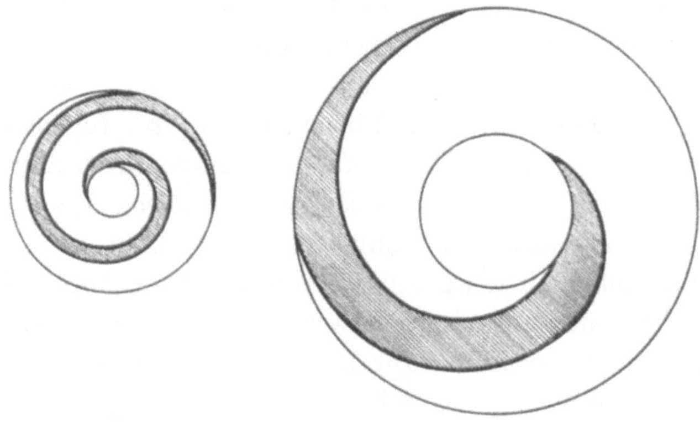

Abb. 83. Schema der Faserverschiebung im Uterus bei der Weiterstellung während der Gravidität. (Nach Goerttler.) a außerhalb; b während der Gravidität.

Dieser Darstellung der Reizverarbeitung des Dehnungszuwachses in der Wandmuskulatur des Uterus während der Gravidität und unter der Geburt sei an dieser Stelle jene gegenübergestellt, die sich aus der Auffassung von Goerttler über den Einbau der glattmuskeligen Elemente in die Uteruswand ergibt (S. 258f.).

Nach Goerttler haben wir uns vorzustellen, daß die Muskelfasern der beiden flächenhaften Systeme in der Form von Muskelspiralen in ganz bestimmten, sich kreuzenden, zur Längsachse des Uterus schräg geneigten Ebenen von außen nach innen durch die Uteruswand ziehen. Nun hat Stieve festgestellt, daß in der Schwangerschaft das Wachstum des Uterus zum größten Teil nicht etwa durch eine Volumvermehrung der einzelnen Muskelfasern oder gar durch eine Neubildung von glattmuskeligen Elementen zustande kommt, sondern durch eine Vermehrung des intermuskulären Zwischengewebes, durch Vermehrung des intramuskulären Bindegewebes und durch Neubildung von „Ersatzmuskeln" (Stieve). Die Größenzunahme des Uterus unter dem Einfluß des Dehnungszuwachses durch das wachsende Ei, die ja, wie aus den oben geschilderten Verhältnissen bekannt ist, ohne Zerrung und ohne Dehnung der Muskelelemente zustande kommt, erfolgt dadurch, daß die im Ruhezustand, d. h. bei leerem Uteruslumen zusammengerollten Muskelspiralen der Uteruswand sich abzuwickeln beginnen, und je mehr der Inhalt im Uterusinnern zunimmt, desto mehr sich ab- und auswickeln.

Der Vorgang dieser Abwicklung der Muskelspiralen läßt sich am einfachsten an der schematischen Zeichnung veranschaulichen, die, wie die übrigen, der Arbeit von Goerttler entnommen ist (vgl. Abb. 83).

Die beiden Ringe stellen die Wandkonturen eines Querschnittes durch den Uterus dar. Die beiden Spiralfasern entsprechen den Muskelfasern in ihrem Verlaufe durch die

Uteruswand, bei a) im Ruhezustand, bei b) in der Schwangerschaft. Das zwischen den einzelnen Muskelfasern (weiß gehaltener Raum) liegende intermuskuläre Gewebe (schraffiert) vermehrt sich und führt zu einer Erweiterung der Uteruswandkonturen, ohne daß dabei die Muskelfasern gedehnt werden. Die Fasern bleiben gleich lang, strecken sich und wickeln sich ab.

Im unteren Uterinsegment, dem unteren Drittel des Brutraumes, gesellt sich zu dieser Abwicklung der Muskelspiralen ein zweiter Faktor, der das Längerwerden des Uterus bedingt. In diesem Teil des Brutraumes und im Isthmus nehmen die Steigungswinkel der Muskelspiralen zu. Es findet eine Verschiebung der äußeren Enden der Muskelspiralen gegenüber ihren inneren Enden statt, so daß im Längsschnitt die äußeren Enden der Muskelspiralen in einer höheren Ebene liegen als ihre Innenenden. Oberhalb dieses unteren Uterinsegmentes bleibt die Muskelfaseranordnung in der Spiralform unverändert, mit der alleinigen Ausnahme, daß diese Spiralen sich abwickeln. Die Wandstruktur der beiden oberen Drittel des Brutraumes bleibt unverändert. Alle Muskelfasern durchsetzen die Uteruswand stets gleichmäßig in entgegengesetzter Richtung von außen nach innen. Die beiden oberen Drittel, das Corpus uteri, werden aber bei gleichzeitiger Volumzunahme durch die Verschiebung der Muskelspiralen im unteren Uterinsegment von einer Querlagerung in eine mehr längsgerichtete Stellung als Ganzes emporgehoben; die Längsachse des Uterus wird dadurch länger.

Bei dem Eintritt der Geburt ändern sich nach Goerttler die muskulären Lagebeziehungen in folgender Weise:

In diesem Zeitpunkt ist die Wand des Brutraumes flächenhaft überall gleich gebaut. Mit Ausnahme der Muskelspiralen der Cervixgegend kreuzen sich alle Muskelfasern der oberen zwei Drittel des Brutraumes rechtwinklig, wobei die Winkelschenkel schräg zur Längsachse und zur Querachse des Uterus stehen. Dagegen verlaufen die Muskelspiralen im unteren Uterinsegment und im Isthmus in Schraubentouren, deren Außenenden höher liegen als die Innenenden.

Beginnen sich nun, bei zunächst noch unverändertem Inhalt des Brutraumes, die Muskelspiralen des Corpus uteri, d. h. der zwei oberen Drittel der Brutraumwand, zu kontrahieren, so ist die Wirkung dieser Kontraktion diejenige von sich kontrahierenden Ringmuskelfasern. Die sich unter rechten Winkeln kreuzenden Muskelspiralen, die in Ebenen liegen, die schräg zur Längs- und Querachse des Uterus stehen, üben als Resultante ihrer Kontraktionswirkungen einen konzentrisch nach innen gerichteten Druck auf den Inhalt aus. Dagegen wirkt die Kontraktion der aufsteigenden Druckspiralen in der Wand des unteren Uterinsegmentes und des Isthmus im Sinne einer Verkürzung der Uterusachse. Die Kontraktion dieser Fasern hat die Wirkung sich kontrahierender Längsmuskelfasern.

Dieser Verkürzung der Uterusachse wirkt aber, bei stehender Fruchtblase, der inkompressible Inhalt des Brutraumes entgegen. Mit dem Einsetzen der Kontraktion der Muskelspiralen in den oberen zwei Dritteln des Brutraumes vermehrt sich der Druck und damit auch der Widerstand in diesen Wandpartien beträchtlich und überwiegt nun bald denjenigen der Cervixwand, die während der ganzen Schwangerschaft ihre Struktur nicht verändert hat. Das Verhältnis des Widerstandes, den die Cervixwand während der Schwangerschaft dem Inhalt des Brutraumes entgegengestellt hat, zu demjenigen der weichen Wand des schwangeren Uterus, kehrt sich um. Die relativ dünne Cervixwand stellt dem unter Druck gesetzten Fruchtbehälterinhalt geringeren Widerstand entgegen als die dicke, in einem Kontraktionszustand sich befindliche Korpuswand. Der Widerstand in der Cervixwand wird außerdem noch durch das Emporsteigen der Muskelspiralen des unteren Uterinsegmentes geschwächt. Goerttler braucht zur Veranschaulichung dieses Vorganges das Bild vom Aufziehen und gleichzeitigen Aufwickeln einer Ankerkette. Die Innenenden der Muskelspiralen des unteren Uterinsegmentes werden durch die Kontraktion je länger je mehr in die höhere Ebene der entsprechenden Außenenden gezogen und wirken, sobald sie die gleiche Ebene erreicht haben, nun in der gleichen Weise wie die Muskelspiralen der oberen zwei Drittel des Brutraumes, nämlich im Sinne von Ringmuskelfasern.

Im unteren Uterinsegment dagegen fällt eine konzentrische Druckwirkung auf das Lumen außer Betracht, da die dort liegenden Muskelspiralen, wie ausgeführt wurde, gerade wegen der Lagerung ihrer Enden in verschiedenen Ebenen bei ihrer Kontraktion nur als Längsmuskelfasern wirken. Ihre Lagerung erklärt denn auch ungezwungen die von Kehrer und Lahm abgebildeten Strukturverhältnisse des Isthmus unter der Geburt, die im Längsschnitt des Isthmus nur durch längsverlaufende Muskelfasern gekennzeichnet sind.

Dann versteht man auch das Nachhinken der Isthmusdruckkurve. Dieses Nachhinken hinter der Korpusdruckkurve entspricht dem, was früher als die sog. reflektorische Erschlaffung des Isthmus bezeichnet wurde (Walthard).

Die Eröffnung des Cervicalkanals, deren innere ringartige Muskulatur, der Außenwand der Portio folgend, in die Ringfaserschicht der Vagina übergeht, und deren äußere Schicht von längsgerichteten Muskelfasern, die überall zwischen die inneren Muskelzüge in radiärer Richtung einstrahlen, gebildet wird, erfolgt nach Goerttler durch die Kontraktion der Längsmuskelfasern, durch die gerade wegen ihrer radiären Einstrahlung zugleich auch die Ringmuskelschicht nach außen gezogen wird. Eine aktive Erweiterung des Cervicallumens durch Muskelzug findet aber nicht statt, wie z. B. Kehrer und Lahm annehmen. Im Gegenteil wird durch den Längszug der Cervicalschlauch in stärkerem Maße um das hindurchtretende Geburtsobjekt gepreßt. Der Druck von außen her auf dasselbe verstärkt sich. Dieser Außendruck addiert sich zu dem Druck, unter dem der Fruchtbehälterinhalt durch die Kontraktion der glattmuskeligen Elemente in den oberen zwei Dritteln des Brutraumes gestellt wird. So wirken diese beiden Druckkomponenten im gleichen Sinne, um die Sprengung des Uterusverschlusses zu erzielen.

Diese Darstellung der Reizverarbeitung des Dehnungszuwachses in den glattmuskeligen Elementen der Uteruswand in der Schwangerschaft und in der Eröffnungsperiode der Geburt nach der Auffassung von Goerttler scheint den tatsächlichen Verhältnissen besser gerecht zu werden als die von früheren Autoren vertretene Auffassung von einer abwechselnden Verkürzung und Hemmung längs- und querverlaufender Muskelfasern. Sie erklärt die mechanischen Verhältnisse während der verschiedenen Funktionszustände des Uterus unter der Geburt in einfacher und verständlicher Weise durch ausschließliche Verkürzungsphänomene in der Wandmuskulatur des Uterus. Die von Goerttler vertretene Auffassung über den Bau der Wandmuskulatur des Uterus macht es nicht mehr notwendig, ein Zusammenwirken von Verkürzungsphänomenen einer Längsfaserschicht einerseits und von Hemmungsphänomenen einer Ringfaserschicht andererseits, bzw. das umgekehrte Verhalten entsprechend der Phase, in welcher sich der Uterus befindet, zum Verständnis der Reizverarbeitung des Dehnungszuwachses in der Wandmuskulatur des Uterus während der Gravidität und unter der Geburt anzunehmen. Sie sagt aber über die Art und Weise des Zustandekommens dieser Bewegungsvorgänge nichts aus und bedarf deshalb, wie die früheren Auffassungen über die Verhältnisse, zum Verständnis ihrer Regulierung, der Kenntnis der Einflußnahme des neuralen, des hormonalen und des ionalen Faktors in die Reizverarbeitung.

Gleiche Vorgänge in kleinerem Umfang dürfen wir, gestützt auf die nachfolgenden Darlegungen, auch für den Mechanismus der Ausstoßung des Menstrualblutes und der menstruellen Schleimhautfragmente annehmen. Auch bei den Menses stellt der Dehnungszuwachsreiz die Reizqualität dar, die die rhythmischen Bewegungen auslöst.

Welche Bedeutung dem Dehnungszuwachsreiz für die Auslösung rhythmischer Bewegungen der Uterusmuskulatur zukommt, ist an Meerschweinchenuteri unmittelbar nach ihrer Ausschneidung aus der Leibeshöhle ersichtlich. Solche Uteri sind der Zufuhr aller fördernden und hemmenden Inkrete durch die Blutflüssigkeit und aller fördernden und hemmenden Impulse von seiten des vegetativen Nervensystems entzogen. Dabei zeigen die stärksten rhythmischen Bewegungen die durch Fruchtsäcke aufgefüllten graviden Uteri. Weit weniger starke Bewegungen zeigen die leeren Uteri von Tieren, die schon geboren haben (Schilf). Gleiche Unterschiede in den rhythmischen Bewegungen zeigen auch die, durch operative Eingriffe aus der Leibeshöhle ausgeschnittenen graviden und nichtgraviden menschlichen Uteri.

In der geschlechtsfähigen Zeit entsteht bei Mensch und Säugetier außerhalb der Gravidität der Dehnungszuwachsreiz der Uterusmuskulatur aus dem Mißverhältnis zwischen prägravider Anbildung der Mucosa corporis uteri und Uteruskapazität (Menge). Bis zum Eitod bleibt die Auswirkung des Dehnungszuwachsreizes gehemmt. Mit dem Eitod tritt Enthemmung des Dehnungszuwachsreizes ein.

Beim Menschen konnte Hinselmann bei Beobachtungen im Kolposkop nachweisen, daß sub mensibus das Blut in rhythmischen Stößen ausgestoßen wird. Dabei ist der Rhythmus der Blutstöße bei ein und demselben Individuum an verschiedenen Tagen derselben Menses verschieden, und es sind die einzelnen Blutstöße von verschiedener Dauer.

III) Die Regulierung der rhythmischen Uterusbewegungen durch Impulse des vegetativen Nervensystems aus extragenitalen Quellen.

Vorerst sei nochmals ausdrücklich hervorgehoben, daß die rhythmischen Bewegungen der Uterusmuskulatur diejenigen von idiomuskulärer Natur wie diejenigen, die durch Reflexe im Wandnervensystem des Uterus ausgelöst werden, auch an Uteri, deren Nervensystem vom Zentralnervensystem abgetrennt, reguliert ablaufen. Bei unversehrtem Blutgefäß- und unversehrtem Nervensystem und unversehrten Blutdrüsen stehen diese rhythmischen Bewegungen wie diejenigen der glatten Muskulatur der Blutgefäße und anderer visceraler Organe unter dem weiteren regulierenden Einfluß von Impulsen aus extragenital liegenden Quellen. Es sind die Impulse, die von Ionen und Inkreten und Giften in der Blutflüssigkeit und von Impulsen des vegetativen Nervensystems (Sympathicus und Parasympathicus) ausgehen. Vielfach ist der Einfluß der Ionen, Inkrete und nervösen Impulse, die gleichzeitig auf die Uterusmuskulatur Einfluß nehmen, gleichgerichtet und unterstützen sich. Vielfach sind sie antagonistisch gerichtet und beeinträchtigen sich gegenseitig in ihrer regulierenden Wirkung auf die Uterusmuskulatur (vgl. S. 129f.).

Insbesondere in dem Lebensabschnitt des Weibes, welcher der Erhaltung der Art dient, zur Zeit der Geschlechtsfähigkeit des Weibes, sind alle rhythmischen Bewegungen der glatten Muskulatur des Genitale während der prägraviden Anbildung der Mucosa corporis uteri und während der Schwangerschaft stark durch das Inkret des Corpus folliculare ovarii gehemmt.

Im nachfolgenden soll zuerst die Regulierung der rhythmischen Uterusbewegungen durch Impulse von seiten des vegetativen Nervensystems (Sympathicus und Parasympathicus) besprochen werden.

Der heutige Stand der Physiologie der vegetativen Zentren im Zentralnervensystem erlaubt die Annahme, daß Impulse (Erregungswellen), die auf efferenten Bahnen zur Uterusmuskulatur gelangen, von herrschenden Zentralstellen des vegetativen Nervensystems im Zwischenhirn ausgehen, dessen Ganglienzellen im Höhlengrau des III. Hirnventrikels gelegen sind. Durch direkte Reizung des Höhlengraus soll es experimentell möglich sein, auf die rhythmischen Uterusbewegungen fördernd oder hemmend einzuwirken (Bechterew, Aschner). Außerdem besteht die Möglichkeit, durch Reizung der Zwischenhirnganglien auf die Bewegungen der glatten Muskulatur des Auges, der Haut (Karplus und Kreidl), der Blase (Nussbaum, sowie Karplus und Kreidl), der Blutgefäße und der Herznerven (Karplus und Kreidl), der Schweiß-, Tränen-, Speichel- und Talgsekretion regulierend einzuwirken. Klinische Beobachtungen ergänzen diese experimentell festgestellten Tatsachen dahin, daß im Zwischenhirn auch regulierende Zentren für Wasser- und Stoffhaushalt, sowie die Drüsen mit innerer Sekretion wie die Nebennieren (Cannon) einwirken. Zum Verständnis der regulierenden Einwirkung der Zentren im Zwischenhirn auf diese rhythmischen Bewegungen ist wichtig zu wissen, daß nicht nur durch direkte Reizung des Zwischenhirns regulierende Einwirkungen auf die Bewegungen der glattmuskeligen Organe ausgelöst werden können.

Reizungen vom Stirnpol der Hirnrinde, aber auch Reizung des N. ischiadicus nach Entfernung des Großhirns (Karplus und Kreidl) regulieren in gleicher Weise die Bewegungen der glatten Muskulatur des Auges, der Haut, der äußeren Genitalien, des Uterus, der Blutgefäße, der Blase usw., sowie die Sekretion der Schweiß-, Tränen-, Speichel- und Talgdrüsen und der Inkretdrüsen.

Daraus ist ersichtlich, daß Reizungen der vegetativen Zentren im Zwischenhirn stets Impulse für regulierende Massenwirkungen auslösen, mag der Reiz das Höhlengrau des Zwischenhirns direkt treffen oder mag der Reiz in der Form von Impulsen, die auf afferenten Bahnen reflektorisch von der Hirnrinde oder reflektorisch vom Rückenmark her im Zwischenhirn einlaufen.

Nun hat E. Kehrer gezeigt, daß bei den nach Sherrington decerebrierten Tieren, denen das Zwischenhirn fehlt und deren Zentralnervensystem nur mehr aus Rückenmark, verlängertem Mark und Mittelhirnteilen besteht, von diesem kranial verkürzten Zentralnervensystem reflektorische Impulse ausgehen, die auf die rhythmischen Uterusbewegungen immer noch fördernd und hemmend einwirken. E. Kehrer erregte die Impulse im Zentralnervensystem der decerebrierten Versuchstiere (Katzen und Kaninchen) reflektorisch durch Reizung der receptorischen Apparate für das affektive System der somatischen (spinalen) Oberflächen- und Tiefensensibilität, für die receptorischen Apparate der visceralen (vegetativen) Sensibilität mit extensiv und intensiv stark dosierten adäquaten Reizqualitäten.

Nun wissen wir außerdem, gestützt auf die klinischen Beobachtungen an männlichen Patienten mit völligen Querschnittsläsionen, daß durch stark dosierte adäquate Reizqualitäten für die Oberflächensensibilität von der anästhetischen Körperhälfte aus ebenfalls, wenn auch in kleinerem Umfang, rhythmische Massenwirkungen, bestehend aus Vasokonstriktion, Piloerektion, Verkürzungsphänomenen an der glatten Muskulatur des Scrotum und der Penishaut und der übrigen Hautmuskulatur auftreten.

Selbst die Sehnenreflexe werden innerhalb der anästhetischen Körperhälfte wieder auslösbar (Edinger). Edinger beobachtete eine Geburt bei einer Patientin, deren Rückenmark durch Wirbelcaries total abgeklemmt war. Er sah die Patientin dabei alle charakteristischen reflektorischen Bewegungen und Stellungen der unteren Extremitäten einnehmen, ohne daß bei der Parturiens vom ganzen paläencephalen Vorgang irgend etwas die Schwelle ihres Bewußtseins überschritt.

Es ist deshalb leicht ersichtlich, daß die regulierenden Wirkungen, die E. Kehrer an den Uteri seiner Versuchstiere beobachtete, nicht etwa spezifische, reflektorische, regulierende Wirkungen der von ihm verwendeten Reizqualitäten auf die rhythmischen Uterusbewegungen darstellen. Sie sind lediglich als Teilerscheinungen einer regulierenden Massenwirkung zu deuten, auf die der Experimentator in seiner Eigenschaft als Gynäkologe sein besonderes Interesse richtet.

Glaser erklärt die Genese dieser reflektorischen regulierenden Massenwirkungen, die vom Zentralnervensystem ohne Zwischenhirn ausgehen, wie folgt: „Da nun unmöglich alle sensiblen Bahnen mit allen vegetativen Zentren im Rückenmark oder in der Medulla oblongata und im Mittelhirn durch Nervenfasern in direkter Kontaktverbindung stehen können, so muß man wohl annehmen, daß durch Schmerzreize oder Kitzelreize die allgemeinen Erregbarkeitsverhältnisse der grauen Substanz des Rückenmarks beeinflußt werden und daß diese Veränderungen des Tonus im Rückenmark wieder auf die Tätigkeit der spinalen vegetativen Zentren einwirken."

Aus den Beobachtungen von E. Kehrer geht in Übereinstimmung mit klinischen Beobachtungen an männlichen Patienten mit völligen Querschnittsläsionen hervor, daß die Impulse, welche von den verschiedenen receptorischen Apparaten ausgehen, im Rückenmark, bald auf die Tätigkeit der spinalen vegetativen Nervenzellen im thorakolumbalen Abschnitt des Intermedio-lateraltractus — „Sympathicus", bald auf die Tätigkeit der Nervenzellen im kranialen und sacralen Abschnitt — „Parasympathicus" bzw. bei Querläsionen im Brustmark und Lendenmark nur auf die Tätigkeit der Nervenzellen im sacralen Abschnitt des Parasympathicus einwirken. Stets treten aber regulatorische Massenwirkungen und niemals Einzelwirkungen auf.

Dementsprechend kann bei Paraplegischen durch Einwirkung von Kältereizen in der anästhetischen Körperhälfte die obenerwähnte umschriebene sympathicotonische Massenwirkung im Gebiet dieser Körperhälfte ausgelöst werden, und es kann umgekehrt durch Einwirkung von Wärmereizen an gleicher Stelle eine umschriebene parasympathicotonische Massenwirkung, bestehend aus Vasodilatation, Erschlaffung der glatten Muskulatur der Haut, Erektion (Priapismus) beobachtet werden. Gleiches gilt für die Einwirkung adäquater Reizqualitäten an der reflexogenen Zone des Penis.

In gleicher Weise beobachtete E. Kehrer bei Einwirkung von Schmerzreizen auf seine decerebrierten Tiere als Teilerscheinung der sympathicotonischen Massenwirkung eine sympathicotonische, fördernde Einwirkung auf die rhythmischen Uterusbewegungen. Bei Einwirkung von Reizqualitäten, welche die Wandmuskulatur der Ureteren, der Blase oder des Magen- und Darmkanals von der Mucosaseite her zu Leistungssteigerungen reizten, beobachtete er gleichfalls eine sympathicotonische, fördernde Einwirkung.

Umgekehrt stellte E. Kehrer fest, daß durch Reizqualitäten, welche die Wandmuskulatur der Ureteren, der Blase oder des Magen-Darmkanals durch Steigerung des Innendruckes dieser Hohlorgane statisch und dynamisch extensiv und intensiv belasten, die rhythmischen Verkürzungsphänomene an der Uterusmuskulatur parasympathicotonisch gehemmt werden.

Diese parasympathicotonischen Hemmungsphänomene an der Uterusmuskulatur stehen in Übereinstimmung mit anderen parasympathischen, hemmenden Regulierungsmechanismen, die durch extensiv und intensiv hoch dosierte statische und dynamische Belastung der glatten Wandmuskulatur anderer visceraler Organe ausgelöst werden. Cyon entdeckte den Depressormechanismus, der eine Herabsetzung der Förderleistung des Herzens und Herabsetzung des Blutdruckes bei hoch dosierter statischer und dynamischer Belastung der Gefäßmuskulatur und damit Entlastung bewirkt. Zu dieser Gruppe von parasympathicotonischen Regulationsmechanismen gehören die durch Hering und Breuer entdeckte Selbststeuerung der Atmung und die in jüngster Zeit von W. R. Hess in ausgedehnten experimentellen Untersuchungen festgestellte Hemmung der Herztätigkeit bei statischer und dynamischer Belastung der Aufhängebänder visceraler Organe, wie beispielsweise der Ovarien und der Eileiter.

γ) Die Regulierung der Verkürzungs- und Hemmungsphänomene der Wandmuskulatur der Vagina.

Spontane und rhythmische Verkürzungsphänomene können auch an der Wandmuskulatur prolabierter Vaginalabschnitte beobachtet werden. Wie an anderen visceralen Muskelschichten bestehen keine Beziehungen der spontanen und rhythmischen Verkürzungsphänomene in der einen Muskelgruppe zu den gleichartigen Verkürzungsphänomenen einer anderen Muskelgruppe.

I) Die Regulierung der Verkürzungsphänomene in der Wand der Vagina durch direkte Reizverarbeitung.

Wird gegen die prolabierte hintere Vaginalwand ein Schlag mit hartem Instrument ausgeführt, so tritt nach einer Latenzzeit von 2—4 Sekunden eine flächenhafte, d. h. zweidimensionale Kontraktion auf. Sie ist daran erkennbar, daß die rings um die geschlagene Stelle der Vaginalwand gelegenen Teile der Vaginalschleimhaut sich gegen die gereizte Stelle hinwegbewegen. Die Schwankung des ganzen Verkürzungsaktes dauert ungefähr 1 Minute. Die während des Verkürzungsphänomens fein gefältelte Vaginalschleimhaut weist auf die Vaginalmuskulatur als Kontraktionsort hin.

Gleiche Verkürzungsphänomene können durch Kneifen der Vaginalwand mit einer Zange oder durch Längsdehnung einer senkrecht zur Längsachse der Vagina verlaufenden Querfalte der Vaginalschleimhaut ausgelöst werden. Die erfolgreichste Reizart aber ist der Schlag (Bucher).

Bucher hat unter der Leitung von A. Fleisch die Natur des obenerwähnten Verkürzungsphänomens untersucht. Da weder Cocain (Ausschaltung der Reizreceptoren), noch Atropin (Unterbrechung eventueller parasympathischer Reflexbahnen), noch Ergotamin (Blockierung der erregenden sympathischen Bahnen) das Verkürzungsphänomen aufheben oder abschwächen, so ist die Reflexnatur derselben höchst unwahrscheinlich. Aller Wahrscheinlichkeit nach handelt es sich bei dem untersuchten Verkürzungsphänomen der Vaginalmuskulatur um eine idiomuskuläre Kontraktion, wie sie jede Muskulatur auf starken Reiz hin zeigt.

II) Die Regulierung der Verkürzungsphänomene auf dem Wege der Reizleitung im vegetativen Nervensystem.

Auf S. 171 haben wir gezeigt, auf welchen afferenten Bahnen die Impulse aus adäquaten Afferenzqualitäten, welche die receptorischen Apparate der vaginalen Tiefensensibilität (S. 100) erregen, zum Rückenmark geleitet werden. Wir haben weiter gezeigt, daß die glatte Muskulatur der Vagina in gleicher Weise mit efferenten Bahnen für motorische und hemmende Impulse aus dem Plexus hypogastricus versorgt wird wie der Uterus.

Dagegen fehlen zur Zeit noch experimentelle Untersuchungen über die Regulierung der Verkürzungsphänomene auf dem Wege der Reizleitung im vegetativen Nervensystem, wie wir sie für den Uterus E. Kehrer verdanken. Gestützt auf Beobachtungen an Bauchfenstertieren, bei denen die Regulierung der Verkürzungsphänomene und Hemmungsphänomene der Scheidenwandmuskulatur sich harmonisch in die Regulierung des Rhythmus der Uterusmuskulatur einfügt, dürfen wir wohl annehmen, daß eine ähnliche Übereinstimmung auch für die Wandmuskulatur der Vagina besteht.

δ) Die Regulierung der Verkürzungs- und Hemmungsphänomene der Wandmuskulatur der Tuben.

Spontane und rhythmische Verkürzungsphänomene können mit unbewaffnetem Auge an der Wandmuskulatur menschlicher Tuben selbst bei eröffneter Bauchhöhle in Lokalanästhesie ohne Adrenalinzusatz nicht beobachtet werden, selbst sub mensibus nicht und wenn gleichzeitig im Tubenlumen flüssiges Menstrualblut liegt. Dagegen hat F. Kok an den Tuben von Bauchfensterkaninchen und an überlebenden menschlichen Tuben und an Tuben von größeren Säugetieren spontane, vorwiegend properistaltisch verlaufende, rhythmische Verkürzungsphänomene beobachtet. Die Verkürzungsphänomene am ampullären Drittel waren gering, am mittleren Drittel stärker und am uterinen Drittel am stärksten.

I) Die Regulierung der Verkürzungsphänomene der Tuben durch direkte Reizverarbeitung.

Bei Laparotomien in steiler Beckenhochlagerung und in Lokalanästhesie ohne Adrenalinzusatz, die zum Zwecke von Sterilisierungsoperationen an normalen Tuben ausgeführt werden, können beim Menschen, ohne daß die Tuben bei der Freilegung berührt werden, durch die mechanische Reizqualität eines sich rasch wiederholenden Schlages gegen die Tube mit hartem, stumpfem Instrument Verkürzungsphänomene an der Tubenmuskulatur ausgelöst werden. Dabei verkürzen sich die analwärts wie oralwärts von der Reizstelle liegenden Muskelfasern in der Richtung nach der Reizstelle, wodurch der Querschnitt der Reizstelle selbst und die Querschnitte der benachbarten Tubenquerschnitte länger werden. Das Verkürzungsphänomen bleibt auf die Reizstelle beschränkt. Niemals werden dadurch Reihen von Verkürzungsphänomenen ausgelöst, die von der Reizstelle aus analwärts properistaltisch oder oralwärts antiperistaltisch verlaufen.

Gleiches gilt für die Reizqualität eines Dehnungszuwachses durch Zug in der Längsrichtung der Tube. Dagegen ist es uns niemals beim Menschen gelungen, durch einen rasch erzeugten Dehnungszuwachs mittels Steigerung des Innendruckes durch Auffüllung der Tube mit Kochsalzlösung vom Ostium abdominale her ein Verkürzungsphänomen auszulösen. Aber Dyroff teilt mit, daß er nach Steigerung des Innendruckes der Tuben durch Auffüllung ihres Lumens mit öliger Kontrastfüllung vom Uterus her Verkürzungsphänomene beobachten konnte. Wir finden uns in Übereinstimmung mit F. Kok, dem es an der überlebenden Tube mißlang, vom Ostium uterinum her durch Steigerung des Innendruckes mit flüssigen Medien Verkürzungsphänomene auszulösen. Dagegen gelang es ihm an der überlebenden Tube, extensiv wie intensiv sehr starke, vorwiegend properistaltische, aber auch antiperistaltische Wellen über die Tube verlaufender Verkürzungsphänomene auszulösen, sobald er sich zur Steigerung des Innendruckes fester Fremdkörper bediente.

Schließlich beobachtete Hirschberg an einer frisch excidierten, menschlichen graviden Tube, daß das Zusammenwirken einer Steigerung des Innendruckes durch Blutkoagula mit einem Kältereiz properistaltische Verkürzungsphänomene auslösten, die ein Blutkoagulum uterinwärts zu schieben vermochten.

II) Die Regulierung der Verkürzungsphänomene in der Wand der Tuben auf dem Wege der Reizleitung im vegetativen Nervensystem.

Auf S. 170/171 haben wir die afferenten Bahnen gezeigt, auf denen Impulse aus adäquaten Afferenzqualitäten, welche die receptorischen Apparate der Tiefensensibilität der Tube (S. 89) erregen, zum Rückenmark geleitet werden. Wir haben weiter gezeigt, daß die Wandmuskulatur der Tuben in gleicher Weise aus dem Kabel des Plexus hypogastricus mit efferenten Bahnen für motorische und hemmende Impulse versorgt wird wie der Uterus.

Dagegen fehlen zur Zeit noch experimentelle Untersuchungen über die Regulierung der Verkürzungsphänomene auf dem Wege der Reizleitung über diese Bahnen und über das vegetative Nervensystem.

ε) Die Regulierung der Verkürzungs- und Hemmungsphänomene der glatten Muskulatur der Aufhängebänder des Uterus, der Tuben und Ovarien.

Spontane und rhythmische Verkürzungsphänomene können mit unbewaffnetem Auge an der glatten Muskulatur der Aufhängebänder von Uterus, Tuben und Ovarien, selbst bei offener Bauchhöhle in Lokalanästhesie ohne Adrenalinzusatz nicht beobachtet werden.

Dagegen hat A. I. Wijsenbeck an Bauchfenstertieren an der glatten Muskulatur dieser Aufhängebänder spontane und rhythmische Verkürzungsphänomene beobachtet, die den ganzen beweglichen Teil der inneren Genitalien in der Bauchhöhle hin- und herschieben.

I) Die Regulierung der Verkürzungsphänomene der glatten Muskulatur der Aufhängebänder von Uterus, Tube und Ovarium durch direkte Reizverarbeitung.

Bei Laparotomien in steiler Beckenhochlagerung und in Lokalanästhesie ohne Adrenalinzusatz können beim Menschen durch die mechanische Reizqualität eines Schlages mit hartem Instrument gegen das Ligamentum rotundum Verkürzungsphänomene an dessen glatter Muskulatur ausgelöst werden. Dabei verkürzen sich die seitlich von der Reizstelle liegenden Muskelfasern in der Richtung nach der Reizstelle, wodurch eine Fältelung der Serosa des Ligamentum an der Reizstelle selbst und in ihrer unmittelbaren Nachbarschaft auftritt. Die Serosafältchen verlaufen senkrecht zur Längsachse des Ligamentes. Auch im Anschluß an Unterbrechungen von intrauterinen Schwangerschaften durch Uterotomie per laparotomiam in Lokalanästhesie ohne Adrenalinzusatz treten ähnliche Verkürzungsphänomene an mehreren Stellen der Ligamenta rotunda auf. Dadurch wird die Serosa der Ligamenta gefaltet; dabei verlaufen die Serosafalten senkrecht und schräg zur Längsachse der Ligamente.

II) Die Regulierung der Verkürzungsphänomene der glatten Muskulatur der Aufhängebänder von Uterus, Tube und Ovarien auf dem Wege der Reizleitung im vegetativen Nervensystem.

Auf S. 228 haben wir die afferenten Bahnen gezeigt, auf denen die Impulse adäquater Afferenzqualitäten, welche die receptorischen Apparate für die Tiefensensibilität der Aufhängebänder der gesamten inneren Genitalien (vgl. S. 68) erregen, zum Rückenmark geleitet werden.

Die Bedeutung der afferenten Bahnen in den Aufhängebändern geht aus experimentellen Untersuchungen von W. R. Hess an decerebrierten Fröschen hervor. Er konnte nachweisen, daß durch die mechanische Reizqualität des Spannungszuwachses in den Geweben durch Zug an den Aufhängebändern von Tuben und Ovarien Herzeffekte wie die „Vorhofhemmung" oder „Ventrikelhemmung" eintrat.

Dagegen fehlen zur Zeit noch Kenntnisse über die Versorgung der glatten Muskulatur der Aufhängebänder mit efferenten Leitungsbahnen für motorische und hemmende Impulse, und es fehlen ebenso Ergebnisse experimenteller Untersuchungen zur Frage der Regulierung der Verkürzungsphänomene an ihrer glatten Muskulatur durch Reizleitung.

c) Die hormonale Regulierung der Verkürzungsphänomene in der glatten Wandmuskulatur der Pars gestationis (Tubo-utero-vaginaltractus, P.G.) durch die Inkrete des Corpus folliculare ovarii und der Placenta.

Wie wichtig es ist, unsere Kenntnisse von der Regulierung der Verkürzungsphänomene in den glattmuskeligen Elementen eines visceralen Organs und insbesondere unsere Kenntnisse von der Regulierung der Verkürzungsphänomene in der Muskulatur der Pars gestationis nur auf Beobachtungen an Uteri mit unversehrtem Blutgefäß- bzw. Nervensystem zu stützen, lehrt der Einfluß, den die Inkrete des Corpus folliculare ovarii und der Placenta auf die Reizschwelle der glatten Muskulatur der Pars gestationis nehmen. Diese Inkrete strömen der glatten Muskulatur der Pars gestationis durch die Anastomosen der Vasa ovarica mit den Blutgefäßen der Pars gestationis direkt zu.

Durch die Inkrete des Corpus folliculare ovarii wird die Reizschwelle der glatten Muskulatur der Pars gestationis erhöht.

Im nachfolgenden sollen zunächst die großen Unterschiede im Status der Pars gestationis gravida, die Lenz und Ludwig, sowie A. I. Wijsenbeck an Bauchfenstertieren (Kaninchen und Katzen) gegenüber dem Status extra graviditatem beobachteten, und der Einfluß der inkretorischen Vorgänge e graviditate auf die Wandmuskulatur der Pars gestationis der Bauchfenstertiere dargestellt werden.

Zustand und Verhalten der P.G. außerhalb der Schwangerschaft (Katzen).

An der Pars gestationis können abwechselnd längerdauernde Erschlaffungsperioden, während welcher das Organ in absoluter Ruhe verharrt, mit Perioden gehäufter, rhythmisch alle 3—5 Minuten sich wiederholender peristaltischer Kontraktionen beobachtet werden. Die Kontraktionen breiten sich meist wellenförmig von den oberen Partien des Uterushornes beginnend nach unten aus (properistaltische Welle). Hinter sich bilden die Wellen einen Schlauch und an den verschiedensten Stellen treten eng umgrenzte Schnürfurchen auf. Hie und da sind antiperistaltische Wellen zu beobachten. Die kontrahierten Uteruspartien zeigen immer ein stark anämisches Aussehen, während die erschlafften Partien normal durchblutet sind.

An den Eileitern sind properistaltische Wellen und an den Ligamenten der Pars gestationis sind Verkürzungsphänomene zu beobachten, die den ganzen beweglichen Teil der Pars gestationis in der Bauchhöhle hin- und herschieben.

Zustand und Verhalten der P.G. während der Schwangerschaft (Katzen).

An der Pars gestationis können entweder gar keine Verkürzungsphänomene beobachtet werden, oder es beschränken sich diese auf vereinzelte minimale Spontanbewegungen, die sich auf kürzere Uterusabschnitte beschränken. Dabei ändert sich die Form des Uterus nicht. Schnürfurchen treten niemals deutlich auf.

Das ganze Organ hat eine tiefblaue Färbung. Durch die Muskulatur hindurch sind die einzelnen Feten und deren Bewegungen deutlich zu unterscheiden. Selbst kräftige Reizungen der Fruchthalterwand durch die Bewegungen der fetalen Extremitäten vermögen keine Verkürzungsphänomene auszulösen. Die Eileiter und die ganzen graviden Uteri liegen regungslos in der Bauchhöhle.

Intravenöse Injektionen von 0,3—0,5 Adrenalin einer Lösung von 1,0:1000,0, welche den Uterus non gravidus von Bauchfensterkaninchen (Lenz und Ludwig) und den Eileiter von Bauchfensterkaninchen (Kok) in einen toxischen und hochgradig anämischen Zustand fallen lassen, nehmen auf den Uterus gravidus derselben Tierart einen viel geringeren Einfluß. Die tonische Kontraktion tritt nicht ein, und die Anämie ist ganz bedeutend weniger stark ausgeprägt.

Eine gleiche Hemmung der Verkürzungsphänomene gegen den Dehnungszuwachs des wachsenden Eies an der Pars gestationis gravida des Menschen kann schon an frühgraviden Uteri bei Gelegenheit von Unterbrechungen der Schwangerschaft in

Lokalanästhesie ohne Adrenalinzusatz beobachtet werden. Die schlaffen Uteri zeigen eine tiefblaurote Farbe. Die Hemmung der Verkürzungsphänomene am Uterus gravidus ist aber bei Mensch und Tier keine absolute. Sowohl bei Bauchfenstertieren als auch bei Menschen können während des ganzen Verlaufes der Schwangerschaft minimale spontane rhythmische Verkürzungsphänomene nachgewiesen werden.

Auch wird die Reizschwelle für grobmechanische Reizqualitäten nicht nachweisbar erhöht. Durch Kneifen und Beklopfen frühgravider menschlicher Uteri bei offener Bauchhöhle treten nach einer kurzen Latenzzeit von 2—4 Sekunden an der Schlagstelle Verkürzungsphänomene von zweidimensionaler Form auf. Die um die Reizstelle gelegenen Teile der Uteruswand bewegen sich gegen die gereizte Stelle und überhöhen diese flächenhaft. Dadurch entsteht um die Reizstelle ein Wall von 1,0—1,5 cm Breite. Der Wall ist nicht ringförmig um die Reizstelle geschlossen wie beim Uterus non gravidus. Er hat die Gestalt eines gegen die Cervix offenstehenden Hufeisens. Die Serosa über dem Wall ist gefältelt, ihre Farbe wird weißlich und die Konsistenz des Walles ist gegenüber der Umgebung erhöht. An der Reizstelle erweitern sich die Blutgefäße. Wird die Reizstelle in die Gegend der Eintrittsstelle der Tuben verlegt, so beteiligt sich auch die Muskulatur der Ligamenta rotunda am Verkürzungsphänomen.

Wir wissen nun heute durch Fraenkel, daß die Quelle der Inkrete, welche in graviditate die Verkürzungsphänomene der glatten Muskulatur in der Pars gestationis hemmen, im Corpus folliculare graviditatis liegt, und wissen durch Zondek und Aschheim, daß die Ovarialinkrete in der Placenta gespeichert werden. In der Frühschwangerschaft ist auch beim Menschen diese Speicherung noch zu gering, um nach Ausschaltung der Inkretquelle des Corpus folliculare graviditatis selbständig von der Placenta aus Verkürzungsphänomene zu hemmen, die durch den Dehnungszuwachs des wachsenden Eies ausgelöst werden. Nach Entfernung des Corpus folliculare graviditatis in der Frühschwangerschaft löst der Dehnungszuwachsreiz rhythmische Verkürzungsphänomene aus, bis der Dehnungsreiz durch Ausstoßung des Eies (Abortus) beseitigt ist.

Nun hat Kok an Schweinetuben in den Tagen nach dem Follikelsprung einen gleichen hemmenden Einfluß auf die spontanen rhythmischen Verkürzungsphänomene der Tubenmuskulatur festgestellt. Es entspricht diese Zeit dem Blütestadium des Corpus folliculare und der bekannten Einflußnahme seiner Inkrete auf die Korpusmucosa der Pars gestationis. Es hat weiter Guggisberg einen hemmenden Einfluß der Inkrete des Corpus folliculare ovarii auf die glattmuskeligen Elemente des Uterus und Seitz mit Wintz einen solchen auf die Wandelemente der Blutgefäße nachgewiesen.

Es darf wohl angenommen werden, daß das Inkret des Corpus folliculare efflorescens in genügend hoher Dosis auch außerhalb einer Schwangerschaft die Reizschwelle der glatten Muskulatur der ganzen Pars gestationis erhöht. Diese Höchstdosis und die Erhöhung der Reizschwelle gelangt in der Zeit der prägraviden Anschwellung der Korpusmucosa wie folgt zum Ausdruck:

Aus dem Mißverhältnis zwischen Uteruskapazität und prägravid geschwellter Korpusmucosa entsteht ein Mißverhältnis zwischen Uteruskapazität und Uterusinhalt (Menge). Daraus entsteht im Intermenstruum ein Dehnungszuwachsreiz für die Wandmuskulatur des Corpus uteri, wie in graviditate durch das wachsende Ei. In gleicher Weise wie in graviditate, wird im Intermenstruum durch inkretorisch bedingte Erhöhung der Reizschwelle der glattmuskeligen Elemente des Corpus uteri eine Auslösung von Verkürzungsphänomenen durch den Dehnungszuwachsreiz gehemmt. Mit dem Tod des nicht befruchteten Eies verschwindet schlagartig das Inkret des Corpus folliculare und der Dehnungszuwachsreiz löst die prämenstruell einsetzenden Verkürzungsphänomene der Korpusmuskulatur aus.

Die Erhöhung der Reizschwelle der glatten Muskulatur der Pars gestationis und damit die Hemmung der Auslösung von Verkürzungsphänomenen nimmt gegen das Ende der Schwangerschaft parallel mit den anatomisch nachweisbaren Rückbildungsvorgängen am Corpus folliculare graviditatis und dem Aufbrauch der gespeicherten Inkretvorräte in der Placenta fortschreitend ab. Es treten am Uterus gravidus des menschlichen Weibes Schwangerschaftswehenreihen und am Uterus gravidus der Bauchfenstertiere peristaltische Kontraktionen auf. Nach der Geburt zeigt der puerperale Uterus des menschlichen Weibes während der Involutionsperiode Nachwehenreihen. An den puerperalen Uteri der Bauchfenstertiere können wieder peristaltische Spontanbewegungen wie am Uterus non gravidus beobachtet werden.

3. Die neurale Regulierung der Ei- und Follikelreifung in der Pars generandi.

Die Ätiologie der klinisch weitgehenden Einflußnahme des Zentralnervensystems auf die Eireifung und die Menstruation ließ sich bis heute ätiologisch in zwei Richtungen vermuten. Die Einflußnahme kann eine indirekte sein. Dadurch, daß das Zentralnervensystem die Tätigkeit der Drüsen mit innerer Sekretion beeinflußt, können diese durch die ausgeschütteten Inkrete über die Blutbahn auf die Eireifung Einfluß nehmen, wie beispielsweise die Inkrete der Hypophyse. Gleiches gilt für die Einflußnahme der Einzelbestandteile des Stoffwechsels von den Elektrolyten bis zu den Vitaminen.

Daneben dürfte aber auch vermutet werden, daß ein Teil der im Ovarium nachweisbaren Nervenfasern nicht ausschließlich ableitende und zuleitende Bahnen des Gefäßnervensystems sind. Diese Vermutung war um so gerechtfertigter, als viele Nervenfasern bis zur Glasmembran, welche die Stromazellen der Theca interna gegen das Follikelepithel abgrenzen, vordringen und zwischen den Zellen der Theca interna frei endigen (vgl. S. 103).

Im Verlauf ausgedehnter täglicher, monatelang fortgesetzter, subcutaner Injektionen von verschiedenen Mitteln an weißen Mäusen und Ratten konnte nun L. Kraul sowohl am Verhalten des physiologischen Zyklus des Scheidenepithels, als am histologischen Verhalten der Ovarien eine ausgesprochene Einflußnahme von Pilocarpin und Adrenalin auf das Follikelwachstum nachweisen.

Dabei konnte er feststellen, daß durch die fortgesetzten Injektionen von Pilocarpin und durch die fortgesetzten Injektionen von Adrenalin die Follikelreifung und der Follikelsprung verzögert oder ganz gehemmt wird. Die histologische Untersuchung der Ovarien zeigte weiter, daß die Hemmung der Follikelreifung bei fortgesetzten Injektionen von Pilocarpin in der Form eines überstürzten Follikelwachstums mit vorzeitigem Absterben der reifenden Eier innerhalb der rasch wachsenden Follikel auftritt. Dabei bleibt die weitere Umbildung der Follikel zum Corpus folliculare efflorescens aus.

Ganz anders wird die Hemmung der Follikelreifung bei fortgesetzten Injektionen mit Adrenalin bewirkt. Es entstehen mächtige hypertrophische Corpora follicularia mit weiten blutüberfüllten Gefäßen, welche das Wachstum weiterer Follikel hemmen.

Demgegenüber nimmt das Ovarialhormon (nach Raethe-Meyer) keinen Einfluß auf das Follikelwachstum.

Da Pilocarpin am Endapparat des parasympathischen und Adrenalin an der neuroplasmatischen Zwischensubstanz (Asher) der sympathischen Nerven angreift, so ist die Möglichkeit zuzugeben, daß die täglichen, monatelang fortgesetzten, subcutanen Injektionen mit Pilocarpin bzw. Adrenalin eine artifizielle, chronische Sympathicotonie darstellen, und daß die funktionellen wie die anatomischen Veränderungen an den Ovarien die Einflußnahme dieser fortgesetzten Erregungen des parasympathischen bzw. sympathischen Abschnittes des vegetativen Nervensystems auf den Follikelapparat im Ovarium zum Ausdruck bringen.

Durchtrennung sämtlicher zum Ovarium ziehender Nerven führt zu mangelhafter Follikelreifung und Atrophie der im Zeitpunkt der Operation vorhandenen Reste von Corpora lutea.

Gestützt auf diese Untersuchungen ist die Möglichkeit zuzugeben, daß sich an der Betriebsregulierung der Ovarialfunktion, bestehend aus Eireifung und Follikelreifung, Follikelsprung sowie An- und Rückbildung des Corpus folliculare, neben hormonalen und humoralen Regulationsvorgängen auch neurale Vorgänge direkt beteiligen.

Literaturverzeichnis.

Arnstamm u. *Reinberg:* Forschr. Röntgenstr. **25**, 64 (1920). — *Aschner, L.:* Konstitution der Frau und ihre Beziehungen zur Geburtshilfe und Gynäkologie, Bd. 1, S. 427. München: J. F. Bergmann 1924.

Bayliss u. Starling: Grundriß der Physiologie. Berlin: Julius Springer 1926. — *Bechterew, W. von:* Funktionen der Nervenzentra, S. 1687. Jena: Gustav Fischer 1911.

Cannon, W. B.: Erg. Physiol. **27**, 380 (1928).

Demélin, L. A.: De la contraction utérine et des dyscinésies corrélatives. Paris: Octave Doin 1927. — *Dyroff:* Arch. Gynäk. **132**, Kongr.-Bd., **132**, 10 (1927).

Edinger, L.: Zur Physiologie des Zentralnervensystems, Schlußvorlesung aus „Nervöse Zentralorgane", 8. Aufl. Leipzig 1911. — Spezielle Pathologie und Therapie von Kraus und Brugsch, Bd. 10/I, S. 1. 1922.

Fehling: Verh. Ges. Gynäk. **4**, 195 (1892). — *Felix, W.:* Die Entwicklung der Harn- und Geschlechtsorgane. Handbuch für Entwicklungsgeschichte des Menschen, von F. Keibel und F. P. Mall, Bd. 2. Berlin: S. Hirzel. — *Fletscher, W. M.:* Proc. physiol. Soc. J. of Physiol. **22** (1898). — *Fränkel:* Biologie und Pathologie des Weibes von Halban und Seitz, Bd. 1, S. 517. 1924. — *Frank, R. T.:* Amer. J. Obstetr. **12**, 585 (1926).

Gegenbaur: Lehrbuch der Anatomie des Menschen, Bd. 2, S. 196. Leipzig 1899. — *Goerttler:* Gegenbaurs Jb. **65**, 45 (1930). — *Goltz:* Pflügers Arch. **63**, 362 (1896). — *Guggisberg, H.:* Biologie und Pathologie des Weibes von Halban und Seitz, Bd. 6/2, S. 1059. 1925.

Henle: Handbuch der systematischen Anatomie. Braunschweig: Vieweg & Sohn 1897. — *Heß, W. R.:* Erg. inn. Med. **23**, 1 (1923). — Schweiz. Arch. Neur. **14**, 20 (1924). — Regulierung des Blutkreislaufes. Leipzig: Georg Thieme 1930. Daselbst Literatur. — *Hering* u. *Breuer:* Sitzgsber. Akad. Wiss. Wien, Math.-naturwiss. Kl. II, **58**, 909 (1868). — *Heuser:* Lancet **1925 I**, 1111. — *Hinselmann, H.:* Zbl. Gynäk. **1925**, 2386. — *Hinselmann, H.* u. *Korallus:* Münch. med. Wschr. **1926 II**, 1577. — *Hirschberg:* Zbl. Gynäk. **48**, 858 (1924).

Karplus u. *Kreidl:* Pflügers Arch. **129**, 144 (1909); **135**, 401 (1910); **143**, 119 (1911); **171**, 192 (1918). — *Keiffer, M. H.:* Bull. Acad. Méd. Belg. **1932**. — *Kehrer, E.:* Arch. Gynäk. 81, 160 (1907). — *Kehrer, E.* u. *Lahm:* Physiologie der Schwangerschaft. Biologische Pathologie des Weibes von Halban und Seitz, Bd. 6/2. Wien: Urban & Schwarzenberg 1925. — *Knaus:* Arch. f. Path. **124**, 152 (1927). — *Kok, F.:* Arch. Gynäk. **132**, Kongr.-Bd., **7** (1927). — *Kraul, L.:* Arch. Gynäk. **131**, 600 (1927).

Langley and *Anderson:* J. of Physiol. **19**, 85, 122 (1895). — *Lenz* u. *Ludwig:* Z. Geburtsh. **86**, 598 (1923); **87**, 115 (1924). — *Liepmann, W.:* Der kreißende Uterus. Wien: Urban & Schwarzenberg 1927. — *Ludwig, C.* u. *Cyon:* Ludwigs Arbeiten. Leipzig 1866.

Mangold, E.: Erg. Physiol. **18**, 79 (1920). — *Matti, H.:* Dtsch. Z. Chir. **101**, 70 (1909). — *Menge:* Zbl. Gynäk. **1922**, 1330. — *Müller, L. R.:* Lebensnerven und Lebenstriebe, 3. Aufl. Berlin: Julius Springer 1931.

Nußbaum: Erg. Anat. **15**, 39 (1905).

Oertel, O.: Biologie und Pathologie des Weibes von Halban u. Seitz, Bd. 1, S. 324. 1924.

Schilf: Das autonome Nervensystem. Leipzig: Georg Thieme 1920. — *Schneider* u. *Eisler:* Fortschr. Röntgenstr. **25**, 64 (1920). — *Schroeder, K.:* Lehrbuch der Geburtshilfe, 12. Aufl., S. 173. Bonn: Fr. Cohen 1893. — *Schuebel, K.:* Arch. f. exper. Path. **128**, 82 (1928). — *Seitz* u. *Wintz:* Münch. med. Wschr. **1914 II**, 1657, 1734. — *Stieve:* Zit. nach Goerttler.

Tandler, J.: Handbuch für Gynäkologie von Stoeckel, 3. Aufl., Bd. 1/1. München: J. F. Bergmann 1930.

Vicarelli: C. r. Clin. obstétr. (Turin) **3**, 4; **5**, 42.

Walthard, M.: Persönliche Mitteilung. — *Warnekros:* Schwangerschaft und Geburt im Röntgenbild. München: J. F. Bergmann 1918. — *Weitz* u. *Vollers:* Z. exper. Med. **52**, 723 (1926). — *Werth* u. *Grusdew:* Arch. Gynäk. **55**, 325 (1926). — *Werboff, J.:* Zbl. Gynäk. **1925** (1384).

Zondek u. *Aschheim:* Arch. Gynäk. **127**, 250 (1926).

VI. Die Einflußnahme des Paläencephalon (Urhirn) auf die Betriebsregulierung der animalen und vegetativen Apparate im weiblichen Genitale.

1. Der paläencephale Regulierungsapparat bei den Tieren. Der Instinkt.

Der animale Apparat besteht aus den Sinnesorganen, dem animalen, cerebrospinalen Nervensystem, sowie der Skeletmuskulatur. Er dient damit der Überwachung und Gestaltung der Beziehungen des Individuums zur Umwelt und zur Gestaltung der Umwelt (S. 1).

Bei den niederen Wirbeltieren, den fast rindenlosen Fischen und Amphibien besteht der neurale Apparat aus einem Nervensystem, dessen Zentralteil aus Rückenmark, Kleinhirn, Vierhügel, einem Teil des Zwischenhirns und dem Riechhirn zusammengesetzt ist. Dieses Zentralnervensystem wird Urhirn, Paläencephalon (Edinger) genannt. Auch bei den Wirbeltieren ohne Hirnrinde endigen alle afferenten Leitungsbahnen, welche von den receptorischen Apparaten vom kranialen bis zum caudalen Ende des Körpers entspringen und bis zum Paläencephalon vordringen, im Mittelhirn und im Thalamus opticus (vgl. S. 194).

Bei der paläencephalen Betriebsregulierung des animalen Apparates vollziehen sich die regulatorischen Betriebsvorgänge auf den zum Paläencephalon zuleitenden und den vom Paläencephalon zu den Erfolgsorganen ableitenden Nervenbahnen (vgl. S. 70, 78 und 194f.). Der Betrieb innerhalb der einzelnen Umschlagstellen des Paläencephalon (Eigenapparate, Edinger) besteht im Einlaufen von Erregungswellen adäquater Reizqualitäten zur erregbaren Substanz des Paläencephalons, in der Formulierung motorischer Akte allererbter Reaktionskomplexe, weiter in der Genese motorischer Erregungswellen dieser Reaktionskomplexe und in der Verteilung und Leitung dieser Wellen zu den entsprechenden synergisch bzw. antagonistisch geschalteten Skeletmuskelgruppen [Strukturautomatismen, Reflexsynergien und ihre reziproke Innervation (Sherrington), vgl. S. 288]. Bei den ausgewachsenen Wirbeltieren sind alle diese Reflexapparate des animalen Nervensystems vom kranialen bis zum caudalen Ende der Wirbelsäule innerhalb des Rückenmarkes derart unter sich verbunden, daß bei adäquater Reizung bestimmter Körperstellen von geköpften Spinaltieren die Erregungswellen normalerweise nicht unbegrenzt auf die Skeletmuskulatur des ganzen Körpers irradiieren oder umgekehrt nur Einzelkontraktionen vereinzelter Muskeln auslösen. Es treten vielmehr in den einzelnen Umschlagstellen des Rückenmarkes in der Regel Reflexsynergien gleicher Muskelgruppen auf, die entweder Äußerungen des Erhaltungstriebes im Sinne der Abwehr oder im Sinne der Annahme eines Reizobjektes bzw. einer Reizsituation zum Ausdruck bringen. Einmal angeregt, laufen diese Reflexsynergien infolge sukzessiver Induktion im Eigenapparat wie eine Uhr ab.

Beispiel. Geköpfte Aale schwimmen wie normale Aale; geköpfte Schlangen ringeln sich wie normale Schlangen um den Arm, wenn man sie mit der Hand am Halse packt; geköpfte Frösche hüpfen, verkriechen und begatten sich; geköpfte Schildkröten ziehen den Schwanz und die Beine ein, wenn man sie berührt. Geköpfte Vögel flattern und laufen davon (Edinger).

Diesen maschinellen Strukturautomatismen gegenüber stellen Mittelhirn und Thalamus opticus den Sitz der großen Umschlagstelle (L. R. Müller), der Reflexintegration (Sherrington), den Fokus der Instinkte (v. Monakow) dar, in welcher die Resultanten gleichartiger sensibler Erregungswellen, welche von Reizen und Reizkomplexen ihrer Umweltsobjekte und Umweltssituationen bis zum Paläencephalon vordringen, von altererbten, mnemisch[1] fixierten Engrammkomplexen (Instinkte) angenommen bzw. abgelehnt werden und in zweckmäßige, sukzessiv geschaltete, motorische Erregungswellen für spinale und viscerale Bahnen umgeformt werden (Psychoide, Bleuler; vgl. S. 195). Efferente Leitungsbahnen leiten die motorischen Erregungswellen auf die Skeletmuskulatur, welche durch Bewegungskombinationen synergisch geschalteter Muskelgruppen der Abwehr oder der Bereitstellung gestaltend in die Verhältnisse des Individuums zu seinen Umweltsbedingungen eingreift (unbedingte Reflexe; vgl. S. 294).

Dabei darf aber nicht vergessen werden, daß der paläencephale Reflexapparat lediglich das Instrument für den Betrieb der Instinkte darstellt und an sich noch nicht genügt, um eine Instinkthandlung auszulösen. Die Inbetriebsetzung jedes Instinktes (hereditär mnemischen Komplexes) ist vielmehr noch an weitere Auslösungsbedingungen geknüpft: vor allem an die periodische Sensibilisierung des mesencephalo-thalamischen Integrationsapparates durch ionale und hormonale Reize[2], sowie durch gewisse periodisch wechselnde Innen- und Umweltsbedingungen wie beispielsweise die Bluttemperatur (durch deren Erhöhung z. B. nach Greppin bei Zugvögeln der Wandertrieb eingeleitet wird) und die Außentemperatur (bei Kaltblütern).

So ist z. B. die Auslösbarkeit des Sexualtriebes durch sexuelle Begattungsreize beim Frosch, wie bei den meisten anderen Tieren, außer an die Integrität der betreffenden spinomesencephalen Zentren noch an die Erotisierung dieser Zentren durch Sexualhormone gebunden. Nur in der Zeit, in der dieses der Fall ist, in der sog. Brunstzeit, wirken die peripheren Begattungsreize ekphorisch auf den Sexualinstinkt. Es empfiehlt sich daher nach Brun aus Gründen der Klarheit, den Begriff „Instinkt" prinzipiell von dem des „Triebes" zu trennen; Instinkt ist der laterale erblich vorgebildete Engrammkomplex, während wir unter Trieb die bereits ekphorierte mnemische Instinkterregung verstehen. So besitzt jeder geschlechtsreife Frosch den Sexual-

[1] Siehe auf S. 126 und 297.

[2] Im Grunde ist aber auch diese Unterscheidung eine mehr oder weniger künstliche, indem sich leicht nachweisen läßt, daß selbst die Auslösbarkeit einfacher segmentaler Reflexe vielfach schon von gewissen ionalen und selbst hormonalen Bedingungen weitgehend beeinflußt wird (vgl. S. 124ff.).

instinkt in latenter Form auch im Herbst und Winter, doch wird der Sexualtrieb nur während einer relativ kurzen Zeitspanne ekphorisch durch die Massenausschüttung von Sexualhormonen infolge der plötzlich einsetzenden Hyperplasie von Samenzellen bzw. der Reifung von Eiern ausgelöst.

Durch diese Mitwirkung noch anderer als bloß peripherer Reizbedingungen unterscheiden sich die betreffenden paläencephalen Serienreflexe von den einfachen Teilreflexen eines Segmentes des metameren Systems. Auch bezüglich der morphologischen Grundlagen besteht zwischen den einfachen Reflexen und komplexen Serienreflexen, deren sich der Instinkt als Instrument bedient, noch ein Unterschied; derselbe liegt in der Integration zu einem sukzessiven Geschehen, demzufolge der im Zustande der Instinkterregung sich befindende Organismus als Ganzes (als Person) handelnd auftritt (Brun).

Bei den einzelnen rindenlosen Wirbeltierarten entspricht der Ausbau der Reflexapparate für die unbedingten Reflexe den elementaren Bedürfnissen der Erhaltung des Individuums und der Art.

Beispiele. 1. Auslösung paläencephaler Bewegungskombinationen durch Reizung des Riechapparates. Wird Sardellenpreßsaft dem Wasser eines Aquariums beigemischt, in welchem hungernde Schollen im Sande eingegraben ruhig liegen, so verändern die Fische ihren Habitus. Sie werden unruhig und schwimmen nahrungsuchend umher. Die Resultante der Chemorezeptionen, ausgehend von dem gasförmigen chemischen Körper des Sardellenpreßsaftes, wird durch den Erhaltungstrieb der Schollen angenommen, und seine Erregungen lösen die Bewegungskombinationen ihrer Schwimmbewegungen aus, welche sich vom caudalen bis zum kranialen Körperende erstrecken.

2. Auslösung paläencephaler Bewegungskombinationen durch Reizung des Sehapparates. Bei unversehrten hungernden Fröschen und bei warmer Außentemperatur löst die optische Resultante der Bewegungen von Fliegen und Würmern die Bewegungskombinationen des „Fliegenfangens“ oder des „Zupackens“ zu dem sich bewegenden Wurme aus.

Im Betrieb des Nervensystems der Skeletmuskulatur rindenloser Wirbeltiere sind die Reflexapparate so geordnet, daß auf gleiche Reize und Reizkomplexe stets gleiche altererbte engraphisch fixierte Bewegungskombinationen der Annahme oder Abwehr eines Reizobjektes oder einer Reizsituation der Umwelt erfolgen.

Beispiel. Es schnappt die hungrige Forelle, getrieben durch den elementaren Trieb des Nahrungsbedürfnisses nach der künstlichen Fliege, sobald der Angler sie in zeitgemäß gefärbtem Flügelkleid nach der Art dieser Fliege über die Wasseroberfläche führt.

2. Der paläencephale Regulierungsapparat beim Menschen (Ontogenese).

In der Ontogenese des Menschen glaubt M. Minkowski, daß die Betriebsregulierung der Skeletmuskulatur während der intrauterinen Frühfetalzeit, wie bei den Tieren (Wintrebert, Paton, Goldstein, Graham Brown, A. Kappers), mit einer aneuralen Phase beginnt oder wenigstens eine Phase von Eigenerregbarkeit der Skeletmuskulatur existiert.

Dabei stützt er sich auf ausgedehnte eigene Untersuchungen am lebenden menschlichen Feten aus der ersten Schwangerschaftshälfte, Untersuchungen, die er unmittelbar, nachdem die Feten bei der künstlichen Unterbrechung der Schwangerschaft dem Uterus entnommen waren, ausführte. Allerdings hebt er ausdrücklich hervor, daß diese aneurale Phase beim menschlichen Fetus gegen Ende des zweiten Monats sich mit nervösen Einflüssen kombiniert.

Auf die aneurale Phase folgt nach Minkowski bei menschlichen Feten für die Auslösung frühfetaler Bewegungen der Extremitäten eine neuro-muskuläre Übergangsphase. Ihre Reaktionen bezeichnet er mit dem Ausdruck „präreflektorische Phänomene“. Solche Phänomene gelangen bei menschlichen Feten schon vom 2.—4. Schwangerschaftsmonat ab zur Beobachtung. Sie sind spinaler Natur, denn sie verschwinden nach Zerstörung des Rückenmarks, bleiben aber unverändert bestehen unterhalb eines Querschnittes durch das Rückenmark auf der Höhe der Medulla oblongata.

Diese präreflektorischen Phänomene unterscheiden sich nach Minkowski von den Reflexen der Erwachsenen mit unversehrter Regulierung ihrer motorischen Rindenfelder durch eine unbegrenzte Irradiation. Ihre Reaktionen greifen mehr oder weniger auf den ganzen fetalen Organismus über und erinnern dadurch an die Reaktion des Bewegungssturmes oder des Totstellreflexes, Instinkthandlungen, die bei Erwachsenen auf grobe seelische Insulte (Schrecksituationen) einsetzen, welche den Fortbestand ihres Lebens wesentlich beeinträchtigen oder gar in Frage stellen (vgl. S. 331/332). Die präreflektorischen Phänomene unterscheiden sich von den Reflexen der Erwachsenen überdies dadurch, daß bei ihnen die reziproke Hemmung zwischen agonistischen und antagonistischen Muskelgruppen, die Erscheinung der Summation, der Bahnung, der refraktären Phase u. a. m. fehlen.

Diese präreflektorischen Phänomene als Reaktionen auf exterozeptive Reize tragen den Charakter von Abwehr- und Fluchtreaktionen. Minkowski sieht in ihnen Vorstufen der nozizeptiven Reflexe Sherringtons. Daneben sind es auch enterozeptive viscerale und humorale Reize, hervorgehend aus vegetativen Vorgängen und Reizen im intrauterinen Leben des Fetus, wie beispielsweise Sauerstoffmangel, welche präreflektorische Phänomene auslösen.

Mit dem 4. Schwangerschaftsmonat beginnt nach Minkowski die Ausbildung der inter- und intrasegmentären Leitungsbahnen, sowie der langen Leitungsbahnen vom Rückenmark zu den paläencephalen Abschnitten des Gehirns. Mit der Geburt ist die Entwicklung dieser Leitungsbahnen so weit vorgeschritten, daß vom Rückenmark markhaltige Bahnen zum Haubengebiet der Medulla oblongata, der Brücke, dem Mittelhirn und in die paläcerebellaren Anteile, wie Wurm, Flocke, Kleinhirnkerne und Bindearme aufsteigen und markhaltige Bahnen vom roten Kern zum Rückenmark hinabsteigen. Damit beginnt die neurale Phase der fetalen Bewegungen. Sie ist dadurch charakterisiert, daß sich in dem zunächst scheinbar regellosen und nach allen Richtungen irradiierenden Geschehen der präreflektorischen Phänomene allmählich gewisse Leitungsgesetze bemerkbar machen und daß eine gewisse Einschränkung der Irradiation und der reflexogenen Zonen nach und nach zum Vorschein kommt. Unter dem Zusammenwirken visceraler sowie spinaler Reizqualitäten mit der altererbten Erregbarkeit der lebenden Substanz im Dienste ihrer Unversehrtheit entstehen innerhalb des Eigenapparates des Rückenmarks selbst, sowie in Verbindung desselben mit den paläencephalen Anteilen des Mittelhirns und Kleinhirns schon während des intrauterinen Lebens Reflexsynergien (Strukturautomatismen?), welche einmal durch einen adäquaten Reiz angeregt, ablaufen wie ein Uhrwerk.

Damit gelangt die Anlage für den paläencephalen Reflexbetrieb zum Abschluß.

Auf solchen schon intrauterin vorbereiteten Bahnen verlaufen die paläencephalen Reflexsynergien der Atembewegungen, der Saugbewegungen, das reflektorische Schreien, sowie die zahlreichen Bewegungen des Kopfes und der Arme (unbedingte Reflexe). Trotzdem sind bei Neugeborenen im 1. Lebensalter unbegrenzte Irradiationen auch häufig zu beobachten.

Der ganze paläencephale Betrieb der Überwachung und Gestaltung der Umwelt ist bei den rindenlosen Tieren ausschließlich, und innerhalb des Paläencephalons der Rindentiere und des Menschen in gleicher Weise, durch altererbte Strukturmechanismen reguliert und ist im Prinzip (vgl. S. 282) nur durch im voraus festgelegte, adäquate Reizqualitäten für die einzelnen Sinnesorgane auslösbar. Sie lösen zwangsmäßig vorausbestimmte, für die Erhaltung von Individuum und Art wesentliche unbedingte Reflexe bzw. unbedingte Kettenreflexe der Skeletmuskulatur aus, die Verkürzungsleistungen oder Hemmungsleistungen synergisch geschalteter Muskelgruppen auslösen (Handlungen). Diese in der Phylogenese festgelegte Bereitschaft des Paläencephalons wird mit dem Ausdruck „phylogenetisch altererbter Komplex“ belegt.

Im extrauterinen Leben fehlt dem Paläencephalon die Fähigkeit, neue Reflexe herzustellen (reflexogene Tätigkeit): eine Fähigkeit, welche die Großhirnhemisphären in unerschöpflichem Maße besitzen.

Dagegen können während des Lebens altererbte Bewegungskombinationen an neue Reize neuer Reizobjekte engraphisch fixiert werden (Objektverschiebung).

3. Die Einflußnahme des paläencephalen Regulierungsapparates auf die animalen und vegetativen Apparate.

a) Allgemeine Bemerkungen.

Die alten paläencephalen Reaktionskomplexe für die neurale Betriebsregulierung der Skeletmuskulatur umfassen nun nicht nur Mechanismen des animalen (cerebrospinalen) Nervensystems für Verkürzungs- und Hemmungsleistungen der Skeletmuskulatur. Sie umfassen auch Mechanismen des vegetativen Nervensystems, die auf den Tonus der Skeletmuskulatur Einfluß nehmen.

Orbeli war der erste, der neben der tonotropen Einflußnahme des animalen Nervensystems auch auf eine solche von seiten des sympathischen Abschnittes des vegetativen Nervensystems aufmerksam machte, und zwar im Sinne einer Restitution des ermüdeten Muskels. In einer Versuchsreihe mit neuen methodischen Verfahren bestätigte Asher mit seinen Schülern die Mitteilung Orbelis und konnte gleichzeitig den Nachweis leisten, daß der Kreislauf an dieser Restitution des ermüdeten Muskels keinen Anteil hat. Weiter zeigten Asher und seine Schüler Voser und Haller, daß bei decerebrierten Tieren nach Durchschneidung des Sympathicus sowohl die Kontraktionen der Skeletmuskeln als auch ihre Aktionsströme schwächer werden als vor der Durchschneidung. Beides lehrt, daß die Skeletmuskeln gleichzeitig durch das animale und das sympathische Nervensystem innerviert werden. Gleiche Anschauungen vertreten auch französische Autoren. Das ist heute auch für die Strukturautomatismen der Eigenapparate des Paläencephalons gut verständlich, seitdem A. Hirt nachwies, daß sowohl die zuleitenden somato-sensiblen als auch die viscero-sensiblen Nervenfasern über das Ganglion spinale mit den Vorderhornzellen des animalen als auch mit den sympathischen Zellen vom Rückenmark (Nucleus intermedio-lateralis) in Verbindung treten (vgl. S. 183).

In gleicher, oben beschriebenen Weise „tonotrop“ wirkt auch das Adrenalinbad auf den quergestreiften Muskel. Nun führten in jüngster Zeit Arbeiten im Asherschen Institut in Bern zu dem Ergebnis, daß die Reizung der zu quergestreiften Muskeln führenden sympathischen Fasern zur Bildung eines adrenalinähnlichen Stoffes, genannt „Sympathin“, führen, der alle sympathischen Reizwirkungen erklären würde. Auch Cannon läßt neuerdings sympathische Wirkungen am entnervten Herz durch ein, auf Reizung der zu glatten Muskeln führenden sympathischen Fasern hin gebildetes „Sympathin“ zustande kommen. Dagegen sei ausdrücklich hervorgehoben, daß das sympathische System bzw. ein „Sympathin“ den Tonus der Skeletmuskulatur nicht erhöht. Entfernung beider Grenzstränge bei Hunden und Affen stört weder ihre aufrechte Haltung, noch ihr Herumspringen in den Käfigen (Cannon). Sollten die Behauptungen der amerikanischen Neurologen Hinsey und Wickinson richtig sein, daß entgegen Boecke und Ken Kuré in die quergestreiften Muskelzellen selbst gar keine sympathischen Fasern eindringen, so würde es sich nach Asher darum handeln, daß in den Wandungen der Blutgefäße quergestreifter Muskeln „Sympathin" bzw. eine adrenalinähnliche Substanz entsteht und in die ermüdeten Muskelfasern diffundiert, um dort seine restituierende Wirkung zu entfalten.

Phylogenetisch altererbte Komplexe zur Erhaltung der Integrität von Individuum und Art sind beispielsweise der Verteidigungs- und Nahrungskomplex, der Orientierungskomplex zur Überwachung der Umwelt und der Geschlechtervereinigungskomplex. Alle diese Komplexe sind mit den muskeligen und drüsigen Systemen der verschiedenen Körperorgane verbunden. Der Verteidigungskomplex mit der Skeletmuskulatur, der Nahrungskomplex mit dem Verdauungsapparat, der Geschlechtervereinigungskomplex mit dem Erektionsapparat der Pars copulationis des Genitale.

b) Seine Einflußnahme auf die Betriebsregulierung des weiblichen Genitale: der paläencephale Abwehrreflex und der paläencephale Bereitstellungsreflex.

Innerhalb des durch einen phylogenetisch altererbten Komplex regulierten Betriebes zur Erhaltung der Integrität der Art dient der animale Apparat der Pars copulationis des weiblichen Genitale mit seinen Sinnesorganen zur Überwachung seiner Umwelt, mit seiner Skeletmuskulatur zur Verteidigung bzw. zur Bereitstellung des Introitus vaginae.

Erst vom 8. Lebensmonat des Kleinkindes an machen sich die Eigenapparate im Rückenmark mit ihren Strukturautomatismen für die Skeletmuskulatur des Diaphragma pelvis und der Bauchwand bemerkbar.

Gleichzeitig werden die Reflexsynergien mit antagonistischen Reflexsynergien reziprok geschaltet, wodurch bei Verkürzungsphänomenen in der einen Muskelgruppe (Gruppe der Protagonisten) gleichzeitig in der Muskelgruppe der Antagonisten Hemmungsphänomene auftreten. Die Apparate für die reziproke antagonistische Schaltung von Skeletmuskelgruppen liegen ebenfalls im Eigenapparat des Rückenmarkes. Es ist aber im Gegensatz zu unsern heutigen Kenntnissen über die Leitung und Schaltung protagonistischer und antagonistischer Erregungen innerhalb der sympathischen und parasympathischen Abschnitte des vegetativen Nervensystems (vgl. S. 35f.) im Rückenmark weder histologisch noch physiologisch irgendein Unterschied nachweisbar zwischen den Vorderhornzellen des animalen Nervensystems und ihren efferenten Nervenbahnen, welche Erregungen für die Tätigkeit einer synergisch geschalteten Gruppe quergestreifter Muskeln leiten und den Vorderhornzellen, die Erregungen für die Hemmungen derselben Muskeln leiten. Ein solcher Unterschied ist auch nicht zu erwarten, da ja je nach der Ausgangsstellung die nämlichen Muskelgruppen bzw. die ihnen zugeordneten Vorderhornzellgruppen bald als Protagonisten, bald als Antagonisten funktionieren. Die Verteilung der bezüglichen Erregungs- bzw. Hemmungsimpulse wird vielmehr vermutlich durch Schaltzellengruppen (v. Monakow) besorgt, die ihrerseits durch propriozeptive Erregungen aus den in Tätigkeit geratenen Muskelgruppen (Protagonisten) in Tätigkeit gesetzt werden. Jede in Kontraktion begriffene Muskelgruppe sendet sofort und fortlaufend eine entsprechende propriozeptive Erregung, die ihren Ursprung in den sensiblen Receptoren der Muskeln nimmt, in das nämliche Segment zurück, woselbst die Erregung an die Schaltzellengruppen der gleichen Seite gelangt. Von diesen geht eine entsprechende Hemmungserregung an die Antagonisten der betreffenden Bewegung, während die Agonisten von ihnen in tonusförderndem Sinne beeinflußt werden. Andererseits werden die nämlichen Schaltzellengruppen via Pyramidenbahn auch vom Großhirn erregt, wodurch sie ihre Tätigkeit im Sinne der reziproken Hemmung ausüben, schon vor dem Beginn der intendierten Bewegung.

Außerdem werden, wie überall in der Skeletmuskulatur, protagonistisch und reziprok und antagonistisch geschaltete Reflexsynergien benachbarter Muskelgruppen ausgebildet, die bei Gelegenheit als Hilfsapparate zur Verstärkung von Verkürzungs- bzw. Hemmungsleistungen der Muskulatur im Diaphragma pelvis dienen. Anfang, Verlauf und Ende der Nervenbahnen, welche die Erregungen adäquater Reize von den receptorischen Apparaten der Genitalorgane über die erregbare Substanz im Paläencephalon zur Muskulatur des Diaphragma pelvis, zur Bauchpresse und zu den beiden oben genannten Hilfsapparaten leiten, finden sich auf den Tabellen 1 und 2, S. 6/7.

Die paläencephalen Verkürzungsleistungen schließen gleichzeitig die Ausführungsgänge der drei Hohlorgane, Blase, Vagina und Ampulla recti gegen die Umwelt ab und erhöhen den Spannungswiderstand des Diaphragma pelvis.

Die paläencephalen Hemmungsvorgänge an der Muskulatur des Diaphragma pelvis werden durch die Innervation der zu ihr reziprok und antagonistisch geschalteten Skeletmuskulatur der Bauchpresse ausgelöst.

Unter dem Einfluß dieser Hemmungsphänomene sinkt der Spannungswiderstand der Skeletmuskulatur im Diaphragma pelvis, und es öffnen sich unter der gleichzeitigen Steigerung des intraabdominalen Druckes die Ausführungsgänge der drei genannten Hohlorgane. Dadurch werden die Ausführungsgänge der Harnwege, des Genitale und des Darmtractus für den Durchtritt von festen, flüssigen oder gasförmigen Körpern von der Umwelt des caudalen Körperendes in der Richtung gegen das Lumen von Blase, Vagina oder Ampulla recti und ebenso in umgekehrter Richtung bereitgestellt.

Der paläencephale Abwehrreflex des Introitus vaginae gegen die Umwelt entspricht einem altererbten Verteidigungskomplex des Introitus vaginae im Sinne einer Ablehnung (Ekklisis von Monakow) eines Reizobjektes oder einer Reizsituation. Dieser Abwehrreflex kann durch einen Abschluß-Hilfsapparat zu einer demonstrativen Abwehr- und Verteidigungsreaktion des Introitus vaginae verstärkt werden. Die Muskulatur und Innervation dieses Hilfsapparates haben wir in der Tabelle 1 B, S. 6 zusammengestellt.

Der paläencephale Bereitstellungsreflex des Introitus vaginae für den Durchtritt gasförmiger, flüssiger und fester Körper entspricht einem altererbten Bereitstellungskomplex des Introitus vaginae im Sinne einer Annahme (Klisis von Monakow) eines Reizobjektes oder einer Reizsituation. Der Bereitstellungsreflex des Introitus vaginae kann durch einen Bereitstellungs-Hilfsapparat in eine demonstrative Bereitstellungsreaktion des Introitus vaginae erweitert werden. Die Muskulatur und Innervation dieses Hilfsapparates haben wir in der Tabelle 2 B, S. 7 zusammengestellt.

Alle diese paläencephalen Reflexsynergien am caudalen Körperende entsprechen Reaktionen des Erhaltungstriebes im Sinne der Abwehr oder im Sinne der Annahme von Erregungswellen, die von Reizobjekten und Reizsituationen in der Umwelt des caudalen Körperendes oder von enterozeptiven Reizen in den obengenannten Hohlorganen und

Weichteilen des kleinen Beckens ausgehen, und zwar ausschließlich von solchen, die für den Fortbestand des Individuums oder der Art wesentlich sind. Noch einmal sei wiederholt: alle diese paläencephalen Reflexsynergien entsprechen bei Tieren ohne Hirnrinde altererbten Strukturautomatismen. Sie laufen wie ein Uhrwerk ab, sobald adäquate Reizqualitäten extensiv und intensiv genügend dosiert sind, um die Reizschwelle der quergestreift-muskeligen Elemente im Diaphragma pelvis und ihren Antagonisten in den Bauchdecken zu überschreiten. Für den Fortbestand von Individuum und Art unwesentliche Reizqualitäten vermögen auf paläencephalen Bahnen im Diaphragma pelvis wie in der übrigen Skeletmuskulatur diese Reflexsynergien der Annahme oder der Ablehnung nicht auszulösen.

c) Irradiationserscheinungen im Ablauf der paläencephalen Reflexe.

α) Falsch gedeutete Irradiationen.

Trotz der Ausbildung der Eigenapparate und ihren Strukturautomatismen für die Auslösung von unbedingten Reflexen für die einzelnen eng umschriebenen Muskelgruppen, und — wie wir später sehen werden — trotz der Ausbildung einer ungeheuren Zahl von bedingten Reflexen in der Hirnrinde (vgl. S. 292ff.), können selbst bei gewissen erwachsenen Menschen von den receptorischen Apparaten am caudalen Körperende immer noch unbegrenzte Irradiationen ausgelöst werden.

F. Kermauner hat häufig beobachtet, daß Frauen auf dem Untersuchungstisch bei Vornahme der Untersuchung im Augenblick der ersten Berührung der großen Labien, oft auch schon bei Berührung der Schamhaare zusammenzucken, mitunter dabei einen kurzen, unartikulierten Laut ausstoßen. Weiter fand er vielfach das Zucken in der Hauptsache auf die Beine, die Gesäßmuskulatur, den Beckenboden und die Bauchdecken beschränkt; ebenso oft beobachtete er ein Überspringen der Bewegung auf Hals- und Kehlkopf- (Glottiskrampf), sowie Augenmuskeln, am wenigsten ausgeprägt in der Gesichtsmuskulatur (der Ausdruck um Mund und Nase verändert sich allerdings), dagegen fast gar nicht auf die Arme.

Gegen die Deutung dieser Erscheinungen als subcorticale paläencephale Reflexe müssen aber Bedenken geäußert werden. Das Kriterium der Nichthemmbarkeit durch den Willen genügt hier unseres Erachtens nicht, da auch bedingte Reflexe durch den Willen bekanntlich nicht gehemmt werden können, sofern sich nicht ein eigener, bedingter Hemmungsreflex entwickelt hat. Bekanntlich beruhen ja sämtliche Methoden zur Entlarvung von Simulanten auf dieser Tatsache. Es könnte sich also bei diesen Erscheinungen ebensogut um erworbene, bedingte Reflexe handeln. Man könnte sich beispielsweise vorstellen, daß bei den betreffenden Frauen schon auf diesem Wege ein partieller Orgasmus durch Wollusterregungen auslösbar geworden wäre oder es könnte sich um hysterische Äquivalente dieses Vorganges handeln.

β) Die Wege der echten paläencephalen Irradiationen.

Reine intermittierende paläencephale Reflexsynergien in der Muskulatur des Diaphragma pelvis, in der Muskulatur ihrer Antagonisten, der Bauchpresse, und in der Muskulatur ihrer Hilfsapparate können auch bei weiblichen Individuen höherer Tierarten und beim Menschen beobachtet werden. In Situationen, in denen die Einflußnahme der

Tätigkeit der Großhirnhemisphären durch Narkose oder infolge einer Durchtrennung des Lumbalmarkes bzw. das untere Brustmark vom Lendenmark abgetrennt ist, setzen intermittierende Reize unterhalb der Trennungsstätte, wie beispielsweise die intermittierenden Kontraktionen des gebärenden Uterus (Geburtswehen) durch intermittierendes Abwärtsschieben des Geburtsobjektes in den Weichteilen des Geburtskanals intermittierende Dehnungsreize.

Es sah Edinger eine Parturiens mit völlig durchtrenntem oberem Lendenmark während der Geburt. Dabei führte sie mit der Muskulatur ihrer Bauchpresse, ihres Beckens und ihrer Beine (Hilfsapparat) alle jene charakteristischen Bewegungen und Stellungen einer rein paläencephalen Bereitstellung für den ungehemmten Austritt des Geburtsobjektes aus und dies, trotzdem sie wiederholt versicherte, von diesen ganzen paläencephalen Vorgängen nichts zu empfinden.

Dagegen kann der Mensch nicht wie die Fische, Amphibien und Reptilien mit Urhirnteilen allein auskommen. Der Mensch ist absolut auf die ungestörte Funktion des Neencephalon angewiesen, wenn das Urhirn überhaupt funktionieren soll. Das neugeborene Kind, das praktisch ohne Großhirn ist, weil die Verbindungen desselben mit dem Urhirn fehlen, würde ohne mütterliche Pflege zugrunde gehen (L. Edinger).

Die obenerwähnten anatomischen Feststellungen von A. Hirt zeigen uns auch die Wege und Bahnen, auf denen die Strukturautomatismen der sog. spinalen viscero-motorischen und viscero-visceralen Reflexe (J. Mackenzie) geleitet werden (vgl. S. 179).

Bei den spinalen viscero-motorischen Reflexen irradiieren die Erregungswellen afferenter visceraler Bahnen, die über das Ganglion spinale und die Hinterhörner in das Rückenmark eindringen, auf die Eintritts- und benachbarten Rückenmarksegmente der entsprechenden Eigenapparate. Hier irradiieren sie in die Nervenzellen der Vorderhörner und sympathischen Zellen der Intermedio-lateralsubstanz, die den Tonus der Skeletmuskulatur erhöhen und vor Ermüdung schützen. Dadurch entstehen reflektorische Spannungen der Skeletmuskulatur. (Spinale viscero-motorische Reflexe der Skeletmuskulatur, sog. Défense musculaire (Mackenzie, L. R. Müller). Von den Zellen im Nucleus intermedio-lateralis nehmen sie über efferente Bahnen des sympathischen oder parasympathischen Abschnittes des vegetativen Nervensystems motorischen oder hemmenden Einfluß auf glattmuskelige und drüsige viscerale Organteile (viscerale Interorganreflexe, Kehrer). Es darf weiter angenommen werden, daß die Erregungswellen gleichzeitig auch auf Nervenzellen irradiieren, deren efferente Bahnen das Rückenmark über die hinteren Wurzeln verlassen, wie beispielsweise die efferenten Bahnen, die Hemmungswellen zur Muskulatur der Hautgefäße leiten (Stricker, Gärtner, Bayliss, Spinalparasympathicus, Ken Kuré). Alle diese Vorgänge sind spinale viscero-viscerale Reflexe (Mackenzie, L. R. Müller).

Erregungswellen extensiv und intensiv stark dosierter Reize bleiben nicht nur auf einzelne Eigenapparate im Rückenmark beschränkt. Sie irradiieren innerhalb des Rückenmarkes aufsteigend in die Nervenzellen der vegetativen Zentren im Mittelhirn und Thalamus opticus. Von hier aus lösen sie niemals Spannungen einzelner Skeletmuskelgruppen aus oder nehmen motorischen bzw. hemmenden Einfluß auf einzelne viscerale Organe, sondern sie lösen stets Massenwirkungen des sympathischen oder parasympathischen Abschnittes des vegetativen Nervensystems aus. Die reflektorischen Massenwirkungen des animalen

Nervensystems, ausgehend vom Nucleus ruber magnocellularis und den übrigen motorischen Mittelhirnapparaten (Nucleus motorius [reticularis tegmenti]) und geleitet auf den extrapyramidalen Bahnen des Funiculus cortico- (thalamo-) rubro-spinalis (Monakow) und den übrigen motorischen Mittelhirnbahnen (S. 79) steigern den Tonus der ganzen Skeletmuskulatur bis zu Spannungen im gesamten motorischen Apparate (Facies hippokratica, L. R. Müller). Um Wiederholungen zu vermeiden, verweise ich für die Einzelheiten der Massenwirkungen im sympathischen und parasympathischen Abschnitt des vegetativen Nervensystems auf das nachfolgende Kapitel.

Daneben werden spinale viscero-sensorische Reaktionen ausgelöst. Sie entstehen durch Irradiation der Erregungswellen zuleitender (afferenter) vegetativer Nervenbahnen auf zuleitenden Bahnen des animalen protopathischen affektiven Systems, die von der Haut kommend über die Hinterhörner in die gleichen Segmente des Rückenmarkes eindringen. Dadurch entstehen hyperalgetische Zonen in der Haut für Reizqualitäten, wie Nadelstiche oder Quetschen von Hautfalten, sowie auch Parästhesien in umschriebenen Feldern der Körperoberfläche (spinaler Irradiationsschmerz; spinale Irradiationsparästhesie; Mackenzie, Henry Head, L. R. Müller, Kaufmann).

Schließlich irradiieren Erregungswellen, die von Reizqualitäten visceraler Schmerzempfindungen ausgelöst werden, innerhalb des Rückenmarkes auch bis in die Zellen für viscerale Schmerzempfindungen im Thalamus opticus. Da der visceralen Sensibilität neben ihrem affektiven System ein kritisches System mit Nervenbahnen bis zu den Projektionsfeldern in den Sinnesstätten der Hirnrinde fehlt, so fehlt auch ein Lokalisierungsvermögen für den visceralen Schmerz (vgl. S. 198).

Hier sei erneut hervorgehoben, daß die Erregungswellen des cerebrospinalen Systems nur unter der Bedingung adäquater Verhältnisse im Ionengebiete der Binnenflüssigkeit und Außenflüssigkeit der quergestreiften muskeligen Elemente in der oben besprochenen Weise zur Auswirkung gelangen. Sind diese Ionenverhältnisse gestört, so lösen die gleichen Erregungswellen an Stelle von Verkürzungsleistungen Umkehrwirkungen, d. h. Hemmungsvorgänge aus (vgl. S. 124).

4. Zusammenfassung.

Die paläencephale Betriebsregulierung des animalen und vegetativen Apparates in der Pars copulationis des weiblichen Genitale ist die phylogenetisch und beim Menschen die ontogenetisch älteste Komponente des Zentralnervensystems zur Regulierung der Überwachung der Umwelt, sowie zur Verteidigung des Introitus vaginae durch dessen Engerstellung und zu seiner Bereitstellung durch dessen Weiterstellung. Beide Vorgänge dienen gleichzeitig der Verteidigung bzw. Bereitstellung des ganzen Genitalapparates zur Erhaltung der Art. Der paläencephalen Betriebsregulierung liegen phylogenetisch altererbte Komplexe zugrunde, durch die an der Skeletmuskulatur durch im voraus bestimmte Reizqualitäten im voraus bestimmte motorische Akte der Enger- oder Weiterstellung des Introitus vaginae ausgelöst werden. Vor einer vorzeitigen Ermüdung der Skeletmuskulatur schützt die gleichzeitige Innervation der Vorderhornzellen mit den, in die Eigenapparate für diese Komplexe geschalteten, sympathischen Zellen des Nucleus intermedio-lateralis. Eine Herstellung neuer paläencephaler Reflexe des animalen Apparates der Pars copulationis ist während des Lebens beim menschlichen Weibe ausgeschlossen. Die paläencephalen Reflexe sind nur nach Ausschaltung der reflektorischen Tätigkeit der Großhirnhemisphären nachweisbar.

An die paläencephale Engerstellung des Introitus vaginae durch die Verkürzung der Skeletmuskulatur in der Pars copulationis ist eine paläencephale Betriebsregulierung des sympathischen Abschnittes des vegetativen Nervensystems gekoppelt. Sie tritt stets als Einheit in der Form einer sympathico-adrenalen Massenwirkung auf, durch deren motorisch fördernde Auswirkung auf die glattmuskeligen Elemente am caudalen Körperende die Engerstellung des Introitus vaginae verstärkt wird. Gleichzeitig wird die tätige Skeletmuskulatur nach Bedarf mit Energiequellen (Kohlehydrate) versorgt (Notfallfunktion des Sympathicoadrenalsystems, Cannon).

An die paläencephale Weiterstellung des Introitus vaginae durch Weiterstellung der Skeletmuskulatur in der Pars copulationis ist eine paläencephale Betriebsregulierung des parasympathischen Abschnittes des vegetativen Nervensystems, und zwar dessen sacralen Teiles gekoppelt. Durch ihre motorisch hemmende Auswirkung auf die glatte Muskulatur und die drüsigen Elemente am caudalen Körperende gelangt eine Weiterstellung des Introitus vaginae, eine Weiterstellung mit Überfüllung der Bluträume im Erektionsapparat in der Pars copulationis (Erektion), sowie eine Erhöhung der Gleitfähigkeit der Schleimhaut am Introitus vaginae zur Auswirkung.

Die Umschlagstellen für viscero-motorische Reflexe der Skeletmuskulatur, sowie der Verhütung der Ermüdung der Muskeln, weiter für die viscero-visceralen Reflexe an den verschiedenen Eingeweideteilen und schließlich für die viscero-sensorischen Reaktionen liegen im Paläencephalon.

Literaturverzeichnis.

Asher, L.: Die physikalische und chemische Wirkungsweise des Sympathicus, vornehmlich auf die Muskeln. Klin. Wschr. **1932 II**, 1292. — *Asher, L.* mit *Voser* u. *Haller*: The influence of the sympathetic nerves on voluntary muscles. Schweiz. med. Wschr. **1931 II**, 852.

Bayliss, W. M.: On the origin from the spinal cord of the vasodilatator fibres of the hind-limb and on the nature of these fibres. J. of Physiol. **26**, 173 (1901). — *Bleuler, E.*: Naturgeschichte der Seele und ihres Bewußtwerdens. Berlin: Julius Springer 1921. — Die Psychoide als Prinzip der organischen Entwicklung. Berlin: Julius Springer 1924. — *Boeke, J.*: Die morphologische Grundlage der sympathischen Innervation der quergestreiften Muskelfasern. Z. mikrosk.-anat. Forsch. **8**, 562 (1927). — *Brown, Graham*: On the activity of the central nervous system of the unborn foetus of the cat. J. of Physiol. **49**, 208 (1914/15). — *Brun*: Das Instinktproblem im Lichte der modernen Biologie. Schweiz. Arch. Neur. **6**, H. 1, 80 (1920).

Cannon, W. B.: Die Notfallsfunktionen des sympathico-adrenalen Systems. Erg. Physiol. **27**, 380 (1928). — Recent studies of the chemical mediations of nerve impulses. Endocrinology **15**, Nr 6, 473 (1931).

Edinger, L.: Zur Physiologie. Schlußvorlesung aus: Nervöse Zentralorgane, 8. Aufl. Leipzig: F. C. Vogel 1911. — Bau und Verrichtungen des Nervensystems, 2. Aufl. 17. Vorlesung, S. 201f. Leipzig: F. C. W. Vogel 1912. — Die Physiologie des Zentralnervensystems. Handwörterbuch der Naturwissenschaften, Bd. 3 u. 4. Jena: Gustav Fischer 1913.

Gärtner, G.: Über den Verlauf der Vasodilatatoren. Zbl. Physiol. **3**, 761 (1889). — *Goldstein*: Kritische und experimentelle Beiträge zur Frage nach dem Einfluß des Zentralnervensystems auf die embryonale Entwicklung und die Regeneration. Arch. Entw.mechan. **18**, 57 (1904). — *Greppin, L.*: Versuch eines Beitrages zur Kenntnis der geistigen Fähigkeiten unserer Vögel. Mitt. naturforsch. Ges. Solothurn **1906**, H. 3, 3. — Naturwissenschaftliche Betrachtungen über die geistigen Fähigkeiten des Menschen und der Tiere. Biol. Zbl. **31**, 331, 365 (1911).

Hess, W. R.: Über die Wechselbeziehungen zwischen psychischen und vegetativen Funktionen. Neurologische und psychiatrische Abhandlung aus dem Schweizer Archiv für Neurologie und Psychiatrie,

H. 2. Zürich: Orell Füssli 1925. — *Head, H.*: Sensibilitätsstörungen der Haut bei visceralen Erkrankungen. Deutsch von W. Seiffer. Berlin 1898. — *Hinsey, J. C.*: Some observations on the innervation of skeletal muscle of the cat. J. comp. Neur. **44**, 87 (1927). — Observations on the innervation of skeletal muscle. Anat. Rec. **35**, 13 (1927). — Proc. Assoc. for research in nerve. A. ment. Biol., 60, Kap. 8. Baltimore: Wawerley Press 1930. — *Hirt, A.*: Über den Aufbau des Spinalganglions und seine Beziehungen zum Sympathicus. Z. Anat. **87**, 275 (1928).

Kappers, A.: Vergleichende Anatomie des Nervensystems der Wirbeltiere und des Menschen. Haarlem: De Erven F. Bohn 1921. — *Kaufmann:* Über die Latenzzeit der Schmerzempfindung im Bereich hyperalgetischer Zonen bei Anwendung von Wärmereizen. Münch. med. Wschr. **1921 II**, 1174. — *Kehrer, E.*: Experimentelle Untersuchungen über nervöse Reflexe von verschiedenen Organen und peripheren Nerven auf den Uterus. Arch. Gynäk. **90**, 169 (1910). — *Kermauner, F.*: Ein Reflex bei der gynäkologischen Untersuchung. Wien. klin. Wschr. **1924 I**. — *Ken Kuré:* Die vierfache Muskelinnervation. Berlin u. Wien: Urban & Schwarzenberg 1931.

Mackenzie, J.: Krankheitszeichen und ihre Auslegung. Leipzig: Curt Kabitzsch 1923. — *Minkowski, M.*: Experimenteller Beitrag zur Physiologie des Rückenmarks. Schweiz. Arch. Neur. **5**, 1 (1919). — *Monakow, C. v.*: Versuch einer Biologie der Instinktwelt. Schweiz. Arch. Neur. 8, 257 (1921); **10**, 240 (1922). — *Müller, L. R.*: Das vegetative Nervensystem. (Der Lebensnerv.) Berlin: Julius Springer 1924. — Über die Sensibilität der inneren Organe, insbesondere des Gehirns. Verh. 37. Kongr. dtsch. Ges. inn. Med. Wiesbaden **1925**, 48.

Orbéli, L. A. (russisch, mitgeteilt von E. Th. Brücke): Orbelis Untersuchungen über die sympathische Innervation nicht vegetativer Organe. Klin. Wschr. **1927 I**, 703.

Paton: The reaction of the vertebrate embryo to stimulation and the associated changes in the nervous system. Naples Mitt. **18** (1907).

Sherrington, C. S.: Über das Zusammenwirken der Rückenmarksreflexe und das Prinzip der gemeinsamen Strecke. Erg. Physiol. I/II **4**, 197 (1905). — *Sherrington, C. S.* and *E. H. Hering:* Antagonistic muscles and reciprocal innervation. Note 4. Proc. roy. Soc. Lond. **62**, 183 (1897). — *Stricker, S.*: Untersuchungen über die Gefäßnervenwurzeln des Ischiadicus. Sitzgsber. Akad. Wiss. Wien, Math. naturwiss. Kl. III **74**, 173 (1876).

Wilkinson, J.: Observations on the sole-plates of motor end-organes. J. comp. Neur. **50**, 113 (1930). — *Wintrebert:* L'automatisme des premiers mouvements de corps chez les sélaciens. C. r. Acad. Sci. Paris **165**, 369 (1917).

VII. Die neencephale Betriebsregulierung der animalen und der vegetativen Apparate, mit Ausschluß der Betriebsregulierung durch die Regio praefrontalis und gleichwertiger Rindengebiete.

1. Definition des bedingten und unbedingten Reflexes (Pawlow).

Mit der Entwicklung der Rinde im Bau des Gehirns (Neencephalon) wird im Zentralnervensystem die Fähigkeit zur Ausbildung embiontischer neuer Reflexe ausgebaut. Diese Fähigkeit hält bei unversehrtem Nervensystem während des ganzen Lebens an und ist eine unerschöpfliche.

J. P. Pawlow verdanken wir die Kenntnis der Genese dieser embiontisch erzeugten neencephalen Reflexe. J. P. Pawlow und Bechterew und ihren Mitarbeitern verdanken wir unsere Kenntnisse über deren biologische Bedeutung.

Der Mechanismus der Ausbildung neencephaler Reflexe ist folgender:

Wird durch eine adäquate[1] Reizqualität innerhalb der Grenzen des Paläencephalons ein altererbter Reflex der Skeletmuskulatur oder ein Reflex eines vegetativen Organes oder Organsystems ausgelöst und dringen gleichzeitig während des Ablaufes dieses Reflexes sensorische Erregungswellen von Reizqualitäten eines beliebigen Umweltobjektes bzw. einer Umweltsituation, die für die Auslösung des altererbten Reflexes unwesentliche,

[1] Unter einer „adäquaten Reizqualität" verstehen wir eine solche, die einen anatomisch vorgebildeten, ererbten Mechanismus (sog. Strukturautomatismus) auslöst.

inadäquate Reizqualitäten sind, bis zu den Sinnesstätten der Rinde vor, so „bahnen“ sich neue Reflexbahnen von diesen Sinnesstätten zu den im Paläencephalon liegenden altererbten Komplexen[1].

Die neuen Bahnen bieten die Möglichkeit, daß Erregungswellen beliebiger, inadäquater Reizqualitäten von den motorischen Zellen im Paläencephalon dieselben reflektorischen Auswirkungen an den Erfolgsorganen auslösen wie adäquate Reizqualitäten.

Dieser Mechanismus für die Ausbildung neencephaler Reflexe ist nicht an bestimmte Umweltreize gebunden. Es ist gleichgültig, ob die Erregungswellen der inadäquaten Reizqualitäten eines Reizobjektes, die während des Ablaufes eines paläencephalen Reflexes zu den Repräsentationen in der Rinde vordringen, von den receptorischen Apparaten des N. olfactorius, N. opticus, N. acusticus, N. glossopharyngeus oder von den receptorischen Apparaten des kritischen bzw. affektiven Systems der allgemeinen Sensibilität ausgehen.

Durch die unbegrenzten Möglichkeiten der reflexogenen Tätigkeit der Großhirnrinde erweitert sich bei den Rindentieren die Betriebsregulierung des Zentralnervensystems vom engbegrenzten Kreis der altererbten, zum voraus bestimmten und für den Fortbestand von Individuum und Art wesentlichen (adäquaten) Reizqualitäten auf den, um vieles weiteren Kreis der, für den Fortbestand unwesentlichen (inadäquaten) Reizqualitäten der Reizobjekte und Reizsituationen seiner ganzen Umwelt.

Mit dem Ausbau der Rinde dringen während des Lebens auf den zuleitenden Bahnen von den Sinnesorganen immer mehr Erregungswellen verschiedenster Reizqualitäten bis in die Rindenrepräsentationen der Riech-, Seh-, Hör- und anderen sensorischen Apparate vor. Außerdem besitzt die Hirnrinde die Fähigkeit, bei der Reizverarbeitung dieser Erregungswellen die Auswirkung ihrer Erregungsprozesse engraphisch zu fixieren. Ihre Engramme sind aus dem Latenzzustand in einen neuen Erregungszustand versetzbar, ekphorierbar[2]. Dank den Verbindungen der Repräsentationen unter sich, sind alle ruhenden Engrammanteile eines Engrammkomplexes, die Engramme wesentlicher (adäquater) und die Engramme unwesentlicher (inadäquater) Reizqualitäten eines früheren Reizobjektes durch neue Erregungswellen einer einzigen Originalreizqualität, die vormals engraphisch gewirkt hatte, einer Farbe, eines Tones usw. wieder gleichzeitig aus dem Latenzzustand in einen neuen Erregungszustand versetzbar, ekphorierbar und lösen, ceteris paribus, reflektorisch über die ableitenden Bahnen dieselben Auswirkungen an denselben Erfolgsorganen aus, wie jene paläencephalen Reflexkomplexe, denen die neencephalen Reflexe ihre Herstellung verdanken.

Beispiel. Bei der Fütterung eines hungrigen Versuchstieres (Hund) löst die Berührung adäquater Reizqualitäten mit den Chemoreceptoren des Olfactorius, den oralen Receptoren der Schnauze und den Receptoren der Schleimhäute im Maul, die altererbten paläencephalen Bereitstellungsreflexe des „Beleckens“, der Öffnung des Maules und der Speichelsekretion für die Aufnahme der Nahrung aus.

[1] Diese „Bahnung“ beruht auf Semons Gesetz der simultanen Engraphie, laut welchem alle gleichzeitig in einer Sinnesstätte oder in einem Komplex von Sinnesstätten eintreffenden Erregungen (Simultanerregungen), gleichgültig welcher Qualität, sich zwangsläufig zu einem simultanen Engrammkomplex assozieren müssen. Ist beispielsweise während einer Schmerzerregung des Genitale gleichzeitig eine akustische oder optische Wahrnehmung gemacht worden, so gehören fortan auch diese akustischen und optischen Erregungen zum „simultanen Engrammkomplex“, indem fortan diese Schmerzerregungen nun auch fest und unlösbar mit diesen akustischen und optischen Erregungen verkoppelt bleiben.

[2] Semons Gesetz der „simultanen Ekphorie“, welches besagt, daß schon die Wiederkehr einer Komponente desjenigen originalen Reizkomplexes, der vormals engraphisch gewirkt hatte, genügt, um den gesamten Engrammkomplex mit allen seinen Komponenten auszulösen, zu „ekphorieren“.

Füttert derselbe Wärter wiederholt das Versuchstier, so dringen während der Fütterung Erregungswellen optischer oder akustischer Reizqualitäten des Wärters, wie die Farbe seines Kleides und die Töne seines Pfeifens zu den Repräsentationen der Rinde vor und bahnen sich neue neencephale Reflexbahnen zu den paläencephalen Komplexen für die Auslösung des „Beleckens", „der Öffnung des Maules und der Speichelsekretion". Dadurch entstehen neencephale Reflexkomplexe der genannten Bewegungsreaktionen und der Speichelsekretion, welche nun beim hungrigen Hund nicht nur bei der Fütterung, sondern auf die Signale des „Erscheinens" oder des „Pfeifens" des Wärters auftreten.

Es darf deshalb angenommen werden, daß bei den Rindentieren und beim Menschen, während des Lebens, in der Rinde der Großhirnhemisphären den, für die Integrität von Individuum und Art wichtigen, paläencephalen Reflexbahnen, entsprechende neue, neencephale Engrammkomplexe ausgebildet werden. Diese können im Gegensatz zu den altererbten Reflexkomplexen mit dem Ausdruck „embiontisch erworbene neencephale Reflexkomplexe" belegt werden.

Es entspricht beispielsweise beim Menschen dem paläencephalen Verteidigungskomplex der embiontisch erworbene neencephale soziale Selbstbehauptungskomplex und es entspricht dem paläencephalen Nahrungserwerbskomplex der neencephale Wohlstandserwerbskomplex usw. (Iwanow-Smolensky). Diese neencephalen Reflexkomplexe sind in gleicher Weise wie die paläencephalen Reflexkomplexe mit den einzelnen Systemen der Körperorgane, dem Skeletmuskelsystem, dem Verdauungs- und Genitalsystem usw. verbunden (vgl. S. 281).

J. P. Pawlow belegte diese reflexogene Fähigkeit und Tätigkeit der Großhirnhemisphären mit dem Ausdruck: Biologische Adaptation an die Außenwelt, oder mit dem Ausdruck: „Anpassung der altererbten Reflexkomplexe bzw. der Instinkte an die Reizsituationen der Außenwelt."

Da die reflexogene Tätigkeit der Großhirnrinde, durch welche während des Lebens ununterbrochen neue neencephale Reflexe gebildet werden, wie oben beschrieben, von einer Reihe von Bedingungen abhängig ist, so belegte J. P. Pawlow die embiontisch erworbenen, neencephalen Reflexe mit dem Ausdruck „bedingte Reflexe" und die Reizqualitäten, mit denen bedingte Reflexe hergestellt werden, mit dem Ausdruck „Bedingungsreize". Demgegenüber belegte er die bedingungslos durch die im voraus bestimmten Reizqualitäten auslösbaren, altererbten, paläencephalen Reflexe (Strukturautomatismen) mit dem Ausdruck „unbedingte Reflexe".

Wir werden im nachfolgenden zur Bezeichnung der paläencephalen altererbten Reflexe nur noch den Ausdruck „unbedingte Reflexe" und zur Bezeichnung der embiontisch erworbenen Reflexe den Ausdruck „bedingte Reflexe" benützen.

Schon bei den höheren Kleintieren und beim Kleinkind entstehen, sobald im extrauterinen Leben die paläencephale Betriebsregulation einsetzt, spontan durch die zahlreichen Bedingungsreize, die von den Reizobjekten und Reizsituationen der Umwelt ausgehen, bedingte Reflexkomplexe der animalen und vegetativen Apparate. Ihre neencephalen bedingten Reflexe haben alle dieselbe Funktionsrichtung wie die paläencephalen unbedingten Reflexe, unter deren Mitwirkung sie hergestellt wurden und entsprechen deshalb der Bioadaption der Instinkte an die tägliche unmittelbare Außenwelt. Diese Gruppe von spontan entstehenden bedingten Reflexen belegt Bechterew mit dem Ausdruck „natürliche bedingte Reflexe". Ihnen stellt er alle durch künstliche Ausarbeitung mit beliebigen Bedingungsreizen hergestellten bedingten Reflexe gegenüber und belegt sie mit dem Ausdruck „anerzogene bzw. ausgearbeitete bedingte Reflexe".

Bei den Lebewesen mit wohlentwickelter Hirnrinde beherrschen schließlich alle diese neencephalen, während des Lebens erworbenen bedingten Reflexe die phylogenetisch älteren Regulationsmechanismen des Paläencephalons (C. v. Monakow) und wie wir später sehen werden, sind alle Fertigkeiten und vor allem alle kulturellen Betätigungen fast restlos auf den Erwerb bedingter Reflexe angewiesen (Brun).

2. Die bedingten Reflexe der Pars copulationis.

Gestützt auf diese Darlegungen wird es verständlich, daß beim menschlichen Weibe mit dem Eintritt in das geschlechtsfähige Alter an der Pars copulationis durch Erregungswellen aus beliebigen olfactorischen, optischen, akustischen oder taktilen Bedingungsreizen, die während des Ablaufes von unbedingten Genitalreflexen auftreten, spontan bedingte Genitalreflexe entstehen können. Die bedingten Genitalreflexe der Pars copulationis entsprechen in ihrer Auswirkung den altererbten unbedingten Reflexen der Skeletmuskulatur und der vegetativen Organteile der Pars copulationis.

Sie treten im Rahmen der neencephalen Reflexkomplexe der Selbstbehauptung als Verteidigungsreflexe gegen unerwünschte sexuelle Angriffe und im Rahmen der neencephalen sexuellen Komplexe als Bereitstellungsreflexe zum Vollzug des Geschlechtsverkehrs auf.

Der bedingte Verteidigungsreflex des Introitus vaginae besteht aus der Kontraktion der Skeletmuskulatur und der glatten Muskulatur, sowie der Verengerung und der Entleerung der Bluträume der Pars copulationis und dem Versiegen der Sekretion in den Bartholinischen Drüsen. Der bedingte Bereitstellungsreflex des Introitus vaginae besteht aus der Weiterstellung der Skeletmuskulatur und der glatten Muskulatur und Weiterstellung, sowie Blutüberfüllung der Bluträume der Pars copulationis und der Sekretion der Bartholinischen Drüsen.

In gleicher Weise, wie bei den paläencephalen altererbten unbedingten Reflexkomplexen für die Überwachung und Gestaltung der Umwelt und, bei den übrigen ältesten und wichtigsten Instinkten, paläencephale Reflexkomplexe für den animalen Apparat, synergisch oder antagonistisch mit paläencephalen Reflexkomplexen vegetativer Organsysteme gekoppelt sind, findet sich dieselbe Koppelung auch bei den (neencephalen, embiontisch erworbenen) bedingten Reflexkomplexen.

Eine Mitinnervation des Gefäßsystems gleichzeitig mit der Innervation der Skeletmuskulatur von der Rinde des Neencephalons aus wurde schon früher von einigen Autoren vermutet (Bainbridge, Kroll). Es fehlte aber bis vor kurzem ein zwingender Beweis für die Existenz einer neencephalen Innervation des Gefäßsystems.

In jüngster Zeit ist es nun W. R. Hess mit W. H. v. Wyss am physiologischen Institut in Zürich gelungen, bei der Ausarbeitung bedingter Reflexe der Skeletmuskulatur, sowohl beim Versuchstier, wie bei Versuchspersonen, die gleichzeitige Herstellung bedingter Reflexe des Gefäßnervensystems nachzuweisen.

Von größter Wichtigkeit ist die Feststellung, daß diese bedingten Reflexe des Gefäßnervensystems schon bei den Erregungsprozessen der Formulierung motorischer Akte in den Großhirnhemisphären die gleichen

Veränderungen in der sympathico-parasympathischen Gleichgewichtslage des Kreislaufapparates anklingen lassen, wie bei der Verwirklichung der motorischen Akte.

Auch Bechterew konnte experimentell durch elektrische Reizung der Hautdecken, in Verbindung mit einem Lautreiz „bedingt reflektorische Effekte" des Kreislaufapparates auslösen.

Ausdrücklich sei hervorgehoben, daß diese bedingten, ebensowenig wie die unbedingten Reflexe des Gefäßnervensystems Einzelerscheinungen innerhalb der sympathico-parasympathischen Gleichgewichtslage des Kreislaufapparates oder gar im vegetativen Nervensystem darstellen (vgl. S. 298). Die bedingten Reflexe des Gefäßnervensystems sind wie alle anderen bedingten Reflexe der vegetativen Organsysteme lediglich der experimentellen Untersuchung gut zugängliche Einzelanteile von bedingten bzw. unbedingten Massenwirkungen innerhalb der ganzen sympathico-parasympathischen Gesamtgleichgewichtslage.

3. Das Ordnungsgesetz der neuralen Betriebsregulierung der vegetativen Apparate durch die bedingten Reflexe.

Im nachfolgenden soll das Ordnungsgesetz besprochen werden, dem die neurale Betriebsregulierung der vegetativen Organe und Organteile durch die, während des Lebens stets erneut erworbenen, bedingten Reflexe des vegetativen Nervensystems unterstellt sind.

Wie die wichtigsten und ältesten paläencephalen Komplexe in zwei Gruppen mit diametral entgegengesetzter Funktionsrichtung getrennt sind, von denen die eine Gruppe die paläencephalen Komplexe umfaßt, welche die Verteidigung, die Flucht, den Kampf um den Nahrungserwerb oder den Kampf um den sexuellen Partner regulieren und die andere Gruppe die paläencephalen Reflexe umfaßt, welche den Abbau der, in den Körper eingeführten Nahrung zu den primitiven biochemischen Bausteinen, die Ausscheidung der Stoffwechselschlacken, die Vereinigung der Keimzellen und den Aufbau des Individuums aus dem befruchteten Ei, sowie den Ersatz der, bei den intracellulären, chemischen Prozessen verbrauchten Energien regulieren, so entstehen auch zwei Gruppen von neencephalen Komplexen mit gleichen diametral entgegengesetzten Funktionsrichtungen.

Infolge der unerschöpflichen, ontogenetischen Anpassungsfähigkeit der Großhirnhemisphären an die Außenwelt werden während des Lebens unter der Mitwirkung der genannten paläencephalen Komplexe folgende zwei Gruppen von neencephalen Reflexkomplexen hergestellt, deren Erregungsprozesse in den Großhirnhemisphären die Formulierung folgender Akte auslösen:

Die eine Richtung führt zur Formulierung motorischer Akte der Skeletmuskulatur, deren Vollzug die Überwachung der Umwelt mit den Sinnesorganen und die Gestaltung der Umweltsverhältnisse ermöglichen. Gleichzeitig werden die Organe, welche die Verhältnisse im Lebensraume der Gewebezellen ordnen, motorisch und sekretorisch stillgelegt.

W. R. Hess hebt mit Recht hervor, daß die Funktionsrichtung der motorischen Akte, die Umweltssituationen beseitigen, welche das Interesse des Gesamtindividuums und der Art hemmen, und die Funktionsrichtung der motorischen Akte, die Umweltssituationen herbeiführen, welche die Interessen des Gesamtindividuums und der Art fördern, dieselbe ist.

Durch den Vollzug der motorischen Akte, d. h. durch Skeletmuskelbewegungen reißt das Individuum Reizobjekte, die seinen eigenen Fortbestand fördern, an sich und jagt gleichwertigen Reizsituationen nach (Reizsuche, Brun)[1]. Umgekehrt entfernen Skeletmuskelbewegungen das Individuum von Umweltsobjekten und aus Umweltssituationen, die seinen eigenen Fortbestand gefährden (Flucht). Leisten Umweltsobjekte, die den Fortbestand des Individuums gefährden, Widerstand, so sind es ebenfalls Skeletmuskelbewegungen, die den Kampf ums Dasein kämpfen.

Eine andere Richtung der Reizverarbeitung führt zur Formulierung von motorischen und sekretorischen Akten visceraler Organe, welche die Verhältnisse im Lebensraum der Gewebezellen der einzelnen Körperteile, sowie der Keimzellen gestalten. Gleichzeitig wird der animale Apparat für die Überwachung der Umwelt mit den Sinnesorganen und die Gestaltung der Umweltsverhältnisse stillgelegt.

Diese Richtung der Reizverarbeitung formuliert die motorischen und sekretorischen Akte der Verdauungsorgane, durch welche die aufgenommene Nahrung in primitive Bausteine aufgeschlossen, diese, sowie das getrunkene Wasser resorbiert und dadurch die, durch Skeletmuskelbewegungen verbrauchten Energien, wie beispielsweise das Glykogen der Leber, wieder ersetzt werden. Diese Richtung der Reizverarbeitung formuliert weiter motorische und sekretorische Akte der Ausscheidungsorgane, durch welche die Stoffwechselschlacken ausgeschieden werden. Schließlich formuliert diese Richtung der Reizverarbeitung motorischer Akte der Geschlechtsorgane, wie beispielsweise die Erektion, welche die Vereinigung der Keimzellen und damit die Erhaltung der Art fördert.

Nun haben wir oben hervorgehoben, daß wir, gestützt auf die experimentellen Untersuchungen von W. R. Hess und W. H. v. Wyss, annehmen dürfen, daß durch die Erregungsprozesse in den Großhirnhemisphären, die bei der Ekphorie und Reizverarbeitung neencephaler Reflexkomplexe auftreten, schon im Stadium der Formulierung neencephaler Akte und ohne deren Verwirklichung, also schon bei rein mnemischer Erregung[2] eine neencephale, bedingt-reflektorische Einflußnahme auf die vegetativen Zentren entsteht (vgl. S. 295). Darin unterscheiden sich die neencephalen Vorgänge grundsätzlich von den paläencephalen Vorgängen, welche nur durch die tatsächliche Ausübung von Akten auf die vegetativen Zentren Einfluß nehmen (vgl. S. 282).

Dagegen haben wir oben gezeigt, daß die neencephalen bedingten Reflexkomplexe in gleichem Umfange auf die Zentren des vegetativen Nervensystems Einfluß nehmen, wie die unbedingten Reflexkomplexe. Beide, die unbedingten und die bedingten Reflexe treten stets nur als Einheit auf (Cannon) und lösen in den Zentren des vegetativen Nervensystems nur Massenwirkungen aus.

---

[1] Wird nach Brun eine Instinkterregung in kräftiger Weise auf innersekretorischem Wege manifest, ohne daß die entsprechenden äußeren Sinnesreize zugegen sind, so gerät das Tier in eine dunkle, allgemeine, instinktive Unruhe, die so lange anhält, bis diese spezifischen Sinnesreize gewonnen sind: Das Tier sucht gleichsam denjenigen exterozeptiven Reizkomplex, welcher mit der hereditär-mnemischen Erregung homophon zusammenklingt.

[2] Als mnemische Erregung im Gegensatz zu einer Originalerregung bezeichnet Semon eine solche, die nicht durch einen Originalreizkomplex in der Außen- oder Innenwelt des Organismus, sondern durch einen ekphorischen Akt im Zentralnervensystem selbst entstanden ist (vgl. Anmerkung 2, S. 293).

4. Die Einflußnahme der bedingten Reflexe auf die vegetativen Apparate.

Im nachfolgenden soll diese Einflußnahme der Erregungsprozesse bei der Formulierung neencephaler Akte auf die vegetativen Zentren ausführlich besprochen werden.

a) Die Einzelanteile der sympathico-adrenalen Massenwirkung; die sympathico-adrenale Notfallfunktion (Cannon).

Neencephale Erregungsprozesse, welche motorische Akte der Skeletmuskulatur zur Überwachung und Gestaltung der Beziehungen eines Individuums zu seinen Umweltsbedinungen formulieren oder auslösen, entstehen bei den Reizverarbeitungen, zur Verteidigung, Flucht oder Kampf um die Nahrung oder den Sexualpartner, gleichgültig, ob ein Individuum Angreifer oder der Angegriffene ist. Sie werden gleichzeitig durch eine Massenwirkung im sympathischen Abschnitt des vegetativen Nervensystems unterstützt. Da gleichzeitig mit der Sympathicuswirkung eine Ausschüttung von Adrenalin in das strömende Blut entsteht und da die Wirkung des Adrenalins derjenigen der Sympathicuserregung gleichgerichtet ist, so belegt Cannon die gemeinsame Wirkung mit dem Ausdruck „Sympathicoadrenalfunktion".

Gleiche Sympathicoadrenalfunktionen werden schon durch neencephale Prozesse der Formulierung motorischer Akte ausgelöst, auch wenn die Bewegungen der Skeletmuskulatur nicht verwirklicht werden — also durch reine mnemische Erregung. Solche Erregungsprozesse zur Formulierung motorischer Akte entstehen bei den Affekten (Gemütserregungen) der Furcht[1], des Schrecks, der Wut und des Schmerzes.

α) Die fördernden Einflüsse.

Im nachfolgenden sollen die fördernden Einzelanteile der Sympathico-adrenalen-Massenwirkung besprochen werden.

I) Auf die extragenitalen Organsysteme.

An erster Stelle sei die Einflußnahme auf das neuromuskuläre System zur Überwachung und Gestaltung der Beziehungen des Individuums zu seiner Außenwelt genannt.

Nach den ausgedehnten experimentellen Untersuchungen des russischen Physiologen Orbeli und seiner Schüler und entsprechend der übereinstimmenden Auffassung von E. Th. Bruecke wirken sympathische Impulse umstimmend („tonotrop") auf das animale Nervenmuskelsystem. Sie fördern seine Bereitschaft zu stärkeren Reaktionen und verzögern das Einsetzen der Skeletmuskelermüdung (vgl. S. 285) — Ergotropie, Hess.

Gleiche Wirkungen der allein wirkenden Adrenalinkomponente auf die Skeletmuskulatur beobachteten Cannon und Hartmann mit ihren Mitarbeitern. Cannon, Houssay und Molinelli haben weiter nachgewiesen, daß die Abfallprodukte der Skeletmuskeltätigkeit selbst imstande sind, die Adrenalinabgabe durch Reizung der sympathischen Zentren im Zwischenhirn anzuregen.

[1] Als Angst im Gegensatz zu Furcht bezeichnet v. Monakow den psychischen Irradiationsvorgang, welcher der Perzeption des sympathico-adrenalen Erregungskomplexes unmittelbar folgt. Angst ist somit objektlos im Gegensatz zu Furcht, die durch Umweltsreizkomplexe ausgelöst wird und erst sekundär zu Angst führt.

Unter motorisch fördernder Einflußnahme des sympathico-adrenalen Systems stehen auch viele glatte Muskeln extragenitaler vegetativer Organe. Es wird durch das sympathico-adrenale System motorisch innerviert: Die glatte Muskulatur des Nierenbeckens und der Ureteren (Fagge, Gaskell)[1], die glatte Muskulatur des Trigonum vesicae, diejenige des Sphincter vesicae internus und der Urethra; unter motorisch fördernder Einflußnahme des sympathico-adrenalen Systems steht von der glatten Muskulatur des Verdauungsapparates diejenige des Sphincter pylori, des Sphincter am Ende des Dünndarms und des glattmuskligen Sphincter ani internus.

Der motorisch fördernde Einfluß des sympathico-adrenalen Systems erstreckt sich weiter auf die gesamte glatte Muskulatur der Haut, auf die Muskeln, welche die Haut bewegen, auf die Arectores pilorum (Schiff, Sherrington, Langley), sowie die glattmuskligen Elemente, welche die Schweißdrüsen umgeben, endlich auf die subcutane, glatte Muskulatur. Aus dem Tierleben und aus dem Leben der Menschen wissen wir, daß durch die Erregungsprozesse in den Großhirnhemisphären bei der Reizverarbeitung zur Verteidigung die Haare, die Federn, die Stacheln und beim Menschen die Haare der Kopfhaut aufgerichtet werden; an der bedeckten Haut des Menschen tritt das „Gänsehautphänomen" auf.

Durch Kontraktion der glatten Muskeln in der Umgebung der Augen wird die Lidspalte weit geöffnet und es werden die Bulbi aus den Augenhöhlen vorgeschoben. Am Auge selber wird die Pupille maximal erweitert und kann unter dem Einfluß von Erregungsprozessen zu Höchstleistungen der Skeletmuskulatur sogar von Lichtstarre begleitet werden (Kehrer, Westphal)[2]. Dadurch wird die Bereitschaft zur Aufnahme von Licht durch das Auge erhöht. Eine fördernde Einwirkung des sympathico-adrenalen Systems für die Leistungsfähigkeit der Sinnesorgane nimmt W. R. Hess auch für alle übrigen Sinnesorgane und ihre Sinnesstätten in der Rinde und die motorischen Apparate im Zentralnervensystem an.

Unter dem Einfluß des sympathico-adrenalen Systems werden dadurch Erregungsprozesse in den Großhirnhemisphären erhöht (sensibilisiert).

Am kranialen und am caudalen Körperende, wo entwicklungsgeschichtlich das Ektoderm und das Entoderm sich berühren, sind glanduläre ekto- und glanduläre Entodermabkömmlinge miteinander vermischt. Sie bilden zusammen die drüsigen Organe am kranialen und caudalen Körperende. In diesen Drüsen stehen die ektodermalen Abkömmlinge unter sekretorisch förderndem Einfluß des sympathico-adrenalen Systems (Gaskell).

Daneben kann eine Reihe von Einzelerscheinungen der sympathico-adrenalen Einflußnahme auf die verschiedensten Körperorgane beobachtet werden, welche einzeln

---

[1] Die motorisch stimulierende Einflußnahme des sympathico-adrenalen Systems auf die Muskulatur des Nierenbeckens und des Ureters wird aus dessen Embryologie verständlich.

Der Ureter wächst als Strang mit engem Lumen aus der dorsalen Seite des Wolffschen Ganges heraus, und zwar nahe seinem Eintritt in die Kloake. — Der kraniale Abschnitt der Ureteranlage wächst kranialwärts entlang dem Wolffschen Gang der Anlage der bleibenden Niere (Metanephrose) entgegen. In der Nähe der Niere verbreitert er sich und treibt neue mehrfache Knospen, die ihrerseits zu Kanälchen auswachsen. Schließlich führen komplizierte Vereinigungsvorgänge der Nierenanlage mit dem kranialen verbreiterten Ureter (Nierenbeckenanlage) zur Bildung der bleibenden Niere. Muskulatur und Epithel des Ureters entwickeln sich dementsprechend aus gleichen Keimblatteilen wie der Wolffsche Gang.

Die Beziehungen der Muskulatur und der drüsigen Apparate der Harn- und Keimdrüsen zum sympathico-adrenalen System werden auf S. 132 ff. eingehend besprochen.

[2] Wird auch im Angstanfall und selten im großen hysterischen Anfall beobachtet.

bedeutungslos sind, welche aber zusammengefaßt „als Teil eines integrierenden und mitwirkenden Mechanismus" für das neuromuskuläre System in kritischer Lage des Organismus ihren Sinn haben. Deshalb belegt Cannon die Funktionen des sympathico-adrenalen Systems auch mit dem Ausdruck „Notfallfunktionen". Sie setzen sich aus folgenden Anteilen zusammen:

Die Herzaktion wird beschleunigt und verstärkt (Bainbridge, Deutsch und Kauf).

Eine gleiche Beschleunigung der Herztätigkeit durch die alleinige Adrenalinkomponente beobachtete Cannon mit Britton am entnervten Herzen. Unter dem Einfluß des sympathico-adrenalen Systems kontrahieren und entleeren sich die Blutgefäße der Kopfhaut (R. Weber, H. W. v. Wyss). Gleiches gilt für die Gefäße der übrigen Haut und des Pfortadergebietes. Das aus den entleerten Gefäßen verdrängte Blut wird nach dem Nervensystem, dem Herzen und in der Richtung der zur Verwirklichung der motorischen Akte bestimmten Skeletmuskulatur verschoben. Der Blutdruck steigt. Die zirkulierende Blutmenge wird größer (Hitzenberger und Tuchfeld). Es wird die Ausschüttung von Glykogen aus dem Glykogenlager der Leber in das strömende Blut erhöht (Cannon). Damit steigt der Blutzuckerspiegel und das Angebot von Glykogen in der Flüssigkeit, welche Skeletmuskelzellen umspült, deren Bewegung durch die Bewegungsformulierung vor der Verwirklichung steht, wird erhöht. Eine gleiche Ausschüttung von Glykogen aus der Leber durch den Adrenalinfaktor allein beobachteten Griffith, Cannon und Bulatao.

Adrenalin erhöht weiter die Ausschüttung von eiweißartigen Substanzen aus dem Eiweißlager in der Leber (Stuebel, Freund und Grafe). Es beschleunigt die Oxydationsvorgänge.

II) Auf das weibliche Genitale.

Die sympathico-adrenale Einflußnahme erstreckt sich im weiblichen Genitale auf die glatte Muskulatur und auf die drüsigen Apparate. Sie fördert motorisch die Muskulatur der Blutgefäße, die glatten Muskelbündel im Parenchym und in den Ligamenten der Pars generandi (Ovarium), die gesamte Wandmuskulatur der Pars gestationis (Tube, Uterus und Vagina, Langley und Anderson, Elliot, Gaskell).

Diese engerstellende Regulierung der glatten Muskulatur im weiblichen Genitale gilt auch für den Menschen.

Resektion des Plexus hypogastricus schaltet die sympathico-tonische Engerstellung aus. Nach der Resektion werden die Menses reichlicher und dauern länger an (Michon, Hamant).

In der Pars copulationis und am caudalen Körperende nimmt das sympathico-adrenale System weiter motorisch fördernden Einfluß auf die glattmuskeligen Elemente, welche die Körperöffnungen, den Anus, die Urethra, den Introitus vaginae umgeben; auf die glatte Muskulatur der Haut im Perineum und in den Labia majora, und zwar auf die glatten Muskeln, welche ihre Hautfalten, wie auf die Arectores pili und die glattmuskligen Elemente ihrer Schweißdrüsen. Unter motorisch fördernder Einflußnahme des sympathico-adrenalen Systems stehen ferner die glattmuskeligen Elemente in den Wänden der Corpora cavernosa et spongiosa in der Pars copulationis und die glatten Muskeln in den Labia minora, die

Homologa des Retractor penis beim Manne, der nach Langley und Anderson durch das sympathico-adrenale System motorisch gefördert wird.

Alle genannten glatten Muskeln gelangen in der Massenwirkung des sympathico-adrenalen Systems koordiniert zur Kontraktion. Sie verhindern beim Mann und beim Weib die Turgeszierung der Corpora cavernosa und damit die Erektion der Pars copulationis. Sie unterstützen den Abschluß der Körperöffnungen am caudalen Körperende durch die Skeletmuskulatur am Beckenausgang und verlängern durch ihre Halteleistung die Abschlußdauer (vgl. S. 287, Gaskell).

Im weiblichen Genitale stehen weiter alle drüsigen Apparate unter der sekretorisch fördernden Einflußnahme des sympathico-adrenalen Systems.

In der Pars copulationis steht die Sekretion der drüsigen Apparate, die entwicklungsgeschichtlich vom Ektoderm abstammen, wie beispielsweise die Schweiß- und Talgdrüsen unter sekretorisch förderndem Einfluß des sympathico-adrenalen Systems. Gleiches gilt für die geringe Sekretion der paraurethralen oder Skeneschen Gänge, die Homologa der Prostata (Felix). Ihre Sekretion steht ebenfalls unter fördernder Einflußnahme des sympathico-adrenalen Systems (Barrington, Mislawsky und Bormann).

Auf die sekretorische Tätigkeit der Bartholinischen Drüsen nehmen zwei Innervationssysteme, das sympathico-adrenale und das parasympathische System Einfluß. Dieselbe neurale Betriebsregulierung besteht auch, wie schon oben erwähnt, am kranialen Körperende für die sekretorische Tätigkeit aller Drüsen der Mundhöhle, wie die Glandula parotis, sublingualis, submaxillaris und retrolingualis, sowie der Drüsen der Augenhöhle, die Glandula orbitalis und lacrymalis. Auch für die sekretorische Tätigkeit dieser Drüsen nehmen zwei, das sympathico-adrenale und das parasympathische System, Einfluß (Gaskell). Nach Barrington hat aber die Einflußnahme des sympathico-adrenalen Systems auf die Sekretion der Bartholinischen Drüsen eine stärkere Sekretion zur Folge als die Einflußnahme des parasympathischen Systems. Diese sekretorisch fördernde Einflußnahme des sympathico-adrenalen und des parasympathischen Systems auf die Tätigkeit der genannten Drüsen erklärt Gaskell durch die embryologische Abstammung der einen Drüsenzellen vom Ektoderm, der andern vom Entoderm.

In der Pars gestationis besteht nur für die Sekretion der Cervixdrüsen die Möglichkeit einer neuralen Betriebsregulierung, da die Drüsen der Mucosa corporis uteri regelmäßig bei den Menses mit den übrigen cytologischen Bestandteilen der prägravid angebildeten Schleimhaut abgestoßen werden. Histologisch kann in den Drüsen der Corpusmucosa nur während der Blütezeit des Corpus folliculare efflorescens et graviditatis (Aschoff) eine Sekretionsphase der prägraviden und graviden Mucosa corporis nachgewiesen werden, deren Anbildung und Rückbildung unter hormonaler Betriebsregulierung des Corpus folliculare efflorescens bzw. graviditatis steht (Schröder).

Die neurale Regulierung der Sekretion in den Cervixdrüsen bedarf einer besonderen Besprechung.

Nervi uterini, die in die Cervix uteri und bis zur Mucosa cervicis vordringen, sind nachgewiesen. Die tierexperimentellen Untersuchungen von Langley und Anderson ließen nur Nervi uterini erkennen, die aus dem sympathischen Abschnitt des vegetativen Nervensystems stammen. Wir haben auf S. 55 unserer Vermutung Ausdruck gegeben, daß die neuro-hormonale Betriebsregulierung für die glatte Muskulatur des Tractus Tubo-utero-vaginalis, auch ohne Beteiligung des parasympathischen Systems, ihrer Aufgabe der Erhaltung der Art zu entsprechen vermag. Als motorisch fördernde Komponente dieser Betriebsregulierung der Uterusmuskulatur kennen wir die sympathico-adrenale Funktion der N. uterini und des Adrenalins und als motorisch hemmende Komponente kennen wir heute das Hormon des Corpus folliculare efflorescens et graviditatis, sowie die Hormone der Placenta (Knaus, Fekete).

Eine gleiche Betriebsregulierung möchten wir auch für die Sekretion der Cervixdrüsen vermuten. Jedermann kann sich in viva und auf dem Sektionstisch überzeugen, daß das Sekret der Cervixdrüsen, parallel mit der Weiterstellung der gesamten glatten Muskulatur am weiblichen Genitale, unter der Einflußnahme des Hormons des Corpus folliculare graviditatis zu einer zäh-elastischen Sekretsäule eingedickt wird. Demgegenüber sezernieren außerhalb der Schwangerschaft die Cervixdrüsen von Frauen in den Lebensphasen, in denen ihre Großhirnhemisphären mit Erregungsprozessen belastet sind (sog. Gemütserregungen bei Abschlußunfähigkeit, Zweifelsucht usw.), ein dünnflüssiges Cervixsekret. In der vermehrten Sekretion eines dünnflüssigen Cervixsekretes bei Erregungsprozessen in den Großhirnhemisphären sehen wir die Auswirkung der genitalen Komponente jener neuro-hormonalen Funktion des sympathico-adrenalen Systems, die alle Erregungsprozesse der Großhirnhemisphären begleitet. Zugunsten dieser Vermutung kann ausgeführt werden, daß beim Menschen nach Resektion des Plexus hypogastricus superior unstillbare Hypersekretion eines wässerigen Cervixsekretes, die allen örtlichen Behandlungsmethoden trotzen, verschwinden (Cotte, Constantini und Schebat, vgl. S. 411). In der Sekretion kleiner Mengen eines sehr dicken Cervixsekretes in graviditate sehen wir die Auswirkung der genitalen Komponente der hormonalen Funktion des Corpus folliculare graviditatis und der Placenta.

Die Einflußnahme des Hormons des Corpus folliculare auf die glatte Muskulatur des Genitale besteht in einer Weiterstellung derselben. Da auch die Reizung der Nn. erigentes aus dem sacralen Abschnitt des parasympathischen Systems in der Hauptsache eine Weiterstellung der glatten Muskulatur in der Pars copulationis zur Folge hat, so darf die, dem sympathico-adrenalen System diametral entgegengesetzte Einflußnahme des Ovarialhormons auf die Cervixdrüsen mit dem Ausdruck „parasympathicusähnlich“ belegt werden.

Diese beiden diametral entgegengesetzten Sekretionstypen der Cervixdrüsen, die sympathico-adrenale Sekretion eines dünnflüssigen und die ovarialhormonale Sekretion eines dickflüssigen Cervixsekretes stellen ein Gegenstück zur Betriebsregulierung der sekretorischen Tätigkeit der Glandula submaxillaris dar. Diese Drüse sezerniert bei Reizung der Chorda tympani aus dem kranialen Abschnitt des Parasympathicus ein reichliches wässeriges Sekret und bei Reizung des Sympathicus eine kleine Menge eines sehr dicken Speichels. Da bei Reizung der Chorda tympani der Sekretdruck im Ausführungsgang der sezernierenden Speicheldrüse wesentlich höher ist als der Blutdruck in der zuführenden Arterie, so ist ersichtlich, daß der osmotische Druck zur Erklärung der Dünnflüssigkeit des Sekretes nicht herangezogen werden darf. Gestützt auf den heutigen noch völlig ungeklärten Stand des Problems der Sekretionsmechanismen enthalten wir uns des Versuches einer Erklärung obiger Tatsachen.

β) Die hemmenden Einflüsse.

Neben der großen Zahl fördernder Einflußnahmen des sympathico-adrenalen Systems findet sich eine nicht geringere Zahl hemmender Einflüsse. An der Spitze steht der hemmende Einfluß auf die Motilität des Verdauungsapparates und der Harnwege (Heyer, W. Weitz und Walter Vollers). Eine Einflußnahme mit gleicher Funktionsrichtung stellten Cannon und Hoskin für das Blut der Vena cava nach Reizung der Nebennieren fest. Davon ausgenommen sind nur die obengenannten glattmuskeligen Sphincteren. Dazu gesellt sich die Hemmung der sekretorischen Tätigkeit aller drüsigen Elemente des Verdauungstractus von der Kardia abwärts bis zum Anus. Am kranialen und am caudalen Körperende stehen jene Drüsenabschnitte, die Abkömmlinge des Entoderms sind, unter hemmendem Einfluß des Sympathicus. Dazu gesellt sich die durch sympathicotonische Adrenalinanämie bedingte Weiterstellung der Bronchialmuskulatur, wodurch der Gaswechsel in der Lunge und der oxybiotische Gewebestoffwechsel erleichtert wird. Grafe und Mayer haben festgestellt, daß bei Versuchspersonen, die unter der Wirkung hypnotisch-suggerierter Erregungsprozesse ihrer Großhirnhemisphären (Affekte) standen und bei denen gleichzeitig die Skeletmuskelbewegung ausgeschaltet war, im Respirationsversuch die Verbrennung gelegentlich sogar bis zu 25% über die Norm stieg (Gaskell, Cannon, Auer, Lommel, Patterson, Roßbach, Bickel und Sasaki).

Diese Steigerung des oxybiotischen Stoffwechsels auf der einen Seite und die gleichzeitige Hemmung der Verdauungsvorgänge auf der anderen Seite lassen den Schluß berechtigt erscheinen, daß durch die Massenwirkung des sympathico-adrenalen Systems die Förderung der dissimilierenden (katabolischen) Vorgänge im Verein mit der Hemmung der assimilierenden (anabolischen) Vorgänge den Bestand in den Lagern des Stoffhaushaltes um ein Wesentliches verkleinert wird; ihre Folge ist Gewichtsverlust (Cannon, A. A. Weinberg). Die genannten Funktionen des sympathico-adrenalen Systems werden ausgelöst, sobald sich im Zentralnervensystem Erregungsprozesse der Verteidigung gegen eine Bedrohung der Integrität der lebenden Substanz durch schmerzhafte Reizung, durch Infektion, durch traumatischen Shock, durch Hämorrhagie, durch Asphyxie, Hypoglykämie oder angestrengte Muskelarbeit einstellen. Für feinere Regulierungen nehmen einige Autoren Funktionen von umgekehrter Richtung an.

b) Die Einzelanteile der parasympathischen Massenwirkung.

Neben diesen sympathicusbedingten stimulierenden und hemmenden Einflüssen werden bei Skeletmuskelarbeit die Blutgefäße in den arbeitenden Muskeln unter der Einflußnahme des parasympathischen Systems weiter gestellt.

Neencephale Erregungsprozesse, welche motorische Akte der Skeletmuskulatur zur Gestaltung der Verhältnisse im Lebensraum der Gewebe- und Keimzellen formulieren oder auslösen, entstehen bei Reizverarbeitungen zur Bereitstellung der kranialen Körperöffnungen für die Aufnahme von Nahrungsstoffen, zur Bereitstellung der caudalen Körperöffnungen für die Ausscheidung der nicht gasförmigen Stoffwechselschlacken und beim weiblichen Geschlecht zur Bereitstellung des Introitus vaginae für die Aufnahme der Samenflüssigkeit.

Alle diese motorischen Akte der Skeletmuskulatur zur Bereitstellung der genannten Körperöffnungen gelangen durch Weiterstellung der Schließmuskeln dieser Öffnungen zur Auswirkung. Sie werden gleichzeitig durch Massenwirkungen im parasympathischen Abschnitt des vegetativen Nervensystems unterstützt.

Auch hier sei nochmals hervorgehoben, daß neencephal ausgelöste parasympathische Funktionen schon bei der Formulierung motorischer Akte zur Bereitstellung der obengenannten Körperöffnungen ausgelöst werden, auch wenn die Weiterstellung der Schließmuskeln nicht erfolgt (vgl. S. 297).

Die Erregungsprozesse in den Großhirnhemisphären, die zur Formulierung motorischer Akte der Bereitstellung führen, entstehen bei den Affekten (Gemütserregungen) der Begierde.

Im nachfolgenden sollen die Einzelanteile der parasympathischen Massenwirkungen besprochen werden.

α) Die fördernden Einflüsse.

An erster Stelle sei, wie bei der Besprechung der sympathico-adrenalen Massenwirkungen, die fördernde Einflußnahme besprochen.

Unter motorisch fördernder Einflußnahme des kranialen Abschnittes des Parasympathicus steht die glatte Bronchialmuskulatur. Sie wird enger gestellt. Die Atmung wird verlangsamt. Gleiches gilt für die Muskulatur der Skeletmuskelgefäße. Sie werden enger gestellt, und es fließt weniger arterielles Blut zu den Muskeln.

Unter motorisch fördernder Einflußnahme des parasympathischen Systems steht auch bei den Säugetieren die gesamte glatte Muskulatur des Magen-Darmtractus und des Oesophagus und des Sphincter cardiae (Gaskell), und zwar die längs verlaufenden wie die zirkulär verlaufenden Muskeln, mit Ausnahme der glatten Muskulatur der zirkulär verlaufenden Sphincteren am Pylorus, am Ende des Dünndarmes und der glattmuskelige Sphincter ani internus (Bayliss und Starling, Langley und Anderson, F. R. Elliot). Dabei nimmt der kraniale Abschnitt des Parasympathicus motorischen Einfluß auf die Muskulatur des Magen-Darmtractus bis zum Eintritt des Dünndarmes in den Dickdarm; dagegen nimmt der sacrale Abschnitt des Parasympathicus motorischen Einfluß auf die Muskulatur des Dickdarmes.

Unter motorisch fördernder Einflußnahme des sacralen Abschnittes des parasympathischen Systems steht weiter der Detrusor vesicae aller derjenigen Säugetiere, bei denen die aus der Einmündungsstelle des Ureters entstandene Muskulatur des Blasenbodens sich nicht als zweite Schicht weit über die aus der Kloakenanlage stammende Blasenmuskulatur ausgebreitet hat (Gaskell, Langley und Anderson).

Der sekretorisch fördernde Einfluß des kranialen Abschnittes des Parasympathicus erstreckt sich auf die vom Entoderm abstammenden Abschnitte der Drüsen am kranialen Körperende, wie die Drüsen der Mundhöhle, die Glandula parotis, sublingualis, submaxillaris und retrolingualis und die Drüsen der Augenhöhlen, die Glandula orbitalis und lacrymalis. Weiter nimmt der kraniale Abschnitt des Parasympathicus sekretorisch fördernden Einfluß auf die Drüsen, die den Magensaft sezenieren, auf die Pankreassekretion (Pawlow) und auf die Fähigkeit zu der Glykogenspeicherung in der Leber (Toenissen).

Im weiblichen Genitale, und zwar in der Pars copulationis steht die Sekretion der vom Entoderm abstammenden drüsigen Elemente in den Bartholinischen Drüsen unter fördernder Einflußnahme des Parasympathicus (vgl. S. 100).

β) Die hemmenden Einflüsse.

Neben diesen fördernden Einflußnahmen des parasympathischen Systems finden sich zahlreiche hemmende Einflüsse. An der Spitze steht der hemmende Einfluß auf das neuro-muskuläre System (animaler Apparat) zur Überwachung und Gestaltung der Beziehungen des Individuums zu seiner Außenwelt.

Bei den parasympathisch-bedingten Leistungen des vegetativen Apparates, wie beispielsweise bei der Verdauung, der Entleerung von Darm- und Blaseninhalt wird die Leistungsfähigkeit des animalen Apparates, wie beispielsweise die der Skeletmuskulatur der Extremitäten und des Stammes, gedämpft. Das Vermögen der Großhirnhemisphären, motorische Akte des animalen Apparates zu formulieren und zu verwirklichen, ist in hohem Maße beeinträchtigt. Bei den parasympathischen Höchstleistungen können die Funktionen des animalen Apparates, die Überwachung und Gestaltung der Umwelt völlig stillgelegt werden (W. R. Hess). Dieser Vorgang wird mit dem Ausdruck „Schlaf" belegt.

Diese Dämpfung des animalen Apparates und die damit einhergehende Dämpfung seiner sympathico-adrenalen, dissimilierenden Einflußnahme auf den Stoffhaushalt (vgl. S. 303), im Verein mit der parasympathischen Förderung der assimilierenden Vorgänge im Verdauungstractus und im Lebensraum der Gewebezellen, berechtigen zu dem Schlusse, daß Massenwirkungen des parasympathischen Abschnittes des vegetativen Nervensystems den Bestand in den Lagern des Stoffhaushaltes wesentlich erhöhen (Cannon).

Durch die hemmende Einflußnahme des kranialen Abschnittes des Parasympathicus auf den Kreislaufapparat im allgemeinen wird die Herzaktion verlangsamt und schwächer. Die großen Blutgefäße, wie die Blutgefäße der Haut, werden weiter gestellt. Der Blutdruck sinkt, das Inkarnat der Gesichtshaut wird rötlicher. Die parasympathicotonische und hemmende Einflußnahme löst Weiterstellung der glatten Muskulatur der Kopfhaut, der kranialen Körperöffnungen und der Iris aus. Die Gesichtszüge werden weich; die Augen sinken in die Augenhöhlen, die Lidspalte und die Pupillen werden eng. Dadurch wird die Leistungsfähigkeit des Auges zur Überwachung der Reizobjekte und Reizsituationen aus der Außenwelt gedämpft. W. R. Hess nimmt auch für die übrigen Sinnesorgane und ihre Repräsentationen in den Großhirnhemisphären eine parasympathicusbedingte Dämpfung an. Unter hemmendem Einfluß des Parasympathicus stehen die glatten Hautmuskeln, welche die Haut bewegen. Dagegen fehlen heute eindeutige Kenntnisse über hemmende Fasern für die glatte Muskulatur der Mm. arrectores pili und der Muskeln der Schweißdrüsen.

In der Pars copulationis und am caudalen Körperende nimmt das parasympathische System hemmenden Einfluß auf die glattmuskeligen Elemente der Haut, welche die Körperöffnungen, den Anus, die Urethra und den Introitus vaginae umgeben. Es nimmt hemmenden Einfluß auf die glatte Muskulatur in der Haut des Perineums und in den Labia majora. Unter motorisch hemmendem Einfluß des parasympathischen Systems stehen ferner die glattmuskeligen Elemente in den Wandungen der Corpora cavernosa et spongiosa der Pars copulationis, sowie der Arterien und Venen, welche die Corpora cavernosa mit Blut versorgen. Unter dem hemmenden Einfluß stehen die glatten Muskeln in den Labia minora, die Homologa des glattmuskeligen Retractor penis beim Manne, der nach Langley und Anderson durch das parasympathische System weitergestellt wird.

Alle glatten Muskeln an der Pars copulationis gelangen koordiniert zur Erschlaffung (Gaskell).

Als Einheit, wie das sympathico-adrenale System, das einmal angeregt, stets alle seine Einflußnahmen auf die verschiedensten Körperteile gleichzeitig zur Auswirkung bringt, tritt das parasympathische System nicht auf. Die Bereitstellung der kranialen Körperöffnungen für die Aufnahme von Nahrungsstoffen, die Bereitstellung der caudalen Körperöffnungen für die Ausscheidung der nicht gasförmigen Stoffwechselschlacken, sowie die Bereitstellung der Pars copulationis im allgemeinen und die Weiterstellung des Introitus vaginae im besonderen zur Aufnahme der Samenflüssigkeit, gehen ausschließlich mit den parasympathischen Auswirkungen an den entsprechenden Systemen, dem Verdauungs-, Harn- und Geschlechtssystem einher.

5. Das Auslöschen der bedingten Reflexe.

Schließlich unterscheidet sich die neencephale Betriebsregulierung von der paläencephalen durch die Fähigkeit der Großhirnhemisphären, bedingte Reflexe der Hemmung und Enthemmung von schon fest gewordenen, motorisch oder sekretorisch fördernden und motorisch oder sekretorisch hemmenden, bedingten Reflexen herzustellen. Dies bedeutet die Fähigkeit der Hirnrinde, festgewordene bedingte Reflexe wieder auszulöschen. Demgegenüber besteht im Leben der rindenlosen Tiere und bei den Menschen, bei denen infolge von Läsionen in den neencephalen Abschnitten des Großhirns die Fähigkeit nicht bzw. nicht mehr neue, neencephale Reflexe herzustellen und mit diesen die altererbten, unbedingten, motorisch oder sekretorisch fördernden, paläencephalen Reflexe oder die unbedingten, motorisch und sekretorisch hemmenden, paläencephalen Reflexe auszulöschen. Fehlt den Großhirnhemisphären ausnahmsweise diese Fähigkeit zur Herstellung bedingter hemmender und enthemmender Reflexkomplexe, so ist die neencephale Betriebsregulierung derjenigen eines Automaten vergleichbar; einmal durch eine Reizqualität angeregt, laufen die festgewordenen motorisch und sekretorisch fördernden bedingten Reflexe ab wie eine Uhr.

Beispiel. Im Laboratorium von Bechterew wurde bei einem Versuchstier (Hund) folgender bedingter motorischer Reflex ausgebildet und gefestigt:

Es erhielt das Versuchstier unter stets gleichen Bedingungen jeweils ein Stück Zucker. Durch Wiederholung dieses Vorganges wurde die für das „Zuckerfressen“ unwesentliche optische Reizqualität der weißen Farbe des Zuckers zum Bedingungsreiz. Dieser bildete im Verein mit dem paläencephalen Reflex des Zuckerfressens einen bedingten Reflex für motorische Akte der Reizsuche nach Zucker. Nachdem das Tier den Zucker jeweils erfaßt und gefressen hatte, trat Hemmung der Reizsuchung nach dem Zucker auf; das Tier beruhigte sich. Nach der operativen Entfernung der Regio praefrontalis der Großhirnhemisphären änderte sich das Verhalten des Hundes wie folgt:

Sobald der Examinator ein weißes Papier in der Hand hielt, so fing der Hund an danach zu springen und bemühte sich, es zu ergreifen, wobei er diese Bewegungen 30—40mal nacheinander ausführte. Die Großhirnhemisphären des Versuchstieres waren der Reizqualität „weiße Farbe“ hemmungslos derart preisgegeben, daß es alle weißen Papier- und Holzstückchen usw. ergriff.

Im nächsten Kapitel soll derjenige Teil der Großhirnhemisphären besprochen werden, in dem wir den Sitz der Fähigkeit zur Herstellung hemmender und enthemmender Reflexkomplexe vermuten dürfen.

6. Zusammenfassung.

Durch die reflexerzeugende (reflexogene) Fähigkeit der Großhirnhemisphären erweitert sich bei allen Rindentieren und beim Menschen in den Rindenabschnitten, mit Ausschluß der Regio praefrontalis und gleichwertiger Rindengebiete, die neurale Betriebsregulierung wie folgt: Sie erweitert sich vom eng begrenzten Kreis der altererbten, zum voraus bestimmten, ausschließlich für die Integrität von Individuum und Art wesentlichen Reizqualitäten in der Außenwelt zum weiten Kreis der für die Integrität an und für sich unwesentlichen Reizqualitäten der Reizobjekte und Reizsituationen. Da aber diese neencephalen Reflexe stets nur unter einem Zusammenwirken mit paläencephalen Reflexen hergestellt werden, so entwickeln sich außerhalb der Regio praefrontalis und gleichwertiger Rindengebiete ebenfalls nur neencephale Reflexkomplexe für die Integrität von Individuum und Art, was einer Anpassung der altererbten Reflexkomplexe an die Reizsitutationen der Außenwelt jedes Einzelindividuums entspricht.

Dagegen unterscheiden sich diese, an neencephale Reflexkomplexe des animalen Apparates gekoppelten, vegetativen Reflexkomplexe von den, an paläencephale Reflexkomplexe gekoppelten durch ihren Auslösungsmechanismus. Die letzteren werden nur bei der Verwirklichung der paläencephalen Reflexkomplexe der Verteidigung, der Flucht, dem Kampf um Nahrung und um den sexuellen Partner ausgelöst. Die an neencephale Reflexkomplexe des animalen und vegetativen Apparates gekoppelten Reflexkomplexe des sympathico-adrenalen Systems und des parasympathischen Systems werden schon durch die Erregungsprozesse der Formulierung motorischer Akte, der Verteidigung oder der Bereitstellung bis zu ihrer vollen Auswirkung in allen Erfolgsorganen und Organteilen ausgelöst und dies auch dann, wenn die formulierten motorischen Akte nicht zur Auslösung gelangen.

Weiter unterscheidet sich die neencephale von der paläencephalen Betriebsregulierung durch die Fähigkeit der Großhirnhemisphären, bedingte Reflexe für die Hemmung und Enthemmung schon festgewordener bedingter fördernder und bedingter hemmender Reflexe auszubilden; eine Fähigkeit, welche das Paläencephalon nicht besitzt.

Fehlt den Großhirnhemisphären ausnahmsweise diese Fähigkeit zur Herstellung bedingter hemmender und enthemmender Reflexkomplexe, so ist die neencephale Betriebsregulierung derjenigen eines Automaten vergleichbar; einmal durch eine Reizqualität angeregt, laufen die festgewordenen motorisch und sekretorisch fördernden bedingten Reflexe ab wie eine Uhr.

Mit dem Eintritt des menschlichen Weibes in das geschlechtsfähige Alter und insbesonders mit der Aufnahme des Geschlechtsverkehrs entstehen spontan, wie in allen anderen Organsystemen, zur Anpassung der altererbten, unbedingten Reflexe an die Bedingungen der Außenwelt, auch im Genitalsystem neencephale bedingte Reflexe und in den Großhirnhemisphären entsprechende Reflexkomplexe. Die Bedingungsreize für die bedingten Genitalreflexe sind die für die Erhaltung der Art unwesentlichen olfactorischen, akustischen, optischen oder taktilen Reizqualitäten von Objekten und

Sachverhalten in der Außenwelt, welche sich vor, während und nach dem Ablauf von altererbten Genitalreflexen bei der Menstruation, beim Geschlechtsverkehr, während der Schwangerschaft, Geburt und Wochenbett einstellen.

In der Pars copulationis entstehen bedingte Verteidigungsreflexe für die Skeletmuskulatur des Genitale, begleitet von gleichsinnig wirkenden bedingt reflektorischen Auswirkungen des sympathico-adrenalen Systems.

Beispiel. Löst die Einführung eines Instrumentes in der Pars copulationis durch „schmerzhafte" Reizung den altererbten unbedingten Verteidigungsreflex der Skeletmuskulatur in der Pars copulationis auf, so werden bei Wiederholung des schmerzhaften Vorganges, unter dem Zusammenwirken der optischen, akustischen und taktilen Reizqualitäten des Fremdkörpers und des unbedingten Verteidigungsreflexes, bedingte Verteidigungsreflexe ausgebildet, die durch die optischen, akustischen und taktilen Bedingungsreize ausgelöst werden.

Dementsprechend wird eine Engerstellung des Introitus vaginae schon durch den Anblick und durch das Klirren und durch die Berührungsempfindung, die vom Instrument ausgeht, ausgelöst.

Schließlich gelangen bei allen extensiv und intensiv starken Erregungsprozessen in den Großhirnhemisphären (Affekte, Gemütserregungen), bei extensiv und intensiv umfangreicher Skeletmuskelarbeit, bei Fieber, Kälte, Asphyxie, traumatischem Shock und schmerzhafter Reizung, neben unbedingten, auch bedingte Reflexe des sympathico-adrenalen Systems am Genitale zur Auswirkung.

Ihre Einflußnahme auf den Betrieb im Genitale wird auf S. 315 ausführlich beschrieben.

Literaturverzeichnis.

Aschoff: Zur Nomenklatur des Corpus luteum. Berichte aus: Oberrheinische Ges. für Geburtshilfe und Gynäkologie. Zbl. Gynäk. **1926**, Nr 21, 1400. — *Auer, J.:* Gastric peristaltic in rabbits under normal and some experimental conditions. Amer. J. Physiol. **18**, 347 (1907).

Bainbridge, F. A.: The physiology of muscular exercise, p. 116. London 1919. — *Barrington, F. J. F.:* The variations in the mucin content of the bulbo-urethral glands. Internat. Mschr. Anat. u. Physiol. **30**, 1 (1913). — *Bayliss, W. M.* and *E. H. Starling:* The movements and innervations of the small intestine (Dog.). J. of Physiol. **24**, 99 (1899). — The movements and innervations of the large intestine. J. of Physiol. **27**, 107 (1900). — The movements and innervations of the small intestine. (Rabbit and cat). J. of Physiol. **26**, 125 (1901). — *Bechterew, W. v.:* Die Funktionen der Nervenzentra. Deutsche Ausgabe. Jena: Gustav Fischer 1911. — *Bickel, A.* u. *K. Sasaki:* Experimentelle Untersuchungen über den Einfluß von Affekten auf die Magensaftsekretion. Dtsch. med. Wschr. **1905 II**, 1829. — *Brun:* Das Instinktproblem im Lichte der modernen Biologie. Schweiz. Arch. Neur. **6**, H. 1, 80 (1920).

Cannon, W. B.: Die Notfallsfunktionen des sympathico-adrenalen Systems. Erg. Physiol. **27**, 380 (1928). — The wisdom of the body. New York-City: Norton & Co. 1932. Weitere amerikanische Literatur siehe Physiologic. Rev. **4**, 69 (1924). — *Cannon, W. B.* and *Britton:* Studies on the conditions of activity in endocrine glands (Haupttitel). Pseudaffective medulliadrenal secretion. Amer. J. Physiol. **72**, 283 (1925). — The influence of motion and emotion on medulliadrenal secretion. Amer. J. Physiol. **79**, 433 (1927). — *Cannon, W. B. and Bulatao:* The rôle of the adrenal medulla in pseudaffective hyperglycemia. Amer. J. Physiol. **72**, 309 (1925). — *Cannon, W. B.* and *Hoskin:* The effects of asphyxia, hyperpnoea and sensory stimulation of adrenal secretion. Amer. J. Physiol. **29**, 274 (1911). — *Costantini* and *Schebat:* Métrite avec douleurs pelviennes intenses. Echec du traitement médical. Sympathectomie pelvienne. Guérison datant d'un an et grossesse. Bull. Soc. Obstétr. Paris **17**, 565 (1928). — *Cotte, G.:* Résection du sympathique pelvien pour hydrorrhées rébelles. Résultat éloigné datant de deux ans. Soc. Chir. Lyon. Lyon chir. **25**, No 6, 717 (1928).

Deutsch, F. u. *E. Kauf:* Psychophysische Kreislaufstudien. Z. exper. Med. **32**, 197 (1923).

Elliot, I. R.: Mündliche Mitteilung an W. H. Gaskell. Siehe W. H. Gaskell: The involuntary nervous system, S. 133 u. 164. — The action of adrenaline. J. of Physiol. **32**, 420 (1905).

Fagge, C. H.: On the innervation of the urinary passages in the dog. J. of Physiol. **28**, 306 (1902). — *Fekete, K.*: Gibt es während der Schwangerschaft ein aktives Hypophysen-Hinterlappenhormon im Blute? Endokrinol. **10**, 16 (1932). — *Felix:* Die Entwicklung der Harn- und Geschlechtsorgane. Handbuch der Entwicklungsgeschichte des Menschen von F. Keibel und F. P. Mall, Bd. 2, S. 732. 1910. — *Freund, H.* u. *E. Grafe:* Über das Verhalten von Gesamtstoffwechsel und Eiweißumsatz bei infizierten Tieren ohne Wärmeregulation. Dtsch. Arch. klin. Med. **121**, 36 (1916). — Über die Beeinflussung des Gesamtstoffwechsels und des Eiweißumsatzes beim Warmblüter durch operative Eingriffe am Zentralnervensystem. Pflügers Arch. **168**, 1 (1917); Arch. f. exper. Path. **93**, 285 (1922).

Gaskell, W. H.: The involuntary nervous system. London: Longmans, Green & Co. 1920. — *Grafe, E.* u. *L. Meyer:* Über den Einfluß der Affekte auf den Gesamtstoffwechsel. Z. Neur. **86**, 247 (1923). — *Griffith:* Reflex hyperglycemia: a study of the carbohydrate mobilization effected by afferent crural, sciatic and vagus stimulation. Amer. J. Physiol. **66**, 618 (1923).

Hamant, A.: La résection du sympathique pelvien. Traitement de l'ovarite scléro-kystique. Bull. Soc. Obstétr. Paris **15**, 189 (1926). — *Hartmann* u. Mitarbeiter: Siehe bei W. B. Cannon, Literaturverzeichnis S. 381, Nr 59—63. Erg. Physiol. **27**, 381 (1928). — *Hess, W. R.*: Über die Wechselbeziehungen zwischen psychischen und vegetativen Funktionen. Schweiz. Arch. Neur. Neurologische und psychiatrische Abhandlung, H. 2, S. 3. Zürich: Orell Füssli 1925. — *Heyer, S. R.*: Die Magensekretion beim Menschen unter besonderer Berücksichtigung der psychischen Einflüsse. Arch. Verdgskrkh. **27**, 227 (1921); **29**, 11 (1921). — *Hitzenberger, K.* u. *E. Tuchfeld:* Über den Einfluß des Adrenalins über die zirkulierende Blutmenge. Klin. Wschr. **1929 II**, 1208. — *Houssay, B. A.*: Le rôle physiologique de l'adrénaline. Presse méd. **33**, 233 (1925). — *Houssay, B. A.* u. *E. A. Molinelli:* Siehe bei W. B. Cannon, Literaturverzeichnis, S. 381, Nr 65—69. Erg. Physiol. **27**, 381 (1928).

Iwanow-Smolensky: Über pathophysiologische Grundmechanismen der Psychoneurosen. Schweiz. Arch. Neur. **22**, 13 (1928).

Kehrer, F.: Zur Pathologie der Pupillen. Z. Neur. **81**, 345 (1923). — *Knaus, H.*: Experimentelle Untersuchungen für Physiologie und Pharmakologie der Uterusmuskulatur in der Schwangerschaft. Arch. f. exper. Path. **124**, 152 (1927). — Zur Physiologie des Corpus luteum. Arch. Gynäk. **134**, 201 (1929). — *Kroll, M.*: Bedingungsreflex. Übersichtsreferat. Jber. Neur. **1925**, 1.

Langley, J. N.: The arrangement of the sympathetic nervous system based chiefly on observations upon pilomotor nerves. J. of Physiol. **15**, 176 (1894). — Das sympathische und verwandte nervöse System der Wirbeltiere. (Autonomes Nervensystem.) Erg. Physiol. II **2**, 818 (1903). — *Langley, J. N.* and *H. K. Anderson:* On the innervation of the pelvic and adjoining viscera. J. of Physiol. **19**, 71 (1895). — The external genital organs. J. of Physiol. **19**, 85 (1895). — Histological and physiological observations upon the effects of section of the sacral nerves. J. of Physiol. **19**, 372 (1895). — *Lommel, F.*: Die Magen- und Darmbewegungen im Röntgenbild und ihre Veränderungen durch verschiedene Einflüsse. Münch. med. Wschr. **50**, 1633 (1903).

Michon, L. A.: A propos de la valeur des opérations sur le sympathique pelvien. Gynéc. et Sem. gynéc. **29**, 53 (1930). — *Mislawsky, N.* u. *W. Bormann:* Die Sekretionsnerven der Prostata. Zbl. Physiol. **12**, 181 (1898). — *Monakow, C. v.*: Versuch einer Biologie der Instinktwelt. Schweiz. Arch. Neur. 8, 257 (1921); **10**, 240 (1922).

Orbeli, L. A. (russ., mitgeteilt von E. Th. Brücke): Orbelis Untersuchungen über die sympathische Innervation nichtvegetativer Organe. Klin. Wschr. **1927 I**, 703.

Patterson, T. L.: Vagus and splanchnic influence on the gastric hunger movements of the frog. Amer. J. Physiol. **53**, 293 (1920). — *Pawlow, J. F.*: Experimentelle Psychologie und Psychopathologie an Tieren. Internat. med. Kongr. Madrid 1903. — Psychische Erregungen der Speicheldrüsen. Erg. Physiol. III **1904**, 177. — Über neue Erfolge der Wissenschaft im Zusammenhang mit der Medizin und Chirurgie. Huxley-Vorlesungen Charing Cross Med. School in London, 1906. — Die Charakteristik der Rindenmasse der Großhirnhemisphären vom Standpunkt der Erregbarkeitsveränderungen ihrer einzelnen Punkte. Schweiz. Arch. Neur. **13** (Festschrift für Const. v. Monakow), 568 (1923). — „Innere Hemmung" der bedingte Reflex und der Schlaf — ein und derselbe Prozeß. Skand. Arch. Physiol. (Berl. u. Lpz.) **44**, 42 (1923). — Die höchste Nerventätigkeit (Das Verhalten von Tieren. Deutsche Ausgabe.) München: J. F. Bergmann 1926.

Rossbach, M. J.: Beobachtungen über die Darmbewegungen des Menschen. Dtsch. Arch. klin. Med. **46**, 323 (1890).

Schiff, M.: Sulla autonomia del simpatico. L'imparziale W, 22. Mai 1870. — *Schröder:* Weibliche Genitalorgane. Handbuch der mikroskopischen Anatomie, Bd. 7, I. Abschn., S. 329f. 1930; dieses Handbuch Bd. 1, II. Hälfte, S. 1f. 1928. — *Semon, R.*: Die Mneme. Leipzig: Wilhelm Engelmann

1920. — Die mnemischen Empfindungen. Leipzig: Wilh. Engelmann 1922. — *Sherrington, C. S.* and *J. N. Langley:* On pilo-motor nerves. J. of Physiol. **12**, 278 (1891). — *Stübel, H.:* Pflügers Arch. **185**, 74 (1920).

Toenissen, E.: Die Bedeutung des vegetativen Nervensystems für die Wärmeregulation und den Stoffwechsel. Erg. inn. Med. **23**, 142 (1923). — Die Lebensnerven von L. R. Müller, S. 487. Berlin: Julius Springer 1924.

Weber, E.: Einfluß psychischer Vorgänge auf den Körper, insbesondere auf die Blutverteilung. Berlin: Julius Springer 1910. — *Weitz, W.* u. *W. Vollers:* Studien über Magenbewegungen. Z. exper. Med. **47**, 42 (1925). — Über peristaltische Bewegungen des Oesophagus. Z. exper. Med. **48**, 185 (1925). — Über rhythmische Kontraktionen der glatten Muskulatur an verschiedenen Organen. (Magen, Darm, Harnblase, Scrotum, Penis, Uterus, Milz und Gefäße.) Z. exper. Med. **52**, 723 (1926). — *Weinberg, A. A.:* Psyche und unwillkürliches Nervensystem. I. Mitt. Z. Neur. **85**, 543 (1923). II. Mitt. Z. Neur. **86**, 375 (1923). III. Mitt. Z. Neur. **93**, 422 (1924). — *Westphal, A.:* Die Pupillenphänomene bei Encephalitis epidemica. Z. Neur. **68**, 226 (1921). — *Wyss, W. H. v.:* Vegetative Reaktionen bei psychischen Vorgängen. Schweiz. Arch. Neur. **19**, 85 (1926).

VIII. Die Einflußnahme der neocorticalen Rindengebiete der Großhirnhemisphären auf die Betriebsregulierung der animalen und der vegetativen Apparate im weiblichen Genitale.

1. Die Bedeutung der neocorticalen Rindengebiete für die neurale Betriebsregulierung.

Brodmanns vergleichende histologische Untersuchungen an Stirnlappen von Gehirnen der aufsteigenden Säugetierreihe ergaben, daß wohl zuerst beim Meerschweinchen und Kaninchen am frontalen Pol des Stirnlappens ein Bezirk auftritt, welcher cytoarchitektonisch derart aufgebaut ist, daß er mit den präfrontalen Gebieten der Großhirnhemisphären des Menschen verglichen werden kann. In der aufsteigenden Tierreihe nimmt das Quantitätsverhältnis der präfrontalen Gebiete zu der gesamten Großhirnrinde derart zu, daß sie beim Menschen gegen ein Drittel (etwa 29%) der gesamten Großhirnrinde umfaßt. Gleichzeitig verfeinert sich in der aufsteigenden Tierreihe der cytoarchitektonische Bau dieser Gebiete.

Die weitgehende Übereinstimmung in der Wanderung der Zentralstellen für die neurale Betriebsregulierung vom Rückenmark nach dem Frontalende (Steiner, v. Monakow), d. h. nach den Rindengebieten des Gehirns beim Menschen und den höheren Säugetieren, die Ergänzung weitaus der meisten Funktionen der altererbten paläencephalen Reflexkomplexe[1] durch die während des Lebens hergestellten neencephalen Reflexkomplexe (Beneke, Brun, v. Monakow, vgl. S. 292ff.); schließlich die weitgehende Übereinstimmung im cytoarchitektonischen Bau der Rindengebiete für die Repräsentationen, sowie der motorischen Felder der Rinde des Menschen und der höheren Säugetiere: all das erlaubt die Vermutung, daß auch den neocorticalen, besonders den präfrontalen Rindengebieten[2] in den Großhirnhemisphären von Mensch und Tier eine gleiche Bedeutung für die neurale Regulierung in den Betrieben der Körperorgane zugeordnet werden darf.

[1] Selbstverständlich bleiben dieselben neben den neu erworbenen, neencephalen Reflexen in ihrem vollen Umfang erhalten, obwohl sie allerdings durch die ersteren vielfach gehemmt werden.

[2] Die Bedeutung der neocorticalen Rindenfelder für die neurale Betriebsregulierung wurde bisher allerdings nur am Stirnhirn genauer studiert (Pawlow und seine Schüler, Bechterew, Ivanoff-Smolensky), doch dürfte es nach den Erfahrungen der menschlichen Gehirnpathologie keinem Zweifel unterliegen, daß auch allen übrigen neocorticalen Rindengebieten ähnliche reflex-regulative Funktionen zukommen.

Die Einflußnahme der präfrontalen und der gleichwertigen Rindengebiete auf die Regulierung der Betriebe in den animalen und vegetativen Apparaten der höheren Säugetiere wurde durch operative Zerstörung der präfrontalen Rindengebiete und die Beobachtung der höheren Nerventätigkeit dieser Tiere (das Verhalten) nach den Zerstörungen ermittelt (Ferrier, Bianchi, Kalischer, Carlo Ceni, A. W. Bechterew mit seinen Schülern).

Beim Menschen konnte die Bedeutung der präfrontalen Gebiete durch die Beobachtung der höheren Nerventätigkeit bei Stirnhirnverletzten und den Vergleich der Ergebnisse mit den Ergebnissen bei den obenerwähnten Tierexperimenten ermittelt werden.

Die Leistungen der Großhirnhemisphären mit intakten präfrontalen Gebieten sollen im nachfolgenden mit den Leistungen von Großhirnhemisphären ohne präfrontale Gebiete verglichen werden.

a) Tierexperimentelle Forschungsergebnisse.

Auf S. 306 haben wir gezeigt, daß in den Großhirnhemisphären, deren präfrontale Rindengebiete entfernt wurden, die, während des Lebens, unter Mitwirkung paläencephaler, unbedingter Reflexe hergestellten, neencephalen Reflexe erhalten bleiben. Sobald in dem aufgeführten Beispiel die adäquate Reizqualität (weiße Farbe des Zuckers) den Schwellenwert des optischen Sinnesorganes (Auge) überschreitet, wird in der Rinde der Großhirnhemisphären ohne präfrontale Gebiete der Erregungsprozeß der Ekphorie des neencephalen Reflexkomplexes angeregt. Ekphorie, Reizverarbeitung und Auslösung des entsprechenden bedingten Reflexes laufen automatisch und zwangsläufig ab wie eine Uhr.

Davon unterscheidet sich die reflexogene Fähigkeit der Großhirnhemisphären mit präfrontalen Rindengebieten wie folgt:

Wir erinnern an die auf S. 282 hervorgehobene Tatsache, daß die altererbten unbedingten, in ihrem Ablauf im voraus bestimmten paläencephalen Reflexe, die Instinkte, nur dann durch die im voraus bestimmten Reizqualitäten ausgelöst werden, wenn in den paläencephalen Reflexzentren bestimmte ionale (Hunger, Durst) oder hormonale (Brunst) Zustandsbedingungen vorherrschen. Durch diese Zustandsbedingungen wird die natürliche Hemmung der entsprechenden, unbedingten Reflexe (Ruhestadium) enthemmt und gelangt der adäquate Reiz zur Auswirkung.

Beispiel. Jeder Forellenfischer weiß, in welchen Jahres- und Tageszeiten seine Kunst in der Herstellung künstlicher Fliegen von adäquater Farbe und seine Kunst, diese Fliegen in adäquater Weise über der Wasseroberfläche zu bewegen, durch die ionalen Zustandsbedingungen des Hungers in den Reflexzentren der Forellen in einer Weise unterstützt wird, daß der Forellenfang gelingt.

Aus den tierexperimentellen Untersuchungen in den Laboratorien von W. Bechterew in Petrograd geht hervor, daß sich bei den höheren Tieren und den Menschen in den neocorticalen Gebieten der Großhirnhemisphären während des Lebens, unter dem Zusammenwirken von unbedingten Reflexen, wie von Bedingungsreizen aus den ionalen und hormonalen Zustandsbedingungen, sowohl in den vegetativen Zentren des Paläencephalons, und, unter den gleichen Zustandsbedingungen, auch in den Zentren der Großhirnhemisphären, neencephale Reflexkomplexe ausbilden. Bechterew belegt deshalb die präfrontalen Gebiete mit dem Ausdruck „Ort des Zustroms organischer Impulse“. Durch diese, unter Mitwirkung ionaler und hormonaler Bedingungsreize hergestellten Reflexkomplexe in den präfrontalen Gebieten nehmen die sich während des Lebens wiederholenden, ionalen und hormonalen Zustandsbedingungen im Gesamtkörper jeweils hemmenden oder enthemmenden Einfluß auf die Reflexkomplexe für die Verteidigung oder die Bereitstellung der einzelnen Organsysteme. Aus der assoziativen Zusammenarbeit der auf ionale und hormonale Zustandsbedingungen eingestellten präfrontalen Reflexkomplexe mit den Reflexkomplexen der übrigen Rindengebiete entstehen kompliziertere Reflexkomplexe, die nicht nur aus den einfachen altererbten Reflexkomplexen und ihren Erweiterungen durch die Engrammkomplexe von Bedingungsreizen bestehen (vgl. S. 294). Sie sind um ein weiteres erweitert durch die Engramme der Bedeutung der Objekte und Sachverhalte der Außenwelt für die Integrität von Individuum und Art in den verschiedenen ionalen und hormonalen Zustandsbedingungen des Lebensraumes der Körper- und Keimzellen.

Im nachfolgenden führen wir Beispiele dafür an, daß die präfrontalen Gebiete zur Herstellung von motorisch hemmenden bzw. motorisch enthemmenden Reflexkomplexen dienen, welche während des Lebens, unter Mitwirkung ionaler und hormonaler Zustandsbedingungen, im Gesamtkörper ausgebildet werden. Sie dienen zur Ausführung von motorisch hemmenden und motorisch enthemmenden bedingten Reflexen, welche durch die Reizqualitäten dieser ionalen und hormonalen Zustandsänderungen ausgelöst werden. Sie charakterisieren durch ihre Einflußnahme auf die reflektorische Tätigkeit in den übrigen Rindengebieten das Verhalten der höheren Versuchstiere und des Menschen, und zwar einerseits durch eine Initiative zur Auslösung von einfachen bedingten Reflexen oder bedingten Kettenreflexen (Handlungen), andererseits zur Hemmung derselben.

Beispiel 1. Unter den ionalen Zustandsbedingungen des Hungers lösen die olfactorischen, akustischen und optischen Reizqualitäten der Vorbereitung zur Fütterung und der Nahrung beim Versuchstier (Hund) motorische Bereitstellungsreflexe des „Beleckens", des „Öffnen des Mundes" und den sekretorischen Reflex der „Speichelsekretion" aus. Nach der Fütterung des Versuchstieres lösen unter den diametral veränderten ionalen Zustandsbedingungen der Sättigung die Reizqualitäten derselben, bei der Fütterung beteiligten Personen und derselben Nahrung, selbst bei dem im Hungerzustand gierigsten Versuchstier, nur eine Hemmung der genannten Bereitstellungsreflexe aus. Zwangsweises Eingießen der Nahrung in den Mund durch den Wärter, dem die Fütterung obliegt, löst nun beim Versuchstier Enthemmung der sonst gegenüber dem Wärter gehemmten Verteidigungsreflexe aus.

Nach operativer Entfernung der präfrontalen Gebiete lösen bei denselben Versuchstieren (Hund) die Reizqualitäten der Nahrung hemmungslos Bereitstellungsreflexe zur Nahrungsaufnahme aus, was durch eine übermäßige Gefräßigkeit der Tiere auffällt (Bechterew, Kalischer).

Beispiel 2. Unter den hormonalen Zustandsbedingungen einer Überflutung mit Sexualhormonen lösen die olfactorischen, optischen, akustischen und die taktilen Reizqualitäten der Annäherungsversuche des Männchens beim brünstigen Weibchen Hemmung der motorischen Reflexe der Extremitätenmuskulatur, Ruhestellung des Gesamtkörpers und Bereitstellungsreflex der Pars copulationis, unter Weiterstellung des Introitus vaginae, aus. Außerhalb dieser Zustandsbedingungen der Brunst lösen dieselben Annäherungsversuche Enthemmung von Flucht- und Verteidigungsreflexen gegenüber demselben Männchen aus.

Beim geschlechtsreifen Männchen lösen die Reizqualitäten des brünstigen Weibchens Bereitstellungsreflexe zur Begattung (Erektion des Penis) aus. Nach erfolgter Begattung beruhigen sich die Männchen vorübergehend und trotz Anwesenheit des Weibchens bleiben die Bereitstellungsreflexe aus.

Nach operativer Entfernung der präfrontalen Gebiete ist dagegen das Verhalten der Versuchstiere (Affen) durch eine Hemmungslosigkeit in ihren geschlechtlichen Äußerungen charakterisiert (Bianchi).

Beispiel 3. Unter den hormonalen Zustandsbedingungen der Lactation werden in den präfrontalen Gebieten Reflexkomplexe ausgebildet, welche die Auslösung von Flucht- und Verteidigungsreflexen gegen die schmerzhafte Reizung der Saugreize der neugeborenen Tiere hemmen. Nach operativer Entfernung der präfrontalen Gebiete werden von denselben Hündinnen nach späteren Würfen die Neugeborenen, sobald sie zu saugen vermögen, hemmungslos zurückgestoßen und gebissen (Carlo Ceni).

Die reflexogene Fähigkeit der präfrontalen Gebiete unterscheidet sich weiter von den übrigen Rindengebieten durch die Herstellung von motorisch hemmenden und motorisch enthemmenden Reflexkomplexen, welche unter der Mitwirkung von Lebenserfahrungen ausgebildet werden. Durch die assoziative Tätigkeit der präfrontalen Gebiete mit den übrigen Rindengebieten gewinnen diese motorisch hemmenden und enthemmenden Reflexkomplexe ebenfalls Einfluß auf den Ablauf der während des Lebens ausgebildeten, natürlichen, bedingten Reflexe der übrigen Rindengebiete und charakterisieren auch durch ihre Einflußnahme das Verhalten der höheren Versuchstiere, bald durch eine Initiative zur Handlung, bald durch eine Hemmung derselben.

Die Ausbildung dieser hemmenden und enthemmenden Reflexkomplexe in den präfrontalen Gebieten ist eine so scharfe, daß selbst kleinste Unterschiede von zwei sehr ähnlichen Bedingungsreizen, worin der eine Initiative zur Handlung, der andere Hemmung derselben auslöst, von den Großhirnrinden der Versuchstiere differenziert und durch den entsprechenden Reflex beantwortet werden.

Beispiele. Werden Affen rote und blaue Tüten vorgeworfen, von denen die roten Tüten Süßigkeiten, die blauen Tüten Bitterstoff enthalten, so bilden die präfrontalen Gebiete aus dem Bedingungsreiz der blauen Tüten und dem altererbten Abwehrreflex gegen Bitterstoffe einen komplizierten hemmenden Reflexkomplex. Dieser Reflexkomplex verleiht den Tieren die Fähigkeit, die blauen Tüten und ihre Bedeutung für die Geschmacksempfindung von den mit Süßigkeiten gefüllten, roten Tüten zu unterscheiden, so daß die Affen bei Wiederholung des Experimentes nach den roten Tüten greifen und sich von den blauen Tüten abwenden.

Entfernt man diesen Affen die präfrontalen Gebiete operativ, so verlieren sie die Fähigkeit, an der Farbe der roten Tüten, die Tüten mit den Süßigkeiten und an der blauen Farbe, die Tüten mit dem Bitterstoff zu erkennen. Sie verlieren die Merkfähigkeit, an den Farbenunterschieden den Inhalt der blauen Tüten vom Inhalt der roten Tüten zu unterscheiden. Nachdem die Affen den Bitterstoff der blauen Tüten erneut gekostet und die Tüten wieder von sich werfen, greifen sie sogleich wieder nach den weggeworfenen blauen Tüten, kosten erneut, werfen sie wieder von sich usw. Sie wiederholen den Vorgang hemmungslos, weil sie mit der Entfernung der präfrontalen Gebiete die reflexogene Fähigkeit verloren haben, bedingte hemmende Reflexe zu bilden.

Bechterew mit Affanassjew berichten über eine ähnliche Beobachtung bei einem Hunde.

Vor der Entfernung der präfrontalen Gebiete verhielt sich der Hund wie alle normalen Hunde. Der Hund war abgerichtet, ein Stück Zucker aus der Hand des Untersuchers zu nehmen. Wurde nun neben einem Stück Zucker ein brennendes Zündhölzchen vorgehalten, so griff der Hund nicht zu, weil defensive bedingte Reflexe das Tier von der Flamme fernhielten.

Nach der Entfernung der präfrontalen Gebiete griff der Hund trotz des brennenden Zündhölzchens hemmungslos nach dem Zucker und verbrannte sich dabei am brennenden Zündhölzchen die Schnauze.

Durch Übung kann die reflexogene Tätigkeit derart verfeinert werden, daß von den Versuchstieren (Hunden, Affen) zwei ähnliche geometrische Figuren, zwei in der Tonskala nebeneinander liegende Töne, zwei rhythmische, akustische Reize eines Metronomes von fast gleichem Rhythmus fehlerlos differenziert und einerseits mit dem entsprechend ausgearbeiteten bedingten Bereitstellungsreflex, andererseits mit dessen Hemmungsreflex beantwortet werden (J. P. Pawlow und seine Mitarbeiter).

Von J. P. Pawlow werden die zellenergetischen Prozesse in den Rindengebieten der Großhirnhemisphären, welche die motorisch und sekretorisch fördernden bedingten

Reflexe auslösen, mit dem Ausdruck „Erregungsprozeß" und diejenigen, welche die motorisch hemmenden bedingten Reflexe auslösen, mit dem Ausdruck „Hemmungsprozeß" belegt.

b) Beobachtungen am Menschen.

Die Beobachtungen an stirnhirngeschädigten und stirnhirnkranken Menschen lassen beim Menschen eine ähnliche Bedeutung der präfrontalen Gebiete erkennen, wie sie, gestützt auf die Ergebnisse der tierphysiologischen Forschung festgestellt werden konnte (E. Feuchtwanger).

Die stirnhirngeschädigten Menschen verlieren ebenfalls die Fähigkeit, die Bedeutung eines Objektes oder eines Sachverhaltes für den Fortbestand ihrer somatischen und psychischen Persönlichkeit zu erkennen. Sie begehen irrationale, kindische Handlungen (juvenile Mentalität); sie verfallen in hemmungsloses Dauerlachen, hemmungsloses Dauerweinen und verlieren auch ihre Schamhaftigkeit.

Demgegenüber verläuft nach Zerstörung der präfrontalen Gebiete die Auslösung der während des Lebens ausgebildeten natürlichen bedingten Reflexe der übrigen Rindengebiete ungestört und streng regulatorisch nach den Gesetzen, die wir auf S. 281 ff. und 292 ff. dargestellt haben. Auch können nach Entfernung der präfrontalen Gebiete mit neuen Reizqualitäten neue bedingte Reflexe anerzogen werden (Bechterew).

2. Die Erwerbung der neocorticalen komplizierten Engrammkomplexe.

Den Schatz komplizierter Engrammkomplexe erwirbt sich der Mensch im Verlauf seines Lebens embiontisch wie folgt:

Beim Menschen treten während des Lebens schon kurz nach der Geburt und von da an während seiner Entwicklung vom Kleinkind zum geschlechtsreifen Individuum und auch später zu allen Zeiten seines Lebens seine Sinnesorgane fortgesetzt mit neuen Reizsituationen in Beziehung. Damit tritt die reflexogene Fähigkeit der Großhirnhemisphären, welche ein reflexbildendes Organ sind, in Kraft. Durch sie werden spontan und automatisch neencephale Reflexkomplexe an die Außenwelt ausgearbeitet, wie die Milz spontan und automatisch rote Blutkörperchen bildet (Ivanow-Smolensky).

Es darf vermutet werden, daß mit dem Eintritt des Menschen in das geschlechtsfähige Alter und mit der Aufnahme des Geschlechtsverkehrs, den wichtigsten komplizierten, unbedingten, paläencephalen Reflexkomplexen entsprechend, in den Großhirnhemisphären eine gleiche Zahl adäquater komplizierter, bedingter, motorisch fördernder und motorisch hemmender neencephaler Reflexkomplexe für die animalen und vegetativen Apparate im Körper ausgebildet ist.

Es sind, wie wir schon auf S. 294 gezeigt haben, nach der Anschauung der Pawlowschen Schule folgende Komplexe: der Verteidigungs- (sozialer Selbstbehauptungs-) Komplex; der Nahrungserwerbs- (Wohlstandserwerbs-) Komplex, der sexuelle Komplex, von dem der Mutterschaftskomplex im Sinne der Fürsorge der weiblichen Individuen für den Nachwuchs abzutrennen ist (Carlo Ceni); schließlich der Komplex für die Überwachung der Umwelt.

Weiter darf vermutet werden, daß während des Lebens unter dem Zusammenwirken von Bedingungsreizen der Erziehung, der wirtschaftlichen Ordnung, der Machtordnung, der Gesellschaftsordnung, kurz der ganzen sozialen Umgebung und der Lebenserfahrung und dem Ablauf altererbter paläencephaler Reflexe oder ihrer neencephalen Repräsentanten, Hemmungen und Enthemmungen dieser Komplexe gebildet werden. Durch die assoziative Tätigkeit der Großhirnhemisphären entstehen in den Großhirnhemisphären „funktionelle bedingte Zentren", von denen jedes die ganze, im Laufe des Lebens erworbene (bedingte) Selbsterhaltungs-, Ernährungs-, Geschlechts- und Überwachungserfahrung umfaßt.

3. Die assoziative Zusammenarbeit der bedingten Reflexkomplexe mit ihren bedingten Hemmungen und Enthemmungen.

Im nachfolgenden soll nun die assoziative Zusammenarbeit der bedingten motorisch oder sekretorisch fördernden und hemmenden Reflexkomplexe mit ihren bedingten Hemmungen und Enthemmungen besprochen werden.

Dringen auf zuleitenden Bahnen sensible und sensorische Erregungswellen eines Originalreizkomplexes der Außenwelt bis zu den Repräsentationen in der Hirnrinde vor, so erfolgt in der Rinde ein automatischer Irradiationsvorgang der einzelnen sensiblen und sensorischen Erregungswellen auf den Bahnen, wie sie seinerzeit bei der Engraphie erworben wurden (vgl. S. 293 Anm. 1).

Befindet sich im Engrammschatz der Rinde ein entsprechender Reflexkomplex, so löst der Erregungsprozeß dieses Reflexkomplexes, — gemäß seinem Generator, dem altererbten paläencephalen Reflex, — eine Formulierung eines im ausschließlichen Interesse der Integrität von Individuum und Art gerichteten, bedingten, reflektorischen, motorisch fördernden oder motorisch hemmenden Aktes aus.

Befindet sich im Engrammschatz der Rinde gleichzeitig eine bedingte Hemmung oder eine bedingte Enthemmung derselben Reflexkomplexe, so sind folgende Ausgänge möglich:

a) Bei gleichgerichteten Tendenzen: die Summation.

Enthält das „funktionelle bedingte Zentrum" der Selbsterhaltungserfahrung für ein bestimmtes Reizobjekt oder eine bestimmte Reizsituation einen, nach einer bestimmten Richtung motorisch fördernden Reflexkomplex und außerdem eine bedingte Enthemmung dieses Reflexkomplexes, so sind die energetischen Kräfte des motorischen Aktes und seiner Enthemmung gleichgerichtet; es entsteht durch Summation der Kräfte eine Erhöhung ihres Potentials. Darin liegt der Grund, weshalb ein an sich für die Integrität eines Individuums nicht gerade wesentlicher Sachverhalt eine weit über das Ziel hinausschießende Skeletmuskulaturbewegung der Verteidigung mit einer weit über das Ziel hinausschießenden Funktion des sympathico-adrenalen Systems auslöst.

Stellen sich beispielsweise während des Lebens dem funktionellen bedingten Zentrum für die soziale Selbstbehauptung überwindbare Schwierigkeiten gegenüber, so führt beim unversehrten Nervensystem das assoziative Zusammenwirken der bedingten Verteidigungsreflexe mit den, aus früheren Lebenserfahrungen gebildeten, bedingten Enthemmungen dieser Reflexe zur Freigabe aller verfügbaren Kräfte und damit zur Überwindung der Schwierigkeiten.

b) Bei entgegengesetzten Tendenzen: die Ambivalenz.

Enthalten aber die funktionellen bedingten Zentren der sozialen Selbstbehauptung, des Nahrungs- und Wohlstandserwerbs, des Sexualverkehrs usw. für eine bestimmte Reizsituation (Sachverhalt der Außenwelt), sowohl motorisch und sekretorisch fördernde Reflexkomplexe als auch bedingte Hemmungen derselben, so entsteht in den Großhirnhemisphären eine Kollision der energetischen Kräfte der Erregungsprozesse mit denjenigen der Hemmungsprozesse.

In der psychiatrisch-neurologischen Sprache wird die doppelte Beziehung einer bedingten Reizsituation zu einem bedingten motorisch fördernden Reflexkomplex und zu seiner bedingten Hemmung mit dem Ausdruck „ambivalenter Reiz bzw. ambivalente Reizsituation“ (Bleuler, H. W. Maier) belegt.

Der innerhalb eines funktionellen bedingten Zentrums liegende motorisch fördernde Reflexkomplex und seine Hemmung wird mit den Ausdrücken „ambivalenter Engrammkomplex, ambivalenter Reflexkomplex“, oder kurz „ambivalenter Komplex“ belegt.

Es ist das große Verdienst J. P. Pawlows und seiner Mitarbeiter, in ausgedehnten tierexperimentellen Untersuchungen, die höhere Nerventätigkeit in den Großhirnhemisphären und damit das Verhalten der Versuchstiere bei Kollision zwischen neencephalen bedingten Erregungs- und Hemmungsprozessen festgelegt zu haben.

Die Kollision von Erregungsprozessen eines gefestigten, mit Hilfe eines altererbten unbedingten Reflexes der Verteidigung oder des Nahrungserwerbs oder sexueller Bestrebungen erworbenen, neencephalen, bedingten Reflexkomplexes mit seinem Hemmungsprozeß führt zu einer Nerventätigkeit in den Großhirnhemisphären, bei der bald der Erregungsprozeß, bald der Hemmungsprozeß überhand nimmt. Unter teils heftigem, teils weniger heftigem Schwanken bald zugunsten des einen, bald zugunsten des andern scheint schließlich der Schwächere zu verschwinden[1].

Dieser Vorgang entspricht dem allgemeinen physiologischen Gesetz der reziproken Hemmung (Sherrington); die energetischen Kräfte mit niedrigem Potential werden von den energetischen Kräften mit höherem Potential unterdrückt.

Dabei sind im allgemeinen bei den höheren Tieren, wie dies die oben angeführten Experimente an Affen und Hunden lehren, die energetischen Kräfte der aus der Lebenserfahrung erworbenen, bedingten Hemmungsprozesse stärker als die bedingten, motorisch fördernden Erregungsprozesse. Gleiches gilt bei den Menschen mit vollwertigem Nervensystem für die bedingten Hemmungen, die aus der Lebenserfahrung, der Erziehung, der Machtordnung, der Gesellschaftsordnung usw. erworben wurden (Bruns' Gesetz des Primates der phylogenetisch jüngeren Sekundärtriebe).

Sind bei einer Kollision von Erregungsprozessen und Hemmungsprozessen die Erregungsprozesse die stärkeren, so lösen die Bedingungsreize des in Frage stehenden Sachverhaltes Bewegungsreaktionen an der Skeletmuskulatur und motorisch fördernde Reaktionen am sympathico-adrenalen System aus. Sind die Hemmungsreaktionen die stärkeren, so halten die Bedingungsreize die Skeletmuskulatur, unter Ruhigstellung derselben, in Untätigkeit.

[1] In Wirklichkeit, nämlich dynamisch betrachtet, muß selbstverständlich die betreffende Erregungsenergie erhalten bleiben; was aus ihr wird, werden wir später sehen (S. 326 und S. 388).

c) Die Ausgänge der Ambivalenz.

α) Die Unterdrückung der neocorticalen Erregungsprozesse.

Beim Menschen bildet die Unterdrückung von Erregungsprozessen durch Hemmungsprozesse aus Erziehung, natürlicher Machtordnung, sozialer Umgebung usw. einen normalen Faktor im menschlichen bedingten Reflexleben, auf welchem letzten Endes das gesamte höhere Kulturleben sich aufbaut (Freud). Es liegen bei allen und insbesondere den Kulturmenschen die bedingten Erregungsprozesse von Reflexkomplexen, welche den phylogenetisch altererbten Instinkten wie beispielsweise den natürlichen Verteidigungs-, Nahrungs- und Geschlechtsinstinkten entsprechen, im steten Kampf mit ihren bedingten Hemmungen aus der Erziehung und sozialen Umgebung, sowie der Lebenserfahrung. Bei der Unterdrückung der Erregungsprozesse oder der Hemmungsprozesse geht nun deren energetische Kraft nicht verloren[1]. Sie wird lediglich in eine andere Richtung oder auf ein anderes Objekt verschoben. Nicht selten werden die unterdrückten, energetischen Kräfte eines Erregungsprozesses sogar in der Richtung der unterdrückenden stärkeren Kräfte der Hemmungsprozesse verschoben und ihnen gleichgerichtet. Alsdann summieren sich die energetischen Kräfte der unterdrückten Erregungsprozesse mit den unterdrückenden energetischen Kräften der Hemmungsprozesse, was wieder zu einer weit über das Ziel hinausschießenden Auswirkung in der Funktionsrichtung des unterdrückenden motorischen Aktes führt (vgl. S. 315).

Die Unterdrückung kann auch nur eine vorübergehende sein. Als solche stellt sie im Leben eine biologisch provisorische Maßregel dar (Maeder), um später den Wettstreit zwischen den energetischen Kräften der Erregungs- und Hemmungsprozesse erneut aufzunehmen. Durch das Hinzutreten neuer energetischer Kräfte aus neuen Originalreizsituationen gelangt schließlich im Wettstreit, unter heftigem Schwanken, bald der bedingt motorische Erregungsprozeß zum Durchbruch, bald obsiegt seine endgültige Hemmung. Vielfach bringen Veränderungen in den ionalen und hormonalen Zustandsbedingungen des Körpers die Entscheidung im Wettstreit der Erregungs- und Hemmungsprozesse.

Die ionalen Zustandsbedingungen der Gewebe im Hungerzustand enthemmen die aus Erziehung und Machtordnung erworbenen Hemmungen der Erregungsprozesse in den neencephalen Reflexkomplexen für den Nahrungserwerb. Die hormonalen Zustandsbedingungen, die durch Überflutung des Körpers mit Sexualhormonen hervorgerufen werden, enthemmen in der Regel die aus Erziehung, Gesellschaftsordnung und vielfach aus Erfahrung erworbenen Hemmungen der Erregungsprozesse in den neencephalen sexuellen Reflexkomplexen. Bei maximaler Erregung, und wenn der betreffende Triebvorgang sich bereits in der Realisationsphase befindet, kann dann das Primat der phylogenetisch jüngeren Sekundärtriebe plötzlich umgeworfen werden, so daß es zu einem vorübergehenden Abbau der Gesittung kommt (Brun). Unmittelbare Bedrohung des Lebens durch Erdbeben, Explosion, Schiffbruch, Theaterbrand, schwere Krankheit oder heftige schmerzhafte Reizungen beseitigen, beispielsweise im Wettstreit zwischen den Erregungsprozessen der bedingten Reflexkomplexe für die Selbstbehauptung und den aus Erziehung, sozialer Umgebung und Gesellschaftsordnung erworbenen bedingten Hemmungen, diese Hemmungen.

Sind die energetischen Kräfte des Erregungsprozesses und des Hemmungsprozesses von gleicher Stärke, so wird keiner von beiden unterdrückt. Fehlt jegliche hemmende

[1] Siehe Anmerkung 1, S. 316.

Einwirkung der sozialen Umgebung, so rufen die verschiedensten äußeren Reize, die mit dem Erregungsprozeß des Selbstbehauptungs-, bzw. Nahrungserwerbs-, bzw. sexuellen Komplexes in Verbindung stehen, sprachliche oder mimische Reflexe hervor.

β) Das Obsiegen der neocorticalen Hemmungsprozesse — der unterdrückte neencephale Komplex — die Verdrängung.

Befindet sich aber ein Individuum unausgesetzt unter der hemmenden Wirkung von Reizsituationen einer Machtordnung oder einer Gesellschaftsordnung, so werden, wie oben dargestellt, die energetischen Kräfte der unterdrückten Erregungsprozesse in der Richtung der Hemmung verdrängt (verdrängter Komplex, Freud; Hemmungsherd, I. P. Pawlow).

Dieser Begriff bedeutet für Freud das Unbewußtwerden des Inhaltes des Reflexkomplexes, seiner psychischen „Repräsentanz" durch einen unbekannten Widerstand. Stillschweigend wird vorausgesetzt, daß der verdrängte Inhalt des Reflexkomplexes vom Unbewußten aus auf die weit höhere Nerventätigkeit in den Großhirnhemisphären und damit auf den Körper wirken könne (Abspaltung unter Weiterfunktionieren, da die zugehörigen Erregungsquanten erhalten geblieben sind; vgl. Anm. 1, S. 316).

Nach der Auffassung der Pawlowschen Schule verwandelt sich der neencephale, bedingte, motorisch fördernde Reflexkomplex unter der hemmenden Einwirkung der sozialen Umgebung (Machtordnung, Gesellschaftsordnung) allmählich in einen Hemmungsherd. Es dürfte sich dabei in nuce um denselben Vorgang handeln, den Freud mit dem Ausdruck „Verdrängung" belegt. Den Mechanismus des Weiterfunktionierens der gehemmten Reflexe stellt sich die Pawlowsche Schule, gestützt auf die Ergebnisse ihrer tierexperimentellen Untersuchungen am Menschen (Ivanow-Smolensky), wie folgt vor:

Mit dem neugebildeten funktionellen Hemmungsengrammkomplex („Hemmungsherd") bildet sich auf dem Wege der positiven Induktion eine große Zone gesteigerter Reizbarkeit. Unter dem Einfluß extero- oder propriozeptiver Reize tritt plötzlich eine Enthemmung dieses funktionellen Hemmungsherdes ein und an Stelle der Hemmung bricht der Erregungsprozeß hemmungslos durch. Gleichzeitig geht die übrige Oberfläche der Großhirnrinde in einen völligen Hemmungszustand über. In dieser Zeit wird die höhere Nerventätigkeit und damit das Verhalten des Individuums nur noch durch den Erregungsprozeß des verdrängt gewesenen Reflexkomplexes regiert. Ein Vorgang aus der menschlichen Psychopathologie, den wir etwa mit dieser explosionsartigen Enthemmung in Parallele setzen können, wäre beispielsweise der große hysterische Anfall. In der Psychoanalyse werden nach Freud ähnliche Vorgänge mit dem „Durchbruch des Verdrängten" bezeichnet. Ob diese Vorgänge mit den in der Pawlowschen Schule an Hunden beobachteten wirklich identisch sind (nur natürlich auf der viel entwickelteren Stufe des menschlichen Seelenlebens), müssen erst weitere Forschungen erweisen.

4. Die assoziative Zusammenarbeit der bedingten Reflexkomplexe mit ihren neocorticalen, bedingten Hemmungen und Enthemmungen im Bereich des weiblichen Genitale.

Bei der unerschöpflichen reflexogenen Tätigkeit der Großhirnhemisphären in der Richtung einer biologischen Adaptation der altererbten paläencephalen Reflexe (Instinkte) an die Umweltsreize ist es leicht verständlich, daß sich auch beim menschlichen Weibe, sobald es in das geschlechtsfähige Alter eintritt. und insbesondere, nachdem es den Geschlechtsverkehr aufgenommen hat, entsprechend den sexuellen Reizsituationen, die sich in seiner Außenwelt einstellen, neben einem bedingten neencephalen Reflexkomplex zur Bereitstellung der Pars copulationis für denselben oder für die Einführung eines beliebigen Gegenstandes, wie beispielsweise eines Instrumentes, auch eine neocorticale, bedingte Hemmung dieser Bereitstellung der Pars copulationis ausbildet. Gleichzeitig bildet sich neben den bedingten Reflexen zur Verteidigung der Pars copulationis (vgl. S 295) gegen den Versuch, den Geschlechtsverkehr auszuführen oder zur Verteidigung gegen den Versuch, einen beliebigen Gegenstand in die Vagina einzuführen, auch eine neocorticale Hemmung dieser Verteidigung der Pars copulationis.

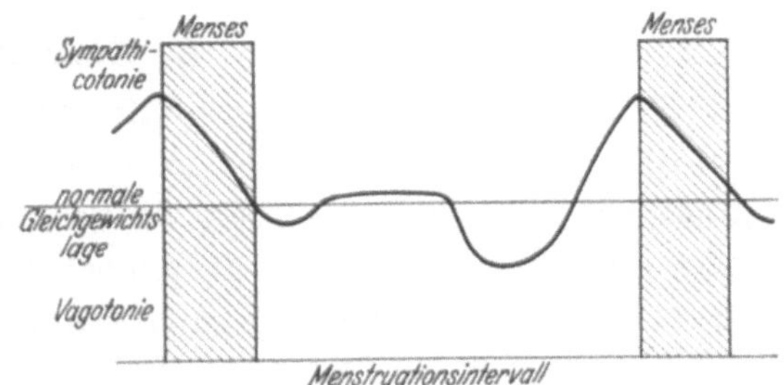

Abb. 84. Die Abhängigkeit der Auslösbarkeit von Erregungsprozessen in der Großhirnrinde vom Menstrualzyklus. (Nach A. A. Guillaume.)

Es vermag deshalb ein weibliches Individuum im Rahmen seines funktionellen bedingten Zentrums der sozialen und hygienischen Selbsterhaltung gegenüber dem Versuch, einen unerwünschten Geschlechtsverkehr durchzuführen oder gegenüber einer schmerzhaften instrumentellen Reizung gleichzeitig einen bedingten Verteidigungsreflex der Skeletmuskulatur seiner Pars copulationis und gleichzeitig eine Hemmung des bedingten Bereitstellungsreflexes dieser gleichen Skeletmuskulatur auszulösen.

Die gleichgerichteten energetischen Kräfte dieser beiden bedingten Reflexe summieren sich. Sie werden schon vor dem Versuch, den Gegenstand in die Vagina einzuführen, durch optische, akustische und taktile Bedingungsreize ausgelöst, die sich bei Wiederholung der Einführungsversuche stets vermehren. Dadurch wird schon vor dem erneuten Versuch, einen Gegenstand in die Vagina einzuführen, der Introitus vaginae durch Engerstellung der Schließmuskulatur gegen die Umwelt abgeschlossen. Einem Versuch, den Gegenstand gewaltsam einzuführen, wird ein, nur unter Zerreißung der Begrenzung des Introitus vaginae überwindbares Hindernis entgegengestellt.

Umgekehrt vermag ein weibliches Individuum im Rahmen seines funktionellen bedingten Zentrums für Nahrungs- und Wohlstandserwerb einem durch verabscheuungswürdige Bedingungsreize eines Sexualpartners ausgelösten Verteidigungsreflex eine neocorticale, bedingte Hemmung dieses Reflexes und gleichzeitig eine neocorticale, bedingte Enthemmung des Bereitstellungsreflexes entgegenzustellen. Dadurch wird der natürliche Verteidigungsreflex unterdrückt und der Introitus vaginae durch Weiterstellung seiner Schließmuskeln für den Geschlechtsverkehr freigegeben.

Die ganze bedingt reflektorische Tätigkeit des Neencephalons mitsamt der bedingt reflektorischen Tätigkeit seines neuralen Hilfssystems, dem vegetativen Nervensystem, steht wie die unbedingt reflektorische Tätigkeit des gesamten Paläencephalons unter ionaler und hormonaler Einflußnahme (J. P. Pawlow, v. Monakow u. a.).

Wir haben hiefür auf S. 312 Beispiele angeführt. Für das menschliche Weib hat A. Guillaume mit R. Godel festgestellt, daß einige Tage vor den Menses und während denselben, also in den Zeiten, in denen im strömenden Blut kein Ovarialhormon nachweisbar ist, die Auslösbarkeit von Erregungsprozessen in den Großhirnhemisphären eine erhöhte ist und Funktionsäußerungen des sympathico-adrenalen Systems vorherrschen. Die Autoren stellten weiter fest, daß entsprechend der cyclischen Überflutung des Gesamtkörpers mit Ovarialhormon aus dem Corpus folliculare efflorescens im Intermenstruum die Auslösbarkeit von Erregungsprozessen eine gehemmte ist und bis zum Eitod einige Tage vor Eintritt der Menses eine gehemmte bleibt. Mit dem Eitod und dem Versiegen der Ovarialhormonquelle treten Auslösbarkeit der Erregungsprozesse in der Rinde und sympathico-adrenale Funktionsäußerungen wieder in den Vordergrund (s. obenstehende Kurve, Abb. 84, S. 319).

5. Zusammenfassung.

Mit der Entwicklung der präfrontalen Gebiete der Großhirnhemisphären, die beim Menschen gegen ein Drittel der gesamten Großhirnrinde umfaßt, erweitert sich bei allen Rindentieren und beim Menschen die neurale Betriebsregulierung vom Kreis der bedingten neencephalen Reflexkomplexe des animalen und vegetativen Apparates, um ein Wesentliches durch die Herstellung von bedingten Hemmungen und Enthemmungen dieser neocorticalen Reflexe.

Diese Hemmungen und Enthemmungen bilden sich ebenfalls nach dem Mechanismus der Ausarbeitung bedingter Reflexkomplexe (vgl. S. 292). Die Bedingungsreize sind zu einem Teil die ionalen und hormonalen Zustandsbedingungen, die während des Ablaufes unbedingter paläencephaler Reflexe im Gesamtkörper vorherrschen. Zum anderen Teil entsteht eine bedingte Hemmung oder eine Enthemmung aus dem Zusammenwirken von Bedingungsreizen der Erziehung, der wirtschaftlichen Ordnung, einer Machtordnung, einer Gesellschaftsordnung und der Lebenserfahrung mit dem Ablauf eines altererbten paläencephalen Reflexes.

Unter dem Zusammenwirken von Erregungsprozessen bedingter motorisch fördernder Reflexkomplexe mit den bedingten Enthemmungen dieser Reflexkomplexe entsteht eine Summation ihrer energetischen Kräfte.

Unter dem Zusammenwirken von Erregungsprozessen motorisch fördernder Reflexkomplexe mit den bedingten Hemmungen dieser Reflexkomplexe entstehen Kollisionen der Erregungs- und Hemmungskomplexe, die Ambivalenz (Bleuler, H. W. Maier).

Unter heftigem Schwanken der Nerventätigkeit in den Großhirnhemisphären wird bald der schwächere Erregungsprozeß durch den stärkeren Hemmungsprozeß unterdrückt und umgekehrt.

Im Wettstreit zwischen Erregungs- und Hemmungsprozeß nehmen neue Originalreizsituationen, sowie Veränderungen der ionalen und hormonalen Zustandsbedingungen ausschlaggebenden Einfluß auf die Unterdrückung des Erregungs- oder des Hemmungsprozesses. Sind die energetischen Kräfte des Erregungsprozesses und des Hemmungsprozesses von gleicher Stärke und befindet sich das Individuum unter den sich täglich erneuernden hemmenden Einwirkungen seiner sozialen Umgebung, so wird der motorisch fördernde Reflexkomplex in einen Hemmungsherd verwandelt (J. P. Pawlow), d. h. die Auswirkungen der Erregungsprozesse dieses Reflexkomplexes sind ins Unbewußte verdrängt (verdrängter Komplex; Freud). Verdrängte Komplexe sind aber nicht unterdrückt; sie können vom

Unbewußten aus auf die höhere Nerventätigkeit der Großhirnrinde und damit auf den Körper wirken; sie sind unter Weiterfunktionieren abgespaltet.

Mit Eintritt des menschlichen Weibes in das geschlechtsfähige Alter und insbesondere mit der Aufnahme des Geschlechtsverkehrs entstehen spontan in seinen Großhirnhemisphären neben den neencephalen bedingten Reflexkomplexen für die Verteidigung und die Bereitstellung des Genitale (vgl. S. 295) eine bedingte Hemmung und Enthemmung für den bedingten Verteidigungs-, wie für den bedingten Bereitstellungsreflex. Es vermag deshalb ein weibliches Individuum einen bedingten Verteidigungsreflex durch eine gleichzeitige bedingte Hemmung des Bereitstellungsreflexes aus eigener Initiative derart zu verstärken, daß die Engerstellung des Introitus vaginae zu einem nur mehr für rohe Gewalt überwindlichen Hindernis wird. Umgekehrt vermag ein weibliches Individuum den energetischen Kräften eines natürlichen bedingten Verteidigungsreflexes aus eigener Initiative die energetischen Kräfte einer bedingten Hemmung gegenüberzustellen und diese durch eine Enthemmung des Bereitstellungsreflexes derart zu verstärken, daß im Wettstreit der Erregungs- und Hemmungsprozesse der Erregungsprozesse der Verteidigungsreflex unterdrückt wird. Dadurch wird der Introitus vaginae zum Geschlechtsverkehr freigegeben.

Literaturverzeichnis.

Affanassjew: Zit. nach Bechterew.

Bechterew, A. W.: Die Funktionen der Rindenzentra. Deutsche Ausgabe. Jena: Gustav Fischer 1911. — *Beneke, E.:* Lehrbuch der Psychologie, 2. Aufl., 1845. — *Bianchi, L.:* Berl. klin. Wschr. **1894 I**, 309. — *Bleuler, E.:* Lehrbuch der Psychiatrie. Berlin: Julius Springer 1916. — *Brodmann, K.:* Vergleichende Lokalisationslehre der Großhirnrinde. Leipzig: Johann Ambrosius Barth 1909. — *Brun, R.:* Schweiz. Arch. Neur. **6**, 80 (1920).

Ceni, Carlo: Cervello e Funzioni materne. Torino e Genova: Lattes e Comp. 1922. Ref. C. von Monakow. Schweiz. Arch. Neur. **15**, 321 (1924). — Das Gehirn und seine antagonistischen neurovegetativen Reaktionserscheinungen. Schweiz. Arch. Neur. **35**, 241 (1935) und **37**, 1 (1936).

Ferrier, D.: Vorlesungen über Hirnlokalisation, 1892. — *Feuchtwanger, E.:* Die Funktionen des Stirnhirns. Berlin: Julius Springer 1923. — *Freud, S.:* Vorlesungen zur Einführung in die Psychoanalyse. Wien: Internat. psychoanalyt. Verlag 1920.

Godel, R.: Siehe A. C. Guillaume et R. Godel: Bull. Soc. Biol. Paris **1924 I**, 666. — *Guillaume, A.:* Vagotonie, Sympathicotonie, Neurotonie, 2. Aufl. Paris: Masson et Cie. 1928.

Ivanow-Smolensky, A. G.: J. nerv. Dis. **67**, 346 (1928). Deutsche Übersetzung: Schweiz. med. Wschr. **1928 II**, 1002.

Kalischer, O.: Med. Klin. **1910 II**; **1912 I**.

Maeder, A.: Schweiz. Arch. Neur. **16**, 198 (1925). — *Monakow, C. von:* Die Lokalisation im Großhirn. Wiesbaden: J. F. Bergmann 1914. — Schweiz. Arch. Neur. **4**, 13, 235 (1919).

Pawlow, J. P.: Die höchste Nerventätigkeit. (Das Verhalten von Tieren.) Deutsche Ausgabe. München: J. F. Bergmann 1926.

Sherrington, C. L.: Note 4, Proc. roy. Soc. Med. Lond. **62**, 183 (1897). — *Steiner, J.:* Die Funktionen des Zentralnervensystems. Braunschweig 1898—1900.

Eine eingehende Darstellung der in den Abschnitten VII, S. 292 und VIII, S. 310 beschriebenen Phänomene findet sich auch in dem, während der Korrektur erschienenen Band II des Handbuches der Neurologie, 2. Auflage, herausgegeben von O. Bumke und O. Foerster, Verlag Julius Springer, Berlin 1937. Es sei hier besonders auf die Darstellung der Physiologie des Vegetativen Nervensystems von E. Schilf und J. P. Karplus †, sowie von Margaret A. Kennard und auf diejenige über die bedingte Reaktion von H. G. Wolff ausdrücklich hingewiesen.

C. Die Beziehungen des Nervensystems zu den Betriebsstörungen im weiblichen Genitale — funktionelle Pathologie.

I. Die Ursachen der funktionellen Störungen der höheren Nerventätigkeit (Großhirnrindentätigkeit) und ihre Bedeutung für die Pathogenese von Betriebsstörungen im weiblichen Genitale.

1. Einleitung.

Auf S. 292 und 310 haben wir die Mechanismen der reflexogenen und reflektorischen Nerventätigkeit der Großhirnhemisphären bei den höheren Tieren und den Menschen dargestellt, wie sie sich aus den Experimenten der Pawlowschen Schule ergeben. Diese Fähigkeit dient der biologischen Adaptation der altererbten Reflexkomplexe und ihrer unbedingten Reflexe an die Umweltsreize. Die Adaptation wird durch die unerschöpfliche, reflexogene Fähigkeit der Rinde der Großhirnhemisphären während des Lebens geschaffen, erhalten und stets erneut. Der Mechanismus der Adaptation besteht in einer ununterbrochenen Herstellung und Festigung motorisch und sekretorisch fördernder, den unbedingten, altererbten Reflexkomplexen adäquater, bedingter Reflexe, und in der Herstellung bedingter Hemmungen für diese Reflexe. Die Ergebnisse der tierexperimentellen Forschung in der Richtung der vergleichenden Beobachtung der höheren Nerventätigkeit von höheren Tieren vor und nach operativen Baustörungen der Großhirnhemisphären, sowie die Beobachtung von Menschen mit ähnlichen Baustörungen des Gehirns infolge von Hirnverletzungen lehren, daß der Ort für die Herstellung der bedingten hemmenden Komplexe in die Regio praefrontalis und die gleichwertigen Rindengebiete zu verlegen ist. Umgekehrt ist in den übrigen Rindengebieten die reflexogene Fähigkeit für die Herstellung von bedingten Reflexkomplexen, die den altererbten paläencephalen Reflexkomplexen entsprechen, vorherrschend. Die Ergebnisse dieser Forschungen geben gleichzeitig Aufschlüsse über die Bedeutung der Baustörungen der Großhirnhemisphären auf die höhere Nerventätigkeit; insbesondere geben sie Aufschluß über die Bedeutung der Zerstörung der Regio praefrontalis und des Ausfalles der bedingten Hemmungen auf die Nerventätigkeit in den übrigen Rindengebieten. J. P. Pawlow und seinen Mitarbeitern war es vorbehalten, Methoden für die Untersuchungen der Rindentätigkeit auszuarbeiten und mit diesen die funktionellen Störungen der höheren Nerventätigkeit der Großhirnhemisphären und ihre Ursachen bei höheren Tieren und beim Menschen zu erforschen. Die Ergebnisse dieser ausgedehnten Forschungen geben auch Aufschluß über die Einflußnahme der funktionellen Störungen der Rindentätigkeit auf den Betrieb in den animalen und vegetativen Organsystemen.

Zur Erleichterung des Lesers sei nochmals kurz zusammengefaßt, was zum Verständnis des Nachfolgenden auf S. 281, S. 292 und 310 über die Tätigkeit der Großhirnhemisphären als bekannt vorausgesetzt werden muß.

a) Die reflektorische Tätigkeit des Paläencephalons.

Die reflexbildende Fähigkeit des Paläencephalons (Rückenmark und Urhirn), des phylogenetisch älteren Anteiles des Zentralnervensystems höherer Tiere und des Menschen, ist mit dem Beginn des extrauterinen Lebens abgeschlossen. Nach der Geburt sind lediglich Objektverschiebungen möglich. Seine reflektorische Tätigkeit wird durch altererbte Erfahrungen (altererbte Reflexkomplexe) über die Bedeutung der verschiedensten Reizqualitäten von Reizobjekten und Reizsituationen ihrer jeweiligen Umwelt für den Fortbestand von Individuum und Art geleitet. Die reflektorische Tätigkeit des Paläencephalons gelangt in der Form von einfachen Reflexvorgängen oder von Kettenreflexen zum Ausdruck. Entsprechend den Gesetzen, welche die phylogenetisch altererbte, reflektorische Tätigkeit des Paläencephalon beherrschen, lösen im voraus bestimmte Reizqualitäten von Umweltsobjekten und Umweltssituationen an im voraus bestimmten, motorischen oder sekretorischen Erfolgsorganen der höheren Tiere und des Menschen reflektorisch, im voraus bestimmte, motorische oder sekretorische Tätigkeiten aus. Diese altererbte reflektorische Tätigkeit des Paläencephalons wird mit dem Ausdruck „Instinkthandlungen" belegt; ihre altererbten Mechanismen mit dem Ausdruck „altererbte Komplexe". Die wichtigsten phylogenetisch altererbten, reflektorischen Tätigkeiten sind die Nahrungs- und Flüssigkeitsaufnahme, die Tätigkeit zur Überwachung der Sachverhalte in der Umwelt und ebenso weitgehend am eigenen Körper, die reflektorische Tätigkeit der Verteidigung und diejenige der Erhaltung der Art (Geschlechtstätigkeit). Das Paläencephalon ist vermittels des peripheren Nervensystems mit motorischen und sekretorischen Erfolgsorganen verbunden, durch deren Leistungen die reflektorische Tätigkeit des Paläencephalons zum Ausdruck gelangt. Es gelangen beispielsweise die reflektorischen Tätigkeiten des Paläencephalons für den Stoff- und Wasserhaushalt an den Einzelanteilen der Verdauungs- und Ausscheidungsorgane zum Ausdruck, und es gelangen die reflektorischen Tätigkeiten für die Verteidigung an der Skeletmuskulatur und diejenigen für die Erhaltung der Art an den Geschlechtsorganen zum Ausdruck. Im extrauterinen Leben fehlt dem Paläencephalon eine reflexogene Tätigkeit so gut wie völlig.

b) Die reflexogene Tätigkeit des Neencephalons.

Demgegenüber besitzen die Großhirnhemisphären (das Neencephalon) eine während des ganzen Lebens (embiontisch) sich fortsetzende, unerschöpfliche reflexogene Tätigkeit.

Während des ganzen Lebens werden stets neue Reflexe hergestellt, die von den receptorischen Apparaten über die zur Großhirnrinde zuleitenden Bahnen zu den Repräsentationen der Sinnesorgane in der Rinde ziehen, und nach Assoziation in komplizierten Erregungsbögen über die motorischen Felder der Rinde auf den ableitenden Bahnen zu den paläencephalen Reflexapparaten der einzelnen Organe des Verdauungs- bzw. des Ausscheidungsapparates, bzw. des Geschlechtsapparates oder der Skeletmuskulatur ziehen. Die reflektorische Tätigkeit der neencephalen Reflexbahnen gelangt an denselben Erfolgsorganen und in den gleichen motorischen oder sekretorischen Reflexformen und Kettenreflexen zum Ausdruck, wie die paläencephalen reflektorischen Tätigkeiten.

I. P. Pawlow belegt die reflexogene Tätigkeit des Neencephalons mit dem Ausdruck der „biologischen Adaptation" an die Außenwelt oder mit dem Ausdruck der „Anpassung der Instinkte an die Reizsituationen der Außenwelt".

Die reflexogene Tätigkeit der Großhirnhemisphäre, die Herstellung neuer neencephaler Reflexe ist stets an das Zusammenwirken bestimmter Reizqualitäten mit den adäquaten

Reizqualitäten eines altererbten paläencephalen Reflexes gebunden. Die Festigkeit des neuen neencephalen Reflexes ist an die Wiederholung eines solchen Zusammenwirkens gebunden. Um diesen Bedingungen für die Herstellung neencephaler Reflexe Ausdruck zu verleihen, belegte J. P. Pawlow, der Entdecker der reflexogenen Mechanismen des Neencephalons, die neencephalen Reflexe mit dem Ausdruck „bedingte Reflexe“ und die phylogenetisch altererbten paläencephalen Reflexe, auch physiologische Reflexe benannt, belegte er zum Unterschied gegenüber den neencephalen Reflexen mit dem Ausdruck „unbedingte Reflexe“ (vgl. S. 294).

Die Reizqualitäten und die aus mehreren Reizqualitäten zusammengesetzten komplizierten Reizsituationen, durch die während des Lebens einfache bedingte Reflexe oder komplizierte bedingte Reflexe hergestellt und nach ihrer Festigung auch weiterhin ausgelöst werden, belegte die Pawlowsche Schule mit den Ausdrücken „einfache bedingte Reize“ und „komplizierte bedingte Reize“. Bei allen Rindentieren wird während ihres Lebens unter Anpassung an die Reize und Reizsituationen ihrer wechselnden Umwelt der Wirkungskreis der reflektorischen Tätigkeit ihrer Erfolgsorgane durch die spontane Herstellung von bedingten Reflexen ins Unermeßliche erweitert. Dieser Erweiterungsprozeß der reflektorischen Tätigkeit des Gesamtnervensystems der höheren Tiere und des Menschen wird mit dem Ausdruck „Bioadaptation“ der altererbten reflektorischen Tätigkeit an die wechselnden Umweltsreize belegt.

c) Die neocorticalen Erregungs- und Hemmungsprozesse.

Der zellenergetische Prozeß in der Großhirnrinde, der der Herstellung und jeder späteren Wiederholung eines bedingten Reflexes mit motorischer oder sekretorischer Funktionsrichtung zugrunde liegt, wird mit dem Ausdruck „Erregungsprozeß“ und der durch einen Erregungsprozeß ausgelöste bedingte Reflex selbst mit dem Ausdruck „positiver bedingter Reflex“ belegt.

Umgekehrt wird der zellenergetische Prozeß, dessen energetische Kraft eine Funktionsrichtung besitzt, die derjenigen der energetischen Kräfte des Erregungsprozesses entgegengerichtet ist, mit dem Ausdruck „Hemmungsprozeß“[1] und der durch einen Hemmungsprozeß ausgelöste bedingte Reflex mit dem Ausdruck „negativer bedingter Reflex“ belegt.

2. Die gegenseitige Einflußnahme der neocorticalen Erregungs- und Hemmungsprozesse.

Dank der unerschöpflichen Möglichkeit der reflexogenen Tätigkeit der Großhirnhemisphären kann durch dasselbe Signal ein bestimmter motorischer oder sekretorischer bedingter Reflex ausgearbeitet werden und es kann daran anschließend mit demselben

[1] Dieser bedingte Hemmungsprozeß entsteht nach Pawlow physiologisch dadurch, daß eine Umschaltung der Erregungsprozesse auf das hemmende Zentrum erfolgt, das nun die Erregungsenergie des gehemmten Zentrums an sich gezogen hat.

Beispiel. Wird einem Hund die Fütterung gleichzeitig mit einem schmerzhaften elektrischen Reiz dargeboten, so wird zunächst der Speichelreflex durch den präpotenten Schmerzreflex gehemmt. Wird aber die genannte Bedingung der Fütterung konsequent beibehalten, so erfolgt schließlich nicht allein eine vollständige Hemmung des Schmerzreflexes, sondern die vorgängige elektrische Schmerzerregung ist nun sogar imstande, den Speichelreflex auszulösen. Mit anderen Worten: der gehemmte Schmerzreflex ist zum bedingten Speichelreflex geworden.

Signal ein neuer negativer bedingter Reflex ausgearbeitet werden, dessen Funktionsrichtung derjenigen des erst ausgearbeiteten, positiven bedingten Reflexes, diametral entgegengesetzt gerichtet ist.

Beispiel. Wird einem hungrigen Hund wiederholt und jedesmal vor der Fütterung (unbedingter Reflex) ein beliebiges Signal (Licht-, Schallsignal, Hautreizung usw.) gegeben, so treten nach einigen Wiederholungen dieses Vorganges Speichelsekretionen, Belecken, Öffnen des Mundes und andere motorische Tätigkeit der Skeletmuskulatur — die Ausdrucksformen des unbedingten Reflexes der Nahrungsaufnahme — auch auf die bloße Einflußnahme des Signals, ohne nachfolgende Fütterung, auf. Dadurch ist das Signal zum bedingten Reiz geworden, der in der Gehirnrinde des Hundes einen Erregungsprozeß auslöst, und dessen energetische Kräfte den positiven bedingten Reflex der Speichelsekretion und der motorischen Reaktionen auslösen.

Folgt nach Stabilisierung dieses positiven bedingten Reflexes in der experimentellen Anordnung eine Reihe von Wiederholungen desselben Signals ohne Fütterung des hungernden Versuchstieres, so wird nun bei Wiederholung dieses Experimentes derselbe Bedingungsreiz, der zuerst als Signal für den Erregungsprozeß der Futteraufnahme diente, allmählich auch Signal für die bedingte Hemmung dieses Erregungsprozesses. In den weiteren Wiederholungen des Experimentes wird dem durch das Signal ausgelösten Erregungsprozesse ein aus der fehlenden Fütterung entstehender Hemmungsprozeß gegenübergestellt, und es entstehen dadurch Kollisionen zwischen den beiden corticalen Erregungs- und Hemmungsprozessen. Unter heftigen Schwankungen im Wettstreit der beiden entgegengesetzt gerichteten Prozesse, bald zugunsten des Erregungsprozesses, bald zugunsten des Hemmungsprozesses erlöscht langsam der zuerst ausgearbeitete Erregungsprozeß wieder.

Gleichgerichtete Untersuchungen beim Menschen lehren, daß auch hier ähnliche Mechanismen der Rindentätigkeit am Werke sind.

Entsteht im Verlauf der biosozialen Adaptation des altererbten sexuellen Komplexes der Erhaltung der Art an eine bestimmte sexuelle Reizsituation in der Außenwelt ein Hindernis für den weiteren Verlauf der Bioadaptation, so löst die Reizsituation einerseits Erregungsprozesse zur Weiterentwicklung der Bioadaptation aus. Andererseits löst aber gleichzeitig das Hindernis Hemmungsprozesse gegen diese Weiterentwicklung aus; oder es zwingt die Reizsituation zu Handlungen, welchen das Hindernis Hemmungen entgegenstellt. Infolgedessen entstehen in der Rinde der Großhirnhemisphären unumgänglich Kollisionen zwischen den Erregungs- und Hemmungsprozessen. Gleiche Kollisionen entstehen beim Eintritt einer Reizsituation in der Umwelt eines Individuums, für welche in der Rinde schon motorisch fördernde Reflexkomplexe und Reflexkomplexe für ihre Hemmungen ausgearbeitet sind.

In gleicher Weise, wie bei den höheren Tieren, entstehen auch beim Menschen zuerst Schwankungen im Wettstreit der beiden entgegengesetzt gerichteten Prozesse, bald zugunsten des Erregungsprozesses, bald zugunsten des Hemmungsprozesses. Schließlich endigt der Wettstreit bald in der einen, bald in der anderen, im nachfolgenden zu beschreibenden, diametral entgegengesetzten Richtung.

a) Das Obsiegen des Erregungsprozesses: die bedingte Handlung.

Die eine Funktionsrichtung ist folgende:

Der Hemmungsprozeß in der Rinde wird durch die vereinten Kräfte des motorisch fördernden Reflexkomplexes und gleichgerichteter Kräfte aus ionaler (Hunger) oder hormonaler (Überschüttung mit Sexualhormonen) Ursache unterdrückt und der Erregungsprozeß gelangt durch den Mechanismus motorisch und sekretorisch fördernder bedingter Reflexe als bedingte Handlung zum Durchbruch. Wiederholungen der Unterdrückung des Hemmungsreflexes löschen schließlich die bedingte Hemmung und stabilisieren die bedingte Handlung.

b) Das Unterdrücken des Erregungsprozesses.

Die andere Funktionsrichtung ist folgende:

Der Erregungsprozeß in der Rinde wird durch die hemmenden Kräfte einer während des Lebens aus sozialethischer Erziehung, aus einer Wirtschafts-, Macht- oder Gesellschaftsordnung erworbenen, bedingten Hemmung unterdrückt. Diese hemmenden Kräfte können aus ionaler Ursache (Sättigung) oder hormonaler Ursache (Kastration) unterstützt werden. Die unterdrückten energetischen Kräfte können in die Funktionsrichtung der energetischen Kräfte eines anderen ungehemmten Erregungsprozesses verdrängt werden und unter Verstärkung derselben verbraucht werden (Utilisierung J. P. Pawlow, Sublimierung Freud). Dort gibt es noch andere Mechanismen der Umschaltung gehemmter Erregung, wie die Regression und die Ersatzleistung, Ersatzbefriedigung (s. S. 388).

Wiederholungen der Unterdrückung des motorisch fördernden bedingten Reflexes löschen schließlich den motorisch fördernden bedingten Reflexkomplex aus und stabilisieren die Hemmung.

Beim Menschen kann die Unterdrückung eine vorübergehende sein. Später erfolgt der Wettstreit erneut und führt entweder zur scheinbaren Auslöschung[1] des bedingten motorischen Reflexkomplexes oder zur Auslöschung seiner bedingten Hemmung.

Beim Menschen kann die Auslöschung des motorischen Reflexkomplexes auch unterbleiben. Unter der dauernden Einwirkung eines der obenerwähnten hemmenden Bedingungsreize werden die Erregungsprozesse in der Richtung der Hemmung verdrängt. (Über die Bedingungen, unter denen es das eine Mal zur aktuellen Kollision, das andere Mal zur Verdrängung kommt, s. später.) Der unausgelöschte, motorische Reflexkomplex wird aber durch alle adäquaten Bedingungsreize auch weiterhin angeregt. Er wirkt also fort, ohne daß seine Erregungsprozesse in der Funktionsrichtung der Erregung zum Bewußtsein gelangen. (Abspaltung unter Weiterfunktionieren, Verdrängung ins Unbewußte, Halbbewußte, Nebenbewußte.) Dieses Weiterfunktionieren in der Verdrängung erfolgt jedoch nie in der ursprünglichen Form des betreffenden bedingten Reflexkomplexes. Vielmehr finden dabei mannigfache Energieumschaltungen statt, wie beispielsweise Irradiation in andere Bahnen, wodurch abnorme, d. h. dem primären Reflexvorgang wesensfremde körperliche Innervationsvorgänge entstehen: die sog. Konversionssymptome bei der Hysterie.

c) Die Kollision des Erregungs- und des Hemmungsprozesses, die Ambivalenz und die Abschlußunfähigkeit.

Die Kollisionen von Erregungs-Hemmungsprozessen und das heftige Schwanken beider Prozesse in den Großhirnhemisphären ruft bei einzelnen Versuchstieren eine völlige Störung der Rindentätigkeit hervor. Dabei kommt es zu einem Überwiegen der einen oder anderen Art der kollidierenden Prozesse und gleichzeitig zu einer Stillegung der bisherigen normalen Tätigkeit der Rinde. Diese Erscheinungen werden von der Pawlowschen Schule mit dem Ausdruck „corticale Irradiation der Erregung, bzw. der Hemmung" belegt.

[1] In Wirklichkeit bleibt selbstverständlich die Erregungsenergie auch eines „ausgelöschten" Reflexes irgendwo erhalten.

Diese Erscheinungen treten um so leichter auf, je schwieriger die Aufgabe ist, vor deren Lösung ein Versuchstier gestellt wird. Die Aufgabe kann für das Versuchstier dadurch experimentell erschwert werden, daß der Experimentator zwei Bedingungsreize, den Bedingungsreiz für den Erregungsprozeß und denjenigen für den Hemmungsprozeß immer ähnlicher gestaltet. Schließlich vermag sie das Versuchstier nicht mehr scharf voneinander zu unterscheiden und infolgedessen löst nun der Bedingungsreiz für den Erregungsprozeß in den Großhirnhemisphären sowohl den Erregungsprozeß und, wegen seiner Ähnlichkeit mit dem Bedingungsreiz für den Hemmungsprozeß, auch gleichzeitig den Hemmungsprozeß aus, und umgekehrt löst der Bedingungsreiz für den Hemmungsprozeß sowohl den Hemmungsprozeß und gleichzeitig den Erregungsprozeß aus.

In der psychiatrisch-neurologischen Sprache wird diese Eigenschaft einer Reizsituation mit „Ambivalenz eines Originalreizes" (Bleuler) belegt. Verschwindet der ambivalente Originalreiz aus der Umwelt des Individuums und hinterläßt er in den Großhirnhemisphären einen Engrammkomplex, so wird derselbe mit dem Ausdruck „ambivalenter Engrammkomplex" oder „ambivalenter Komplex" belegt (vgl. S. 316).

Die Kollisionen der Erregungs-Hemmungsprozesse, die durch ambivalente Reizsituationen ausgelöst werden, wird mit dem Ausdruck „Erregungs-Hemmungskonflikt" belegt. In der psychiatrischen Sprache werden die Erregungs-Hemmungskonflikte mit dem Ausdruck „seelische Konflikte", besser „Triebkonflikt" (Freud) belegt. Der Erregungs-Hemmungskonflikt gelangt in der Abschlußunfähigkeit zum Ausdruck.

3. Die Einflußnahme der Kollision von Erregungs- und Hemmungsprozessen auf die höhere Nerventätigkeit — das Versagen des Nervensystems.

In den Laboratorien von J. P. Pawlow wurde nun die Einflußnahme solcher Kollisionen von Erregungs-Hemmungsprozessen auf die schon bestehende reflektorische und die weitere reflexogene Tätigkeit in den Rindengebieten der Großhirnhemisphären durch ausgedehnte experimentelle Untersuchungen am Tier und Mensch ausgeführt. Die Ergebnisse dieser experimentellen Untersuchungen sollen im nachfolgenden an Hand einer Versuchsordnung von Ivanow-Smolensky, einem Mitarbeiter im J. P. Pawlowschen Institut dargestellt werden.

Ivanow-Smolensky arbeitete bei einem Hund einen positiven bedingten Speichelreflex mit den motorischen bedingten reflektorischen Begleiterscheinungen, wie Belecken, Öffnen des Mundes usw. aus. Als Bedingungsreiz wählte Ivanow-Smolensky folgende akustische komplizierte Reizsituation zum experimentellen Signal: Geräusch, tiefer Ton, hoher Ton, Klingel; als unbedingten Reflex wählte Ivanow-Smolensky die nach Beendigung des Signales erfolgende Fütterung des hungernden Versuchstieres. Durch mehrmalige Wiederholung des Experimentes wurde der positive bedingte Speichel- usw. Reflex gefestigt.

Später versuchte Ivanow-Smolensky bei demselben Hund einen negativen bedingten Speichel- usw. Reflex (Hemmung des erstausgearbeiteten und gefestigten Speichel- usw. Reflexes) auszuarbeiten. Er wählte als Signal eine geringgradige Abänderung des Bedingungsreizes für den schon ausgearbeiteten positiven bedingten Speichel- usw. Reflex.

Das Signal bestand in der geringgradig abgeänderten Reihenfolge derselben Komponenten des akustischen Bedingungsreizes für den positiven bedingten Speichel- usw.

Reflex, wie folgt: Geräusch, hoher Ton, tiefer Ton, Klingel. Als unbedingten Reflex wählte Ivanow-Smolensky den Ausfall der Fütterung des hungernden Hundes nach Beendigung des Signals.

Während der Ausarbeitung des negativen bedingten Speichelreflexes wurden die Großhirnhemisphären des Hundes jedesmal vor die schwierige Aufgabe gestellt, die Reihenfolge der akustischen Komponenten des Bedingungsreizes für den positiven bedingten Speichelreflex von der wenig abgeänderten Reihenfolge der akustischen Komponenten des Bedingungsreizes für den dem positiven bedingten Speichelreflex diametral entgegengerichteten, negativen bedingten Speichelreflex zu unterscheiden.

Andere Mitarbeiter im Pawlowschen Intitut wählten andere Bedingungsreize, wie beispielsweise den Kreis für die Ausarbeitung eines positiven bedingten Reflexes und die Ellipse für die Ausarbeitung des negativen bedingten Reflexes, wobei sie die Unterscheidung für das Versuchstier dadurch erschwerten, daß sie die Form der Ellipse allmählich kreisähnlicher gestalteten.

Allen Experimentatoren gelang es durch stets wiederholte Übungen die positiven und negativen bedingten Reflexe bei ihren Versuchstieren in einer Weise auszuarbeiten, daß diese das positive Signal mit dem positiven bedingten Reflex und das negative Signal mit dem negativen bedingten Reflex beantworteten. Dabei erregte das positive Signal in der Großhirnrinde der Tiere stets einen Erregungsprozeß und das negative Signal einen Hemmungsprozeß.

Während der Ausarbeitung und ganz besonders bei der Gegenüberstellung eines positiven Signales einem negativen Signal von schon ausgearbeiteten bedingten Reflexen von diametral entgegengesetzter Funktionsrichtung kam es aber bei allen Versuchstieren vielfach zu heftigen Schwankungen im Wettstreit der Erregungsprozesse und Hemmungsprozesse in ihren Großhirnhemisphären und zu heftigen Ausschlägen dieser Schwankungen, bald zugunsten der Erregungsprozesse, bald zugunsten der Hemmungsprozesse. Der Kampf zwischen Erregungs- und Hemmungsprozessen in der Großhirnrinde wurde um so heftiger, je komplizierter die Bedingungsreize gewählt wurden. Unter der Einflußnahme dieses Kampfes stellten sich nun bei einzelnen Versuchstieren plötzlich auftretende und sich rasch entwickelnde Störungen der höheren, reflektorischen und reflexogenen Tätigkeit der Hirnrinde ein.

Diese Störungen werden im Laboratorium von J. P. Pawlow mit dem Ausdruck „Versagen des Nervensystems“ belegt.

a) Das Vorwiegen des Erregungsprozesses.

Mit Eintritt des Versagens des Nervensystems fingen einige Hunde zuerst plötzlich an zu bellen, zu heulen; sie versuchten den Strick zu zerreißen oder zu zerbeißen, an dem sie angebunden waren, suchten aus ihrem Käfig herauszuspringen oder rasten darin herum. Die Affen schlugen sich mit den Fäusten die eigene Brust, fletschten mit den Zähnen und stießen durchdringende Schreie aus. Bei allen diesen Versuchstieren stellte sich eine heftige allgemeine motorische Unruhe ein (Irradiation der Reizprozesse in den Großhirnhemisphären). Der dynamische Vorgang dieser Irradiation ist offenbar der, daß die beiden miteinander kollidierenden und miteinander inkompatiblen (Sherrington), id est unvereinbaren —, weil auf die gleichen motorischen Endbahnen angewiesenen Refleximpulse nunmehr auf andere Innervationsbahnen ausweichen müssen.

Diese Versuchstiere zeigten als Reaktion auf den Erregungs-Hemmungskonflikt in ihren Großhirnhemisphären das Verhalten einer ungehemmten aktiven Defensivreaktion. Gleichzeitig erloschen bei den Versuchstieren vorübergehend alle während ihrer Dressurzeit durch Signale experimentell erworbenen und gefestigten bedingten Hemmungsreflexe; schließlich erloschen die natürlichen bedingten Hemmungsreflexe, und es zeigten alle während des Lebens erworbenen Hemmungsgewohnheiten eine starke Rückbildung, bzw. einen Abbau.

Im Laboratorium von I. P. Pawlow wurde diese Störung der höheren reflektorischen und reflexogenen Tätigkeit der Hirnrinde mit Ausgang in ein Überwiegen und einer Irradiation der Erregungsprozesse mit dem Ausdruck „Versagen des Nervensystems mit Vorwiegen der Erregungsprozesse" belegt.

Dabei erinnert das Verhalten der Tiere, insbesondere die Schnelligkeit und Leichtigkeit, mit der die einzelnen motorischen Akte der Skeletmuskulatur ablaufen, an das Verhalten der Versuchstiere von Bechterew und seiner Mitarbeiter, nachdem diesen Tieren die Präfrontalgebiete der Großhirnhemisphären und damit der Sitz für die Herstellung der bedingten Hemmungen für die reflektorische Tätigkeit der übrigen Rindengebiete operativ entfernt worden war. Ein solches Verhalten wird von Kretschmer mit dem Ausdruck „Bewegungssturm" belegt [1].

b) Das Vorwiegen des Hemmungsprozesses.

Bei einer anderen größeren Gruppe von Versuchstieren führte das Gegenüberstellen eines negativen Signales einem positiven Signal und die experimentelle Herstellung eines Erregungs-Hemmungskonfliktes in der Großhirnrinde der Versuchstiere zu einer Irradiation der Hemmungsprozesse. Dabei verschwanden nicht nur die positiven bedingten Reflexe aus den einander gegenübergestellten, bedingten Reflexpaaren. Es erloschen vorübergehend umgekehrt, wie beim Versagen des Nervensystems mit Vorwiegen der Erregungsprozesse, hier alle durch frühere Experimente anerzogenen und auch die früher erworbenen positiven natürlichen bedingten Reflexe.

Die Versuchstiere reagierten plötzlich nicht mehr auf Anruf; trotz Hunger mußten sie aus ihrem Käfig herausgezerrt werden. Mit hängendem Kopf, eingezogenem Schwanz, niederhängenden Ohren und gesträubtem Fell standen die Versuchstiere steif und bewegungslos in ihren Käfigen und blieben außerhalb des Experimentierraumes still, scheu und deprimiert. Es trat allmählich auch ein Versagen der natürlichen, während des Lebens spontan erworbenen positiven bedingten Reflexe und schließlich eine Verlangsamung der unbedingten Reflexe ein. Neue positive bedingte Reflexe konnten keine mehr ausgearbeitet werden.

Die Versuchstiere zeigten als Reaktion auf den Erregungs-Hemmungskonflikt ihrer Hirnrinde das Verhalten einer passiven Defensivreaktion, ein Verhalten, welches an den Vorgang der „Totstellung" im Gebiet der Tierpsychologie und an die reflektorische Muskelerschlaffung (Akinese) und Gefühlsertaubung (Hyp- und Anästhesie)

[1] Um einen solchen „Bewegungssturm" im kleinen handelt es sich bei den sog. nervösen Ticbewegungen, die als Ersatzleistungen gehemmter sexueller Erregungen auftreten.

erinnert. Im Laboratorium von I. P. Pawlow wurde dieses Verhalten der Versuchstiere mit dem Ausdruck „Versagen des Nervensystems mit Vorwiegen der Hemmungsprozesse" belegt.

Diese passive Defensivreaktion geht mit einer Abkehr von den Reizobjekten und Reizsituationen der Umwelt einher und erinnert an das Bild der psychogenen Depression oder der reaktiven Depression. Mathes belegte diesen Habitus psychicus seiner Patientinnen mit dem Ausdruck der „Hoffnungslosigkeit", „Rückzug der Libido von der Außenwelt", Freud.

4. Die Erregungs- und die Hemmungsneurose.

Das Versagen des Nervensystems mit Vorwiegen der Erregungsprozesse wird von I. P. Pawlow auch mit dem Ausdruck „Erregungsneurose" belegt und das Versagen mit Vorwiegen des Hemmungsprozesses mit dem Ausdruck „Hemmungsneurose".

a) Tierexperimentelle Forschungsergebnisse.

α) Die Abläufe der Erregungs- und Hemmungsneurosen.

Die Erregungs- wie die Hemmungsneurosen waren stets vorübergehender Natur, $1^1/_2$—3 Wochen nach der Befreiung der Großhirnhemisphären der Versuchstiere von weiteren Unterscheidungsübungen an den einander gegenübergestellten sehr ähnlichen Signalen erlangten sie ihre normale reflektorische und reflexogene Tätigkeit wieder.

Bei einer kleineren Gruppe von Versuchstieren dagegen kehrte die normale Tätigkeit der Großhirnhemisphären nicht wieder, und es stellte sich dagegen ein neues eigentümliches Verhalten derselben ein, wie folgt:

Starke physikalische Reize, wie beispielsweise grelles Licht und lauter Schall, die vor dem Versagen des Nervensystems einen positiven bedingten Reflex von großer Extensität und Intensität auslösten, erzeugten nach der obigen Erholungszeit für die Großhirnhemisphären nur noch geringe Effekte. Umgekehrt erfolgte auf neue schwache bedingte Signale, wie schwaches Licht und leiser Schall, die vor dem Versagen des Nervensystems kaum einen positiven bedingten Reflex herzustellen vermochten, nach der Erholungszeit ein bedingter Reflex von großer Extensität und Intensität.

Diese Phase im Verlauf der Neurosen belegt I. P. Pawlow mit dem Ausdruck „paradoxe Phase".

β) Die Pathogenese der Erregungs- und Hemmungsneurosen.

Weiter wurde in den Laboratorien von I. P. Pawlow nach den Ursachen der Erregungs-Hemmungsneurosen geforscht. Erregungs- bzw. Hemmungsneurosen treten nur bei einer Gruppe von Versuchstieren schon bei der Lösung experimenteller Aufgaben von mittlerer Schwierigkeit auf; bei einer anderen Gruppe treten sie erst bei der Lösung von schwierigen und schwierigsten Aufgaben auf. Bei den einen tritt die Neurose schon während der Ausarbeitung eines bedingten Reflexpaares von entgegengesetzter Funktionsrichtung auf; bei den anderen tritt die Neurose erst spät auf, nachdem die Großhirnhemisphären des Versuchstieres das positive bedingte Signal schon vom negativen bedingten Signal scharf zu unterscheiden gelernt hatten. Daraus geht hervor, daß an der Pathogenese der Neurosen nicht nur die Schwierigkeit der Aufgabe beteiligt ist, mit deren

Lösung die Rindentätigkeit eines Versuchstieres beauftragt wird, ebensosehr sind an der Pathogenese die konstitutionellen oder erworbenen Zustandsbedingungen der Rinde beteiligt.

b) Beobachtungen am Menschen.

α) Die Abläufe der Erregungs- und Hemmungsneurosen: der Bewegungssturm und die Ohnmacht.

In ähnlichen experimentellen Untersuchungen konnte mit entsprechend abgeänderter Versuchsordnung für die menschlichen Gehirnhemisphären festgestellt werden, daß die Einflußnahme der Kollisionen von Erregungs-Hemmungsprozessen in der Rinde einzelner Menschen Störungen der Rindentätigkeit zur Folge hat, die „dasselbe Gepräge tragen, wie die Folgen des experimentellen Versagens bei höheren Tieren". Bei einer Gruppe solcher Individuen nimmt in den Großhirnhemisphären der Prozeß der Erregungsirradiation bis zur Erregungsneurose überhand, und es treten die motorisch und sekretorisch fördernden (positiven) bedingten Reflexe extensiv und intensiv in den verschiedensten Stärken bis zur generalisierten Form des Skeletmuskel-Bewegungssturmes und der sympathico-adrenalen Sekretionsflut auf, als Folge der Irradiation auf die sympathischen Zwischenhirnzentren. Gleichzeitig können die bedingten Hemmungsreflexe nur mit Mühe gebildet werden.

Die Ausdrucksformen dieser in Extensität und Intensität verschiedenen Mechanismen werden mit den Ausdrücken „Heftigkeit, erhöhte Reizbarkeit, Protestaffekte, Zornausbrüche, Schreckensrufe" und in ihren schwächeren Graden mit dem Ausdruck „sich gehen lassen" belegt. Eine milde Variante der Erregungsneurose zeichnet sich nach Ivanow-Smolensky dadurch aus, daß bei den neurotischen Individuen in den Fällen, in denen die Außenwelt ein Zurückhalten der Bewegungsreaktion erfordert und der formulierte motorische Akt für eine Zeitlang gehemmt werden sollte, infolge Minderwertigkeit der Rindenhemmung die motorischen Akte zur unrechten Zeit und am unrechten Ort zum Durchbruch gelangen.

Bei einer anderen Gruppe von Individuen nimmt die Hemmung überhand, was die Auslösung alter gefestigter, bedingter, motorisch fördernder Reflexe hemmt und die Herstellung neuer bedingter Reflexkomplexe von gleicher Funktionsrichtung hindert und sogar zu einer zeitweiligen Hemmung der im Laufe des Lebens erworbenen bedingten Automatismen (gewohnheitsmäßige Bewegungen) führt. Die verschiedenen depressiv-asthenischen Ausdrucksformen werden entsprechend ihrer Verschiedenheit in Extensität und Intensität und je nach Sachlage mit „Trägheit der Bewegungen", „Mattigkeit", „Schläfrigkeit", „Zögern", „professionelle oder soziale Abulie", „reaktive Depression", „Hoffnungslosigkeit" bezeichnet. Die Hemmungsirradiationen auf die Gebiete der Repräsentationen der Sinnesorgane können als akustische usw. Funktionsabsperrungen auftreten, sie gehen mit corticaler funktioneller Hyp- und Anästhesie, und was die sexuellen Rezeptionen des Genitale anbetrifft, mit „Frigidität" einher.

Die extensiv und intensiv maximale Hemmungsirradiation führt zu einer zeitweiligen völligen Untätigkeit der Rinde, dem Analogon des Totstellreflexes bei den Tieren. Dieses völlige Versagen der höheren Nerventätigkeit bei den Menschen bzw. dieses Verhalten der Menschen wird mit dem Ausdruck „Ohnmacht" belegt.

Die Erregungs- und die Hemmungsneurosen treten beim Menschen am häufigsten bei Kollisionen von Erregungs-Hemmungsprozessen auf, bei denen ein Erregungsprozeß eines bedingten Reflexes am Werke ist, dessen bedingt reflektorische Funktionsrichtung derjenigen eines altererbten paläencephalen unbedingten Reflexes (Instinkt) entspricht.

β) Die Pathogenese des Bewegungssturms und der Depression.

Nun entspricht, wie wir auf S. 294 und 314 gezeigt haben, dem altererbten paläencephalen Verteidigungskomplex der embiontisch erworbene, neencephale vitale und soziale Selbstbehauptungskomplex. Es ist deshalb verständlich, daß in Großhirnhemisphären, die in Friedenszeiten eine ungestörte fortschreitende Anpassung der Selbstbehauptung zeigen, unter den lebensbedrohenden Bedingungen des Krieges, der Revolution, eines Erdbebens usw., Kollisionen von Erregungsprozessen embiontisch erworbener, neencephaler vitaler Selbstbehauptungskomplexe mit ihren durch Krieg, Revolution, Erdbeben usw. bedingten Hemmungen auftreten. Diese Kollisionen führen bei einer Gruppe von Individuen zu den verschiedenen Formen der obenerwähnten Erregungsneurosen, bei einigen sogar zur Erregungsneurose des „Bewegungssturmes“. Bei einer anderen Gruppe führen die Kollisionen zu den obenerwähnten Formen der Hemmungsneurosen; bei einigen sogar zur Hemmungsneurose des Totstellreflexes, der reaktiven Depression bis zur Ohnmacht.

Nun haben die experimentellen Untersuchungen im Pawlowschen Institut gezeigt, daß die Rindentätigkeit der Großhirnhemisphären bei den verschiedenen Menschen sich gegenüber der Einflußnahme von Erregungs-Hemmungsprozessen, wie bei den verschiedenen Tieren, ebenfalls verschieden verhält.

Es versagt bei einigen Menschen die Rindentätigkeit früher, bei anderen später im Verlauf der Lösung einer Bioadaptation. Es versagt bei den einen das Nervensystem schon bei kleinen Hindernissen in der Außenwelt und bei der kleinen Aufgabe, die Erregungsprozesse der den altererbten Reflexen adäquaten, bedingten Reflexkomplexen an die Bedingungen der Außenwelt anzupassen.

Nochmals sei hervorgehoben: es versagt die Rindentätigkeit in der Unterdrückung der energetischen Kräfte der Erregungsprozesse dieser bedingten Reflexkomplexe, sie versagt in der Verdrängung dieser Kräfte nach der Richtung der unterdrückenden Kräfte oder nach der Richtung eines ungehemmten Erregungsprozesses (Sublimierung) (vgl. S. 326).

Dieses Versagen führt zu einer Störung der Rindentätigkeit. Bald überwiegt der Erregungsprozeß, bald überwiegt der Hemmungsprozeß; stets wird die bisherige normale Rindentätigkeit bald mehr, bald weniger, gelegentlich bis zur völligen Stillegung gehemmt. Diese Störungen der Rindentätigkeit sind die pathologischen Mechanismen der Erregungs- bzw. Hemmungsneurose.

Im nachfolgenden sollen auch die häufigsten Gelegenheitsursachen zum Versagen der Rindentätigkeit in der Bioadaptation und zur Ausbildung von Erregungs- bzw. Hemmungsneurosen aufgezählt werden.

Zur Gruppe der Sachverhalte in der Außenwelt, welche sich als Hindernisse dem vitalen Selbstbehauptungskomplex entgegenstellen und zu Erregungs-Hemmungskonflikten in der Rinde führen, gehören neben den obenerwähnten wirklichen Todesgefahren infolge von Krieg, Erdbeben, Revolution, Schiffbruch, Eisenbahnkatastrophen usw. die große Gruppe der vermeintlichen Todesgefahren. Sie entstehen infolge falscher Deutung harmloser Abweichungen endosomatischer Vorgänge und Empfindungen als Krankheitserscheinungen und ihrer Überwertung zu Todesgefahren (agglutinierte Kausalität, v. Monakow). Sie führen als irrtümliche Todesgefahr durch Krebskrankheit, durch Arteriosklerose usw. zu Hemmungsprozessen, die sich den Erregungsprozessen des vitalen Selbstbehauptungskomplexes entgegenstellen und in dazu disponierten Großhirnhemisphären bald Erregungsneurosen, bald Hemmungsneurosen auslösen.

In der Gruppe der Sachverhalte der Außenwelt, die in der Rinde den Erregungsprozessen des sozialen Selbstbehauptungskomplexes Hemmungsprozesse entgegenstellen, sind zu nennen: plötzliche Verluste materieller Einnahmen aus Arbeit, aus Kapital und aus gesellschaftlicher Stellung; dahin gehört plötzlicher Verlust der Möglichkeit zum Erwerb von Kenntnissen und Fertigkeiten im Verlauf einer planmäßigen Ausbildung; dahin gehört weiter die plötzliche Einordnung in eine Machtordnung mit Einschränkung der bisherigen Geltung und sogar Freiheit (Steckel, Adler, Ivanow-Smolensky).

Aus den plötzlichen Veränderungen der Sachverhalte in der Außenwelt entstehen in der Rinde Kollisionen zwischen den Erregungsprozessen der, im bisherigen Leben ausgebildeten, bedingten Freiheits- und Verteidigungsreflexkomplexe und den Hemmungsprozessen, die aus der neuen wirtschaftlichen bzw. Gesellschafts- oder Machtordnung hervorgehen.

Dieselben Sachverhalte in der Außenwelt führen zu Erregungs-Hemmungskonflikten zwischen den Erregungsprozessen der bedingten Nahrungserwerbs- bzw. Wohlstandserwerbsreflexkomplexe und ihren aus den veränderten Sachverhalten hervorgehenden Hemmungsprozessen.

In gleicher Weise wie die falsche Deutung und Überwertung harmloser endosomatischer Vorgänge den Erregungsprozessen der vitalen Selbstbehauptungskomplexe in der Rinde Hemmungsprozesse entgegenstellt, so entstehen Erregungs- bzw. Hemmungskonflikte und die entsprechenden Neurosen durch die Überwertung von Einschränkungen von sozialer Stellung und Wohlstand.

Der Bioadaptation der altererbten paläencephalen unbedingten Reflexkomplexe zur Erhaltung der Art (unbedingter sexueller Reflex) stellen sich die sozialethischen Hemmungen entgegen. Den Erregungsprozessen der sexuellen bedingten Reflexkomplexe treten weiter Hemmungsprozesse entgegen, sobald einer der Sexualpartner von der Untreue des anderen erfährt oder einer der beiden Sexualpartner stirbt (Versagung, Freud). Gleiche Erregungs-Hemmungskonflikte entstehen zwischen den Erregungsprozessen des bedingten Reflexkomplexes der Mutterschaft und den Hemmungsprozessen, welche schwere Erkrankung oder Tod des Kindes auslösen (Freud, Ivanow-Smolensky).

In gleicher Weise wie die falsche Deutung und Überwertung harmloser endosomatischer Vorgänge den Erregungsprozessen der vitalen Selbstbehauptungsreflexkomplexe in der Rinde Hemmungsprozesse entgegenstellt, so entstehen in den Großhirnhemisphären eines Sexualpartners Erregungs-Hemmungskonflikte durch falsche Deutung und Überwertung harmloser Beziehungen des anderen Sexualpartners zu einer Drittperson zum Begriff der Untreue. Gleiches gilt ceteris paribus für die falsche Deutung und Überwertung in anderen verbrieften oder nichtverbrieften Vertragsverhältnissen. Gleiches gilt für die falsche Deutung und Überwertung harmloser Veränderungen in Status und Habitus des Kindes zum Begriff der Krankheitserscheinung. Auch sie löst in den Großhirnhemisphären der falschen Deutungen und Überwertungen zugänglichen[1] Persönlichkeiten Erregungs- und Hemmungskonflikte aus und führt bei Minderwertigkeit ihrer Rinde zur Erregungs- bzw. Hemmungsneurose.

Zum Schlusse sei nochmals betont, daß die beiden Formen des „Versagens der Rindentätigkeit“ im Sinne Pawlows: der Bewegungssturm und die Depression nur zwei Ausgangsmöglichkeiten der Erregungskollisionen inkompatibler Triebkomplexe darstellen. In der menschlichen Pathologie mindestens ebenso häufig sind die komplexeren Formen der Psychoneurosen, die auf der Verdrängung einer der beiden Triebregungen, und zwar stets der sexuellen, beruhen.

5. Die Einflußnahme der Erregungs- und Hemmungsprozesse auf das vegetative Nervensystem.

Gestützt auf die Ergebnisse der experimentellen Untersuchungen der Rindentätigkeit bei höheren Tieren und Menschen von I. P. Pawlow und seinen Mitarbeitern darf heute folgendes vermutet werden:

Die Tätigkeit der Rinde der Großhirnhemisphären ist eine während des Lebens fortdauernde Reflexkomplexe bildende, reflexogene und eine diese Reflexkomplexe benützende, reflektorische. Sie dient der fortgesetzten Anpassung der altererbten Reflexkomplexe an die während des Lebens stets wechselnden Sachverhalte der Umwelt.

Besitzt die Rinde die Fähigkeit nicht, Erregungsprozesse bedingter Reflexkomplexe, die altererbten Reflexen entsprechen und welche der Sachverhalte in der Umwelt wegen nicht in motorische Akte verarbeitet werden können, zu unterdrücken, so versagt sie in ihrer Tätigkeit. Sie versagt aber unter gleichzeitiger Irradiation der Erregung oder unter gleichzeitiger Irradiation der Hemmung über die ganze Rinde. Diese Irradiation ist der pathologische Vorgang der Erregungs- bzw. Hemmungsneurose.

Die Frage, weshalb bei dem einen Individuum die Minderwertigkeit der Bioadaptation einer Gehirnrinde in einer gesteigerten Reizbarkeit und deshalb in einer Erregungsneurose und ceteris paribus bei einem anderen Individuum in einer gesteigerten Hemmbarkeit zum Ausdruck gelangt, steht trotz den ausgedehnten experimentellen Untersuchungen des Pawlowschen Institutes heute noch offen. Hier hat die Konstitutionsforschung und die Erforschung der individuellen erworbenen Dispositionen einzusetzen, d. h. die minutiöse anamnestische Eruierung des gesamten vorgängig erworbenen Schatzes an bedingten Erregungs- und Hemmungsreflexen mit Hilfe der psychanalytischen Methode.

[1] Warum die einen Personen solchen falschen Deutungen und Überwertungen zugänglich sind und so das Versagen ihrer Rindentätigkeit erleiden, während andere solche harmlose Abweichungen endosomatischer Vorgänge in der Norm „nicht“ oder „kaum“ beachten, jedenfalls auf sie nicht im Sinne der agglutinierten Kausalität einwirken, beruht darauf, daß die ersteren eine erworbene Disposition besitzen, in Gestalt vorgängig erworbener Ambivalenzkomplexe, die im Momente solcher endosomatischer Wahrnehmungen zur Ekphorie gelangen.

a) Die Funktionsäußerungen des sympathischen bzw. parasympathischen Anteiles des vegetativen Nervensystems.

Nun wissen wir heute, dank den experimentellen Untersuchungen von Cannon mit seinen Mitarbeitern an höheren Tieren und gestützt auf Beobachtungen an Menschen (W. R. Hess, A. A. Weinberg, Guillaume u. a.), daß mit den Erregungsprozessen in den Großhirnhemisphären, welche die Anpassung altererbter Reflexe an die Außenwelt durch bedingte Reflexe der Skeletmuskulatur zum Ausdruck bringen, gleichzeitig ein Erregungsprozeß in den Zentren des sympathico-adrenalen Systems und eine Hemmung des parasympathischen Systems ausgelöst wird. Dadurch werden die vegetativen Funktionen des sympathischen Systems zum Hilfsdienst für den animalen Apparat herangezogen. Wir wissen weiter, daß die Extensität und Intensität der Funktionen des sympathico-adrenalen Systems von der Extensität und Intensität der Erregungsprozesse in der Rinde abhängig sind. Die sympathico-adrenalen Funktionsäußerungen werden dementsprechend von Cannon auch mit dem Ausdruck Notfallfunktionen belegt.

Die einzelnen Funktionsäußerungen und ganz besonders diejenigen des weiblichen Genitalsystems haben wir auf S. 298f. ausführlich dargestellt.

Beispiele. Füttert man neben einem habgierigen, leicht erregbaren Hund einen anderen Hund mit demselben trockenen Brot, das beim habgierigen Hund schon beim Anblick dieses Brotes sehr lebhafte Speichelsekretion auslöst, so wird beim habgierigen Hund die parasympathische Speicheldrüsensekretion durch die sympathico-adrenale Notfallfunktion, welche den Erregungsprozeß in der Rinde des habgierigen Hundes begleitet, stillgelegt (I. P. Pawlow).

Stellt man den Hund, bei welchem trockenes Brot schon beim Anblick eine sehr lebhafte Speichelsekretion auslöst, so lange er sich auf dem Fußboden befindet, zum erstenmal auf den Versuchstisch, so bleibt ceteris paribus der Anblick des trockenen Brotes ganz ohne Wirkung auf die Speicheldrüsen (I. P. Pawlow).

Demgegenüber lehren die Beobachtungen bei höheren Tieren mit Versagen des Nervensystems mit Vorwiegen der Hemmungsprozesse in der Rinde, sowie die klinischen Beobachtungen bei Menschen, die in ihrem Verhalten Schläfrigkeit, Langsamkeit im Denken, herabgesetzte Konzentrationsfähigkeit, das Gefühl der Unwirklichkeit des Wahrgenommenen, Trägheit, Abkehr von körperlicher und geistiger Arbeit, Neigung zu reaktiver Depression, Niedergeschlagenheit des animalen Systems zeigen, daß bei solchen Individuen auch die Funktionsäußerungen des sympathico-adrenalen Systems stillgelegt sind. Demgegenüber ist das parasympathische System in Tätigkeit, und es gelangen seine Funktionsäußerungen an den verschiedenen vegetativen Organen zur Beobachtung (Ivanow-Smolensky, W. R. Hess, A. Guillaume, Gowers). Ob der physiologische Schlaf eine Ausdrucksform der „inneren Hemmung der bedingten Reflexkomplexe der Rinde“ (I. P. Pawlow) darstellt und deshalb mit parasympathischen Funktionsäußerungen, wie Erlöschen der Rindentätigkeit, Herabsetzen der Reflexerregbarkeit der Skeletmuskulatur, enger Pupille, Sinken des Blutdruckes, Verlangsamung des Pulses, Beschleunigung der Tätigkeit im Digestionstractus, Neigung zu Erektionen usw. einhergeht oder ob der Schlaf eine parasympathische Funktionsäußerung der Rindentätigkeit (W. R. Hess) von gleicher Funktionsrichtung wie sie durch das Ovarialhormon ausgelöst wird (A. Guillaume, vgl. S. 319), ist noch eine offene Frage.

b) Der sukzessive Wechsel der Funktionsäußerungen des vegetativen Nervensystems.

α) Im allgemeinen.

Dagegen ist leicht verständlich, daß beim heftigen Schwanken von Erregungs- und Hemmungsprozessen in den Großhirnhemisphären die Ausschläge zugunsten der Erregungsprozesse von Funktionsäußerungen des Sympathicus und die Ausschläge zugunsten der Hemmungsprozesse von Funktionsäußerungen des Parasympathicus begleitet sind. Diese Richtungswechsel im vegetativen Nervensystem, die gleichzeitig mit dem Wechsel der Erregungs- und Hemmungsprozesse in den Großhirnhemisphären auftreten, werden in der französischen Sprache mit dem Ausdruck „Neurotonie“ belegt. Sie entsprechen altererbten paläencephalen Mechanismen, für welche während des Lebens natürliche neencephale Reflexkomplexe ausgebildet werden.

Mosso beobachtete beim Erschrecken des Kaninchens zuerst eine sympathicotonische Kontraktion der Ohrgefäße, welche in eine parasympathicotonische Dilatation und sogar in eine „Superdilatation“ überging. Lehmann sah bei Untersuchungen des Einflusses von Erschrecken auf das plethysmographische Phänomen am Arm zuerst eine geringe Neigung zum Steigen (infolge einer Sympathicuswirkung mit Rücksicht auf das Splanchnicusgebiet, dessen Erregung das Blut aus den visceralen Organen nach der Peripherie verdrängt [Verf., S. 300]). Darauf folgt eine Senkung (Parasympathicuswirkung) und hierauf Rückkehr zur Norm. Aus gleicher Ursache sind die ersten Pulse nach der Reizung verkürzt, darauf werden sie länger.

Beim Menschen ist der Richtungswechsel der Funktionsäußerungen im vegetativen Nervensystem, welches beispielsweise bei Schreckerlebnissen das Schwanken der Erregungs- und Hemmungsprozesse in den Großhirnhemisphären zum Ausdruck bringt, wohl bekannt.

Bei der Untersuchung solcher Patienten muß nur stets berücksichtigt werden, daß die nie fehlende, oft nur kurze initiale Sympathicotonie des initialen Erregungsprozesses, mit dem jede Tätigkeit der Großhirnhemisphären beginnt (A. A. Weinberg, Knauer, Agazotti), auch wenn später die Hemmungsprozesse mit ihrer Parasympathicotonie vorherrschen, durch die Einflußnahme leicht verschleiert wird (A. A. Weinberg). Es ist deshalb auch verständlich, daß ohne Berücksichtigung dieser Tatsache einige Untersucher von Patienten, die bei Schreckerlebnissen ein Versagen des Nervensystems unter Vorwiegen der Hemmungsprozesse zeigen, nur Funktionsäußerungen des parasympathischen Systems nachweisen konnten. Es beobachteten beispielsweise nur das Sinken des systolischen und diastolischen Blutdruckes Lewis, Knauer, Billigheimer und H. W. v. Wyss, die Hemmung der Atmung und Pulsverlangsamung Minnemann, H. W. v. Wyss und Verschiebung des Blutes nach den Bauchgefäßen Weber. Andere parasympathicotonische Phänomene, welche bei Schreckerlebnissen die Hemmungsprozesse in den Großhirnhemisphären begleiten, wie die Darm- und Blasenbewegungen mit unwillkürlichem Kot- und Harnabgang, sind allgemein bekannt.

β) Im weiblichen Genitale.

Ein mehrfacher Richtungswechsel von der sympathicotonischen in die parasympathicotonische Phase und von dieser wieder in die sympathische Phase vollzieht sich im Verlauf des Geschlechtsverkehrs.

Der Erregungsprozeß der bedingten sexuellen Reflexkomplexe in der Rinde (adäquater, neencephaler, bedingter Reflexkomplex für den paläencephalen, unbedingten Reflexkomplex der Erhaltung der Art), welche im animalen System die Funktionsäußerungen der sexuellen Reizsuchung (Aufsuchen des adäquaten Sexualpartners), die Werbung und den Kampf oder die Umgehung des Nebenbuhlers auslöst, ist gleichzeitig von einer sympathico-adrenalen Massenwirkung (weite Pupillen, aus den Augenhöhlen vortretende Bulbi, beschleunigte Herzaktion, beschleunigte Atmung, Frieren usw.) begleitet. Am Ziel entsteht in der Rinde ein Umschlag vom Erregungsprozeß in den Hemmungsprozeß, und im vegetativen System ein Richtungswechsel von den Funktionsäußerungen des sympathischen zu Funktionsäußerungen des parasympathischen Systems. Sie beginnen bei beiden Geschlechtern in der Pars copulationis mit den Ausdrucksformen der Erektion und setzt sich beim männlichen Geschlecht fort in die parasympathicotonische Kontraktion der Samenblasen. Beim weiblichen Geschlecht wird die gesamte glatte Muskulatur von Tube, Uterus und Scheide durch den Ausfall der sympathico-adrenalen Funktion enthemmt und der aktuellen ionalen und hormonalen Einflußnahme, sowie dem Dehnungsreiz und den anderen physikalischen Reizqualitäten e coitu preisgegeben. Die Irradiation des Hemmungsprozesses in den Großhirnhemisphären gelangt durch die animalen Funktionsäußerungen der Mattigkeit, der Schläfrigkeit, der Apathie und der reaktiven Depression zum Ausdruck und ist gut zusammengefaßt in dem Worte: «Post coitum omne animal triste.»

Weil das sympathico-adrenale System stets als Einheit und seine Funktionsäußerungen stets in der Form der Massenwirkung auftreten, erzeugt es bei starker Intensität seiner Erregungsprozesse an einzelnen Organsystemen gelegentlich Funktionsäußerungen, die anscheinend weder zu den Bedürfnissen des Gesamtorganismus, noch zu denjenigen des betreffenden Organsystems in Beziehung stehen. Im Zusammenwirken heftiger Funktionsäußerungen mit bestimmten Zustandsbedingungen in den zelligen Elementen entstehen sogar Störungen im Betrieb dieser Organsysteme.

Gleiches gilt für den kranialen und sacralen Abschnitt des parasympathischen Systems.

In der Auslösung von heftigen Erregungsprozessen des sympathico-adrenalen und des parasympathischen Systems und ihren heftigen Funktionsäußerungen im weiblichen Genitale liegt die Bedeutung der funktionellen Störungen der höheren Nerventätigkeit der Großhirnhemisphären (Erregungs- und Hemmungsneurosen) für die Pathogenese der für die einzelnen verschiedenen Zustandsbedingungen der weiblichen Genitale charakteristischen Betriebsstörungen.

6. Die Ursachen und die Pathogenese der relativen Minderwertigkeit der reflexbildenden und bioadaptierenden Fähigkeit der Großhirnrinde.

a) Der Infantilismus.

Weiter dürfen wir über die Pathogenese der relativen Minderwertigkeit der reflexbildenden und bioadaptierenden Fähigkeit der Rinde einige Vermutungen äußern. Wir haben auf S. 283 gezeigt, daß die Irradiation in der Ontogenese des Menschen die präreflektorische Form der Nerventätigkeit des Zentralnervensystems darstellt. Trotzdem nach M. Minkowski die Ausbildung der inter- und intrasegmentären Leitungsbahnen schon im 4. Schwangerschaftsmonat beginnt, gelangt die Irradiation bei den Säuglingen dauernd zum Ausdruck. M. Minkowski hält die Neigung der höheren Nerventätigkeit zur Irradiation für das ganze Kindesalter für charakteristisch. Sie kann bis in die Zeit der Pubertätsvorbereitung beobachtet werden und äußert sich in der Form von willkürlichen Bewegungskombinationen, wie Zornheulen, Zappeln, Umsichschlagen und nicht selten in maskierten unwillkürlichen Bewegungen (athetoide Ticbewegungen). Sie werden mit Ausdrücken „Affektausbrüche", „Triebhandlungen" belegt. Mit dem Eintritt der vollen Geschlechtsfähigkeit verschwinden sie wieder. Es ist deshalb verständlich, daß bei gestörter Pubertätsentwicklung auch im späteren Alter, bei jener Konstitutionsgrundlage der Erwachsenen, die mit dem Ausdruck „Infantilismus" belegt wird, Ausdrucksformen von Irradiationen der Erregungs- bzw. Hemmungsprozesse in der Rinde mit gleichzeitigen Störungen der natürlichen und anerzogenen bedingten Reflexe beobachtet werden können.

Auf die Minderwertigkeit der Leistungen der Großhirnhemisphären beim Infantilismus im Sinne einer partiellen Kindlichkeit auf psychischem Gebiet[1] (partiell unentwickeltes Seelenleben) und besonders im Sinne einer Unzulänglichkeit in der Anpassung an schwierige Sachverhalte der Außenwelt hat zuerst Kraepelin hingewiesen.

Das gleichzeitige Bestehen eines Infantilismus genitalium oder einer Genitalmißbildung beim weiblichen Geschlecht betonten Mathes, A. Mayer, v. Jaschke. Fränkel und Gellert stellten bei Patientinnen mit Dementia praecox in einem hohen Prozentsatz makroskopisch wie auch mikroskopisch (Gellert) Infantilismus genitalium fest. Die verschiedenen Varianten dieses Infantilismus bei ausgewachsenen weiblichen Individuen faßte Mathes zu einer Gruppe zusammen und belegte sie nach Goldschmidt mit dem Ausdruck „sexuell mangelhafte Jugendform" oder „intersexueller Konstitutionstypus". Der Körperbau dieser Individuen zeigt vorwiegend den asthenischen Typus, dessen Einzelanteile sich in der Darstellung von A. Mayer über die Bedeutung der Konstitution in der Frauenheilkunde in Bd. III, S. 279 dieses Handbuches befinden. Im Status psychicus der Patientinnen vom intersexuellen Typus stellten Mathes und mit ihm andere Autoren die fortgesetzt disharmonischen Impulse ihrer zweideutigen Geschlechtlichkeit an die Spitze und bewerteten sie als die Folgen der vielen ambivalenten Einstellungen der Intersexuellen gegenüber den Sachverhalten der Außenwelt, wie auch besonders gegenüber Sachverhalten der Sexualität. Die disharmonischen Impulse stellen Ausdrucksformen der Kollisionen von Erregungsprozessen motorisch fördernder sexueller und anderer bedingter Reflexe und ihren bedingten Hemmungen, die sich ihnen entgegenstellen, dar.

b) Die Schizothymie.

Wir haben im vorhergehenden den Erregungs-Hemmungskonflikt als eine Reaktionsform des intersexuellen Konstitutionstypus mit seinem unentwickelten primitiven Seelenleben dargestellt. Erregungs-Hemmungskonflikte entstehen aber auch bei voller Entwicklung der Intelligenz und bei den ernsthaften Menschen, die über einen reichen Schatz kulturell hochwertiger Engrammkomplexe verfügen und bei denen die normalen Hemmungsfaktoren eine besonders intensive Wirkung, wie beispielsweise bei den Individuen

[1] Nur partiell deshalb, weil dabei die normale Intelligenz sich trotzdem voll entwickelt haben kann; dasselbe gilt in noch höherem Maße für die Neurosen.

mit Neigung zu seelischen Spaltungen (schizothyme Anlage) entfalten (vgl. A. Mayer, Bd. III dieses Handbuches).

c) Die Reflexdisposition.

Bei einer anderen Gruppe von Persönlichkeiten wiederholen sich die Erregungs-Hemmungskonflikte weder auf Grund konstitutioneller Anomalien des Zentralnervensystems, wie beispielsweise bei allgemeiner Kindlichkeit auf psychischem Gebiet, noch infolge einer schizothymen Anlage. Bei dieser Gruppe von Individuen versagt in einer ersten Phase das Nervensystem im Anschluß an einen Erregungs-Hemmungskonflikt von großer Intensität und Extensität, infolge von Sachverhalten, die das Individuum vital oder sozial mit Vernichtung bedrohen, wie wir dies oben gezeigt haben. Wohl schließt sich auch bei völlig gesundem Nervensystem an diese erste Phase eine bald kürzere, bald längere Zeit andauernde Phase des Versagens der höheren Tätigkeit der Großhirnhemisphären an, in der bei den einen Erregungsprozesse und eine ungehemmte Tätigkeit der ausgebildeten bedingten Reflexkomplexe, sowie eine ungehemmte Herstellung neuer positiver bedingter Reflexe vorherrscht. Bei anderen Individuen sind umgekehrt die bedingten Hemmungen vorherrschend. Kretschmer belegt diese gesteigerte Bereitschaft der Großhirnhemisphären zur reflektorischen Tätigkeit mit positiven oder negativen bedingten Reflexen mit dem Ausdruck „Reflexdisposition". Diese Reflexdisposition bleibt aber bei gesundem Nervensystem nur während des mehr oder weniger Zeit beanspruchenden Abklingens des akuten Erregungs-Hemmungskonfliktes aus vitaler Ursache bestehen und verschwindet alsdann völlig, wie bei den Versuchstieren (vgl. S. 330). Bei einer Gruppe von Individuen klingt nun mit dem Schwinden der Gefahr vitaler und sozialer Vernichtung das Versagen des Nervensystems nicht in der üblichen Zeit ab, und es bleibt die allgemeine Reflexdisposition monatelang weiterbestehen und mit ihr die allgemeine Störung der bioadaptionierenden Tätigkeit der Großhirnhemisphären für die Außenwelt.

Dieses andauernde Versagen der höheren Nerventätigkeit der Großhirnhemisphären in der Anpassung an seine Außenwelt und die Ausbildung weitreichender und lange Zeit andauernder Irradiationen entweder des Reiz- oder des Hemmungsprozesses erinnert an das lange andauernde Versagen der Rindentätigkeit bei den Laboratoriumshunden im Pawlowschen Institut, welche in Petersburg (Leningrad) am 23. September 1924 durch eine ganz außergewöhnliche Überschwemmung heimgesucht wurden. Bei diesen Hunden, an denen bereits eine Anzahl bedingter Reflexe und Hemmungen ausgebildet worden waren und die nur unter außergewöhnlichen Maßnahmen gerettet werden konnten, trat ein Versagen der Rindentätigkeit mit Vorwiegen der Hemmungsprozesse ein. Es verschwanden die anerzogenen bedingten Reflexe für einige Zeit vollständig.

Als Ursachen solch andauernden allgemeinen Versagens des Nervensystems bald in der Funktionsrichtung der Erregungsprozesse, bald in der Funktionsrichtung der Hemmungsprozesse dürfen zur Zeit konstitutionelle Faktoren und Faktoren der individuellen Disposition (s. S. 330) vermutet werden.

Einsicht in die Pathogenese brachten ganz besonders die Beobachtungen der Feld- und Heimatpsychiater und Neurologen während des großen Krieges, sowie Selbstzeugnisse von Kriegsteilnehmern.

In einer ersten Phase entsteht auch bei diesen Individuen im Anschluß an einen akuten Erregungs-Hemmungskonflikt ein Versagen der höheren Nerventätigkeit, bald mit Irradiation der Erregungsprozesse, bald mit Irradiation der Hemmungsprozesse über weite Gebiete der Rinde. Ihr folgt die zweite Phase des Abklingens mit der oben beschriebenen Reflexdisposition. Allein bei diesen Individuen verschwindet die Reflexdisposition nicht mit dem Schwinden der Gefahr wie bei den Individuen mit gesundem Nervensystem. Auch bleibt die Reflexdisposition infolge unbekannter Betriebsstörungen in der Rinde nicht während Wochen und Monaten gleichmäßig über die Rinde verbreitet bestehen. Bei diesen Individuen gelangen die Funktionsäußerungen der Reflexdisposition der Großhirnhemisphären nur durch schubweises Auftreten und im Anschluß an besondere, scharf umschriebene Aufgaben ihrer bioadaptierenden Tätigkeit an die Außenwelt zum Ausdruck.

Der pathobiologische Hergang, der sich an die zweite Phase der abklingenden Reflexdisposition anschließt, ist folgender: Mit dem Abklingen der akuten Erscheinungen des Erregungs-Hemmungskonfliktes gelangen die Großhirnhemisphären erneut unter die Einflußnahme von endosomatischen Reizqualitäten und von Reizqualitäten von Sachverhalten der Außenwelt, die Erregungsprozesse der Selbsterhaltungs-, Nahrungs-, Geschlechts- usw. Komplexe auslösen. Damit beginnt auch die bioadaptierende Tätigkeit der Rinde, diese Erregungsprozesse an ihre bedingten Hemmungen aus wirtschaftlicher, Gesellschafts- oder Machtordnung anzupassen.

Nun überwindet ein gesundes Nervensystem durch künstliche Steigerung der energetischen Kräfte der Erregungsprozesse die überwindlichen Hindernisse und umgeht auf dem Wege der inneren Hemmung unüberwindliche Hindernisse. Diese Individuen aber steigern die energetischen Kräfte der Erregungsprozesse auch bei Kollisionen von Erregungsprozessen mit Hemmungsprozessen aus unüberwindlichen Hindernissen. Sie erreichen eine Steigerung der Erregungsprozesse nach Kretschmer durch eine qualitative und vor allem auch zeitlich protrahierte Ausnützung aller sich bietenden Erregungsmomente des täglichen Lebens. Kretschmer belegt diesen Vorgang mit dem Ausdruck der „künstlichen Affektgewinnung".

Dadurch halten sie den Erregungsprozeß gegenüber einer durch wirtschaftliche Gesellschafts- oder Machtordnung unüberwindlichen bedingten Hemmung aufrecht, und es gelangt der Erregungs-Hemmungskonflikt, das Versagen der höheren Nerventätigkeit durch Irradiation der Erregungsprozesse oder Hemmungsprozesse und die dadurch bedingte Reflexdisposition nicht zum Abklingen.

d) Das körperliche Entgegenkommen und die Flucht in die Krankheit.

Erblickt man in dieser künstlichen Steigerung der Erregungsprozesse der Großhirnhemisphären aus künstlicher Affektgewinnung und in ihren Funktionsäußerungen des animalen und vegetativen Nervensystems an den Organsystemen, die mit der Willenssphäre der Patienten in Zusammenhang stehen, die künstlichen Komponenten der Pathogenese von Betriebsstörungen in den verschiedensten Organsystemen, so ist es leicht verständlich, daß für die Patienten die Funktionsäußerungen im Unbewußten ablaufende Vorgänge darstellen. Es ist deshalb, wie Kretschmer mit Recht betont, leicht verständlich, daß diese Betriebsstörungen für das Bewußtsein der Patienten „aus etwas subjektiv" (durch die Affektgewinnung, id est künstliche Steigerung der Erregungsprozesse in den

Großhirnhemisphären, Verf.) Mitgeschaffenem, allmählich zu einer objektiven Größe werden, der die Patienten als Beobachter passiv gegenüber treten. Kretschmer belegt diesen Vorgang mit dem Ausdruck „Objektivierung".

Infolge dieser Objektivierung drücken die Patienten den während des künstlich verschärften Erregungs-Hemmungskonfliktes auftretenden, reflektorischen Funktionsäußerungen im animalen und vegetativen System und ihren subjektiven Spiegelungen den Stempel der Realität auf und deuten sie fälschlicherweise als Folge- und Begleiterscheinungen von Baustörungen ihres Körpers. Sie erblicken in diesen Funktionsäußerungen, die den Betrieb in den gesunden Organen stören, Signale einer „Krankheit", von welcher sie sich selbst und dem Arzt gegenüber bona fide befallen zu sein glauben.

Diesen Vorgang belegen die Psychiater und Neurologen mit dem Ausdruck „körperliches Entgegenkommen".

Das objektive „körperliche Entgegenkommen" wirkt als Rechtfertigungsgrund für das Krankheitsbedürfnis zur Umgehung der Leistungen völlig vom Unbewußten aus. Es dient ihnen, um die Leistungen gegenüber dem Staat, der Gesellschaft, dem Arbeitgeber zu umgehen, um andere, die Eltern, die Geschwister zu beherrschen oder aus Liebesbedürfnis sich Pflege, Zärtlichkeit und Verwöhnung zu sichern, oder um ihre Existenz auf Kosten einer Rente, ohne Arbeitsleistung, zu fristen usw. Bei Verheirateten treten andere Gründe hinzu. Frauen wollen ihre Männer dadurch beherrschen, daß sie zur Befriedigung ihrer sexuellen Wunschregungen nicht immer zur Verfügung stehen können. Besteht eine Abneigung gegen den Ehemann, so dienen, wie wir später sehen werden, der Frau die verschiedenen Funktionsäußerungen im Genitalsystem, um den Mann von sich fernzuhalten.

Das körperliche Entgegenkommen wird, vom Standpunkt der Patientin aus gesehen, von den Neurologen und Psychiatern auch mit dem Ausdruck „Flucht in die Krankheit" bezeichnet.

Für diejenigen, denen diese Gedankengänge noch ungewohnt sind, sei hervorgehoben, daß es durchaus kein Grund gegen die Auffassung von der klinischen Bedeutung des Krankheitsbedürfnisses ist, wenn der erzielte „Krankheitsgewinn", der Gewinn bei Flucht in die Krankheit ärmlich erscheint gegenüber dem Verlust durch die Krankheit. Es sei nur an die auf dem Gebiet der Neurologie bekannte Tatsache erinnert, daß oft ein Patient wegen einer Hungerrente auf allen Lebensgenuß verzichtet.

7. Zusammenfassung.

Die Rinde der Großhirnhemisphären besitzt eine unerschöpfliche reflexogene Fähigkeit. Sie besteht in der Herstellung und Festigung motorisch und sekretorisch fördernder bedingter Reflexe, deren Funktionsrichtung und Funktionsäußerung dieselbe ist wie diejenige der altererbten unbedingten Reflexe des Urhirns. Die Rinde besitzt die weitere unerschöpfliche Fähigkeit der Herstellung und Festigung bedingter Hemmungen der genannten bedingten Reflexe. Diese Hemmungen entstehen aus Hindernissen der Außenwelt, die sich dem Ablauf der motorisch fördernden altererbten unbedingten und embiontisch erworbenen bedingten Reflexen entgegenstellen. Solche Hindernisse werden durch wirtschaftliche Gesellschafts- und Machtordnungen, sowie durch die sozialethische Erziehung und die Lebenserfahrungen gebildet.

Vielfach kollidieren Erregungsprozesse unbedingter und bedingter Reflexe mit ihren bedingten Hemmungen. Großhirnhemisphären mit vollwertiger reflexogener Fähigkeit überwinden die überwindlichen Hindernisse durch Ausnützung aller sich bietenden Momente eines Sachverhaltes zur Herstellung bedingter Reflexe von gleicher motorisch fördernder Funktionsrichtung. Durch Summation ihrer energetischen Kräfte werden die überwindlichen Hindernisse überwunden. Die unüberwindlichen Hindernisse umgehen aber vollwertige Großhirnhemisphären durch den Mechanismus der inneren Hemmung aller Erregungsprozesse der Rinde.

Dieser Vorgang wird als Anpassung der altererbten unbedingten und embiontisch erworbenen bedingten Reflexe (Instinkte) an die Außenwelt bezeichnet (I. P. Pawlow).

Bei den Rindentieren bis zum Menschen gibt es Individuen, deren Großhirnhemisphären im Vergleich zu den Großhirnhemisphären der übrigen Vertreter ihrer Gattung eine relative Minderwertigkeit der reflexogenen Fähigkeit zeigen. Infolge dieser Minderwertigkeit versagt die Rindentätigkeit während der bioadaptierenden Tätigkeit im Wettstreit von Erregungsprozessen mit Hemmungsprozessen. Sie versagt insbesondere bei Erregungs-Hemmungskonflikten, welche aus vitaler oder sozialer Bedrohung der altererbten und embiontisch von der Rinde übernommenen Selbstbehauptungskomplexen hervorgehen. Dabei versagt die obengenannte sichtende, höhere Nerventätigkeit der Rinde. Das Versagen besteht bei den einen in einer Irradiation der Erregungsprozesse in weite Gebiete der Rinde unter gleichzeitiger Stillegung aller unbedingten und bedingten Hemmungen. Dieses Verhalten der Rinde wird mit dem Ausdruck „Erregungsneurose“ belegt. Bei anderen Individuen besteht das Versagen der Nerventätigkeit der Rinde in einer Irradiation der Hemmungsprozesse unter Stillegung der unbedingten und bedingten Erregungsprozesse in der Rinde. Dieses Verhalten der Rinde wird mit dem Ausdruck „Hemmungsneurose“ belegt.

Mit allen Erregungsprozessen in der Rinde sind Erregungsprozesse des sympathicoadrenalen Systems gekoppelt; mit allen Hemmungsprozessen der Rinde solche des parasympathischen Systems. Intensität und Extensität der Irradiation eines Erregungsprozesses in der Rinde bestimmen die Intensität und Extensität der Erregungsprozesse im sympathicoadrenalen System (Cannon). Gleiches gilt für die Beziehungen der Irradiation von Hemmungsprozessen in der Rinde zum parasympathischen System.

Die Erregungsprozesse des sympathico-adrenalen Systems gelangen stets in allen seinen Funktionsäußerungen an den vegetativen Organsystemen und an der Skeletmuskulatur zum Ausdruck, gleichgültig, ob der Erregungsprozeß der Rinde durch seine Funktionsäußerungen (bedingte koordinierte Skeletmuskelbewegungen) zum Ausdruck gelangt oder nicht. Die Irradiation der Erregungsprozesse in der Rinde gelangt in einer gesteigerten Überwachung der Umwelt durch die Sinnesorgane und in einer gesteigerten Disposition zu motorisch fördernden bedingten Reflexen der Skeletmuskulatur bis zum Bewegungssturm zum Ausdruck.

Die Irradiation der Hemmungsprozesse in der Rinde gelangt in einer verminderten Tätigkeit der Sinnesorgane und verminderten Skeletmuskeltätigkeit bis zur Ohnmacht (Totstellhemmung) zum Ausdruck.

Die Erregungsprozesse im sympathico-adrenalen System gelangen durch im voraus bestimmte altererbte Funktionsäußerungen an den verschiedensten Organsystemen zum Ausdruck. Gleiches gilt für die Erregungsprozesse im parasympathischen System.

Diese Funktionsäußerungen können durch altererbte Wirkungen von Hormonen von gleicher Funktionsrichtung vertreten und verstärkt, wie beispielsweise die Funktionsäußerungen des sympathischen Systems durch das Adrenalin und durch Hormone mit entgegengesetzter Funktionsäußerung gehemmt werden (hormonaler Faktor). Verstärkungen und Hemmungen der neuralen Funktionsäußerungen entstehen auch durch im voraus bestimmte altererbte Zustandsbedingungen in der Binnenflüssigkeit der Erfolgszellen (ionaler Faktor).

Unter dem gemeinsamen Zusammenwirken der Funktionsäußerungen des vegetativen Nervensystems (sympathisches und parasympathisches System) und den im Blute kreisenden Hormonen mit den ionalen Zustandsbedingungen an der Protoplasmasubstanz der Erfolgszellen wird die Tätigkeit der Erfolgszellen reguliert.

Weil das sympathico-adrenale System stets als Einheit und seine Funktionsäußerungen stets in der Form der Massenwirkung auftreten, erzeugt es bei starker Intensität seiner Erregungsprozesse an einzelnen Organsystemen gelegentlich Funktionsäußerungen, die anscheinend weder zu den Bedürfnissen des Gesamtorganismus, noch zu denjenigen des betreffenden Organsystems in Beziehung stehen. Im Zusammenwirken heftiger Funktionsäußerungen mit bestimmten Zustandsbedingungen in den zelligen Elementen entstehen sogar Störungen im Betrieb dieser Organsysteme. — Gleiches gilt für den kranialen und sacralen Abschnitt des parasympathischen Systems.

In der Auslösung von heftigen Erregungsprozessen des sympathico-adrenalen und des parasympathischen Systems und ihren heftigen Funktionsäußerungen im weiblichen Genitale liegt zum Teil die Bedeutung der funktionellen Störungen der höheren Nerventätigkeit der Großhirnhemisphären (Erregungs- und Hemmungsneurosen) für die Pathogenese der für die einzelnen verschiedenen Zustandsbedingungen des weiblichen Genitale charakteristischen Betriebsstörungen.

Diese Betriebsstörungen sollen im nächsten Abschnitt ausführlich dargestellt werden.

Die Ursachen der relativen Minderwertigkeit der reflexogenen Fähigkeit der Großhirnhemisphären sind kongenitale und während des Lebens erworbene. Die angeborenen Ursachen sind Infantilismus und schizothyme Anlage. Die erworbenen Ursachen sind Veränderungen unbekannter Natur in der Rinde, die sich an Erregungs-Hemmungskonflikte von großer Intensität und Extensität anschließen, wie sie beispielsweise durch Sachverhalte in der Außenwelt ausgelöst werden, die das Individuum vital oder sozial mit Vernichtung bedrohen.

Schließlich sind es vorübergehende Störungen der Rindentätigkeit, die infolge einer vorübergehenden künstlichen Steigerung der Intensität des Erregungsprozesses in einem Erregungs-Hemmungskonflikt entstehen, bei dem die Hemmungsursache ein aus wirtschaftlicher, Gesellschafts- oder Machtordnung geschaffenes unüberwindliches Hindernis darstellt.

Die vorübergehende Steigerung des Erregungsprozesses entsteht auf dem Wege der vorübergehenden Ausnützung aller sich bietenden Reizobjekte und Reizsituationen zur

Herstellung positiver bedingter Reflexe von gleicher Funktionsrichtung (künstliche Affektgewinnung).

Literaturverzeichnis.

Adler, A.: Theorie und Praxis der Individualpsychologie. München: J. F. Bergmann 1924. — *Agazotti, A.:* Arch. di Sci. biol. **2**, 356 (1921).

Bechterew, A. J.: Die Funktionen der Rindenzentren. Deutsche Ausgabe. Jena: Gustav Fischer 1911. — *Bleuler, E.:* Lehrbuch der Psychiatrie. Berlin: Julius Springer 1916.

Cannon, W. B.: The wisdom of the body. New York: W. W. Norton & Comp. Inc. 1932.

Fraenkel: Mschr. Geburtsh. **50**, 433 (1919). — *Freud, S.:* Vorlesungen zur Einführung in die Psychoanalyse. Wien: Internat. Psychoanalytischer Verlag 1918.

Geller: Arch. Gynäk. **120**, 237 (1923). — *Goldschmidt:* Einführung in die Vererbungswissenschaft, 3. Aufl. Leipzig 1920. — *Gowers, W. R.:* Vagal and vasovagal attacks. Lancet **1907**. — *Guillaume, A. C.:* Vagotonie, Sympathicotonie, Neurotonie, 2. Aufl. Paris: Masson et Cie. 1928.

Hess, W. R.: Schweiz. Arch. Neur. **15**, 260 (1924); **16**, 36, 285 (1925).

Jaschke, R. Th. v.: Med. Klin. **1918 II**, 1027.

Iwanow-Smolensky, A. G.: J. nerv. Dis. **67**, 346 (1928). Deutsche Übersetzung: Schweiz. med. Wschr. **1928 II**, 1002.

Knauer, A.: Z. Neur. **30**, 319 (1915). — *Knauer, A.* u. *E. Billigheimer:* Z. Neur. **50**, 199 (1919). — *Kraepelin, E.:* Kompendium der Psychiatrie 1883; Psychiatrie, 8. Aufl., 1910. — *Kretschmer, E.:* Medizinische Psychologie. Leipzig: Georg Thieme 1922.

Lewis, T.: T. Lewis and F. Cotton: Heart **7**, 23 (1918).

Mathes: Der Infantilismus, die Asthenie und deren Beziehungen zum Nervensystem. Berlin: S. Karger 1912. — *Mayer, A.:* Dieses Handbuch, Bd. III, S. 279. — Psychogene Störungen der weiblichen Sexualfunktion. Psychogenese und Psychotherapie körperlicher Symptome von O. Schwarz. Berlin: Julius Springer. — *Minkowski, M.:* Neurobiologische Studien am menschlichen Fetus. Wien 1925. Handbuch biologischer Arbeitsmethoden, Abt. V, Teil 5 B, S. 511. Berlin u. Wien: Urban & Schwarzenberg 1928. — *Minnemann, C.:* Beitr. Psychol. u. Philos. **1**, 514 (1905). — *Monakow, C. v.:* Die Lokalisation im Großhirn. Wiesbaden: J. F. Bergmann 1914. — Schweiz. Arch. Neur. **4**, 13, 235 (1919). — *Mosso:* Über den Kreislauf des Blutes im menschlichen Gehirn, S. 121. Leipzig 1881.

Pawlow, J. P.: Die höchste Nerventätigkeit (Das Verhalten von Tieren). Deutsche Ausgabe. München: J. F. Bergmann 1926.

Sherrington, C. S.: Note 4. Proc. roy. Soc. Med. Lond. **62**, 183 (1897). — *Steckel:* Störungen des Trieb- und Affektlebens. Wien: Urban & Schwarzenberg 1921.

Weber, E.: Der Einfluß psychischer Vorgänge auf den Körper. Berlin 1910. — Arch. f. Physiol. **1913**, 225. — *Weinberg, A. A.:* Z. Neur. **85**, 544 (1923); **86**, 375 (1923); **93**, 421 (1924). — *Wyss, H. W. v.:* Schweiz. Arch. Neur. **19**, 85 (1926). — Körperlich-seelische Zusammenhänge in Gesundheit und Krankheit. Leipzig: Georg Thieme 1931.

II. Die Pathogenese der neural bedingten Betriebsstörungen im weiblichen Genitale.

1. Einleitung. Begriffsbestimmungen.

Zum Verständnis der Beziehungen des Nervensystems zu den funktionellen Störungen im weiblichen Genitale ist neben der Kenntnis seiner Beziehungen zu den motorischen Akten auch die Kenntnis seiner Beziehung zu den subjektiven Spiegelungen der Rezeptionen, welche die motorischen Akte auslösen, wichtig.

Die Rezeptionen von Reizqualitäten der Reizobjekte (Gegenstände) und Reizsituationen (Sachverhalte) in den Repräsentationen der Rinde werden für das rezipierende Individuum durch den Mechanismus der subjektiven Spiegelung ersichtlich. Für Drittpersonen sind nur die Kenntnisnahme vom Inhalt subjektiver Spiegelungen der Menschen möglich, da zu ihrer Vermittlung die Sprache notwendig ist. Es spiegeln sich die Rezeptionen von Reizqualitäten der Gegenstände (Objekte) und Sachverhalte (Situationen) in der Umwelt und im eigenen Körper als gegenständliche und inhaltliche Beziehungen zu den Objekten und Situationen. Weiter spiegelt sich schon bei der Engraphie eines Engrammkomplexes die Bedeutung der Gegenstände und Sachverhalte für Individuum und Art als gefühlsmäßige Beziehung, und es wiederholen sich diese gefühlsmäßigen Beziehungen bei der Ekphorie dieser Engrammkomplexe. Schließlich spiegeln sich die Bewegungsabläufe in der Skeletmuskulatur, in den Gelenken, sowie viele Tätigkeiten der glatten Muskulatur und der Drüsen als tätigkeitsmäßige Beziehungen eines Individuums zu den Objekten und Situationen.

Hier ist der Ort, die in der Literatur gebräuchlichen Begriffe und Ausdrücke klarzulegen, welche die gegenständlichen, inhaltlichen, gefühlsmäßigen und tätigkeitsmäßigen Beziehungen eines Individuums zu Objekten und Sachverhalten in seiner Umwelt und in seinem eigenen Körper umfassen und bezeichnen. Subjektive Spiegelungen der rezeptiven Vorgänge in den Repräsentationen der Sinnesorgane werden mit dem Ausdruck „Empfindung oder Vorstellung einer Wahrnehmung“ belegt. Subjektive Spiegelungen entstehen in Statu nascendi bei der Rezeption zugeleiteter Erregungswellen in der Rinde und bei ihrer Engraphie.

Bei Ekphorie ihrer Engramme in den Repräsentationen der Rinde entstehen erneut dieselben subjektiven Spiegelungen wie in Statu nascendi. Solche ekphorierte Empfindungen werden in der Literatur mit den Ausdrücken „mnemische Empfindungen“ (Semon) belegt.

a) Die subjektiven Spiegelungen der sensiblen Rezeptionen.

Die subjektiven Spiegelungen der Rezeptionen aus dem Gebiet der cerebrospinalen Oberflächen- und Tiefensensibilität, sowie aus dem Gebiet der cerebrospinalen Schmerzempfindung dürften als bekannt vorausgesetzt werden. Dagegen bedürfen die subjektiven Spiegelungen der Rezeptionen aus dem Gebiet der visceralen Tiefensensibilität einer Besprechung.

Verengerung und Blutleere der Hautgefäße wird als Frost, Verkürzungsleistungen der Arrectores pili als „Kribbeln“ und „Prickeln“, Verkürzungsleistung in den übrigen glatten Muskeln der Haut als „Spannungen“ in der Haut empfunden.

Die subjektive Spiegelung der Rezeptionen infolge von Verkürzungsleistungen an der gesamten glatten Muskulatur der äußeren weiblichen Genitalien schließt die Vagina gegen die Umwelt ab und löst auch Empfindungen des Abschlusses der Vagina aus. Beim männlichen Geschlecht entsteht dadurch die Empfindung und der Sachverhalt der Impotenz.

Im sympathicotonischen Symptomenkomplex der vegetativen Hilfsfunktion bei Höchstleistungen in der Überwachung und Gestaltung der Beziehungen zur Umwelt entstehen Blutverschiebungen von den Hautgefäßen und dem Pfortadergebiet nach den großen Gefäßen. Dadurch wird die Zirkulationsgröße erhöht und dem Herzen und den großen Gefäßen wesentlich mehr Blut angeboten. Gleichzeitig entstehen Verkürzungsleistungen in den glattmuskeligen Elementen der großen Gefäße und die Herzaktion wird beschleunigt. Unter diesem Zusammenwirken entsteht mit der Erhöhung des Blutdruckes eine Erhöhung der statischen und dynamischen Belastung der Wände des Gefäßsystems.

Das Potential des Gewebedruckes, der auf den Receptoren des affektiven Systems der Gefäßwände lastet, wird erhöht. Erreicht er deren Schwellenwert, so entstehen Rezeptionen im Zentralnervensystem, deren subjektive Spiegelungen mit dem Ausdruck der „Empfindung von Angst" belegt werden. Daneben treten auch Schmerzempfindungen auf, die mit dem Ausdruck „Gefäßschmerz" belegt werden.

Die Verkürzungsleistungen in den glattmuskeligen Elementen der Samenblasen, der Vasa deferentia (L. R. Müller), des Tubo-utero-vaginaltractus (Langley und Anderson), sowie die Verkürzungsleistungen der glattmuskeligen Elemente von Harnblase und Pars pelvina recti verengern diese Hohlorgane und erhöhen ihren Inhaltsdruck. Das Potential des Gewebedruckes, der auf den Receptoren in der Wand dieser Hohlorgane lastet, wird erhöht. Erreicht es ihren Schwellenwert, so entstehen Rezeptionen im Zentralnervensystem, deren subjektive Spiegelungen mit dem Ausdruck „Empfindung von Drang" (kurz: Drang, Tenesmus) belegt werden. Während der Entleerung dieser Hohlorgane entstehen Rezeptionen, deren subjektive Spiegelungen mit den Ausdrücken „Orgasmus" oder „Wollust" belegt werden.

Übersteigt das Potential der Verkürzungsleistungen und damit das Potential des Gewebedruckes den Schwellenwert der Receptoren in der Wand dieser Hohlorgane um ein Wesentliches, so entstehen Schmerzrezeptionen, deren subjektive Spiegelungen mit dem Ausdruck „Kolik" belegt werden (Menstrualkolik, Gallenblasenkolik, Harnleiterkolik); rhythmische Wiederholungen der Koliken am schwangeren Uterus werden mit dem Ausdruck „Wehen" belegt.

Bei Stoff- und Wassermangel im Lebensraum der Gewebezellen entstehen im Digestionstractus Verkürzungsleistungen der glattmuskeligen Elemente der oberen Verdauungswege. Dadurch entstehen Rezeptionen, deren subjektive Spiegelungen mit dem Ausdruck „Empfindung von Hunger" (kurz: Hunger) und bei Wassermangel „Empfindung von Durst" belegt werden.

Steigt das Potential der Verkürzungsleistungen und damit das Potential des Gewebedruckes in der Wand der oberen Verdauungswege um ein Erhebliches, so entstehen Schmerzrezeptionen, deren subjektive Spiegelungen mit dem Ausdruck „Hungerschmerz" belegt werden; die Schmerzempfindungen infolge von Durst werden mit dem Ausdruck „Brand" belegt.

b) Die Sperre der Empfindungen.

Das Gegenstück der subjektiven Spiegelungen ist die Ablehnung der subjektiven Spiegelung, die Sperre der Empfindung.

Das Phänomen dieser Sperre der Empfindung ist nach der eingehenden Bearbeitung durch Mangold in der ganzen Tierreihe mit allen Entwicklungsformen des Nervensystems verbreitet. Sie geht vielfach mit einer Bewegungslosigkeit (reflektorische Akinese) einher. Dabei bedingt die Empfindungslosigkeit eine derartige Herabsetzung der Fähigkeit, auf Berührungs- und Schmerzreize zu reagieren, daß sich z. B. beim Huhn eine Laparotomie oder eine Tracheotomie ohne jede Narkose ausführen läßt und ohne daß das Tier die Operation durch reflektorische Abwehrbewegungen oder reflektorische Fluchtversuche stört. Dies alles, trotzdem experimentell nachgewiesen werden kann, daß die übrigen Sinnesfunktionen nicht beeinträchtigt sind (Mangold, Skymansky).

Die Tierpsychologen bezeichnen diese Gruppe von Anästhesien und Akinesen mit dem Ausdruck „Totstellung“ oder „faire le mort“. Diese Anästhesieformen und Akinesen können auch beim Menschen beobachtet werden (Kretschmer). Sie entsprechen einer Sperre der subjektiven Spiegelungen und stellen das Gegenstück zur Überwachung und Gestaltung der Umwelt — die Abkehr von der Umwelt — dar. Diese Sperre hat die Bedeutung einer elementaren Schutzfunktion gegen die Bedrohung der somatischen oder psychischen Persönlichkeit.

c) Die Gefühle, der Affekt.

Durch die subjektive Spiegelung der im Unbewußten gefällten Werturteile über die Bedeutung von Objekten und Sachverhalten für den Fortbestand von Individuum und Art entstehen Empfindungen besonderer Art, die mit dem Ausdruck „Gefühle“ belegt werden. Fällt das unbewußte Werturteil im Sinne einer Förderung von Individuum oder Art, so entstehen lustbetonte Gefühle — Lustgefühle; fällt das Werturteil im Sinne einer Hemmung, Benachteiligung, Schädigung oder gar Bedrohung des Fortbestandes von Individuum oder Art, so entstehen unlustbetonte Gefühle — Unlustgefühle.

Die Gesamtheit der subjektiven Spiegelungen einer Reizverarbeitung — die Empfindungen, welche Gegenstände und Sachverhalte, sowie die subjektive Spiegelung gleichzeitig ekphorierter Engrammkomplexe auslösen, die Gefühle und die subjektiven Spiegelungen der Erregung energetischer Kräfte für die Ablehnung oder Annahme der Gegenstände und Sachverhalte und für die zugehörigen vegetativen Hilfsfunktionen — wird mit dem Ausdruck „Affekt“ belegt. Die unter humoraler und hormonaler Einflußnahme stehende Bereitschaft der zelligen Elemente der obersten Regulationszentren zur Reizverarbeitung wird mit dem Ausdruck „Affektivität“ belegt.

Im Betrieb des weiblichen Genitale, in dem dessen Beziehungen zur Umwelt geregelt werden, sind demnach die folgenden Einzelvorgänge zu unterscheiden:

1. die Empfindungen von Gegenständen und Sachverhalten innerhalb und in der Umwelt des Genitale,
2. die gefühlsmäßigen Beziehungen zu diesen Gegenständen und Sachverhalten,
3. die Bewegungsabläufe der Muskulatur und
4. die Ausscheidungen der Drüsen des Genitale

bei ihren tätigkeitsmäßigen Beziehungen zu diesen Gegenständen und Sachverhalten.

Störungen im Betrieb des weiblichen Genitale, die mit Störungen dieser Einzelvorgänge einhergehen, werden durch Affekte, autonomisierte Reflexe, bedingte Reflexe und autonomisierte mnemische Empfindungen in allen Abschnitten des weiblichen Genitale: in der Pars copulationis, der Pars gestationis und in der Pars generandi ausgelöst.

2. Die Pathogenese der neural bedingten Betriebsstörungen in der Pars copulationis des weiblichen Genitale (P.C.).

a) Die Pathogenese des bedingt reflektorischen Priapismus vulvae, der Nymphomanie.

Der bedingt reflektorische Priapismus vulvae, die Nymphomanie, ist eine Betriebsstörung in der Pars copulationis des weiblichen Genitale, die durch das autonome Auftreten des bedingten Reflexes der Bereitstellung der Pars copulationis zustande kommt.

Bei dem unter dem Einfluß der Inkrete des Corpus folliculare efflorescens stehenden geschlechtsfähigen weiblichen Individuum lösen die Empfindungen, die in den Organreceptoren durch sensible und sensorische, von Eigenschaften und vom Verhalten eines Liebesobjektes ausgehende Reize entstehen, gefühlsmäßige Beziehungen der Lust zum Liebesobjekt aus. Das weibliche Individuum wird durch diesen Affekt zum Sexualsubjekt. Die weitere Einwirkung dieser gefühlsmäßigen Beziehungen auf die erregbaren Substrate der regulatorischen Zentren läßt alsdann den altererbten Akt der motorischen Bereitstellung der Pars copulationis zum Geschlechtsverkehr in Erscheinung treten.

Dieser Akt der motorischen Bereitstellung des Introitus vaginae beginnt mit einer parasympathicotonischen Herabsetzung der Kontraktionsbereitschaft aller quer- und glattmuskeligen Abschlußapparate der Pars copulationis. Durch die Erschlaffung dieser Muskelapparate wird der Abschluß des Introitus vaginae undicht, so daß der Urethralwulst in die Rima vulvae vortreten kann.

Dazu kommt eine parasympathicotonische Herabsetzung des Kontraktionszustandes der glatten Muskulatur der Blutgefäße und der glatten Muskulatur im Gewebe der äußeren Genitalien, in der Haut des Perineums und seiner Umgebung und des glatten M. sphincter ani. Die Hautgefäße und besonders die tieferliegenden Gefäße der äußeren Genitalien erweitern sich. Der Turgor der Haut der äußeren Genitalien und ihrer Umgebung nimmt zu.

Infolge der parasympathicotonischen Verminderung des Kontraktionszustandes der Arterien, welche die Corpora cavernosa mit Blut versorgen und der gleichsinnigen Erschlaffung der übrigen glatten Muskulatur, füllen sich die Corpora cavernosa und die Bulbi vestibuli strotzend mit Blut. Dadurch tritt der Urethralwulst aus der Scheide in die Rima vulvae vor. Die Labia majora schwellen und nehmen Eversionsstellung ein, wodurch die Schamhaare, die in Ruhestellung die Rima vulvae bedecken, lateralwärts gezogen werden. Der Introitus klafft, die Scheide wird weit. Die geschwellten Bulbi vestibuli und die turgescierten Corpora cavernosa festigen mit ihren Crura die Begrenzung des Introitus vaginae. Gleichzeitig wird Sekret aus den Bartholinischen Drüsen ausgestoßen.

Durch die statische und dynamische Belastung der mit Blut überfüllten Corpora cavernosa und Bulbi vestibuli, sowie der übrigen Blutgefäße der Pars copulationis wird die Erregbarkeit der receptorischen Apparate für thermische Reize und zugleich derjenigen des affektiven Systems für Schmerzreize gesteigert. Die Verarbeitung dieser Reizqualitäten läßt Empfindungen von Wärmesteigerung, vergesellschaftet mit Gefühlen des „Jukkens“, „Kribbelns“ und „Prickelns“ bis zum stechenden Schmerz entstehen, sowie schließlich das Allgemeingefühl der parasympathicotonischen Massenwirkung, das mit dem Ausdruck „allgemeines Wohlbefinden, allgemeines Lustgefühl“ belegt wird.

An diesem Symptomenkomplex der Bereitstellung beteiligt sich auch der Skeletmuskelhilfsapparat. Durch Flexion, Abduktion und Auswärtsrollen der Oberschenkel bei gleichzeitiger Flexion der Unterschenkel wird die Pars copulationis gegenüber der Umwelt freigelegt. Durch die Streckung der Wirbelsäule, verbunden mit Heben des vorderen Beckenringes in den Articulationes sacro-iliacae wird zudem die Pars copulationis bei Rückenlage des weiblichen Individuums bauchwärts geschoben (vgl. Tabelle 2 B, S. 7).

Die engraphische Fixation aller Einzelheiten dieses Bereitschaftsvorganges, der Organempfindungen, der gefühlsmäßigen Beziehungen zum Liebesobjekt und der reflektorischen Bewegungs- und Sekretionsabläufe, läßt einen zusammenhängenden mnemischen Engrammkomplex des Lustaffektes und seines Bereitstellungsvorganges entstehen. Durch Wiederholung des Sachverhaltes, der den Lustaffekt auslöst, gelangt dieser mnemische Engrammkomplex zur Ekphorie.

Durch die Ekphorie werden alle Einzelheiten des Engrammkomplexes aus ihrem Latenzzustand in ihren früheren, der Originalsituation adäquaten Erregungszustand übergeführt und beeinflussen den Betrieb in der Pars copulationis.

Nun können aber diese Akte der Bereitstellung mit Akten entgegengesetzter Funktionsrichtung, d. h. Akten der Abwehr (s. folgenden Abschnitt), die durch soziale oder hygienische Beziehungen zur Umwelt oder durch Ekphorie solcher Engrammkomplexe ausgelöst werden, in Konflikt geraten. Dadurch wird der Akt der Bereitstellung wohl verdrängt, aber doch nur in mangelhafter Weise, weil er durch die gleichzeitige Ekphorie des engraphisch verankerten Lustaffektes verstärkt wird. Die Akte der Abwehr bleiben deshalb die schwächeren und werden unterdrückt. Durch die Summation der genannten energetischen Kräfte der Bereitstellung, die nicht selten durch eine Übertragung der energetischen Kräfte der unterdrückten Abwehrakte in der Richtung des zu unterdrückenden Aktes der Bereitstellung eine weitere Verstärkung erfahren, wird die Durchbruchstendenz des Aktes der Bereitstellung weiterhin gesteigert, bis endlich der ganze Symptomenkomplex der Bereitstellung mit einer weit über das Ziel hinausschießenden Durchschlagskraft „katathym“ zum Durchbruch gelangt. Alle motorischen und sekretorischen Einzelanteile dieses Symptomenkomplexes der Bereitstellung werden dabei durch den Mechanismus des bedingten Reflexes ausgelöst.

Nun kann aber auch der bedingte Reflex, der bei der Ekphorie des mnemischen Engrammkomplexes die motorischen und sekretorischen Einzelanteile des Aktes der Bereitstellung auslöst, unter besonderen Bedingungen autonom werden. Ein Geruch, eine Farbe, ein Ton oder andere Reizqualitäten eines Gegenstandes aus dem Originalsachverhalt, der den Lustaffekt auslöste, genügen dann, um den bedingten Reflex auszulösen. Der bedingt reflektorische Symptomenkomplex der Bereitstellung tritt dann häufig, mit Leichtigkeit und Schnelligkeit, zur unrechten Zeit und am unrechten Ort unter dem klinischen Bild eines Tics „Nymphomanie“ auf.

Ob auch humorale und hormonale Zustandsbedingungen der erregbaren Substanz auf die Auslösung des Tics Einfluß nehmen, wissen wir nicht.

Durch diesen Bereitstellungstic der Pars copulationis entsteht ein Symptomenkomplex, in welchem die Rima vulvae und die äußeren Genitalien dauernd und reichlich mit dem zähen, fadenziehenden Sekret der Bartholinischen Drüsen glasurähnlich bedeckt, geschwellt und gerötet sind. Durch die Reizung der Receptoren des affektiven Systems infolge der Überfüllung der Bulbi vestibulares und der übrigen Bluträume und Blutgefäße mit arteriellem Blut entstehen Organempfindungen der „Schwellung“ der Vulva (Priapismus), die als „Kribbeln“, „Prickeln“ bis zu den Mißempfindungen von „Brennen“ und „stechendem Schmerz“ empfunden werden; die Temperatur des arteriellen Blutes verursacht das Gefühl der „Hitze“. Dazu gesellen sich die Organempfindungen von „Offenstehen der Rima vulvae“ und „Vordrängen von Scheidenteilen“ aus der offenen Rima.

Der Bereitstellungstic erlangt seine klinische Bedeutung dadurch, daß sich die Kranken in ihren tätigkeitsmäßigen Beziehungen zu ihrer Umwelt gestört fühlen. Oft vermögen sie die vom Unbewußten aus austretenden Einzelanteile des Bereitstellungstics nicht zu deuten und suchen deshalb ärztlichen Rat. Sie bezeichnen ihre Beschwerden mit „Offenstehen der Scheide", „Völle- und Vorfallgefühl", „Schwellung der äußeren Genitalien", „Fluor".

Beispiel. St., 39 Jahre alt, Nullipara. Pat. befragt den Arzt wegen „Jucken" und „Brennen" an der Vulva, wegen „Schwellung" der Vulva und wegen „Fluor albus".

Genitalstatus: Vulva und Introitus vaginae zuckergußähnlich mit glänzendem, transparentem, lange Faden ziehenden Sekret bedeckt. Durch das Sekret schimmert die hochrote Mucosa der geschwellten Schleimhaut des Introitus vaginae hindurch. Das Sekret stammt aus beiden Bartholinischen Drüsen. Das aus den Bartholinischen Drüsen durch Auspressen frisch entnommene Sekret ist frei von Leukocyten und Bakterien. Das Vaginalsekret ist spärlich und enthält vereinzelte Leukocyten, grampositive Stäbchen und vereinzelte grampositive Diplokokken. Das Cervixsekret enthält vereinzelte Leukocyten, keine Bakterien. Portio ohne Erosion, Uterus und Adnexe ohne Besonderheiten.

Allgemeinstatus: Ohne Besonderheiten. Cytologie des Blutes normal, Senkungsgeschwindigkeit und Albumin-Globulinfraktion normal. Chemie, Cytologie und Funktion der Harnwege normal, Reststickstoff und die chemischen Blutwerte normal. Funktionsprüfung der Leber normal.

Diagnose: Aus den Besprechungen mit der Patientin ergibt sich ein autonomisierter Bereitstellungsreflex (Nymphomanie).

Therapie: Feststellen der Unversehrtheit des Genitale. Aufklärung der Patientin über die Pathogenese des Bereitstellungsreflexes und ärztliche Beratung in der Richtung, die Verarbeitung ekphorierter Engrammkomplexe libidinöser Art bewußt zu hemmen. Schon innerhalb 4 Wochen nach Eintritt der Patientin in die Klinik und seit weiteren 2 Jahren ist die Nymphomanie mit ihrer Hypersekretion der Bartholinischen Drüsen verschwunden.

b) Die Pathogenese des bedingt reflektorischen Erethismus vaginae, des Vaginismus.

Der bedingt reflektorische Erethismus vaginae, der Vaginismus, ist eine Betriebsstörung in der Pars copulationis des weiblichen Genitale, die durch das autonome Auftreten des bedingten Reflexes der Abwehr der Pars copulationis zustande kommt.

Bestimmte Beziehungen zu Gegenständen und Sachverhalten der Umwelt, wie beispielsweise eine gewaltsame Einführung von Instrumenten in den Introitus vaginae durch den Arzt, der Vorgang der Defloration oder der Austritt des Geburtsobjektes aus der Rima vulvae verursachen Schmerzempfindungen in der Pars copulationis und mit diesen Organempfindungen die gefühlsmäßige Beziehung zum jeweiligen Sachverhalt in der Form eines Unlustgefühles. Die Verschmelzung der Organempfindungen mit den Unlustgefühlen formt den Affekt, dessen weitere Verarbeitung in der erregbaren Substanz der obersten Regulationszentren zur Formulierung des altererbten motorischen Aktes der Abwehr an der Pars copulationis führt. Der Abwehrvorgang erfolgt durch Skeletmuskelbewegungen, die den Abschluß der Vagina gegen die Umwelt bewirken und durch die sympathicotonische Hilfsfunktion für die Bewegungsabläufe in der Skeletmuskulatur (vgl. Tabelle 1B, S. 6) unterstützt werden.

Dieser Akt des motorischen Abschlusses des Introitus vaginae beginnt mit einer sympathicotonischen Steigerung der Kontraktionsbereitschaft der quergestreiften und der glattmuskeligen Abschlußapparate. Der Abschluß des Introitus vaginae erfolgt durch Kontraktionen der quergestreiften Muskulatur im Trigonum urogenitale und des Diaphragma pelvis. Durch die Verkürzungsleistung der quergestreiften Sphincteren entsteht eine direkte, mechanische Reizung des glattmuskeligen Sphincter vaginae, der dadurch ebenfalls zur Kontraktion angeregt wird und den Abschluß verstärkt. Durch das Zusammenwirken der sympathicotonischen Steigerung der Kontraktionsbereitschaft mit der direkten Reizung des glattmuskeligen Sphincter vaginae wird auch dessen Halteleistung erhöht. Dadurch bleibt der Introitus vaginae zeitlich auch über die Kontraktionsdauer des quergestreiften Sphincters hinaus geschlossen.

Zu diesen Tätigkeiten der Muskeln gesellt sich eine sympathicotonische Verkürzungsleistung und Halteleistung der glatten Muskulatur in der Wand der Blutgefäße, sowie im Gewebe der äußeren Genitalien, im Sphincter ani internus und in der glatten Muskulatur der Haut des Perineums und seiner Umgebung und in den Arectores pili. Diese Verkürzungsphänomene werden durch eine gleichzeitige sympathicotonische Adrenalinausschüttung in das strömende Blut erhöht. Subjektiv werden die sensiblen Vorgänge, die bei den Verkürzungsphänomenen der Arectores pili entstehen, als Organempfindungen des „Juckens" und diejenigen, die bei den Verkürzungsleistungen der übrigen glattmuskeligen Elemente der Pars copulationis entstehen, als Organempfindungen der „Spannung" und des „Krampfes besonderer Art" empfunden.

Die Hautgefäße und die tieferliegenden Gefäße der äußeren Genitalien kontrahieren und entleeren sich. Der Turgor der Haut an den äußeren Genitalien und ihrer Umgebung verschwindet. Infolge der Erhöhung des Kontraktionszustandes in der Wand ihrer zuführenden Arterien entleeren sich auch die Corpora cavernosa und die Bulbi vestibuli. Der Urethralwulst wird in der Scheide zurückgehalten. Die Rima vulvae schließt sich und wird barrikadenähnlich mit Schamhaaren bedeckt. Aus den Bartholinischen Drüsen wird nur soviel Sekret entleert, als durch die Kontraktion der glatten Muskelfasern, welche die Drüsen umgeben, ausgepreßt wird.

Durch alle diese Abwehrbewegungen und Vorgänge an den äußeren Genitalien wird der Introitus vaginae und Hiatus genitalis fest gegen die Außenwelt abgeschlossen. Der Abschluß kann nur unter hoher Drucksteigerung überwunden werden und ein Gegenstand nur mit Gewalt in die Vagina eingeführt werden.

Durch eine gewaltsame Einführung von Instrumenten in die Vagina, wie beispielsweise bei der Vergewaltigung zum Geschlechtsverkehr und nicht selten sub partu, kurz vor dem Austritt des Geburtsobjektes aus der Pars copulationis, wird der Abschluß der Vagina durch Bewegungsabläufe im Skeletmuskelhilfsapparat verstärkt. Der Hilfsapparat verschiebt die äußeren Genitalien in der Richtung der Unterlage des Körpers durch eine Lordose der Lendenwirbelsäule und bedeckt die äußeren Genitalien durch Adduktion und Einwärtsrollen der Nates und der Oberschenkel.

Schließlich können sich gelegentlich auch alle übrigen Skeletmuskelapparate als Gelegenheitsapparate am Abwehrkampf gegen Gegenstände und Sachverhalte, durch welche Schmerzempfindungen an der Pars copulationis ausgelöst werden, beteiligen. Diese Mitbeteiligung macht sich in den verschiedensten Körperteilen durch weit über das Ziel hinausschießende stürmische und regellos aufeinanderfolgende Bewegungsabläufe der Abwehr und der Flucht geltend, die Kretschmer als „Bewegungssturm" bezeichnet. Durch die sympathicotonische Hilfsfunktion dieser Bewegungsstürme der Skeletmuskulatur entsteht gleichzeitig das Allgemeingefühl der „Angst".

Durch die engraphische Fixation aller Einzelheiten dieses Aktes der Abwehr, der sich aus den Schmerzgefühlen am Introitus vaginae und den, durch diese bedingten gefühlsmäßigen Beziehungen zum Sachverhalt der Einführung eines Gegenstandes in die Vagina, sowie aus den reflektorischen Bewegungsabläufen und Sekretionshemmungen an der Pars copulationis zusammensetzt, wird der zusammenhängende mnemische Engrammkomplex des Unlustaffektes mit dem gesamten Abwehrvorgang geformt.

Durch die Ekphorie dieses mnemischen Engrammkomplexes infolge einer Wiederholung des schmerzauslösenden Sachverhaltes entsteht die vollständige Wiederholung des gesamten Abwehrvorganges mit allen seinen Einzelanteilen.

Nun geraten aber bei dieser Wiederholung des schmerzauslösenden Sachverhaltes gleichzeitig mit dem primitiven, altererbten motorischen Akt der Abwehr andere motorische Akte entgegengesetzter Funktionsrichtung, die durch hochwertige soziale oder hygienische Beziehungen des weiblichen Individuums zur Umwelt oder durch Ekphorie solcher mnemischer Engrammkomplexe bedingt sind, in Konflikt. Diese Engrammkomplexe nehmen ihren Ursprung meist aus dem Gebiet der Heilung einer bestehenden Krankheit oder aus demjenigen der ehelichen Pflichten. Sie besitzen als motorische Akte dieser hochwertigen, sozialen oder hygienischen Beziehungen und Engrammkomplexe eine stärkere energetische Durchschlagskraft und unterdrücken deshalb die primitiven, altererbten motorischen Akte der Abwehr von Schmerzgefühlen.

Werden aber diese primitiven motorischen Akte der Abwehr nur unvollständig unterdrückt, so bedeutet dies nur eine Verdrängung, sogar nur eine mangelhafte Verdrängung des gesamten Aktes. Der mit dem ursprünglichen Affekt beladene Engrammkomplex bleibt bestehen. Bei erneuter Wiederholung des schmerzauslösenden Sachverhaltes, wie beispielsweise bei einem abermaligen Versuch der Einführung eines Gegenstandes in die Vagina, wird nun nicht nur der altererbte motorische Akt der Abwehr ausgelöst, sondern zugleich durch den Mechanismus der Ekphorie der ganze mnemische Engrammkomplex des Abwehrvorganges mit allen Schmerzempfindungen, Gefühlen, bedingt reflektorischen Bewegungsabläufen und Sekretionshemmungen zur Erregung gebracht. Durch die Summation mit diesen gleichgerichteten, energetischen Kräften des ekphorierten Engrammkomplexes erfährt die energetische Kraft des altererbten motorischen Aktes der Abwehr eine bedeutende Verstärkung.

Deshalb bleiben nun die entgegengesetzt gerichteten energetischen Kräfte der motorischen Akte hochwertiger hygienischer oder sozialer Funktionsrichtung die schwächeren; sie werden unterdrückt. Ja, die Summe der energetischen Kräfte der Abwehr aus den beiden genannten Kraftquellen wird nicht selten sogar noch weiter vermehrt durch die Übertragung der energetischen Kräfte der unterdrückten sozialen oder hygienischen Akte auf die Kräfte der Abwehr. Dadurch gelangt der Vorgang der Abwehr mit großer Schnelligkeit und Leichtigkeit und mit einer weit über das Ziel hinausschießenden Durchschlagskraft „katathym“ und ohne jegliche Beteiligung des Willens zum Durchbruch. Die Patientinnen sind den wider ihre bessere Absicht auftretenden reflektorischen Vorgängen willenlos überlassen. Dieser katathyme Abwehrvorgang wird mit dem Ausdruck „Erethismus vaginae“ — „Vaginismus“ belegt.

Unter besonderen Bedingungen kann der bedingte Reflex des Abwehrvorganges auch autonom werden. Der Mechanismus des autonomisierten Abwehrvorganges unterscheidet sich vom bisher besprochenen Auslösungsmechanismus nur dadurch, daß schon die Rezeption eines olfactorischen, optischen, akustischen oder eines andern Einzelanteiles des originalen Sachverhaltes oder des mnemischen Engrammkomplexes, wie beispielsweise der „Geruch der Desinfektionsmittel", in denen die Instrumente liegen, der „Anblick" oder das „Klirren" solcher Instrumente genügt, um den gesamten mnemischen Engrammkomplex zur Ekphorie und durch den autonomisierten bedingten Reflex den Abwehrvorgang in allen Einzelheiten zur Auslösung zu bringen.

Vaginismus entsteht aber nicht nur durch Beziehungen eines weiblichen Individuums zu Gegenständen und Sachverhalten in seiner Umgebung, die an der Pars copulationis Schmerzempfindungen auslösen. Abwehrvorgänge an der Pars copulationis und ihre Autonomisierung zum Vaginismus entstehen auch als Teilerscheinungen der Abwehr gegen Sachverhalte, die auf dem Wege des Geschlechtsverkehrs die somatische oder psychische Persönlichkeit eines weiblichen Individuums bedrohen. Vaginismus entsteht beispielsweise als Abwehrvorgang gegenüber dem Geschlechtsverkehr mit einem geschlechtskranken Manne. Vaginismus entsteht weiter als Abwehrvorgang gegenüber sexuellen Forderungen eines impotenten Mannes oder gegenüber einem Manne, der seine sexuellen Forderungen zur unrechten Zeit und am unrechten Ort oder in obszönen und brutalen Formen vorzutragen pflegt, die mit den altererbten sexualmoralischen Grundsätzen des weiblichen Individuums im Widerspruch stehen. Nicht selten entsteht auch Vaginismus als Teilerscheinung der Abwehr gegenüber den legitimen sexuellen Forderungen des ungeliebten Ehemannes, während bei demselben Individuum Vaginismus ausbleibt, sobald der geliebte Liebhaber illegitime sexuelle Forderungen stellt.

Beispiel. Spekert berichtet über eine eigene Beobachtung von hartnäckigem Vaginismus, der bei einer Ehefrau gegenüber den legitimen, sexuellen Forderungen ihres Ehemannes auftrat, und zwar erst, nachdem sie schon geboren hatte. Da alle konservativen örtlichen Behandlungen versagten, wurden sogar operativ die Hymenalreste entfernt (sic!). Sogar die suggestiven Behandlungsmethoden blieben erfolglos und die von fachmännischer Seite durchgeführte Psychoanalyse brachte kein Licht in die Pathogenese dieses Vaginismus. Erst später hellte eine Fehlgeburt aus einem Verhältnis mit ihrem Schwager — ihrem Geliebten — die Pathogenese und die Tenazität dieses sogar noch post partum eingetretenen Vaginismus gegenüber dem ungeliebten Ehemann auf.

Hier sei nochmals hervorgehoben, daß beim autonomisierten bedingten Reflex der katathyme Abwehrvorgang nicht mehr dem Durchbruch eines mangelhaft verdrängten altererbten motorischen Aktes der Abwehr, sondern einem autonomisierten bedingten Reflex der Abwehr entspricht, der wie bei stirnhirnlosen Affen und Hunden wie eine Uhr abläuft.

Aus dem autonomisierten bedingten Reflex der Abwehr entwickelt sich durch vielfache Wiederholung und Bahnung ein „Tic" der Abwehr. Alsdann tritt der autonomisierte bedingte Reflex der Abwehr häufig und mit Leichtigkeit und Schnelligkeit zur unrechten Zeit und am unrechten Ort auf, sobald durch einen Geruch, eine Farbe, einen Ton oder einen Gegenstand bzw. Sachverhalt der Umwelt oder im eigenen Körper des Individuums der mnemische Engrammkomplex zur Ekphorie gebracht wird. Dadurch erleidet der harmonische Betrieb der extragenitalen tätigkeitsmäßigen Beziehungen des Individuums zu seiner Umwelt eine Störung.

Durch den Abwehrtic entsteht an der Pars copulationis ein Symptomenkomplex, der durch einen festen Abschluß der Rima vulvae und des Introitus vaginae gegen die Außenwelt gekennzeichnet ist. Das Volumen der Pars copulationis ist auf ein Minimum reduziert.

Die Kontrakturen der skeletmuskeligen Elemente der Pars copulationis belasten die Receptoren ihres affektiven Systems mit einem Gewebedruck von hohem Potential und lösen dadurch an der Pars copulationis Schmerzen aus. Durch das Zusammenwirken der sympathicotonischen Erregungswellen, der sympathicotonischen Adrenalinanämie auf die glattmuskeligen Elemente der Pars copulationis und durch die mechanische Reizung der glattmuskeligen Elemente infolge der Abwehrkontraktion der quergestreiften Sphincteren wird auch das Potential der Halteleistung der glattmuskeligen Sphincteren erhöht und ihre Halteleistung verlängert. Subjektiv spiegeln sich diese Vorgänge als länger dauernder Schmerz, d. h. als Empfindung eines schmerzhaften Krampfes. Auch das kritische System der Oberflächensensibilität nimmt an diesen Vorgängen teil und lokalisiert den Schmerz in die Umgebung des Introitus vaginae. Die Patientin klagt über Scheidenkrampf, Perinealkrampf, Afterkrampf, oder über das Gefühl der Pfählung in der Damm- und in der Aftergegend.

Das Versiegen der Ausscheidungen aus den Bartholinischen Drüsen wird als Trockenheit des Introitus vaginae empfunden.

An zwei Beispielen von autonomisierten bedingten Reflexen sollen diese Erscheinungen des Afterkrampfes und des Pfählungsgefühles dargestellt werden.

1. B. G., 58 Jahre alt, Nullipara. Im Beginn der Ehe Vaginismus mit heftigem Schmerz in der Aftergegend. Ein gleicher Schmerzanfall entsteht später bei Gelegenheit einer Ausspülung der Vagina mit kalter Spülflüssigkeit. Seit dieser Zeit tritt der schmerzhafte Afterkrampf als autonomisierter bedingter Reflex bei jedem beliebigen Kältegefühl störend auf.

2. W. R., 62 Jahre alt. Bei der Patientin tritt trotz normalem Status der Harnwege, des Genital- und Darmkanals ein Perineal- und Afterkrampf mit der Empfindung der Pfählung vom Damm her als autonomisierter bedingter Reflex auf, sobald die Patientin versucht Sitzhaltung einzunehmen. Der autonomisierte Reflex tritt mit solcher Heftigkeit und solcher Schmerzhaftigkeit auf, daß die Patientin überhaupt nicht mehr sitzen kann. Ihre Mahlzeiten muß sie liegend oder vor einem Stuhl kniend einnehmen. Alles dies, obschon der somatische Status des Nervensystems und der somatische Status des übrigen Allgemeinkörpers und des Genitale von fachärztlicher Seite als intakt befunden wurde.

c) Die Pathogenese des neural bedingten Pruritus genitalium, eine Form des mnemischen körperlichen Entgegenkommens oder der Flucht in die Krankheit.

Der neural bedingte Pruritus genitalium, eine Form des mnemischen körperlichen Entgegenkommens oder der Flucht in die Krankheit, ist eine Betriebsstörung in der Pars copulationis des weiblichen Genitale, die durch autonomisierte mnemische Empfindungen an der Pars copulationis zustande kommt.

Einzelanteile der Organempfindungen, der Gefühle, der motorischen Akte mit ihren Bewegungsabläufen und Ausscheidungen werden in der Weise, wie sie durch die Originalreizkomplexe von Beziehungen eines Individuums zu den Gegenständen und Sachverhalten seiner Umwelt oder im eigenen Körper ausgelöst sind, in Engrammkomplexen verankert. Schon die Wiederholung einer einzelnen Reizqualität aus einem solchen Originalreizkomplex, wie beispielsweise die Wiederholung eines Geruches, einer Farbe, eines Tones, einer taktilen oder thermischen Reizqualität bringen den ganzen mnemischen Engrammkomplex zur Ekphorie (vgl. S. 198 und 293). In analoger Weise, wie durch den Mechanismus des bedingten Reflexes die Engramme der motorischen Akte mit ihren Bewegungsabläufen und Ausscheidungen ekphoriert werden und erneut zur Auslösung gelangen, entstehen durch die Ekphorie der Organempfindungen von Gegenständen und Sachverhalten der Umwelt oder des eigenen Körpers die mnemischen Organempfindungen dieser Gegenstände und Sachverhalte und die mit diesen verbundenen mnemischen Gefühle der Lust und der Unlust in gleicher Form und von gleicher Qualität wie bei ihrer Engraphie. Diese mnemischen Organempfindungen werden als „seelische Bilder" und „Vorstellungen" bezeichnet. In mnemischen Engrammkomplexen mit Engrammen taktiler Rezeptionen aus dem Gebiet der Oberflächensensibilität werden auch diese ekphoriert und dadurch die Organempfindungen lokalisiert. In mnemischen Engrammkomplexen mit Organempfindungen der visceralen Tiefensensibilität fehlt dagegen eine Lokalisation der Organempfindungen, wie beispielsweise bei der Angstempfindung. Entsprechend diesen Mechanismen treten auch an der Pars copulationis mnemische Empfindungen von receptorischen Vorgängen im epikritischen und affektiven sensiblen System auf durch Erhöhung des Gewebedruckes an der Pars copulationis, wie beispielsweise beim Einführen von Instrumenten, bei allen Verkürzungsphänomenen der Skeletmuskulatur im reflektorischen Abwehrvorgang (vgl. sub b), bei Überfüllung der Bluträume und Blutgefäße beim reflektorischen Bereitstellungsvorgang (vgl. sub a) oder bei Blutüberfüllungen der genannten Bluträume im Verlauf entzündlicher Vorgänge nach der Defloration, nach Verletzungen der Vulva sub partu und im Verlauf von Infektionskrankheiten der Vulva.

Mnemische Organempfindungen, die bei Überfüllung der Bluträume entstehen, treten in Form und Qualität des „Offenstehens der Rima vulvae", „des Austretens von Scheidenteilen aus der Rima vulvae", „der Hitze", „des Kribbelns", „des Prickelns", „des Brennens", des „Juckens" und schließlich als „stechender Schmerz" auf.

Mnemische Empfindungen, die aus den receptorischen Vorgängen bei Kontraktionen der glattmuskeligen Elemente in der Pars copulationis und der Arrectores pili hervorgehen, treten ebenfalls in diesen Formen der Hyperästhesien und Parästhesien auf, außerdem aber als Spannungen bis zum krampfartigen Verschluß der Körperöffnungen (vgl. sub b, Abwehrvorgang).

Durch die Ekphorie mnemischer Engrammkomplexe von rezeptiven Vorgängen an der Pars copulationis bei umfangreichen Blutverlusten oder Ausflüssen treten mnemische Empfindungen aller Einzelheiten dieser rezeptiven Vorgänge auf, ohne daß ein Tropfen Blut oder Sekret aus der Vagina ausfließt. Diese Mißempfindungen haben die Tendenz sich auszubreiten und werden oft nicht nur in die äußeren Teile der Pars copulationis, sondern auf die Innenfläche des Introitus vaginae, nicht selten bis über den Mons veneris hinaus, seitlich an die Innenfläche der Oberschenkel und nach hinten über den Damm, den Anus und den Hinterdamm hinauf bis in die Sacralgegend lokalisiert. Die einzelnen mnemischen Empfindungen werden als „Hyperästhesien", „Parästhesien", „Algien" bezeichnet. Die Gesamtheit dieser mnemischen Empfindungen an der Pars copulationis wird mit dem Ausdruck „Pruritus" belegt. Je nach der Koppelung der mnemischen Organempfindungen mit ekphorierten Lust- und Unlustgefühlen spricht man von „Lust- bzw. Mißempfindungen". Die subjektiven Empfindungen, die von den Kontraktionen der glattmuskeligen Elemente der Pars copulationis ausgelöst werden, bezeichnen die Patientinnen als „Krämpfe besonderer Art" (Maeder).

Diese mnemischen Empfindungen können nun unter denselben Bedingungen wie die bedingten Reflexe autonom werden (vgl. S. 367).

Nicht selten werden Engrammkomplexe entgegengesetzter Funktionsrichtung in raschem Wechsel ekphoriert. Dadurch kommen Mischungen verschiedenartiger autonomisierter mnemischer Organempfindungen und autonomisierter bedingter Reflexe, wie beispielsweise bei den sexuellen Zwangsideen (Maeder), zustande. Deshalb löst eine sexuelle Zwangsidee, sobald sie mit der Ekphorie eines mnemischen Engrammkomplexes von sexueller Funktionsrichtung einhergeht, den bedingten Reflex der Bereitstellung der Pars copulationis mit seinen lustbetonten Organempfindungen aus; im nächsten Augenblick aber verschwindet dieser mit der Ekphorie eines mnemischen Engrammkomplexes, der die sexuelle Funktionsrichtung ablehnt. Dagegen treten Unlustempfindungen und mit dem bedingten Reflex der Abwehr die „Krämpfe besonderer Art" in der Form von Spannungen und krampfartigem Verschluß des Introitus vaginae auf.

Durch diese Mechanismen wird die Pars copulationis des Weibes zum Tummelplatz der sich bekämpfenden sexuellen und antisexuellen mnemischen Empfindungen, Gefühlen und bedingten Reflexen (sexuelle Triebregungen und Gegentriebregungen) (Maeder). Außerdem gesellen sich zu diesen vielfältigen mnemischen Empfindungen, sie verstärkend, neue originale Organempfindungen, die durch subjektive Spiegelung der rezeptiven Vorgänge entstehen, die fortwährend die einander entgegengesetzt gerichteten Bewegungsabläufe in der Muskulatur der Pars copulationis begleiten und mit diesen verknüpft sind. Auch die Rezeption neuer Originalreize von Beziehungen der Pars copulationis zu neuen Sachverhalten ihrer Umwelt kann die mnemischen Empfindungen verstärken. Beispielsweise steigert die hyperämisierende Wirkung der Wärme (Bettwärme) das Potential des Gewebedruckes. Dadurch können die mnemischen Mißempfindungen an der Pars copulationis bis zur Unerträglichkeit verstärkt werden. Umgekehrt werden durch die anämisierende Wirkung der Eisblase diese Mißempfindungen vermindert.

Schließlich sei hier erwähnt, daß bei Ekphorie antisexueller mnemischer Engrammkomplexe, insbesondere bei der Ekphorie von „Haßgefühlen", die Organempfindungen gelegentlich in die Magengrube und in die Gegend des Rectums ausstrahlen. Dies erklärt sich aus der Hemmung der Motilität der glattmuskeligen Elemente im Verdauungstractus, die im Symptomenkomplex der sympathicotonischen Hilfsfunktion bei jedem motorischen Akt der Abwehr besteht.

Autonomisierte mnemische Mißempfindungen an der Pars copulationis entstehen auch durch Sachverhalte am Genitale, die einen mnemischen Engrammkomplex der Bedrohung durch eine Genitalerkrankung, wie beispielsweise durch eine Geschlechtskrankheit oder durch Krebskrankheit zur Ekphorie bringen.

Im nachfolgenden sollen Beispiele von mnemischen Mißempfindungen an der Pars copulationis angeführt werden.

Beispiel 1. Roemer berichtet über einen Fall von Pruritus vulvae bei einer genitalgesunden Patientin. Der Pruritus dauerte damals bereits über 2 Jahre und trieb die verzweifelte Patientin von Arzt zu Arzt. Die Patientin hielt sich durch ein geschlechts- und krätzekrankes Dienstmädchen infiziert. Dieser Sachverhalt brachte bei der genitalgesunden Patientin einen mnemischen Engrammkomplex früherer Mißempfindungen an der Vulva zur Ekphorie. Seine mnemischen Organempfindungen gelangten in der Form des Pruritus vulvae zum Ausdruck, und die subjektive Spiegelung der sympathicotonischen Massenwirkung im bedingten Reflex der Abwehr ließ die Organempfindung der „Angst" entstehen (vgl. S. 346).

Neurologische Diagnose. Zykloide Pyknikerin. In kurzer Zeit gelang die Beseitigung der mnemischen Empfindung und der Angstempfindung.

Beispiel 2. Auch ich hatte in gleicher Weise wie Roemer Gelegenheit gehabt, eine Patientin zu beobachten, welche sich auf Einflüsterung von dritter Seite durch ihren Ehemann mit einer Geschlechtskrankheit angesteckt glaubte. Dieser Sachverhalt brachte bei der Patientin einen mnemischen Engrammkomplex zur Ekphorie. Bei der genitalgesunden Patientin gelangten die mnemischen Empfindungen in der Form des Pruritus und der bedingte Reflex der Abwehr, wie in Bespiel 1, in der Form der Angst und der Schlaflosigkeit zum Ausdruck.

Untersuchung der Patientin, Feststellen der Unversehrtheit des Genitale und Mitteilung dieses Untersuchungsbefundes an die Patientin, Aufklärung über die Pathogenese des Pruritus vulvae und der Schlaflosigkeit beseitigten den Pruritus vulvae in kurzer Zeit.

Beispiel 3. Maeder berichtet über einen Fall von Pruritus vulvae bei einem jungen Mädchen. Die Patientin war durch den Juckreiz monatelang fast völlig schlaflos und allmählich in eine große Verzweiflung hineingekommen. Sie war erfolglos 4—5 Monate lang Gegenstand intensiver gynäkologischer Behandlung mit zahlreichen Mitteln der chemischen und physikalischen Therapie.

Psychoanamnese und kausale Psychotherapie führten in 5 Besprechungen mit der Patientin zum Verschwinden des Pruritus vulvae und zur Heilung der Schlaflosigkeit, sowie zur „Korrektur der falsch gerichteten Lebenslinie".

Beispiel 4. Eine 53jährige Patientin bemerkte zuerst am Introitus vaginae und in der Umgebung des Anus ein geringfügiges „Jucken". Da Bäder und Waschungen erfolglos blieben, konsultierte sie einen Arzt, welcher der Reihe nach folgende lokale Behandlung vornahm: Vaginalausspülungen mit indifferenten Lösungen, hierauf Vaginalausspülungen mit Desinfizientien, Einlagen von Vaginalkugeln, Tamponaden der Vagina mit Xeroformgaze, Bestreichung der Vulva mit Zinksalbe. Da alle Behandlungsmethoden nicht nur erfolglos und die Mißempfindungen an der Pars copulationis während der Dauer der Behandlung an Intensität und Extensität zunahmen, glaubte sich die Patientin durch diesen Sachverhalt im eigenen Körper in ihrem Fortbestand bedroht. Die bedingten Reflexe der Abwehr steigerten sich mit der Zunahme der Beschwerden, und die subjektiven Spiegelungen der sympathicotonischen Massenwirkung in den bedingten Reflexen der Abwehr ließen die Organempfindungen des Herzklopfens, der Beklemmung, nervösen Husten, Kreuzschmerzen, Schlaflosigkeit und Angst entstehen. Die Patientin äußerte den Angehörigen gegenüber schließlich den Wunsch, durch Suicidium diesen Sachverhalten im eigenen Körper zu entfliehen.

Untersuchung der Patientin, Feststellen der Unversehrtheit des Genitale, Mitteilung des Untersuchungsbefundes an die Patientin und Aufklärung der Patientin über die Pathogenese der Symptomenbildung beseitigten den Pruritus vulvae und die übrigen sympathicotonischen Symptome der Abwehrvorgänge. Die Patientin ist seit 1912 niemals mehr an Pruritus vulvae erkrankt (20jährige Beobachtung!).

Diese unmittelbaren Beziehungen mnemischer Organempfindungen, mnemischer Gefühle und bedingter Reflexe zu seelischen Bildern und Vorstellungen von Gegenständen und Sachverhalten wird von den Psychiatern und Neurologen als „körperliches Entgegenkommen" bezeichnet. Dieses Phänomen gelangt am weiblichen Genitale und speziell an der Pars copulationis nicht nur bei sexuellen Vorstellungen, wie sexuellen Zwangsideen und den Zwangsvorstellungen einer Erkrankung an Krebs, an Vorfall, an Geschlechtskrankheiten, zu klinischer Bedeutung, sondern auch dort, wo ein gewisser Krankheitswille, ein Bedürfnis nach Krankheit zur Erhaltung der somatischen oder psychischen Persönlichkeit besteht. Hierbei dienen die mnemischen Organempfindungen zur Rechtfertigung des Krankheitsbedürfnisses: „Flucht in die Krankheit".

Beispiel. Bei einer 20jährigen Frau trat im Anschluß an eine angebliche schwierige Zangenentbindung Abwehr gegen weitere Schwangerschaften auf. Als sich die Patientin von ihrem Wochenbett erholt hatte und damit die Möglichkeit einer neuen Schwangerschaft näher rückte, setzten am Introitus vaginae und an der Vulva „Jucken und Brennen" ein. Trotz lokaler Behandlung steigerten sich die Pruritussymptome bis zu den Symptomen des Pruritus universalis, so daß die Pat. zur Pflege in eine dermatologische Universitätsklinik verlegt werden mußte. Auch hier gingen die Prurituserscheinungen trotz sorgfältigster dermatologischer Behandlung nicht zurück, sondern es traten außerdem auch noch die Symptome einer sympathicotonischen Massenwirkung: Appetitlosigkeit, Herzklopfen, Blutwallungen und Schlaflosigkeit auf.

Untersuchung der Patientin, Feststellen der Unversehrtheit des Genitale und Mitteilung des Untersuchungsbefundes an die Patientin, Aufklärung der Patientin über die Pathogenese des „körperlichen Entgegenkommens" als bedingt reflektorischer Vorgang zur Verhütung einer erneuten Schwangerschaft nach der Rückkehr in die Ehegemeinschaft. Durch diese Aufklärungstherapie wird der Pruritus vulvae, sowie der Pruritus universalis in kurzer Zeit beseitigt. Die Patientin ist seit 15 Jahren niemals mehr an Pruritus vulvae erkrankt.

Außerdem tritt „körperliches Entgegenkommen" ein, um Leistungen zu umgehen, um aus Liebesbedürfnis sich Pflege, Zärtlichkeit und Verwöhnung zu sichern. Andere Frauen suchen ihre Männer dadurch zu beherrschen, daß sie zur Befriedigung ihrer sexuellen Wunschregungen nicht immer zur Verfügung stehen können.

Für die Feststellung bleibender Nachteile nach Unfall oder für die Beurteilung subjektiver Resultate plastischer Operationen am weiblichen Genitale, die sich ausschließlich auf die subjektiven Angaben der Patientin stützen können, erhält der Mechanismus des „körperlichen Entgegenkommens" klinische Bedeutung.

Durch Ekphorie von mnemischen Engrammkomplexen, die Engramme von Hyperästhesien und Algien im Genitale und seiner Umgebung oder Engramme von „Drängen nach unten" und „Vorfallempfindungen" enthalten, bleiben selbst nach objektiv wohlgelungenen Operationen der Lageveränderungen des Genitale die Empfindungen, über die sich die Patientinnen vor der operativen Behandlung beklagten, als Ausdruck des „körperlichen Entgegenkommens" gegenüber dem Krankheitsbedürfnis bestehen, um die Flucht in die Krankheit zur Erlangung einer Kranken- oder Unfallrente zu rechtfertigen.

Endlich sei darauf hingewiesen, daß als Einzelanteile der sympathicotonischen Massenwirkung im bedingten Reflex der Abwehr gesteigerte Sekretion der Schweiß- und Talgdrüsen auftritt. In der Folge tritt Maceration und Intertrigo auf. Durch Kratzen und Scheuern entstehen Epitheldefekte, Infektionen, Acne, Furunkulose und gelegentlich Phlegmone vulvae. Aus der Betriebsstörung entwickelt sich eine Baustörung der Pars copulationis.

d) Die Pathogenese der neural bedingten Geschlechtskälte der Frau, der Frigidität.

Die neural bedingte Geschlechtskälte der Frau, die Frigidität, ist eine Betriebsstörung in der Pars copulationis des weiblichen Genitale, die durch eine automatisierte neencephale Sperre sensibler Rezeptionen von Gegenständen und Sachverhalten an und in der Pars copulationis zustande kommt.

Diese neencephale Sperre gegen sensible Rezeptionen an der Pars copulationis ruft bei erhaltenem Bewußtsein eine Hypästhesie, Anästhesie und Analgesie der äußeren Genitalien, des Introitus vaginae und des unteren Drittels der Scheide hervor, sowie Hypästhesie im Gebiet der Sensibilität der inneren Genitalien. Libido und Orgasmus können ganz oder teilweise verschwinden; schließlich wird auch bei starker Libido der Orgasmus nicht mehr ausgelöst. Die neencephale Empfindungslosigkeit der Pars copulationis entzieht sich wie der bedingt reflektorische Vaginismus und die mnemischen Hyperästhesien und Algien jeder bewußten Absicht und kommt ohne Beteiligung des Willens zustande. Sie verschwindet, und die Organempfindungen, Gefühle und die Bereitstellungsreflexe und deren Organempfindungen kehren wieder, sobald die sexuellen Forderungen von einer

Seite gestellt werden, die dem durch Anlage und Milieu bedingten Sexualziel des Individuums entspricht (vgl. S. 353).

In gleicher Weise, wie sich die bedingten Reflexe der Bereitstellung und der Abwehr autonomisieren, wird unter ähnlichen Bedingungen auch die Frigidität autonom.

Bei der „absolut kalten Frau" wird außer der Frigidität gelegentlich eine reflektorische motorische Starre (reflektorische Akinese) der quergestreiften Muskulatur am Stamm und den Extremitäten beobachtet. Dieser Zustand entspricht dem bekannten Immobilisationsreflex und dem Totstellreflex im Tierreich (Mangold, Kretschmer).

Die Frigidität wird der Patientin selbst nur beim Geschlechtsverkehr bewußt. Bei der gynäkologischen Untersuchung wird sie von der Patientin selbst und vom Arzt nur durch eine genaue Sensibilitätsprüfung des Introitus vaginae und seiner Umgebung entdeckt.

Für das Zustandekommen der Frigidität sind nicht die Reizqualitäten eines Gegenstandes oder eines Sachverhaltes in der Umwelt eines Individuums von Bedeutung. Ausschlaggebend sind dagegen die Inkrete, die humoralen Sachverhalte im eigenen Körper und vor allem die ekphorierten mnemischen Engrammkomplexe, die die Repräsentationen in der Hirnrinde und ihre Bereitschaft zur Verarbeitung sensibler Rezeptionen beeinflussen. Das große Gebiet der verschiedenen Ursachen, die in der Ätiologie der Frigidität von klinischer Bedeutung sind, hat W. Steckel in seinem Buch „Die Geschlechtskälte der Frau" ausführlich bearbeitet. Hier sei nur auf einige wichtige mnemische Engrammkomplexe aufmerksam gemacht.

Bei Frauen, die schon als Mädchen oder im Beginn der Ehe einen Sexualschreck, einen beleidigenden Vorwurf oder eine Enttäuschung erlitten haben, tritt Frigidität auf, sobald neue Reizqualitäten, ein Bild, ein Wort oder ein Ton den mnemischen Engrammkomplex des Sexualschreckes, des Vorwurfes oder der Enttäuschung zur Ekphorie bringen.

Ein Beispiel für die klinische Bedeutung solcher ekphorierter mnemischer Engrammkomplexe für das Auftreten der Frigidität verdanke ich einem namhaften Psychotherapeuten, der auffällig häufige Fälle von Frigidität bei Jungverheirateten zur Behandlung bekam, nachdem am Orte seiner Tätigkeit ein Fall von Penis captivus in der Öffentlichkeit bekannt und besprochen wurde. In psychoanalytischen Besprechungen konnte die Pathogenese dieser Fälle von Frigidität auf Befürchtungen vor ähnlichen Erlebnissen in der Ehe der jungen Frauen zurückgeführt werden. In gleicher Weise führen bei jung verheirateten Frauen Befürchtungen und Selbstvorwürfe wegen früherer Onanie in der Mädchenzeit zu Frigidität.

Das Vorkommen der Frigidität wird von den Autoren Adler und Liepmann und W. Steckel auf 25—50% der weiblichen Individuen eingeschätzt; sie gelangt häufiger zur Beobachtung als der Vaginismus.

3. Die Pathogenese neural bedingter Betriebsstörungen in der Pars gestationis (P.G.).

a) Vorbemerkungen.

In der Pars gestationis entstehen neural bedingte Betriebsstörungen durch Affekte, autonomisierte bedingte Reflexe und mnemische Empfindungen durch das Zusammenwirken von Einzelanteilen sympathicotonischer oder parasympathicotonischer Massenwirkungen mit den verschiedenen, in der Vorbesprechung aufgeführten, hormonalen Zustandsbedingungen der Pars gestationis. Ausschlaggebend für die Form der Betriebsstörung, die aus einem solchen Zusammenwirken hervorgeht, ist die hormonale Zustandsbedingung der Pars gestationis zur Zeit der Auslösung von Affekten. Wir werden deshalb im nachfolgenden die Pathogenese der verschiedenen Betriebsstörungen durch Affekte, bedingte Reflexe usw., nach den verschiedenen hormonalen Zustandsbedingungen geordnet, besprechen.

Diesen Besprechungen sei jedoch folgendes vorausgeschickt:

Zur Zeit der Geschlechtsfähigkeit, also in dem Lebensabschnitt, in dem das Weib der Erhaltung der Art dient, steht der Betrieb der glattmuskeligen und drüsigen Elemente der Pars gestationis unter dem schwankenden Einfluß der Inkrete des Corpus folliculare ovarii efflorescens et graviditatis, des Ovarialhormons. Bei genügend dosierter Einflußnahme des Ovarialhormons besteht diese Einflußnahme nach Fraenkel, Guggisberg, Seitz und Wintz in einer Erhöhung der Reizschwelle der glattmuskeligen Elemente der Wandmuskulatur und der Blutgefäße der Pars copulationis. Diese Einflußnahme besteht gegenüber allen Reizqualitäten, welche die glatte Muskulatur direkt oder über den Weg ihres Wandnervensystems reizen, so gegenüber dem „Dehnungsreiz", gegenüber den motorischen Erregungswellen aus dem sympathischen Abschnitt des vegetativen Nervensystems und der Einwirkung des gleichsinnig wirkenden Adrenalins (Bär, Schickele, Kamenew und Manz) oder gegenüber dem Follikelsaft (Stolper) oder gegenüber der gleichsinnig wirkenden Elektrolyte. Sie hemmt die Auslösung von Verkürzungsphänomenen an der glatten Muskulatur der Pars gestationis. Diese Hemmung fällt bei fehlender oder ungenügend dosierter Einflußnahme dahin.

Umgekehrt erniedrigt die Einflußnahme der Inkrete des Corpus folliculare ovarii efflorescens die Reizschwelle der glattmuskeligen Elemente der Pars gestationis für Erregungswellen aus dem parasympathischen Abschnitt des vegetativen Nervensystems und fördert dadurch deren Auswirkung, sowie gleichsinnig wirkender Hormone und Elektrolyte.

Aus dem Corpus folliculare efflorescens, wie aus dem Corpus folliculare graviditatis gelangt das Ovarialhormon auf zwei Wegen zur glatten Muskulatur der Pars gestationis. Der eine Weg geht vom Ovarium über die Vena ovarica, über den großen Kreislauf und über die Aa. ovaricae, Aa. uterinae und Aa. vaginales zur glatten Muskulatur der Pars gestationis. Der andere, viel kürzere und direkte Weg geht aus dem Ovarium über die Anastomosen der Ovarialgefäße mit den Gefäßen des Tubo-utero-vaginaltractus zu dessen glattmuskeligen Elementen.

Die Einflußnahme der Ovarialhormone ist während der geschlechtsfähigen Zeit des Weibes nicht gleichmäßig. Robert J. Frank, Goldberger und Smith, H. Hirsch stellten mit eigenen Methoden bei verschiedenen Individuen mit normalem Menstruationszyklus folgende Dosierungsschwankungen des Ovarialhormons aus dem Corpus folliculare efflorescens im Kreislaufblut fest. Vom 2. Mentruationstag bis zum 10. Tag vor den nächstfolgenden Menses ist Ovarialhormon entweder gar nicht oder nur in Spuren nachweisbar. Vom 10. Tag ante menses an steigen die nachweisbaren Mengen von Ovarialhormon bis zum Eintritt der Menses, bis sie vor Beginn der Menses ihr Maximum erreichen. Mit dem Einsetzen der Menses verschwindet das Ovarialhormon schlagartig aus dem Kreislaufblut (Frank) und ist auch im Corpus folliculare nicht mehr nachweisbar (Zondek und Aschheim).

Mit ihrer Methode gelang es Frank und Goldberger weiter, Ovarialhormon aus dem Corpus folliculare graviditatis auch im Kreislaufblut schwangerer Frauen vom

Beginn der Schwangerschaft bis zum 6. Schwangerschaftsmonat nachzuweisen. Vom 6.—10. Schwangerschaftsmonat ist nach Fellner und Fels das Kreislaufblut der Hochschwangeren mit Ovarialhormon überflutet; in einem Fall hat Fels sogar konstant 1000 Mäuseeinheiten Ovarialhormon im Blut bei einer täglichen Ausscheidung einer annähernd ebenso großen Menge durch den Harn nachgewiesen.

Beim Menschen entsteht nun aus dem Mißverhältnis zwischen Uteruskapazität und prägravid bzw. prämenstruell schwellender Corpusmucosa ein Mißverhältnis (Menge), das mit der fortschreitenden Anreicherung des Kreislaufblutes mit Ovarialhormon während des Intermenstruums zunimmt und einen stets größer werdenden Dehnungszuwachsreiz für die Wandmuskulatur des Corpus uteri darstellt. Infolge der, durch das Ovarialhormon inkretorisch bedingten Erhöhung der Reizschwelle der glattmuskeligen Elemente gegenüber diesem Dehnungszuwachsreiz wird aber die Wandmuskulatur ruhiggestellt. Die Auslösung von Verkürzungsphänomenen in ihr mit Ablösung der schwellenden Mucosa wird gehemmt. Sobald aber durch den Tod des unbefruchteten Eies oder durch eine operative Entfernung des Corpus folliculare efflorescens im Prämenstruum die Zufuhr des Ovarialhormones zum Kreislaufblut schlagartig gedrosselt wird, sinkt ebenso rasch die Reizschwelle wieder auf den tieferen Stand des Zustandes des Postmenstruums. Damit fällt auch die Ruhigstellung der Uteruswandmuskulatur dahin. Der Uterus beginnt mit seinen menstruellen Verkürzungsphänomenen, die Mucosa wird dadurch abgelöst, die Menses treten ein.

Ein gleiches Mißverhältnis zwischen Uteruskapazität und Uterusinhalt besteht auch im ganzen Verlauf der Schwangerschaft trotz der Volumzunahme der einzelnen glattmuskeligen Elemente der Uteruswand. Auch hier gelangt dieser Dehnungszuwachsreiz infolge der Überflutung des Kreislaufblutes mit Ovarialhormon und der dadurch bedingten Ruhigstellung der Wandmuskulatur (Lenz und Ludwig, J. A. Wijsenbeck, vgl. S. 277) nicht derart zur Auswirkung, daß durch ihn der Verlauf der Schwangerschaft gestört wird. Wird aber in der Frühschwangerschaft beim Menschen das Corpus folliculare graviditatis operativ entfernt, so fällt die Ruhigstellung der Wandmuskulatur dahin. Es treten in der Regel rhythmische Verkürzungsphänomene auf, die sich solange wiederholen, bis der Dehnungszuwachsreiz durch Ausstoßung der Frucht und der Eihüllen beseitigt ist.

Stets geht die Ruhigstellung der Wandmuskulatur der Pars gestationis parallel mit der Beschaffenheit des Corpus folliculare gravidatis.

Gegen das Ende der Schwangerschaft schwindet parallel mit den anatomisch nachweisbaren Rückbildungsvorgängen (K. M. Walthard) am Corpus folliculare graviditatis das Ovarialhormon aus dem Kreislaufblut und damit auch die Ruhigstellung der Wandmuskulatur der Pars gestationis. Am Uterus gravidus des menschlichen Weibes treten rhythmische Verkürzungsphänomene (Schwangerschaftswehenreihen) auf, die z. B. am Uterus gravidus der Bauchfenstertiere am Ende der Schwangerschaft in der Form von peristaltischen Kontraktionen beobachtet werden können.

Post partum verschwindet das Ovarialhormon aus dem Corpus folliculare graviditatis (Zondek und Aschheim) und aus dem Kreislaufblut (Frank und Goldberger, Fels). Dementsprechend treten am puerperalen Uterus des menschlichen Weibes Nachwehenreihen auf. An den puerperalen Uteri der Bauchfenstertiere können wieder peristaltische Spontanbewegungen wie am Uterus non gravidus beobachtet werden.

Aus den obigen Beobachtungen am Menschen und aus den Untersuchungen von Lenz und Ludwig, sowie von A. J. Wijsenbeck geht demnach mit aller Deutlichkeit hervor, daß die Überflutung des Kreislaufblutes mit Inkreten des Corpus folliculare graviditatis die Reizschwelle der Wandmuskulatur der Pars gestationis für den Dehnungszuwachsreiz, der aus den wachsenden Früchten hervorgeht, erhöht.

Aus ihren Versuchsprotokollen geht aber auch eine gleichartige und gleichzeitige Erhöhung gegenüber einer für die Pars copulationis non gravida adäquaten Adrenalinreizdosis hervor. Die Reizschwelle der Wandmuskulatur der Pars gestationis wird im Intermenstruum unter der Einflußnahme der Ovarialhormone erhöht. Sie zeigt sich nach Fraenkel in einer Vergrößerung, einer Verbreiterung und einer Auflockerung des Uterus. Wegen der größeren Verhältnisse können diese Form- und Konsistenzveränderungen bei großen Tieren besonders gut nachgewiesen werden. So teilt Keller mit, daß während der Anbildung des prägraviden Zustandes die Uteri von Kühen größer und schlaffer werden. Die Einflußnahme der Ovarialhormone auf die glattmuskeligen Elemente der Muskulatur in den Ligamenten gelangt in einer gut nachweisbaren Auflockerung der Kreuzsitzbänder besonders schön zum Ausdruck.

Vergleichende Untersuchungen von Stolper über die Reaktionsweise der glattmuskeligen Elemente des Gefäßsystems gegenüber einer adäquaten Adrenalinreizdosis zeigen ebenfalls, daß die Reizschwelle der Gefäßmuskulatur zur Zeit des Intermenstruums und Prämenstruums bis zum Eitod kurz vor Eintritt der Menses bedeutend erhöht ist gegenüber den Tagen nach dem Eitod und während den Menses. Im Intermenstruum, in jener Zeit, in der das Kreislaufblut mit Ovarialhormon aus dem Corpus folliculare efflorescens überflutet ist, löst eine adäquate Adrenalinreizdosis an der Gefäßmuskulatur nur eine geringe Reaktion aus. Zur Zeit des Eitodes und während den Menses aber, also zur Zeit des Ausfalles der Ovarialhormonwirkung, entstehen durch dieselbe Adrenalinreizdosis neben beträchtlichen sympathicotonischen Allgemeinerscheinungen, wie erhöhte Pulsfrequenz, bedeutende Glykosurie, auch eine deutliche Steigerung des Blutdruckes.

Nun lehren die experimentellen Untersuchungen an unversehrten Tieren und Versuchspersonen, daß die Überwachung der Umwelt, die Affekte und die Gestaltung der Sachverhalte in der Umwelt stets mit einer Erregung der vegetativen Zentren des sympathischen Abschnittes des vegetativen Nervensystems (Sympathicus) beginnen (Mosso, Lehmann, A. A. Weinberg, Agazotti, Knauer). Ferner gehen Sachverhalte, die Affekte auslösen, mit Erregungen des Sympathicus von hohem Potential einher. Diese Erregung des Sympathicus macht sich stets als sympathicotonische Massenwirkung geltend.

Zum besseren Verständnis für den Leser seien deshalb aus der sympathicotonischen Massenwirkung noch diejenigen Einzelanteile zusammengestellt, die auf die Pars gestationis Einfluß nehmen können (vgl. S. 298).

Die Hautgefäße, die Gefäße der Pars copulationis und die Blutgefäße des Pfortadersystems verengern sich und entleeren ihr Blut in der Richtung der großen Blutgefäße des Stammes. Die Herzaktion wird beschleunigt und verstärkt; der Blutdruck steigt. Dazu gesellt sich eine sympathicusbedingte Adrenalinausschüttung in das strömende Blut, wodurch alle genannten Einflüsse auf den Kreislaufapparat verstärkt werden. In der Wandmuskulatur des Tubo-utero-vaginaltractus (P.G.) stehen alle glattmuskeligen Elemente, wie in der Wandmuskulatur der Blutgefäße, unter einem gleichen, motorisch stimulierenden Einfluß sympathicotonischer Erregungswellen und des gleichsinnig wirkenden Adrenalins.

Die sympathicotonischen Massenwirkungen eines Affektes oder eines autonomisierten bedingten Reflexes nimmt demnach auf die Wandmuskulatur der Pars gestationis und auf ihre Blutversorgung Einfluß in der Funktionsrichtung der Kontraktion ihrer glattmuskeligen Elemente und der Verminderung der Zirkulationsgröße in ihren Blutgefäßen.

b) Die Pathogenese neural bedingter Betriebsstörungen in der Pars gestationis bei Ausfall und bei ungenügender Bildung von Ovarialhormon.

Aus unseren Vorbemerkungen ist ersichtlich, daß sub menstruatione und im Puerperium die Bildung von Ovarialhormon schlagartig aussetzt und dadurch der Gehalt des Kreislaufblutes an Ovarialhormon derart vermindert wird, daß es mit den uns zur Verfügung stehenden Methoden nicht mehr nachgewiesen werden kann. Damit verschwindet auch die durch das Ovarialhormon bedingte Erhöhung der Reizschwelle der glattmuskeligen Elemente der Pars gestationis gegenüber allen sympathicotonischen motorischen Erregungswellen und der gleichsinnigen Wirkung des Adrenalins. Infolgedessen gelangen die sympathicotonischen Wirkungen von Affekten und autonomisierten bedingten Reflexen an der Wand- und Gefäßmuskulatur der Pars gestationis ungehemmt zur Auswirkung. Gleichzeitig verschwindet auch die hormonale Erhöhung der Reizschwelle der Wandmuskulatur gegenüber den motorischen Erregungswellen aus direkten Reizungen des Wandnervensystems, wie sie beispielsweise durch den Dehnungszuwachs der prägravid schwellenden Mucosa corporis uteri entsteht.

Hier sei zunächst kurz an folgendes erinnert: Solange Störungen der zentralen Betriebsregulierung durch Affekte oder autonomisierte bedingte Reflexe ausbleiben, löst der Dehnungszuwachsreiz beim Tod des unbefruchteten Eies die bekannten menstruellen Kontraktionen der Uterusmuskulatur aus. Sie bewirken eine Abstoßung der prägravid geschwellten und durch tryptische Fermente gelockerten Mucosa corporis uteri. In der Folge treten die menstruellen Blutungen, wie die Blutungen bei der Placentarlösung im Verlauf eines Abortes oder einer rechtzeitigen Geburt auf. Zwischen den einzelnen menstruellen Uteruskontraktionen ergießt sich aus den zerrissenen Schleimhautgefäßen erneut Blut zwischen die Wände des Corpus uteri. Diese Blutansammlungen erneuern den Dehnungsreiz an der Uterusmuskulatur und lösen, sobald der Reiz eine genügend hohe Dosierung erreicht hat, die von Hinselmann festgestellten und registrierten menstruellen Kontraktionen des menschlichen Uterus mit ihren menstruellen Blutstößen nach der Vagina aus.

Bei vielen Frauen ist nun das Potential der Verkürzungsleistung der einzelnen menstruellen Uteruskontraktionen nicht hoch genug, um den Schwellenwert der spezifischen sensiblen Elemente für Organempfindungen zu erregen.

Stellen sich aber in der Umwelt eines menstruierenden Individuums in der Zeit der Menses Sachverhalte ein, die Affekte oder bedingte autonomisierte Reflexe auslösen, so entsteht ein Zusammenwirken der Erregungswellen des Dehnungsreizes mit den sympathicotonischen motorischen Erregungswellen und der sympathicotonischen Adrenalinämie der Affekte. Alle diese motorischen Erregungswellen von gleicher Funktionsrichtung summieren sich und steigern das Potential der Verkürzungsleistungen (Kontraktionen) der Wandmuskulatur in der Pars gestationis. Steigerungen des Potentials der Verkürzungsleistungen gehen mit Steigerung des Gewebedruckes und Reizung der Receptoren der zuleitenden Bahnen im Gebiet der visceralen Tiefensensibilität einher. Erreicht der Gewebedruck den Schwellenwert der sensiblen Elemente, so treten die menstruellen Organempfindungen der Uteruskontraktionen auf. Übersteigt das Potential des Gewebedruckes der einzelnen Verkürzungsleistung den Schwellenwert der sensiblen Receptoren um ein Wesentliches, so werden die Organempfindungen schmerzhaft[1].

Im nachfolgenden soll kurz die Genese der visceralen Schmerzempfindungen rekapituliert werden, wobei auf das auf S. 217 f. Ausgeführte ausdrücklich hingewiesen sei.

Die Verkürzungsphänomene der glatten Muskulatur bestehen aus zwei Komponenten (Pal). Die eine Komponente ist die Verkürzungsleistung (myokinetische Leistung). Sie besteht aus den Vorgängen der Verkürzung, der Engerwicklung und der dichteren Aneinanderlagerung der glattmuskeligen spiraligen Elemente (vgl. S. 220). Diese Verkürzungsleistung geht mit Energieverbrauch, d. h. Glykogenschwund, Sauerstoffverbrauch und CO_2-Abgabe einher. Die andere Komponente ist die Halteleistung (myotonische Leistung). Sie stellt keinen Vorgang, sondern eine Ruhelage dar, wobei das Sarkoplasma der glatten Muskulatur unter reflektorischer Verkürzung der Muskelspiralen in der Form verharrt (vgl. S. 220, innere Sperrung von Uexküll).

Die Verkürzungsleistung der Wandmuskulatur erhöht das Potential des Gewebedruckes. Dieser ist aber die adäquate Reizqualität für die Receptoren des Schmerzleitungssystems im Gebiet der visceralen Tiefensensibilität. Je nach der Höhe des Druckpotentiales entstehen die visceralen Organ- oder Schmerzempfindungen. Rhythmische Verkürzungsleistungen mit einem Potential, das den Schwellenwert der Receptoren für das viscerale Schmerzleitungssystem erreicht, lösen rhythmische Schmerzempfindungen aus. Diese rhythmischen Schmerzempfindungen werden mit dem Ausdruck „Kolik"; die rhythmischen schmerzhaften Empfindungen der menstruellen Uteruskontraktionen mit dem Namen „Menstrualkolik" belegt.

Die Potentialerhöhung der Halteleistung bzw. Erhöhung des Myotonus ist nicht gleichbedeutend mit Erhöhung des Gewebedruckes. Potentialerhöhung der Halteleistung ist gleichbedeutend mit Widerstandsvermehrung gegenüber einer Belastungserhöhung. Potentialerhöhung der Halteleistung löst dementsprechend auch keine visceralen Organ- bzw. Schmerzempfindungen aus. Sind Verkürzungsleistungen, deren Potential Schmerzempfindungen auszulösen vermag, mit einer Potentialerhöhung der Halteleistung verbunden, so entstehen Schmerzempfindungen im Gebiet der visceralen Tiefensensibilität, die mit dem Ausdruck „Krampf", „Spasmus" belegt werden.

Die Potentiale der Verkürzungs- und Halteleistung gehen nicht parallel. Während der Dauer der Halteleistung ist jeder Zuwachs und jede Abnahme der Verkürzung ausgeschlossen. Es ist deshalb leicht verständlich, daß eine durch Verkürzungsleistung ausgelöste Schmerzempfindung solange Zeit anhält als die gleichzeitige Erhöhung der Halteleistung anhält.

[1] Mayer, A.: Dieses Handbuch, Bd. III, S. 793.

Für alle Empfindungen im Gebiet der visceralen Organe steht nur das Schmerzleitungssystem zur Verfügung, ein kritisches System fehlt dagegen, und für die einzelnen visceralen Organe fehlen Repräsentationen in der Hirnrinde. Beteiligt sich deshalb die Serosa parietalis nicht gleichzeitig als Reizstelle eines visceralen Organes, so ist eine genaue Lokalisation der Reizstelle innerhalb der Bauchhöhle durch die Patientin nicht möglich. Bei Individuen mit hypoplastischer Genitalentwicklung (Hirsch) oder deren Corpora follicularia ovarii, und deshalb auch die Ovarialhormonbildung, aus erworbener Ursache, wie beispielsweise Tuberkulose im Kindesalter (Eisenstein), nur mangelhaft ausgebildet sind, steht die Wandmuskulatur der Uteri dauernd, also auch im Intermenstruum, unter verminderter ovarieller Einflußnahme. Die Reizschwelle der Uterusmuskulatur solcher Frauen ist deshalb dauernd niedrig. Es wird dadurch verständlich, daß bei diesen Patientinnen motorische Erregungswellen aus Affekten und autonomisierten bedingten Reflexen auch im Intermenstruum schmerzhafte Organempfindungen auslösen können. Diese werden mit Ausdrücken „Empfindungen von wehenartigem Charakter“ oder „Organempfindungen, wie wenn die Menses eintreten würden“ oder „Mittelschmerz“ bezeichnet.

Beispiel. S. H., 27 Jahre alt. Endogene Fettsucht. Menses bald nach 21 Tagen, bald nach 25 Tagen, nur 2 Tage dauernd, spärlich. Im Anschluß an Affekte, und auffällig stark bei Gelegenheit einer Erbschaftsangelegenheit mit unerfreulichem Ausgang, traten heftige schmerzhafte Organempfindungen von wehenartigem Charakter auf, welche die Patientin veranlaßten, den Arzt aufzusuchen. Allgemeinstatus und Genitalstatus ohne Veränderungen, welche die wehenartigen Organempfindungen erklären könnten. Nachdem sich die Patientin über den unerfreulichen Sachverhalt beruhigt hatte, blieben die wehenartigen Organempfindungen aus.

Was für die Muscularis uteri gesagt wurde, gilt gleichzeitig für die Verkürzungsvorgänge in der glatten Muskulatur seines Bandapparates. Mit Leichtigkeit kann man sich bei der Uterusnaht nach Uterotomien in Lokalanästhesie durch verschärften Zug an der Naht ohne gleichzeitige Verschiebung des Uterus überzeugen, daß Eintritt und Intensität der schmerzhaften Organempfindungen des Uterus vom Potential des Gewebedruckes abhängig sind. Gleiche Organempfindungen entstehen aber auch durch Erhöhung des Gewebedruckes in den Ligamenten. Durch die Verkürzungsvorgänge an den Ligamenten entsteht außerdem ein Zug an ihren Ansatzstellen.

Die Ligamenta rotunda stehen auf dem Weg durch den Canalis inguinalis mit der äußeren Hautbedeckung der Labia majora in Verbindung. Die peripheren Ansatzstellen der Ligamenta sacro-uterina endigen am Mastdarm und an der hinteren Beckenwand. Die Ligamenta utero-vesicalia stehen mit der Blase und den Fascien des vorderen Beckenringes, der Uterus durch die Fasciensepta in den Ligamenta lata mit der Eigenfascia der Skeletmuskulatur des kleinen Beckens und dem Innenperiost seiner knöchernen Anteile in Verbindung. Durch die Verkürzungsvorgänge in diesen Ligamenten entsteht eine Zugwirkung an diesen peripheren, mit sensiblen Receptoren des somatischen Nervensystems reich versorgten Ansatzstellen. Durch das Zusammenwirken der Verkürzungsvorgänge in den Ligamenten mit den Zugwirkungen in Gebieten, die durch das somatische Nervensystem versorgt sind, entsteht die Möglichkeit der Lokalisierung der Organempfindungen. Auch dieses kann bei Laparotomien in Lokalanästhesie nachgeprüft werden.

So werden die Verkürzungsvorgänge in den Ligamenta sacro-uterina in das Kreuzbein lokalisiert und als „Kreuzschmerzen“ (Sacralgien) empfunden; die Verkürzungsvorgänge in den Ligamenta utero-vesicalia werden in die Gegend des vorderen Beckenhalbringes lokalisiert und als schmerzhafte Empfindungen in der Gegend der Symphyse und zu beiden Seiten des Beckenausganges wahrgenommen. Verkürzungsvorgänge in den Ligamenta lata werden als schmerzhafte Empfindungen in die seitlichen Beckengegenden und die Verkürzungsvorgänge in den Ligamenta rotunda in die Leistengegend lokalisiert.

Einseitige Verkürzungsphänomene haben auch seitliche Verschiebungen des Uterus zur Folge. Die verkürzten Ligamente zeichnen sich durch Derbheit und Unnachgiebigkeit aus und täuschen gelegentlich eine parametrane Infiltration vor (Opitz).

Aus obigem geht hervor, daß beim Zusammenwirken von Affekten mit dem völligen Ausfall oder mit einer verminderten Bildung von Ovarialhormon, wie beispielsweise bei Affekten sub menstruatione, im Puerperium, sowie am Ende einer Schwangerschaft oder beim Zusammenwirken von Affekten mit einer Hypofunktion der Ovarien nicht allein affektbetonte sympathicotonische Uteruskoliken, sondern durch den Zug der sympathicotonisch bedingten Ligamentverkürzungen auch Algien im somatischen Nervensystem des kleinen Beckens entstehen können. Stellen sich am Ende der Schwangerschaft in der Umwelt eines Individuums Sachverhalte ein, die Affekte auslösen, so vermögen die sympathicotonischen Kontraktionen des Uterus gravidus überdies einen vorzeitigen Blasensprung und Störungen im Placentarkreislauf zu bewirken (vgl. später S. 374). Diese beantwortet der Fetus, dank der enormen Irradiation seines Nervensystems (Minkowski), mit heftigen Kindsbewegungen.

Anschließend sei noch die Pathogenese weiterer Schmerzempfindungen dargestellt, die durch affektbetonte Kontraktion der Pars gestationis und durch den Mechanismus der Irradiation in Gegenden lokalisiert werden, die weit über die Grenzen des kleinen Beckens hinausreichen.

In den visceralen Organen werden durch hochpotenzierte spastische Verkürzungsphänomene der glatten Muskulatur sensible Elemente in den Organwänden gereizt. Aus diesen Reizungen entstehen Erregungswellen, die auf afferenten Bahnen des visceralen Nervensystems bis zur Substantia gelatinosa der Rückenmarkssegmente vordringen (vgl. S. 323). Nach Henry Head, James Mackenzie und L. R. Müller u. a. irradiieren diese Erregungswellen innerhalb der Substantia gelatinosa nach verschiedenen Richtungen. Vor allem irradiieren sie auf diejenigen Schmerzleitungsbahnen des somatischen Nervensystems, deren Erregungswellen in dieselben Rückenmarkssegmente eindringen, in welche die Erregungswellen aus den afferenten Bahnen des visceralen Nervensystems selbst eindringen. Dadurch entstehen in den Hautzonen der segmentären Nerven Überempfindlichkeiten gegen Nadelstiche und gegen Drücken von Hautfalten. Außerdem irradieren die Erregungswellen von der Substantia gelatinosa aus auf die Vorderhörner und die dort befindlichen motorischen Ganglienzellen und bedingen dadurch Spannungen in den von ihnen motorisch versorgten Skeletmuskelbezirken (viscero-motorische Reflexe). Auf die krankhafte Druckempfindlichkeit dieser reflektorisch gespannten Muskulatur hat James Mackenzie zuerst aufmerksam gemacht. L. R. Müller bestätigt sie und gibt die Möglichkeit zu, daß durch spastische Verkürzungsphänomene in der glatten Muskulatur visceraler Organe auf dem Wege der Irradiation Schmerzempfindungen in der Skeletmuskulatur der Leibeshüllen ausgelöst werden können, wie beispielsweise Schmerzempfindungen in der Muskulatur des Epigastriums bei spastischen Kontraktionen des Magens.

Nun treten die afferenten Bahnen des Uterus und seiner Ligamente in das Lumbalmark ein. Von den Vorderhörnern der Lumbalsegmente werden abei die Skeletmuskeln, die das Hypogastrium begrenzen (M. quadratus lumborum hinten, M. transversus abdominalis und M. obliquus abdominalis int. seitlich und untere Hälfte der Mm. recti vorne) motorisch versorgt; vom 2. und 3. Lumbalsegment außerdem Teile des Quadratus lumborum und umfangreiche Muskelpartien der Oberschenkel (vgl. Tabelle 2, S. 7). Deshalb können durch affektbedingte spastische Verkürzungsphänomene in der glatten Muskulatur der Pars gestationis und ihrer Ligamente auf dem Wege der Irradiation auch schmerzhafte Skeletmuskelspannungen über die Grenzen des kleinen Beckens hinaus entstehen. Sie treten in der Form von Schmerzen in der vorderen und seitlichen Bauchwand, Schmerzen in der Nieren- und Lendengegend und Schmerzen in den Oberschenkeln auf.

Bei Verkürzungsvorgängen in der Pars gestationis von hohem Potential beschränken sich die Irradiationen aber nicht nur auf die genannten Lumbalsegmente. Sie durchziehen das ganze Rückenmark und strahlen im Stamm des Gehirns in die vegetativen Zentren aus. Neben heftigen Menstrualkoliken mit ausstrahlenden Schmerzen ins Kreuz, in die Lendengegend und in die Oberschenkel treten Pupillenerweiterung, Schweißausbruch, Erbrechen und Tenesmus zu Harn und Stuhlentleerung (viscero-viscerale Reflexe, L. R. Müller) auf.

Alle, auch die motorischen und die sensiblen Einzelheiten dieser mit Affekten einhergehenden Vorgänge werden als Einzelanteile eines mnemischen Engrammkomplexes (Semon) engraphiert. Durch Wiederholung des Sachverhaltes wird der mnemische Engrammkomplex ekphoriert. Mit ihm werden durch den Mechanismus des bedingten Reflexes wieder sympathicotonische Kontraktionen der Pars gestationis ausgelöst. Diese bringen dieselben Schmerzempfindungen hervor wie der sympathicotonische Anteil des Affektes selbst. Überdies werden die Schmerzempfindungen durch Ekphorie der sensiblen Anteile im mnemischen Engrammkomplex verstärkt. Unter besonderen Bedingungen werden die bedingten Reflexe sogar autonomisiert. Alsdann bedarf es nicht einmal der Wiederholung des Sachverhaltes in seinem vollen Umfange, um den bedingten Reflex auszulösen. Schon die Wiederholung eines olfactorischen, optischen, akustischen oder eines sensiblen Einzelanteiles aus dem Reizkomplex des Originalsachverhaltes löst die bedingt reflektorischen, sympathicotonischen Uteruskontraktionen aus, wobei diese dann die Organempfindungen bis zur Schmerzhaftigkeit steigern können.

Affekte, autonomisierte bedingte Reflexe und mnemische Empfindungen unterstützen sich derart in der Auslösung und Wahrnehmung ihrer körperlichen Folge- und Begleiterscheinungen. Treten diese wiederholt auf, so werden sie vielfach fälschlicherweise als Reizerscheinungen einer Baustörung im Körper gedeutet. Wiederholen sich beispielsweise affektbedingte menstruelle Reizerscheinungen, so werden sie zu Unrecht auf eine Baustörung des weiblichen Genitale bezogen. Es ist eine Eigentümlichkeit der weiblichen Individuen, daß sie vorzugsweise bei den Reizerscheinungen des Genitale ihren falschen Deutungen den Stempel der Realität aufdrücken und sich für „genitalkrank“ halten.

Dieser neue Sachverhalt, mag er auch durch die tatsächlichen Verhältnisse in keiner Weise begründet sein und lediglich fälschlicherweise für wahr gehalten werden, löst bei allen weiblichen Individuen Affekte aus, die ihrerseits zu neuen menstruellen Reizerscheinungen führen. Dadurch bleiben diese Patientinnen in einem Circulus vitiosus für die Pathogenese ihrer menstruellen Reizerscheinungen gefangen, mag auch der Originalsachverhalt, der erstmals die Menstruationskolik auslöste, längst abgeklungen sein. Außerdem gilt auch für die mnemischen Empfindungen, die von der Pars gestationis ausgehen, alles das, was wir auf S. 340 über das körperliche Entgegenkommen zur Rechtfertigung eines Krankheitsbedürfnisses gesagt haben.

Beispiele. Fall 1: J. K., Menses stets regelmäßig, 4wöchentlich, 3—4 Tage dauernd, ohne Schmerzen. Im Jahre 1918 wurde sie aus ihrer Wohnung ausgewiesen. Dieser Vorgang erschütterte die Patientin aufs schwerste (Affekt). Die nächste Menstruation stellte sich zur rechten Zeit ein, war aber sehr schmerzhaft. Dabei traten stärkste Schmerzen im Kreuz und in der Leistengegend auf. Von da an bleiben die Menses schmerzhaft.

Allgemein- und Genitalstatus ohne objektive feststellbare Ursache für die Schmerzhaftigkeit der Menses.

Fall 2: N. R., 27 Jahre alt. Menses stets regelmäßig, 4wöchentlich, 4—5 Tage dauernd, ohne Schmerzen. Nun wurde ihr Mann verhaftet und die Wohnung von der Polizei durchsucht (Affekt). Dies alles machte auf die Patientin einen tiefen Eindruck und regte sie stark auf. In der Nacht, in der dieses Schreckerlebnis stattfand, d. h. 10 Tage vor dem Tage, an dem sie ihre nächste Menses erwartete, trat eine Blutung aus dem Genitale ein (über die Pathogenese der Affektblutung siehe S. 370). Seit dieser Zeit waren die Menses bei Tag und bei Nacht so schmerzhaft, daß die Patientin zu Morphium ihre Zuflucht nahm.

Allgemein- und Genitalstatus ohne feststellbare Ursache für die Schmerzhaftigkeit der Menses.

Fall 3: A. N., 19 Jahre alt. Menses 4wöchentlich, ohne Schmerzen. Am 21. Tag nach dem ersten Tag der letzten Menses trifft die Nachricht vom Tode ihres an der Front kämpfenden Vaters ein (Affekt). Noch am selben Tage stellt sich eine intermenstruelle Blutung ein, die von außerordentlich starken Schmerzen begleitet wurde. Blutung und Schmerzen dauerten 7 Tage. Von da an Menses 4wöchentlich, wie früher, mit heftigen Schmerzen im Unterleib und im Kreuz, verbunden mit Irradiationen. Die Irradiationen äußerten sich in Erbrechen, Obstipation und völligem Kräftezerfall.

Allgemein- und Genitalstatus gibt keinerlei Anhaltspunkte für die Erklärung des menstruellen Symptomenkomplexes (Virgo intacta).

Fall 4: O. W., 22 Jahre alt. Menses 4wöchentlich, ohne Schmerzen. Am 14. Tag nach dem ersten Tag der letzten Menses ging in der Nacht das Haus, in der die Patientin wohnte, in Flammen auf (Affekt). Noch in derselben Nacht stellte sich eine intermenstruelle Blutung ein, die von heftigen Schmerzen begleitet wurde. Von da an Menses regelmäßig mit heftigen prämenstruellen und menstruellen Schmerzen im Kreuz.

Allgemein- und Genitalstatus gibt keinerlei Anhaltspunkte für die Erklärung des menstruellen Symptomenkomplexes.

(Diese Fälle finden sich in der Münch. med. Wschr. **1925 I**, 300, mitgeteilt von Edelberg und Galant.)

Entstehen sub menstruatione in der Umwelt eines Individuums Sachverhalte, deren Reizdosis Abwehrreaktionen der Skeletmuskulatur vom Potential eines Bewegungssturmes auslöst, so geht auch die begleitende sympathicotonische Hilfsfunktion mit einem Höchstpotential einher; ihre motorischen Erregungswellen gelangen sub menstruatione ungehemmt zur Entfaltung und lösen an der Pars gestationis gleichzeitig hoch potenzierte Verkürzungsleistungen und hoch potenzierte Halteleistungen (Spasmen) aus. Die Menstruationsblutung versiegt schlagartig (Suppressio, Cessatio mensium). Bevorstehende Menses werden bis zum Abklingen der Abwehrreaktion verschoben. Einige Beispiele sind in der nachfolgenden Tabelle zusammengestellt.

Tabelle.

Autor	Alter der Pat. Menses	Schreckerlebnis	Tag der Menses des Schreckerlebnisses	Art der Reaktion der Mucosa uteri. Zeiträume zwischen Schreckerlebnis und Reaktion
1. A. Mayer, Fall 3	?	Schwere Verletzung des Kindes	2. Tag der Menses	Cessatio mensium. Eintritt „plötzlich"
2. A. Mayer, Fall 4	54 Jahre	Todesnachricht des Sohnes aus dem Felde	2. Tag der Menses	Cesatio mensium. Eintritt „sofort"
3. Beckey, Fall 10	19 Jahre 4—6 Tage,	Zünderexplosion im Arbeitssaal einer Munitionsfabrik	1. Tag der Menses	Cessatio mensium. Unfall am 8. 2. 17, nachmittags Cessatio ab 9. 2. 17
4. Beckey, Fall 24	18 Jahre, 3—4 Tage	Zünderexplosion im Arbeitssaal einer Munitionsfabrik	1. Tag der Menses	Cessatio mensium. Unfall am 8. 2. 17, nachmittags Cessatio ab 9. 2. 17
5. Beckey, Fall 39	18 Jahre, 4 Tage	Zünderexplosion im Arbeitssaal einer Munitionsfabrik	1. Tag der Menses	Cessatio mensium. Unfall am 8. 2. 17, nachmittags Cessatio ab 9. 2. 17
6. Beckey, Fall 17	23 Jahre, 3—4 Tage	Zünderexplosion im Arbeitssaal einer Munitionsfabrik	28 Tage nach dem 1. Tag der Menses bei regelmäßigem 4wöchentlichem Typus	Verschiebungen des Eintrittes der Menses bis 5 Tage nach dem Schreckerlebnis
7. Kohts, siehe bei A. Mayer	23 Jahre	Schreck beim Bombardement von Straßburg. Eine Granate fällt in die Wohnung	1. Tag der Menses	Cessatio mensium, am Tag des Schreckerlebnisses

Durch Ekphorie der Engrammkomplexe von Geburtsvorgängen werden sogar rhythmische Kontraktionen der Bauchpresse ausgelöst. Gleichzeitige Ekphorie der zugehörigen Organ- und Schmerzempfindungen täuschen sogar Frauen, die früher mehrmals geboren haben. Sie deuten diese Organ- und Schmerzempfindungen als Geburtswehen. Sie drücken ihren Vorstellungen den Stempel der Realität auf und halten sie für wahr und bitten den Arzt um Rat und Beistand zu einer — Wahngeburt.

Beispiel 1. Ich hatte die Gelegenheit, am Ende einer von der Patientin selbst auf 9 Lunarmonate berechneten Wahnschwangerschaft den Vorgang der Wahngeburt auf dem Kreißsaal der Universitäts-Frauenklinik in Frankfurt a. M. zu beobachten und die regelmäßigen Preßwehen kinematographisch zu fixieren. Die Patientin hatte zuvor 13mal geboren. (Siehe Kulturfilm Nr. 1116 der Universum-Film-Aktiengesellschaft Berlin W. 9.)

Beispiel 2: B. B., 56 Jahre alt. Allgemeinstatus: Patientin steht seit längerer Zeit in Behandlung wegen Cyclothymie. Gynäkologische Beschwerden: Wehenartige Schmerzen im Kreuz und in der Unterbauchgegend, verbunden mit Drängen nach unten und Offenstehen des Introitus vaginae. Die Patientin bezeichnet von sich aus ihre Beschwerden als den Geburtsschmerzen durchaus ähnlich.

Genitalstatus: Entsprechend den Ergebnissen einer bakteriologischen Untersuchung (bakterioskopisch und kulturell), einer Austastung des Cavum uteri mit dem Finger und der histologischen Untersuchung der Mucosa ist das Genitale als ein dem Alter der Patientin entsprechendes normales Genitale post climacterium zu bezeichnen.

c) Die Pathogenese neural bedingter Betriebsstörungen in der Pars gestationis bei Vollwirkung des Ovarialhormons während des Intermenstruums und in graviditate.

Aus unseren Vorbemerkungen ist ersichtlich, daß in der zweiten Hälfte des Intermenstruums und während des ungestörten Verlaufes einer Schwangerschaft bis nahe an den Geburtstermin das Kreislaufblut mit Ovarialhormon überflutet ist. Wir haben oben ausgeführt, daß die Einflußnahme des Ovarialhormons auf die Pars gestationis in einer Erhöhung der Reizschwelle für alle Reizqualitäten an der Gefäß- und Wandmuskulatur der Pars gestationis, die Verkürzungsphänomene auslösen, besteht. Dadurch wird in der zweiten Hälfte des Intermenstruums und in graviditate die Auslösung aller Verkürzungsphänomene an der Gefäß- und Wandmuskulatur gehemmt. Weder ein Dehnungszuwachsreiz oder ein anderer adäquater Reiz noch Erregungswellen aus dem sympathicotonischen Symptomenkomplex von Affekten und autonomisierten bedingten Reflexen vermögen Reihen von Uteruskontraktionen auszulösen (vgl. S. 361). Die Blutgefäße der Pars gestationis bleiben weit, die Wandmuskulatur und die Muskulatur der Ligamente bleibt schlaff.

In den sympathicotonischen Symptomenkomplexen der Affekte sind als Einzelanteile stets Kontraktionen der gesamten Blutgefäße von Haut und Pfortadersystem enthalten. Dadurch entstehen Blutverschiebungen in der Richtung nach den großen Gefäßen des Stammes. Gleichzeitig wird die Herzaktion beschleunigt und verstärkt; der Blutdruck steigt. Da der Weg von der Aorta zum Uterus über die Aa. uterinae kurz ist, gelangen diese Blutverschiebungen dank dem erhöhten Blutdruck in den großen Gefäßen und der gleichzeitigen hormonalen Widerstandsherabsetzung in den Blutgefäßen und der Wandmuskulatur der Pars gestationis ungehemmt bis in die Arteriolen der Mucosa corporis uteri zur Auswirkung, und zwar im Sinne einer erhöhten Belastung der Wände der capillaren und präcapillaren Gefäße. Nun werden im Prämenstruum die Blutgefäßwände der prägravid schwellenden Mucosa corporis uteri unter dem Einfluß tryptischer Fermente gleichzeitig zerreißlicher. Unter dem Zusammenwirken dieser erhöhten dynamischen Belastung und der erhöhten Zerreißlichkeit der Blutgefäßwände zerreißen letztere. Dadurch entstehen intermenstruelle Blutungen (Fisch, A. Mayer, Verf.). Unter dem Einfluß der hormonalen Hemmung der Kontraktionsfähigkeit in Gefäß- und Wandmuskulatur gelangen diese Blutungen oft tagelang nicht zum Stillstand (Metrorrhagia e apoplexia mucosae corporis uteri).

Im Zusammenwirken sympathicotonischer Blutverschiebungen zur Pars gestationis im Intermenstruum mit der Hemmung der Kontraktionsbereitschaft ihrer glattmuskeligen Elemente durch die Inkrete des Corpus folliculare efflorescens erblicken wir die Pathogenese der intermenstruellen Blutungen, die durch Affekte und durch die spätere Ekphorie ihrer mnemischen Engrammkomplexe entstehen.

In der nachfolgenden Tabelle finden sich Beispiele von Blutungen, die im Intermenstruum durch Affekte[1] ausgelöst wurden.

[1] Daß diese Pathogenese intermenstrueller Blutungen nicht nur für die menschlichen Verhältnisse Gültigkeit hat, sondern auch im Tierreich ihr Korrelat besitzt, geht aus den interessanten Beobachtungen von Ehrhardt hervor. Ehrhardt hat beobachtet, daß in den ersten Tagen der Gefangenschaft frisch eingefangene Rhesusaffenweibchen meistens sehr scheu, schreckhaft und mißtrauisch sind und mitunter

Tabelle.

Autor	Alter	Schreckerlebnis	Zeiträume zwischen 1. Tag der letzten Menses und Schreckerlebnis	Art der Reaktion der Mucosa uteri. Zeitraum zwischen Schreckerlebnis und Reaktion
A. Mayer, Fall 1	31 Jahre	Tod des Lieblingspferdes. Der Verlust ging der Pat. so nahe wie der Tod eines Kindes	Etwa 17 Tage	Blutung von 4wöchentlicher Dauer. Gleich nach dem Tod des Lieblingspferdes
A. Mayer, Fall 2	31 Jahre	Tod eines Knaben durch Fall von einem Kastanienbaum	5 Tage (letzter Tag der Menses)	Blutung von 10 Tagen Dauer. Sofort nach dem Tod des Knaben
K. Beckey, S. 266, Fall 1	37 Jahre	Zünderexplosion im Arbeitssaal einer Munitionsfabrik bei einer Patientin ohne Zeichen der Verbrennung	14 Tage bei unregelmäßig 3—4-wöchentlichem Typus	Blutung von Menstruationsdauer nach dem Schreckerlebnis
K. Beckey, Fall 32	29 Jahre	Zünderexplosion im Arbeitssaal einer Munitionsfabrik mit gleichzeitigen Verbrennungen an der Körperoberfläche	9 Tage bei regelmäßig 4wöchentlichem Typus	Blutung ab 1. Tag nach dem Schreckerlebnis, d. h. 18 Tage zu früh
K. Beckey, Fall 28	18 Jahre	Desgl.	13 Tage bei regelmäßig 4wöchentlichem Typus	Blutung ab 1. Tag nach dem Schreckerlebnis, d. h. 14 Tage zu früh
K. Beckey, Fall 53	23 Jahre	,,	13 Tage bei regelmäßig 4wöchentlichem Typus	Blutung ab 1. Tag nach dem Schreckerlebnis, d. h. 14 Tage zu früh
K. Beckey, Fall 42	27 Jahre	,,	20 Tage bei unregelmäßig 3—4wöchentlichem Typus	Blutung vom 1. Tag des Schreckerlebnisses, d. h. 8 Tage zu früh
K. Beckey, Fall 43	23 Jahre	,,	13 Tage bei regelmäßig 4wöchentlichem Typus	Blutung ab 1. Tag nach dem Schreckerlebnis, d. h. 14 Tage zu früh
K Beckey, Fall 14	28 Jahre	,,	21 Tage bei regelmäßig 4wöchentlichem Typus	Blutung ab 1. Tag des Schreckerlebnisses, d. h. 8 Tage zu früh
Edelberg, Fall 1	19 Jahre	Todesnachricht des Vaters von der Front	20 Tage bei regelmäßig 4wöchentlichem Typus	Blutung am Tage des Schreckerlebnisses
Edelberg, Fall 3	27 Jahre	Verhaftung des Mannes und Durchsuchung der Wohnung durch die Polizei	18 Tage bei regelmäßig 4wöchentlichem Typus	Blutung in der Nacht der Verhaftung
Edelberg, Fall 4	22 Jahre	Hausbrand während der russischen Oktoberrevolution	16 Tage bei regelmäßig 4wöchentlichem Typus	Blutung in der Nacht des Hausbrandes

Nach Beseitigung der affektauslösenden Sachverhalte und nachdem der Affekt seine Frische verloren hat, verschwindet auch seine sympathicotonische Einflußnahme auf die

schon auf öfteres Herausnehmen aus dem Käfig mit atypischen Blutungen reagieren. Auch die Beobachtung, daß bei Rhesusweibchen, die in Gefangenschaft leben, Menstruationen ohne Ovulation vorkommen, hängt mit diesen Faktoren zusammen.

visceralen Organe. Mit dem Eitod und dem Ausfall des Ovarialhormons kontrahiert sich der Uterus; die Blutung sistiert. Aber auch der ekphorierte Engrammkomplex (vgl. S. 293) nimmt durch den Mechanismus des bedingten Reflexes in gleicher Weise wie der Affekt selbst auf die Pars gestationis Einfluß und verstärkt die Wirkung des neuen Affektes.

Unter besonderen Bedingungen werden diese bedingten Reflexe autonomisiert. Alsdann bedarf es zur Auslösung der bedingten Reflexe keiner Wiederholung des Originalsachverhaltes und keines neuen Affektes und auch nicht der Ekphorie des mnemischen Engrammkomplexes in seinem vollen Umfang. Schon die Wiederholung eines olfactorischen, optischen, akustischen oder sensiblen Einzelanteiles aus dem Reizkomplex des Originalsachverhaltes löst durch den Mechanismus des bedingten Reflexes den sympathicotonischen Symptomenkomplex aus.

Beispiel 1 (aus der Tübinger Universitäts-Frauenklinik, ausführlich mitgeteilt durch Theo Brandess). Münch. med. Wschr. **1913 I**, 975.

Pat. B., 26 Jahre alt. Allgemeine Anamnese o. B. Pat. lebte zuerst in einem Verhältnis mit einem von ihr geliebten Partner. Dabei blieben die Menses stets regelmäßig wie früher. Beim Geschlechtsverkehr normales Empfinden.

Oktober 1920 Verlassen des Geliebten. Heirat aus rein wirtschaftlichen Gründen mit einem Manne, den sie in ihrer Eigenschaft als Sexualsubjekt ablehnte, da sie wußte, daß er vor der Heirat mit einer Reihe von Mädchen Verhältnisse unterhielt. Bei der Aufforderung zum Geschlechtsverkehr war ihr der Gedanke vom Vorleben ihres Ehemannes so ekelhaft, daß sie von einem Widerwillen gegen den Ehemann ergriffen wurde. Dieser Sachverhalt löste schon am Hochzeitstage einen Affekt aus, der zu einer intermenstruellen Blutung führte, welche, da der Sachverhalt sich nicht änderte und die Affekte sich wiederholten, von Anfang November 1920 (also vom Hochzeitstag an) bis 27. Januar 1921 ununterbrochen neue Blutungen auslöste. Eine Probeausschabung des Corpus uteri am 27. Januar 1921 und später eine Probelaparotomie vor dem Eintritt in die Tübinger Universitäts-Frauenklinik vermochten die Ursache der Blutung weder aufzuklären noch zu beheben. Die Patientin blutete immer weiter, bis im April 1921 eine Behandlung mit Röntgenstrahlen eine leichte Besserung brachte. Da der Sachverhalt sich auch weiterhin nicht änderte, begann erneut eine Dauerblutung von mehreren Wochen. Nun trat die Patientin in die Tübinger Universitäts-Frauenklinik ein. Die genaue Untersuchung durch den Direktor der Klinik, Prof. Dr. A. Mayer, ergab keine Anhaltspunkte für eine somatische Blutungsursache. Die Psychoanamnese stellte obigen Sachverhalt fest und klärte damit die Bedeutung des Affektes am Hochzeitstag für den Beginn der Blutungen und die Wiederholungen der Affekte, sowie der Ekphorie ihrer mnemischen Engrammkomplexe für die Pathogenese der weiteren Blutungen. Das Ziel der Therapie war Beseitigung der Affekte. Dies gelang durch Aufklärung über den Mechanismus der Pathogenese ihrer Blutungen. Es gelang weiter, die Patientin zu einer neuen Synthese in der Richtung der Anpassung an die neue Lebenslage dahin zu führen, daß sie ihre Zuneigung von ihrem früheren Geliebten ablöste und auf ihren Ehemann übertrug. Dadurch kamen die Blutungen zum Stillstand und es traten regelmäßige Menses ein, auch stellte sich kein Blutungsrezidiv ein.

Beispiel 2. Eine Frau bekam nach der Heimkehr ihres Gatten aus der Gefangenschaft so starke Blutungen, daß sie jedesmal 3 Wochen im Monat davon berührt wurde. In dem Symptom, welches sie gegen den Mann schützte, verbarg sich die tiefe, aus vielen Motiven erwachsene Entfremdung vom Gatten, dessen Rechte sie nurmehr widerwillig anzuerkennen geneigt war. (Mitteilung von Eisler: Internat. Z. Psychoanal. **9**, 270.)

Beispiel 3. (Beobachtung aus der Universitäts-Frauenklinik in Zürich.) Z. E., 24 Jahre alt, tritt am 15. Oktober 1923 in die Universitäts-Frauenklinik in Zürich ein. Patientin klagt häufig über Kopfschmerzen. Im Unterleib sind nie Schmerzempfindungen vorhanden. Diurese und Defäkation geregelt. Genital- bzw. Blutungsanamnese: Erste Periode angeblich im 15. Lebensjahr. Menses von Anfang an nie regelmäßig; öfters mehrere Wochen bis mehrere Monate andauernde Amenorrhöe. Dazwischen normale Menses und Blutungen in verschiedenen Abständen von 14—28 Tagen. Dauer der Menses eine Woche oder länger, stark und oft mit Krämpfen verbunden. Im Jahre 1917 trat erstmals eine längere Dauerblutung auf (siehe psychiatrisches Gutachten). Im Jahr 1922 waren die Menses selten, oft nur alle zwei Monate, von geringerer Stärke als früher. In diesem Jahre trat, nachdem während der ersten Monate die Menses ziemlich regelmäßig alle 28 Tage aufgetreten waren und 14 Tage gedauert hatten, zum zweitenmal eine längere Blutung ein, welche von Anfang Mai bis Mitte Juni anhielt. Anfang und Ende Juli traten zwei kleinere mensesähnliche Blutungen auf. Seit Mitte August erneut andauernd blutend bis zum Eintritt in die Klinik am 25. Oktober 1923. Genitalstatus: Äußere Genitalien o. B. In der Scheide wenig flüssiges Blut. Portio konisch, derb, Muttermund grübchenförmig. Geringe Blutung aus dem Cervicalkanal. Uterus in toto etwas retro- und dextroponiert, anteflektiert, von normaler Größe, beweglich. Abgang und Verlauf der linken Adnexe schlank, Abgang und Verlauf der rechten Adnexe schlank. Ligamentum latum cervicis dextrum et sinistrum frei, vollkommen elastisch. Die Untersuchung des Cavum uteri durch Austastung und Ausschabung ergaben keine Anhaltspunkte für die Ursache der Blutungen. Die Patientin blutete bei folgendem Schleimhautbild: Auszug aus dem histologischen Protokoll vom 24. Oktober 1923: In den Gewebeschnitten liegen die Querschnitte durch Drüsenschläuche in regelmäßigen Abständen nebeneinander. Sie sind meist eng, rund und oval, selten leicht erweitert. Epithelzellen schmal, zylindrisch, protoplasmaarm, Kerne basalständig, stäbchenförmig, Kernteilungsfiguren, Glykogen in Spuren. Stromazellen nicht vergrößert, zum Teil auseinandergedrängt durch Ödemflüssigkeit, sie sind spindelförmig. Blutgefäße stark erweitert. Oberflächenepithel hochzylindrisch, nicht überall erhalten. Stellenweise unter dem Oberflächenepithel Ansammlung von Erythrocyten.

Psychiatrisches Gutachten vom 10. November 1923 durch den damaligen Oberarzt der Psychiatrischen Klinik, Dr. Staehelin: „Z. E., geb. 1898, ist ein zurückhaltender, ernster Mensch und wuchs in sehr einfachen Verhältnissen mit 10 Geschwistern auf, die von ihr als ziemlich still und verschlossen geschildert werden; „lustig sind wir nicht". Sie selbst war schon als Kind scheu, still, machte kein Wesen von sich, hatte nur eine einzige, ihr nahestehende Freundin. Sie war immer empfindlich und zeigte die Eigenart, daß irgendwelche Aufregungen sich sofort in körperliche Erscheinungen, wie starke Kopfschmerzen, Herzklopfen, Zittern, Schlafstörungen umsetzten. — Infolge ihres empfindlichen und ziemlich eigensinnigen Charakters hatte sie selten Glück in ihren Stellen als Dienstmädchen, sondern wechselte oft. Nur in der letzten Stelle ist sie 4 Jahre geblieben, trotz allen möglichen Reibereien.

Mit 16 Jahren habe sie zum erstenmal die Periode gehabt, sie sei nie regelmäßig und oft mit Krämpfen verbunden gewesen. Dreimal habe sie wochenlang anhaltende Genitalblutungen gehabt, zum erstenmal mit 18 Jahren. Es stellte sich nach Überwindung starker Hemmungen heraus, daß die Patientin damals zum erstenmal in ihrem Leben mit einem 20 Jahre älteren Herrn, den sie kennen und lieben gelernt hatte, sexuell verkehrte, unter starkem Widerstreben ihrerseits. Unmittelbar nach dem Verkehr setzte die Blutung ein und dauerte 5 Wochen lang, d. h. während einer Zeit, während welcher der Herr sie zeitweise besuchte und dann mit ihr sexuell zu verkehren wünschte (affektbetonter Sachverhalt I). Da sie sehr strenge moralische Grundsätze besitzt, bedeutete dieser Coitus für sie ein schwerstes Trauma. Andererseits hatte sie den Freund doch gern und wollte ihn doch nicht abspenstig machen. Deshalb die Blutung als Schutzmechanismus, der gerade während der Zeit funktionierte, in welcher der Freund seinen Besuch machte. Später konnte sie die Folgen des Verkehrs vorhalten — die sie schädigende Blutung — um ihn von neuen Versuchen abzuhalten.

Im Anschluß an dieses Trauma entwickelte sich bei der Patientin, einer typisch schizothymen Persönlichkeit, ein neurotischer Zustand mit Reizbarkeit, depressiven Verstimmungen, Kopfschmerzen und katathymen Wahnideen. Sie glaubte, daß jedermann es ihren dunkel umränderten Augen ansehen werde, daß sie schon Sexualverkehr gehabt habe, schloß sich deshalb ziemlich stark von der Außenwelt ab und wagte es nicht mehr, die Stelle zu verlassen.

Im Frühjahr 1923 kam es zu einer neuen, wochenlang anhaltenden Blutung. Wichtig in ätiologischer Beziehung ist wohl auch ein Versuch, sich mit einem Bauer zu verloben, der damals von ihr unternommen wurde, aber zu keinem Ziele führte und sie — angeblich — ganz kalt ließ.

Daß ein Assoziationsreflex (bedingter Reflex) „Freund — Blutung" besteht, scheint auch daraus hervorzugehen, daß der Beginn der letzten großen Blutung just in die Tage fällt, da sie mit ihrem neuen Freund zusammenkam und dessen Anfrage erwartete. Anläßlich der Verlobung steigerte sich die Blutung. Sie fürchtete — nicht völlig bewußt — ihr Verlobter könnte auch mit ihr sexuell zu verkehren wünschen und dabei entdecken, daß sie defloriert sei (affektbetonter Sachverhalt II). Daß diese Befürchtung die Blutung unterhielt, ist augenscheinlich.

Die Metrorrhagien der Patientin lassen sich also durchaus auf psychische Ursachen zurückführen. Die Patientin ist eine schizothyme Persönlichkeit mit Neigung zu seelischen Spaltungen, neurotischen Zuständen, insbesondere mit jener innigen Verbindung von psychischen mit körperlichen Funktionen, welche für diese Charaktere typisch ist; zumal wenn sie ernsthafte, moralisch hochstehende Menschen sind, die mit Trieben in Konflikt geraten, werden diese Mechanismen gerne benützt und treten dann bei ähnlichen Konstellationen sehr leicht wieder in Funktion.

Auch in graviditate werden die mütterlichen Gefäße an der Placentarstelle durch die chorialen Elemente hyalisiert und zerreißlich. Stellen sich im Verlauf einer Schwangerschaft Sachverhalte ein, die einen Affekt auslösen, so zerreißen bei affektbedingten Blutverschiebungen die Gefäße der Placenta materna, sobald das Potential der Gefäßwandbelastung den Widerstand der zerreißlichen Gefäße überschreitet. Unter dem Zusammenwirken der erhöhten dynamischen Belastung der Gefäßwände mit ihrer erhöhten Zerreißlichkeit zerreißen einzelne Blutgefäße in der Placenta materna (Apoplexia placentae). Zerreißen größere Gefäße, so wird die Placenta bald in kleinerem, bald in größerem Umfang durch das retroplacentare Hämatom in weiterem Umfange abgelöst. Es entsteht ein Symptomenkomplex der vorzeitigen Ablösung der Placenta mit den Ausgangsmöglichkeiten in Fruchttod, Fehlgeburt oder Frühgeburt.

Im Zusammenwirken sympathicotonischer Blutverschiebungen zur Pars gestationis gravidarum und der Hemmung der Kontraktionsbereitschaft ihrer glattmuskeligen Elemente durch die Inkrete des Corpus folliculare graviditatis erblicken wir die Pathogenese der vorzeitigen Ablösung der Placenta, die durch Affekte und durch die spätere Ekphorie ihrer mnemischen Engrammkomplexe entsteht.

Eine Zusammenstellung von solchen Blutungen in der ersten Hälfte der Schwangerschaft mit Ausgang in Fehlgeburten im Anschluß an Affekte verdanken wir A. Mayer. Er hat sie in seiner Monographie „Die Unfallerkrankungen in der Geburtshilfe und Gynäkologie" und in seinem Beitrag zur Monographie von O. Schwarz „Psychogenese und Psychotherapie körperlicher Symptome" mitgeteilt.

Deshalb beschränken wir uns heute auf Beispiele von Blutungen, die im Anschluß an Affekte oder an ekphorierte mnemische Engrammkomplexe auftreten und die zu vorzeitiger Ablösung der Placenta in der zweiten Hälfte der Schwangerschaft führten.

Beispiel 4 (Beobachtung der Zürcher Univ.-Frauenklinik). F. B., 25 Jahre alt, III-Para, J.-Nr. 1446/23. Geburt am 27. November 1923, spontan. Kind männlich, 49 cm, 3340 g. Familienanamnese und persönliche Anamnese o. B. Früher nie krank. Zwei normale Geburten 1918 und 1923. Schwangerschaften und Geburten und Placentarperioden sowie Wochenbetten o. B. Letzte Menstruation am 27. Februar 1923, Geburtstermin Anfang Dezember 1923. Die Patientin befindet sich zwischen der 38. und 40. Schwangerschaftswoche. In den ersten 2 Monaten der Schwangerschaft Erbrechen. Die Patientin fühlte sich später wohl und war voll arbeitsfähig. Allgemeinstatus o. B. Hoher Blutdruck. Keinerlei Anhaltspunkte für Nephropathie.

Am 27. November 1923, um 15 Uhr, wollte die Gravida auf einen Stuhl steigen zum Aufhängen eines Spiegels. Dabei verlor sie das Gleichgewicht, ohne jedoch zu stürzen und ohne sich irgendwo zu stoßen. Diese Gefahrsituation führte zu einer starken Affekterschütterung. Kurze Zeit nachher floß ohne Schmerzempfindung, ohne stärkere Kindsbewegungen und ohne daß die Patientin Wehen verspürte, etwa eine halbe Tasse hellrotes Blut ab. Eine Viertelstunde später zweimaliger Abgang von wässeriger, blutiger Flüssigkeit. Alsdann bis zum Eintritt in die Klinik Abgang von blutig verfärbtem Fruchtwasser.

Erst eine Stunde nach dem ersten Blutabgang trat Wehentätigkeit auf. Bei der Aufnahme in die Klinik (18^{45} Uhr), etwa 4 Stunden nach dem Schreckerlebnis, konnten im Allgemeinstatus keine Besonderheiten nachgewiesen werden. Vor allem war an der ganzen Körperoberfläche keine Rötung, keine Hautverfärbung, keine Epithelabschürfung, nirgends eine Druckempfindlichkeit noch sonstige Veränderung nachweisbar, die auf ein somatisches Trauma schließen würden. Keine Anhaltspunkte für eine Schwangerschaftstoxikose. Blutdruck 115. Urin: Leichte Trübung, keine Zylinder. Hämoglobin 58/70%. Puls 100, Temperatur 37,2.

Genitalstatus: Abdomen durch den längsovalen graviden Uterus ausgedehnt, so daß der Leibumfang 94 cm beträgt, der Fundus uteri seitlich am Rippenbogen steht. 1. Schädellage. Kopf beweglich über dem Beckeneingang, Kindsteile gut durchzufühlen. Bei der äußeren Untersuchung keine Anhaltspunkte für eine vorzeitige Ablösung, auch nicht für eine Placenta praevia. Herztöne normale Frequenz, rechts unter dem Nabel. Beim Katheterisieren geht blutig verfärbtes Fruchtwasser ab. Bei der vaginalen Untersuchung findet man die Portio verkürzt, Muttermund gut fünffrankenstückgroß. Es wölbt sich eine kleinfaustgroße Fruchtblase vor, welche während der vaginalen Untersuchung springt. Unmittelbar fühlt man eine zweite, wesentlich elastischere Blase sich vorwölben, obschon bei dem ersten Blasensprung reichlich Fruchtwasser, mit dunklem Blut und einigen schwarzen Koagula vermischt, abgeht. Durch diese zweite, sehr elastische Blase hindurch gelangt man direkt an den Kopf, fühlt die Pfeilnaht quer, kleine Fontanelle links hinten, große rechts, etwas mehr vorn und tiefer stehend. Im Bereich von Fingerlänge fühlt man über den inneren Muttermund hinaus nirgends Placentargewebe, sondern nur die scharfen Konturen des Kopfes. Man gelangt nach oben bis an das Ohr und seitlich an die glatte Wand von Cervix und Isthmus.

Nach dem erhobenen Befund handelt es sich mit Sicherheit um eine vorzeitige Ablösung der normal sitzenden Placenta. Da die Patientin noch nicht unter 50/70 Hämoglobin anämisiert ist, keine bedrohlichen Anämiesymptome bestehen, kein reines Blut abgeht, sondern nur blutig verfärbtes Fruchtwasser und es sich um eine Mehrgebärende gegen Ende der Eröffnungsperiode handelt, wird beschlossen, die Geburt expektativ zu leiten.

Etwa $5^1/_2$ Stunden nach dem Schreckerlebnis (20^{52} Uhr) Spontangeburt des lebensfrischen Kindes. Unmittelbar nach Ausstoßen des Kindes gehen eine Menge schwarzer Koagula ab und 8 Minuten später Spontangeburt der Placenta.

Die Placenta zeigt folgende Besonderheit: Placenta circumvallata, deren Peripherie zirkulär 1—2 cm breit extra-chorial entwickelt ist. Zwischen Amnion und Chorion finden sich schwarze alte Koagula und im Bereich der Chorionplatte blutig imbibierte Flüssigkeit.

In besonders deutlicher Weise zeigt das folgende Beispiel die Auswirkung des Angstaffektes am Ende der Schwangerschaft bzw. zu Beginn der Geburt in seiner pathogenetischen Bedeutung für die vorzeitige Ablösung der Placenta am normalen Sitz.

Beispiel 5 (Beobachtung der Zürcher Universitäts-Frauenklinik). L. H., 30 Jahre alt, V-Para, J.-Nr. 122/28. Sectio caesarea cervicalis in Lokalanästhesie wegen ausgedehnter vorzeitiger Lösung der Placenta am normalen Sitz und Blutung intrauterin von $^3/_4$ Liter Blut, bei nur schwacher Blutung nach außen.

Anamnese: Schwangerschaft völlig normal. Wehenbeginn am 24. Januar 1928, 21^{30} Uhr. Sonst keine Beschwerden. Aussehen der Frau nach Aussagen des Ehemannes und des Arztes blühend. Der Ehemann geht fort um die Hebamme zu holen. Die Frau ist mit ihrer Schwägerin allein zu Hause. Kurz nach 22 Uhr hören beide Frauen ein klirrendes Geräusch in der Küche. Beide erschrecken und haben Angst; die Schwägerin wagt nicht einmal in die Küche zu gehen um nachzusehen. Kurz nachher glaubt die Frau, daß die Fruchtblase gesprungen sei. Sie bekommt plötzlich sehr starke Schmerzen im Abdomen. Der Bauch sei hart geworden und größer. Es geht auch etwas Blut nach außen ab. Wie der Ehemann nach Hause kommt, findet er die Frau völlig verändert. Sie sieht ganz blaß aus und ist nahe daran, in Ohnmacht zu fallen. Der gerufene Arzt stellt die Diagnose auf vorzeitige Ablösung mit starker Blutung in den Uterus und weist die Patientin in die Klinik ein. Die Frau, welche bei Ankunft des Arztes pulslos ist, hat sich wieder etwas erholt. Sie spürt keine Kindsbewegungen mehr, während diese bis 22 Uhr sehr deutlich waren. — Aufnahme in die Klinik am 25. Januar 1928, 2 Uhr bei Operations- und Transfusionsbereitschaft. Puls frequent, Blutdruck 140. Hämoglobin 47/70. Die Patientin ist blaß, bei Bewußtsein. Uterus hart, ohne Pausen der Erschlaffung. Kindsteile nicht durchzufühlen, geringe Blutung nach außen. Vaginale Untersuchung: Muttermund für 2 Finger passierbar, Blase gesprungen. Kopf auf den Muttermund gepreßt. Schädel etwas schlaff, nirgends Placentargewebe. Diagnose des Arztes bestätigt. Unter Lokalanästhesie sofortige Sectio caesarea. Das Kind liegt in 1. Schädellage, ist frischtot. Die Placenta haftet nur noch mit etwa einem Drittel ihrer Fläche im Fundus und an der Hinterwand. Wie man die Placenta auf der Hand ausbreitet, zeigt sich eine gegen die Mitte zu gelegene Partie, welche in einer Ausdehnung von etwa 9 : 9 cm eingepreßt ist. An dieser Stelle haftet ein retroplacentares Hämatom mit etwas dunkleren Koagulis fest. Dies ist die Ausgangsstelle der Ablösung der Placenta. Aus dem Uterus werden reichlich frische Koagula mit der Hand entfernt. Übrige Operation ohne Besonderheiten. Befinden der Patientin nach der Operation und Transfusion von 650 ccm Blut sehr gut: Blutdruck 125 mm Hg, Puls 90.

Die nachfolgende Beobachtung illustriert in schönster Weise eine Blutung im Anschluß an die Ekphorie eines mnemischen Engrammkomplexes.

Beispiel 6 (Beobachtung der Zürcher Universitäts-Frauenklinik). F. V., 25 Jahre alt, I-Para, J.-Nr. 852/22. Geburt 10. Juni 1921, spontan, Kind weiblich, 42 cm, 1830 g. Vorzeitige Ablösung der Placenta mit normalem Sitz unter Blutung nach außen. Letzte Menses 19. November 1921. Erwarteter Termin der Geburt: Ende August. Allgemeinstatus o. B. Blutdruck 110. Keine Anhaltspunkte für Nephropathie. Aus der Anamnese der Patientin geht folgendes hervor: „Ich hatte mit einer mir sehr nahestehenden Person schon seit längerer Zeit Uneinigkeiten, so daß ich mich ganz zurückzog und nie mehr mit ihr verkehrte. Diese Person sah ich eines Tages, als ich mich kämmte, im Spiegel hinter mir stehen, ohne daß sie im Zimmer oder überhaupt in Olten war (Halluzination I). Dies hatte mich so aufgeregt und erschreckt, daß ich einer Ohnmacht nahe war. Das zweitemal sah ich abends den Magnetiseur oder Hypnotiseur, der mit dieser Person stets in Verbindung stand, vor meinem Bett stehen (Halluzination II). Ich bekam darauf eine Art Herzkrämpfe und wurde ohnmächtig. Von dieser Zeit an haben die Blutungen angefangen und die Frühgeburt trat ein."

4. Die Pathogenese der neural bedingten Betriebsstörungen in der Pars generandi.

Im Ovarium können unter dem Zusammenwirken von Affekten mit ihren sympathicotonischen Blutverschiebungen nach den visceralen Organen und der Widerstandsabnahme in den Gefäßwänden bei Vollwirkung des Ovarialhormones größere Gefäße in der Wand des Corpus folliculare efflorescens zerreißen. Daraus entstehen Haematomata folliculi oder sogar profuse Blutungen in die Bauchhöhle, die gelegentlich mit Extrauterinschwangerschaften verwechselt werden.

Nun gelangen aber außer den motorisch fördernden Einflüssen der sympathicotonischen Massenwirkung, welche die Affekte begleiten, auch motorisch hemmende Einflüsse an den verschiedensten visceralen Organen zur Einwirkung. In erster Linie kommen die Hemmungen der Motilität des Verdauungsapparates und der Blase in Betracht. Gleichzeitig stellt sich auch eine Hemmung der sekretorischen Tätigkeit aller drüsigen Elemente des Verdauungstractus von der Kardia abwärts bis zum Anus ein. Am kranialen wie am caudalen Körperende stehen auch jene Drüsenabschnitte, die Abkömmlinge des Entoderms sind, unter dem hemmenden Einfluß des Sympathicus. Dazu gesellt sich weiter eine durch sympathicotonische Adrenalinämie bedingte Erschlaffung der Bronchialmuskulatur, wodurch der Gaswechsel in der Lunge und der oxybiotische Gewebestoffwechsel erleichtert wird.

Grafe und Meyer haben festgestellt, daß bei Versuchspersonen, die unter der Wirkung hypnotisch-suggerierter Affekte standen und bei denen die Muskelbewegungen total ausgeschaltet waren, im Respirationsversuch die Verbrennung gelegentlich sogar bis zu 25% über die Norm stieg.

Diese Steigerung der dissimilatorischen Vorgänge im Stoffwechsel mit der dissimilatorischen Adrenalinglykämie einerseits und die Hemmung der Verdauungs- und Resorptionsvorgänge andererseits führen bei wiederholter sympathicotonischer Massenwirkung schließlich zu einem Überwiegen der dissimilierenden (katabolischen) Vorgänge über die assimilierenden (anabolischen) Vorgänge und dadurch zu einer wesentlichen Verringerung des Bestandes in den Lagern des Stoffhaushaltes.

Nun wissen wir aber heute, daß ein solches Überwiegen dissimilatorischer Vorgänge über die assimilatorischen Vorgänge zur Beschleunigung des Eitodes im reifenden Follikel führt und schließlich, bei starker Gewichtsabnahme, sogar den Stillstand der Eireifung zur Folge hat. Diese Störungen im Ablauf der Eireifung gelangen in der Mucosa corporis uteri in den cyclischen Funktionsstörungen der Poly-, Oligo- und Amenorrhöe zum Ausdruck.

Dementsprechend treten auch bei wiederholten Affekten, wie bei wiederholter Ekphorie ihrer mnemischen Engrammkomplexe und noch mehr bei autonomisierten bedingten Reflexen im sympathischen Abschnitt des vegetativen Nervensystems, durch die wiederholte Steigerung aller dissimilatorischen Vorgänge im Verein mit der wiederholten Hemmung aller assimilatorischen Vorgänge, Störungen der Menses ein.

Sind die Störungen im Bestand der Stoffhaushaltlager mäßige, so tritt eine Verkürzung der menstruellen Zykluszeit von 28 Tagen auf 20—23 Tage ein.

Bei ausgedehnteren Störungen werden die Zykluszeiten länger als 28 Tage, die Menses werden seltener, um schließlich monatelang auszubleiben (Aufbrauchsamenorrhöe).

Auf solche Beobachtungen haben die Psychiater schon längst aufmerksam gemacht. Sie sehen bei den nichtorganischen Psychosen die erworbene Aufbrauchsamenorrhöe besonders dann auftreten, wenn starke „affektive Spannungen", besonders „Angst" vorhanden sind (Hanse). Sowohl nach Besserung bzw. nach Remission oder „nachdem die Krankheit aus den ersten stürmischen Affekten in ein gleichmäßigeres Tempo oder in zunehmende Verblödung übergegangen war", kehren die regelmäßigen Menses wieder. Parallel mit diesen Amenorrhöen gehen Gewichtsabnahmen einher. Mit dem Wiedereintritt der Menses nimmt auch das Körpergewicht wieder zu (Schaefer).

Demgegenüber bleiben die Menses bei allen nichtorganischen Psychosen ungestört, bei denen affektive Spannungen fehlen.

III. Die Diagnostik der neural bedingten Betriebsstörungen im weiblichen Genitale.

1. Die Bedeutung der gründlichen, somatischen Durchuntersuchung der Kranken.

Kein Arzt vermag aus den anamnestischen Angaben einer Patientin, weder aus ihren spontanen Mitteilungen, noch aus ihren Antworten auf geschickt gestellte Fragen die Pathogenese irgendwelcher Beschwerden im weiblichen Genitale und seiner Umgebung mit einer an Sicherheit grenzenden Wahrscheinlichkeit zu erkennen. Der Arzt sollte sich, gestützt auf anamnestische Angaben, auch keinen diagnostischen Vermutungen hingeben, um unvoreingenommen bei der frauenärztlichen Untersuchung an die Feststellung des somatischen Genitalstatus heranzutreten, denn Voreingenommenheit bringt in der Hirnrinde des Arztes Erfahrungskomplexe früherer frauenärztlicher Beobachtungen zur Ekphorie, welche während einer neuen Untersuchung oft auf die Reizverarbeitung der neuen palpatorischen Rezeptionen des untersuchenden Arztes in falscher Richtung Einfluß nehmen. Davon kann sich der klinische Lehrer bei den Untersuchungen der Studierenden dauernd überzeugen.

Die Technik der gynäkologischen Untersuchungen ist in Bd. VI dieses Handbuches beschrieben. In allen Fällen von intermenstruellen Blutabgängen oder blutig verfärbten Ausflüssen ist eine Revision des Cavum uteri durch Austastung und Ausschabung[1] unumgänglich notwendig, wenn Inspektion und bimanuelle recto-vaginale Untersuchung des Genitale, bei eben entleerter Blase und entleertem Darm, und wenn nötig in Hängelage der Patientin, keine somatischen Veränderungen erkennen lassen, die wir als Ursache

[1] Vgl. dieses Handbuch Bd. VI/2, S. 298.

der intermenstruellen Blutungen deuten dürfen. Auch ist in allen Fällen von intermenstruellen, unblutigen Ausflüssen festzustellen, ob diese Ausflüsse durch Hypersekretion der Bartholinischen Drüsen oder des Uterus bedingte sind und ob die Sekrete leukocytenfrei sind.

Fehlen im Genitale Baustörungen, die, gestützt auf den heutigen Stand unserer Kenntnisse, zur Erklärung der Betriebsstörungen genügen, so sind die Betriebsstörungen des somatisch normalen Genitale durch Störungen seiner neuro-hormonalen Betriebsregulierung bedingt.

Die Regulierungsstörungen können ionale, hormonale bzw. neurale oder auch kombinierte sein. Sie haben Störungen im Ablauf dieser oder jener oder mehrerer Genitalfunktionen zur Folge: Störungen der Eireifung und Störungen des Menstruationszyklus, Störungen der Sekretion, Störungen von Schwangerschaft, Geburt und Wochenbett und schließlich Störungen in den Bewegungsabläufen der Skelet- und der glatten Muskulatur des weiblichen Genitale.

Als Beispiel für die Störungen der Genitalfunktionen aus ionaler Ursache sei das Überwiegen der Dissimilation lebenswichtiger Ionen über ihre Assimilation und als Beispiel für die hormonale Pathogenese der Hypopituarismus genannt. Beide führen zur Stillegung der Eireifung und ihren Folgeerscheinungen der Amenorrhöe und der Atrophie der Pars gestationis. Ist, gestützt auf Anamnese und Status eine ionale bzw. eine hormonale Pathogenese von Störungen einer oder mehrerer Genitalfunktionen unwahrscheinlich, so bleibt als Ursache dieser Störungen nur noch die neurale Betriebsregulierungsstörung übrig. Sie kann durch somatische Erkrankungen des Nervensystems bedingt sein. Es ist deshalb den Feststellungen eines in normalen Grenzen liegenden Allgemeinstatus und Genitalstatus eine Untersuchung des somatischen Status des Nervensystems anzuschließen.

2. Die Technik der Untersuchung der Kranken mit neural bedingten Betriebsstörungen im Genitale.

Fehlen auch somatische Veränderungen des Nervensystems, welche die Störung in genügender Weise zu erklären vermögen, so bleiben als Ursache für die Pathogenese der in Frage stehenden Funktionsstörungen des weiblichen Genitale nur noch akute Affekterschütterungen, Daueraffekte und fortgesetzt sich wiederholende affektive Spannungen von, unter Weiterfunktionieren abgespalteten, ambivalenten Engrammkomplexen in Frage. Sie führen mit ihrer Erhöhung der Reflexdisposition (S. 339) und sympathicotonischen Erniedrigung der Reizschwellen zu einer gesteigerten Bereitschaft zur Reizverarbeitung nach dem Mechanismus der natürlichen bedingten Reflexe und mnemischen Empfindungen (vgl. S. 345). Es gehört deshalb zu den neuzeitlichen Aufgaben eines Gynäkologen, mit dem ihm zur Verfügung stehenden Rüstzeug nach den Ursachen dieser gesteigerten Bereitschaft zur Reizverarbeitung und den Ursachen der Affektgewinnung zu forschen.

Wir wiederholen, daß der aus kongenitaler Ursache oder künstlich gewonnene Daueraffekt, im Verein mit einer gesteigerten Aufmerksamkeit, die Bereitschaft zur Reizverarbeitung nach dem Mechanismus des natürlichen bedingten Reflexes der Skeletmuskulatur erhöht. Deshalb vermögen unterschwellige Reizqualitäten aus Originalsachverhalten oder aus ekphorierten Engrammen ohne, und oft gegen den Willen der Patientinnen, Durchbrüche von Abwehr- oder Bereitstellungsreflexen auszulösen. Es sei weiter wiederholt, daß alle diese Durchbrüche von sympathicotonischen Hilfsfunktionen begleitet sind, die mit derselben Leichtigkeit und Schnelligkeit verlaufen, wie die Durchbrüche der Skeletmuskelreflexe.

a) Die Psychanamnese.

Bei der Anamnese achte deshalb der Arzt auf die Mitteilungen der Patientin von subjektiven Spiegelungen der Auswirkungen von sympathicotonischen Hilfsfunktionen solcher Durchbrüche, wie beispielsweise Klagen über subjektive Spiegelungen von Kontraktionen der glatten Muskulatur der Haut. Die Patientinnen belegen sie mit den Ausdrücken „Frösteln", „Kältegefühl", „Gänsehaut" und „Kribbeln". Der Arzt achte weiter auf spontane Mitteilungen über subjektive Spiegelungen von sympathicotonischen Auswirkungen am Kreislaufsystem, welche die Patientin als „Herzklopfen" und „Beklemmung", „Schwindelgefühl" empfindet. Er fordere die Patientin auf, alle auffälligen Erscheinungen im Ablauf ihrer Körperfunktionen und alle Mißempfindungen rückhaltlos mitzuteilen. Dahin gehören alle Mißempfindungen, die durch eine sympathicotonische Hemmung des Verdauungstractus entstehen, wie beispielsweise Druckgefühl in der Magengegend, Appetitlosigkeit und Obstipation. Da bei affektiven Spannungen die sympathicotonischen dissimilatorischen Vorgänge über die parasympathicotonischen assimilatorischen Vorgänge überwiegen, so sind auch zuverlässige Mitteilungen über Gewichtsabnahmen zu berücksichtigen.

b) Die Untersuchung des allgemeinen Verhaltens.

Gleichzeitig achte der Arzt scharf auf die Auswirkungen dieser Durchbrüche, auf das allgemeine Verhalten der Patientin. Er beobachte die für die Patientin selbst unkontrollierbaren Einwirkungen der sympathicotonischen Wirkungen auf den Tonus der Skeletmuskulatur, was in einer vermehrten Spannung der gesamten Skeletmuskulatur zum Ausdruck gelangt und bei der bimanuellen gynäkologischen Untersuchung als vermehrte Spannung der Bauch- und Beckenausgangsmuskulatur deutlich nachweisbar ist. Aus gleicher Ursache ist die Stimme klanglos und es kann ein unwillkürliches Spiel der Gesichtsmuskulatur, es können Zittern, Zuckungen, sowie Hand- und Fußbewegungen beobachtet werden. Im Gebiet der glatten Muskulatur beobachte der Arzt den häufigen Wechsel von Verengerungen und Erweiterungen der Pupillen, den Wechsel von Protrusio und Intrusio, den Wechsel der Verengerung und Weiterstellung der Blutgefäße in der Gesichtshaut, sowie den Wechsel in den Spannungen der Gesichtshaut.

Nicht alle Individuen äußern sich spontan über dieselben Spiegelungen ihrer sympathicotonischen Symptomenkomplexe. Die einen beklagen sich über die Parästhesien der Haut, die anderen über die Beschwerden, die durch die viscerale Tiefensensibilität vermittelt werden. Ganz abgesehen davon, daß die Auswirkung der sympathicotonischen Massenwirkungen an den einzelnen visceralen Organen von den jeweiligen Einwirkungen im Einzelorgan abhängig sind, bedingt auch folgendes die Verschiedenheiten in den anamnestischen Mitteilungen der einzelnen Patientinnen. Gleich wie bei einem Individuum in einer durch künstliche Affektgewinnung gesteigerten Bereitschaft zur Reizverarbeitung stets diejenigen Reflexvorgänge autonom zur Auslösung gelangen, denen durch eine bestimmte vorausgegangene Affekterschütterung oder durch eine bestimmte körperliche Schwäche oder Krankheit gebahnte Mechanismen zur Verfügung stehen, so verarbeiten auch diese Individuen unter den vielen subjektiven Spiegelungen sympathicotonischer Massenwirkungen nur diejenigen Empfindungen in ihrem Körper, denen sie eine Bedeutung beimessen. Nur diese deuten sie fälschlich als Folgeerscheinungen somatischer Erkrankung ihres Genitale und stützen darauf ihre Berechtigung, den Arzt um Rat zu fragen.

Darin liegt der Grund, weshalb diejenigen Frauen, welche die Auswirkungen von Affekterschütterungen, Daueraffekten und affektiven Spannungen in der Genitalsphäre als wesentlich bewerten, den Gynäkologen befragen und diejenigen, welche die Parästhesien der Haut als wesentlich bewerten, den Dermatologen, und diejenigen, welche die Beschwerden im Gebiet der Kreislauforgane als Folgeerscheinungen somatischer Erkrankungen der Kreislauforgane halten, den Facharzt für innere Medizin aufsuchen.

Daß diese Patientinnen mit Symptomenkomplexen, die aus einer Störung der neuralen Komponente der Betriebsregulierung hervorgehen, den Facharzt für Nervenkrankheiten — den Neurologen — gerade nicht aufsuchen, lehrt, wie wenig Krankheitseinsicht diese Patientinnen in die Pathogenese ihrer Beschwerden haben, die durch die neurale Komponente der Betriebsregulierungsstörungen ausgelöst wird.

3. Die Untersuchung der pathogenetischen Faktoren (erweiterte und vertiefte Psychanamnese unter Mitarbeit der Kranken).

Nachdem ein in den Grenzen normaler Sachverhalte liegender Status des Genitale, des Allgemeinkörpers und insbesondere des Nervensystems gesichert ist, und nachdem sich aus Anamnese und Verhalten Erscheinungen feststellen lassen, die sich gegenseitig vorwiegend zum klinischen Bild sympathicotonischer, seltener zu einer parasympathicotonischen Massenwirkung ergänzen lassen, ist der so wichtige Augenblick gekommen, die Patientin zur Mitarbeit an der weiteren Diagnostik ihrer krankhaft gesteigerten Bereitschaft zur Reizverarbeitung und zur Therapie derselben heranzuziehen.

Die Mitarbeit der Patientin wird eröffnet durch eine Mitteilung an die Patientin, daß sowohl das Genitalorgan, der Allgemeinkörper und auch das Nervensystem selbst mit dem Rüstzeug neuzeitlicher Untersuchungsmethoden durchforscht und als gesund befunden wurde. Hierauf ist die Patientin in einer ihr verständlichen Weise über die Beziehungen des gesunden Nervensystems zum Betrieb in den einzelnen Körperorganen im allgemeinen und zu den Genitalorganen im besonderen aufzuklären (S. 344 f.). Sie ist weiter aufzuklären, daß die Beschwerden in der Genitalsphäre, die sie beunruhigen und um derentwillen sie den Gynäkologen aufsucht, durch dieselbe krankhaft gesteigerte Bereitschaft zur Reizverarbeitung ausgelöst werden, wie die anderen Erscheinungen, die der Arzt im Verlauf der Anamnese und beim Studium des Habitus feststellen konnte und denen die Patientin keine Bedeutung beimißt.

Bei der Besprechung der Pathogenese der autonomisierten, bedingten Reflexe und mnemischen Empfindungen haben wir gesehen, daß erschöpfenden Krankheiten und schwersten Affekterschütterungen ätiologische Bedeutung zukommt. Die Anamnese ist deshalb nach dieser Richtung zu ergänzen. Beispiele hierfür finden sich S. 368. Weiter sind Status und Habitus in der Richtung der Konstitution der Patientin zu ergänzen, da wir gezeigt haben, daß zweideutige Geschlechtlichkeit oft mit Schwächlichkeit des Körpers und Kindlichkeit auf geistigem Gebiet einhergeht und Ursache einer Abschlußunfähigkeit im Wettstreit natürlicher bedingter Reflexe und kulturell hochwertiger Erfahrungskomplexe ist.

Schließlich werden Besprechungen notwendig, die der Patientin Aufklärung über die Pathogenese ihrer autonomisierten Reflexe und mnemischen Emfindungen geben und sie ist zur Mitarbeit an der Diagnostik ihres Einzelfalles durch eine Aufforderung heranzuziehen, sich auf das Vorliegen und den Inhalt eventueller seelischer Konflikte zu besinnen und sich darüber zu äußern.

Bei zahlreichen Patientinnen bedarf es nicht mehr als dieses Hinweises, um sie zu veranlassen, die unter Weiterfunktionieren verdrängten Engrammkomplexe, deren Reizverarbeitung mit derjenigen hochwertiger kultureller Engrammkomplexe im Streite liegen, zur Ekphorie zu bringen. Es sind dieselben Engrammkomplexe, die tagsüber während der Lektüre, während der Arbeit und sogar während der Unterhaltung durch Wiederholung einer Farbe, eines Tones, eines Geruches usw. zur Ekphorie gelangen und nachts einmal zur Ekphorie angeregt, die schlaflosen Stunden besetzen. Beispiele hierfür finden sich S. 356 f.

Wichtig für den Arzt ist nun zu wissen, daß seine Hauptaufgabe darin besteht, aufmerksam der Patientin Gehör zu schenken und von ihren Mitteilungen mit Interesse Kenntnis nehmen. Stockungen und Lücken in der logischen Aufeinanderfolge der Erzählung deutet auf Zurückhalten von oft ätiologisch wichtigen Teilen der Engrammfolge. Es genügt meist, die Patientin darauf zurückzuführen und sie über die Wichtigkeit einer vollständigen Darlegung der zum Bewußtsein gelangenden Sachverhalte aufmerksam zu machen, um die nötigen Ergänzungen zu erhalten (vgl. Beispiel S. 353).

Allein es gibt auch zahlreiche Patientinnen, die wegen Störungen im Ablauf ihrer Genitalfunktion um ärztlichen Rat fragen, deren Anamnese, Status und Habitus wohl auf Störungen infolge von Affektgewinnung hinweisen, die aber trotz Belehrung und Aufklärung den zur Affektgewinnung wesentlichen Inhalt ihrer seelischen Konflikte dem Arzte nicht bekannt geben wollen.

Dazu gehören jene Kranken, die, beladen mit zahlreichen Diagnosen harmloser somatischer Abweichungen in ihrem Genitale, wie beispielsweise „Knickung und Senkung der Gebärmutter“, „Einrisse“ am Halsteil der Gebärmutter, „Geschwüre“ am Muttermund, „Entzündung“ der Eierstöcke und „zerrissene“ Gebärmutterbänder usw., trotz allen Mißerfolgen verschiedenartigster örtlicher, unblutiger und operativer Behandlung fest überzeugt bleiben „somatisch genitalkrank“ zu sein. Hier gilt ceteris paribus alles, was A. Mayer in Bd. III dieses Handbuches S. 756 über die klinische Bedeutung der Retroflexio uteri mobilis sagt, in vollem Umfang. Über die neuartige Auffassung vom neuralen Ursprung ihrer Beschwerden, und ganz besonders ob der völligen Ablehnung einer somatischen Genitalerkrankung, trotz der vorhandenen Störungen ihrer Genitalfunktionen erstaunt, zeigen sich diese Patientinnen zunächst mißtrauisch und ablehnend gegenüber jeder Belehrung und Aufklärung über die Beziehungen des Inhaltes ihrer seelischen Konflikte zu den Körperorganen im allgemeinen und zum weiblichen Genitale im besonderen.

Auch gibt es nicht wenige Patientinnen, bei denen der Inhalt der, für die neurale Ätiologie ihrer Genitalbeschwerden wichtigsten Engrammkomplexe seelischer Konflikte durch einen der Patientin unbewußten Widerstand gehemmt wird, aber trotzdem weiter funktioniert und damit auf den Ablauf der Genitalfunktionen Einfluß nimmt. Es ist leicht verständlich, daß der Inhalt dieser Engrammkomplexe der Patientin unbewußt bleibt und dem Arzte nicht mitgeteilt werden kann.

Schließlich gibt es Patientinnen, die bewußt und mit der ganzen Schärfe ihres Verstandes die Preisgabe des ihnen wohlbekannten Inhaltes ihrer seelischen Konflikte zu verhüten suchen. Ziel der Diagnostik neural bedingter Betriebsstörungen im weiblichen Genitale bleibt aber trotz aller Ablehnung und allem Unvermögen der Patientin, die Einzelheiten der seelischen Konflikte und damit die Ursache der Affektgewinnung aufzudecken und in solcher Schärfe zur Ekphorie und zum Bewußtsein der Patientin zu bringen, daß sie, geleitet durch den Arzt, erneut dazu Stellung zu nehmen und deren Beziehungen zur Pathogenese ihrer Genitalbeschwerden zu erkennen vermag. Diese Aufdeckung der Einzelheiten eines seelischen Konfliktes stellt, wie aus obigem hervorgeht, den Arzt vor eine schwierige Aufgabe.

4. Die Hilfsmittel zur Diagnostik der neural bedingten Betriebsstörungen im weiblichen Genitale.

Es ist deshalb wichtig zu wissen, daß dem Arzt zur Erforschung der Patientinnen nach dem Vorhandensein und dem Inhalt der durch einen Widerstand unbewußt bleibenden seelischen Konflikte verschiedene Hilfsmittel der neurologisch-psychiatrischen Diagnostik zur Verfügung stehen.

Hier ist der Ort, hervorzuheben, daß der Anwendung dieser Hilfsmittel in der Hand Ungeübter nicht selten Gesundheitsschädigungen folgen und daß vielen Gynäkologen eine Durchbildung in der Neurologie fehlt.

a) Die kleinen und ungefährlichen Hilfsmittel.

Wir besprechen deshalb zunächst die kleinen und ungefährlichen Hilfsmittel der Diagnostik, die von jedermann ohne Bedenken durchgeführt werden können, um nachher diejenigen zu besprechen, die wir nur den Ärzten empfehlen, die über eine neurologisch-psychiatrische Durchbildung verfügen.

α) Roborierungs- und Tonisierungskuren.

Ein wertvolles ungefährliches Hilfsmittel zur Förderung der Ekphorie und der Preisgabe des Inhaltes seelischer Konflikte ist die körperliche Vorbereitung der Kranken.

Es ist bekannt, daß körperliche Erschöpfungszustände zu Beeinträchtigung des Konzentrationsvermögens und Unlust zur Arbeit führen. Sie können durch somatische Kräftigungskuren beseitigt werden.

Es ist deshalb logisch, bei körperlich Erschöpften, die Kranken vor einer eingehenden Untersuchung durch Mast- und Ruhekuren zu kräftigen (Tonisierung, Veraguth). Aus gleichen Überlegungen ist es verständlich, daß Anämische durch den Aufenthalt im Hochgebirge eine günstige Wirkung auf ihr psychisches Verhalten erkennen lassen. Auch die

Balneologie und die Klimatotherapie im allgemeinen dürften in dieser Richtung das Gehirn ebenfalls somatisch beeinflussen.

Störungen im Stoffhaushalt wirken toxisch auf das Zentralnervensystem. Ihre Beseitigung unterstützt ebenfalls die Leistungsfähigkeit des Gehirns. Dahin ist auch eine Teilwirkung der Isolierkur zu zählen.

Ganz besonders die später zu besprechende, anstrengende, neugestaltende, geistige Arbeit der Synthese in der kausalen Therapie stellt große Anforderungen an die somatische Leistungsfähigkeit des Gehirns.

β) Isolierkuren.

Ein weiteres, bei guter Überwachung durch ein geeignetes Pflegepersonal gefahrloses Hilfsmittel sind die Isoliermethoden. Auf dem Wege der Ausschaltung exogener Reize für die künstliche Affektgewinnung wird die, in der Pathogenese der Autonomisierung wesentliche neurale Komponente der Reflexdisposition beseitigt, der Stoffhaushalt wird entlastet, der Calorienverbrauch herabgesetzt und dadurch die somatische Kräftigung des Gehirns unterstützt.

Daneben dient die Isolierkur der Bereitstellung der Aufmerksamkeit der Kranken für die Besprechungen mit dem Arzt und für die Leitung der Patientin durch Lektüre im Sinne der ärztlichen Besprechungen. Eine geeignete Lektüre vermag die ärztlichen Darstellungen zu veranschaulichen und zu verdeutlichen. Sie mehrt das Verständnis, und im Verein mit der Isolierkur wird die Aufmerksamkeit der Patientin für die Belehrungen und Aufklärungen des Arztes gesteigert.

Nun ist es leicht verständlich, daß bei diesen Forschungen nach den Einzelheiten seelischer Konflikte zwischen dem Arzt und jenen Patientinnen, welche bewußt oder unbewußt durch Widerstände gehemmt, zurückhaltend sind, ein unsichtbarer Kampf entsteht, aus dem der Arzt nur dann siegreich hervorgeht, wenn er das Vertrauen seiner Patientin gewinnt.

Um dieses Vertrauen zu gewinnen, ist im Verhalten des Arztes der Patientin gegenüber eiliges, ungeduldiges Wesen, rücksichtsloses Besprechen peinlicher Dinge, verächtliches Urteilen zu vermeiden. Alles das weckt Mißtrauen, steigert die Widerstände und leistet der Abwehr gegen die Erforschung des seelischen Konfliktes Vorschub. Nur wer die geistige Stufe, auf welcher sich die Patientin befindet, zu erfassen und wer sich in ihre Denkweise hineinzufühlen vermag, wer in seinen Fragen vorsichtig ist und was der eine Tag nicht bringt, unter Erhaltung größter Ruhe auf den nächsten Tag verschiebt, kurz, wer die Patientin mehr an sich herankommen läßt, als sie ausfrägt, dieser Arzt gewinnt das Vertrauen. Nun erfährt er in zahlreichen Fällen, ohne die Anwendung weiterer Hilfsmittel, alle Einzelheiten der seelischen Konflikte und ihre klinische Bedeutung. Ungeschicktes Fragen schreckt die Patientin. Der Affekt, der den Schreck begleitet, sperrt selbst bei gutem Willen der Patientin viele Zugänge vom Bewußten zum Unbewußten und stört dadurch die Psychanamnese.

Vielfach ist der seelische Konflikt und seine klinische Bedeutung für die Genese der psychoneurotischen Symptomenkomplexe aus den Mitteilungen der Patientin leicht ersichtlich, wie z. B. die Pathogenese eines Vaginismus als Abwehrreaktion und Ausdrucksvorgang der Angst vor Schmerz beim Einführen eines Gegenstandes in den Introitus vaginae oder eines Vaginismus als Ausdruck der Sexualabneigung im allgemeinen oder gegenüber einen bestimmten Mann.

b) Die eingreifenden Spezialmethoden.

Zur Beseitigung der Widerstände, welche die Ekphorie, die vom Bewußtsein abgespalteten Engrammkomplexe hemmen und das „Unbewußtwerden“ und „Unbewußtbleiben“ des Inhaltes der abgespalteten Engrammkomplexe bedingen, stehen dem Arzte weitere eingreifendere, aber um so gefährlichere Hilfsmittel zur Verfügung.

Diese Hilfsmittel und ihre Gefahren sollen im nachfolgenden dargestellt werden.

α) Die Hypnose.

Die Hypnose vermag durch das Phänomen der Hypermnesie die Bereitschaft zur Ekphorie ihrer Engrammkomplexe (die Mneme, das Gedächtnis) zu steigern. In ihrer Wirkung zeichnet sie sich durch die Raschheit aus, mit der die Bereitschaft der Patientin zur Untersuchung nach solchen Widerständen erreicht wird. Die Anhänger der Hypnose glauben, daß es bei gewissen Kranken nur in Hypnose gelingt, jene oben besprochenen Widerstände zu beseitigen, welche die Ekphorie abgespalteter Engrammkomplexe hemmen (Frank, Freud, Mohr).

Die Hypnose ist in der Hand des Sachverständigen gefahrlos, in der Hand des Ungeübten gefährlich. Die Indikationsstellung zur Hypnose stützt sich auf eine richtige Diagnose der Erkrankung des Nervensystems, wofür nur ein durchgebildeter Neurologe bürgen kann. Er allein vermag die schweren Hysterien und Phobien zu erkennen, welche zur Hypnose nicht geeignet sind. Er erkennt frühzeitig die Wahnideen, welche durch Hypnose nur verschlimmert werden. Er vermag rechtzeitig erotische Neigungen der Patientin mit ihren Gefahren der Übertragung zu erkennen Nur der Sachverständige, welcher die Hypnotherapie beherrscht, weiß unter den sehr zahlreichen Kranken mit Vorurteilen gegen die Hypnose diejenigen richtig auszuwählen, welche zur Hypnose zu veranlassen und welche davon fernzuhalten sind.

Nur dem neurologisch-psychiatrisch durchgebildeten Arzt gelingt es zu verhüten, daß durch eine am falschen Ort angebrachte Hypnose Angst und Wahnideen stärker werden und als Folge vergeblicher Hypnoseversuche Vorstellungen der Unheilbarkeit, Verzweiflung und Suicidum treten. Wo diese Vorsichtsmaßregeln fehlen, bleiben Gesundheitsschädigungen durch die Hypnose nicht aus. Aber selbst in der Hand Geübter treten im Anschluß an die Hypnose Störungen auf (Siemerling, J. H. Schuler u. a.).

β) Die Psychoanalyse.

Der Begriff der Psychoanalyse umfaßt die Hilfsmittel der „Traumdeutung“, der Deutung der sog. unbewußten Geständnisse, die Deutung des Vergessens und des Versprechens und das Assoziationsexperiment. Versteht der neurologisch-psychiatrisch durchgebildete Arzt sich dieser Hilfsmittel in einwandfreier Weise zu bedienen, so gelingt es ihm, oft selbst starke Widerstände zu überwinden und die für die Pathogenese der allgemeinen Bereitschaftssteigerung zur Reizverarbeitung, wie die für die Pathogenese einzelner psychoneurotischer Symptome wesentlichen Engrammkomplex zur Ekphorie und zum vollen Bewußtsein der Patientin zu bringen.

In der Hand des Ungeübten ist die Psychoanalyse aber gefährlich, und es ist der, in der Auswahl der Patientinnen zur Psychoanalyse und in der Technik der Durchführung einer Psychoanalyse fachärztlich nicht durchgebildete Gynäkologe ausdrücklich zu warnen, sich dieses Hilfsmittels zu bedienen. Im nachfolgenden sei auf die einzelnen Gefahren aufmerksam gemacht.

Große Möglichkeiten zu Irrtümern liegen in der Deutung der Ergebnisse einer Analyse. Anlaß zu Irrtümern gibt der Wechsel des Geisteszustandes in dem sich oft über Jahre hinziehenden Zeitraum zwischen psychischem Trauma, das zum seelischen Konflikt führte, und Analyse. Es wechselt das Gedächtnis, es wechselt das Urteilsvermögen; ional und hormonal bedingter Wechsel in der Bereitschaft zur Reizverarbeitung trübt das Urteilsvermögen.

Hier sei auf eine weitere wichtige Gefahr der Psychoanalyse in Hypnose aufmerksam gemacht. Nicht selten wirkt die Hypnose störend auf das Ergebnis der Analyse durch ihre assoziierenden und ihre begrenzenden Kräfte. Die Hypnose engt oft die Assoziationen derart auf die Ideen des Suggestors und des Analytikers in einer Person ein, daß die hypnotisierte und zugleich analysierte Patientin schließlich nur noch wahrnimmt und denkt, was der Analytiker will. Alles das beeinträchtigt unbewußt die Wahrheit der Aussage. Das Ergebnis der Analyse wird oft gefälscht. Die Kranken verschweigen, übertreiben, verändern das Erlebnis, so daß eine richtige Wertung für den Arzt unmöglich wird. Nur der geübte Analytiker weiß die Eindrücke der Mythomanie und der Pseudologia phantastica in einer Analyse rechtzeitig zu erkennen und auszuschalten. Die Verdichtungen mehrerer Vorstellungen zu einer Person oder zu einem Symbol im Traum und die Verschiebungen von einer Person auf die andere, illustrieren die Gefahren der Traumdeutung für den Ungeübten. Gleiche Gefahren liegen in der Deutung unbewußter Geständnisse, des Versprechens, des Vergessens und der Ergebnisse der Assoziationsexperimente.

Weiter birgt das Phänomen der „Übertragung“ für den unerfahrenen Arzt, wie für die Patientin Gefahren in sich. Mit „Übertragung“ bezeichnet Freud, der Entdecker dieses Phänomens, folgende im Verlauf einer Analyse auftretende Veränderungen im psychischen Verhalten der Patientin:

In dem Maße, in dem bei einer Patientin die Bedeutung eines zur Ekphorie gebrachten Engrammkomplexes für den Fortbestand ihrer somatischen oder psychischen Persönlichkeit schwindet, überträgt sie die freigewordenen energetischen Kräfte auf Einzelanteile des Affektes, den die Persönlichkeit des Arztes bei ihr auslöst. Oder mit anderen Worten:

In dem Maße, in dem die Patientinnen ihre Neigungen und Abneigungen zu Vorstellungskomplexen im Inhalt ihrer seelischen Konflikte ablösen, übertragen sie die freigewordenen „Neigungen und Abneigungen“ mit derselben Kraft ihrer Egointeressen auf den Arzt. Auch auf die Familienmitglieder, auf das technische Hilfspersonal, auf die Dienstboten und Gegenstände, welche zum Analytiker in irgendeiner Beziehung stehen, werden die freiwerdenden energetischen Kräfte übertragen. Diese Änderungen im psychischen Verhalten der Patientin geben Gelegenheit zu Störungen im Verlauf einer Analyse. Nur der Arzt, welcher dieses Phänomen der Übertragung der Affekte kennt und die Patientinnen davor warnt, verhütet sicher Störungen, welche aus falscher Bewertung solcher plötzlich auftretender Zuneigungen auftreten. Auf diese Gefahren können Gynäkologen nicht genügend aufmerksam gemacht werden.

Aber auch an den Kranken selbst müssen Anforderungen gestellt werden. Vom Kranken wird „eine genügende symbolische Intelligenz gefordert, um sein eigenes Unterbewußtsein erforschen zu helfen, und eine genügende ethische Kraft, um das aus der Tiefe des Unbewußten Herausgehobene zu verarbeiten". Wo diese beiden Bedingungen nicht zutreffen, nennt Veraguth die psychanalytische Behandlung ein „frevles Spiel".

Dasselbe scharfe Urteil gilt auch für den Versuch einer Psychanalyse durch einen Gynäkologen, dem eine fachärztliche Durchbildung in Neurologie und Psychiatrie fehlt.

IV. Die kausale Therapie der neural bedingten Betriebsstörungen im weiblichen Genitale.

1. Die Therapie der rasch vorübergehenden Betriebsstörungen.

Wir haben auf S. 344 die Vermutung ausgesprochen, daß bei allen Menschen, gleichgültig auf welcher kulturellen Stufe sie stehen, Sachverhalte, die den Fortbestand ihrer somatischen oder psychischen Persönlichkeit bedrohen (Gefahrsituationen), Affekterschütterungen auslösen, durch welche die regulierende Einflußnahme der kulturell hochwertigen Engramme der Regio praefrontalis und gleichwertiger Rindengebiete vorübergehend außer Funktion gesetzt wird, und dadurch die Reizverarbeitung solcher Reizsituationen in der Funktionsrichtung der Selbsterhaltung nach dem Mechanismus der natürlich bedingten Reflexe abläuft. Die energetischen Kräfte dieser Reizverarbeitung lösen in den Höchstformen der Affekte solcher Reizverarbeitungen, in den Affekterschütterungen des „Schrecks" und der „Wut" an der Skeletmuskulatur des weiblichen Genitale vorübergehende Betriebsstörungen aus, und zwar in der Form von natürlichen bedingten Abwehrreflexen (Abschlußreflexen), wenn der Sachverhalt einer Gefahrsituation das weibliche Individuum vom caudalen Körperende her bedroht. Dazu treten gleichzeitig Betriebsstörungen in den visceralen Abschnitten des weiblichen Genitale auf, die aus dem Zusammenwirken der sympathicotonischen Massenwirkungen dieser Affekterschütterung mit den jeweiligen ionalen und hormonalen Zustandsbedingungen des Genitale entstehen. Es entstehen beispielsweise Blutungen bei Affekterschütterungen im Intermenstruum, und es tritt Cessatio mensium ein bei Affekterschütterungen sub mensibus (vgl. S. 371 u. 369). Mit dem Schwinden der Gefahrsituation nehmen bei den, auf höherer kultureller Stufe stehenden Menschen mit somatisch unversehrtem Nervensystem die kulturell hochwertigen Engrammkomplexe der Regio praefrontalis und gleichwertigen Rindengebiete wieder führenden Einfluß. Eine weitere Reizverarbeitung bei zufälliger Ekphorie von Engrammkomplexen geschwundener Gefahrsituationen wird unterdrückt und damit bleibt auch eine weitere Einflußnahme dieser Engrammkomplexe auf den Betrieb im weiblichen Genitale aus. Schließlich werden diese Engrammkomplexe völlig außer Funktion gesetzt. Solche vorübergehende, neural bedingte Betriebsstörungen, hervorgerufen durch einmalige vorübergehende Affekterschütterungen, bedürfen keiner kausalen Behandlung.

2. Die Therapie der andauernden Betriebsstörungen.

Dagegen bedürfen die Folge- und Begleiterscheinungen der aus kongenital bedingter oder künstlicher Affektgewinnung entstandenen Daueraffekte und wiederholten affektiven

Spannungen — die autonomisierten bedingten Reflexe und die mnemischen Empfindungen — einer kausalen Therapie[1].

Hier sei vorausgeschickt, daß die Beseitigung von Widerständen, welche die Ekphorie der unter Weiterfunktionieren vom Bewußtsein abgespaltenen Engrammkomplexe hemmen, das „Bewußtwerden" des Inhaltes dieser abgespaltenen Engrammkomplexe wohl ermöglicht, aber diese Engrammkomplexe nicht außer Funktion setzt; damit sind die Quellen der Affektgewinnung noch keineswegs beseitigt. Dementsprechend ist auch die krankhafte Bereitschaft zur Reizverarbeitung der aus der Abspaltung wieder ins Bewußtsein eingetretenen Engrammkomplexe, die Reflexdisposition und die sympathicotonische Erniedrigung der Reizschwellen noch nicht beseitigt; es ist deshalb leicht verständlich, daß auch ihre Folge- und Begleiterscheinungen, die autonomisierten bedingten Reflexe und die mnemischen Empfindungen, durch die Reizverarbeitung weiter ausgelöst werden.

Nur die Einsicht der Patientin in die Beziehungen ihrer Stellungnahme zum Inhalt ihrer wieder ins Bewußtsein eingetretenen Engrammkomplexe und ihre Einsicht in die Einflußnahme der energetischen Kräfte der Reizverarbeitung dieser Engrammkomplexe auf den Betrieb in ihren Körperorganen bzw. in ihrem Genitale, bringt der Patientin das nötige Verständnis und Interesse zur Mitarbeit an der kausalen Therapie.

Hier ist der Ort hervorzuheben, daß ein großer Teil der Kranken durch den ins Unbewußte verdrängten Inhalt seelischer Konflikte überhaupt nicht mehr beeinflußt wird, weil ihre abgespaltenen Engrammkomplexe endgültig außer Funktion gesetzt sind. An ihrer Stelle sind Einzelheiten aus dem Symptomenkomplex der primären Affekterschütterung getreten. Deren Engrammkomplexe werden unter Weiterfunktionieren abgespalten und werden zur Ursache neuer Affektgewinnung und neuer, sich wiederholender affektiver Spannungen, Affekte, die alle mit dem Sammelnamen „Furcht" belegt werden. Dementsprechend werden die Symptome autonomisierter bedingter Reflexe und mnemischer Empfindungen nur noch durch die Reizverarbeitung der Engrammkomplexe ausgelöst, deren Inhalt „Furcht vor Bedeutung dieser Symptome für den Fortbestand der somatischen Persönlichkeit" ist (Mohr, Seif, Vogt).

a) Die sachliche Aufklärung.

Die kausale Therapie beginnt mit einer erneuten bewußten Stellungnahme der Patientin zu den, dem Bewußtsein in voller Frische wieder zugeführten Einzelheiten des seelischen Konfliktes mit seiner Affekterschütterung. Es ist Aufgabe des Arztes, der Patientin die Mechanismen der Beziehungen der bisherigen Stellungnahme zum Inhalt des seelischen Konfliktes, zur Pathogenese der Affekterschütterung und ihre Einflußnahme auf die Mechanismen im Betrieb der Genitalorgane in einer für die Patientin verständlichen Weise klarzulegen. Diese sachliche Aufklärung ist so weit zu treiben, daß die Patientin die Betriebsstörung in ihrem Genitale als die notwendige Folge- und Begleiterscheinung ihrer bisherigen Stellungnahme zum Sachverhalt ihres seelischen Konfliktes und dessen unter Weiterfunktionieren abgespaltenen Engrammkomplexes zu erkennen vermag. Der Patientin ist der Sinn dieser, ihrer Genitalsymptome, wie beispielsweise des Vaginismus, unbekannt. Aufgabe des Arztes

[1] Vgl. dieses Handbuch Bd. V/2, S. 249.

ist es, die Patientin über die Pathogenese und den Sinn jeder einzelnen mono- oder polysymptomatischen Betriebsstörung ihres Genitale aufzuklären.

Daran schließt sich die weitere Aufgabe des Arztes, die Kranken zu belehren und zugleich aufzufordern, die bisherige Stellungnahme zum Inhalt des unter Weiterfunktionieren abgespaltenen Engrammes fallen zu lassen, um durch diese Änderung in der Stellungnahme den abgespaltenen Engrammkomplex endgültig außer Funktion zu setzen und die Betriebsstörungen in ihrem Genitale endgültig zu beseitigen.

b) Die Änderung der Stellungnahme zum seelischen Konflikt im Sinne der „Anpassung an die gegebene Lebenslage“ durch die synthetische kausale Psychotherapie.

Oft gelangt die Patientin von sich aus zur Formulierung einer neuen Stellungnahme zum Inhalt ihrer abgespaltenen Engrammkomplexe in einer der bisherigen Stellungnahme entgegengesetzten Richtung. Oft bedarf die Patientin hierzu der Leitung des Arztes, um zur Einsicht zu gelangen, daß die bisherige Stellungnahme zu einem Objekt oder einem Sachverhalt eine irrtümliche war. Erst mit der neuen Stellungnahme zu einem, in voller Frische dem Bewußtsein wieder zugeführten Inhalt eines unter Weiterfunktionieren abgespaltenen Engrammkomplexes in einer der bisherigen entgegengesetzten Richtung wird der abgespaltene Engrammkomplex außer Funktion gesetzt.

Erscheint aber trotz der, dem Bewußtsein wieder zugeführten Einzelheiten des Inhaltes eines unter Weiterfunktionieren abgespaltenen Engrammkomplexes die bisherige Stellungnahme erneut als vollauf berechtigt, so ist wichtig, zu wissen, daß nun der Arzt Gefahr läuft, durch seinen zustimmenden Rat leicht mehr Schaden als Nutzen zu stiften. Nur nach weitgehender Berücksichtigung aller Einzelheiten der Lebenslage der Patientin darf er ihr den Rat erteilen, den energetischen Kräften ihrer abgespaltenen Engrammkomplexe freie Bahn zu gewähren und sie dadurch zu zügelloser Reizverarbeitung und Befriedigung ihrer bisher unter Weiterfunktionieren abgespaltenen Engrammkomplexe von Wunschregungen zu veranlassen; denn nicht selten führt diese Befriedigung zu einem neuen seelischen Konflikt im Sinne einer untilgbaren Schuldvorstellung und einem neuen untilgbaren Daueraffekt.

Bei solchen Sachverhalten geht der fachärztliche Rat der Neurologen und Psychiater an ihre Patienten in der Richtung der „Beschränkung der Ansprüche an erreichbare Ziele“, der **„Anpassung an die gegebene Lebenslage“** und in der Richtung der „Versöhnung mit der Realität“ usw. Die Psychotherapeuten suchen die energetischen Kräfte der unter Weiterfunktionieren abgespalteten Engrammkomplexe auf ein höheres und damit einwandfreies Ziel, wie beispielsweise auf die verschiedenen Ziele im weiten Gebiet der Fürsorge zu lenken (Sublimierung, Freud).

Alles dies bedeutet für die Patientin anstrengende, neugestaltende geistige Mitarbeit an der kausalen Therapie ihrer Beschwerden. Das Ergebnis dieser Mitarbeit wird mit dem Ausdruck „Synthese“ belegt. Allein nur da, wo die neue Synthese einen **neuen Affekt** auszulösen vermag, dessen Werturteil über die Bedeutung der Synthese der Bedeutung einer Förderung des somatischen bzw. des psychischen Fortbestandes der Patientin gleichkommt, wird die oft erst nach vielen mühsamen Besprechungen des Arztes erreichte, neue Synthese gefestigt. Sie wird gefestigt dank der sperrenden Wirkung der energetischen Kräfte des neuen Affektes gegenüber den energetischen Kräften jener Affekte, welche die alte Einstellung und die alte Bewertung desselben Sachverhaltes in entgegengesetzter Funktionsrichtung begleiteten.

Wo genügende Intelligenz und ethische Kraft fehlen, wo die Krankheitsursache, d. h. die kongenital bedingte Abschlußunfähigkeit oder das durch eine schizothyme Anlage fixierte Krankheitsbedürfnis nicht wegzuräumen oder durch Einpflanzen von Freude an Gesundheit und Pflicht nicht zu überkompensieren ist, bleibt die kausale Therapie (Psychotherapie) treffend mit dem Goetheschen Wort bezeichnet: „Ein jeder lernt nur, was er lernen kann.“

Wir haben oben gezeigt, daß im weiblichen Genitale, in gleicher Weise wie in anderen Körperteilen, ein und derselbe bedingte natürliche Reflex und ein und dieselbe mnemische Empfindung durch Engrammkomplexe verschiedenartigsten Inhaltes ausgelöst werden können. Zur Beseitigung ihrer monosymptomatischen oder polysymptomatischen Ausdrucksformen wird der Arzt vor die Aufgabe gestellt, abgespaltete Engrammkomplexe verschiedenartigsten Inhaltes außer Funktion zu setzen.

c) Beispiel: Die kausale Psychotherapie des Vaginismus.

Die verschiedenartige Pathogenese ein und derselben Betriebsstörung im weiblichen Genitale und dementsprechend auch die verschiedenartige „Synthese“ zur endgültigen Beseitigung derselben soll am Symptomenkomplex des „Vaginismus“ gezeigt werden (vgl. auch Psychotherapie des Pruritus vulvae, dieses Handbuch, Bd. V, 1. Hälfte, S. 303, sowie S. 354).

Mit dem Ausdruck „Vaginismus“ wird ein autonomisierter natürlicher bedingter Reflex der Beckenausgangsmuskulatur belegt, der zum erstenmal im Verlauf einer Affekterschütterung, bei Gelegenheit einer gynäkologischen Untersuchung als natürlicher bedingter Reflex der Abwehr gegen die Einführung eines Gegenstandes wie beispielsweise eines Instrumentes oder des untersuchenden Fingers des Arztes oder auch als natürlicher bedingter Reflex der Abwehr gegen den Versuch eines Geschlechtsverkehrs auftritt (vgl. S. 350).

Aufgabe der kausalen Diagnostik ist es deshalb, für jeden Einzelfall von Vaginismus denjenigen Sachverhalt aufzusuchen, bei dem die erstmalige Affekterschütterung und die Abwehr dieses Sachverhaltes für die Patientin gerechtfertigt erschien und Aufgabe der kausalen Therapie, den unter Weiterfunktionieren abgespalteten Engrammkomplex dieses Sachverhaltes zu beseitigen.

Einer der häufigsten Inhalte abgespalteter Engrammkomplexe, welche Vaginismus auslösen, ist „Furcht vor der Wiederholung der Schmerzempfindung“, die zum erstenmal beim Einführen eines Gegenstandes in die Vagina rezipiert wurde. Das Zusammenwirken einer erstmaligen gewaltsamen Einführung und eines unbedingten Abwehrreflexes mit der Funktionseinrichtung des Verschlusses des Introitus vaginae verstärkt die Schmerzempfindung. Dieser Sachverhalt rechtfertigt eine Affekterschütterung bei einer Virgo intacta und rechtfertigt die Bildung eines Engrammkomplexes mit dem Inhalt „Furcht vor Schmerz beim Versuch weiterer Einführungen desselben Gegenstandes in die Vagina“.

Die kausale Therapie dieser neuralen Ursache des Vaginismus beginnt mit einer Belehrung über die Pathogenese der Schmerzempfindung beim Zusammenwirken der Einführung eines Gegenstandes in die Vagina und gleichzeitigem Abschluß des Introitus vaginae. Daran schließt sich eine Belehrung über die Ausschaltung dieser Schmerzempfindung beim Einführen eines Gegenstandes durch die Ausschaltung des Abschlusses der Vagina. Unterstützend in der Ausbildung dieser neuen Synthese wirken nachfolgende Skeletmuskelübungen:

Die Patientin wird auf dem Untersuchungstisch in Steinschnittlage gelagert; um während des Versuches ein kleines Speculum in die Vagina einzuführen, wird sie aufgefordert, die Bauchpresse zu innervieren. Entsprechend dem Gesetz der reziproken Innervation (Sherrington) der quergestreiften Muskulatur wird während der ganzen Dauer der Bauchpressentätigkeit die gesamte scheidenverengende Beckenausgangsmuskulatur schlaff. Das Speculum kann widerstandslos und daher schmerzlos in die Vagina eingeführt werden. Durch Wiederholung dieser Beweisführung überzeugt sich die Patientin rasch vom Irrtum ihrer Furcht vor Schmerz. Die gesteigerte Aufmerksamkeit und mit ihr die sympathicotonische vermehrte Spannung (Pseudospasmus) der Beckenausgangsmuskulatur, sowie die Affektgewinnung und die erhöhte Reflexdisposition bleiben aus. Der abgespaltete Engrammkomplex mit der Furcht vor Schmerz wird wohl gelegentlich ekphoriert; seine Reizverarbeitung bleibt aus. Mit Eintreten der Voluptas wird der abgespaltete Reflex völlig außer Funktion gesetzt.

Nicht selten besteht der Inhalt des abgespalteten Engrammkomplexes in einer aus der Anlage (Infantilismus genitalium, intersexueller Typus) oder in einer embiontisch, durch Erziehung gewonnenen Abschlußunfähigkeit in der Frage der Hingabe zum Geschlechtsverkehr (vgl. S. 337).

Frank glaubt, daß junge Frauen, die in frühester Jugend einen Sexualschreck erlitten haben und solche, die sich vor der Ehe jahrelang der Masturbation hingegeben haben, zu Vaginismus prädisponiert seien.

Bei den ersteren besteht der Inhalt der unter Weiterfunktionieren abgespalteten Engrammkomplexe, die den autonomisierten bedingten Reflex des Vaginismus auslösen, aus den Einzelheiten des sexuellen Sachverhaltes, der die Affekterschütterung des Sexualschreckes auslöste. Zur Abwehr der Gefahrsituation stand der Patientin der physiologisch gebahnte Mechanismus des unbedingten Abschlußreflexes der gesamten Beckenausgangsmuskulatur zur Verfügung, der bei Wiederholung eines Versuches den Geschlechtsverkehr auszuführen, in der Form des bei der ersten Affekterschütterung erworbenen natürlichen bedingten Abwehrreflexes wiederkehrt. Bei den letzteren stellt die Furcht vor der Entdeckung der vorehelichen Masturbation durch den Ehemann bzw. die Furcht vor der Erniedrigung ihrer Stellung dem Manne gegenüber den Inhalt der abgespalteten Engrammkomplexe dar, deren Reizverarbeitung jeweilen den natürlichen bedingten Skeletmuskelreflex des Vaginismus auslöst.

In anderen Fällen von Vaginismus besteht der Inhalt der abgespalteten Engrammkomplexe in einer Abneigung gegen den Ehemann, bald wegen seines obszönen oder brutalen Benehmens in den Formen seiner Erlebnisse in Dirnengesellschaft, bald wegen seines ungeschickten und oft perversen Verhaltens. Oft besteht die Ursache der Abneigung gegen den Ehemann in der Zuneigung zu einem Liebhaber (vgl. S. 353).

Die wichtigste Ursache der Sexualabneigung der Frau ist die völlige oder relative Impotenz bzw. Ungeschicklichkeit des Ehemannes. Nach den Erfahrungen der Neurologen suchen diese körperlich oder psychisch invaliden Männer bewußt oder unbewußt die Ursache des Mißglückens ihrer Kohabitationsversuche vielfach nicht bei sich selber. Sie belasten ihre Frauen mit dem unbegründeten Vorwurf genitaler Mißbildung. Vaginismus ist aber keineswegs eine direkt notwendige Folge dieser Abnormitäten in Status und Verhalten des Mannes. Nur der unter Weiterfunktionieren abgespaltete Engrammkomplex der Enttäuschung löst Sexualabneigung und Vaginismus aus.

Daneben gibt es Frauen impotenter Männer, welche dieselben Engrammkomplexe wohl abspalten, aber gleichzeitig völlig außer Funktion setzen.

Aus diesen Darlegungen ist ersichtlich, in welcher Richtung der Arzt nach Aufdeckung des Inhaltes eines unter Weiterfunktionieren abgespalteten Engrammkomplexes seine kausalen therapeutischen Besprechungen zu entwickeln hat, um zu einer Synthese zu gelangen, welche den abgespalteten Engrammkomplex außer Funktion setzt und damit den Vaginismus endgültig beseitigt.

Alles, was hier über die kausale Therapie des Vaginismus gesagt wurde, gilt ceteris paribus für die kausale Therapie aller anderen mono- und polysymptomatischen Betriebsstörungen autonomisierter bedingter Reflexe und mnemischer Empfindungen des weiblichen Genitale (vgl. die Beispiele auf den S. 350, 354, 356/357, 359, 368—372, 376).

d) Die Festigung der Synthese durch Schaffung eines lustbetonten Affektes.

Aber überall da, wo zur Beseitigung des Vaginismus die neue Synthese keinen neuen lustbetonten Affekt gewinnt, wie beispielsweise im Auftreten der Libido, im Eintritt einer gewünschten Schwangerschaft oder in der Befriedigung des Partners, erwächst dem Arzt die weitere Aufgabe, eine Synthese zu suchen, die bei der Patientin einen lustbetonten Affekt auszulösen vermag. Denn nur der lustbetonte Affekt sichert den Fortbestand der neuen Synthese (vgl. S. 388).

α) Die Aufstellung eines erstrebenswerten Lebensziels — Arbeitstherapie.

Hier gelangt die Arbeitstherapie zur vollen Geltung. Je nach Befähigung des weiblichen Individuums, die sich meist in deren Neigung nach dieser oder jener Arbeitsform verrät, sind die Beschäftigungen zu wählen, auf welche die Patientin ihre freigewordenen, energetischen Kräfte übertragen soll. Wo alte Aufgaben vorhanden sind, soll der Arzt die Patientin belehren, in der Erfüllung dieser Aufgaben etwas Erstrebenswertes zu sehen. Im Erreichen des Erstrebenswerten liegt die Basis zur Affektgewinnung. Wo die Patientin bis jetzt kein Wirkungsfeld hatte, ergibt sich ein reiches Betätigungsfeld für die allgemeine Bildung des Arztes. Der Einfluß seiner Persönlichkeit wird bei der Patientin die Vorstellung von der Heilwirkung der Arbeit und damit den Affektgewinn der Lust zur Arbeit, des Selbstvertrauens und der Lebensfreude viel leichter bringen, wenn er selbst auf den verschiedenen Gebieten der körperlichen und geistigen Arbeit Ausübender und Kenner ist und Berater sein kann. Aus der Veraguthschen Aufzählung kommen für Frauen je nach Eignung der Patientin folgende Arbeitsformen in Betracht:

1. Unter den Arbeiten mit muskulöser Kraftabgabe und produktivem Charakter, z. B. Gärtnerarbeit, Hausarbeit.

2. Unter den Arbeiten vom Charakter vorwiegend geistiger Arbeit in Kunst, Literatur und Wissenschaft, z. B. Zeichnen nach Natur, Modellieren in Plastilin, Holzschnitzen, Botanisieren, soziale Betätigung, Bibliothekarin.

3. Unter den Arbeiten muskulöser Kraftübung, ohne produktiven Charakter, die verschiedenen Arten von Sport, je nach körperlicher Entwicklung der Patientin, schwedisches Turnen.

β) Kunstfehler in der ärztlichen Beratung.

Hier ist der Ort, um auf Kunstfehler in der Auswahl der Objekte für die Übertragung der energetischen Kräfte abgelöster Affekte aufmerksam zu machen, welche schweren Schaden nach sich ziehen können.

Glaubt der Arzt, gestützt auf Deutung von Symbolen usw., die Ursache der seelischen Konflikte in unbefriedigten sexuellen Wunschregungen der Patientin zu finden, so ist es falsch, die Patientin darauf aufmerksam zu machen. Darauf wird der Konflikt verschärft. Diese Auffassung darf in der Ehe nur dem Manne und nicht der Frau mitgeteilt werden.

Ebenso verwerflich ist die Aufforderung an die Patientin, sich einen Liebhaber zu wählen.

Nochmals sei hervorgehoben, daß der seelische Konflikt die Abschlußunfähigkeit zwischen Hemmungsvorstellung und Wunschregungen darstellt.

Nun sind gerade diejenigen Patientinnen, welche unter dem Einfluß seelischer Konflikte stehen, Persönlichkeiten, die auf moralisch hoher Stufe stehen, bei welchen ein Treubruch auf den Rat des Arztes zum schweren psychischen Trauma werden kann. Begeht eine dieser Patientinnen einen Treubruch, so liegt eine nicht wieder gutzumachende Tatsache vor, zu welcher sie immer und immer wieder Stellung nimmt. Sie mißt den Treubruch an Hand ihrer psychischen Werte über Moral und gelangt auf diesem Wege zu Versündigungsideen, welche sie in schwere Depressionen stürzen und zum Selbstmord treiben. Steckel bezeichnet solche falschen Ratschläge mit Recht als „Überschreiten der ärztlichen Kompetenz“.

3. Die prophylaktische Therapie der Betriebsstörungen durch die rational-psychagogische Umbildung der Denkweise der Kranken.

Mit der Aufdeckung und Lösung eines seelischen Konfliktes und mit der Beseitigung der autonomisierten Reflexe und der mnemischen Empfindungen (Psychoneurosen des Genitale) ist die Aufgabe des psychotherapeutisch arbeitenden Arztes aber nicht erschöpft.

Die letzte und vornehmste Aufgabe des Arztes ist die Prophylaxe einer künstlichen Anbildung von Daueraffekten oder Wiederholungen krankhafter affektiver Spannungen und damit die Prophylaxe weiterer Betriebsstörungen im Genitale und in den übrigen Organen, welche durch Affekte, autonomisierte bedingte Reflexe und mnemische Empfindungen ausgelöst werden. Dabei gilt es, die ganze Persönlichkeit der Patientin zu erfassen und ihre Hemmnisse in der Regulierung ihrer altererbten Reizverarbeitung durch kulturell hochwertige Engrammkomplexe zu beseitigen.

Die Prophylaxe ist eine rational-psychagogische Umbildung der persönlichen Einstellung des Patienten zu den Objekten und Sachverhalten der Umwelt und den Sachverhalten in ihrem eigenen Körper. Die Umbildung beginnt mit einer Belehrung der Patientin über die Bedeutung der Hemmnisse der Regulierung ihrer Reizverarbeitung durch kulturell hochwertige Engrammkomplexe. Dabei ist die Bedeutung der Hemmnisse für die Abschlußunfähigkeit, die Affektgewinnung, die Steigerung der Reflexdisposition und die Erniedrigung der Reizschwellen der Patientin in einer ihr verständlichen Form zu erklären. Daran schließt sich die Darstellung der Mechanismen an, denen für die Pathogenese der Autonomisierung bedingter Reflexe und mnemischer Empfindungen und ihre Folge- und Begleiterscheinungen im Genitale und den übrigen Körperorganen eine ausschlaggebende Bedeutung zukommt.

Zur Durchführung einer Regulierung ihrer altererbten Reizverarbeitung bedarf die Patientin eines Schatzes von kulturell hochwertigen Engrammkomplexen. In dieser Klasse von Engrammkomplexen stehen an der Spitze Engrammkomplexe, deren Inhalt den „Willen, gesund zu sein“ und „seinen Posten in der Welt nach bestem Wissen auszufüllen“ zum Ausdruck bringen.

Besitzt die Patientin solche Engrammkomplexe, so soll sie der Arzt zur Ekphorie bringen; fehlen solche, so ist es Aufgabe des Arztes, den Engrammschatz mit solchen zu bereichern.

Durch diese rationalpsychagogische Behandlung gelangt die Patientin zur Änderung der Einstellung ihrer ganzen Persönlichkeit zu den Sachverhalten der Umwelt und in ihrem eigenen Körper, im Sinne der Loslösung von ihrer bisherigen Reizverarbeitung der Reizsituationen nach ausschließlich altererbten Gesetzen im Interesse des Fortbestandes von Individuum und Art. Sie gelangt zu einer neuen persönlichen Regulierung ihrer Einstellung und Verarbeitung aller Reizsituationen der **Pflichten** gegenüber den Mitmenschen, der Arbeit, des Lebensgenusses und zu einer, durch die kulturell hochwertigen Engrammkomplexe regulierten Bereitstellung zur Annahme oder Ablehnung von Objekten und Reizsituationen der Umwelt und im eigenen Körper. Ärztlicher Kunst und Dialektik bleibt es vorbehalten, die neue persönliche Stellungsnahme der Patientin zu solchen Engrammkomplexen durch einen positiven Affekt zur neuen Einstellung zu festigen.

Dies gelingt da, wo, bei im übrigen normaler Konstitution, nur schlechte Erziehung und schlechtes Vorbild die Ursache der psychischen Entwicklungshemmnisse sind.

Wo aber konstitutionelle Faktoren im Sinne einer anormalen Einwirkung der Blutdrüsen auf die Entwicklung einer Regulierung der Reizverarbeitung einen hemmenden Einfluß ausüben, wie beispielsweise bei den Intersexuellen, bei einer schizoiden Anlage oder wo fortschreitende Prozesse im Gehirn bestehen, folgen auf psychotherapeutische Scheinerfolge Rezidive.

Auf S. 377 ff. über die Diagnostik der neuralen Betriebsstörungen im weiblichen Genitale, bedingt durch Affekte, autonomisierte bedingte Reflexe und mnemische Empfindungen, haben wir gesehen, daß zur Beseitigung von Widerständen, die verhindern, daß die Inhalte unter Weiterfunktionieren abgespaltener Engrammkomplexe in voller Frische bewußt werden, Methoden notwendig sind, die nur vom neurologisch-psychiatrisch geschulten Arzt ohne Schaden für die Patientin und den Arzt selbst durchgeführt werden können.

Demgegenüber sind alle rational-psychagogischen und synthetischen Darlegungen zur Förderung einer regulierenden Einflußnahme von kulturell hochwertigen Engrammkomplexen auf die Reizverarbeitung gefahrlos.

4. Die „kleine" und die „große" Psychotherapie.

Fassen wir unter dem Begriff der Psychotherapie die diagnostischen und kausaltherapeutischen Methoden zusammen, so lassen sich unter dem Begriff der „kleinen Psychotherapie" die ungefährlichen Methoden der Psychanamnese in Wachzustand, der roborierenden und Isolierkuren, sowie der rational-psychagogischen und synthetischen kausalen Therapie zusammenfassen und von einem Begriff der „großen Psychotherapie" abtrennen. Diese umfaßt außerdem die in der Hand des neurologisch-psychiatrisch nicht geschulten Arztes gefährlichen, psychodiagnostischen Methoden der Psychoanalyse, der Traumdeutung usw. Die große Psychotherapie ist dem Fachneurologen zu überlassen.

In der Behandlung jener Einzelfälle, in denen die „kleine rationelle Psychotherapie" des Gynäkologen die Widerstände gegen eine Ekphorie der unter Weiterfunktionieren abgespalteten Engrammkomplexe nicht beseitigt und infolgedessen deren psychische Inhalte nicht zum Bewußtsein zu bringen vermag, entspricht ein planmäßiges Zusammenarbeiten des Gynäkologen mit dem Neurologen und Psychiater den neuzeitlichen Forderungen an eine kausale Diagnostik und Therapie derjenigen neuralen Betriebsstörung im weiblichen Genitale, die durch Affekte, autonomisierte Reflexe und mnemische Empfindungen ausgelöst wird.

Literaturverzeichnis.

Adler, A.: Über den nervösen Charakter. München: J. F. Bergmann 1918. — Praxis und Theorie der Individualpsychologie. München: J. F. Bergmann 1924. — *Agazotti, A.:* Arch. di Sci. biol. **2**, 356 (1921).

Baer, W.: Klin. Wschr. **1927 II**, 1603. — *Beckey:* Z. Geburtsh. **82**, 257 (1920). — *Brandess, Theo:* Münch. med. Wschr. **1913 II**, 975.

Edelberg u. *Galant:* Münch. med. Wschr. **1925**, 300. — *Ehrhardt, K.:* Arch. Gynäk. **148**, 235 (1932). — *Eisenstein:* Zit. nach Siegert. — *Eisler:* Internat. Z. Psychoanal. **9**, 270.

Fellner, O.: Arch. Gynäk. **100**, 641 (1913). — *Fels, E.:* Arch. Gynäk. **130**, 606 (1927). — *Fischer, H.:* Zbl. Gynäk. **1925**, 800. — *Fraenkel, L.:* Biologie und Pathologie des Weibes von Halban und Seitz, Bd. 1/1, S. 517. Wien: Urban & Schwarzenberg 1924. — *Frank, L.:* Affektstörungen. Berlin: Julius Springer 1913. Disk.-Bemerkung. Schweiz. med. Wschr. **1922 I**, 715. — *Frank, Robert J.:* Amer. J. Obstetr. **12**, 595 (1926). — *Freud, S.:* Über Psychoanalyse. Leipzig u. Wien: Franz Deuticke 1920. — Zur Psychopathologie des Alltagslebens, 7. Aufl. Wien 1920.

Goldberger: Diskussionsbemerkung zu R. J. Frank. Amer. J. Obstetr. **12**, 617 (1926). — *Grafe, E.* u. *L. Meyer:* Z. Neur. **86**, 247. — *Guggisberg, H.:* Z. Geburtsh. **75**, 231 (1913).

Hanse: Arch. f. Psychiatr. **68**, 463 (1923). — *Head, Henry:* Brain **16**, 1. — *Hinselmann, H.:* Zbl. Gynäk. **1925**, 2386. — *Hirsch, H.:* Arch. Gynäk. **133**, 173 (1928).

Kamenew u. *Manz:* Ber. Gynäk. **13**, 144 (1928). (Ref.) — *Kehrer, E.:* Arch. Gynäk. **81**, 160 (1907). — *Klotz, R.:* Schweiz. med. Wschr. **1927 II**, 1099. — *Knauer, A.:* Z. Neur. **30**, 319 (1915). — *Kohts:* Berl. klin. Wschr. **1873 I**, 277. — *Kretschmer, E.:* Über Hysterie. Leipzig: Georg Thieme 1923.

Langley and *Anderson:* J. of Physiol. **19**, 85, 122 (1895). — *Lehmann, A.:* Die körperlichen Äußerungen psychischer Zustände. Leipzig 1899, 1901, 1905. — *Lenz* u. *Ludwig:* Z. Geburtsh. **86**, 598 (1923); **87**, 115 (1924). — *Liepmann, W.:* Gynäkologische Psychotherapie. Wien: Urban & Schwarzenberg 1924.

Mackenzie, James: Krankheitszeichen und ihre Auslegung, herausgeg. von H. Joh. Müller. Leipzig: Curt Kabitzsch 1923. — *Maeder, A.:* Persönliche Mitteilungen. — *Mangold, E.:* Erg. Physiol. **18**, 79 (1920). — *Mayer, A.:* Handbuch für Gynäkologie, herausgeg. von Stoeckel, Bd. III/2, S. 796. 1927. — *Menge, C.:* Zbl. Gynäk. **1922**, 1330. — *Minkowski, M.:* Schweiz. Arch. Neur. **5**, 1 (1919). — *Mohr, F.:* Psychophysische Behandlungsmethoden. Leipzig: S. Hirzel 1925. — *Mosso:* Die Furcht. Leipzig 1889. — *Müller, L. R.:* Verh. 37. Kongr. inn. Med. Wiesbaden **1925**, 48.

Opitz, E.: Handbuch der Frauenheilkunde, Bd. 2, S. 795. München: J. F. Bergmann 1927.

Pal, J.: Med. Klin. **1929 I**, 702.

Roemer, C.: Klin. Wschr. **1924 I**, 354.

Schaefer, A.: Allg. Z. Psychiatr. **50**, 50. — *Schickele, G.:* Z. exper. Med. **1**, 539. Verh. Kongr. inn. Med. **1911**, 520. — *Schultz, J. H.:* Seelische Krankenbehandlung. Jena: Gustav Fischer 1922. — *Seif:* J. Psychol. u. Neur. **1911**, 401. — *Seitz* u. *Wintz:* Münch. med. Wschr. **1914 II**, 1657, 1734. — *Semon, T.:* Die mnemischen Empfindungen. Leipzig: Wilh. Engelmann 1922. — *Sherrington, C. S.* and *E. H. Hering:* Note 4, Proc. roy. Soc. Med. Lond. **62**, 183 (1897). — *Siegert:* Arch. Gynäk. **123**, 774 (1925). — *Siemerling, E.:* Zbl. Gynäk. **1912**, 33; **1922**, 834. — *Steckel:* Störungen des Trieb- und Affektlebens. Wien: Urban & Schwarzenberg 1921. — *Stolper, L.:* Wien. med. Wschr. **1923 II**, 920, 1070.

Veraguth, O.: Schweiz. Arch. Neur. **7**, 30 (1920). Psychotherapie. Therapie innerer Krankheiten, von Krause und Garré, 2. Aufl. Jena: Gustav Fischer 1926. — *Vogt:* Diskussionsbemerkungen zur Psychoanalyse und Hypnose. Z. Psychotherapie **3**, 361.

Walthard, K. M.: Z. Geburtsh. **86**, 74 (1923). — *Wijsenbeck, J. A.:* Z. exper. Med. **41**, 493 (1924). — *Weinberg, A. A.:* Z. Neur. **85**, 543 (1923); **86**, 375 (1923); **93**, 422 (1924).

Zondek, B. u. *S. Aschheim:* Arch. Gynäk. **127**, 250 (1926).

V. Die neuro-chirurgische Therapie motorischer und sensibler Störungen im weiblichen Genitale.

1. Die Chirurgie des animalen Nervensystems der weiblichen Genitalien.

Die Neurotomie des Nervus pudendus internus.

An Stelle myochirurgischer Eingriffe in der Form der Simsschen Myotomien im Gebiet der Mm. perinei superficiales et profundi und des M. sphincter vaginae empfahl schon Simpson die Neurotomie des Nervus pudendus internus im Canalis Alcock, und zwar zur Behandlung pathologisch bedingter Abschlußreflexe an der gesamten Beckenausgangsmuskulatur mit Ausnahme des Sphincter ani externus (Abb. 85). Diese Reflexerscheinungen werden je nach der Situation, in der sie einsetzen, bald mit den Ausdrücken Vaginismus, bald mit Perinealkrampf oder Afterkrampf belegt. Lange Zeit blieb der Simpsonsche Vorschlag unbeachtet und erst E. Tavel (1902) arbeitete die im nachfolgenden beschriebene brauchbare Technik aus.

Technik der Neurotomie der motorischen oder sensiblen Äste des Nervus pudendus internus. (Nach Tavel.)

(Abb. 85 *e* u. *f*. und Abb. 86.)

In Steinschnittlage der Patientin wird ein Sagittalschnitt in der Länge von 8—10 cm senkrecht zur Linea interischiadica gelegt. Die Linea interischiadica verläuft von einem Tuber ossis ischii zum anderen (Abb. 85, *e*) mitten durch den Anus; dieser Sagittalschnitt schneidet die Linea interischiadica, rechts oder links vom Anus, jeweilen in der Mitte ihres rechten oder linken tubero-analen Abschnittes (Abb. 85, *f*). Schnitt durch Haut und subcutanes Fettgewebe; Vordringen mit der Vola des Fingers nach außen gerichtet, entlang der Innenseite des Os ischii. Dabei gelangt man auf die Eigenfascie des N. obturator internus und gleitet auf ihr bis zur Spina ossis ischii. Auf der Spina ist die pulsierende

A. pudenda interna gut fühlbar. Lateral von der Arterie liegen noch alle Äste des N. pudendus im Stamm dicht beieinander (vgl. Abb. 85, *8* und Abb. 86). Arterie, Vene und Nervus pudendus sind hier von der Fascia obturatoria bedeckt. Von dieser Stelle aus zieht der Nerv der Außenseite der Fossa ischio-rectalis entlang, und zwar eingeschlossen in einer

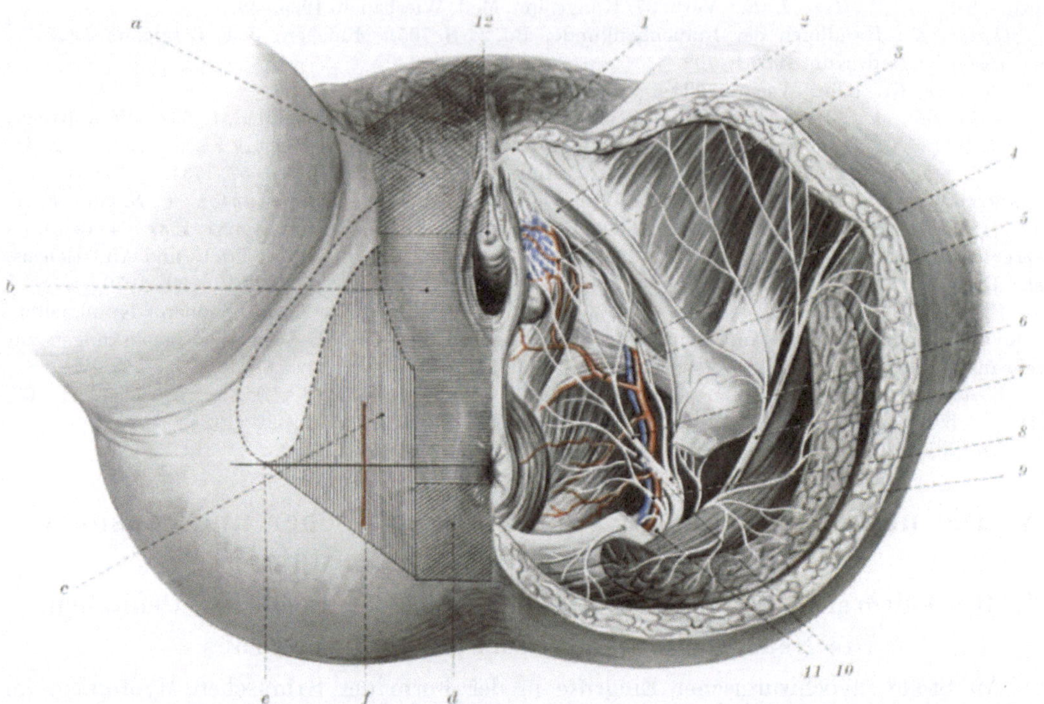

Abb. 85. Innervation der Regio perinealis des Weibes. (Linke Hälfte nach Léveillé und Hirschfeld; rechte Hälfte modifiziert nach E. Tavel.)

Rechte Hälfte:

a Innervationsgebiet für die Oberflächensensibilität des N. ilio-hypogastricus aus L I, N. ilio-inguinalis aus L I, N. genito-femoralis aus L I/II, N. spermaticus externus aus L I/II.
b Innervationsgebiet für die Oberflächensensibilität des N. perinei aus S 2, S 3, S 4.
c Innervationsgebiet für die Oberflächensensibilität des N. cutaneus femoris posterior aus S 1, S 2, S 3.
d Innervationsgebiet für die Oberflächensensibilität des N. haemorrhoidalis inferior aus S 3, S 4.
e Linea interischiadica.
f Sagittalschnitt durch Haut, Fettgewebe und Fascia obturatoria zur Freilegung des N. pudendus internus.

Linke Hälfte:

1 N. dorsalis clitoridis.
2 M. ischio-cavernosus.
3 A. bulbi vestibuli.
4 N. dorsalis clitoridis.
5 A. transversa perinei.
6 N. perinei.
7 N. cutaneus femoris posterior.
8 N. pudendus am Kreuzungspunkt mit der A. und V. pudenda inferior.
9 M. glutaeus maximus.
10 Rami anales des N. pudendus internus.
11 N. haemorrhoidalis inferior.
12 Glans clitoridis.

Duplikatur der Fascia obturatoria (Canalis Alcock) in der Richtung nach der Medianlinie. Nach Spaltung dieser Fascienduplikatur wird der N. pudendus internus von der Arterie und Vene getrennt. Ein Teil des Nerven besteht aus den, vom Zentralnervensystem zu der Skeletmuskulatur am Beckenausgang ableitenden motorischen Ästen. Ein anderer Teil besteht aus den, von den receptorischen Organen der Pars copulationis und ihrer Umgebung zum Zentralnervensystem zuleitenden sensiblen Nervenästen (vgl. S. 61/62). Die Varianten ihrer Versorgungsgebiete finden sich in der nachfolgenden Tabelle S. 398. Um die motorischen Äste von den sensiblen zu unterscheiden, nehme man die einzelnen Nervenäste, in welche sich der N. pudendus internus aufspaltet (Abb. 85, *4*, *6*, *10*), der

Reihe nach auf eine Knopfsonde und reize sie mechanisch, indem man mit einem stumpfen Instrument auf ihnen hin- und hergleitet. Durch die mechanische Reizung der motorischen Äste entstehen deutlich sichtbare Kontraktionen in den einzelnen, von ihnen versorgten Skeletmuskelgruppen am Beckenausgang. Die Äste, deren Reizung keine Kontraktion auslöst, sind die sensiblen Äste. Das Versorgungsgebiet der einzelnen sensiblen Äste wird

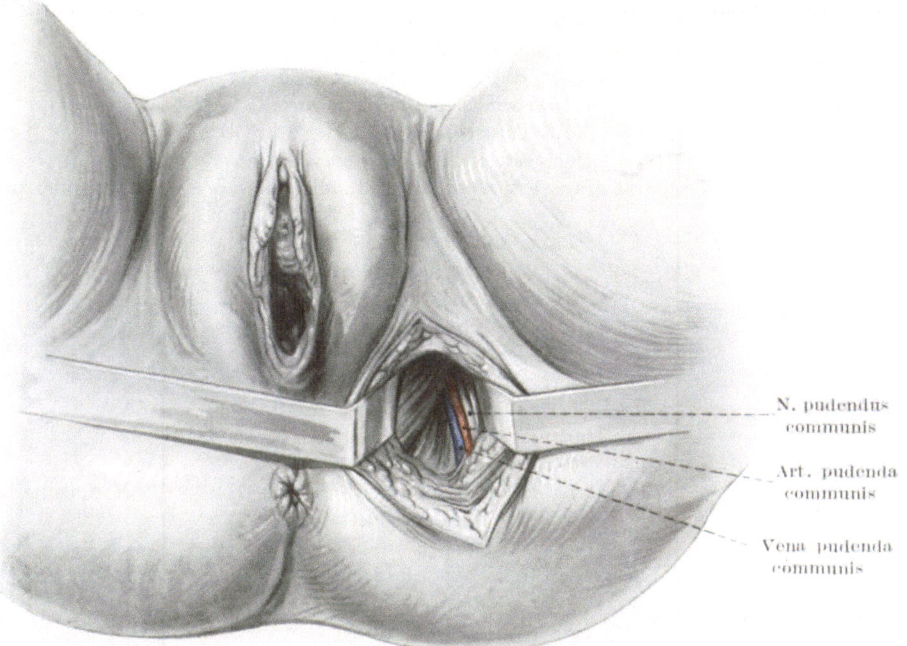

Abb. 86. Die Neurotomie des N. pudendus communis nach Tavel-Cotte. Die Neurotomie des N. pudendus communis ist an jener Stelle durchzuführen, die distal der Abgangsstelle des Stammes des N. haemorrhoidalis liegt. Will der Operateur entweder nur die zuleitenden sensiblen Bahnen oder aber nur die ableitenden, motorischen Bahnen durchtrennen, so kann er diese dadurch differenzieren, daß eine mechanische Reizung der einzelnen Äste der motorischen Bahnen in den entsprechenden Muskeln Kontraktionen auslöst (vgl. oben).

weiter erkenntlich durch Zug an diesen Ästen, was einen Zug an den Aufnahmeapparaten in den Hautfeldern ausübt, in denen sie endigen. Dadurch entstehen Eindellungen in diesen Hautfeldern, welche die einzelnen sensiblen Endäste versorgen. Zur völligen Entnervung eines sensiblen Endastes wird zweckmäßig der Nerv an seiner peripheren Durchtrennungsstelle mit einer Arterienklemme gefaßt. Drehungen dieser Arterienklemme um ihre Längsachse in ein und derselben Richtung rollen den Nerv auf die Arterienklemme auf. Dabei löst er sich von seiner lockeren Umgebung bis zur Endigung in seinem receptorischen Apparat in der Haut; hier wird er reseziert.

Wichtig zu wissen ist, daß bei dieser Technik der N. haemorrhoidalis inferior, der zur Verhütung einer Funktionsstörung der Analmuskulatur nicht geschädigt werden darf, auch tatsächlich nicht berührt wird, da er sich schon oberhalb, und zwar in der Nähe der Incisura ischiadica minor, vom Stamm des N. pudendus internus abspaltet und sich auch von ihm entfernt (Abb. 85, *11*).

Wie wichtig die Technik Tavels zur Unterscheidung der einzelnen Äste des N. pudendus internus ist, geht aus folgender Tabelle hervor:

(Nach Strasser.)

Normale Innervation		Innervationsanomalie
N. haemorhoidalis inferior	Hintere Hälfte des Sphincter ani ext.	N. haemorhoidalis inferior
	Haut der hinteren Hälfte der perianalen Gebiete	
N. perinealis superficialis	Haut der vorderen Hälfte der perianalen Gebiete	N. perinealis superficialis
	Haut des Perineum	
	Haut der hinteren Hälfte der Labia majora	
N. perinei profundus	Vordere Hälfte des Sphincter ani ext.	N. perinei profundus
	M. transversus perinei superficialis	
	M. ischio-cavernosus	
	Quergestreifter Sphincter vaginae	
	M. transversus perinei profundus (hintere Hälfte)	
	Labia minora (hintere Hälfte)	
	Fossa navicularis	
	Hymenalring (hintere Hälfte)	
	Mucosa vaginae	N. dorsalis clitoridis
	Mucosa urethrae	
	Quergestreifter Sphincter vaginae	
	Quergestreifter Sphincter urethrae	
	M. transversus perinei profundus (vordere Hälfte	
	Labia minora (vordere Hälfte)	
	Urethralwulst	
	Hymenalring (vordere Hälfte)	
N. dorsalis clitoridis	Corpora cavernosa clitoridis	
	Glans clitoridis	
	Haut der Klitoris	
	Praeputium clitoridis	

Rochet bestätigt die guten Resultate Tavels, und Michon mit Wertheimer teilen sogar erfolgreiche Behandlungen durch nur einseitige Neurotomie des N. pudendus internus mit. Dagegen werden von Mauclaire und Cotte, S. Levy, Souplault und Gutmann auch Versager angeführt; und dies von Cotte auch bei einer Patientin nach doppelseitiger, von anderer Seite ausgeführter Neurotomie, bei der Cotte später durch Resektion des Plexus hypogastricus superior einen vollen Erfolg erzielte (vgl. S. 406).

Mit Recht hebt auch Cotte hervor, daß, abgesehen von den Versagern durch die Neurotomie des ganzen Stammes des N. pudendus internus als Methode der chirurgischen Behandlung des Vaginismus, des Perinealkrampfes und des Afterkrampfes, eine viel zu weitgehende Anästhesie der Pars copulationis eintritt. Er empfiehlt deshalb allen denjenigen, die trotz des oben Gesagten und trotz unserer Bemerkungen zur Frage einer chirurgischen Behandlung des Vaginismus (S. 350) den operativen Eingriff der Resektion des N. pudendus internus wählen, sich doch des Rates von Tavel zur Unterscheidung der motorischen von den sensiblen Nerven zu erinnern.

Die Resektion des N. pudendus internus wird auch zur Behandlung des Pruritus vulvae, perinei et ani empfohlen. Ch. Bell war der erste, der diese chirurgische Behandlung des Pruritus vulvae erfolgreich ausführte; ihm folgten Tavel, Rochet, Mauclaire, Markoff u. a. Mauclaire berichtet über einen vollen Erfolg bei Pruritus vulvae, kombiniert mit Vaginismus nach angeblicher Neurotomie des ganzen Stammes des N. pudendus internus. Merkwürdigerweise blieb der gleichzeitig bestehende Vaginismus unbeeinflußt. Burns (Glasgow) ging soweit, die Neurotomie der beiden Stämme des N. pudendus internus mit der Neurotomie des N. genitocruralis zu kombinieren. Hirst reseziert dazu sogar noch die Nn. ileo-inguinales. Auch für die Behandlung des Pruritus vulvae sind diese Nervendurchschneidungen wohl nur in den allerseltensten Fällen indiziert und scheinen mir, wie auch Kehrer, weit über das Ziel hinauszuschießen. Schließlich wurde die Neurotomie des N. pudendus internus mit vollem Erfolg zur Schmerzstillung bei Kraurosis vulvae und Carcinoma vulvae bzw. Carcinom des Introitus vaginae ausgeführt (Wertheimer und Condamin, Bérard und Wertheimer).

2. Die Chirurgie des vegetativen Nervensystems der weiblichen Genitalien.

a) Die Chirurgie des Plexus ovaricus.

(Vgl. auch Tafel VI.)

α) Vorbemerkungen.

An den Ovarien genitalgesunder Frauen, deren Abdomen nicht in Allgemeinnarkose, sondern in Lokalanästhesie eröffnet wird, kann die Zona parenchymatosa gequetscht, gestochen, incidiert und partiell reseziert werden, ohne daß diese Frauen dabei Schmerzen wahrnehmen; dies allerdings nur unter der Voraussetzung, daß sich das Ovarium in situ befindet und nicht verschoben wird. Dagegen werden alle diese Verletzungen des Ovariums schmerzhaft, sobald das Ovarium nur im geringsten gegen sein Mesovarium verschoben wird; selbst die Verschiebung allein ist schmerzhaft. Außerdem ist die Kompression der Eintrittsstelle der A. und V. ovarica mit den Endästen des Plexus ovaricus in den lateralen Pol des Ovariums schmerzhaft. Dazu kommen die von G. Cotte und P. Grouzelle gemachten Beobachtungen, daß beispielsweise der „Mittelschmerz" (S. 365) durch die Resektion des Plexus hypogastricus superior, der die Schmerzleitung aus dem Uterus unterbricht (vgl. S. 171 u. 224), nicht beseitigt werden kann. Gestützt auf diese Beobachtungen können wir Segond nicht zustimmen, wenn er den Nerven, die vom Ovarium zum Zentralorgan ziehen, ausschließlich die Bedeutung rein sympathischer zuleitender Reflexschenkel gibt, deren Reflexscheitel innerhalb des sympathischen Abschnittes des vegetativen Nervensystems liege und lediglich Interorganreflexen dienen soll (vgl. S. 179). Wir können dementsprechend auch der Vorstellung von Segond nicht Folge leisten, die dahingeht, daß es ausschließlich Impulse, die vom Ovarium ausgehen und die vom Reflexscheitel über die ableitenden Nerven des sympathischen Systems im Plexus hypogastricus zum Utero-Vaginaltractus ziehen, sein sollen, die am Uterus und an den muskeligen Elementen der Ligamente Verkürzungsleistungen auslösen und die nun ihrerseits die letzten Ursachen des Mittelschmerzes und anderer intermenstrueller Algien im Becken und seiner Umgebung zur Folge haben.

Es ist nach dem oben Gesagten gut verständlich, daß intermittierende lanzinierende Algien, die in der Gegend der Ovarien und der Darmbeinschaufeln auftreten und in die Lendengegend oder nach der Innenfläche der Oberschenkel ausstrahlen, sowie kontinuierliche Hyperästhesien von brennendem oder zerrendem Charakter in der Ovarialgegend, durch Schädigungen der Aufnahmeapparate von zuleitenden Nerven des animalen Systems für die Schmerzleitung entstehen, die den sympathischen Nerven im Plexus ovaricus beigemischt sind, wie dies auch im Plexus hypogastricus superior der Fall ist.

Die Schmerzursache selbst sehen die einen in den Kompressionen dieser Aufnahmeapparate und der Endäste der genannten animalen Nerven durch Varicocelen im Hilus und Mesovarium; andere sehen sie in einer Streckung dieser Nerven durch den Zug an den lumbo-sacralen Ligamenten, der Ligamenta suspensoria ovarii, in welche die Nerven des Plexus ovarii eingebettet sind. Ein solcher Zug wird beispielsweise durch den Prolapsus ovarii in die tiefsten Abschnitte der Excavatio recto-uterina ausgelöst; ein gleiches gilt für die Ligamenta suspensoria beider Ovarien beim Prolapsus uteri. An weiteren Schmerzursachen werden Kompression der Endäste der Ovarialnerven durch schrumpfende Residuen parametraner Exsudate angeführt, die bis in das Mesovarium und die Mesosalpinx hinaufreichen, oder Kompression der Aufnahmeapparate der animalen Schmerzleitung im Ovarium selbst durch die atretischen Follikel beim gehäuften Follikeluntergang (kleincystische Degeneration). Schließlich haben Lhermitte und Dupont mikroskopische Veränderungen an den Endästen der Ovarialnerven beschrieben, die sie mit Neuromen von Amputationsstümpfen verglichen, und Roux und G. Cotte mit Pallot beobachteten peri- und intraneurale Stromaverdickungen, welche die Endigungen der Ovarialnerven beeinträchtigen sollen. Aber es werden die nämlichen Algien und Hyperästhesien auch beobachtet, obschon trotz der genauesten histologischen Untersuchung der exstirpierten Ovarien auch mikroskopisch keine Veränderungen nachweisbar sind, so daß die Autoren gezwungen sind, die Beschwerden als eine Angelegenheit der zentralen neuralen Schmerzregulierung anzusehen.

Zur Feststellung der Schmerzursache werden bei negativem Palpationsbefund und erfolgloser konservativer Behandlung mit Recht oft diagnostische Eröffnungen der Bauchhöhle ausgeführt. Denn gelegentlich findet sich eine mit der Rückseite der Adnexe verwachsene Appendix, die das Coecum caudalwärts zieht, gelegentlich ein stielgedrehter Eileiter, eine Varicocele im Mesovarium oder ein Prolapsus ovarii in die Excavatio recto-uterina, die der Palpation entgingen. In den meisten Fällen zeigt die genaueste Revision der inneren Genitalien aber nur das Bild der Überfüllung der Ovarien mit atretischen Follikeln (sog. kleincystische Degeneration; Ovarite scléro-cystique der französischen Literatur), oder es sind sogar keinerlei Veränderungen an den Ovarien, den Eileitern, dem Uterus und ihrer Umgebung, sowie ihrer Nachbarorgane zu sehen.

In den ersterwähnten Fällen beseitigt die Entfernung der Appendix oder des stielgedrehten Eileiters die Algien und Hyperästhesien. Gute Resultate teilte Pozzi über die Angiotomie der varicösen Venen im Mesovarium mit. Zur Behandlung von Algien und Hyperästhesien bei gleichzeitigem Befund einer kleincystischen Degeneration der Ovarien und sogar bei makroskopisch unveränderten Ovarien galt früher die Ovariektomie als chirurgisches Verfahren der Wahl. Mit der zunehmenden Erkenntnis der biologischen Bedeutung der Ovarien für die hormonale Leistungsregulierung des ganzen Genitalapparates sowie der extragenitalen Organe suchte man zuerst die Ovarien wenigstens teilweise zu erhalten, aber die umfangreicheren wie die geringgradigeren Resektionen von Ovarialparenchym blieben meist erfolglos (Caillot 1930). Auch die Spaltung der Ovarien mit Implantation eines freien Endes eines Netzzipfels zwischen die beiden Eierstockshälften zur Verbesserung der Durchblutung und der Eireifung brachte nur teilweisen Erfolg [G. Cotte (1931)].

Es ist deshalb verständlich, daß die Autoren wie beispielsweise Lhermitte und Dupont, sowie auch G. Cotte, welche, wie auch wir entgegen Segond annehmen, daß den Nerven des Plexus ovaricus auch animale, von den Ovarien zum Zentralnervensystem zuleitende Nerven für Schmerzrezeptionen beigemischt sind, das Ziel einer chirurgischen Radikalbehandlung der vermeintlich von den Ovarien ausgehenden Algien und Hyperästhesien in der völligen Durchtrennung aller nervösen Verbindungen der Ovarien mit dem Zentralorgan erblicken. Diese Autoren schreiben deshalb die Erfolge, die Pozzi mit der Angiotomie der varicösen Hilusgefäße erreichte, keineswegs der Angiotomie, sondern der unbeabsichtigten Neurotomie, der von dem Venenplexus mit unbewaffnetem Auge nicht unterscheidbaren Ovarialnerven zu (Tafel VI, 4). Gestützt auf solche Vorstellungen arbeitete R. Dupont nachfolgendes Verfahren der Entnervung der Ovarien (l'énervation de l'ovaire) aus:

β) Technik der Entnervung des Eierstockes (l'énervation de l'ovaire) nach R. Dupont und Lhermitte (Abb. 87 und 88).

Fascienquerschnitt; der Uterus wird nach der entgegengesetzten Seite geschoben, auf der das Ovarium liegt, welches entnervt werden soll. Nachdem das Ovarium und die Tube mit der linken Hand erfaßt sind, werden sie stark nach oben und medialwärts gezogen. Dadurch wird das hintere Blatt des Ligamentum latum und insbesondere das hintere Blatt des Ligamentum infundibulo-pelvicum und des Mesovariums freigelegt und die Lage des Hilus ovarii an der Linea alba ovarii erkenntlich. Incision in die Serosa des Mesovariums, parallel der Linea alba ovarii, 0,5 cm unter derselben. Die Mitte der Incision in der Serosa des Mesovariums entspricht dem Hilus ovarii. Ein Zug am Ovarium bauchdeckenwärts verbreitert die Incisionsöffnung (Abb. 87). Nun wird von der Incisionsöffnung aus das subperitoneale lockere Gewebe, in dem die Nn. ovarici und die Ovarialgefäße eingebettet zum Ovarium ziehen (Tafel VI, 4), von seinen seitlichen Verbindungen mit der Serosa und von seinen Verbindungen mit dem vorderen Blatt des Mesovariums mit gebogener stumpfer Sonde oder Schere gelöst. Der ganze beweglich gewordene Gefäß- und Nervenstiel wird vor seinem Eintritt in den Hilus ovarii zwischen

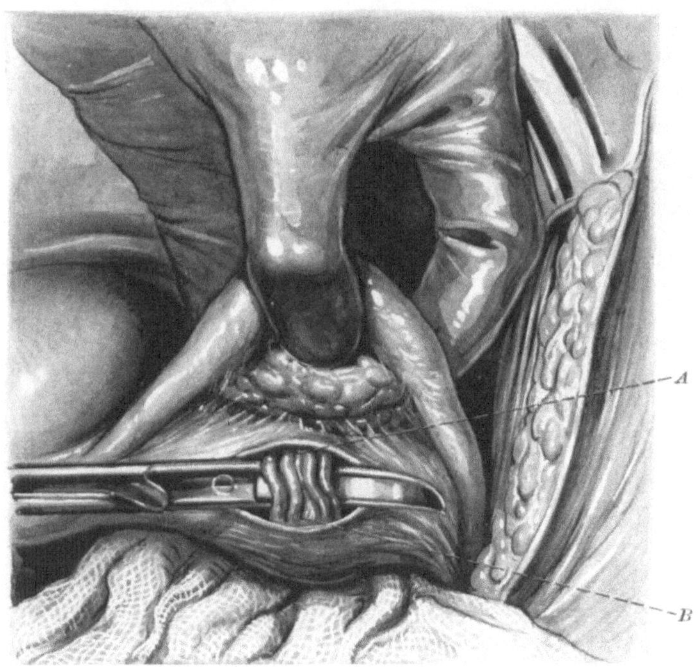

Abb. 87. Angio-Neurotomie im Mesovarium (Entnervung des Ovariums nach Dupont und Lhermitte). Der von der Serosa befreite Gefäßnervenstiel liegt auf einer stumpfen, gebogenen Schere. Bei A und B wird eine Massenligatur um den ganzen Stiel gelegt und der Stiel zwischen den beiden Ligaturen durchtrennt (Cotte).

zwei Ligaturen gefaßt und parallel zur Linea alba durchtrennt (vgl. Abb. 87 und 88). Schluß der Incision im hinteren Blatt des Mesovariums durch eine fortlaufende sero-seröse Naht.

Das Verfahren hat den Nachteil, daß durch Residuen früherer entzündlicher Vorgänge am oder im Mesovarium die Lösung des Gefäß-Nervenstieles von der ihn umgebenden Serosa erschwert wird und daß gelegentlich kleine varicöse Venen vorzeitig einreißen und durch ihre Blutung die Übersichtlichkeit und auch die Genauigkeit der Blutstillung stören. Trotzdem R. Dupont diesen Nachteil zugibt, konnte er an der Tagung der Association des Gynécologues et Obstétriciens de la langue française 1925 über 15 befriedigende Resultate berichten.

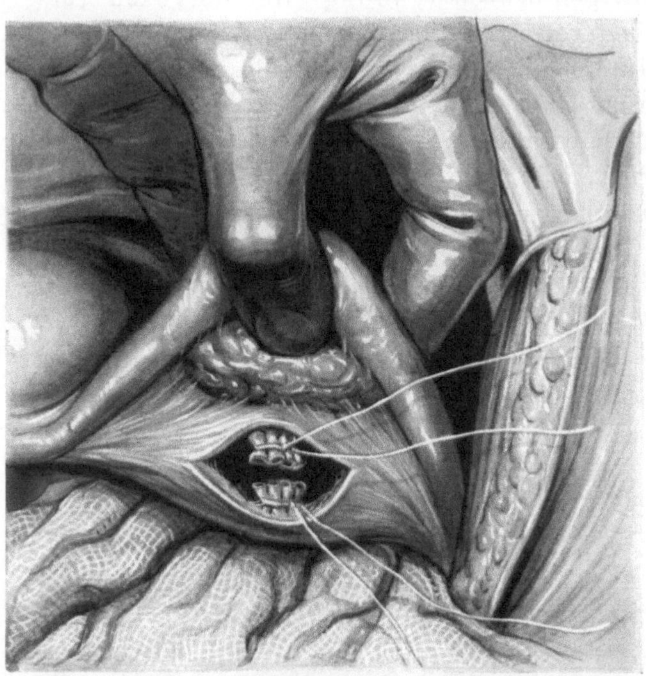

Abb. 88. Angio-Neurotomie im Mesovarium (Entnervung des Ovariums nach Dupont und Lhermitte). Status nach Durchtrennung des ganzen Gefäß-Nervenstieles (Cotte).

Wegen des genannten technischen Nachteiles empfiehlt Segond aus anatomischen Gründen an Stelle der Entnervung der Eierstöcke nach R. Dupont und Lhermitte die Neurotomie der Nn. ovarici oberhalb ihrer Eintrittsstelle in das Ligamentum suspensorium ovarii auszuführen, d. h. an einer Stelle, an der plexiforme Auflösungen der Vena ovarica meist fehlen (Tafel II, 12). Da aber auch an dieser Stelle nicht alle Nn. ovarici mit unbewaffnetem Auge zu erkennen sind, empfiehlt Segond nur die A. ovarica zu schonen und den ganzen übrigen Gefäßstielrest, bestehend aus Vv. ovaricae, Nn. ovarici und lockerem Bindegewebe zwischen zwei Ligaturen zu durchtrennen. G. Cotte stimmt R. Segond bei und will, um ja alle Nervenäste zu treffen, selbst die A. ovarica nicht schonen. Dadurch wird aus der Neurotomie der Nn. ovarici wiederum eine Variante der Angio-Neurotomie von Pozzi.

Die Neurotomie des Plexus ovaricus beeinträchtigt die Eireifung nicht; eine der obenerwähnten Patientinnen von Dupont wurde nach beidseitiger Neurotomie gravida (Schwangerschaft und Geburt verliefen ungestört), eine Beobachtung am Menschen, welche die früheren gleichsinnigen Resultate an Hündinnen von Rein bestätigt.

Beide Autoren, der Anatom Segond und der Chirurg G. Cotte erheben aber gegen diese Angioneurotomien, welcher Art die Technik auch sein mag, und trotz der guten Resultate, die von anderer Seite mitgeteilt wurden, Bedenken wegen der Durchtrennung der Nerven innerhalb von Massenligaturen der Gefäß-Nervenstiele, weil dadurch die Nerven gequetscht werden können, was gelegentlich zu Neuromen an der Quetschstelle und zu Rezidiven der Algien führen soll (vgl. Abb. 89).

Wir verfügen über keine persönlichen Erfahrungen auf dem Gebiete der Chirurgie des Plexus ovaricus. Der Vollständigkeit halber sei erwähnt, daß für die von der Ovarialgegend in die Lendengegenden ausstrahlenden Schmerzen Bittmann die Sympathectomia aortico-lumbalis empfahl (s. S. 404).

b) Die Chirurgie des Plexus hypogastricus.

α) Die Sympathectomia hypogastrica[1].

I) Grundlagen der Methode.

Am Anfang dieses Jahrhunderts war die Vorstellung von einer ausschließlich neuralen Regulierung der Blutversorgung in den Organen, wie beispielsweise in den weiblichen Genitalorganen vorherrschend. Weiter war die Vorstellung vorherrschend, daß die Größenentwicklung der Genitalien und damit deren Funktion, die Ovulation und Menstruation, vorwiegend von der, in der Zeiteinheit Ovarien und Uterus durchströmenden, neural regulierten arteriellen Blutmenge abhängig sei. Gleichzeitig wurde aber auch der erregende Einfluß von Impulsen aus dem sympathischen Abschnitt des vegetativen Nervensystems auf die Muskulatur der Arterien, und zwar im Sinne der Kontraktion und Querschnittsverengerung der großen Arterien bekannt. Es war deshalb leicht verständlich, daß auf experimentellem Wege versucht wurde, durch eine Unterbrechung der arteriellen sympathischen Nerven den oben beschriebenen kontrahierenden Einfluß des Sympathicus auf die arterielle Gefäßmuskulatur zu beseitigen und dadurch die Durchblutung einzelner Organe zu fördern. Da die arteriellen sympathischen Gefäßnerven in der Hauptsache in die Adventitia der Arterien eingebettet verlaufen, so arbeitete Leriche als erster zu deren Unterbrechung das Verfahren der streckenweisen Entfernung der Adventitia der großen

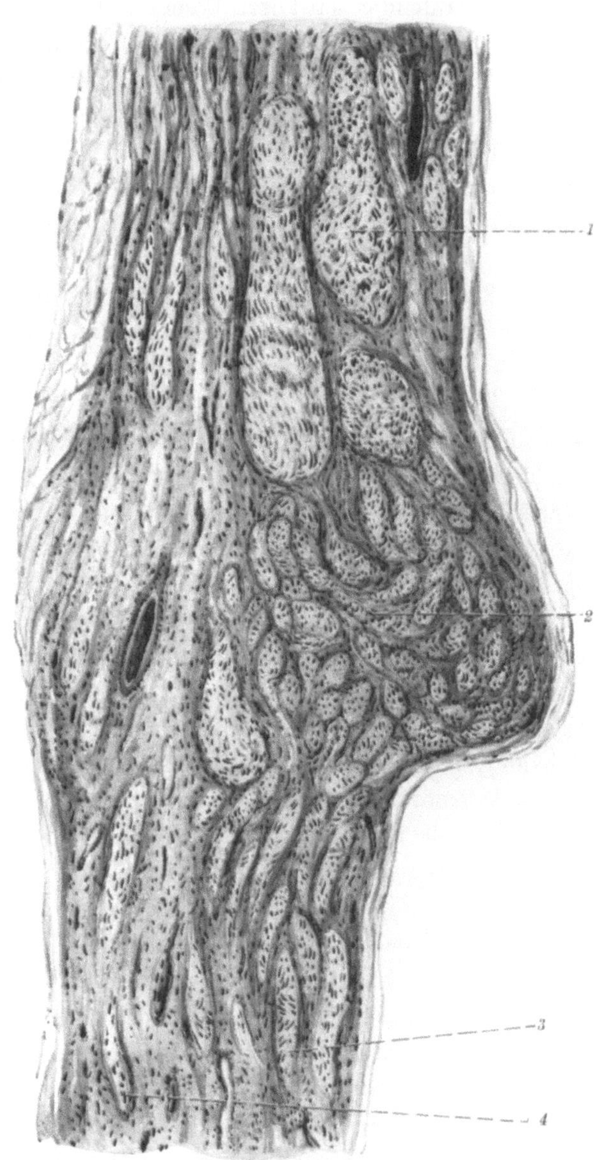

Abb. 89. Postoperativ entstandenes Neurom im Resektionsstumpf des Plexus hypogastricus superior. (Nach J. Dechaume und G. Cotte.)
1 Ganglienzellhaufen. *2* Narbenneurom (Amputationsneurom). *3* Wahrscheinlich regenerierende Nervenfasern im unteren Teil des Resektionsstückes. *4* Normale Nervenfasern des Plexus, die bei der ersten Plexusresektion nicht durchtrennt worden sind.

[1] Vgl. auf S. 153: Die Einflußnahme der Resektion von Adventitiagewebe usw.

Gefäße (Dénudation artérielle, Sympathectomie péri-artérielle) aus und stellte ihren günstigen Einfluß im Sinne einer Besserung der Durchblutung und raschen Heilung bisher torpid verlaufender variköser Ulcera fest.

Für das Gebiet der weiblichen Genitalien war es ebenfalls Leriche, der als erster die Technik der Sympathectomia hypogastrica ausarbeitete und sie zusammen mit der Sympathektomie der A. iliaca communis bei Kraurosis vulvae zum Zwecke einer besseren Durchblutung der Vulva mit Erfolg ausführte. Ihm folgte G. Cotte, der gleichzeitig vorschlug, die «Dénudation de l'artère ovarienne» (Sympathectomia ovarica) auszuführen (1925). Gestützt auf seine anatomischen Untersuchungen (1926) rät R. Segond aber davon ab, weil diese Sympathektomie die sympathischen Nerven niemals vollständig treffen kann, da diese (vgl. Tafel II, 3, 12) im abdominalen Abschnitt der A. ovarica in einiger Entfernung von der Arterie verlaufen.

II) Technik der Sympathectomia hypogastrica nach G. Cotte (Abb. 90).

Fascienquerschnitt; Freilegen der A. hypogastrica an der Stelle, die sonst zur Ligatur der Arterie gewählt wird. Resektion der Adventitia der A. hypogastrica (Abb. 90, *2*). Dabei besteht die Möglichkeit, die Resektion der Adventitia bis über die Bifurkation der Aorta hinaus zu erweitern. Alles dies wird unter sorgfältigster Schonung der V. hypogastrica bzw. der V. iliaca communis bzw. der V. cava ausgeführt.

Die Sympathectomia hypogastrica wurde später vielfach ausgeführt. G. Cotte hebt in den Sitzungen in der Medizinischen Gesellschaft Lyon am 10. und 17. Dezember 1924, gestützt auf 4 eigene Fälle, ihre Berechtigung zur Beseitigung von Hyperästhesien und Algien im Becken hervor und später auch bei Amenorrhöen infolge von rudimentärer Entwicklung des Uterus. A. Guillemin konnte damit auch Beckenalgien infolge von Ausbreitung eines Carcinoma colli in die Parametrien beseitigen, ebenso Constantin und Schebat; sie berichten auch über einen ungestörten Verlauf von Schwangerschaft und Geburt nach Sympathectomia hypogastrica. Ihre Operationen wurden bei Beckenneuralgien aus entzündlicher Ursache, bei Dysmenorrhöe und Pruritus ani et vulvae ausgeführt.

Wie bei der sub β zu besprechenden Resektion des Plexus hypogastricus superior, waren aber auch völlige Versager der Sympathectomia hypogastrica zu beobachten, da die Operation auch bei psychogen bedingten Algien und Hyperästhesien ausgeführt wurde. Michon und Haour berichten über solche Versager (Fall 12 und 13). Sie erklären die Mißerfolge dadurch, daß es sich im weiteren Verlauf und bei weiterer Beobachtung der Patientinnen herausstellte, daß die beiden als Psychosen aufzufassen waren, von denen die eine schon bald nach der Sympathectomia hypogastrica in eine psychiatrische Abteilung aufgenommen werden mußte.

Zur Beseitigung der quälenden und nur zu oft mit den höchsterlaubten Dosen der verschiedensten Narkotica nicht mehr zu dämpfenden, nach allen Seiten ausstrahlenden Schmerzen inoperabler Uteruscarcinome empfahlen Leriche, Tisserand, Jianu und Bittmann die Resektion des ganzen Plexus aortico-lumbalis bis auf die Höhe der Aa. renales (Sympathectomia aortico-lumbalis). Bei der mikroskopischen Untersuchung von neun so exstirpierten Plexus wurden von Jianu, Tzovaru und Bratiano stets entzündliche Veränderungen beobachtet, von denen die Autoren annehmen, daß sie die Leitfähigkeit der Nerven für die Schmerzleitung erhöhen. Bei allen Patientinnen wurden durch diese Sympathectomia aortico-lumbalis die Schmerzen beseitigt; es ist dies auch leicht verständlich, wenn man bedenkt, daß viele Nervenwurzeln des Plexus ovaricus aus dem Plexus intermesentericus entspringen (Tafel II, 3, 8).

Andere Autoren suchten die zum Utero-Vaginalkanal ziehenden Nerven des Plexus hypogastricus in ihrem Verlauf außerhalb der arteriellen Nervengeflechte zu durchtrennen. Die ersten Versuche machte Jaboulay bei zwei Patientinnen, die an Schmerzen im Hypogastrium und im Becken (Névralgie pelvienne; vgl. auch S. 160) litten. Er löste die Pars pelvina recti von der Konkavität des Os sacrum ab und zerriß damit die Neuriten, die vom sacralen Abschnitt des Grenzstranges zu den Plexus hypogastrici inferiores ziehen und sich unter deren Nervengeflechte mischen. In einem Falle glaubte er sogar den Grenzstrang selbst durchschnitten zu haben. Bei beiden Patientinnen sollen die Schmerzen dauernd verschwunden sein.

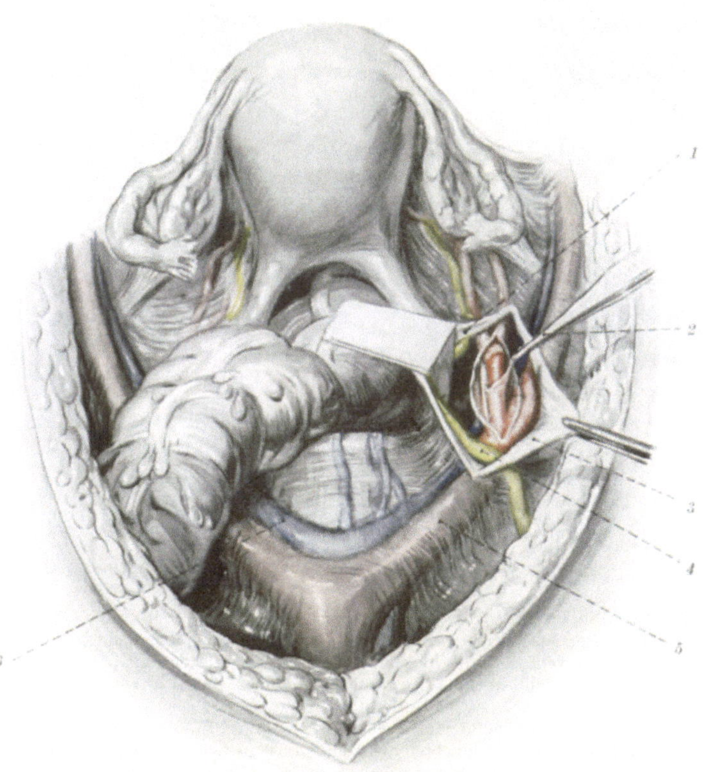

Abb. 90. Periarterielle Sympathektomie der Arteria hypogastrica dextra. Die Serosa parietalis ist parallel und auf der Höhe der Art. hypogastrica durchtrennt. Der rechte Ureter ist mit dem medialen Wundrand medialwärts gezogen. Der laterale peritoneale Wundrand ist mit einer Arterienklemme lateralwärts gezogen. Mit einer Pinzette wird die Adventitia der Arteria hypogastrica dextra vom eigentlichen Arterienrohr zur Resektion abgehoben.
1 Medialer peritonealer Wundrand. *2* Mit einer Arterienpinzette wird die Adventitia der A. hypogastrica vom Arterienrohr abgehoben. *3* Lateraler peritonealer Wundrand. *4* Der rechte Ureter. *5* Arteria iliaca communis dextra. *6* Vena iliaca communis sinistra.

Später empfahl Hallopeau die Resektion der Serosa parietalis posterior, die den Raum zwischen den beiden Aa. iliacae communes bedeckt und dazu die Resektion der sichtbaren Nervenbündel des Plexus hypogastricus superior, die in der subserösen Lamina fibrosa eingebettet liegen.

In der obenerwähnten Sitzung der medizinischen Gesellschaft in Lyon berichtete Violet über 4 Fälle von chirurgischer Behandlung des Plexus hypogastricus inferior. Als Ursache der Algien im Hypogastrium und im Becken stellte er sich Residuen parametraner Exsudate vor, welche durch den Vorgang der Schrumpfung die Nervenbündel komprimierten. Wie bei der Radikaloperation der Collumcarcinome nach Wertheim legte er den Ureter frei und teilte das Parametrium in einzelne, dem Ureter gleichgerichtete Stromabündel auf, um damit das geschrumpfte Parametrium zu lockern und die Nerven der Plexus hypogastrici inferiores zu entlasten.

Molin und Condamin durchtrennten die Ligamenta sacrouterina, in deren Basis der Hauptteil der Plexus hypogastrici inferiores verläuft.

Schließlich suchte Dietz auf extraperitonealem Wege die Rami communicantes, die aus den Nuclei intermedio-laterales in den Seitenhörnern der Lumbalsegmente austreten, zu resezieren. Cotte, der diese Methode dreimal nachprüfte, gibt aber zu, daß einzelne Nerven der Nervenbündel, welche die Rami darstellen, oft so fein, zart und deshalb schwer erkennbar sind, daß er keineswegs überzeugt war, die Rami communicantes vollständig durchtrennt zu haben.

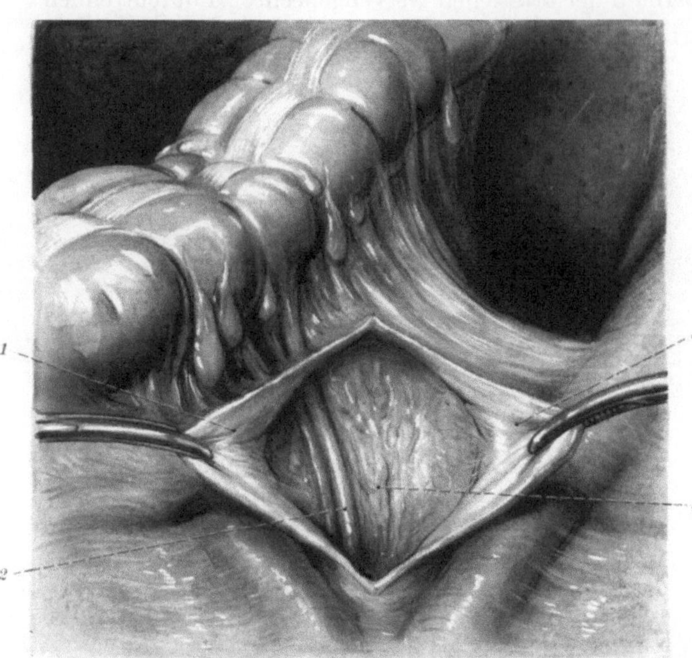

Abb. 91. Die Lamina fibrosa des Plexus hypogastricus superior. (Nach Cotte). Die Lamina fibrosa besteht aus retroperitonealem Bindegewebe, in dem die Nervenfasern des Plexus hypogastricus superior eingebettet sind. Diese Lamina zieht über das Promontorium nach unten auf der Vorderseite des Os sacrum.

1 Linke Hälfte der incidierten Serosa über dem Promontorium. *2* Art. mesenterica inferior — daneben die Vena mesenterica inferior. *3* Rechte Hälfte der incidierten Serosa über dem Promontorium. *4* Platte des retroperitonealen Bindegewebes mit den Nerven des Plexus hypogastricus superior; die Lamina fibrosa.

β) Die Resektion des Plexus hypogastricus superior (Hovelacque).

(Résection du nerf présacré [Latarjet und Rochet]; Résection du nerf pelvien.)

Seit dem Jahre 1924 ersetzte G. Cotte die Sympathectomia hypogastrica durch die Resektion des Plexus hypogastricus superior in der Absicht, die Neuriten des sympathischen Abschnittes des vegetativen Nervensystems, die zu den Ganglienzellen des Plexus utero-vaginalis führen, vollständiger zu erfassen als durch die Sympathectomia hypogastrica und um gleichzeitig den operativen Eingriff wesentlich zu vereinfachen. Ihm folgten Leriche und zahlreiche Chirurgen des lateinischen Sprachgebietes (s. Literaturverzeichnis).

I) Die biologische Bedeutung des Plexus hypogastricus superior.

Bevor wir die Technik der Operation beschreiben, sei kurz die biologische Bedeutung des Plexus hypogastricus superior und dessen Unterbrechung zusammengefaßt.

Wir haben auf S. 41 und S. 223 gezeigt, daß bei weiblichen Individuen der Plexus hypogastricus superior (die caudale Hälfte des Plexus aortico-abdominalis) folgende Nerven nebeneinander liegend enthält:

1. Ableitende Nerven des sympathischen Abschnittes des vegetativen Nervensystems, die Impulse von den vegetativen Zentren im Zwischenhirn über die intermediolateralen Säulen zur gesamten glatten Muskulatur und den Drüsen der Pars gestationis und Pars copulationis, sowie zum Apparat für die Tonusregulierung der quergestreiften Muskulatur des Beckenausganges leiten (vgl. S. 134/35).

2. Zuleitende Nerven des sympathischen Abschnittes des vegetativen Nervensystems, die adäquate Reizimpulse für die Aufnahmeapparate des vegetativen Nervensystems in der genannten glatten Muskulatur der Pars gestationis und copulationis und auch in der quergestreiften Beckenausgangsmuskulatur zu den Reflexscheiteln im peripheren vegetativen Nervensystem und über das Spinalganglion zu den Reflexscheiteln des vegetativen Nervensystems im Rückenmark und im Zwischenhirn leiten (vgl. S. 170 und 223).

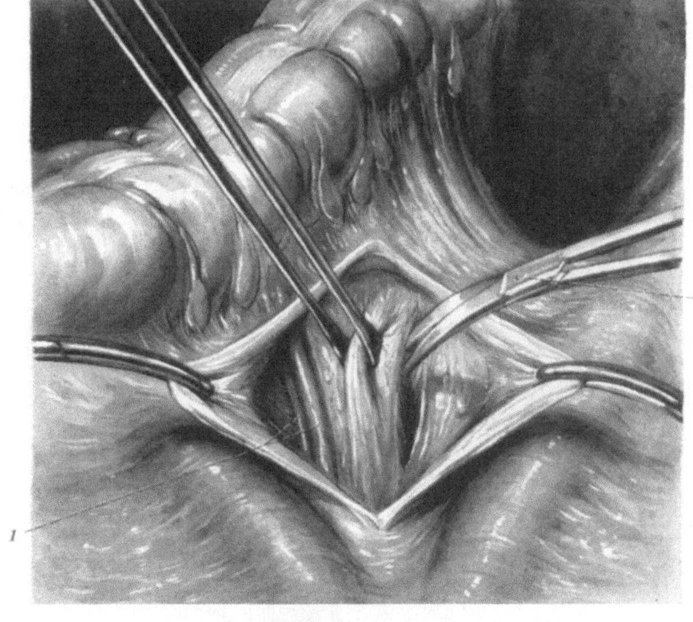

Abb. 92. Ablösung der Lamina fibrosa des Plexus hypogastricus superior von der Unterlage. (Nach Cotte.)
1 Art. und Vena mesenterica inferior. *2* Stumpfe gebogene Schere zum Ablösen der Lamina fibrosa von der Wirbelsäule.

3. Zuleitende Nerven des animalen Nervensystems, die adäquate Reizimpulse für die Aufnahmeapparate des animalen Nervensystems in den inneren Genitalien für Schmerzempfindungen (Systema profundum, affektives System) über das Spinalganglion und das Rückenmark zum Thalamus und zur Hirnrinde leiten (vgl. S. 224).

Eine Durchtrennung des Nerven im Plexus hypogastricus superior bzw. seine Resektion schaltet demnach aus:

ad 1. Die neurale Regulierung aller motorischen Leistungen der glatten Muskulatur und aller sekretorischen Leistungen der drüsigen Apparate in der Pars gestationis und Pars copulationis und weiter die neurale Regulierung des Tonus der quergestreiften Beckenausgangsmuskulatur, des Abschlußapparates am caudalen Beckenende (vgl. Tabelle 1, S. 6), soweit die sympathischen Nerven im Plexus hypogastricus superior daran beteiligt sind.

ad 2. Alle extragenitalen viscero-motorischen und viscero-sensiblen Reflexerscheinungen, deren zuleitender Reflexschenkel im Plexus hypogastricus superior und deren ableitende Reflexschenkel außerhalb dieses Plexus liegen.

ad 3. Die Schmerzleitung aus der Pars gestationis und ihrer Umgebung, sowie die Schmerzleitung aus der Tiefensensibilität der Pars copulationis und alle extragenitalen

Reflexerscheinungen, deren zuleitender animaler Reflexschenkel innerhalb des Plexus hypogastricus superior und deren ableitender Reflexschenkel im animalen oder im sympathischen Nervensystem, aber außerhalb des Plexus hypogastricus superior liegt.

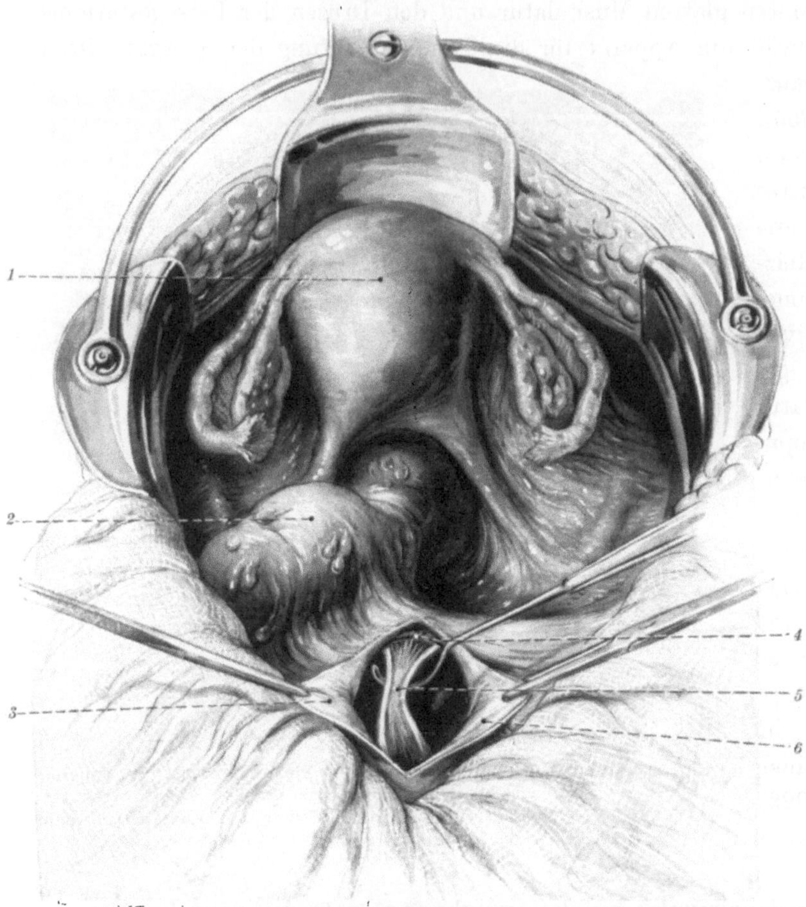

Abb. 93. Neurotomie des Plexus hypogastricus superior. (Nach Cotte.) Die Lamina fibrosa, in welcher die Nervenäste des Plexus hypogastricus superior eingebettet sind, liegt auf einer Dechampsschen Nadel. Durch Anheben der Nadel wird die Teilungsstelle des Plexus hypogastricus superior in die beiden Plexus hypogastrici inferiores deutlich sichtbar. Bei der Resektion wird die caudalwärts liegende Resektionslinie unterhalb der Teilungsstelle in die Anfangsteile der Plexus hypogastrici inferiores gelegt.

1 Uterus und Adnexe. *2* Flexura sigmoidea des Colons. *3* Linker Wundrand der, in longitudinaler Richtung gespaltenen Serosa über dem Promontorium. *4* Resektionslinie. *5* Teilungsstelle des Plexus hypogastricus superior in die beiden Plexus hypogastrici inferiores auf einer Dechampsschen Nadel. *6* Rechter Wundrand der, in longitudinaler Richtung gespaltenen Serosa über dem Promontorium.

II) Technik der Resektion des Plexus hypogastricus superior nach G. Cotte (Abb. 91, 92, 93 und 94).

Beckenhochlagerung; Fascienquerschnitt; nach Eröffnung der Bauchhöhle ist das Sigmoid möglichst nach der linken Bauchseite zu verschieben und dort während der ganzen Dauer der Resektionsoperation unverschieblich festzuhalten. Freilegen des dreieckigen Raumes zwischen den beiden Aa. iliacae communes (Regio interiliaca). Die Spitze der Regio interiliaca wird durch die Bifurkation der Aorta und die Basis der Regio durch das Promontorium gebildet. Längsschnitt von 4—5 cm (eventuell mehr bei Bedarf) in der Mittellinie der Regio interiliaca durch das Peritoneum parietale posterius, welches die Wirbelsäule bedeckt; Spreizen der Peritonealöffnung. Dadurch werden links von der Mittellinie die A. und V. mesenterica inf. sichtbar, die zum Mesocolon des Sigmoids ziehen[1] (Abb. 91, *1*). Außerdem wird eine, aus derbem Bindegewebe bestehende Schicht

[1] Erreicht die Haftstelle des Mesosigmoids die Medianlinie, so genügt es oft, das Sigmoid sehr stark nach der linken Seite zu ziehen, um auch die gegenüber der Skelet-Muskelwand verschiebliche Haftstelle genügend nach links zu verschieben, so daß die Incision in das Peritoneum parietale posterius doch in die Mittellinie verlegt werden kann. Gelingt dies nicht, so incidiere man das Peritoneum über der rechten

(Lamina fibrosa) sichtbar, welche die Wirbelsäule bedeckt (Abb. 91, *4* und Abb. 93, *5*). Diese Lamina fibrosa erstreckt sich über das Promontorium und rechts und links davon auf die Vorderfläche des Os sacrum. Im Gewebe der Lamina liegen die Nerven des Plexus hypogastricus superior eingebettet[1].

Auf der Höhe des Promontoriums teilt sich der Plexus hypogastricus superior in die beiden Plexus hypogastrici inferiores, deren Nerven rechts und links vom Promontorium in die Fortsetzungen der Lamina fibrosa eingebettet sind. Stumpfe Lösung der ganzen Lamina fibrosa von ihrer Umgebung in ihrer ganzen Breite und in einer Längenausdehnung von im Mittel 2,0—4,0 cm (eventuell 6,0—8,0 cm; Abb. 92, *2*). Resektion der Lamina fibrosa in ganzer Breite und in einer Länge von 3,0—4,0 cm; dabei ist wichtig zu wissen, daß die caudalwärts liegende Resektionslinie unterhalb der Teilungsstelle des Plexus hypogastricus superior in die Anfangsteile der beiden Plexus hypogastrici inferiores zu legen ist, um eine vollständige Resektion auszuführen[2] (Abb. 93, *4* und Abb. 94).

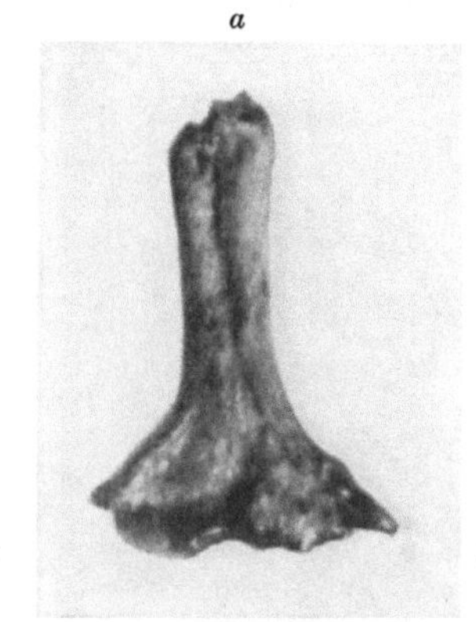

Abb. 94. Resezierte Lamina fibrosa mit der Resektionsstelle im Plexus hypogastricus superior (*a*) und mit den Resektionsstellen in den beiden Plexus hypogastrici inferiores (*b* und *c*). (Nach Cotte.)

Da die Lamina fibrosa nur wenige kleinste Vasa nervorum enthält, bleiben die Resektionsschnittwunden meist ohne Blutung. Ligaturen sind möglichst zu vermeiden, damit keine Neuriten des Plexus hypogastricus in die Ligaturen fallen, woraus Stumpfneurome und dadurch Rezidive entstehen können (vgl. Abb. 89, S. 403).

Schluß der Incision im Peritoneum parietale; Schluß der Bauchhöhle ohne Drainage.

III) Kritische Würdigung der Resektion des Plexus hypogastricus superior.

Wir haben oben gezeigt, daß durch die Resektion des Plexus hypogastricus superior bei der Frau die neurale Regulierung der gesamten glatten Muskulatur und der Drüsen

Hälfte des V. Lendenwirbels; alsdann ist es aber zweckmäßig, die linke Peritonealhälfte vom Wundrand aus zuerst sorgfältig von ihrer Unterlage abzuheben, um den linken Rand der Vena iliaca communis dextra und den rechten Ureter deutlich zu erkennen.

[1] Bei den einzelnen Individuen verlaufen die einzelnen Nerven und auch die einzelnen Nervenbündel des Plexus hypogastricus superior in verschiedenster Weise; bald dicht nebeneinander, bald in zwei weit auseinander liegenden Strängen, bald über die ganze Breite des V. Lendenwirbels und des Promontoriums zerstreut, wobei einzelne Nerven oft weitab von der Medianlinie liegen (vgl. Tafel IV, 18 und Abb. 95). Deshalb empfiehlt Segond statt des Längsschnittes im Peritoneum parietale posterius den Querschnitt oder einen Kreuzschnitt. Wir haben uns mit Vorteil des Querschnittes bedient.

[2] Siehe auch Anmerkung 1, oben. Zur Sicherung einer vollständigen Resektion des Plexus hypogastricus superior empfiehlt G. Cotte, unter die gelöste Lamina fibrosa eine Dechampssche Nadel (Aneurysmanadel) zu unterführen und damit die gelöste Lamina kräftig bauchdeckenwärts zu ziehen. Als ein zuverlässiges Kriterium für die Vollständigkeit der Ablösung des Plexus hypogastricus superior wird nun beim Anheben der Lamina am caudalen Ende derselben über dem Promontorium eine Bifurkation der Lamina sichtbar, welche der Teilungsstelle des Plexus hypogastricus superior impar in die beiden Plexus hypogastrici inferiores entspricht (Abb. 93, *5*). Wird beim Anheben der Lamina nur einseitig ihr Verlauf in die Tiefe des Beckens sichtbar, so ist dies ein untrügliches Zeichen dafür, daß auf der Dechampsschen Nadel nur der eine Teil des Plexus hypogastricus superior liegt. Alsdann ist es zweckmäßig, die Restbestände der Lamina fibrosa so lange und so gründlich auf eine zweite Dechampssche Nadel aufzuladen, bis durch deren Anheben die Fortsetzung dieses Teiles der Lamina fibrosa nach der anderen Seite des Beckens deutlich sichtbar wird.

in der Pars gestationis und der Pars copulationis von seiten des sympathischen Abschnittes des vegetativen Nervensystems ausgeschaltet wird. Nun übertreffen solche operative Eingriffe am Menschen alle ähnlichen Tierexperimente, indem sie uns nicht nur Vergleichsergebnisse, sondern in ihre unmittelbaren und späteren Folgeerscheinungen Einblicke geben, die uns die physiologische Bedeutung der sympathischen neuralen Regulierung für den Bau und die Leistungen der Pars gestationis und copulationis beim Menschen beurteilen lassen. Diese morphologisch-physiologischen Ergebnisse sind gleichzeitig die Grundlage für unsere Urteilsbildung über die klinische Berechtigung dieses neuen neurochirurgischen Eingriffes im weiblichen Genitale; und wenn wir diese Berechtigung bejahen, so bilden diese Ergebnisse weiter die Grundlage für die Indikationsstellung zur Resektion des Plexus hypogastricus superior bei der Frau. Wir stellen die Besprechung dieser Ergebnisse deshalb auch an die Spitze des nachfolgenden.

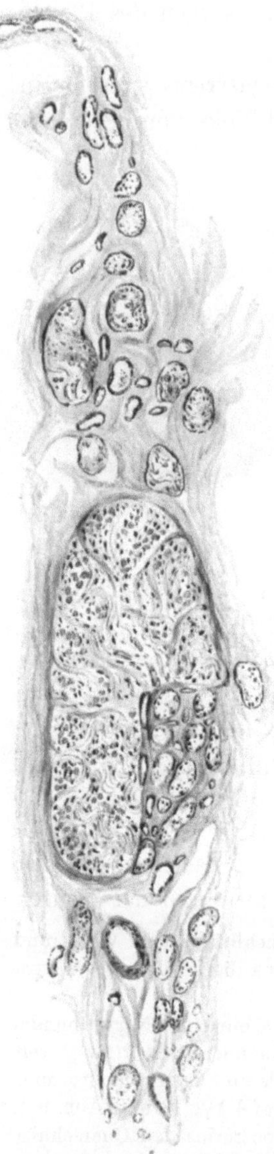

Abb. 95. Querschnitt durch den Plexus hypogastricus superior. Schwache Vergrößerung. Der Plexus besteht aus größeren und kleineren Nervenästen; zum Teil sind sie marklos, zum Teil markhaltig. Hie und da sieht man kleine Gruppen von Ganglienzellen. (Nach Noel.)

1) Die morphologisch-physiologischen Ergebnisse der Resektion des Plexus hypogastricus superior (Resektion des Plexus hypogastricus superior) für Bau und Leistungen der Pars gestationis et copulationis (vgl. S. 249 ff. und S. 256 ff.).

Da die Resektion des Plexus hypogastricus superior die periarterielle Sympathectomia hypogastrica in der Ausschaltung der neural bedingten Kontraktionen der glattmuskeligen Elemente der arteriellen Gefäße im Tubo-utero-vaginalkanal ersetzt und damit eine Verbesserung seiner arteriellen Durchblutung und Ernährung zur Folge hat, so ist leicht ersichtlich, daß unter den Folgeerscheinungen dieser Operation niemals Baustörungen in der Form von Atrophie des Uterus und der Vagina beobachtet wurden. Dies gilt auch für die Patientinnen von G. Cotte, dessen Operationen am weitesten, d. h. nunmehr 10 Jahre, zurückliegen.

G. Cotte ist sogar in der Lage, den günstigen trophischen Einfluß der Ausschaltung sympathicusbedingter Kontraktionen der Uterusarterien auf den An- und Abbau der Mucosa corporis uteri mit einer eigenen Beobachtung zu belegen. Bei einer Pat., die an Polymenorrhöe und Dysmenorrhoea membranacea mit heftigsten Menstrualkoliken litt, die 10 Tage vor Eintritt der Menses ihren Anfang nahmen und bis zum 3. Menstruationstag andauerten, stellten sich nach der Resektion des Plexus hypogastricus superior die Menses regelmäßig ein, die Membrananbildung und Ausstoßung derselben blieb aus und ebenso die prämenstruellen und menstruellen Koliken.

Was nun den Ausfall der neuralen sympathicusbedingten Regulierung der Uteruskontraktionen und dessen Einfluß auf die Leistungen der Muskulatur der Pars gestationis betrifft, so konnte G. Cotte, trotzdem er seit dem Jahre 1924 weit über 100 Resektionen des Plexus hypogastricus superior ausführte, niemals Störungen in der Ausstoßung des Menstrualblutes aus dem Uterus in die Vagina, noch Veränderungen in der Beschaffenheit des Menstrualblutes beobachten.

Von diesen Patientinnen konzipierten im Verlauf der Jahre (seit 1924) zehn Frauen; keine zeigte Störungen in graviditate. Niemals trat eine Tubenschwangerschaft ein und bei allen zehn Frauen verliefen die Geburten ungestört. Auch Grisogno teilt vier Schwangerschaften mit, die nach der Resektion auftraten. Störungen von seiten der motorisch vom Sympathicus versorgten, glattmuskeligen Sphincteren der Blase und des Rectums konnten niemals beobachtet werden.

Alles das zeigt, daß die Ausschaltung der neuralen Regulierung der Muskelleistungen in der Pars gestationis von seiten des sympathischen Abschnittes des vegetativen Nervensystems weder den Transport des befruchteten Eies vom Ovarium zur Tube, noch von der Tube zum Uterus hemmt. Ebensowenig beeinträchtigt diese Ausschaltung die Leistungen der Uterusmuskulatur als Teil des Fruchthalters in graviditate oder die Leistungen dieser Muskulatur als Motor sub partu. Damit sind am Menschen die früheren gleichsinnigen Resultate von Rein an Hündinnen bestätigt. Alle diese Beobachtungen lehren auch, daß durch den Ausfall der sympathicusbedingten neuralen Regulierung die sekretorische Tätigkeit der Cervixdrüsen im Collum uteri und die sekretorische Tätigkeit der Bartholinischen Drüsen in der Vulva nicht beeinträchtigt wird (vgl. S. 301).

Dagegen teilt G. Cotte drei Beobachtungen mit, welche einen Einblick in die physiologische Bedeutung der sympathicusbedingten Regulierung genitaler Sekretionen erlauben. Alle drei Patientinnen litten an leukocytenfreiem, serös-schleimigem Fluor genitalis, der der üblichen Therapie nicht wich (vgl. S. 349). Bei diesen Patientinnen kam der Fluor nach Resektion des Plexus hypogastricus superior zum völligen Stillstand, und bei der dritten, bei welcher der Ausfluß schubweise so reichlich auftrat, daß sie vollkommen durchnäßt wurde, trat nach der Resektion des Plexus eine bedeutende Besserung ein. Allerdings kombinierte G. Cotte bei den drei Patientinnen die Resektion des Plexus mit Teilresektionen der Ovarien, weil sie von zahlreichen atretischen Follikeln durchsetzt waren. Allein wir sehen solche Ovarien so häufig als Nebenbefunde bei Laparotomien, ohne daß sich diese Patientinnen vorher oder nach der Laparotomie über Fluor genitalis beklagen, daß wir weder geneigt sind, den Fluor genitalis der obenerwähnten Patientinnen ätiologisch auf hormonale Einwirkungen von seiten der atretischen Follikel zurückzuführen, noch die Beseitigung des Fluor genitalis dieser Patientinnen der Teilresektion ihrer Ovarien zuzuschreiben.

Wir sehen in den anfallsweise auftretenden Schüben von leukocytenfreiem, serösschleimigem Fluor genitalis Folge- und Begleiterscheinungen gesteigerter sympathicusbedingter Impulse und in letzteren Teilerscheinungen sympathicotonischer Spitzenleistungen, welche die Cervix- und Vaginalschleimhaut treffen. Sie führen zu Hypersekretion der Cervixdrüsen und einer Herabsetzung der Permeabilitätssperre in der Cervix- und Vaginalschleimhaut (vgl. S. 301). Letzteres hat vermehrte Transsudation dieser Schleimhäute zur Folge, wodurch der sonst zähe Cervixschleim dünnflüssig wird. Nach dem, was wir auf S. 298f. gesagt haben, können sich solche Funktionen am caudalen Körperende ebensogut zu bedingten Reflexen ausbauen wie die Sekretionen der Mundschleimdrüsen.

Diese Beobachtungen stützen die Annahme einer neuralen Regulierung der sekretorischen Tätigkeit der Cervixdrüsen und der transsudatorischen Tätigkeit der Cervix- und Vaginalschleimhaut von seiten des sympathischen Abschnittes des vegetativen Nervensystems (vgl. S. 301).

Unter den Folgeerscheinungen der Resektion des Plexus hypogastricus superior finden sich auch Belege für die oben (sub 1, S. 407) erwähnte Annahme einer Beteiligung der ableitenden Nerven aus dem sympathischen Abschnitt des vegetativen Nervensystems im Plexus an der Tonusregulierung der quergestreiften Muskulatur des Abschlußapparates am caudalen Beckenende der Frau (vgl. Tabelle 1, S. 6). Schon die vorzüglichen Resultate, die Babinski und Froment bei der Behandlung spastischer Zustände der Beckenausgangsmuskulatur wie des Afterkrampfes und des Perinealkrampfes durch die Sympathectomia erzielten, deuteten in dieser Richtung. Gestützt darauf erzielte G. Cotte mit der Resektion des Plexus hypogastricus superior stets Erfolge beim Vaginismus und sogar auch einen vollen Erfolg bei einer Patientin, bei der wegen dieses Vaginismus zuvor erfolglos eine Resektion beider Nn. pudendi interni ausgeführt worden war (vgl. S. 395). Auch N. la Gravinese berichtet über eine erfolgreiche Anwendung der Resektion des Plexus hypogastricus superior bei Vaginismus.

Wir haben bei der Besprechung der Pathogenese des Vaginismus (S. 350f.) hervorgehoben, daß eine erhöhte Affektgewinnung aus einem, den Vaginismus auslösenden Sachverhalt, auf dem Wege der Formulierung motorischer Akte der Abwehr, den Tonus des quergestreift-muskeligen Abschlußapparates der Vagina in den Zustand einer gesteigerten Reflexdisposition für die Auslösung bedingter Abwehrreflexe versetzt. Diese gesteigerte Reflexdisposition in der Form eines Pseudospasmus wird durch Impulse des sympathischen Abschnittes des vegetativen Nervensystems ausgelöst, das, wie wir S. 295 auseinandergesetzt haben, automatisch schon an alle Formulierungen, nicht nur an die Durchführungen von Abwehrleistungen aller Art gekoppelt ist.

Es ist deshalb verständlich, daß die Unterbrechung der ableitenden Bahnen des sympathischen Systems durch die Resektion der im Plexus hypogastricus superior liegenden sympathischen Nerven bei Furcht schon die Reflexdisposition an der Muskulatur des Abschlußapparates der Vagina dämpft und damit die Auslösung der bedingten Abwehrreflexe des Vaginismus hemmt.

Durch die Beobachtungen von G. Cotte und La Gravinese wird diese Annahme einer Beteiligung der ableitenden sympathischen Nerven im Plexus hypogastricus superior an der Tonusregulierung der quergestreiften Abschlußmuskulatur der Vagina bestätigt.

Auch die hemmenden Impulse des sympathischen Abschnittes des vegetativen Nervensystems, die auf den Nerven des Plexus hypogastricus superior und deren Ästen zur Dickdarmmuskulatur von der Ileocöcalklappe bis zum Anus gelangen, werden durch die Plexusresektion ausgeschaltet. Gleichzeitig fällt damit auch die Innervation der beiden glattmuskeligen Sphincteren am Eingang und am Ende des Dickdarmes fort.

Michon und Haour und auch wir beobachteten schon in den ersten Stunden des postoperativen Verlaufes nach Plexusresektionen Abgang von Flatus und Stuhl, und nach G. Cotte, sowie nach La Gravinese verschwanden endgültig Obstipationen und Spasmalgien des Dickdarmes.

Weitaus die zahlreichsten physiologischen Erfolge nach Resektionen des Plexus hypogastricus superior liegen in der Form von Bestätigungen unserer oben (sub 3, S. 407) erwähnten Annahme, wonach den im Plexus verlaufenden Nervenbündeln auch zuleitende Nerven des animalen Nervensystems für die Schmerzleitung aus der Pars gestationis und ihrer Umgebung, sowie für die Schmerzleitung aus den tieferen Abschnitten der Pars copulationis, wie beispielsweise des Blasenhalses, beigemischt sind. G. Cotte, Raymond, Ferey, Soler, Bernard und Dan. Theodoresko, Grisogno, Petersen, Binet, Hamant, Michon u. a. und auch wir selber beobachteten vollkommene Schmerzstillung durch die Resektion des Plexus hypogastricus superior bei Hyperästhesien und Algien aus genitaler Ursache. Als Schmerzursachen in der Pars gestationis sind vor allem die rhythmischen Kontraktionen der glatten Uterusmuskulatur zu nennen, wie sie vielfach schon prämenstruell, dann aber namentlich im Beginn der Menses einsetzen und nicht selten bis zum 3. Menstruationstag andauern (vgl. S. 346). Je empfindsamer das Individuum einerseits ist, und je heftiger die Kontraktionen andererseits auftreten, desto mehr werden die Rezeptionen in den Aufnahmeapparaten, wenn sie über die Schmerzleitung zur Hirnrinde gelangen, vom Bewußtsein als unerträglicher Schmerz empfunden und mit den Ausdrücken prämenstruelle bzw. menstruelle Kolik belegt (Menstrualkolik, Dysmenorrhöe).

Nun wissen wir, daß alle Umweltsituationen, welche Gemütsbewegungen auslösen, die das Individuum in Abwehrstellung versetzen, gleichzeitig den sympathischen Abschnitt des vegetativen Nervensystems bis zu Spitzenleistungen anregen. Dazu gehören auch Gemütsbewegungen, wie Furcht und Angst vor den Menstrualkoliken, selbst bei den zu erwartenden nächsten Menses. Infolgedessen gelangen maximal gesteigerte Impulse des sympathischen Systems zur Pars gestationis und steigern die motorisch vom Sympathicus versorgte Uterusmuskulatur bis zu spastischen Zuständen. Nun sei daran erinnert, daß gleichzeitig auch hormonale Impulse von gleichsinniger Wirkung zur Uterusmuskulatur gelangen, und zwar infolge der bei jeder Leistungssteigerung im sympathischen System auftretenden sympathicusbedingten Adrenalinämie. Diese hormonalen adrenalinbedingten Impulse bewirken, wie Cannon am entnervten Herz und andere Forscher an der entnervten Speicheldrüse und Iris gezeigt haben, dieselben Kontraktionssteigerungen der glatten Muskulatur wie die sympathicusbedingten Impulse selbst und verstärken diese (vgl. die sympathico-adrenalen Funktionen, S. 298).

Gestützt auf diese Überlegungen scheint die Annahme berechtigt, daß der Wegfall der Menstruationskoliken nach Resektion des Plexus hypogastricus superior nicht allein der Unterbrechung der neuralen Regulierung durch die ableitenden sympathischen Nerven, die zur Uterusmuskulatur ziehen, zuzuschreiben ist, sondern insbesondere der Unterbrechung der Schmerzleitung der animalen, sensiblen Nerven, die den Nervenbündeln des Plexus hypogastricus superior beigemischt sind.

Aus gleicher Ursache verschwinden nach der Resektion des Plexus hypogastricus superior die quälenden Blasentenesmen und Cystalgien, die im Symptomenkomplex der „irritable bladder“ durch sympathico-adrenalbedingte Spasmen der Blasenhalsmuskulatur ausgelöst werden; ebenso die Spasmen in dem vom Sympathicus versorgten glattmuskeligen Sphincter ani, der Tenesmus alvi und die Rectalgien.

Weiter findet unsere oben (sub 3, S. 407) erwähnte Annahme, daß den Nervenbündeln im Plexus hypogastricus sup. zuleitende Nerven des animalen Nervensystems für die Schmerzleitung beigemischt sind, eine volle Bestätigung in der restlosen Beseitigung der im nachfolgenden beschriebenen intermenstruellen schmerzhaften Sensationen durch die Resektion des Plexus.

Es sind schmerzhafte Sensationen, die bald in der Mitte, bald mehr in der rechten oder linken Hälfte des Hypogastriums ihren Sitz haben und bei allen aktiven Erschütterungen, wie beim Gehen oder bei Leibesübungen, aber auch bei passiven Erschütterungen des Abdomens, wie bei Wagenfahrten, an Heftigkeit zunehmen. Die Patientinnen geben an, diese Schmerzen mit aller Deutlichkeit von den Menstrualkoliken, den Blasentenesmen und Cystalgien, sowie von Bauchgrimmen und von den Tenesmen des Rectums und den Rectalgien unterscheiden zu können. Sie werden als Tag und Nacht andauernde schmerzhafte Sensationen von bald mehr brennendem, bald stechendem Charakter dargestellt; Sensationen, die auch anfallsweise an Heftigkeit zunehmen. Dabei strahlen sie bei den einen in die Lendengegend, bei den anderen ins Gebiet des N. ischiadicus oder des N. obturatorius und des N. pudendus internus, sowie auch in die Gegend des Blasenhalses, des Anus und des Coccyx (Coccygodynia nervosa) aus. Diese schmerzhaften Sensationen sind gelegentlich von sympathico-adrenal bedingten Sekretionsstörungen wie Hypersekretion der Cervixdrüsen und vermehrter Transsudation der Cervix- und Vaginalschleimhaut begleitet. Die Pathogenese dieser schmerzhaften Sensationen haben wir S. 366f. ausführlich besprochen.

Schließlich haben wir oben sub 2 erwähnt, daß durch die Resektion des Plexus hypogastricus superior alle zuleitenden Nerven des sympathischen Abschnittes des vegetativen Nervensystems zum Rückenmark und zum Zwischenhirn unterbrochen und dadurch alle viscero-sensiblen, viscero-motorischen und viscero-visceralen Reflexe ausgeschaltet werden, die durch adäquate Reize im Ovarium und im Tubo-utero-vaginaltractus und seiner Umgebung ausgelöst werden können (vgl. S. 223f.). Solche viscero-viscerale Reflexe gehören in die Gruppe der viscero-visceralen Reflexerscheinungen, wie sie in umgekehrter Richtung E. Kehrer am Uterus decerebrierter Katzen und Kaninchen von verschiedenen extragenitalen Organen und peripheren Nerven aus auslösen konnte. Darüber finden sich unter den, in der Literatur mitgeteilten morphologisch-physiologischen Ergebnissen nach Resektion des Plexus hypogastricus superior beim Menschen nur Andeutungen. So haben beispielsweise G. Cotte und La Gravinese nach der Plexusresektion auch spastische Zustände am Magen (Pyloruskrampf) verschwinden sehen.

Gestützt auf unsere Darlegungen kann die Resektion des Plexus hypogastricus sup. von G. Cotte als ein einfacher, mit keinerlei Nachteilen für den Bau und die Leistungen des weiblichen Genitale behafteter, neurochirurgischer Eingriff bezeichnet werden, der bei richtiger Indikationsstellung die Ursache der Störungen wohl nicht entfernt, aber die Störungen selbst endgültig zu beseitigen vermag.

2) Die Indikationsstellung zur Resektion des Plexus hypogastricus superior.

Es braucht wohl kaum hervorgehoben zu werden, daß die Patientinnen, die sich über Hypersekretionen, Mittelschmerz, Menstrualkoliken, sowie Hyperästhesien und Algien im

Hypogastrium, im Becken, sowie am caudalen Körperende beklagen, und bei denen die Untersuchung eine Schmerzursache von allgemein anerkannt klinischer Bedeutung ergibt, mit dem heute als wissenschaftlich begründeten Verfahren zu behandeln sind.

Allein diese Beschwerden treten auch gar nicht selten auf, ohne daß durch die genaueste bimanuelle rectovaginale Untersuchung Abweichungen in den Genitalen von der Norm, und ohne daß durch eine bakterioskopische Untersuchung der Sekrete bzw. eine Austastung des Cavum uteri und mikroskopische Untersuchung der Mucosa uteri, irgend eine Ursache der Beschwerden nachgewiesen werden könnte. In diesen Fällen kann aber gelegentlich durch eine Revision der Bauchhöhle bzw. der inneren Genitalien die ätiologisch wichtige Veränderung, die der Palpation entgangen war, aufgedeckt und entfernt werden; diese ist deshalb wohl berechtigt.

Viel schwieriger gestaltet sich aber die Wahl der Therapie für jene Patientinnen, bei denen nach erfolgloser Behandlung mit Medikamenten, Hydrotherapie inklusive Badekuren, Diathermie usw. weder die eingehendste gynäkologische Untersuchung noch die Revision der Bauchhöhle irgendwelche Veränderungen zeigt, die als Ursache der Beschwerden beurteilt werden könnten. In dieser Gruppe von Hyperästhesien und Algien, die auch im Intermenstruum auftreten, ist die Resektion des Plexus hypogastricus superior oft das Verfahren der Wahl.

Trotzdem aber G. Cotte mit J. Dechaume in dieser Gruppe, in den resezierten Abschnitten des Plexus hypogastricus superior einiger Patientinnen ohne örtlichen makroskopischen Befund an den Genitalien, später auf mikroskopischem Wege Veränderungen nachweisen konnte, die er als Ursache der Beschwerden ansehen zu dürfen glaubt (vgl. S. 400), und trotzdem er, und mit ihm heute schon zahlreiche andere Gynäkologen und auch wir, über eine stattliche Zahl völliger andauernder Heilungen solcher Patientinnen mit der Plexusresektion verfügen und trotzdem G. Cotte glaubt, daß bei der Erfolglosigkeit aller konservativen Behandlungen, die unausgesetzt gequälten, zur Arbeitslosigkeit und Ruhe gezwungenen Patientinnen, schließlich zur Verzweiflung getrieben, in Melancholie verfallen und Selbstmordversuche planen, so warnt er doch bei allen diesen Patientinnen nun schematisch die Resektion des Plexus hypogastricus superior auszuführen. G. Cotte berücksichtigt in der Indikationsstellung zu seiner Plexusresektion die bekannte Tatsache, daß genau dieselben obengenannten Beschwerden, mit derselben Heftigkeit und Hartnäckigkeit gegenüber allen Behandlungsversuchen, lediglich Folge- und Begleiterscheinungen psychopathischer Zustände, also psychogener Natur sein können (vgl. S. 344 f.). Er empfiehlt deshalb die Patientinnen, bei denen eine genaue gynäkologische Untersuchung keinen Befund erheben läßt, der ihre Beschwerden zu erklären vermöchte, vor der diagnostischen Laparotomie einer psychiatrischen Begutachtung zu unterwerfen, die entscheiden soll, ob sich im Einzelfall der Verdacht erhebt, daß die Beschwerden psychogener Natur sein möchten, und die auch weiter feststellen soll, ob keine psychiatrische Kontraindikation gegen einen chirurgischen Eingriff im allgemeinen vorliegt. Die Wichtigkeit dieser Vorsichtsmaßregel geht schon daraus hervor, daß Michon und Haour und wir selber je einen völligen Versager bei Patientinnen beobachteten, bei denen die Plexusresektion wegen Menstruationskoliken ausgeführt wurde und bei denen sich nachträglich herausstellte, daß es sich um Psychopathen handelte, deren mnemische Empfindungen auch weiterhin andauerten.

Aber unter Berücksichtigung aller dieser Vorbedingungen kann heute, gestützt auf die in der Literatur niedergelegten Mitteilungen, die Resektion des Plexus hypogastricus superior zur Beseitigung aller bisher mit konservierenden Methoden erfolglos behandelten Hyperästhesien und Algien mit Aussicht auf Radikalheilung empfohlen werden. Es sind dies die Menstrualkoliken, die Schmerzen im Hypogastrium und im kleinen Becken ohne nachweisbare Ursache oder als Folge- und Begleiterscheinungen cshrumpfender parametraner Exsudate.

Auch die mit Medikamenten kaum stillbaren Algien infolge carcinomatöser Infiltrate der Parametrien werden, wenn auch nicht vollständig beseitigt, so doch wesentlich vermindert und gemildert. Zur Steigerung der Wirkung empfiehlt Jianu bei diesen Algien aus carcinomatöser Ursache den Plexus hypogastricus und intermesentericus (Plexus aortico-abdominalis) bis auf die Höhe der Aa. renales zu resezieren. G. Cotte hat aber auch ohne diese ausgedehnte Resektion mit der Beschränkung auf den Plexus hypogastricus superior dreimal einen bemerkenswerten Erfolg erzielt. Auch wir haben zwei volle Erfolge mit der einfacheren Resektion des Plexus hypogastricus superior bei carcinomatöser Infiltration beobachtet.

Über die Behandlung hartnäckiger leukocytenfreier serös-schleimiger Ausflüsse durch die Resektion des Plexus hypogastricus sup. finden sich außer den drei oben erwähnten Beobachtungen von G. Cotte keine Mitteilungen in der Literatur. Eigene Erfahrungen besitzen auch wir nicht. Eine Urteilsbildung zum Zwecke einer Indikationsstellung wäre deshalb noch verfrüht. Es darf aber in entsprechenden verzweifelten Fällen, wie oben erwähnt, die Plexusresektion namentlich in Berücksichtigung der Harmlosigkeit des Eingriffes mit einer gewissen Hoffnung auf Erfolg ausgeführt werden.

Dagegen halten wir trotz der Bestätigung einer neuralen Tonusregulierung der quergestreiften Abschlußmuskulatur der Vagina, der Blase und des Darmes und der obenerwähnten Möglichkeit spastische Zustände dieser Muskulatur, wie Blasenschließmuskelkrampf mit Retentio urinae, Vaginismus, Perinealkrampf und Afterkrampf durch Resektion des Plexus hypogastricus sup. bzw. Sympathektomie zu beseitigen, diese Plexusresektionen für kaum je in Frage kommend und über das Ziel hinausschießend. Aufklärende Psychotherapie über die, bei diesen spastischen Zuständen in Frage kommenden Innervationsmechanismen, und zwar in einer für die Patientin verständlichen Weise, hat uns noch immer genügt, um den Vaginismus und die anderen Spasmen mit derselben Sicherheit zu beseitigen wie die sympathicusbedingte Tonussteigerung der Bauchwandmuskulatur zur Abwehr der palpierenden Hand bei Angst, Furcht der Patientin vor den möglichen Unannehmlichkeiten und Schmerzen, die sich bei einer bimanuellen Untersuchung ihrer Beckenorgane einstellen könnten.

c) Die Chordotomie.

(Durchschneidung der Vorderseitenstrangbahnen des Rückenmarks auf der Höhe des oberen Dorsalmarkes.)

In jüngster Zeit haben Spiller und Martin, Beer, Frazier, Leighters, Frazier und Spiller, Peet, P. Wertheimer, sowie Francis C. Grant zur Bekämpfung unerträglicher Schmerzgefühle, die durch inoperable Carcinome der Organe im kleinen Becken und insbesondere der weiblichen Genitalien ausgelöst werden, die partielle Durchtrennung der Vorderseitenstrangbahnen (antero-laterale Säulen) des Rückenmarks (Chordotomie) empfohlen.

α) Anatomische Vorbemerkungen.

Vom Hinterhorn führt der Weg der cerebrospinalen Fortsetzung der Schmerzleitung durch den gekreuzten Vorderseitenstrang (vgl. S. 70). Nach O. Foerster entspringt aus den Ganglienzellen der Hinterhörner eine Bahn, welche die Mittellinie durchkreuzt und im Areal des Vorderseitenstranges der entgegengesetzten Rückenmarkquerschnittshälfte aufwärtszieht. Diese Kreuzung erfolgt nicht unmittelbar in horizontaler Ebene, sondern in schräg aufwärts steigender Richtung. Nach den Erfahrungen O. Foersters kreuzen die aus einem Hinterhornsegment stammenden Fasern im Bereich des nächsthöheren Segmentes; am oberen Pol dieses letzteren ist die Kreuzung bereits vollständig vollzogen.

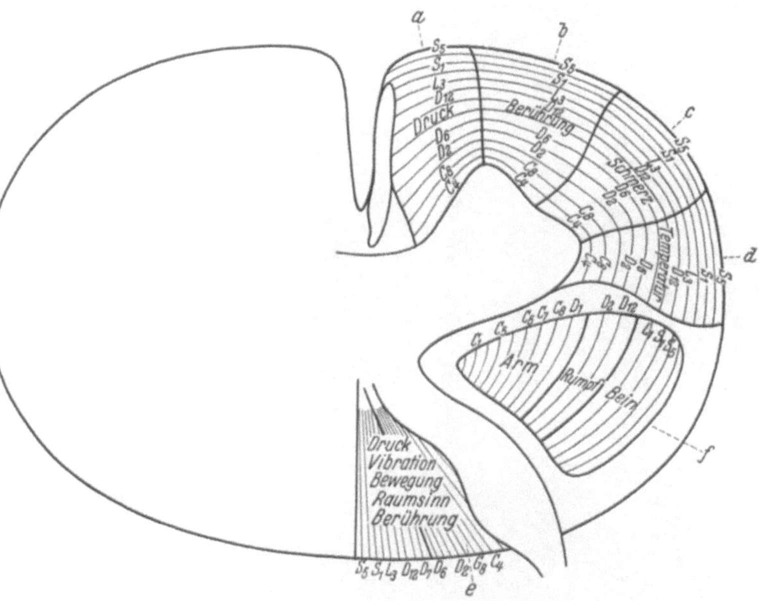

Abb. 96. Schematische Darstellung der funktionellen und somatotopischen Gliederung des Vorderseitenstranges (*a*, *b*, *c*, *d*) und des Hinterstranges (*e*), sowie des Pyramidenseitenstrangareals (*f*). (Nach O. Foerster.)

Im allgemeinen steht den Schmerzgefühlen und der Temperaturempfindung keine andere wesentliche Bahn zur Verfügung. Im Vorderseitenstrang sind deshalb alle Schmerzfasern vereinigt, mögen die Impulse für Schmerzgefühle an der Haut oder in den Tiefensubstraten oder in den Eingeweiden ihren Ursprung nehmen. Durchschneidung des Vorderseitenstranges hebt deshalb fast stets das Schmerzgefühl der Haut, der Tiefensubstrate und der Eingeweide auf. Nach Foerster hat aber die einseitige Durchschneidung nur kontralaterale Analgesie der Haut und der Tiefensubstrate zur Folge. Von den Eingeweiden ziehen aber sensible (afferente) Bahnen für Schmerzgefühle wahrscheinlich im gleichen Maße durch beide Vorderseitenstränge. Die Eingeweidesensibilität erlischt deshalb erst nach beiderseitiger Durchschneidung der Vorderseitenstränge (Spiegel, Spiller und Martin).

Für die Ausführung der Chordotomie ist es wichtig zu wissen, daß im Vorderseitenstrang die Bahnen, welche der Druckempfindung, der Berührungsempfindung, dem Schmerzgefühl und der Kälte- und Wärmeempfindung dienen, nicht wirr durcheinander liegen, Diese Bahnen bewahren auch nach ihrer Kreuzung und ihrem Eintritt in den Vorderseitenstrang daselbst eine gesonderte Lage (vgl. Abb. 96).

β) Technik der Chordotomie. (Nach Francis C. Grant.)

Am Tage vor der Operation werden mit den Patientinnen Übungen im Erkennen und Unterscheiden von Berührungsempfindungen und Schmerzgefühlen an den, vom Schmerz betroffenen Körpergegenden gemacht. — In Lokalanästhesie plus Stickstoffoxydul-Sauerstoff — Allgemeinnarkose werden die hinteren Wirbelbogen des 2., 3. und 4. Dorsalwirbels reseziert, um das Rückenmark freizulegen.

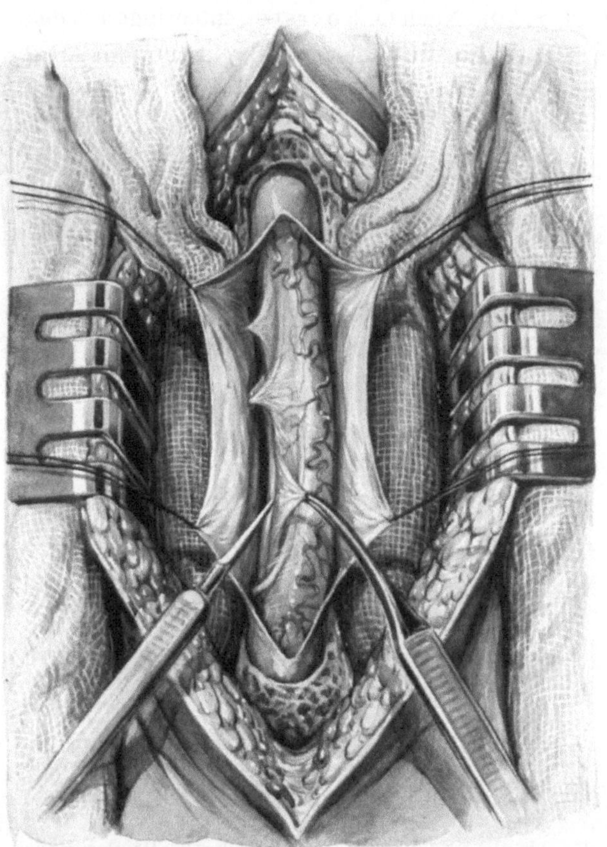

Abb. 97. Die Chordotomie des linksseitigen Vorderseitenstranges. Die Arachnoidea ist gespalten. Das Ligamentum denticulatum ist durchschnitten, und das Rückenmark nach rechts seitlich und hinten rotiert. Die Messerspitze befindet sich in derjenigen Lage, um genau frontal von der Ansatzstelle des dorsalwärts flektierten, abgetrennten Ligamentum denticulatum, in den Vorderseitenstrang des Rückenmarks einzudringen. (Nach Peet.)

Hierauf wird die Dura mater spinalis (harte Rückenmarkhaut) plus Arachnoidea spinalis (Spinnwebehaut) eröffnet, und es werden die vorderen Teile der seitlichen Flächen der noch von der Pia mater spinalis (weiche Rückenmarkhaut) bedeckten Medulla spinalis (Rückenmark) freigelegt. Zur Lokalisation der Stelle, an der der Vorderseitenstrang durchtrennt werden soll, wird mit feinsten Arterienklemmen eine Zacke des Ligamentum denticulatum des Rückenmarks erfaßt und durch Zug am Ligament das Rückenmark in posterolateraler Richtung gezogen (vgl. Abb. 97). Kreuzt an gleicher Stelle eine hintere Wurzel das Operationsfeld, so wird sie ligiert, durchtrennt, und es werden die Stümpfe zur Seite geschoben.

Nun wird die Allgemeinnarkose abgebrochen, die Lokalanästhesie erneuert, und es wird weiter zugewartet, bis die Patientin genügend aus der Narkose erwacht ist, um Schmerzgefühle und Berührungsempfindungen genau voneinander zu unterscheiden. Das Rückenmark wird alsdann durch Zug am Ligamentum denticulatum postero-lateral rotiert (vgl. Abb. 97). Nun ist folgendes wichtig zu wissen: Jedem Hinterhorn entspricht eine besondere, etwa halbkreisförmig das Vorderhorn umziehende Lamelle longitudinal gerichteter Fasern derart, daß die den untersten Rückenmarksegmenten entstammenden Fasern am weitesten exzentrisch, die den obersten Segmenten zugehörigen Fasern am weitesten nach innen liegen (vgl. Abb. 96). Das Gesetz der Exzentrizität der langen Bahnen im Rückenmark erscheint nach Foerster auch im Vorderseitenstrang streng gewahrt, wie im motorischen Pyramidenbahnareal.

Deshalb wird zunächst nur ganz oberflächlich eine quer zur Längsachse des Rückenmarks verlaufende Incision gelegt, die dicht vor der Ansatzstelle des Ligaments am Rückenmark beginnt und nach vorne bis zu der Lippe zieht, welche die Fissura mediana anterior begrenzt (vgl. Abb. 98). Darauf wird sofort eine Anästhesieprüfung an der unteren Extremität vorgenommen, um die schmerztaub gewordenen Felder der Körperoberfläche festzustellen.

Entsprechend den obigen Darlegungen befinden sich diese nach oberflächlichster Durchtrennung des Vorderseitenstranges am Fuß bis zum Fußgelenk. Nun wird die Incision schrittweise vertieft, sowie erneut, etappenweise, die Grenze des schmerztaub gewordenen Feldes festgelegt. Dieses erweitert sich, entsprechend der Vertiefung der Durchschneidung des Vorderstranges, über den Unterschenkel zum Oberschenkel und von da über das Ligamentum Pouparti, die Crista ossis ilei, bis zum Processus ensiformis.

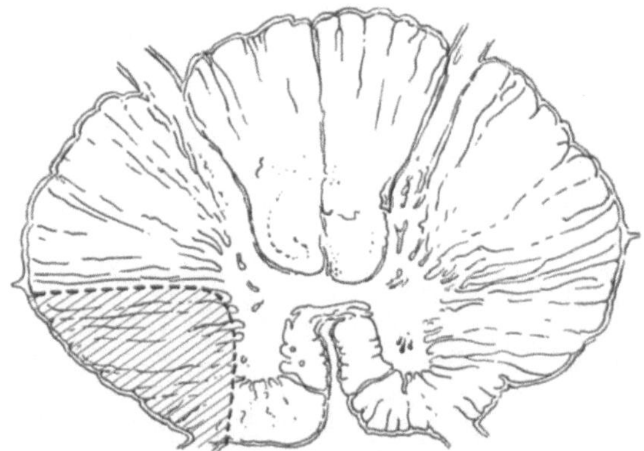

Abb. 98. Querschnitt durch das Rückenmark auf der Höhe des 5. Dorsalsegmentes. Das schraffierte Feld zeigt den Rückenmarkabschnitt, der bei der Chordotomie des Vorderseitenstranges durchschnitten wird. (Nach Peet.)

Sind die Schmerzen, die durch Chordotomie beseitigt werden sollen, auf das Perineum, das Becken und die unteren Extremitäten beschränkt, so ist die Diszision der Vorderstränge nur so lange zu vertiefen, bis die Schmerztaubheit die Crista ossis ilei erreicht hat.

Bei einseitiger Chordotomie wird die Resektion auf der Seite, auf der die Chordotomie ausgeführt werden soll, möglichst ausgiebig gemacht.

Beispiel. L. C., 64 Jahre alt. 1931 Rezidiv nach abdominaler Totalexstirpation wegen Ca. corporis uteri, welche im Jahre 1929 ausgeführt wurde. Ausgedehnte Metastasen im kleinen Becken.

Heftige andauernde Schmerzen in der linken Schenkelbeuge, welche in das linke Bein ausstrahlen. Die Strahlentherapie hat ihre Grenzen erreicht. Pat. bedarf im Tag 3—4 g Morphium, um intermittierend von ihren Schmerzen befreit zu sein.

Im März 1931 rechtsseitige Chordotomie. Von da an vollständige Beseitigung der Schmerzen bis zum Tod der Pat. im August 1931. Vom 10. Tag nach der Operation an brauchte Pat. gar kein Morphium mehr. Zwei Wochen vor dem Tod traten erneut Schmerzen in der andersseitigen, rechten Schenkelbeuge auf.

Die nachfolgende Abbildung zeigt das durch die rechtsseitige Chordotomie für Schmerz-, Wärme- und Kältegefühl taub gewordene Feld der linken Körperhälften. Ungestört blieben Berührungs-, Druck-, Bewegungs- und Lageempfindung (Abb. 99).

Parallel mit der Prüfung der Sensibilität bzw. Schmerztaubheit geht eine Prüfung der Skeletmuskelkraft der unteren Extremität einher, wodurch man sich gegen Durchschneidung motorischer Bahnen schützen kann.

Beidseitige Chordotomien sollten in derselben Sitzung durchgeführt werden bei allen rasch wachsenden, das kleine Becken ausfüllenden inoperablen, malignen Tumoren und dies selbst dann, wenn die heftigen Schmerzen zunächst nur einseitig gefühlt werden; denn vielfach bestehen gleichzeitig doch schon leichte Schmerzgefühle auf der Gegenseite des Körpers, die vorerst durch die heftigen Schmerzgefühle der einen Seite überschattet werden; nach Beseitigung derselben treten vielfach die andersseitigen Beschwerden in den Vordergrund und werden noch durch furchtbetonte Aufmerksamkeit verstärkt.

γ) Die Ergebnisse der Chordotomie.

Die Resultate dieses überaus vorsichtigen Operationsverfahrens von Francis C. Grant sind vorzügliche. In 25 Fällen von Chordotomie zur Beseitigung heftigster Schmerzen als Folgeerscheinungen inoperabler maligner Tumoren im kleinen Becken wurden 21 Patienten von ihren Schmerzen völlig befreit und 4 erheblich gebessert. Funktionelle bzw. Motilitätsstörungen wurden keine beobachtet.

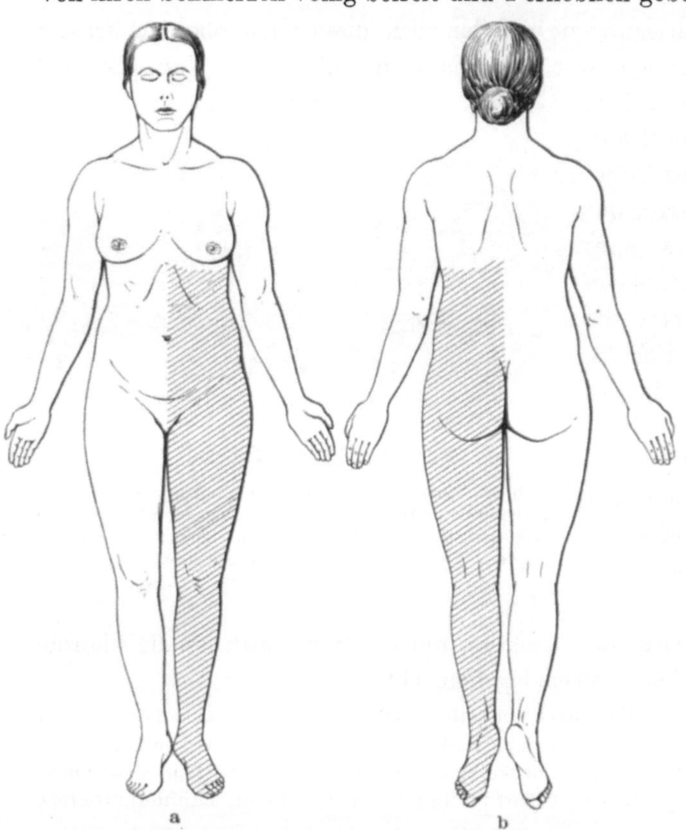

Abb. 99a und b. Linksseitige Thermanästhesie und Analgesie bei erhaltener Sensibilität für Berührungs-, Druck-, Bewegungs- und Lageempfindungen nach rechtsseitiger Chordotomie im 5. Dorsalsegment

Aus dem Gesagten geht hervor, daß die Chordotomie, wenn in dieser sorgfältigen Weise durchgeführt wie oben beschrieben wurde, einen operativen Eingriff darstellt, um Patientinnen, die wegen inoperabler maligner Tumoren im kleinen Becken nur mit höchsten Dosen von Morphium und dazu nur intermittierend schmerzfrei gehalten werden können, mit einem Schlag und andauernd von ihren quälenden, zur Verzweiflung treibenden Schmerzen zu befreien. Dazu ist der Eingriff, wie die Resultate von Grant lehren, harmlos und der postoperative Wundverlauf ein glatter. E. Kenne, Frazier, Beer und Wertheimer sind ebenfalls überzeugte Anhänger der Chordotomie für die palliative Behandlung der Schmerzgefühle bei ausgedehnten malignen Tumoren im kleinen Becken.

Wer die so sorgfältige Technik von Grant nicht übt, sondern beispielsweise a priori den Schnitt im antero-lateralen Abschnitt des Rückenmarks vom Ansatz des Ligamentum denticulatum gleich 3 mm weit nach vorne zieht und etwa 3 mm vertieft, läuft Gefahr, damit motorische Bahnen zu treffen und zu durchschneiden. Dementsprechend geben Ricard und R. Smith, gestützt auf ihre eigenen Erfahrungen wohl zu, daß nach Chordotomie die quälenden Schmerzen verschwinden. Sie beobachteten aber im postoperativen Verlauf nicht selten Retentio urinae, incontinentia alvi, Motilitätsstörungen der Skeletmuskulatur und sogar Schmerzrezidive.

Auch O. Foerster teilt mit, daß er auf Grund seiner Erfahrungen, die er in Fällen machte, die er über eine lange Zeit beobachten konnte, folgendes annehmen müsse. Selbst nach ausgiebiger doppelseitiger Chordotomie stellt sich in den anfänglich analgetischen infraläsionellen Segmentalzonen die Leitung des Schmerzgefühls der Tiefensubstrate und der Eingeweide wieder her, während die Haut im anfänglichen Umfange dauernd analgetisch bleibt. Der Autor zieht daraus den Schluß, daß für die Tiefensubstrate und die Viscera beim Menschen eine zweite Leitung bestehen muß (vgl. S. 74). Außerdem ist für die Indikationsstellung zur Chordotomie zur Beseitigung von unstillbaren Schmerzen in der Anal- und Perinealgegend sowie in der Vulva, der Blase und im Mastdarm wichtig zu wissen, daß trotz doppelseitiger, von geübter Hand (O. Foerster) ausgeführter Operation, die zuleitenden Bahnen und damit die Schmerzgefühle in den caudalsten Segmentalzonen S3—S5 (s. Abb. 27a und 27b, S. 75), sowie die zuleitenden Bahnen von Blase und Rectum erhalten bleiben. Gleiches darf wohl auch für die zwischen Blase und Mastdarm liegenden Abschnitte der Scheide und des Parakolpiums angenommen werden.

Es ist deshalb verständlich, daß Bérard vom Centre anticancéreux in Paris, in dessen Material sich 75% inoperable Carcinome des Collum uteri befinden, der Behandlung mit hohen Morphiumdosen gegenüber der Chordotomie den Vorzug gibt, mit der Begründung, daß das Morphium die Patientinnen auch noch über ihren allgemeinen Zustand hinwegtäusche.

3. Die chemische Unterbrechung der Schmerzleitung der inneren weiblichen Genitalien.

a) Die chemische Unterbrechung der Schmerzleitung im peripheren Fortsatz der afferenten viscero-sensiblen Bahnen.

Die chemische Sympathicus-Ausschaltung. (Sympathico-Diaphterese, Doppler; Sympathectomie chimique, Binet.)

α) Prinzip der Methode.

Seitdem Doppler (1928) als erster über die Technik der chemischen Sympathicusausschaltung an den Aa. ovaricae mittels einer 5%igen Phenollösung und später mit einem Trikresolpräparat über die günstige Wirkung dieses Verfahrens auf Menstruationsanomalien berichtete, haben auch andere Autoren versuchsweise im Gebiet der inneren weiblichen Genitalien die chirurgische Sympathektomie bzw. die Resektion von sympathischen Plexus durch die chemische Sympathicusausschaltung ersetzt. Auch haben Vogt und Bayer die Einflußnahme der Trikresollösung auf die Leitungsfähigkeit der efferenten sympathischen Fasern untersucht. Vogt suchte die Leitungsfähigkeit der sympathischen Fasern, die zu den inneren Genitalien weiblicher Kaninchen ziehen, durch Bestreichen der Aa. uterinae und Aa. ovaricae mit Trikresollösung zu unterbrechen. Nach anfänglicher Kontraktion dieser Arterien setzte eine deutlich verstärkte arterielle Durchblutung der inneren Genitalien ein. Letztere erlaubt die Annahme, daß durch die Einflußnahme der Trikresollösung auf die sympathischen Fasern eine Hemmung ihrer Leitungsfähigkeit einsetzt. Diese Einflußnahme der chemischen Sympathicusausschaltung auf das Stromvolumen in den Aa. uterinae wird bestätigt durch die Ergebnisse experimenteller Untersuchungen von Minamikava auf das Volumen und das Gewicht des Uterus und auf das Follikelwachstum in den Ovarien (vgl. S. 134). Daß durch diese Eingriffe die Fortpflanzung der Versuchstiere in keiner Weise beeinträchtigt wurde, ist leicht verständlich, seitdem wir durch die ausgedehnten Experimente von Cannon wissen, daß selbst die Entfernung beider Grenzstränge die Fortpflanzung der im Laboratorium weiter gehegten Versuchstiere nicht beeinträchtigt (vgl. S. 131).

Bayer untersuchte die Einflußnahme der Trikresollösung auf den cervicalen Sympathicusabschnitt. Jedermann weiß, daß bei faradischer Reizung dieses Sympathicusabschnittes der Blutdruck in der A. carotis derjenigen Körperseite steigt, auf der der Sympathicus faradisch gereizt wird. Alle diesbezüglichen Untersuchungen zeigten nun, daß nach der Bestreichung der sympathischen Fasern mit Trikresollösung die vasoconstrictorische Wirkung der faradischen Sympathicusreizung sehr rasch erheblich vermindert wurde und in einzelnen Fällen sogar verschwand. Im Verlauf von 10—15 Minuten kehrte die vasoconstrictorische Wirkung auf eine erneute faradische Reizung der behandelten Nerven wieder, aber in deutlich abgeschwächter Form, ohne selbst nach Ablauf einer Stunde nach der Trikresolbestreichung die vasoconstrictorische Wirkung vor der Bestreichung des Sympathicus mit Trikresol wieder zu erreichen.

Aus diesen Untersuchungsergebnissen darf geschlossen werden, daß bei Berührung sympathischer Fasern mit Trikresollösung die Leitungsfähigkeit der sympathischen Fasern unterbrochen und auch für längere Zeit gehemmt wird.

Über klinische Erfahrungen mit dem Ersatz der Resektion des Plexus ovaricus, Plexus hypogastricus superior und der Sympathectomia hypogastrica durch die chemische Sympathicusausschaltung berichten G. Cotte, Revolletta, Gravinese und Binet. Gestützt auf ihre Beobachtungen empfehlen die drei letzteren, unter ihnen namentlich Binet, die chemische Sympathicusausschaltung wegen ihrer größeren Einfachheit bei gleichzeitiger Harmlosigkeit gegenüber der chirurgischen Sympathektomie bezw. Resektion des Plexus hypogastricus superior (Résection du nerf présacré von G. Cotte) und der Resektion des Plexus ovaricus (Résection bzw. Enervation de l'ovaire von R. Dupont und Lhermitte). Dies trifft zweifellos in jenen Fällen zu, in denen der Arzt neben der Resektion des Plexus hypogastricus auch beide Plexus ovarici zu resezieren oder eine doppelseitige Sympathectomia hypogastrica (Leriche) auszuführen gedenkt. Liest man die Krankengeschichten, die Binet zur Stütze seiner Empfehlung der chemischen Sympathicusausschaltung mitteilt, so bekommt man den Eindruck, daß die erzielten Erfolge denjenigen der chirurgischen Resektion sympathischer Plexus nicht nachstehen. Die Indikationen zur chemischen Sympathicusausschaltung sind dieselben wie diejenigen zur chirurgischen Sympathektomie bzw. zur Resektion des sympathischen Plexus. Binet will bei der Behandlung von Störungen des menstruellen Zyklus mit der chemischen Sympathicusausschaltung bessere Resultate beobachtet haben als bei der Behandlung mit Hormonpräparaten.

β) Technik der chemischen Sympathicusausschaltung.

Als chemisches Agens empfiehlt Binet, gestützt auf eine ausgedehnte Erfahrung, ebenfalls an Stelle der 5%igen Phenollösung von Doppler, eine 6%ige sterile Lösung von Trikresol, die er in Ampullen zu 30 ccm abfüllen läßt. Über gute Wirkung der Alkoholisation des Sympathicus in anderen Körperabschnitten berichten Nasaroff, sowie Dogliotti und Roasenda.

Binet nimmt an, daß die Trikresollösung, dank der Marklosigkeit[1] der sympathischen Fasern elektiv auf diese Fasern Einfluß nehme, während sie weder das Peritoneum noch

[1] Wir möchten dieser Anschauung nicht rückhaltlos beistimmen. Aus den Krankengeschichten von Binet geht hervor, daß seine Erfolge der Trikresolbehandlung des Plexus hypogastricus zum Zweck

das subperitoneale Gewebe, in welches die sympathischen Fasern eingebettet sind, in irgendeiner Weise schädige. Niemals beobachtete Binet eine wesentliche toxische Wirkung bei seinen Patientinnen. Dagegen erwähnt er bei 3 Frauen im postoperativen Verlauf eine wenige Tage dauernde subikterische Verfärbung der Conjunctiven.

Um eine volle Wirkung zu erzielen, empfiehlt Binet zur chemischen Sympathicusausschaltung im Plexus hypogastricus eine subseröse Injektion von 20,0 ccm in die subseröse Lamina fibrosa des Trigonum interiliacum, und zwar dicht über dem Promontorium. Zur chemischen Sympathicusausschaltung im Plexus ovaricus empfiehlt er eine Injektion von 15,0 ccm in das Mesovarium. Die Prädilektionsstellen für den Einstich der Injektionsnadeln sind aus Abb. 100 ersichtlich. Trotz der scheinbar völligen Harmlosigkeit dieser Injektionen von 6%iger Trikresollösung für den Gesamtorganismus des Menschen ist dem Operateur zu empfehlen, bevor er die Lösung injiziert, sich zu überzeugen, daß die Spitze der Injektionsnadel sich während der Injektion nicht im Lumen einer Vene befindet, denn die intravenöse Injektion der Trikresollösung tötet die Kaninchen.

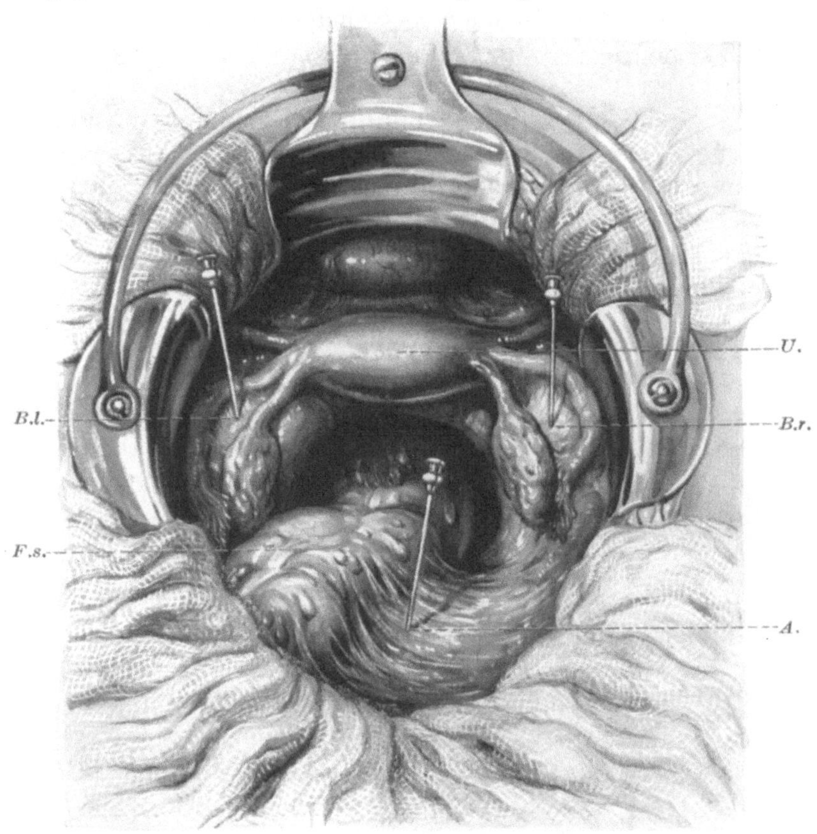

Abb. 100. Chemische Sympathicusausschaltung. (Nach Binet.) Die Injektionsnadeln sind in der Einstichstelle eingezeichnet.
A. Von der Einstichstelle über dem Promontorium wird die Leitfähigkeit des Plexus hypogastricus superior unterbrochen. *B.l.* und *B.r.* von den Einstichstellen zwischen Ovarium und Tube links und rechts wird die Leitfähigkeit der Plexus ovarici unterbrochen. *F.s.* Flexura sigmoidea. *U.* Uterus.

In einzelnen Fällen bediente sich Binet an Stelle der subserösen Trikresolinjektion zur Ausschaltung des Plexus hypogastricus superior der Spaltung der Serosa in der Medianlinie des Trigonum interiliacum und der Freilegung der Lamina fibrosa, in der die sympathischen Fasern verlaufen (vgl. Abb. 93, S. 408, sowie die dort beschriebene Technik der

der Schmerzausschaltung den Erfolgen der Resektion des Plexus hypogastricus (vgl. S. 406) nicht nachstehen. Nun zählen zahlreiche Autoren mit guten Gründen die zuleitenden Nervenfasern in den Kabeln, Stämmen und Ästen des sympathischen Nervensystems, welche Impulse von Schmerzreizen zum Rückenmark leiten, ausschließlich zu den animalen (cerebrospinalen, somatischen) Nerven. Diese sind ummarkt (s. auf S. 31). Es ist deshalb auch die Möglichkeit zuzugeben, daß die 6%ige Trikresollösung die Leitfähigkeit auch ummarkter Nerven schädigt.

Bereitstellung der Lamina fibrosa zur Resektion). Darauf wird das Gewebe der Lamina fibrosa und die Oberfläche der Aa. iliacae, soweit sie das Trigonum interiliacum begrenzen, mit einem mit der 6%igen Trikresollösung getränkten Tupfer während einiger Zeit befeuchtet. Hierauf werden die Serosawundränder wieder durch Naht vereinigt (Modifikation von Desplas).

b) Die chemische Unterbrechung der Schmerzleitung im zentralen Fortsatz der afferenten viscero-sensiblen Bahn. Die paravertebralen Injektionen zur Bekämpfung von Schmerzgefühlen, die durch Schmerzreize in den inneren weiblichen Genitalien ausgelöst werden.

α) Grundlagen der Methode.

Der Bekämpfung von Schmerzgefühlen durch paravertebrale Injektionen liegt die Idee zugrunde, vermittelst paravertebral injizierter Flüssigkeiten die Schmerzleitung der viscero-sensiblen afferenten Fasern innerhalb der Wegstrecke Ramus communicans — Ganglion spinale — hintere Wurzel zu unterbrechen (vgl. Abb. 65, viscero-sensible Leitung, blau punktierte Linie, S. 180).

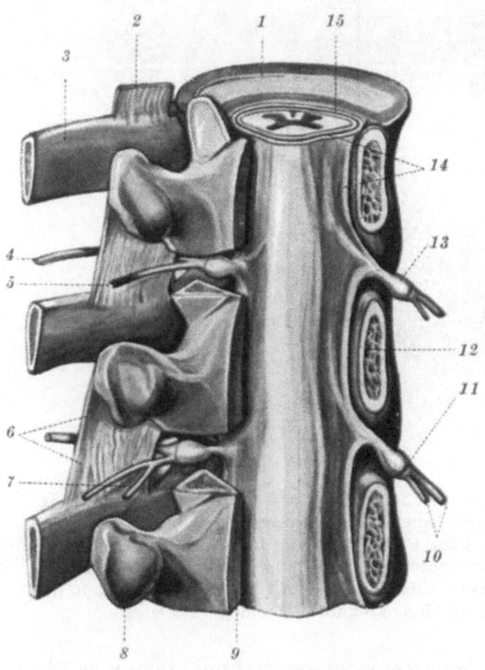

Abb. 101. Dura mater spinalis mit ihren Fortsätzen längs der Nervenwurzeln. von dorsal freigelegt. (Nach Braus.)
1 Corpus vertebrae. 2 Ligamentum costo-transversarium. 3 8. Rippe. 4 Ramus anterior des N. spinalis. 5 Ramus posterior des N. spinalis. 6 Ligamentum costo-transversarium. 7 Ramus posterior-Teilung in den medialen und den lateralen Ast. 8 Processus transversus. 9 Arcus vertebrae (durchsägt). 10 Ramus anterior und posterior des N. spinalis. 11 Anheftungslinie der Dura am Spinalganglion (Ende des Durafortsatzes). 12 Radix arcus vertebrae (durchsägt). 13 Ganglion spinale, Durafortsatz. 14 Dura mater. 15 Arachnoidea (dunkle Linie).

Nun lehren paravertebrale Injektionen mit gefärbten Flüssigkeiten (Widenhorn, Frigyesi, Preiss), auf der Höhe verschiedener Wirbelkörper ausgeführt, daß tatsächlich die Spitze der Injektionsnadel vom Rücken her in das Gebiet der Rami communicantes vorgeschoben werden und daß von hier aus das ganze Gebiet, in dem die Rami communicantes und Spinalganglien bis zur Anheftungslinie der Dura am Spinalganglion liegen, mit Injektionsflüssigkeit überschwemmt werden kann (vgl. Abb. 101). Weiter wurde festgestellt, daß die Injektionsflüssigkeit sich nicht nur auf das paravertebrale Gewebe des als Einstichstelle gewählten Wirbelkörpers beschränkt, sondern sich auf die Seitenflächen und paravertebralen Gebiete von mindestens zwei, meistens von drei Wirbelkörpern verteilt. Gestützt auf die Ergebnisse dieser paravertebralen Injektionen an Leichen muß deshalb die Möglichkeit zugegeben werden, mit paravertebral injizierten Flüssigkeiten auf die Wegstrecke einer oder sogar mehrerer benachbarter viscero-sensibler Schmerzleitungen: Ramus communicans, Ganglion spinale, hintere Wurzel, Einfluß zu nehmen.

In diese Wegstrecke fällt auch der außerhalb der Anheftungslinie der Dura am Spinalganglion liegende Eintritt der animalen, somatosensiblen Nervi spinales in das Ganglion spinale (vgl. Abb. 101). Damit nimmt die Injektionsflüssigkeit auch auf die somato-sensiblen Fasern der Rami anteriores und Rami posteriores dieser Nn. spinales Einfluß und unterbricht in den Rami anteriores jene somato-sensible Schmerzleitung, welche Schmerzimpulse aus dem die visceralen Organe umgebenden Bindegewebe, ihren Ligamenten und Mesenterien sowie deren Haften in der Wandtapete der Muskel-Skeletwand der Bauchhöhle (W. Vogt, Kappis, Lenander) zum Rückenmark leiten. In den Rami anteriores und den Rami posteriores unterbricht die paravertebrale Injektion die Schmerzleitung vom Peritoneum parietale und von der Bauchwand zum Rückenmark.

β) Die Wahl der Einstichstellen für die Paravertebral-Anästhesie der Schmerzleitung der weiblichen Genitalien.

Wenn auch entsprechend obigen experimentellen Ergebnissen an Leichen die paravertebral injizierte Flüssigkeit sich von der Injektionsstelle aus kranial- und caudalwärts in weitem Umfang verbreitet und dadurch bis zu den Rami communicantes und Spinalganglien der benachbarten Spinalnerven vordringt, so darf doch angenommen werden, daß die Einflußnahme auf die, einer Einstichstelle benachbarten Nerven eine zuverlässigere und damit die Unterbrechung der Schmerzleitung eine erfolgreichere sein wird, wenn der größere Teil der Injektionsflüssigkeit an jeder einzelnen Stelle paravertebral eingelagert wird, wo afferente viscero-sensible Fasern liegen, die von einem visceralen Organ zum Rückenmark ziehen.

Nun haben wir auf S. 187 Beobachtungen von O. Foerster an Patientinnen mit Rückenmarkdurchtrennungen mitgeteilt, die lehren, daß aus den Keimdrüsen viscero-sensible afferente Fasern noch in das 10. Marksegment eintreten. Ebenso beobachtete er, daß viscero-sensible Fasern aus dem Uterus wohl oberhalb des 10. Marksegmentes nicht mehr, dagegen noch oberhalb des 12. Dorsalsegmentes in das Rückenmark eintreten.

Zu einer restlosen paravertebralen Ausschaltung der Schmerzleitung, die im Plexus ovaricus bzw. hypogastricus superior zum Rückenmark zieht, müssen sich die Einstichstellen kranialwärts bis auf die Höhe des 10. Dorsalsegmentes erstrecken. Daß Injektionen an tiefer gelegenen Stellen die Schmerzleitung aus den inneren weiblichen Genitalien nur unvollständig unterbrechen; lehren auch die Ergebnisse von Paravertebral-Injektionen vom 12. Dorsal- bis zum 2. Lumbalsegment an Parturientes während der Eröffnungsperiode (Aburel). Dadurch konnten, wie wir auf S. 227 erwähnten, die Schmerzgefühle der Eröffnungswehen nicht bei allen Frauen restlos beseitigt werden. Daß vollends Paravertebral-Injektionen an Einstichstellen auf der Höhe des Lumbalmarkes die Schmerzleitung aus den weiblichen Genitalien nur teilweise unterbrechen, lehren die Mitteilungen von Frigyesi über die Technik seiner Lokalanästhesie bei Bauchoperationen. Frigyesi injiziert die Novocainlösung nur auf die Seitenflächen des 3. Lendenwirbels. Nach Eröffnung der Bauchhöhle bedarf er nun zur Unterbrechung der Schmerzleitung aus den inneren Genitalien noch folgender Zusatzinjektionen: 3,0—5,0 ccm Novocainlösung in den peripheren Teil der Ligamenta rotunda, dieselbe Menge Novocainlösung in das Ligamentum ovarii proprium, in das Ligamentum infundibulo-pelvicum, zwischen die Blätter der Ligamenta lata und schließlich 20—30 ccm Novocainlösung in die Parametrien. Gelegentlich wird es sogar noch notwendig, Novocainlösung in die Ligamenta sacro-uterina zu injizieren. Ähnliches teilt auch Widenhorn mit, der trotz paravertebraler Injektionen auf der Höhe des 12. Brust- und 1. und 2. Lendenwirbels für die Anästhesie von Nieren- und Ureteroperationen, immer noch einer Ergänzung durch eine rhombische, subcutane Umspritzung des Operationsfeldes und einer subcutanen Injektion in der Schnittlinie bedarf.

Nun ist zur Bestimmung der Einstichstellen wichtig zu wissen, daß die Lage der Marksegmente und der zugehörigen Rami communicantes, Spinalganglien und hinteren

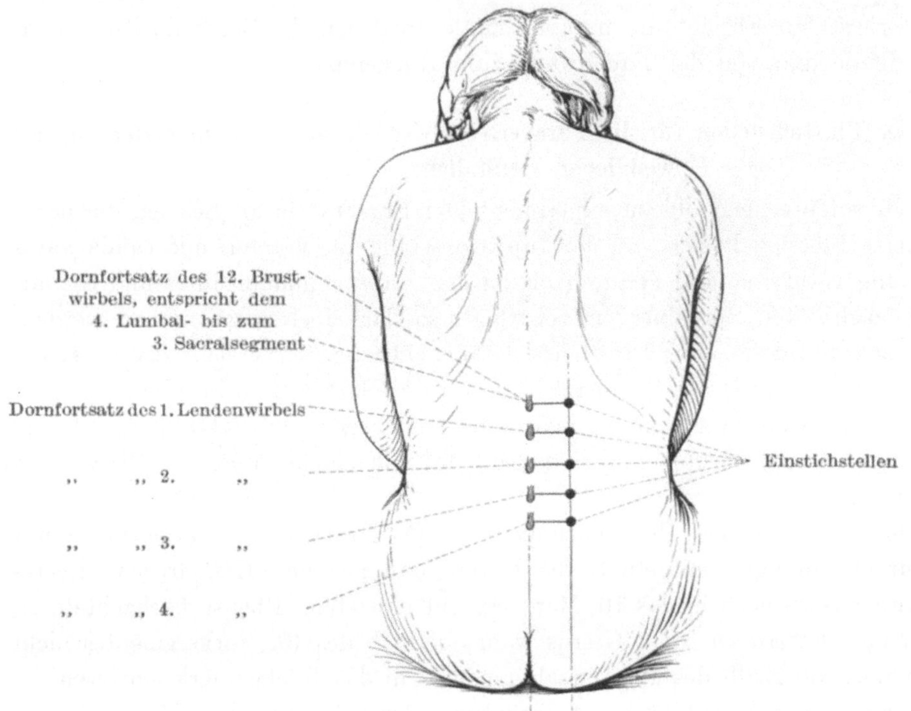

Abb. 102. Einstichstellen für die paravertebrale Anästhesie. (Nach Widenhorn.)

Wurzeln keineswegs der Lage der Dornfortsätze der Wirbelkörper entspricht. Auf S. 185 haben wir gezeigt, daß das 10. Thorakalsegment bzw. die 10. Thorakalwurzel auf der Höhe zwischen dem Dornfortsatz des 7. und 8. Brustwirbels liegt, das 11. Thorakalsegment bzw. die 11. Thorakalwurzel auf der Höhe zwischen dem Dornfortsatz des 8. und 9. Brustwirbels liegt, das 12. Thorakalsegment bzw. die 12. Thorakalwurzel auf der Höhe zwischen dem Dornfortsatz des 9. und 10. Brustwirbels liegt, das 1. Lumbalsegment bzw. die 1. Lumbalwurzel auf der Höhe des Dornfortsatzes des 10. Brustwirbels liegt, das 2. und 3. Lumbalsegment bzw. die 2. und 3. Lumbalwurzel auf der Höhe des Dornfortsatzes des 11. Brustwirbels liegen, das 4. Lumbal- bis und mit das 3. Sacralsegment bzw. die 4. Lumbal- bis und mit der 3. Sacralwurzel auf der Höhe des Dornfortsatzes des 12. Brustwirbels liegen, das Ende des Rückenmarks auf der Höhe des Dornfortsatzes des 1. Lendenwirbels liegt.

Nach obigen Darlegungen müssen deshalb für eine vollständige Ausschaltung der Schmerzleitung von den inneren weiblichen Genitalien zum Rückenmark paravertebrale Injektionen an Einstichstellen vom 8. bis zum 11. Brustwirbel ausgeführt werden.

γ) **Technik der paravertebralen Injektion.** (Nach Widenhorn.)

Vorbereitung. In sitzender Körperhaltung mit nach hinten durchgebogener Wirbelsäule wird der Rücken der Patientin desinfiziert. Hierauf werden die Einstichstellen wie folgt festgestellt und sichtbar erhalten: Von der Vertebra prominens, dem 7. Halswirbel, wird caudalwärts der Processus spinosus desjenigen Wirbelkörpers abgezählt, auf dessen

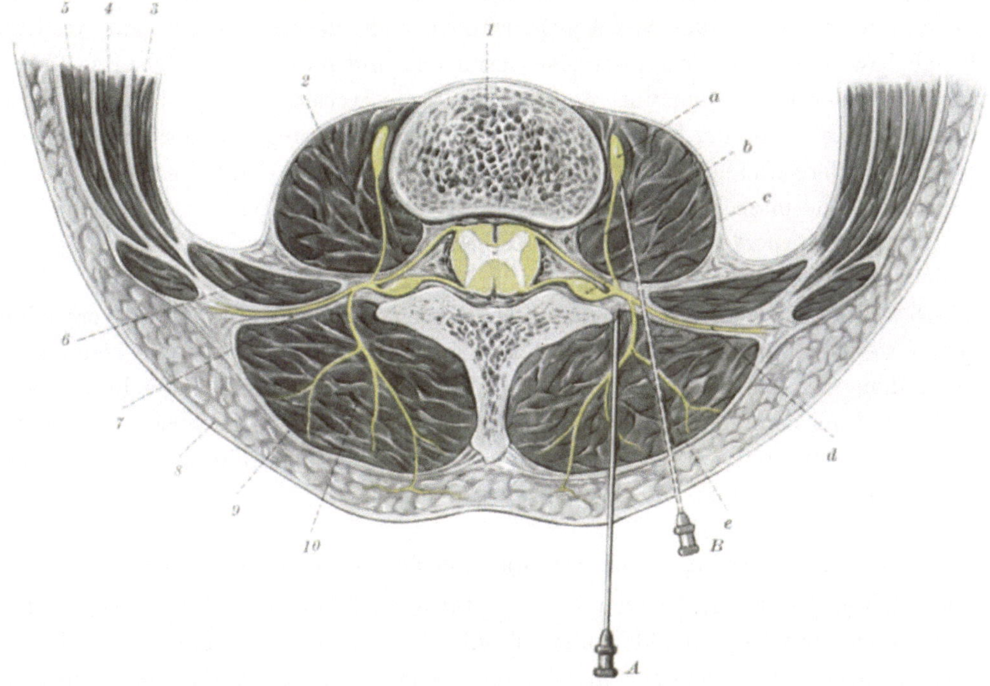

Abb. 103. Querschnitt in der Höhe des 3. Lendenwirbels. Die Abbildung zeigt die Schichten, durch welche die Nadel bei der paravertebralen Injektion hindurchgeht.
A Stellung I der Nadel beim Anstoßen an den knöchernen Widerstand der Rippe oder des Processus transversus des Wirbelbogens; *B* Stellung II der Nadel nach lateraler Verschiebung des äußeren Nadelendes um 20—25° und Vorschieben der Nadel in medialer Richtung um 1,5—3.0 cm gegen den sympathischen Grenzstrang. *1* Wirbelkörper L 3; *2* M. ilio-psoas major; *3* M. transversus abdom.; *4* M. obliquus abdom. intern.; *5* M. obliquus abdom. extern.; *6* M. quadratus lumborum; *7* Lamina profunda der Fascia lumbo-dorsalis; *8* äußere Haut; *9* Lamina superficialis der Fascia lumbo-dorsalis; *10* M. sacro-spinalis. *a* sympathisches Grenzstrangganglion; *b* Ramus communicans; *c* Spinalganglion; *d* Ramus anterior n. lumbalis; *e* Ramus posterior n. lumbalis.

Höhe und an dessen Seitenfläche eine Injektion (sog. paravertebrale Injektion) ausgeführt werden soll. Der so erhaltene Processus spinosus wird mit einem Jodtupfer für die Dauer des Eingriffes sichtbar erhalten. In gleicher Weise werden die Processus spinosi der benachbarten Wirbelkörper festgestellt, bei denen ebenfalls paravertebrale Injektionen vorgenommen werden sollen. Von den Punkten der Processus spinosi wird mit einem Jodtupfer je eine Horizontale auf die Haut derjenigen Rückenhälfte gezogen, auf der die paravertebrale Injektion ausgeführt werden soll (vgl. Abb. 102). Auf die Horizontalen wird nun im Abstand von 4,0 cm von der Mittellinie des Rückens eine Senkrechte gezogen. Die Schnittpunkte der Horizontalen mit der Vertikalen entsprechen den Einstichstellen für die nun auszuführenden paravertebralen Injektionen. Unter 300 paravertebralen Injektionen erwies sich der Abstand von 4,0 cm gegenüber Abständen von 3,0 und 5,0 cm als der beste und zuverlässigste (Widenhorn).

Technik der Injektion. Die erste Injektion wird an der am meisten kranialwärts liegenden Einstichstelle vorgenommen. Dazu bediene man sich einer etwa 12,0 cm langen Nadel, die genau senkrecht zur Körperoberfläche eingestochen wird. Hierauf wird die Nadel langsam durch die Weichteile vorgeschoben, bis man mit der Nadelspitze auf einen starken Widerstand stößt, der stets durch eine Rippe oder den Processus transversus des Wirbelkörpers bedingt ist. Durch Heben und Senken des äußeren Nadelendes und durch vorsichtiges Sondieren mit der Nadelspitze wird die Lage des oberen bzw. unteren Randes der Rippe bzw. des Processus transversus ermittelt und dann die Nadelspitze über den oberen Rand oder unter dem unteren Rand langsam weiter vorgeschoben. Gleichzeitig mit diesem Vorschieben der Nadel wird auch die Nadelrichtung geändert, und zwar derart, daß das äußere Nadelende um etwa 20—25^0 nach der lateralen Seite verschoben wird, wodurch die Nadelspitze beim Vorwärtsschieben in medialer Richtung gegen die Seitenfläche des Wirbelkörpers vordringt (vgl. Abb. 103). Je nach der Dicke der Muskel- und Fettschicht des Rückens der Patientin muß die Nadelspitze in der neuen medialen Richtung um 1,5—3,0 cm über den ermittelten Rand der Rippe bzw. des Processus transversus hinaus geschoben werden, um in jenes Gebiet vorzudringen, in dem sich Ramus communicans, Spinalganglion und hintere Wurzel befinden. Die oben erwähnten Versuche an Leichen lehrten, daß Rami communicantes, Spinalganglien usw. in gleicher Weise mit Injektionsflüssigkeit überschwemmt werden, mag man die Nadelspitze über oder unter dem Processus transversus bzw. der Rippe vorschieben.

δ) Die Sicherungen vor der Injektion der Blockierungsflüssigkeit.

Als Zeichen, daß die Nadelspitze sich tatsächlich im Gebiet der obenerwähnten, paravertebralen nervösen Gebilde befindet, gibt Widenhorn an, daß die Patientinnen in typischer Weise einen schußartigen Schmerz gegen Bauch, Gesäß, Becken und Oberschenkel fühlen. Er empfiehlt deshalb die Patientin vor dem Einführen der Nadel auf dieses Ortszeichen aufmerksam zu machen und sie aufzufordern, dieses Zeichen zu melden, sobald sie beim Verschieben der Nadel einen kurzen „schußartigen Schmerz“ fühle, der etwa ähnlich dem Schmerz beim Anschlagen des Ellenbogens und dem darauffolgenden Sausen im kleinen Finger gefühlt wird. Es braucht wohl kaum noch hervorgehoben zu werden, daß dieses Zeichen nur dann auftritt, wenn nicht gleichzeitig mit dem Vorschieben der Nadel Novocainlösung in continuo injiziert wird.

Eine weitere Sicherungsmaßnahme besteht darin, daß nach Einführung der Nadel und vor Beginn der Injektion mit einer leeren Spritze eine Kontrollaspiration vorgenommen wird, um sich zu überzeugen, daß die Nadelspitze weder ein Blutgefäß (Vasa intercostalia) noch den Duralsack angestochen hat. Im ersten Fall wird Blut, im zweiten Liquor cerebrospinalis aspiriert. In beiden Fällen ist die Paravertebralanästhesie auf spätere Tage zu verschieben.

ε) Die Injektionsflüssigkeiten.

Erst nach erfolgreicher Sicherung werden nun langsam 10,0 ccm einer 1%igen Novocain-Adrenalinlösung injiziert, die sich im lockeren Gewebe, in dem die nervösen Elemente eingebettet sind, von der Injektionsstelle aus wie oben beschrieben, verbreitet.

Die Novocain-Adrenalinlösung wird folgendermaßen hergestellt: Mit 100,0 ccm einer 1%igen Novocainlösung werden 16 Tropfen einer Adrenalinlösung 1/1000 gemischt.

Dasselbe wird an den caudalwärts folgenden Einstichstellen wiederholt. Zur Erzielung von Dauerwirkungen verwendet Trias nur kleine Injektionsmengen (4—5 ccm) 80—90%igen Alkohol oder ebensoviel 5%ige Triphenollösung. Bleibt die Wirkung aus, so steht einer Wiederholung nichts im Wege, ebensowenig beim Auftreten von Rezidiven.

ζ) Die therapeutische Bedeutung der paravertebralen Injektionen als Verfahren zur Ausschaltung von Schmerzgefühlen, die von visceralen Organen ausgehen.

Die Idee einer chemischen Unterbrechung der Schmerzleitung in der Nähe ihres Eintrittes in das Foramen intervertebrale und außerhalb der Anheftungslinie der Dura am Spinalganglion zum Zweck der Schmerzausschaltung stammt von Sellheim. Dagegen waren seine Anästhesieverfahren keineswegs gegen die viscero-sensible Schmerzleitung im Ramus communicans gerichtet, sondern gegen die außerhalb der Anheftungslinie der Dura liegende Wegstrecke der somato-sensiblen Schmerzleitung für die Bauchdecken und die Serosa parietalis (Rami anteriores und posteriores der Nn. spinales, thoracales und lumbales). Dies zur Anästhesie der Bauchdecken bei gynäkologischen Operationen. Laewen nahm die Sellheimsche Idee auf (1911) zur Anästhesie des Operationsgebietes bei Nierenoperationen und belegte das Verfahren mit dem Ausdruck „paravertebrale Anästhesie". Als therapeutisches Verfahren zur Ausschaltung visceral bedingter Schmerzgefühle wurden paravertebrale Injektionen zuerst von Mandl und Brun, dann von Widenhorn, Trias, Danielopolu u. a. ausgeführt mit dem Erfolg, daß nach Injektion von 10,0 ccm einer Novocainlösung Gallensteinkoliken und Nierenkoliken verschwanden.

Auf gynäkologischem Gebiet suchte Halban mit seinem Schüler Porges Schmerzgefühle, die durch akute Adnexitiden und Parametritiden sowie Schmerzgefühle, die durch Kontraktionen des Corpus uteri non gravidi (Menstrualkoliken) ausgelöst wurden, mit paravertebralen Injektionen zu beseitigen. Dabei begnügte sich Halban vielfach mit einer einzigen Injektionsstelle auf der Höhe des 3. Lumbalsegmentes. Die Resultate Halbans bedürfen einer kritischen Besprechung, um die therapeutische Bedeutung der paravertebralen Injektionen richtig zu bewerten.

Bei 27 Patientinnen mit akuten Adnexitiden verschwanden die Schmerzgefühle unmittelbar im Anschluß an die Injektionen; die Schmerzlosigkeit hielt 20 Stunden an und hielt bei 16 Patientinnen dauernd an.

Dieses sofortige Verschwinden der Schmerzgefühle nach Injektion an einer einzigen Einstichstelle ist gut verständlich, wenn man bedenkt, daß, wie oben hervorgehoben wurde, an der Einstichstelle für das 3. Lumbalsegment auch die zum 4. und 5. Lumbalsegment ziehenden afferenten Fasern mit Injektionsflüssigkeit überschwemmt werden. Weiter ist zu bedenken, daß dank der weitgehenden Verteilung der injizierten Flüssigkeiten die Novocainlösung über die Einstichstelle für das 3. Lumbalsegment auf der Höhe des 12. Brustwirbels noch bis zum 10. Brustwirbel aufsteigt und auf diesem Weg auch auf die afferenten Fasern Einfluß nimmt, die zum 1. und 2. Lumbal- und zum 12. Thorakalsegment ziehen.

Was die 16 Patientinnen betrifft, bei denen die Schmerzgefühle nach einer einzigen Injektion ausblieben, so dürfen dieselben nicht allzu hoch bewertet werden. Jedermann weiß, wie flüchtig oft Schmerzgefühle sind, die von Erkrankungen der Adnexe ausgehen und wie rasch dieselben oft verschwinden, ohne jegliche Behandlung als Bettruhe, und zwar ohne daß gleichzeitig durch die bimanuelle Untersuchung eine Änderung des örtlichen Befundes nachgewiesen werden könnte.

Was die Erfolge der paravertebralen Injektionen bei den 20 Frauen, die an Menstrualkoliken litten, betrifft, so waren dieselben derart verschieden, daß Halban und sein Schüler Porges ihre therapeutische Bedeutung nur gering einschätzten.

Auch diese ungenügenden Resultate paravertebraler Injektionen von der einzigen Einstichstelle für das 3. Lumbalsegment aus sind gut verständlich, wenn man einerseits bedenkt, daß nach O. Foerster noch Menstrualkoliken auftreten können, wenn das Rückenmark auf der Höhe des 12. Thorakalsegmentes durchtrennt ist, woraus hervorgeht, daß Fasern der visceralen Schmerzleitung aus dem Uterus noch in das 11. und vielleicht in das 10. Thorakalsegment eintreten. Anderseits steigt die Injektionsflüssigkeit von der Einstichstelle für das 3. Lumbalsegment nur bis zum 12. Thorakalsegment auf (s. oben).

Eine regelmäßig erfolgreiche Behandlung der Menstrualkoliken ist demnach nur von paravertebralen Injektionen zu erwarten, die in einer ununterbrochenen Reihe von Einstichstellen von der Höhe des 8. bzw. 9. Brustwirbels bis zum 12. Brustwirbel ausgeführt werden und die Schmerzleitung aller vom Uterus zum Rückenmark ziehenden viscerosensiblen Fasern unterbrechen.

Als völlig ungenügend erwies sich die schmerzstillende Wirkung der paravertebralen Injektionen an der Einstichstelle für das 3. Lumbalsegment bei den Patientinnen mit Parametritiden. Wohl erwähnt Porges, daß bei diesen Patientinnen eine weitere Injektion an der Einstichstelle für das 4. Lumbalsegment ausgeführt wurde. Allein wir haben oben gezeigt, daß die Einstichstelle für das 3. Lumbalsegment auch gleichzeitig Einstichstelle für das 4. und 5. Lumbalsegment ist. Alle 3 Lumbalsegmente liegen auf der Höhe des 12. Brustdornfortsatzes. Wenn also Porges unterhalb des 12. Brustdornfortsatzes die nächstfolgende Einstichstelle benützte, so umspülte er mit der Injektionsflüssigkeit nicht das 4. Lumbal-, sondern das 2. und 3. Sacralsegment, in welche keine Schmerzfasern aus den Parametrien eindringen.

Es ist deshalb leicht verständlich, daß von den Einstichstellen für das 3., 4. und 5. Lumbal- und das 2. und 3. Sacralsegment Schmerzgefühle, die vom Bindegewebe in den kranialen Abschnitten der Umgebung des Uterus, seiner Ligamente und deren Haften an der Skelet-Muskelwand ausgehen, nicht vollkommen ausgeschaltet werden können. Das lehrt auch die Beobachtung von Sellheim, der nach Unterbrechung der Schmerzleitung, die in das 12. Brust- und 1. Lumbalsegment eintritt, eine vollkommene Anästhesie der Bauchwand in der Umgebung des Canalis inguinalis erzielte (N. ileo-hypogastricus und N. ileoinguinalis), während dagegen Zerren am Eileiter Schmerzgefühle auslöste.

Aus diesen Überlegungen geht hervor, daß die ungenügenden therapeutischen Resultate paravertebraler Injektionen bei Parametritiden ebenfalls auf die Benützung nur einer einzigen bzw. zweier Injektionsstellen zurückzuführen sind. Diese ungenügenden Resultate entsprechen auch durchaus den schon obenerwähnten ungenügenden Anästhesieresultaten, die Frigyesi bei ausschließlicher Benützung des 3. Lumbalwirbels als Einstichstelle beobachtete. Sogar die Anästhesie der Nierengegend erwies sich immer noch als ungenügend, obschon Widenhorn paravertebrale Injektionen an drei Einstichstellen ausführte. Beide Autoren bedurften zur schmerzfreien Durchführung gynäkologischer bzw. Nierenoperationen noch einer ausgedehnten subserösen bzw. subcutanen Zusatzanästhesie (s. oben). Dadurch erklärt sich auch die Forderung mehrerer Chirurgen nach einer größeren Zahl von Einstichstellen zur Erzielung einer völligen Schmerzlosigkeit für die Durchführung operativer Eingriffe in der Nierengegend. Es hält beispielsweise Kappis paravertebrale Injektionen an Einstichstellen von D 7—L 1 und v. Huetten an Einstichstellen von D 6—L 2 für notwendig.

In gleicher Weise kann auch eine restlose therapeutische Ausschaltung von Schmerzgefühlen, die von den inneren weiblichen Genitalien ausgehen, nur von einer paravertebralen Anästhesie erwartet werden, welche die Schmerzleitung vom 10. Thorakalsegment bis zum 2. Lumbalsegment zuverlässig unterbricht. Dies ist nur durch Injektionen möglich, die in ununterbrochener Reihe an Einstichstellen vom 8. bis zum 11. Brustdornfortsatz ausgeführt werden. Nun wird wohl jedermann zugeben, daß das Verfahren der therapeutischen paravertebralen Injektionen für eine erfolgreiche Unterbrechung der Schmerzleitung von den inneren weiblichen Genitalien und dem Bindegewebe ihrer Umgebung, ihrer Ligamente und deren Haften an der Skelet-Muskelwand der Bauchhöhle ein umständliches Anästhesieverfahren darstellt. Halban hebt auch hervor, daß es dazu einer speziellen Ausbildung bedarf. Schließlich werden bei zahlreichen Einstichstellen auch große Anforderungen an die Tapferkeit der Patientinnen gestellt.

Alles das mag wohl der Grund gewesen sein, weshalb Halban und Trias die paravertebralen Injektionen als therapeutisches Verfahren verließen und als Ort zur therapeutischen Unterbrechung der Schmerzleitung die peripheren Fortsätze der somato-sensiblen Nerven im Gebiet der hyperalgetischen Zonen der Bauchwand als Angriffspunkte wählten (vgl. S. 183ff.).

c) Die chemische Unterbrechung der Schmerzleitung im Gebiet der receptorischen Apparate hyperalgetischer Zonen.

Die subcutane Anästhesie der hyperalgetischen Zonen.

Schon im Jahre 1924 machte Lemaire in der Académie de Médecine in Brüssel zwei Mitteilungen über Beobachtungen, die zeigten, daß durch subcutane — also oberflächliche — Novocaininjektionen visceral bedingte Schmerzgefühle in hyperalgetischen Zonen beseitigt werden können.

Die Ergebnisse seiner weiteren Beobachtungen ließen feststellen (1928), daß die selben Novocainlösungen dagegen keinen Einfluß auf Schmerzgefühle nehmen, die vom retroperitonealen Bindegewebe der Umgebung visceraler Organe, ihrer Ligamente und Mesenterien, sowie von der Muskulatur und dem subcutanen Bindegewebe selbst ausgehen. Lemaire gibt dafür die Erklärung, der auch wir beistimmen, daß diese Schmerzgefühle von receptorischen Apparaten afferenter somato-sensibler Bahnen (système nerveux de relation) ausgehen.

Auf S. 217ff. haben wir gezeigt, daß für die inneren weiblichen Genitalien in erster Linie der Dehnungszuwachs und seine Auswirkung auf die receptorischen Apparate innerhalb der Wand der einzelnen Abschnitte des Genitale die adäquate Reizqualität darstellt, die Schmerzimpulse auslöst. Auf S. 183f. haben wir gezeigt, daß diese Schmerzimpulse auf viscero-sensiblen Bahnen zum Ganglion spinale und zu den Hinterhornsegmenten geleitet werden. Wir haben alsdann weiter die verschiedenen Theorien der Pathogenese hyperalgetischer Zonen besprochen und verweisen hier, um Wiederholungen zu vermeiden, auf S. 187f.

Unter der Voraussetzung der Richtigkeit von Theorie 2, S. 190 oder 3, S. 192, sind Angriffspunkte der subcutanen Novocainlösungen im Gebiet hyperalgetischer Zonen die receptorischen Apparate der somato-sensiblen afferenten Nerven der Zonengebiete selbst, jener Nerven, welche Schmerzimpulse, die in den Zonengebieten ausgelöst werden, über das Ganglion spinale zum Rückenmark leiten. Durch Unterbrechung der Tätigkeit dieser receptorischen Apparate mit Novocainlösung bleiben ihre Erregungen, die Auslösung von Schmerzimpulsen und damit die Schmerzgefühle in den Zonengebieten aus.

Vergleicht man den Angriffspunkt der subcutanen Novocainlösungen im Gebiet der hyperalgetischen Zonen mit dem Angriffspunkt der Novocainlösung bei den paravertebralen Injektionen, so ist leicht ersichtlich, daß dadurch diese beiden Schmerzleitungen, die viscero-sensible aus den visceralen Organen selbst und die somato-sensible Leitung aus ihren Ligamenten und Mesenterien und deren Haften unterbrochen werden. Demgegenüber wird durch die subcutane Injektion in den hyperalgetischen Zonen in gleicher Weise, wie bei der Ausschaltung der Schmerzbahnen im Plexus ovaricus und im Plexus hypogastricus superior (vgl. S. 399 u. 406), ausschließlich die viscero-sensible Bahn unterbrochen. Als therapeutisches Verfahren haben Roch und Frommel schon im Jahre 1927 die subcutanen Novocaininjektionen im Gebiet der hyperalgetischen Zonen empfohlen, und im Jahre 1928 teilt Halban mit, daß er die paravertebralen Injektionen zugunsten der subcutanen Injektionen verlassen habe.

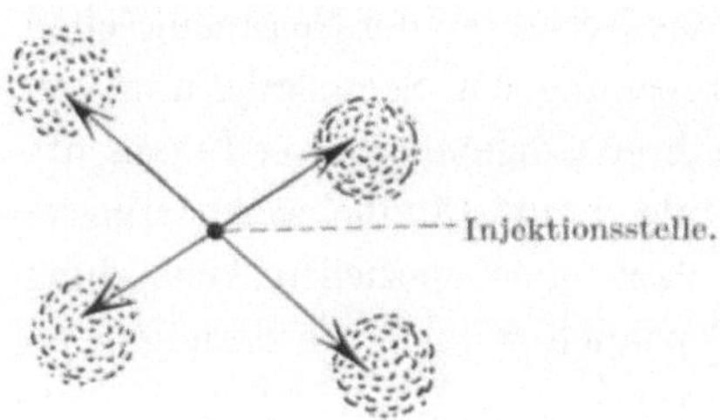

Abb. 104. Injektionsschema bei subcutaner Umspritzung. (Nach Halban.)

Roch übte die Technik von Lemaire. Nach Begrenzung der hyperalgetischen Zone mit einem Farbstift wird eine lange Injektionsnadel durch die Haut innerhalb der Begrenzung eingestochen und im subcutanen Gewebe bis zu den Farbstiftgrenzen vorgeschoben. Alsdann erfolgt die Injektion einer Menge Novocainlösung, welche die Haut über der Injektionsstelle sichtbar vorwölbt (bourrelet sous-cutané). Schrittweise wird nun die Nadel immer mehr zurückgezogen, ihre Spitze nach allen Richtungen verschoben und jedesmal Novocainlösung injiziert, bis das subcutane Gewebe innerhalb des begrenzten Gebietes mit Novocainlösung imbibiert ist.

Zur Feststellung der Grenzen einer hyperalgetischen Zone empfiehlt Halban folgendes Hilfsmittel: In der Gegend einer hyperalgetischen Zone üben die Finger des Arztes bei der liegenden Frau einen leichten Druck auf die Bauchhaut aus. Alsdann wird die Frau aufgefordert, sich rasch aufzusetzen. Dabei wird durch die Kontraktion der Bauchmuskeln der Druck der Finger sehr schmerzhaft empfunden, soweit das Gebiet der hyperalgetischen Zone reicht. Außerhalb der Zone fehlt diese Schmerzhaftigkeit und erlaubt dadurch, die Zone zu begrenzen. Meist sind diese Zonen etwa handtellergroß und stellen ungefähr einen Rhombus dar.

Auch die Anästhesie der Zone Halbans unterscheidet sich von der Lemaires. Nach Feststellung der Grenzen einer hyperalgetischen Zone wird dieselbe mit einer 0,2%igen Tutocainlösung umspritzt. Hierauf wird eine lange Injektionsnadel im Zentrum der Zone eingestochen und von dort aus nach außen bis etwa 1—2 cm außerhalb des hyperalgetischen Gebietes ins subcutane Gewebe knapp oberhalb der Fascie vorgeschoben. Auf diese Weise wird an vier den Ecken eines Rhombus entsprechenden Stellen ein Cocaindepot von je 5 ccm angelegt (vgl. Abb. 104). Der ganze Vorgang wird als fast ganz schmerzlos bezeichnet, während die Lemairesche Applikationsart den Nachteil der größeren Schmerzhaftigkeit hat und sich wesentlich komplizierter gestaltet. Roch, Frommel und Lichtwitz berichten über gute Erfolge mit der Lemaireschen Technik. Über das Halbansche Verfahren mit der subcutanen Umspritzung berichtet Kriss, gestützt auf 200 Beobachtungen. Dabei handelte es sich palpatorisch um 140, meist ältere chronische Adnexerkrankungen ohne Fieber, aber mit sehr starken, oft unstillbaren Schmerzen. Bei 60 Frauen fehlte ein pathologischer Genitalbefund. Von den 200 behandelten Patientinnen verschwanden bei 162 nach einmaliger Injektion die Schmerzen dauernd oder sie wurden soweit gebessert, daß die Frauen beschwerdefrei ihrer Beschäftigung nachgehen konnten. Bei 30 Patientinnen dagegen blieb ein Erfolg aus. Diese Versager fanden sich hauptsächlich in der Gruppe der akuten Fälle. Dies ist gut verständlich, wenn man bedenkt, daß bei akuten Fällen vielfach das Bindegewebe in der unmittelbaren Umgebung der visceralen Organe, sowie das subseröse Bindegewebe der Ligamente und Mesenterien mehr oder weniger miterkrankt ist. Dieses Bindegewebe ist aber mit einer somato-sensiblen Schmerzleitung versorgt (vgl. S. 235), die keinen Anteil an der ausschließlich viscero-sensiblen Pathogenese der hyperalgetischen Zonen hat.

d) Die chemische Teilausschaltung von Schmerzleitungsfasern in den hinteren Wurzeln des Rückenmarks.

Die subarachnoidealen Alkoholinjektionen (nach Dogliotti).

Dogliotti gab im Dezember 1930 seine neue Methode der Schmerzchirurgie an, die sich auf die Lehre von Mueller und Goldscheider stützt. Grundprinzipien derselben sind folgende:

Impulse von Schmerzreizen (algogene Reize) lösen erst dann Schmerzgefühle aus, wenn die Impulse dank ihrer Intensität die Schwelle der afferenten Endstätten im Cortex erreichen.

Schon die einfache numerische Einschränkung der sensiblen peripherischen Fasern genügt oft, damit nicht mehr genügend Endstätten im Cortex erregt werden, um Schmerzgefühle auszulösen. Um eine Neuralgie zu beseitigen, ist es deshalb nicht notwendig, daß alle sensiblen Neuronen ausgeschaltet werden. Es genügt eine partielle Ausschaltung. Die Methode, die von Dogliotti angegeben wurde, bezweckt, die Zahl der peripheren sensiblen Fasern der nervösen Bahnen der hinteren Wurzeln zu vermindern und will die sensiblen Fasern in ihrem subarachnoidealen Verlauf, d. h. in der Strecke zwischen dem Eintritt in die Dura mater und dem Eintritt ins Rückenmark treffen.

Als Mittel nimmt Dogliotti absoluten Alkohol, weil die Einwirkung des Alkohols auf die Nervenbahnen keine sekundäre toxische Einwirkung zeigt und bei seinem leichteren spezifischen Gewicht als demjenigen des Liquors rasch diffundiert.

Technik der subarachnoidealen Injektion (nach Dogliotti).

In sitzender Stellung, mit starker Flexion der Wirbelsäule wird die Lumbalpunktion ausgeführt. Die Höhe des intervertebralen Spatiums wird je nach dem Sitz des Schmerzes ausgewählt. Über die Beziehungen der hinteren Wurzeln und der Marksegmente zu den

Dornfortsätzen der Wirbelkörper, s. auf S. 185 sowie S. 426. Nachdem man die Nadel eingeführt hat, legt sich die Kranke auf die gesunde Seite, d. h. die mit Neuralgie erkrankte Seite bleibt nach oben. Nun wird tropfenweise absoluter Alkohol injiziert. In dieser Weise verbreitet sich der Alkohol innerhalb des Arachnoidealraumes und gelangt auch zu den oberhalb der Injektionsstelle liegenden hinteren Wurzeln. Indem man die Neigung der Kranken gegenüber der horizontalen Ebene mehr oder weniger verschiebt, kann man die Höhe der Alkoholwirkung regulieren. Dadurch, daß man die Kranke etwas mehr ventral liegen läßt, werden hauptsächlich die hinteren Wurzeln vom Alkohol umspült, ohne die vorderen Wurzeln gleichzeitig zu schädigen. Die injizierten Alkoholmengen variieren zwischen 0,2—0,8 ccm. Es ist wichtig, hier hervorzuheben, daß durch dieses Verfahren die somato-sensiblen wie die viscero-sensiblen Schmerzleitungsfasern der Wirkung des Alkohols ausgesetzt sind.

Nachteile der Methode.

Sobald der Alkohol tropfenweise in den subarachnoidealen Raum einfließt, verspürt die Kranke eine Empfindung von Wärme und manchmal von Brennen in den von den beteiligten Wurzeln abhängigen Zonen. Die Wärmeempfindung dauert lange Zeit. Nach 10 Minuten bilden sich Zonen von Hypästhesie; einzelne Stellen zeigen eine totale Anästhesie. Die Sehnenreflexe und die Oberflächenhautreflexe werden gedämpft; hier und da verschwinden sie; gleichzeitig können leichte motorische Störungen beobachtet werden. Die Kranke empfindet Schweregefühl im Bein; sie kann wohl gehen, das Knie aber biegt sich leicht beim Treppensteigen. Alle diese motorischen Erscheinungen verschwinden meist vollständig nach einigen Stunden, spätestens nach einigen Tagen. Die Schmerzempfindungen verschwinden gewöhnlich innerhalb 10—15 Minuten. In der Hälfte der Fälle beginnt nach einigen Stunden eine Phase der Reaktion mit Aufwachen der Wurzelschmerzen und manchmal lebhaften Rückenschmerzen und Kopfschmerzen. Diese Phase dauert von 12 Stunden bis zu einigen Tagen und erfordert gelegentlich Anwendung von schmerzstillenden Mitteln und Bettruhe mit tiefgelagertem Kopf. Im weiteren Verlauf verschwinden diese Beschwerden, und es tritt nun gewöhnlich die vollkommene Heilung der ursprünglichen Schmerzgefühle oder wenigstens eine wesentliche Linderung derselben ein.

In einzelnen Fällen ist es ratsam, die Injektion nach 15—20 Tagen zu wiederholen, je nachdem vielleicht etwas höher oder etwas tiefer als die vorhergehende.

Nach Dogliotti, der seine bisherigen Resultate mitteilte, soll seine Methode vollkommen den Erwartungen entsprochen haben. Subarachnoideale Alkoholinjektionen wurden bei Schmerzgefühlen aus den verschiedensten peripheren Ursachen, wie bei Ischias, Amputations-Stumpfschmerzen, Tabesschmerzen, ganglionären und radikulären Schmerzen, auf verschiedensten Ursachen beruhenden Wurzelschmerzen, visceralen Schmerzen wie Uteruskrebsrezidiven, Prostatakrebs angewendet.

In der Mehrzahl der Fälle wurde ein vollständiges sofortiges Verschwinden fast aller Schmerzen beobachtet; in sehr seltenen Fällen wurde der Schmerz nicht beeinflußt. In keinem Fall sind bleibende Störungen der Sensibilität, der Motilität und der visceralen Funktionen von Darm und Blase irgendwie beobachtet worden.

Über subarachnoideale Alkoholinjektionen zur Störung der Schmerzleitung in den hinteren Wurzeln nach Dogliotti auf gynäkologischem Gebiet berichtet auch Molinengo.

Seine Resultate sind noch keineswegs ermutigend. Wohl scheint bei 3 Fällen von intensivem Pruritus vulvae bei 2 Fällen der Erfolg ein ausgezeichneter gewesen zu sein, im dritten Fall dagegen war kein Erfolg zu verzeichnen. Bei 2 Fällen von Dysmenorrhöe bestand der Erfolg nur in einer geringen Verminderung der Schmerzgefühle, ebenso bei einem Fall von Ovarialcarcinomrezidiv.

Literaturverzeichnis.

Aubert, L.: La sympathectomie pelvienne chez la femme. Rev. méd. Suisse rom. **49**, No 2, 65 (1929). — *Audrain:* Revue générale sur l'anatomie macroscopique du sympathique abdominal. Applications chirurgicales. Thèse de Lyon **1927**.

Babinski et *Froment:* Hystérie, pithiatisme et troubles nerveux d'ordre réflexe, I. vol. Collection Horizon. Paris: Masson & Co. 1916. — *Bard, L.:* Les Bases physiologiques de la chirurgie du sympathique. Lyon chir. **24**, 241 (1927, Mai-Juni). — *Beer, E.:* The relief of intractable and persistent pain due to metastases pressing on their plexuses. J. amer. med. Assoc. **60**, 267 (1913). — *Behney, J.:* Pelvic sympathectomy for pain in carcinoma of the cervix. Amer. J. Obstetr. **25**, 687 (1933). — *Bérard* et *Wertheimer:* Kraurosis vulvae. Névrotomie des nerfs honteux internes. Soc. Chir. Lyon, Sitzg 29. März 1926. Lyon chir. **1926**, 524. — *Bernard, R.:* Constatations anatomiques dans un cas de prurit vulvaire. (Rapport de P. Mart.) Bull. Soc. de Chir. Paris **17**, No 23, 970, 4. Juli 1931. — La chirurgie du nerf dit présacré. J. de Chir. **1928**, 31. — *Bernard, R.* et *D. Théodoresco:* La chirurgie des douleurs pelviennes et les opérations sur le sympathique. J. Méd. et Chir. prat. **98**, 889 (1927, 25. Nov.). — *Binet, M.:* A propos de trente-trois observations de résections du plexus hypogastrique. Bull. Soc. Obstétr. **19**, No 8, 590 (1930). — *Bittmann:* Sur les douleurs lombaires et leur traitement par la sympathectomie périaortique. Lyon chir. **22**, No 6, 757 (1925).

Caillot: La conservation parcellaire de l'ovaire. Thèse de Lyon **1930**, No 88. — *Cannon, W. B.:* Die Notfallsfunktionen des sympathico-adrenalen Systems. Erg. Physiol. **27**, 380 (1928). — *Ceuille, G.:* Les interventions sur le sympathique pelvien, en particulier sur le nerf présacré. Thèse de Bordeaux **1929**. — *Chianello:* Contributo alle resezione del nervo presacrale. Arch. ital. Chir. **25**, No 5 (1930). — *Constantin* et *Schebat:* Métrite avec douleurs pelviennes intenses. Echec du traitement médical. Sympathectomie pelvienne. Guérison datant d'un an et grossesse. Bull. Soc. Obstétr. Paris **1928**, 565. — *Cosacescu, Georgescu M.* si *Georgescu V.:* Operatiunca Cotte in neoplasmele inoperabile pelvienne. Rev. Chir. (rum.) **20**, Nr 3, 165 (1928, März). — *Cotte, G.:* Sur le traitement des dysménorrhées rébelles par la sympathectomie hypogastrique périarterielle ou la section du nerf présacré. Lyon méd. **135**, No 6, 153 (1925). — La sympathectomie hypogastrique a-t-elle sa place dans la thérapeutique gynécologique? Presse méd. **33**, No 7, 98 (1925). — Sur la chirurgie du sympathique pélvien en gynécologie. Paris méd., 18. Juli **1927**. — Sur la technique de la résection du nerf présacré. Soc. Chir. Lyon. Lyon chir. **24**, No 3, 408 (1927, Febr.). — Traitement chirurgical des névralgies pelviennes chez la femme. Médecine **9**, No 1, 19 (1927, Okt.). — Résection du sympathique pelvien pour hydrorrhées rébelles. Résultat éloigné datant de deux ans. Soc. Chir. Lyon. Lyon chir. **25**, No 6, 717 (1928). — Sur le rôle du sympathique dans les troubles fonctionnels de l'appareil génital de la femme. Déductions thérapeutiques. Rev. franç. Gynéc. **23**, 475 (1928); La presse thermale et climatique, Jg. 69, p. 281. Mai 1928. — La Chirurgia del Simpatico pelviano en Ginecologia. An. Hosp. Cruz y Pablo Barcelona **2**, No 11, 267 (1928, Sept.). — Sur le traitement chirurgical des disménorrhées rébelles par la résection du sympathique pelvien. J. Méd. franç. **17**, No 12, 395 (1928, Dez.). — Les troubles fonctionnels de l'appareil génital de la femme. Paris: Masson & Co. 1. Aufl., 1928, S. 473; 2. Aufl., 1931, S. 653. — Sur le traitement chirurgical de l'ovarite scléro-kystique. Lyon chir., Mai **1929**. — Section des ligaments utéro-sacrés et résection du nerf présacré dans le traitement des plexalgies hypogastriques. Lyon méd. **144 II**, No 45, 549 (1929). — Résection du sympathique pelvien. V. Pauchet: La pratique chir. illustrée, Nr. 13. Paris: O. Doin 1929. — Sur la pathogénie et le traitement de la dysménorrhée membraneuse. Presse méd. **1929 II**, Nov., 1542. — Sur le traitement des dysménorrhées rébelles par la résection du nerf présacré. Lyon méd. **144**, No 48, 653 (1929, Dez.). — A propos de la section des ligaments utéro-sacrés. Lyon méd. **145**, No 8, 23. Febr. 1930. — Heilung eines Falles von Vaginismus durch die Resektion des Plexus hypogastricus superior. G. Cotte: Troubles fonctionnels de l'appareil génital de la femme. 2. éd., p. 369. — Résection du sympathique pélvien. Gynéc. et Obstétr. **23**, No 3, 233 (1931). — Rôle du système nerveux sympathique sur les fonctions génitales, en particulier chez la femme. Lyon méd. **147**, No 8, 245, 22. Febr. 1931. — Les ovulations douloureuses. Rev. franç. Gynéc. Paris **26**, No 3, 129 (1931, März). — Prurit vulvo-anal. Opération de Cotte. Résultat satisfaisant. (Rapport sur un travail de Mr. Cosacescu de Bucarest.) Soc. Chir. Lyon, 19. März 1931. Presse méd., 29. April **1931**, 609; Lyon chir. **28**, No 5, 620 (1931, Sept./Okt.). — Rôle du système nerveux sympathique (Plexus hypogastrique supérieur) dans les fonctions génitales en particulier chez la femme. Verh. 2. internat. Kongr. Sex.forsch. **1931**, 59—63. — Sur un cas de vaginisme dyspareunique traité par la résection du nerf présacré. Rapport sur une observation du Dr. Olivier. Soc. Chir. Lyon, Sitzg 7. Mai 1931. Presse méd. 30. Mai **1931**, 801. — La résection du sympathique pelvien dans les névralgies pelviennes liées au cancer du col. Gynéc. et Sem. gynéc. **31**, 377 (1932, Juli). — Chirurgie du sympathique pelvien en Gynécologie (enthält ein sehr gutes Literaturverzeichnis). Paris: Masson & Co. 1932. — Die Resektion des Nervus praesacralis in der Gynäkologie. Indikationen und Resultate. Zbl. Gynäk. **1933**, 72. — Die Resektion des Nervus praesacralis in der Gynäkologie. (Operative Technik.) Zbl. Gynäk. **1933**, 77. — *Cotte, G.* et *M. Dechaume:* Technique et indications opératoires des interventions sur le sympathique pelvien. J. Chir. **25**, No 6, 653 (1925). — Les plexalgies hypogastriques. Documents histo-pathologiques, considérations pathogéniques. Presse méd. Febr. **1931**, No 21, 373. — *Cotte, G.* et *Noel:* Sur la constitution histologique du nerf présacré (Plexus hypogastricus superior). Gynéc. et Sem. gynéc. **27**, No 8, 485 (1927). — *Cotte, G.* et *G. Pallot:* De la sclérose péri- et intra-fasciculaire des nerfs dans l'ovarite scléro-kystique, in: G. Cotte: Troubles fonctionnels de l'appareil génital de la femme, 2. éd., p. 670. Paris: Masson & Co. 1931. — *Cotte, G., Tixier, Patel, Tavernier, Gouilloud, Bonnet, Villard, Leriche, Condamin:* Diskussion zum Vortrag von G. Cotte: A propos des intérventions sur le sympathique. Soc. Chir. Lyon, Sitzg 26. Nov. 1926. Lyon chir. **24**, No 1, 103 (1927).

Delmas, J. et *G. E. Jayle:* Distribution abdomino-pelvienne du system nerveux végétatif. Ann. d'Anat. path. 8, 1205 (1931). — *Dervillé:* De l'hydrorrhée utérine. Thèse de Paris **1924**. — *Dietz:* Traitement des affections trophiques et gangrèneuses des membres par la résection des chainons sympathiques cervico-thoraciques et lombo-sacrés. Arch. franco-belg. Chir. **1926**.

Fabiao: O sympathico en gynecologia. I. Band, 112 S. Rio de Janeiro: Leuzinger éditeurs 1928. — *Férey:* De la résection du plexus hypogastrique supérieur dans les affections douloureuses du petit bassin. Thèse de Paris **1928**. — *Férey, R.:* Nouvelles indications de la résection du nerf présacré. Presse méd. 19. Febr. **1927**, 227. — La résection du plexus hypogastrique supérieur. Résultat éloigné de quatorze nouvelles observations. Bull. méd. **43**, No 46, 1153 (1929). — La résection du plexus hypogastrique supérieur, sa valeur réelle dans la thérapeutique chirurgicale. Bull. med. **44**, No 30 (1930, Dez.). — *Forgue:* La douleur des viscères. Gaz. Hôp., 6. u. 13. Nov. **1926**. — *Francis, C. Grant:* Value of cordotomy for the relief of pain. Ann. Surg. **1930**, 993. — Cordotomy for relief of pain in the genito-urinary tract. J. of Urol. **25**, 551 (1931). — Results with cordotomy for relief of intreatable pain due to carcinome of the pelvic organs. Amer. J. Obstetr. **24**, 620 (1932). Diskussion: Keene, Smith, p. 769. — *Frazier, C. H.:* Section of the anterolateral columns of the spinal cord for the relief of pain. Arch. of Neur. **4**, 137 (1920).— *Frazier, C. H.* and *W. G. Spiller:* Section of anterolateral columns of the spinal cord (Chordotomy). Arch. of Neur. **9**, 1 (1923).

Gertner: De la résection du nerf présacré dans les états douloureux pelviens de la femme. Thèse de Nancy **1929**. — *Goullioud, M.:* Sur la chirurgie du sympathique pelvien. Soc. Chir. Lyon, 2. Dez. 1926. Lyon chir. **24**, No 1, 116 (1927). — *Grisogno, A. de:* La resezione del nervo sympathico presacrale nella ginecologia operativa. Atti Soc. ital. Ostetr. **27**, 580 (1929). — *Grouzelle, P.:* De la résection du nerf présacré dans l'ovarite scléro-kystique. Bull. Soc. Obstétr. Paris **17**, No 10, 715 (1928, Okt.). — *Guillemin, A.:* La sympathectomie péri-hypogastrique contre les douleurs du cancer utérin. Bull. Soc. Obstétr. Paris **17**, No 3, 294 (1928, März). — *Guyot* et *J. Villars:* Sur deux cas d'opération de Cotte. Soc. Obstétr. Bordeaux. Bull. Soc. Obstétr. Paris **18**, No 3 (1929).

Hallopeau: Névralgie génitale à forme grave. Guérison par la résection du plexus hypogastrique. Soc. Chir. Paris 1922. — *Hamant, A.:* La résection du sympathique pelvien. Traitement de l'ovarite scléro-kystique. Bull. Soc. Obstétr. Paris **15**, 189 (1926). — Diskussionsbemerkung zum Vortrag M. Binet (siehe oben). Bull. Soc. Obstétr. Paris **19**, 593 (1930). — *Henkel, N.:* Die Chordotomie zur Beseitigung unerträglicher Schmerzen beim Uteruscarcinom. Zbl. Gynäk. **1933**, 65. — *Hesse, E.:* Die Chirurgie des vegetativen Nervensystems, Bd. 1, S. 255, 376. Moskau: Staatsverlag 1930. — *Hirst, B. C.:* Surgical treatment of pruritus vulvae. Amer. Med., 16. Mai **1903**.

Jaboulay: Le traitement de la névralgie pelvienne par la paralysie du sympathique sacré. Lyon méd. **1899**. — La chirurgie du sympathique abdominal et sacré. Trav. Neur. chir. **4**, 1 (1900). — *Jianu:* Note sur l'exstirpation des plexus nerveux lombo-aortiques et hypogastriques dans les névralgies du cancer utérin inopérable. Rev. méd. Spital. (rum.) **1928**, Nr 7/8. — *Jury, M.:* Simpatectomias pelvianes especialment en relacion con ginecologia. Thèse inaug. Santiago de Chile **1929**.

Kehrer, E.: Experimentelle Untersuchungen über nervöse Reflexe von verschiedenen Organen und peripheren Nerven auf den Uterus. Arch. Gynäk. **90**, 1, 169 (1910). — Pruritus vulvae. Dieses Handbuch **2 I**, 302 (1929).

La Gravinese, N.: Spasmes du tube digestif dans l'ovarite scléro-kystique. Gynéc. et Obstétr **22**, No 1, 8 (1930). — *Latarjet, A.* et *P. Rochet*: Le plexus hypogastrique chez la femme. Gynéc. e· Obstétr. **6**, 225 (1922). — *Latarjet, A.* et *P. Rochet*: Die Innervation der inneren Genitalorgane der Fraut (eine anatomisch-gynäkologische Untersuchung). Ann. Méd. et Chir. **1**, No 1, 117 (1928). — *Laux, G.*: Contribution à l'étude anatomique du sympathique pelvien. Déductions chirurgicales. Thèse de Monpellier **1927**. — *Lazarevitch, L.*: De la névralgie du nerf honteux chez la femme. Thèse de Paris **1925**. — *Le Grand, I.*: Chirurgie du sympathique pelvien chez la femme. Normandie méd. **39**, No 12, 275 (1928, Dez.). — *Lehmann, W.*: Die Grundlagen der periarteriellen Sympathektomie, zugleich ein Beitrag zur Dysfunktion des sensiblen sympathischen Systems. Erg. Chir. **17**, 608 (1924). (Enthält ein Literaturverzeichnis bis zum 15. Mai 1924.) — *Leighton, W. E.*: Section of the anterolateral tract of the cord for the relief of intractable pain due to spinal cord lesions. Surg. etc. **33**, 246 (1921). — *Leriche, R.*: De l'élongation et de la section périvasculaire dans certains syndromes douloureux d'origine artérielle. Lyon chir. **10**, No 4, 378 (1913). — Essai de traitement du kraurosis vulvae par la sympathectomie de l'artère hypogastrique. Bull. Soc. Chir. Paris **47**, 1151, 26. Okt. 1921. — Myélotomie transverse pour névralgie pelvienne sympathique d'un cancer utérin inopérable. Lyon chir. **19**, 657 (1922). — Résultats de la sympathectomie faite sur les artères hypogastriques et ovariennes en gynécologie. Presse méd., 11. April **1925**, No 29, 465. — Über den Anteil der Sympathicuschirurgie in der Gynäkologie. Ann. Méd. et Chir. **1**, No 1, 14 (1928). — Hermann und Fontaine: Surgery of pelvic sympathetic nerves in gynaecology. Surg. etc. **54**, (1932). — *Levy, S.*, *R. Souplault* et *R. Gutmann*: Prurit récidivant durant depuis quinze ans. Gynéc. et Sem. gynéc. **1932**, 563. — *Lhermitte, J.* et *A. Dupond*: Etudes des fibres nerveuses dans l'ovarite scléro-kystique. Bull. Acad. Méd. Paris **95**, No 18, 435 (1926).

Machoff: Doppelseitige Resektion der Nervi pudendi interni bei Pruritus vulvae (russ.). Ref. Zbl. Geburtsh. **36**, 280 (1925). — *Mauclaire*: Prurit vulvo-vaginal intensif. Ann. Gynéc. Paris **12**, 655 (1916/17). — Traitement du prurit vulvo-vaginal par la névrotomie du nerf honteux interne. Ann. Gynéc. Paris **1929**. — Prurit vulvaire traité par la névrotomie du nerf honteux interne. Bull. Soc. nat. Chir. Paris **55**, 1210 (1929). — *Michon, L.*: A propos de la valeur des opérations sur le sympathique pelvien. Gynéc. et Sem. gynéc. **29**, 53 (1930). — *Michon, L.* et *J. Haour*: Résultats éloignés des interventions sur le sympathique en gynécologie. Gynéc. et Obstétr. **22**, No 5, 417 (1930). — *Michon, L.* et *P. Wertheimer*: Vaginisme, névrotomie unilatérale du nerf honteux interne. Lyon méd. **132**, No 20, 929 (1923); Gynéc. et Sem. gynéc. **22**, 680 (1923). — *Molfius, A.*: Die Sympathektomie bei hartnäckigen Beckenneuralgien und Dysmenorrhöen. Semana méd. **2**, 486 (1928). — *Molin, H.* et *F. Condamin*: De la section des ligaments utéro-sacrés en chirurgie gynécologique. Lyon méd. **143**, No 26, 805 (1929); Gynéc. et Obstétr. **20**, 100 (1929). — *Mornard*: Résultats de trois résections du nerf présacré. Bull. Soc. Chir. Paris **20**, No 17, 876, 21. Dez. 1928.

Oliver, R.: Sur un cas de vaginisme dyspareunique guéri par la résection du nerf présacré. Gynéc. et Sem. gynéc. **31**, 55 (1932).

Paolucci: Trois cas de résection du plexus hypogastrique supérieur pour cancer inopérable de l'utérus. Rinasc. méd. **5**, No 4 (1923). — *Pereira*: Resektion des Nervus praesacralis zur Schmerzunterdrückung bei inoperablem Krebs des Collum uteri. Rev. Gynec. (port.) **22**, No 1, 19 (1928). — *Petersen*: Neuf cas de résection du nerf présacré (opération de Cotte). Progrès méd. **1930**, No 17, 721. Acta obstetr. scand. (Stockh.) **9**, 421 (1930). — *Pouey, H.*: Prurit vulvaire. Montevideo: Dornalèche frères 1930.

Rein: Beitrag zur Lehre von der Innervation des Uterus. Pflügers Arch. **23**, 68 (1880). — *Rochet, P.*: Chirurgische Behandlung des Pruritus der Vulva, der Perineal- und Analgegend. Lyon méd. **100**, No 14, 570 (1903). — *Rouffart, Mayer* et *Dejardin*: Chirurgie du sympathique en Gynécologie. Soc. belge Gynéc. et Obstétr., 19. Dez. 1929 et Jan. 1930. Gynéc. et Sem. gynéc. **29**, 614, 618 (1930). — *Roux, G.*: Les névromes sympathiques dans l'ovarite scléro-kystique. Bull. Acad. Méd. **95**, No 11, 285, 16. März 1926. — *Riche, V.* et *G. Fayot*: A propos de la résection du nerf présacré en gynécologie. Bull. Soc. Obstétr. Paris **1930**, No 8, 575.

Schmidt, H. H.: Über Arterienenthülsung (periarterielle Sympathektomie) in der Gynäkologie. Zbl. Gynäk. **1925**, 236. — *Schuch, F.*: Die Chordotomie beim inoperablen Uteruscarcinom. Zbl. Gynäk. **1933**, 913. — *Segond, R.*: Etude de l'innervation des organes génitaux de la femme. Déductions chirurgicales. Thèse de Paris **1926**. — *Sims, J. Marion*: Klinik der Gebärmutterchirurgie mit besonderer Berücksichtigung der Sterilität. (Deutsch herausgegeben von H. Beigel), S. 262f. Stuttgart: Ferdinand Enke 1870. — *Soler, Julia*: Sur la résection du nerf présacré en gynécologie. Rev. prat. Mal. Pays chauds

8, 27 (1926). — La resecion del nervo presacro in ginecologia. Ann. Hosp. Cruz y Pablo Barcelona **2**, No 2, 127 (1928). Ref. Ber. Gynäk. **14**, Nr 10, 652 (1928). — *Spiller, W. C.* and *E. Martin:* The treatment of persistent pain of organic origin in the lower part of the body by division of the anterolateral column of the spinal cord. (University of Pennsylvania, Philadelphia.) J. amer. med. Assoc. **58**, 1489 (1912). — *Spirito, F.:* Lo stato attuale della chirurgia del sympatico pelvico in ginecologia. Arch. Ostetr., II. s. **16**, No 3 (1929); Arch. Ostetr. **36**, 97 (1929). — *Suermond, W.:* Resektion des Nerv. praesacralis. Verh. 52. Kongr. dtsch. Ges. Chir. **1928**; Klin. Wschr. **1928 I**, 1252.

Tagliaferro: Resezione del nervo simpatico presacrale et simpatectomia chimica nelle turbe dolorose et funzionali ginecologiche. Ann. Ostetr. **1930**. — *Tavel, E.:* La résection du nerf honteux interne dans le vaginisme et le prurit de la vulve. Rev. Chir. **25**, No 2, 161 (1902). — *Tirelli:* Tre casi di resezione del nervo presacrale. Policlinico **35**, No 12 (1928). — *Tisserand:* Disparition des douleurs après sympathectomie périarterielle hypogastrique dans un cas de cancer utérin inopérable. Soc. Chir. Lyon, 2. April 1925. Lyon chir. **22**, No 5, 700 (1925).

Villa et *Viriot:* Résultats de la résection du nerf présacré dans les dysménorrhées douloureuses et les névralgies pelviennes. Semaine méd. **37**, No 44, 1380, 30. Okt. 1930. — *Violet:* Sur un cas de dysménorrhée grave liée à de la paramétrite chronique traitée et guérie depuis dix ans par la dissociation du ligament large correspondant. Lyon méd. **1929**.

Walthard, M.: Die Schmerzleitung aus dem Uterus. Schmerz, Narkose u. Anästh. **2**, 163 (1929, Juli). — *Walther, P.:* Valeur de la résection du plexus hypogastrique supérieur dans le traitement des névralgies pelviennes. Brux. méd. **10**, No 2 (1929). — *Wertheimer, P.:* La chordotomie dans les douleurs de certains cancéreux inopérables. Gynéc. et Sem. gynéc. **1932**, 513. — *Wertheimer* et *Bonniot:* Chirurgie du tonus musculaire. Paris: Masson & Co. 1926. — *Wertheimer* et *Condamin:* Névrotomie du nerf honteux interne. Lyon chir. **24**, 460 (1927). — *Wertheimer* et *Michon:* La névrotomie du nerf honteux interne. Indications, Résultats. J. de Chir. **31**, No 4, 497 (1927, April). — *Wolff-Netto, A.:* Die Operation des Sympathicus in der Gynäkologie. Rev. franç. Gynéc. **26**, 304 (1932).

Literatur zum Abschnitt: Chemische Sympathicus-Ausschaltung.

Bayer: Les applications de la sympathectomie chimique en Gynécologie. Thèse de Nancy **1932**. — *Binet, A.:* Phénolisation des nerfs sympathiques génitaux. Bull. Soc. Obstétr. Paris **21**, No 4, 301 (1932). — La Sympathectomie chimique en Gynécologie. Communicat. 1. Congr. franç. Gynéc. Paris, 5. Okt. 1932. Rev. franç. Gynéc. **1932**. — La vie sexuelle de la Femme, Bd. 1. Paris: L'expansion scientifique française 1932. — Valeur de la sympathectomie chimique en Gynécologie. Gynéc. et Obstétr. **27**, 393 (1933).

Cotte, G.: Les troubles fonctionnels de l'appareil génital de la femme, p. 226, 662, 674. Paris: Masson et Co. 1931.

Dennig, H.: Die Leitungsgeschwindigkeit sympathischer Nerven und afferenter Eingeweidenerven. Z. Biol. 88, 395 (1929). — *Dennig, H.* u. *H. Stein:* Die Chronaxie afferenter Fasern des Nervus splanchnicus. Z. Biol. 88, 404. — *Desplas:* De la sympathectomie périartérielle par agent chimique. Soc. Nat. Chir., Sitzg 25. Juni 1931. Monde méd. 15. Sept. **1931**. — *Dogliotti, A. M.* u. *G. Roasueda:* Sympathische Syndrome und Nausalgien und Physiopathien unter Alkoholbehandlung des cervico-dorsalen Sympathicus in Höhe des Ganglion stellatum. Giorn. Accad. Med. Torino **95**, 35 (1932). — *Doppler:* Über Technik und Effekte der Sympathicus-Diaphterese (chemische Sympathicusausscheidung) an der Keimdrüsenarterie. Berlin u. Wien: Urban & Schwarzenberg 1928. — Révitalisation par Sympathectomie chimique des Glandes sexuelles (Rapport de Pauchet). Bull. Soc. Chir. Paris **21**, 232 (1929).

La Gravinese, N.: Spasmes du Tube digestif dans l'ovarite scléro-kystique. Gynéc. et Obstétr. **22**, 8 (1930).

Müller, L. R.: Lebensnerven und Lebenstriebe. 3. erweiterte Auflage, S. 242, 260. Berlin: Julius Springer 1931.

Nasaroff, N. N.: Alkoholbefeuchtung des Nervenstammes statt peritrunkulärer Sympathektomie. Dtsch. Z. Chir. **224**, 110 (1930).

Revoltella, G.: Distruzzione chimica del simpatico ovarico (isofenolizzazione e resezione dell'ipogastrico superiore nelle disfunzioni genitali). Clin. ostetr. **32**, 65 (1930). — Effetti della isofenolizzazione (sympatholisi) nell' ovario e sul testiculo. Atti Soc. Ostétr. **29**, 734 (1932).

Schilf, E.: Das autonome Nervensystem, S. 177. Leipzig: Georg Thieme 1926.

Vogt, E.: Experimentelle Untersuchungen über chemische Ausschaltung des Sympathicus. Z. Geburtsh. **94**, 618 (1929).

Wolff-Netto, A.: Die Operation des Sympathicus in der Gynäkologie. Rev. franç. Gynéc. **26**, 304 (1932).

Namenverzeichnis.

(Die schrägen Zahlen beziehen sich auf das Literaturverzeichnis.)

Sachverzeichnis.

Erklärungen zu Tafel I.

26. Art. coeliaca.
1. Ganglion phrenicum dextrum.
2. Art. phrenica inferior dextra.
3. N. splanchnicus major dexter.
4. Plexus diaphragmaticus inferior dexter.
5. Nervenäste aus dem Ganglion semilunare dextrum und Äste des N. splanchnicus major dexter zur rechten Nebenniere.
6. Geteiltes Ganglion semilunare dextrum.
7. Ast des N. splanchnicus major dexter zum Plexus renalis dexter.
8. Verbindungsbahn zwischen dem Ganglion semilunare dextrum und dem Ganglion aortico-renale dextrum.
9. Präarterielles Nervengeflecht des Plexus renalis dexter mit dem Ganglion aortico-renale dextrum.
10. Art. ovarica dextra und die Wurzeln des Plexus ovaricus dexter.
11. Überkreuzung der Vena cava durch den Plexus ovaricus dexter.

27. Art. mesenterica superior.
12. Art. phrenica inferior sinistra.
13. Plexus diaphragmaticus inferior sinister.
14. Äste des N. splanchnicus major sinister zur linken Nebenniere.
15. Nervenäste aus dem Ganglion semilunare sinistrum zur linken Nebenniere.
16. N. splanchnicus major sinister.
17. Mediale Hälfte des Ganglion semilunare sinistrum.
18. Laterale Hälfte des Ganglion semilunare sinistrum, verschmolzen mit dem Ganglion aortico-renale sinistrum.
19. Ganglion mesentericum superius sinistrum.
20. Nervengeflecht, welches das Ganglion aorticorenale sinistrum mit dem Plexus renalis sinister verbindet.
21. Retroarterielles Nervengeflecht des Plexus renalis sinister.
22. Nervengeflecht, welches den Plexus renalis sinister mit dem Plexus intermesentericus sinister verbindet.
23. Art. ovarica sinistra.
24. Art. mesenterica inferior sinistra.
25. Ganglion mesentericum inferius.

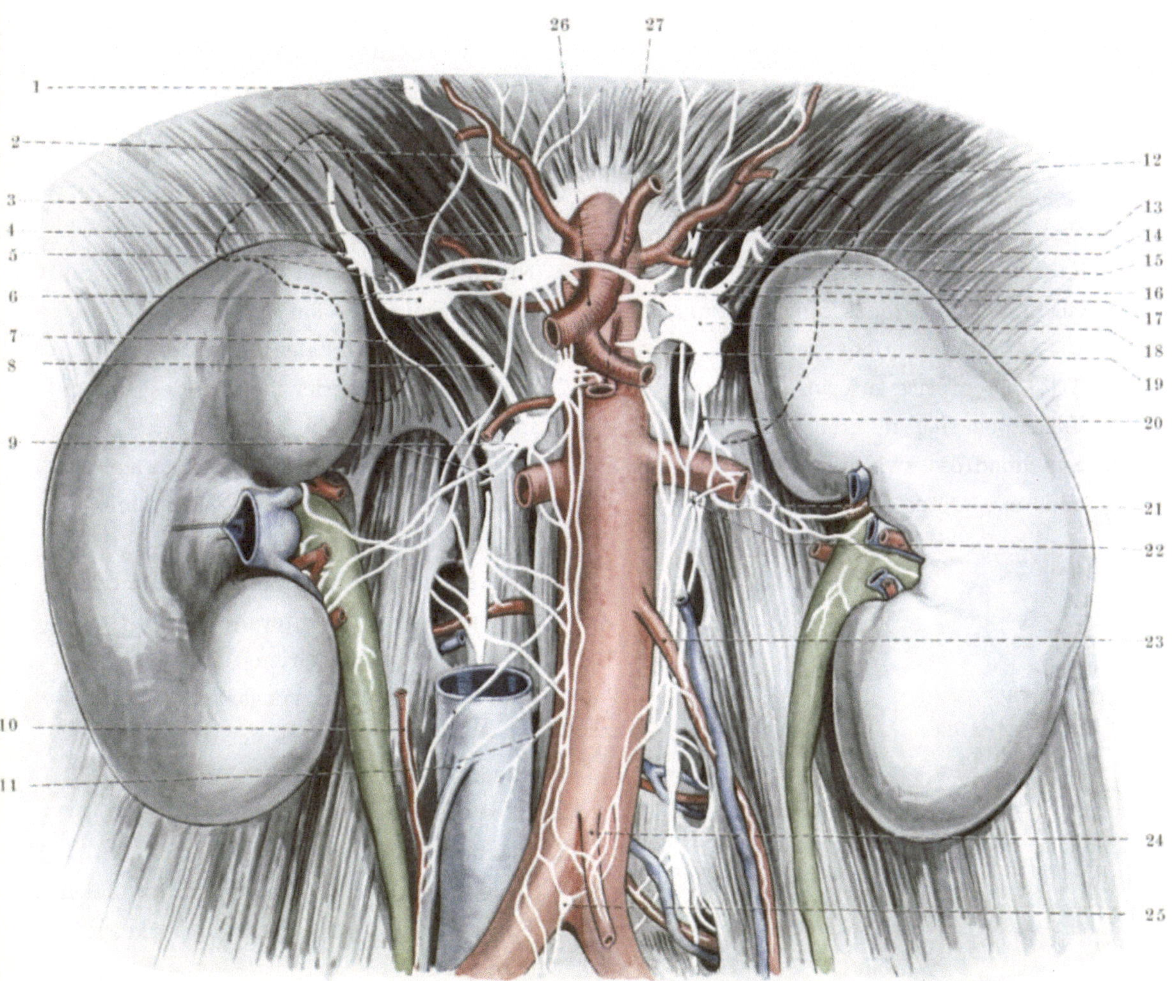

Die Ganglien des Plexus coeliacus und einige Ganglien des Plexus diaphragmaticus inferior, des Plexus renalis, sowie des Plexus intermesentericus. In diesem Präparat liegt die linke Niere ungewöhnlich tief. (Nach Hovelacque und Segond.)

Verlag von J. F. Bergmann in München.

Erklärungen zu Tafel II.

1. Nn. intermesenterici dextri des Plexus intermesentericus dexter.
2. Rechtsseitige Grenzstrangäste zum Plexus intermesentericus dexter.
15. Art. mesenterica inferior dextra.
3. Plexus ovaricus dexter.
16. Synchondrose zwischen dem V. Lenden- und dem ersten Kreuzbeinwirbel.
4. Plexus ovaricus sinister.
5. Nn. intermesenterici sinistri des Plexus intermesentericus sinister.
6. Linksseitiger lumbaler Grenzstrang.
7. Nn. intermesenterici sinistri des Plexus intermesentericus sinister.
8. Nervenwurzel des Plexus ovaricus sinister aus dem Plexus intermesentericus sinister.
9. Plexus ovaricus sinister.
10. Grenzstrangäste aus dem linken lumbalen Grenzstrang zum unteren Abschnitt des Plexus intermesentericus sinister.
11. Wurzel des Plexus hypogastricus superior aus der linken Hälfte des Plexus intermesentericus sinister.
12. Plexus ovaricus sinister.
13. Plexus hypogastricus superior.
14. Grenzstrangast aus dem linken lumbalen Grenzstrang zum Plexus hypogastricus superior.

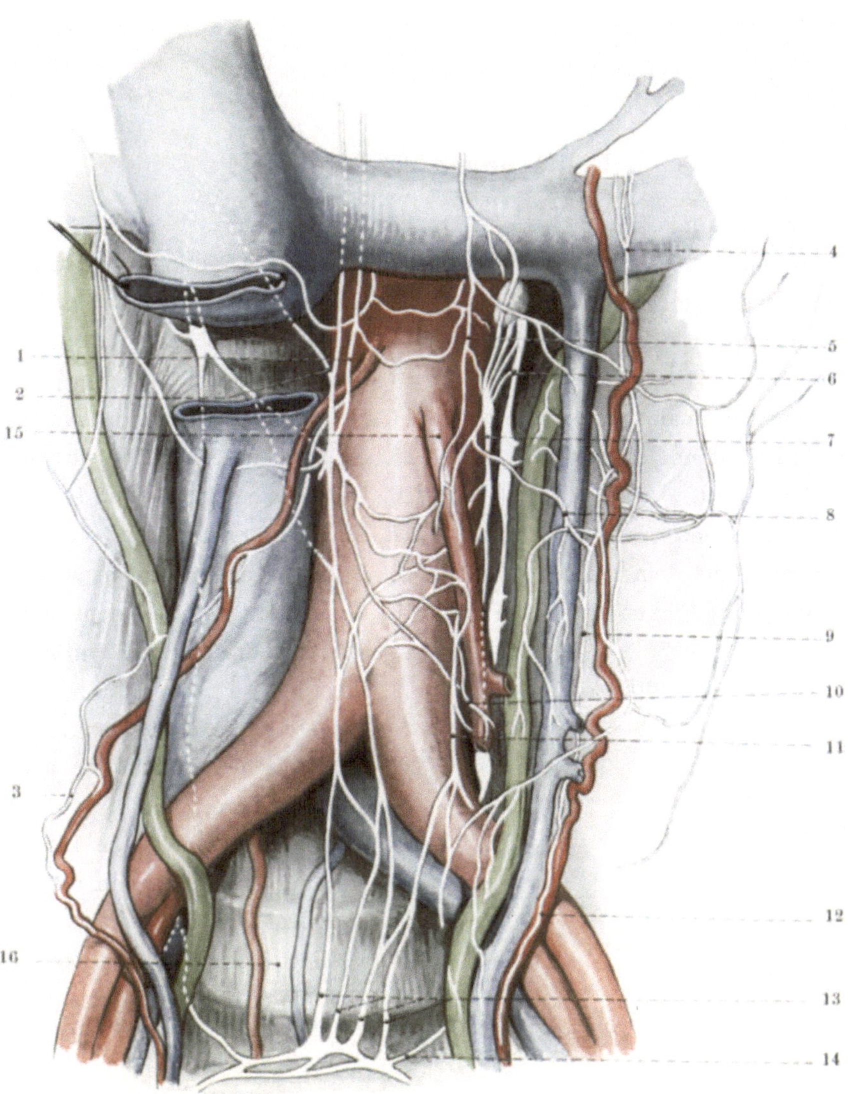

Plexus ovaricus und Plexus hypogastricus superior (nach Segond) ohne Bildung eines Ganglion mesentericum inferius.

 Verlag von J. F. Bergmann in München.

Erklärungen zu Tafel III.

1. Ganglion phrenicum.
2. Rechte Nebenniere.
3. N. splanchnicus major dexter.
4. Ganglion semilunare dextrum, in zwei Teile geteilt.
5. Ganglion aortico-renale dextrum.
6. N. splanchnicus minor dexter.
7. Art. renalis dextra.
8. Rechtsseitiger Grenzstrang.
9. Grenzstrangast aus dem rechten Grenzstranganteil zum Plexus hypogastricus superior.
10. Plexus hypogastricus superior.
11. Art. hepatica.
12. Ganglion semilunare sinistrum mit dem Ganglion aortico-renale sinistrum zu einer Masse vereint.
13. Art. mesenterica superior.
14. N. splanchnicus major sinister.
15. N. splanchnicus minor sinister.
16. Ganglion aortico-renale sinistrum.
17. A. renalis sinistra.
18. Ganglion mesentericum superius.
19. Grenzstrangast aus dem linken Grenzstrang zum Plexus intermesentericus sinister.
20. Linksseitiger Grenzstrang.
21. Art. mesenterica inferior am Ursprung abgeschnitten.
22. Ganglion mesentericum inferius.
23. Synchondrose zwischen dem V. Lenden- und dem ersten Kreuzbeinwirbel.
24. V. iliaca communis sinistra.
25. Art. iliaca communis sinistra.

Tafel III.

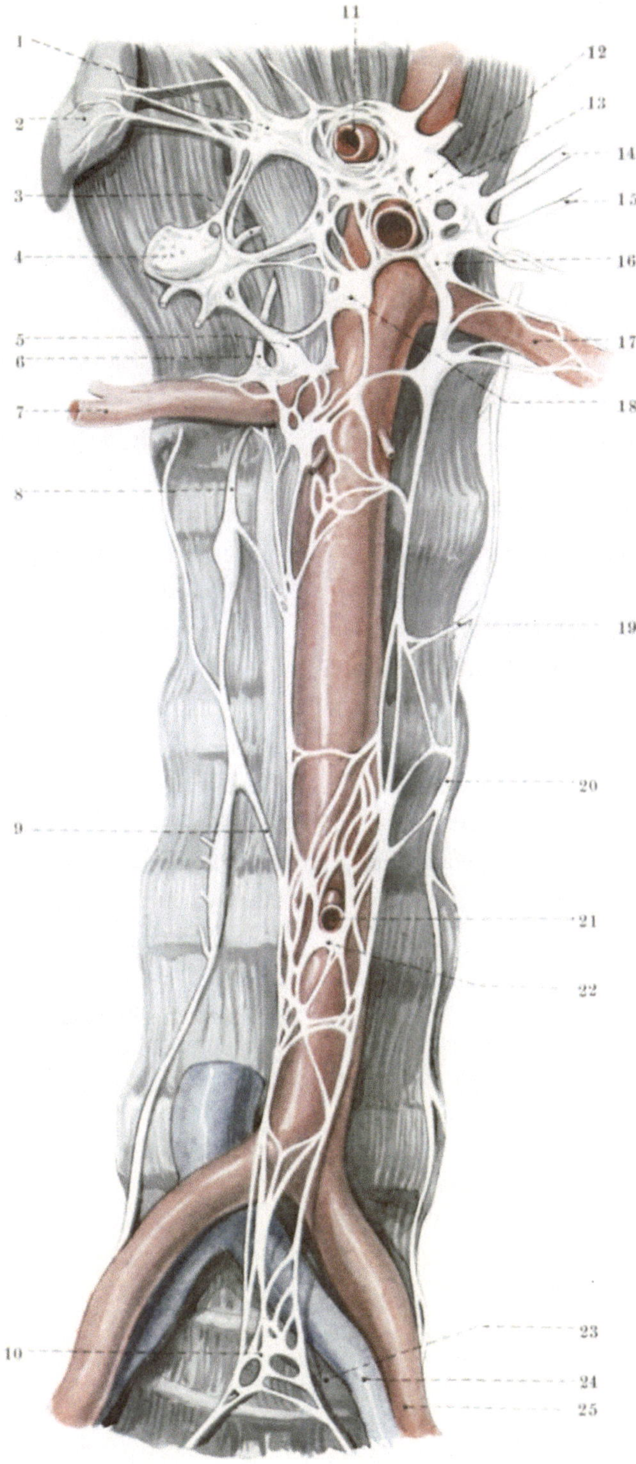

Bauchwirbelsäule mit den Ursprüngen des Zwerchfells, mit der Aorta abdominalis und dem Plexus coeliacus. (Nach Henle.)

Erklärungen zu Tafel IV.

1. Ureter.
2. Art. ovarica.
3. Art. iliaca externa.
4. N. obturatorius.
5. Äste des sacralen Grenzstranges.
6. Art. glutaea superior.
7. N. glutaeus.
8. N. sacralis II, Ramus anterior.
9. Grenzstrangäste zum Plexus hypogastricus inferior.
10. Äste aus dem Plexus pudendus zum Plexus hypogastricus inferior.
11. Ein animaler Nerv zum Levator ani.
12. Stamm des N. pudendus (communis).
13. Art. uterina.
14. Art. vaginalis longa.
15. Rechte Hälfte des Plexus intermesentericus.
16. Plexus hypogastricus superior.
17. Ast aus dem letzten, rechtsseitigen lumbalen Grenzstrangganglion zum Plexus hypogastricus superior.
18. Weitab vom Plexus selbst verlaufender Nervenast des Plexus hypogastricus superior.
19. Linksseitiger Plexus hypogastricus inferior.
20. Rechtsseitiger Plexus hypogastricus inferior.
21. Plexus haemorrhoidalis superior.
22. Ovarium, stark gehoben und zurückgeschlagen.
23. Art. umbilicalis.
24. Art. vesico-vaginalis.
25. Periureterale Nervengeflechte.

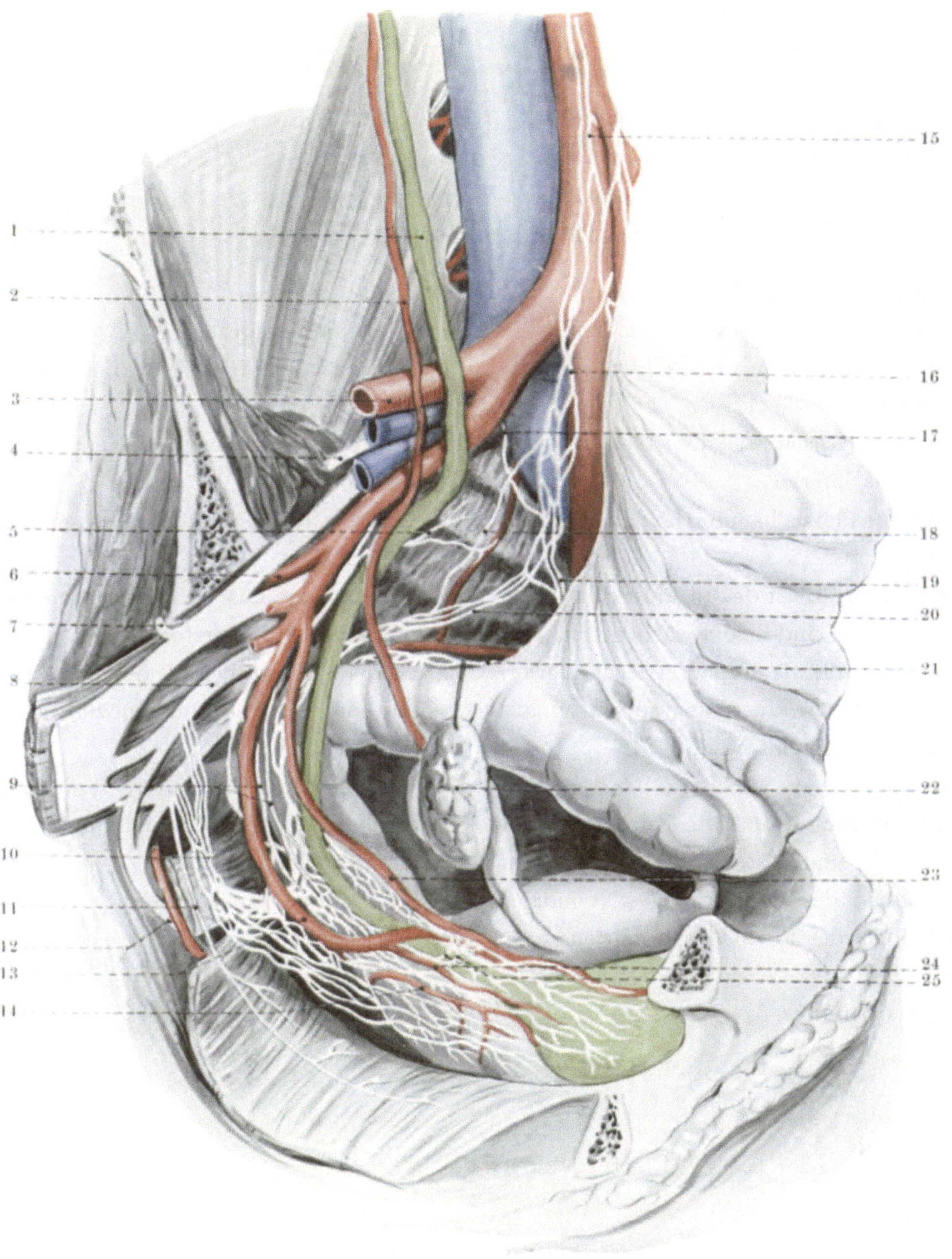

Plexus hypogastricus superior und inferior beim Weibe. Das Os ilei dextrum fast vollständig entfernt in einer sagittalen Ebene, die hinten durch die Incisura ischiadica major und vorne durch das Foramen obturatorium zieht. (Nach Hovelacque und Segond.)

Erklärungen zu Tafel V.

1. Plexus haemorrhoidalis superior.
2. Anastomose des Plexus haemorrhoidalis superior mit dem Plexus hypogastricus inferior.
3. Dorsaler Abschnitt des Plexus hypogastricus inferior.
4. Äste des Plexus haemorrhoidalis superior zum Rectum.
5. Das hintere Blatt des Ligamentum latum nach hinten und medialwärts geschlagen.
6. Äste des Plexus hypogastricus inferior, die direkt in die Pars supravaginalis cervicis uteri eintreten.
7. Ureter.
8. Nervi erigentes aus dem Nn. sacralis III und IV und Äste aus dem sacralen Abschnitt des Grenzstranges. Caudaler Abschnitt des Plexus hypogastricus inferior.

23. Plexus pelvinus.

9. Plexus ovaricus.
10. Eileiter emporgezogen.
11. Äste aus dem Plexus ovaricus zum Eileiter.
12. Äste aus dem Plexus ovaricus zum Eierstock.
13. Äste aus dem Plexus utero-vaginalis zum Eileiter.
14. und 15. Äste aus dem Plexus utero-vaginalis zum Eierstock.
16. Vorderes Blatt des Ligamentum latum nach vorne und medialwärts umgeschlagen.

(9.–16.: Vergleiche Tafel VI.)

17. Äste aus dem Plexus utero-vaginalis zum vorderen Blatt des Lig. latum.
18. Plexus utero-vaginalis.
19. Periureterale Nervenfasern.
20. Plexus utero-vaginalis.
21. A. uterina.
22. A. vaginalis longa.

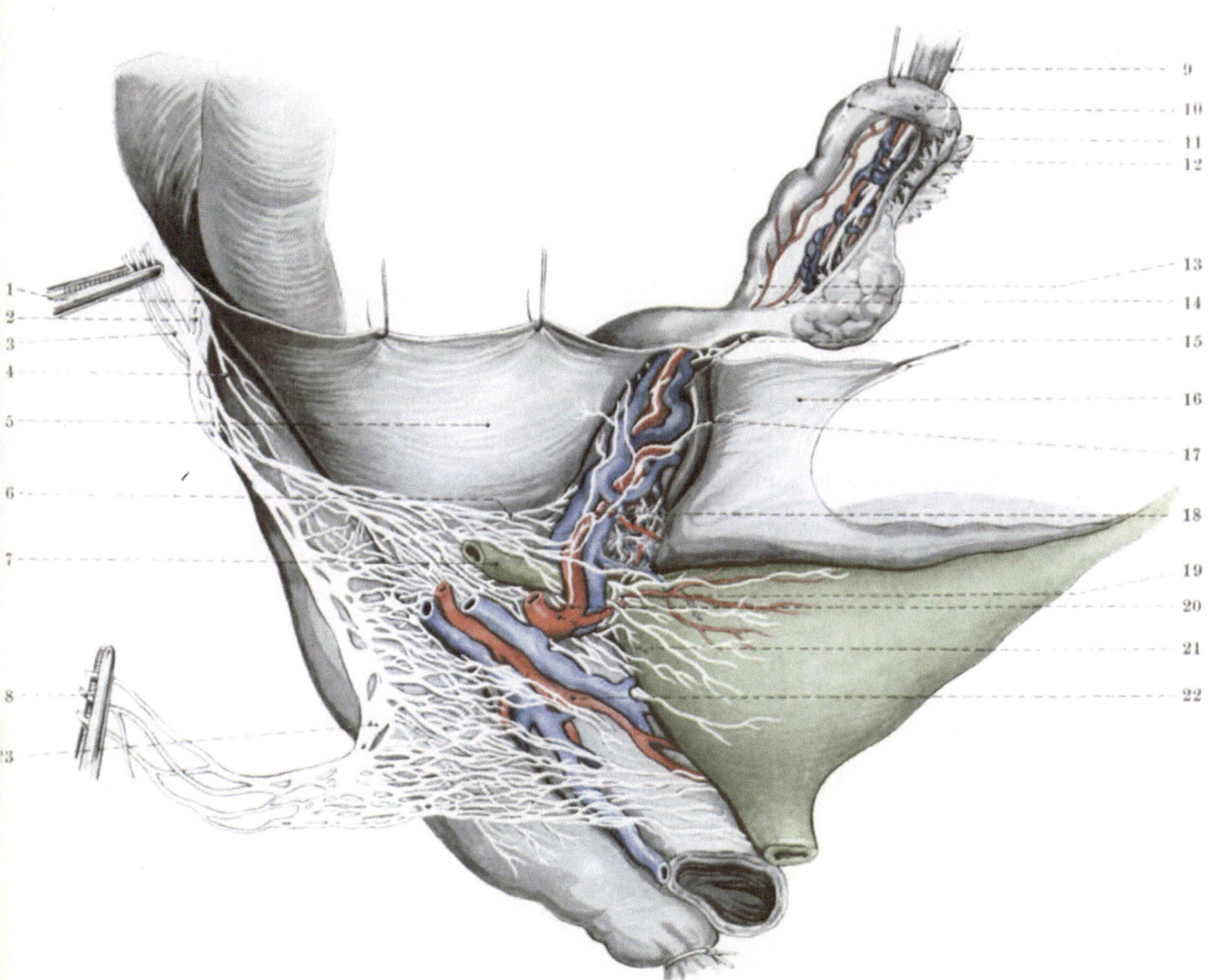

Plexus hypogastricus inferior beim Weibe. Die beiden Blätter des Ligamentum latum sind voneinander getrennt; das vordere Blatt (16) ist nach vorne und medialwärts umgeschlagen; das hintere Blatt (5) ist nach hinten und medialwärts umgeschlagen. (Nach Hovelacque.)

Verlag von J. F. Bergmann in München.

Erklärungen zu Tafel VI.

1. Ligamentum suspensorium ovarii.
2. Plexus ovaricus.
3. Ast des Plexus ovaricus zum Eileiter.
4. Äste des Plexus ovaricus zum Ovarium.
5. Äste des Plexus ovaricus, die zur Außenseite des Fundus uteri ziehen.
6. Ligamentum utero-ovaricum (Ligamentum ovarii proprium).
7. Äste des Plexus utero-vaginalis, die zum Eileiter ziehen.
8. Ast des Plexus ovaricus zum Uterus.
9. Stamm der Art. uterina an der Uteruskante.

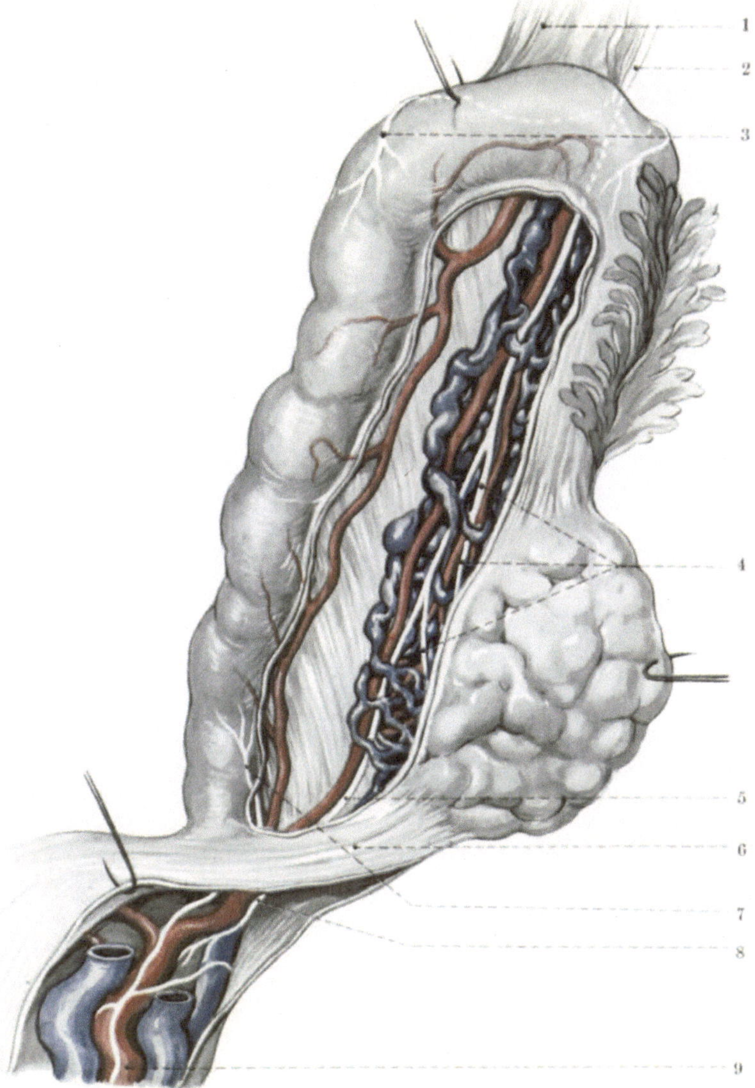

Die Nerven des Eierstockes. Der Eierstock ist mit einem Haken gefaßt und nach außen gezogen. Der Eileiter ist mit einem Haken gefaßt und nach oben gezogen, beides um die Innenfläche des Ovariums freizulegen. Das hintere Blatt der Mesosalpinx und das innere Blatt des Mesovariums sind entfernt, um den Verlauf der Gefäße und Nerven sichtbar zu machen. (Nach Hovelacque und Segond.) (Vgl. Tafel V, 9—16.)

VERLAG VON JULIUS SPRINGER / BERLIN

Aus dem „Handbuch der Neurologie"

Herausgegeben von

Professor Dr. **O. Bumke**, München und Professor Dr. **O. Foerster**, Breslau

In 17 Bänden

VI. Band: **Großhirn. Vegetatives Nervensystem. Körperbau und Konstitution.** [illegible]

VIII. Band: **Allgemeine Therapie.** [illegible] 1936. [illegible]

XII. Band: **Infektionen und Intoxikationen I.** [illegible] 1935. [illegible]

XIII. Band: **Infektionen und Intoxikationen II.** [illegible] 1936. [illegible]

XV. Band: **Endokrine Störungen.** [illegible] Erscheint im April 1937. [illegible]

XVI. Band: **Angeborene, früh erworbene, heredo-familiäre Erkrankungen.** [illegible] 1936. [illegible]

XVII. Band: **Epilepsie. Narkolepsie. Spasmophilie. Migräne. Vasomotorisch-trophische Erkrankungen. Neurasthenische Reaktion. Organneurosen.** [illegible] 1935. [illegible]

[illegible]